AF325881

NOUVELLE BIBLIOTHÈQUE

DE

L'ÉTUDIANT EN MÉDECINE

PUBLIÉE SOUS LA DIRECTION

DE

L. TESTUT

Professeur à la Faculté de médecine de Lyon.

PAR MM. LES PROFESSEURS ET AGRÉGÉS

ABADIE (de Bordeaux), ANCEL (de Lyon), ARNOZAN (de Bordeaux),
AUGAGNEUR (de Lyon), BOISSON (de Lyon),
BORDIER (de Lyon), BOULUD (de Lyon), BOURSIER (de Bordeaux),
CADE (de Lyon), CARLE (de Lyon), J. CARLES (de Bordeaux),
CASSAËT (de Bordeaux), CAVALIÉ (de Bordeaux),
CAUSSE (de Lyon), COLLET (de Lyon), J. COURMONT (de Lyon),
P. COURMONT (de Lyon), DUBREUILH (de Bordeaux),
FLORENCE (de Lyon), FORGUE (de Montpellier), GALLAVARDIN (de Lyon),
GANGOLPHE (de Lyon), HÉDON (de Montpellier),
HERRMANN (de Toulouse), HUGOUNENQ (de Lyon), L. IMBERT (de Marseille),
O. JACOB (du Val-de-Grâce), JEANBRAU (de Montpellier), LAGRANGE (de Bordeaux),
LANDE (de Bordeaux), LANGLOIS (de Paris), LANNOIS (de Lyon),
LE DANTEC (de Bordeaux), LYONNET (de Lyon), MAYGRIER (de Paris),
MONGOUR (de Bordeaux), A. MOREL (de Lyon),
NOVÉ-JOSSERAND (de Lyon), PAPILLAULT (de Paris), PAVIOT (de Lyon),
PIC (de Lyon), PIÉCHAUD (de Bordeaux),
M. POLLOSSON (de Lyon), POUSSON (de Bordeaux), REGIS (de Bordeaux),
TESTUT (de Lyon), THOINOT (de Paris), TOUBERT (de Paris),
TOURNEUX (de Toulouse), VERDUN (de Lille),
VIALLETON (de Montpellier), WEILL (de Lyon).

Cette bibliothèque est destinée avant tout, comme son
nom l'indique, aux étudiants en médecine : elle renferme
toutes les matières qui, au point de vue théorique et pratique, font l'objet de nos cinq examens de doctorat.

Les volumes sont publiés dans le format in-18 colom-
bier (grand in-18), avec cartonnage toile et tranches de
couleur. Ils comporteront de 400 à 1.000 pages et seront

illustrés de nombreuses figures en noir ou en couleurs.

Le prix des volumes variera de 6 à 12 francs.

La Nouvelle Bibliothèque de l'Étudiant en Médecine comprend actuellement (le nombre pourra en être augmenté dans la suite) soixante-trois volumes, qui se répartissent comme suit :

PREMIER ET DEUXIÈME EXAMENS

Précis d'Anatomie descriptive, par L. TESTUT, professeur d'anatomie à la Faculté de médecine de Lyon. 4ᵉ édit., 1 vol. de 820 pages.   8 fr.

Précis de Dissection (Guide de l'étudiant aux travaux pratiques d'Anatomie), par P. ANCEL, professeur agrégé et chef des travaux anatomiques à la Faculté de médecine de Lyon, 1 volume de 530 pages avec 71 figures dans le texte, dont 47 en couleur . . . . . .   6 fr.

Précis d'Histologie, par F. TOURNEUX, professeur d'histologie à la Faculté de médecine de Toulouse, 1 volume de 1.000 pages avec 489 figures dont 87 en couleurs dans le texte. . . . . 12 fr.

Précis d'Embryologie, par F. TOURNEUX, professeur d'histologie à la Faculté de médecine de Toulouse, 1 volume de 450 pages, avec 156 figures dans le texte, dont 35 tirées en couleurs (*2ᵉ édition, sous presse*).

Précis de Technique histologique et embryologique (Guide de l'étudiant aux travaux pratiques d'histologie), par L. VIALLETON, professeur d'histologie à la Faculté de médecine de Montpellier, 1 vol. de 440 p., avec 118 fig. dans le texte, dont 35 tirées en couleurs.   8 fr.

Précis de Physiologie, par E. BÉDON, professeur de physiologie à la Faculté de médecine de Montpellier, 4ᵉ édition, 1 volume de 680 pages, avec 191 figures dans le texte. . . . .   8 fr.

Précis de Chimie physiologique et pathologique, par L. HUGOUNENQ, professeur de chimie à la Faculté de médecine de Lyon, 2ᵉ édit. 1 volume de 612 pages, avec 111 figures dans le texte, dont 14 tirées en couleurs, et 6 planches chromolithographiques hors texte.   9 fr.

Précis de Technique chimique (Guide de l'étudiant aux laboratoires de chimie, de physiologie et de clinique), par A. MOREL, professeur agrégé à la Faculté de médecine de Lyon. . . . . . . 1 vol.

Précis de Physique biologique, par H. BORDIER, professeur agrégé à la Faculté de médecine de Lyon, 2ᵉ édit. 1 volume de 650 pages, avec 288 figures dans le texte, dont 20 tirées en couleurs, et une planche chromolithographique hors texte. . . . .   8 fr.

Précis de Manipulations de physique biologique (Guide de l'étudiant aux travaux pratiques de physique biologique), par H. Bordier, 1 volume de 325 pages, avec 82 figures dans le texte . . . . . 5 fr.

TROISIÈME ET CINQUIÈME EXAMENS

Précis de Pathologie générale, par Paul Courmont, professeur-agrégé à la Faculté de médecine de Lyon, médecin des hôpitaux. 1 volume de 1100 pages, avec 121 figures dans le texte . . . . 12 fr.

Précis de Pathologie interne, par F.-J. Collet, professeur agrégé à la Faculté de médecine de Lyon, médecin des hôpitaux, 5e édition, 2 volumes formant 1.700 pages, avec 292 figures dans le texte, dont 34 tirées en couleurs et 4 planches chromolithographiques hors texte . . . . 16 fr.

Précis de Pathologie externe, par E. Forgue, professeur de clinique chirurgicale à la Faculté de médecine de Montpellier, 3e édition, 2 volumes formant plus de 2000 pages, avec 574 figures en noir et en couleurs dans le texte . . . . 20 fr.

Précis de Pathologie chirurgicale générale, par X . . . . . 1 vol.

Précis d'Anatomie topographique, par L. Testut, professeur d'anatomie à la Faculté de médecine de Lyon, et O. Jacob, médecin-major de l'Armée, professeur agrégé au Val-de-Grâce 1 vol. de 550 pages. 7 fr.

Précis de Pathologie exotique, par A. Le Dantec, professeur de pathologie exotique à la Faculté de médecine de Bordeaux, 2e édition entièrement revisée, 1 volume de 1.300 pages, avec 162 figures dont une partie en couleurs dans le texte, et 2 planches en chromolithographie hors texte . . . . 12 fr.

Précis de Chirurgie d'armée, par J. Toubert, professeur agrégé au Val-de-Grâce, 1 volume de 550 pages, avec 234 graphiques ou figures dans le texte, dont 104 tirés en couleurs . . . . 8 fr.

Précis des Opérations d'urgence, par M. Gangolphe, professeur agrégé à la Faculté de médecine de Lyon, chirurgien en chef de l'Hôtel-Dieu. 1 volume de 450 pages, avec 138 figures en noir et en couleurs dans le texte . . . . 7 fr.

Précis de Médecine opératoire (Manuel de l'Amphithéâtre), par M. Pollosson, professeur de médecine opératoire à la Faculté de médecine de Lyon, 2e édition, 1 volume de 410 pages, avec 144 figures dans le texte . . . . 6 fr.

Précis de Chirurgie opératoire, par T. Jeanbrau, professeur agrégé à la Faculté de médecine de Montpellier. . . . . 1 vol.

Précis de Thérapeutique chirurgicale, par L. Imbert, professeur de clinique chirurgicale à la Faculté de médecine de Marseille, 1 volume de 950 pages avec 292 figures dans le texte . . 10 fr.

Précis d'Auscultation et de Percussion, par E. CASSAET, professeur agrégé à la Faculté de médecine de Bordeaux, médecin des hôpitaux, 2ᵉ édition. 1 vol. de 800 pages avec 208 figures dont 104 en couleur dans le texte. . . . . 10 fr.

Précis de Diagnostic médical et de Séméiologie, par PAVIOT, professeur agrégé à la Faculté de médecine de Lyon. 1 vol. de 000 pages avec 00 figures dans le texte. . . . . 00 fr.

Précis d'Anatomie pathologique, par G. HERRMANN, professeur à la Faculté de médecine de Toulouse . . . . 1 vol.

Précis de Microscopie clinique, par X. . . . . 1 vol.

Précis de Bactériologie, par J. COURMONT, professeur d'hygiène, à la Faculté de médecine de Lyon, médecin des hôpitaux, 3ᵉ édition. 1 volume de 1.000 pages, avec 396 figures en noir et en couleurs dans le texte . . . . 10 fr.

Précis d'Hématologie et de Cytologie, par X. . . . . 1 vol.

Précis de Médecine infantile, par E. WEILL, professeur de clinique des maladies des enfants à la Faculté de médecine de Lyon, médecin des hôpitaux, 2ᵉ édition. 1 vol. de 964 pages avec 81 figures dans le texte et 8 planches en chromolithographie hors texte. 10 fr.

Précis de Chirurgie infantile, par T. PIÉCHAUD, professeur de clinique des maladies des enfants à la Faculté de médecine de Bordeaux, chirurgien des hôpitaux, 1 volume de 850 pages, avec 224 figures originales dans le texte et 2 planches en chromolithographie hors texte . . . . 9 fr.

Précis d'Orthopédie, par NOVÉ-JOSSERAND, professeur agrégé à la Faculté de médecine de Lyon, chirurgien des hôpitaux 1 vol. de 600 pages avec 266 figures dans le texte et 8 planches en photogravure hors texte. 8 fr.

Précis des Maladies des vieillards, par A. PIC, professeur agrégé de la Faculté de médecine de Lyon, médecin des hôpitaux. 1 vol.

Précis de Dermatologie, par W. DUBREUILH, professeur agrégé à la Faculté de médecine de Bordeaux, médecin des hôpitaux, 2ᵉ édition, 1 volume de 525 pages, avec figures dans le texte. . . . . . 7 fr.

Précis de Parasitologie humaine (parasites animaux et végétaux, bactéries exceptées), par P. VERDUN, professeur de zoologie médicale et pharmaceutique à la Faculté de Médecine de Lille. 1 vol. de 750 pages, avec 310 fig. et 4 planches en couleurs hors texte . 8 fr.

Précis des Maladies vénériennes, par V. AUGAGNEUR, ancien professeur de clinique des maladies cutanées et syphilitiques et M. CARLE, chef de laboratoire de la clinique des maladies cutanées et syphilitiques de la Faculté de médecine de Lyon, 1 volume de 700 pages avec 57 figures dans le texte et 16 planches chromolithographiques hors texte. . . . . 10 fr.

Précis des Maladies des oreilles, du nez, du pharynx et du larynx, par R. LANNOIS, professeur agrégé à la Faculté de médecine de Lyon, médecin des hôpitaux (*sous presse*) . . . . 2 vol.

Précis des Maladies du cœur et de l'aorte, par P. GALLAVARDIN, médecin des hôpitaux de Lyon (*sous presse*) . . . . 1 vol.

Précis d'Ophtalmologie, par F. LAGRANGE, professeur agrégé à la Faculté de médecine de Bordeaux, chirurgien des hôpitaux, 3ᵉ édit. 1 vol. de 870 pages, avec 310 figures en noir et en couleurs dans le texte et 5 planches en couleurs hors texte . . . . . . 10 fr.

Précis des maladies de la poitrine, par F.-J. COLLET, professeur agrégé à la Faculté de médecine de Lyon . . . . 1 vol.

Précis des maladies de l'estomac et de l'intestin, par CADE, médecin des hôpitaux de Lyon . . . . 1 vol.

Précis des Maladies du foie, par Ch. MONGOUR, professeur agrégé à la Faculté de médecine de Bordeaux. 1 volume de 636 pages avec 75 figures dans le texte . . . . 8 fr.

Précis des Maladies des voies urinaires, par A. POUSSON, professeur agrégé à la Faculté de médecine de Bordeaux, chirurgien des hôpitaux, chargé du cours complémentaire des maladies des voies urinaires, 2ᵉ édition. 1 volume de 1.000 pages, avec 253 figures dans le texte dont 25 tirées en couleurs . . . . 10 fr.

Précis des Maladies des reins, par Jacques CARLES, médecin des hôpitaux de Bordeaux. 1 volume de 660 pages, avec 93 figures et 4 planches en couleurs dans le texte . . . . 8 fr.

Précis des Maladies du système nerveux, par ABADIE, professeur agrégé à la Faculté de médecine de Bordeaux . . . . . 2 vol.

Précis de Psychiatrie, par E. RÉGIS, professeur-adjoint à l'Université de Bordeaux. Chargé du cours de clinique psychiatrique, 3ᵉ édition. 1 volume de 1.100 pages, avec 82 figures et 6 tracés dans le texte . . . . 10 fr.

Précis d'Obstétrique, par Ch. MAYGRIER, professeur agrégé à la Faculté de médecine de Paris, accoucheur de la Charité . 1 vol.

Précis de Gynécologie, par A. BOURSIER, professeur de clinique des maladies des femmes à la Faculté de médecine de Bordeaux, chirurgien des hôpitaux, 1 vol. de 1.050 pages, avec 286 figures dans le texte (*2ᵉ édition, sous presse*) . . . . 10 fr

Précis des Maladies des Dents et de la Bouche, par CAVALIÉ, professeur agrégé à la Faculté de médecine de Bordeaux . 1 vol.

Précis d'Hydrologie médicale, par A. FLORENCE, professeur à la Faculté de médecine de Lyon . . . . 1 vol.

Précis de Consultations médicales, par X. Arnozan, professeur de thérapeutique à la Faculté de médecine de Bordeaux, médecin des hôpitaux. . . . . 1 vol.

Précis de Consultations chirurgicales, par E. Forgue, professeur de clinique chirurgicale à la Faculté de médecine de Montpellier . . . . 1 vol.

Précis de Consultations gynécologiques, par X. . . . . 1 vol.

QUATRIÈME EXAMEN

Précis de Thérapeutique, par X. Arnozan, professeur de thérapeutique à la Faculté de médecine de Bordeaux, médecin des hôpitaux. 3ᵉ édit., 2 vol. formant 1.250 pages, avec fig. dans le texte. 15 fr.

Précis de Thérapeutique clinique, par X. . . . . 1 vol.

Précis de l'Art de formuler, par B. Lyonnet, médecin des hôpitaux de Lyon et B. Boulud, pharmacien en chef de l'hôpital de l'Antiquaille, à Lyon. . . . . 1 vol.

Précis d'Hygiène publique et privée, par J.-P. Langlois, professeur agrégé à la Faculté de médecine de Paris, 3ᵉ édition, 1 volume de 650 pages, avec 78 figures dans le texte . . . . 8 fr.

Précis de Médecine légale, par L. Lande, professeur agrégé et chef des travaux de médecine légale à la Faculté de médecine de Bordeaux, médecin expert des tribunaux . . . . 1 vol.

Précis de Déontologie médicale, par L. Thoinot, professeur agrégé à la Faculté de médecine de Paris . . . . 1 vol.

Précis de Matière médicale, par Causse, professeur agrégé à la Faculté de médecine de Lyon (*sous presse*) . . . . 1 vol.

Précis d'Anthropologie, par G. Papillault, professeur à l'École d'anthropologie de Paris. . . . . 1 vol.

Précis de Législation et d'Administration militaires, par le docteur A. Boisson, médecin major à l'École du service de santé militaire à Lyon. 1 volume de 672 pages, avec 26 figures dans le texte et une planche chromolithographique hors texte. . . 8 fr.

Les volumes pour lesquels il n'y a pas d'indication de prix ne sont pas parus, mais sont en cours de rédaction ou d'impression (juin 1907).

PATHOLOGIE INTERNE

TOME II

PRÉCIS

DE

PATHOLOGIE INTERNE

PAR

F.-J. COLLET

Professeur agrégé à la Faculté de Médecine de Lyon,
Chef du Laboratoire de Pathologie générale,
Médecin des hôpitaux.

AVEC PRÉFACE DE M. LE PROFESSEUR LÉPINE

———

CINQUIÈME ÉDITION, CORRIGÉE ET TRÈS AUGMENTÉE

TOME II

Appareil respiratoire. — Appareil circulatoire.
Maladies du sang. — Maladies infectieuses et parasitaires.
Maladies de la nutrition
Troubles des sécrétions internes.
Intoxications.

———

AVEC 115 FIGURES DANS LE TEXTE, DONT 7 EN COULEURS
et 2 planches en chromolithographie hors texte.

PARIS
OCTAVE DOIN, ÉDITEUR
8, PLACE DE L'ODÉON, 8

———

1907

PRÉCIS
DE
PATHOLOGIE INTERNE

LIVRE IV

MALADIES DE L'APPAREIL RESPIRATOIRE

L'exposé de la pathologie médicale de l'appareil respiratoire comprend :

1° Les *maladies des fosses nasales* ;
2° Les *maladies du larynx* ;
3° Les *maladies des bronches* ;
4° Les *maladies du poumon* ;
5° Les *maladies de la plèvre*.

CHAPITRE PREMIER
MALADIES DES FOSSES NASALES

Nous étudierons seulement ici celles de ces maladies qui offrent un intérêt au point de vue de la pathologie interne : les coryzas aigu et chronique, la syphilis du nez et l'ozène. Les maladies chirurgicales du nez ne peuvent trouver place dans ce précis. Une courte étude sur deux importants symptômes, l'anosmie et l'épistaxis, terminera le chapitre.

ARTICLE PREMIER
CORYZA AIGU

Le coryza aigu (du grec κόρυζα) est l'inflammation aiguë de la muqueuse nasale.

1° Étiologie. — L'exposition au soleil ou au froid, le froid aux pieds surtout, la respiration de gaz, de vapeurs ou de poussières irritantes, sont ses causes les plus habituelles.

Certaines personnes, présentant le plus souvent les attributs de l'arthritisme ou de la névropathie, souffrent au printemps d'un coryza violent qu'on a attribué au pollen des graminées et décrit sous le nom de *hay-fever* ou fièvre des foins. On en trouvera l'étude à l'article *Asthme*, à cause de la fréquence de ses caractères spasmodiques.

Le coryza aigu peut encore reconnaître une origine *médicamenteuse* (coryza consécutif à l'administration de l'iodure de potassium) ou être symptomatique d'une maladie *infectieuse*: ainsi la grippe, la rougeole sont précédées d'un coryza et lui-même n'est souvent que la première manifestation d'une trachéo-bronchite, qui est certainement infectieuse malgré ses allures bénignes. La morve, la diphtérie peuvent provoquer un coryza que nous décrirons à part, à propos de ces affections. Les coryzas récidivants ont leur source dans le pharynx nasal.

2° Description. — Le coryza aigu débute par des éternúments et par des picotements dans les fosses nasales souvent précédés d'une sensation de sécheresse du pharynx. La muqueuse nasale se congestionne, se tuméfie et gêne le passage de l'air. La respiration ne peut se faire que la bouche ouverte; la résonance de la voix est augmentée et celle-ci prend un timbre nasal; l'anosmie est absolue, à cause de la tuméfaction du cornet moyen qui obstrue la fente olfactive; en même temps le malade a de la céphalée, de l'inaptitude au travail et une sensation très pénible de tension au-dessus de la racine du nez, due à la participation des sinus frontaux.

Cette période d'enchifrènement dure en moyenne un ou deux jours, puis une détente se produit, la respiration nasale devient plus libre en même temps qu'est sécrété un mucus abondant très clair, aqueux, qui coule incessamment sur la lèvre supérieure; les conjonctives sont injectées, les yeux larmoyants, les orifices des narines, rouges, excoriés et douloureux; la lumière est mal supportée et redouble les éternúments. Lorsque le coryza est intense, il s'accompagne de picotements ressentis à la voûte palatine, de douleur sourde dans la région sous-orbitaire ; la pression en ce point et à l'émergence du nerf nasal provoque une douleur vive ; les dents elles-mêmes sont douloureuses ; il semble au malade qu'elles sont soulevées dans leurs alvéoles. La dureté de l'ouïe et les bourdonnements d'oreille traduisent l'obstruction de la trompe d'Eustache, soit par la propagation de l'inflammation à la muqueuse pharyngienne, soit parce que le cornet inférieur tuméfié vient au contact de cet orifice.

Au bout de quelques jours, cette sécrétion diminue en même temps qu'elle devient de plus en plus épaisse et mucopurulente ; elle prend souvent à cette période une couleur jaune safran ; puis elle devient de moins en moins abondante et disparaît progressivement.

L'*examen rhinoscopique* pratiqué aux diverses périodes du coryza aigu montre une tuméfaction diffuse des cornets moyens et inférieurs[1], sans ulcérations ; la muqueuse se rétracte bien sous l'influence des applications de cocaïne.

3° Évolution. — La durée totale du coryza aigu est de trois à dix jours. Il n'est parfois que le prélude d'une trachéo-bronchite aiguë qui évolue deux ou trois jours après le début ; il laisse souvent à sa suite de la dureté d'oreille par obstruction tubaire, de l'otite catarrhale, de la gêne nasale ou une névralgie du trijumeau. Une otite moyenne purulente ou un empyème du sinus maxillaire peuvent être aussi la conséquence d'un coryza aigu. Enfin chez certains sujets le coryza récidive avec une grande facilité à la moindre cause occasionnelle.

4° Traitement. — Les inhalations d'eau de Cologne ou d'ammoniaque réussissent parfois à arrêter un coryza à son début (*traitement abortif*).

Lorsque le coryza est en pleine évolution, il faut essayer de faire cesser l'obstruction nasale, très pénible au début ; pour

---

[1] Les cornets supérieurs ne sont jamais visibles à la rhinoscopie antérieure.

cela, on fera des pulvérisations de chlorhydrate de cocaïne
à 1 ou 2 p. 100 ou des insufflations de la poudre suivante (LER-
MOYEZ) : menthol, 0ᵍʳ,25 ; chlorhydrate de cocaïne, 0ᵍʳ,50 ; sucre
de lait, 5 grammes ; salicylate de bismuth, 5 grammes. Lorsque
l'enchifrènement a fait place à une sécrétion abondante, il suffit
de la modérer en faisant priser un mélange de talc et de gomme
arabique. — Le meilleur traitement du coryza des foins consiste
dans les antispasmodiques (belladone, antipyrine, etc.) et la
galvanocaustie.

ARTICLE II

CORYZA CHRONIQUE

Le coryza chronique se présente soit sous la forme simple,
soit sous la forme hypertrophique. La première est simplement
caractérisée par une rougeur et une tuméfaction diffuses de la
muqueuse nasale et par une sécrétion mucopurulente plus ou
moins abondante. La seconde est constituée par une véritable
hypertrophie de la muqueuse qui recouvre les cornets inférieurs.
Cette hypertrophie est tantôt diffuse, tantôt circonscrite ; dans
ce dernier cas elle atteint avec prédilection l'extrémité postérieure des cornets, qui forme alors une masse mamelonnée ou
framboisée. — Cet aspect rappelle même quelquefois celui du
papillome.

Les principaux *symptômes* sont la gêne de la respiration
nasale et l'hypersécrétion. Presque toujours l'affection coïncide
avec de la pharyngite chronique : la suppression de la respiration nasale oblige le malade à respirer constamment la bouche
ouverte. Cette pénétration directe de l'air sec et froid inspiré
par la bouche, jusqu'au pharynx et au larynx, est une cause de
laryngite et d'angines à répétition ; chez les jeunes enfants la
gêne de la respiration peut amener des déformations thoraciques
analogues à celles qui accompagnent quelquefois les végétations
adénoïdes du pharynx nasal.

La rhinite chronique est une cause fréquente d'hypocondrie ;

de plus, la muqueuse nasale est le point de départ d'accidents réflexes, tels que la migraine, l'asthme, etc.

Le *traitement* de la forme simple consiste dans des badigeonnages astringents, surtout dans des badigeonnages avec des solutions de plus en plus concentrées de nitrate d'argent, celui de la forme hypertrophique dans l'ablation ou la cautérisation ignée de la muqueuse des cornets inférieurs. L'ablation se fait au moyen de l'anse galvanique.

ARTICLE III

SYPHILIS NASALE

À ses trois périodes la syphilis peut intéresser les fosses nasales; elles peuvent être aussi le siège des manifestations de la syphilis héréditaire.

1° Accident primitif. — Le *chancre* de la muqueuse nasale siège le plus souvent à l'entrée d'une narine ou sur la cloison. L'infection se fait par l'intermédiaire du doigt. — Le cathétérisme de la trompe d'Eustache au moyen d'une sonde infectée peut agir de la même façon.

Le chancre du nez se présente sous la forme d'une ulcération surélevée et indurée, qui a de la tendance à se recouvrir d'une fausse membrane et à prendre un caractère phagédénique. L'engorgement des ganglions cervicaux est la règle. Il n'y a pas d'autres symptômes fonctionnels que l'obstruction nasale et la céphalalgie.

2° Accidents secondaires. — Ils consistent dans la présence de petites ulcérations fissuraires des narines ou de l'intérieur du nez. En même temps, il y a de l'enchifrènement par tuméfaction de la muqueuse et une sécrétion exagérée; la propagation de ce coryza syphilitique au pharynx et à la trompe d'Eustache produit de la surdité.

3° Accidents tertiaires. — Ils surviennent quelquefois très longtemps après le début de la syphilis. Ils débutent par une tuméfaction diffuse de la muqueuse ; la fosse nasale correspondante, et quelquefois les deux, sont uniformément rétrécies. Cette obstruction nasale peut être absolue et elle s'accompagne habituellement d'anosmie. Peu après survient un gonflement de la racine du nez, qui apparaît comme élargie ; ce gonflement s'accompagne de douleurs sus-orbitaires, augmentées par la pression, et la peau devient même quelquefois un peu rouge. Abandonnée à elle-même, la syphilis du nez ne s'arrête pas à ce stade : il se forme des ulcérations étendues et des nécroses osseuses qui aboutissent à la formation de séquestres, quelquefois spontanément éliminés par les narines, et qui exhalent une odeur infecte (pseudo-ozène syphilitique) ; le stylet introduit dans la fosse nasale arrive sur des surfaces osseuses dénudées : une vaste perforation de la cloison nasale ou de la voûte palatine, des lésions osseuses irréparables avec effondrement du squelette du nez, une ethmoïdite avec méningite mortelle, peuvent en être la conséquence.

4° Syphilis héréditaire. — Les nouveau-nés syphilitiques présentent souvent du coryza avec obstruction nasale qui gêne la respiration et peut même devenir une cause de mort en empêchant la succion et par conséquent l'allaitement.

A un âge plus avancé la syphilis héréditaire produit des lésions squelettiques profondes ; elles sont tellement fréquentes que l'effondrement du nez (nez en selle anglaise, nez en lorgnette, décrits par FOURNIER), constitue un stigmate de syphilis héréditaire.

5° Diagnostic. — Le diagnostic des accidents tertiaires (les plus importants) se base sur les antécédents, les douleurs, le gonflement de la racine du nez, l'élimination spontanée des séquestres par les narines, la fétidité du nez, la perforation du palais ou de la cloison nasale.

Il doit être fait avec :

1° *L'ozène*, qui n'a de commun avec la syphilis que la fétidité ; l'atrophie et la pâleur des cornets font le diagnostic ;

2° *L'empyème du sinus maxillaire ;*

3° La *tuberculose nasale*, très rare et localisée surtout sur la cloison, abstraction faite du lupus ;

4° Le *cancer du nez* qui s'accompagne d'un engorgement ganglionnaire assez précoce et survient chez des sujets plus âgés.

6° Traitement. — Il faut instituer *sans retard* le traitement mixte (frictions mercurielles et 6 grammes d'iodure de potassium) et y joindre des lavages antiseptiques des fosses nasales. Les séquestres nécessitent un traitement chirurgical. S'il s'agit d'un nouveau-né, il faut lui faire des frictions mercurielles et soumettre au traitement spécifique sa mère, qui seule doit le nourrir.

ARTICLE IV

OZÉNE

On donne le nom d'ozène (ὄζειν, sentir mauvais) à une atrophie progressive de la muqueuse et des cornets du nez, qui s'accompagne d'une odeur infecte.

1° Symptomatologie. — Elle comprend des signes fonctionnels et physiques.

A. SIGNES FONCTIONNELS. — Le principal symptôme est la *fétidité* du nez. La sécrétion nasale est tarie ; mais tous les deux ou trois jours les malades expulsent des *croûtes* verdâtres, d'une odeur repoussante.

L'*anosmie* est un symptôme fréquent.

Les malades éprouvent une sensation de sécheresse dans le pharynx ; la voix est quelquefois rauque (*ozène laryngo-trachéal*).

B. SIGNES PHYSIQUES. — L'ozène est caractérisé par l'*atrophie de la muqueuse et des cornets* du nez ; au lieu d'être rosée et humide comme à l'état normal, cette muqueuse est lisse, pâle et sèche, recouverte çà et là de croûtes verdâtres adhérentes. Les cornets inférieurs, atrophiés, sont réduits à une mince crête à peine saillante ; le regard pénètre jusqu'au pharynx et à l'orifice de la trompe d'Eustache, dont il suit tous les mouvements ; c'est sur des ozéneux qu'ont été faites les meilleures études sur le fonctionnement du voile du palais et des muscles tubaires.

La muqueuse pharyngée est sèche, parcheminée ; elle présente souvent des croûtes analogues à celles qui tapissent la muqueuse nasale.

L'examen laryngoscopique fait, dans certains cas, découvrir des croûtes sur les cordes vocales et jusque dans la trachée.

La forme extérieure du nez est assez caractéristique : les ozéneux ont le nez aplati et camard, en selle anglaise.

On s'est demandé si l'atrophie de la muqueuse nasale n'était pas précédée d'une phase d'hypertrophie transitoire ; cette hypertrophie n'est pas généralement admise, mais il est assez fréquent de trouver des cornets moyens hypertrophiés, alors que les inférieurs sont très atrophiés. En tout cas, la rhinite hypertrophique banale n'aboutit jamais à l'atrophie et à l'ozène.

2° Étiologie et pathogénie. — L'ozène débute entre huit et douze ans, et frappe de préférence les sujets du sexe féminin ; on ne sait rien des causes qui président à sa production. Certains auteurs l'ont considéré comme symptomatique d'une sinusite maxillaire ou ethmoïdale, mais on n'en trouve pas de traces dans la grande majorité des cas.

Anatomiquement, la maladie est caractérisée par l'atrophie de la muqueuse nasale ; cette muqueuse est amincie, ses glandes sont atrophiées ; les os mêmes des cornets se résorbent et disparaissent. Cette lésion a été considérée comme un trouble trophique. Mais comment expliquer la formation des croûtes et la mauvaise odeur ? On a prétendu que la disparition des cornets, en élargissant outre mesure les cavités nasales, y ralentissait le courant de l'air inspiré et expiré, et que cette sorte de stagnation favorisait le développement des microbes saprophytes et les fermentations. Sans négliger ce facteur, il faut faire jouer un plus grand rôle à l'atrophie des glandes de la muqueuse ; leur sécrétion jouit d'un pouvoir bactéricide actif, comme l'ont démontré LERMOYEZ et WURTZ ; si elle est tarie, elle ne peut plus entraîner mécaniquement les germes que l'air inspiré dépose sur la muqueuse, ni s'opposer à leur développement ; ils pullulent dans les croûtes, et y développent des fermentations spéciales, cause de la fétidité.

3° Diagnostic. — Les deux signes caractéristiques de l'ozène sont la fétidité et l'atrophie de la muqueuse nasale.

a. La *syphilis* peut donner naissance à des lésions nasales qui répandent une odeur infecte (ethmoïdite, nécroses et séquestres), mais on ne constate pas d'atrophie des cornets ; les fosses nasales sont rétrécies au lieu d'être élargies comme dans l'ozène ; le stylet fait sentir des points où l'os est dénudé. Ce pseudo-ozène syphilitique doit être soigneusement distingué de la rhinite atrophique fétide.

b. L'*empyème du sinus maxillaire* donne lieu à un écoulement de pus fétide, tandis que l'ozéneux n'expulse que des croûtes. D'ordinaire, cet écoulement est unilatéral. A l'inspection du nez, on voit le pus sourdre dans le méat moyen où s'ouvre le sinus maxillaire ; si on essuie le méat, une nouvelle goutte purulente se reforme peu d'instants après. En pratiquant l'éclairage par transparence au moyen d'une lampe électrique introduite dans la bouche, on constate que la région sous-orbitaire du côté malade reste obscure (signe de Heryng) ; de même la paroi externe de la fosse nasale correspondante (signe de Bürger).

c. La *rhinite atrophique sans ozène* (Jurasz) se distingue par l'absence de fétidité. Chiari n'admet pas cette rhinite atrophique ; il fait observer que l'odeur de l'ozène est très variable d'un jour à l'autre et peut même par moments manquer complètement.

4° Traitement. — Les divers traitements employés essaient d'irriter la muqueuse et de la faire sécréter : massage vibratoire, attouchements à la teinture d'iode ou à la glycérine iodée, poudres irritantes, pulvérisations au nitrate d'argent.

On a récemment préconisé l'électrolyse cuprique et, en se basant sur les affinités du bacille de l'ozène (Loewenberg) avec celui de la diphtérie, essayé les injections de sérum antidiphtérique (Belfanti et della Vedova). Ce mode de traitement assez dangereux n'a pas donné de guérisons définitives.

Souvent on se contente d'un traitement palliatif, qui masque au moins l'odeur. Il consiste dans des irrigations nasales antiseptiques précédées de l'insufflation d'une poudre légèrement irritante (menthol et aristol) qui excite la sécrétion de la muqueuse et facilite ainsi le détachement des croûtes; après l'irrigation, on pulvérise dans les fosses nasales de la vaseline liquide au salol $\left(\frac{1}{20}\right)$; elle forme une sorte de vernis qui s'oppose à la dessiccation des croûtes. Actuellement le meilleur traitement de l'ozène est celui qui consiste à reconstituer par des injections sous-muqueuses de paraffine le cornet inférieur atrophié. Les fosses nasales reviennent ainsi à leur calibre primitif, les croûtes sont expulsées par le mouchage au lieu de se dessécher, la sécrétion tend à reprendre ses caractères normaux. Les résultats de ce procédé encore récent sont supérieurs à tout ce qu'on a obtenu jusqu'ici, du moins dans les cas où une atrophie trop prononcée ne le rend pas inapplicable.

ARTICLE V

ANOSMIE

C'est l'abolition de l'odorat (α, *privatif*; ὀσμή *odeur*) ; par abus de langage on désigne aussi sous ce nom la simple diminution du sens olfactif : dans ce dernier cas, c'est plutôt *hyposmie* qu'il faudrait dire.

L'*anosmie n'est qu'un symptôme* relevant de causes très diverses[1]. En effet, pour qu'une sensation olfactive soit perçue, les quatre conditions suivantes sont indispensables (Lermoyez) :

1° Intégrité du vestibule nasal qui dirige l'air inspiré vers la fente olfactive ;

2° Intégrité des fosses nasales et absence de tout obstacle sur le passage de l'air ;

[1] Collet, *De l'anosmie*, Rapport à la Société de laryngologie, Congrès de 1899.

3° Intégrité de la muqueuse olfactive et des cellules de Schultze ;

4° Intégrité du nerf et des centres olfactifs ;

De là autant de catégories d'anosmie ; je citerai seulement les principales.

L'anosmie *congénitale* est attribuable à l'absence des nerfs olfactifs ; l'anosmie *sénile* est causée par l'atrophie des bulbes olfactifs qui sont alors parsemés de nombreux corpuscules amyloïdes (PRÉVOST) ; l'anosmie *traumatique* est quelquefois consécutive à des chutes sur la région occipitale. Les *affections nerveuses* s'accompagnent souvent d'anosmie, par exemple les névroses, l'hystérie[1], la neurasthénie, l'épilepsie (FÉRÉ), les tumeurs cérébrales, le tabes (KLIPPEL) et surtout la paralysie générale. On cite en effet la diminution de l'acuité olfactive comme un symptôme très fréquent au début ou à la période d'état de cette affection. — Les lésions atrophiques des nerfs olfactifs ont été mises en évidence dans le tabes par KLIPPEL[2]. Quant à l'anosmie de l'hystérie, elle coexiste souvent avec de l'hémiplégie et de l'hémianesthésie et elle est unilatérale.

Les *affections nasales* produisent l'anosmie soit en gênant le passage de l'air (anosmie dite respiratoire), soit en s'accompagnant de lésions de la muqueuse olfactive (anosmie de l'ozène, des coryzas prolongés, etc.).

L'anosmie succède encore à des *maladies infectieuses* ou *dyscrasiques* (syphilis, diphtérie, diabète) ou à l'application locale de certaines *substances médicamenteuses* (cocaïne, morphine, chlorure de zinc).

On voit par cette énumération qu'il ne faut pas se hâter d'assigner à une anosmie une origine nerveuse avant d'avoir fait un examen local minutieux.

L'*hyperosmie* ou exagération de l'acuité olfactive, la parosmie, la cacosmie, sont au contraire des troubles purement nerveux

---

[1] On peut aussi trouver chez les hystériques de l'anesthésie ou de l'hémianesthésie de la muqueuse nasale.

[2] KLIPPEL, *Archives de neurologie*, 1897.

compliquant le plus souvent la grossesse, l'hystérie ou l'aliénation mentale.

ARTICLE VI

ÉPISTAXIS

On désigne sous le nom d'épistaxis (de ἐπί, *sur*; στάξειν, s'écouler) l'hémorragie qui se produit à la surface interne des fosses nasales.

1° Étiologie et pathogénie. — Nous laissons de côté l'épistaxis traumatique et l'épistaxis post-opératoire, pour ne nous occuper que de l'épistaxis spontanée. Elle peut dépendre, comme l'indique le tableau ci-joint, d'une lésion locale ou d'une affection générale.

Épistaxis spontanée.

De cause locale . . . . .
- Corps étrangers, rhinolithes.
- Ulcérations, ulcère perforant de Hajek, tumeurs vasculaires.
- Cancer.

De cause générale.

Épistaxis supplémentaire.
- Suppression des règles.
- — des hémorroïdes.
- — d'un eczéma.

Épistaxis dans les maladies infectieuses.
- Fièvre typhoïde.
- Tuberculose.
- Fièvres éruptives hémorragiques (rougeole, variole).
- Purpuras infectieux.

Épistaxis dans les dyscrasies, dans les maladies du sang et des artères.
- Mal de Bright.
- Artériosclérose.
- Cirrhoses.
- Leucocythémie.
- Anémies graves.

Épistaxis par troubles circulatoires.
- passifs.
  - Insuffisance mitrale et tricuspide.
  - Compression de la veine cave supérieure.
- actifs.
  - Hypertrophie du cœur.
  - Insuffisance aortique.
  - Insolation.

Épistaxis dite idiopathique.
- Hémophilie.
- Épistaxis juvénile.

Mais comment agissent ces diverses causes pour produire l'épistaxis ? Dans l'épistaxis de cause locale l'hémorragie a lieu au niveau de l'ulcération ou de la tumeur ; dans les maladies hémorragiques (purpura, variole hémorragique) l'extravasation sanguine a lieu à la fois en divers points de la muqueuse ; mais dans tous les autres cas le suintement sanguin a lieu à la partie antéro-inférieure de la cloison nasale, en un point où se trouve normalement un petit bouquet vasculaire : *c'est de sa rupture que résulte l'hémorragie* ; cette donnée est très importante au point de vue du traitement.

Dans les diverses affections énumérées plus haut, cette rupture vasculaire est consécutive soit à l'altération du sang, soit à l'altération des vaisseaux, soit à une augmentation de tension, ces diverses causes étant d'ailleurs susceptibles de se combiner.

2° Description. — Le sang s'écoule habituellement goutte à goutte et par une seule narine ; quelquefois cependant l'écoulement atteint une intensité inquiétante. S'il est abondant, ou si le malade penche la tête en arrière, le sang coule sur la face supérieure du voile du palais et tombe de là dans le pharynx, dont il tapisse la paroi postérieure : il est rejeté par la bouche avec des efforts de toux ou dégluti, et dans ce dernier cas il provoque parfois des vomissements. — Il est par conséquent indispensable, avant d'affirmer qu'une épistaxis est terminée, de faire ouvrir la bouche au malade et d'examiner sa gorge.

Un saignement de nez abondant s'accompagne de vertiges, de tintements d'oreilles, d'obnubilation de la vue et quelquefois de nausées ; cette anémie cérébrale peut aboutir à la syncope. Des saignements de nez répétés, alors même qu'ils ne sont pas très abondants, peuvent produire une anémie grave.

3° Diagnostic et pronostic. — L'épistaxis peut passer inaperçue, si le sang tombe dans le pharynx au lieu de passer par les narines, et être prise alors pour une *hématémèse* ou une *hémoptysie* ; on se mettra à l'abri de cette erreur en examinant la gorge et les fosses nasales. — L'épistaxis étant mise hors de doute, il faut en *diagnostiquer la cause*, locale ou générale, et pour cela faire l'examen des principaux organes ; nous renvoyons à l'étiologie pour ne pas répéter cette énumération. La valeur diagnostique de l'épistaxis dans la fièvre typhoïde, le mal de Bright ou la cirrhose est considérable.

Par elle-même et par l'anémie plus ou moins aiguë qu'elle détermine, l'épistaxis peut avoir une certaine gravité ; de plus, elle est parfois symptomatique d'une affection viscérale grave (cirrhose, mal de Bright) ou d'une fièvre éruptive hémorragique (rougeole, variole) et constitue alors un symptôme de mauvais augure.

4° Traitement. — Certaines épistaxis doivent être respectées : les épistaxis supplémentaires, celles qui accompagnent les états congestifs.

Dans l'immense majorité des cas, l'épistaxis qui ne cesse pas spontanément doit être arrêtée ; la compression de l'aile du nez sur la cloison, exercée avec le doigt, l'aspiration d'une solution astringente ou hémostatique (eau de Pagliari), un pédiluve chaud, suffisent habituellement. Si ces moyens échouent, il faut porter dans la fosse nasale un tampon imbibé d'une solution d'antipyrine ou de ferripyrine à $\frac{1}{10}$, pratiquer le tamponnement antérieur *presque toujours suffisant*, ou faire une injection sous-cutanée d'ergotine (1 gramme). Le tamponnement postérieur, destiné à obturer l'orifice choanal correspondant, se pratique au moyen de la sonde de Belloc ou d'une simple sonde urétrale en gomme ; il faut se rappeler que ce tamponnement ne doit rester en place que vingt-quatre ou quarante-huit heures ; car sa présence entraîne le danger d'une otite suppurée par infection du caillot propagée à la trompe.

Pour prévenir le retour d'une épistaxis à répétition, il faut cautériser au nitrate d'argent ou au galvano-cautère le point de la cloison qui donne naissance à l'hémorragie. Un traitement général doit être institué, variable avec chaque cause (toniques, fer, arsenic, régime lacté, etc.).

CHAPITRE II

MALADIES DU LARYNX

Nous bornerons notre étude à la pathologie médicale du larynx : laryngites aiguës, œdème du larynx, croup, syphilis, tuberculose, cancer, paralysies et spasmes.

EXPLORATION DU LARYNX

Les anciens procédés d'exploration du larynx, le toucher, l'auscultation, la percussion sont insuffisants et ont été complètement détrônés par la laryngoscopie ; le toucher notamment que des médecins emploient encore pour essayer de reconnaître l'œdème du larynx, a le grave inconvénient de provoquer un spasme parfois dangereux. On se contentera de noter s'il existe du cornage et du tirage sus-sternal ou des altérations de la voix.

1° Laryngoscopie. — L'examen du larynx se pratique au moyen d'un petit miroir rond ou ovale, appelé laryngoscope, de trois centimètres de diamètre en moyenne, monté à angle obtus sur la tige qui le porte. Le médecin se munit d'un réflecteur frontal ou d'une lampe frontale. Le malade ouvre largement la bouche, sa langue est maintenue tirée, à travers un linge, entre le pouce et l'index, et on lui prescrit d'émettre (ou d'essayer d'émettre) le son *é*. Cette manœuvre a pour but de produire le relèvement de l'épiglotte, qui découvre ainsi le larynx. Le miroir est alors rapidement introduit au contact du voile du palais qu'il refoule et l'image laryngoscopique apparaît.

Le miroir a pour double fonction : 1° de réfléchir dans le

larynx, pour l'éclairer, les rayons lumineux partis du front de l'observateur ; 2° de renvoyer, réfléchie, à son œil l'image du larynx ainsi éclairé.

Il faut se rappeler que l'image laryngoscopique est *redressée*, de sorte que la partie antérieure du larynx (épiglotte) apparaît en haut, et sa partie postérieure (aryténoïdes) apparaît en bas.

L'examen laryngoscopique doit embrasser d'un coup d'œil l'ensemble du larynx pour déterminer ses lésions. De plus la glotte doit être examinée successivement pendant la respiration et pendant la phonation : c'est le seul moyen d'en apprécier les paralysies ; il faut donc alternativement prescrire au malade de respirer et d'émettre le son *é*. Dans certains cas, lorsqu'on examine un malade atteint d'une affection nerveuse par exemple, l'examen de la motilité doit être complété par celui de la sensibilité recherchée avec la sonde laryngienne ; l'anesthésie du larynx relève de la lésion du nerf laryngé supérieur.

2° Difficultés de la laryngoscopie. — Les plus fréquents obstacles à l'examen laryngoscopique sont : l'hyperesthésie de la gorge, la longueur du voile et de la luette, une voussure exagérée de la langue, la chute de l'épiglotte.

On triomphe du premier de ces obstacles par la pulvérisation préalable dans le fond de la gorge d'une solution tiède de cocaïne à $\frac{1}{100}$; du second, en se servant d'un miroir aussi large que possible, de façon à maintenir la luette ; du troisième, par l'emploi simultané d'un abaisse-langue étroit destiné à déprimer la langue en son milieu ; le quatrième est plus sérieux : une traction énergique de la langue ne réussit pas toujours, il faut parfois cocaïniser l'épiglotte et la relever avec une sonde.

ARTICLE II

LARYNGITE AIGUE

La laryngite aiguë peut être définie : l'inflammation aiguë de la muqueuse du larynx.

1° Étiologie. — La laryngite aiguë succède le plus souvent à des causes locales : ingestion de liquides trop froids ou trop chauds, exposition à un courant d'air froid, exercices vocaux immodérés, respiration de vapeurs irritantes. Elle est surtout fréquente à l'automne et par les temps humides.

Elle peut être aussi la conséquence d'un coryza aigu, qui n'est lui-même que le premier symptôme d'une maladie infectieuse, grippe ou rougeole par exemple. La laryngite aiguë, qui vient parfois compliquer la variole ou la fièvre typhoïde, mérite en raison de sa gravité une description spéciale.

2° Symptômes. — Nous distinguerons les symptômes fonctionnels accusés par le malade et les signes physiques fournis par l'examen laryngoscopique.

a. *Symptômes fonctionnels*. — Quelquefois la laryngite aiguë débute au réveil par une aphonie à peu près absolue ; beaucoup plus souvent elle se manifeste par une sensation de chaleur à la gorge et par des picotements laryngés, qui provoquent la toux. C'est une toux sèche et cuisante, très pénible, aboutissant seulement au rejet de minuscules filaments de mucus ; au déclin de la maladie cette expectoration se compose de rares crachats mucopurulents, épais, pelotonnés et adhérents. La voix est rauque, éraillée ; la modulation des tons et l'émission des notes élevées sont impossibles, car elles nécessitent une plus forte tension des cordes vocales, qui sont plus ou moins parésiées. Le matin, l'aphonie peut être complète ; elle s'améliore ordinairement pendant la journée.

La dyspnée est exceptionnelle, sauf chez l'enfant, en raison des faibles dimensions de la glotte à cet âge. La déglutition n'est douloureuse que dans les cas où il y a une inflammation intense de l'épiglotte, inflammation qui peut être limitée à cet opercule (*épiglottite*), par exemple celle qui résulte de l'ingestion d'un liquide brûlant ou corrosif. Le début de la laryngite est quelquefois marqué par un léger mouvement fébrile.

b. *Signes physiques*. — A l'examen laryngoscopique[1] on ne voit

[1] COLLET, *Notions de laryngoscopie utiles au médecin*, Collection Léauté, Paris, 1900.

qu'une rougeur diffuse du larynx, sans gonflement notable.

Les cordes vocales ont perdu leur aspect blanc nacré pour prendre une teinte rosée; leur surface est dépolie; la présence d'ecchymoses est tout à fait exceptionnelle. Pendant la phonation elles ne se juxtaposent pas exactement, comme à l'état normal, mais laissent entre elles un espace ovalaire dû à la tension défectueuse de leur bord libre par suite de la parésie des thyroaryténoïdiens internes. Ce petit muscle, contenu dans l'épaisseur même de chaque corde vocale, se paralyse en effet sous l'influence de l'inflammation de la muqueuse qui le recouvre (loi de STOKES) ; ainsi s'expliquent l'aphonie, l'enrouement, l'impossibilité d'émettre les sons élevés qui nécessitent une plus forte tension des cordes vocales. — Dans d'autres cas, la paralysie gagne le muscle aryténoïdien transverse, également superficiel : l'occlusion de la glotte est alors encore plus défectueuse, les cordes vocales laissent entre elles un espace triangulaire à base postérieure. L'aphonie en est la conséquence.

3° Évolution. — La laryngite aiguë évolue spontanément vers la guérison au bout de quelques jours, et ne laisse après elle qu'un trouble passager de la voix; négligée, elle peut passer à l'état chronique. Souvent elle n'est que le prélude d'une trachéobronchite aiguë. Chez l'enfant, la laryngite aiguë produit quelquefois des symptômes asphyxiques, mais la mort est exceptionnelle ; à cet âge il peut se produire consécutivement à la laryngite une atrophie des cordes vocales qui laisse un trouble persistant de la voix.

4° Diagnostic. — La laryngite de la syphilis et la laryngite tuberculeuse ont parfois un début brusque, mais leur évolution est toute différente : les symptômes ne font que persister et empirer. L'œdème de la glotte s'accompagne d'une dyspnée intense et l'examen laryngoscopique lève toute difficulté.

5° Traitement. — Repos absolu de l'organe; séjour à une température moyenne ; inhalations de vapeurs d'eau bouillante additionnée de laudanum ; deux fois par jour cinq gouttes de teinture d'aconit. Le malade ne doit ni fumer, ni séjourner dans une atmosphère enfumée.

ARTICLE III

LARYNGITE CHRONIQUE

Nous laissons de côté la laryngite tuberculeuse et la laryngite syphilitique, qui font l'objet de chapitres spéciaux. La laryngite chronique reconnaît les mêmes *causes* que la laryngite aiguë et le plus souvent lui fait suite; elle peut toutefois survenir d'emblée. Les exercices vocaux immodérés, l'abus de l'alcool et du tabac, les maladies chroniques du pharynx, les affections qui suppriment la perméabilité des fosses nasales et permettent à l'air sec et froid inspiré par la bouche de venir directement irriter le larynx, sont ses causes les plus habituelles.

Ses principaux *symptômes* sont les picotements laryngés incessants, la toux et la raucité de la voix. Le diagnostic ne peut être fait d'après ces seuls symptômes fonctionnels, qui accompagnent aussi bien les tumeurs laryngées et la plupart des affections du larynx. Il doit être complété par l'examen laryngoscopique qui montre une rougeur diffuse; les cordes vocales ont perdu leur blancheur éclatante; elles sont rosées; souvent même leur surface est irrégulière (pachydermie).

Le *traitement* consiste dans des pulvérisations astringentes et dans des badigeonnages des cordes vocales avec une solution de nitrate d'argent de plus en plus concentrée (2 p. 100 à 25 p. 100). Il est absolument nécessaire de commencer par une solution très faible, sous peine de voir apparaître une réaction dangereuse.

ARTICLE IV

LARYNGITE STRIDULEUSE

D'abord confondue par Home avec le croup (p. 27), par Millar avec le spasme glottique, elle fut individualisée par Bretonneau.

1° Étiologie. — Elle est surtout fréquente entre deux et cinq ans. Un air sec et froid, peut-être la présence d'ozone dans l'atmosphère (MASSEI), sont des conditions physiques favorables à sa production. Le coryza, les inflammations des voies aériennes supérieures en sont des causes plus directes, notamment au début des fièvres éruptives, dont elle peut être un symptôme précurseur (*rougeole*, variole).

2° Description. — Depuis quelques jours déjà, l'enfant, qui a pris froid, présente un peu de coryza, d'enchifrènement ou de toux, mais sans état général grave ni mouvement fébrile important. Parfois il y a une légère dyspnée, et, à l'occasion des mouvements, les inspirations profondes s'accompagnent d'un sifflement laryngé. Ces symptômes passent inaperçus ou en tout cas n'inspirent aucune crainte; l'enfant s'endort tranquille, quand tout à coup, au milieu de la nuit, survient le premier accès de dyspnée, et cette scène effrayante est regardée comme le début de la maladie.

« L'enfant se réveille en sursaut dans une agitation fébrile considérable; sa toux est rauque, très fréquente, mais forte et bruyante; sa respiration est haletante, entrecoupée, accompagnée pendant l'inspiration d'un bruit aigu, d'un sifflement laryngien strident. La voix, éteinte dans le moment des accès, est rauque, enrouée dans l'intervalle, mais presque jamais éteinte comme dans le vrai croup. L'oppression, l'anxiété sont très prononcées, le visage est congestionné, les yeux expriment une profonde terreur (TROUSSEAU). »

Après une demi-heure, une heure ou davantage, l'accès a cessé, le calme revient et l'enfant se rendort. Au réveil il ne garde plus qu'une toux « toujours croupale, mais plus humide, et enfin catarrhale ». La voix est presque normale. L'accès revient d'ordinaire pendant les nuits suivantes, mais moins fort et avec une intensité décroissante. Dans l'intervalle, la respiration n'est pas absolument normale; la gêne et la sonorité des inspirations, la toux persistent, quoique à un moindre degré (MASSEI). Ajoutons que les accès peuvent exceptionnellement se répéter quatre ou cinq fois dans une même nuit et qu'ils peuvent aussi survenir pendant le jour.

L'*examen de la gorge* pratiqué dans un moment d'accalmie montre le pharynx et le larynx absolument intacts; d'autres fois, il y a une légère rougeur de la gorge et du vestibule glottique, insuffisante pour expliquer la dyspnée. Il n'y a pas de fausses membranes.

Les cordes vocales, qui s'écartent parfaitement, laissent voir au-dessous d'elles deux bourrelets allongés, rouges et tendus ; ils sont dus au gonflement de la région sous-glottique du larynx : ce sont eux qui s'opposent au passage de l'air et provoquent la dyspnée. La laryngite striduleuse est donc une *laryngite hypoglottique aiguë* (MASSEI).

Il existe en ce point, immédiatement avant la naissance de la trachée, un tissu cellulaire abondant qui se laisse facilement distendre par la congestion ou l'œdème.

Cette constatation explique, mieux que les faibles dimensions de la glotte intercartilagineuse chez l'enfant (dont il faut d'ailleurs tenir compte), l'intensité vraiment effrayante de la dyspnée, contrastant avec l'intégrité de la voix et la sonorité de la toux : il ne saurait en être autrement puisque les cordes vocales sont respectées.

L'accès lui-même a été diversement interprété : on l'a attribué à l'agglutination des lèvres de la glotte par un mucus visqueux (NIEMEYER), à une augmentation passagère de la tuméfaction ; il est plus que probable que le spasme de la glotte joue un rôle important dans l'intermittence et la soudaineté des accès, comme d'ailleurs dans toutes les affections du larynx. Quant à leur début nocturne, il s'explique bien par le ralentissement des mouvements respiratoires pendant le sommeil (KRISHABER), et peut-être aussi par la respiration buccale, si fréquente la nuit chez les enfants, particulièrement chez les adénoïdiens, qui permet à l'air sec et froid d'impressionner plus directement le larynx.

Le *pronostic* est habituellement favorable : les cas de mort pendant l'accès sont exceptionnels (TROUSSEAU en rapporte un dans ses cliniques); mais l'affection peut se terminer par une broncho-pneumonie mortelle.

3° Diagnostic. — La laryngite striduleuse doit être soigneusement distinguée du *croup*, qui en diffère par ses symptômes généraux, par l'adénopathie, par l'angine prémonitoire habituelle, par le rejet des fausses membranes, par l'extinction de la voix et de la toux, par l'intensité *croissante* de la dyspnée : « il finit comme la laryngite striduleuse commence », disait TROUSSEAU.

Le *spasme de la glotte* survient chez les tout jeunes enfants ; les accès ne sont pas uniquement nocturnes ; il n'y a pas de sifflement strident, mais au contraire une apnée absolue.

Enfin, la laryngite striduleuse se distinguera de toutes les affections dyspnéiques du larynx (polypes, corps étrangers), par son début nocturne, par le bon état général. On se rappellera que les tumeurs et la phtisie laryngée ne s'observent pour ainsi dire jamais chez l'enfant.

Dans les cas où l'examen laryngoscopique pourra être pratiqué, il lèvera tous les doutes.

4° Traitement. — On est rarement obligé de recourir a la trachéotomie ou même au tubage. L'application de compresses très chaudes au devant du cou produit une grande amélioration de la dyspnée. Dans l'intervalle des accès, on donnera des sédatifs et on entretiendra l'humidité de l'air ambiant par des fumigations.

ARTICLE V

OEDÈME DU LARYNX

Les premiers auteurs qui l'ont décrit (BOERHAAVE, VAN SWIETEN) ne faisaient aucune distinction entre l'œdème de la gorge et celui du larynx ; ils dénommaient cette affection : *l'angine aqueuse*. BICHAT précise le siège laryngé de l'œdème que CRUVEILHIER et VALLEIX considèrent comme exclusivement sus-glottique. SESTIER (1850) donne une description magistrale de l'œdème du larynx et surtout étudie très minutieusement la distribution du tissu cellulaire dans lequel il se développe. Plus tard on en arrive, sous l'impulsion de TROUSSEAU et de

Belloc, à ne plus considérer l'œdème glottique comme une entité morbide, mais comme un processus banal secondaire à des lésions de voisinage : syphilitiques, tuberculeuses ou néoplasiques. Mais les recherches contemporaines ont montré qu'il pouvait bien être primitif, indépendant de toute lésion laryngée antérieure, et relevant alors d'un processus infectieux dû au pneumocoque, au streptocoque, ou au staphylocoque.

1° Étiologie et pathogénie. — On divise les œdèmes du larynx en primitifs et en secondaires.

a. *Œdème primitif.* — L'œdème primitif peut être produit par le refroidissement, le traumatisme, l'ingestion de liquides brûlants. Il se montre aussi au cours des néphrites aiguës, dans la convalescence de la scarlatine, dans le mal de Bright, dans les cachexies, bref dans toutes les affections capables de produire de l'anasarque. On le rencontre aussi dans les affections cardiaques, dans les tumeurs du médiastin comprimant les gros troncs veineux et gênant leur dégorgement (œdème passif).

Straubing a décrit un œdème angioneurotique ; Héchard un œdème toxique dû à l'iodure de potassium ; mais les plus intéressants sont les *œdèmes infectieux*, qui peuvent être séreux ou séropurulents. Le streptocoque y a été trouvé par Israel, Fraenkel, Fasano, et par Hanot, dans un cas accompagné de pleurésie purulente ; le staphylocoque par Netter et Boulloche ; le pneumocoque par Josserand. Les observations de Garel, de Dorange, de Thornton, dans lesquelles l'affection a été suivie d'une pneumonie, semblent indiquer que, parmi ces microorganismes, le pneumocoque tout au moins emprunte les voies naturelles et que l'infection suit dans ces cas une marche descendante.

Notons en passant que le refroidissement, le traumatisme, etc., auxquels on attribuait naguère une part prépondérante, ne font le plus souvent que masquer l'infection dont ils ne sont qu'une circonstance adjuvante.

b. *Œdème secondaire.* — L'œdème secondaire survient consécutivement à une lésion du larynx ou de son voisinage : cancer, ulcérations syphilitiques, tuberculeuses ou varioliques, laryngotyphus, périchondrite, érysipèle du larynx, phlegmon sus-hyoïdien, amygdalite, tumeurs du pharynx ou de la base de la langue. On attribuait autrefois sa production à la fluxion collatérale : nous savons aujourd'hui qu'il faut être moins exclusif et faire une large part à l'infection.

2° Anatomie pathologique. — L'œdème du larynx est constitué par l'infiltration de sérosité ou de liquide séro-purulent dans les mailles du tissu cellulaire sous-muqueux ; sa localisation est donc tout à fait conforme à la distribution du tissu conjonctif dans le larynx ; il manque là où la muqueuse est pour ainsi dire collée sur le périchondre.

L'infiltration occupe la face antérieure de l'épiglotte ; les deux fossettes situées entre les replis glosso-épiglottiques sont remplacées par des saillies ; le bord libre de l'épiglotte est tuméfié, les replis aryténoépiglottiques le sont également, et cet ensemble figure une tuméfaction circulaire qui surplombe l'entrée du larynx. L'œdème est, en somme, *sus-glottique* ; mais il existe bien aussi un œdème glottique ; ce dernier ne se fait pas sous la muqueuse des cordes vocales très adhérente au muscle thyroaryténoïdien interne sous-jacent, mais entre les faisceaux mêmes du muscle, qui sont, pour ainsi dire, dissociés par l'infiltration séreuse. De là l'œdème peut fuser dans la région hypoglottique, c'est-à-dire au-dessous des cordes vocales. Toutes les localisations de l'œdème ont pu être expérimentalement reproduites par HAJEK au moyen d'injections sous-muqueuses de gélatine colorée.

3° Symptômes. — Examinons successivement les signes physiques et fonctionnels.

A. EXAMEN LARYNGOSCOPIQUE. — Lorsque l'œdème est généralisé à la région sus-glottique, la tuméfaction semi-circulaire de l'épiglotte et des replis aryépiglottiques rappelle assez l'aspect du col utérin ou d'un prépuce œdématié. L'œdème se présente avec des caractères un peu différents suivant sa nature, suivant qu'il s'agit d'un œdème séreux ou des collections séro-purulentes qu'on décrit sous le nom de laryngite phlegmoneuse. Dans le premier cas, il est mou, gélatineux, tremblotant, livide ; on l'a comparé à un grain de raisin blanc. Il se déplace avec une très grande facilité d'un jour à l'autre. Dans le second cas il est dur, plus tendu, franchement rouge, il s'accompagne de gonflement du cou ; c'est alors surtout qu'on note les urines albumineuses, les suppurations à distance, les complications pulmonaires et la gravité de l'état général, qui est celui des maladies infectieuses.

B. Symptômes fonctionnels. — Ce sont la dysphagie, la dysphonie et la dyspnée :

a. *Dysphagie.* — La dysphagie, souvent accompagnée d'une sensation de corps étranger, est due à la tuméfaction de l'épiglotte ou de la partie postérieure des éminences aryténoïdes, dont le tissu est très lâche et se laisse facilement distendre.

b. *Dysphonie.* — La dysphonie a un caractère particulier : la voix est rude, ronflante, profonde ; l'œdème sus-glottique semble jouer le rôle d'étouffoir et empêcher la vibration des cordes vocales, d'autant plus qu'il peut y avoir aussi œdème des cordes.

c. *Dyspnée.* — La dyspnée, au début uniquement inspiratoire, existe ensuite aux deux temps, mais avec prédominance à l'inspiration.

Pour expliquer cette dyspnée à prédominance inspiratoire, on supposait que les replis aryépiglottiques œdématiés s'accolaient pendant l'inspiration sous l'influence de la pression atmosphérique. Les examens laryngoscopiques et les expériences de Gouguenheim sur le cadavre ont fait justice de cette manière de voir : il a constaté à l'aide d'une soufflerie montée sur la trachée sectionnée que, malgré l'inspiration qui se produisait, les replis œdématiés n'étaient point attirés.

A chaque inspiration, le larynx s'abaisse comme attiré dans la poitrine, pour s'élever à l'expiration. L'inspiration est accompagnée d'un sifflement ; l'expiration, d'un bruit spécial appelé par Sestier *bruit de drapeau.*

La dyspnée peut débuter brusquement dans les œdèmes aigus, ou, au contraire, avoir une marche insidieuse et progressive ;

elle est plus considérable et a un développement plus rapide dans le cas d'œdème séro-purulent. Immédiatement dans la forme aiguë, au bout d'un certain temps dans la forme progressive, la dyspnée revêt un caractère paroxystique.

Pendant ces accès effrayants, « le patient, la face livide, la bouche ouverte, les narines béantes, l'œil humide et saillant, la peau ruisselante de sueur, cherche partout un point d'appui pour respirer plus aisément. Dans un état d'agitation excessive, il rejette les vêtements qui entourent son cou et sa poitrine, et se prend le cou avec les mains comme pour en arracher un corps étranger qui l'étrangle » (TROUSSEAU).

Après quelques minutes de durée, le paroxysme se calme et la respiration devient moins gênée. Mais souvent les accès se répètent et la mort devient imminente si l'on n'intervient pas par la trachéotomie ou le tubage.

Les causes de la mort sont l'asphyxie ou la syncope. Cette dernière peut relever de l'inhibition ou d'une paralysie du cœur, qui n'est pas surprenante dans les œdèmes de la glotte infectieux ou toxiques.

4° Diagnostic. — Les *spasmes* de la glotte atteignent de très jeunes sujets de trois à vingt mois ; précédés en général d'enrouement et de coryza, ils peuvent aboutir en quelques secondes à une asphyxie imminente.

Le *croup* a débuté dans l'immense majorité des cas par une angine diphtérique persistant encore ou dont on peut retrouver les traces ; son début est long et insidieux, la voix est voilée et s'éteint rapidement, l'examen du pharynx dénote la présence de fausses membranes où l'on trouve le bacille de LÖFFLER.

L'absence des signes généraux (fièvre, etc.), et la présence des symptômes du tabes feront songer à *la paralysie* des cricoaryténoïdiens postérieurs, *muscles dilatateurs de la glotte*. Les crises laryngées spasmodiques, causées par le tabes, la compression du récurrent par un anévrysme, un goitre, une tumeur se reconnaîtront à leur intermittence et à leur soudaineté, et par la recherche de l'affection causale.

La *laryngite striduleuse*, affection dyspnéique de la deuxième enfance (voy. p. 19), paraît reconnaître pour cause l'œdème sous-glottique ; c'est donc simplement une variété de l'affection qui nous occupe.

Dans tous les cas où cela sera possible, l'examen laryngoscopique devra être pratiqué ; il permettra de distinguer l'œdème du larynx, de la tuberculose, de la syphilis, du cancer, etc., affections qui produisent comme lui la dyspnée, et qu'il peut d'ailleurs venir compliquer.

5° Traitement. — Les pulvérisations laryngées antiseptiques (de sublimé à 1/4000 ou d'acide phénique à 1/1000) remplissent la double indication d'agir sur la lésion déjà existante et de prévenir les complications pulmonaires. L'application de teinture d'iode pure, après badigeonnage à la cocaïne, sur les œdèmes durs et tendus, les fait quelquefois rider et se flétrir en peu de temps. Les scarifications au couteau ou au galvanocautère, faites sous le laryngoscope, diminuent aussi l'œdème, et ont chance d'ouvrir une collection séro-purulente.

Contre la dyspnée on emploie avec succès les sangsues, les sinapismes au-devant du cou, l'application de glace et surtout de compresses chaudes. On pourra être obligé de recourir au tubage, à la trachéotomie ou à la laryngotomie intercricothyroïdienne de Krishaber.

Il faut aussi lutter contre l'infection générale, quand elle existe, par l'alcool et les stimulants.

ARTICLE VI

CROUP

On désigne sous le nom de croup l'envahissement du larynx par les fausses membranes diphtériques.

Il a été décrit pour la première fois par Baillou en 1576, et bien étudié en 1765 par un médecin écossais, Home, qui lui a donné le nom de croup ; c'est Bretonneau qui a montré ses rapports avec la diphtérie dont il n'est qu'une localisation.

1° Étiologie. — Le croup succède dans l'immense majorité des cas à l'angine ou au coryza diphtériques ; il est rare que la localisation des fausses membranes sur le larynx soit primitive (*croup d'emblée*). Il reconnaît donc la même étiologie que la diphtérie (voy. t. I) ; comme elle, il est contagieux et épidémique. C'est chez les enfants qu'il est de beaucoup le plus fréquent.

Certaines angines pseudo-membraneuses non diphtériques (angines à streptocoques, etc.) peuvent aussi se compliquer de croup, mais ce sont là des faits plus rares.

2° Anatomie pathologique. — Le larynx est tapissé de *fausses membranes* ; quelquefois limitées au vestibule laryngé et aux cordes vocales, elles descendent d'autres fois jusque dans la trachée et les bronches (bronchite pseudomembraneuse). Plus blanches et moins épaisses que les fausses membranes du pharynx (voy. t. I), elles sont légèrement adhérentes à la muqueuse sous-jacente qui est érodée et congestionnée ; après la mort, les fausses membranes se désagrègent et ne forment plus qu'un enduit blanchâtre et puriforme. Elles sont composées d'un réseau de fibrine qui tient dans ses mailles des cellules épithéliales dégénérées et des bacilles de Löffler.

A l'examen des *poumons* on trouve souvent des noyaux de bronchopneumonie disséminés. Le sang est noir et asphyxique (couleur *sépia*). Les lésions des principaux organes ont été étudiées à propos de la diphtérie pharyngée.

3° Symptômes. — Le croup est précédé de frissons, de fièvre, d'un malaise général, et de douleur à la déglutition ; l'examen du pharynx pratiqué à cette période montre les fausses membranes qui le tapissent, et la palpation fait sentir l'engorgement des ganglions de l'angle de la mâchoire. Cette période peut durer plusieurs jours : il n'y a encore que de la diphtérie pharyngée.

a. *Symptômes fonctionnels.* — L'envahissement du larynx se traduit par une *toux* d'abord sèche et quinteuse. Rapidement cette toux devient *rauque et étouffée* ; la voix s'assourdit et s'éteint complétement ; les fausses membranes qui tapissent les cordes vocales les empêchent en effet de vibrer. Les secousses de toux s'accompagnent du *rejet de membranes* blanchâtres, en lambeaux.

Lorsque les fausses membranes sont devenues plus abondantes, au point de restreindre notablement le calibre du larynx, elles produisent de la *dyspnée*. L'inspiration est pénible et s'accompagne d'un bruit strident et prolongé ; le creux sus-sternal et la région épigastrique se dépriment à chaque inspiration : on donne à ce phénomène le nom de *tirage* sus-sternal ou épigastrique. La dyspnée présente des accès paroxystiques pendant lesquels son intensité s'accroît tout à coup. Alors la face se cyanose, les yeux sont saillants, les jugulaires distendues, le pouls filiforme ; en proie à cette asphyxie progressive, le petit malade s'asseoit sur son séant, il éprouve à la gorge une sensation de corps étranger et porte la main à son cou. Cet accès de dyspnée se termine par le rejet de quelques fragments de fausses membranes et le calme renaît pour un moment. Les accès de suffocation se succédent ainsi, de plus en plus rapprochés, jusqu'au moment où le malade entre dans la troisième période.

La dyspnée intermittente a alors fait place à une dyspnée continue ; le murmure vésiculaire est imperceptible, le malade ne réagit plus, il reste abattu, sans mouvement, cyanosé, et succombe à cette asphyxie progressive. Lorsque la maladie doit se terminer par la guérison, les accès de la deuxième période s'espacent progressivement.

Le croup s'accompagne des mêmes phénomènes généraux que la diphtérie : pâleur de la face, albuminurie, température oscillant aux environs de 38°,5, engorgement ganglionnaire.

b. *Examen laryngoscopique.* — Cet examen est fort difficile chez la plupart des enfants, surtout à cause de leur indocilité, de la brièveté du frein de la langue et de la forme spéciale de l'épiglotte qui, repliée en **U**, cache le vestibule du larynx et les cordes vocales. Le procédé de *laryngoscopie forcée* imaginé par Escat permet à un observateur exercé de surmonter ces difficultés : il consiste dans l'emploi combiné du laryngoscope et d'un abaisse-langue spécial, dilatateur du pharynx, protracteur de la langue et de l'épiglotte. A défaut de cet instrument on se contente de déprimer fortement la base de la langue avec une cuiller ; il n'est pas rare que la nausée qui se produit alors découvre le bord libre de l'épiglotte recouvert de fausses membranes : c'est le *signe de Variot*.

4° Évolution et pronostic. — La maladie évolue en quatre ou six jours vers la guérison ou la mort. L'intensité de la dyspnée, la petitesse du pouls, l'abattement sont des symptômes d'un fâcheux augure, qu'il ne faut pas attendre pour rétablir la perméabilité des voies aériennes par l'intubation ou la trachéotomie. Même après ouverture de la trachée, la mort peut encore survenir par propagation des fausses membranes aux ramifications bronchiques, par suite d'une broncho-pneumonie ou par une intoxication générale de l'organisme (voy. t. I).

5° Diagnostic. — Le diagnostic se base sur le rejet des fausses membranes et leur constatation dans le pharynx, coexistant avec de la dyspnée. L'existence d'une épidémie de diphtérie fournit encore une forte présomption. Il ne faut pas confondre le croup avec les autres affections dyspnéiques :

a. *Avec la laryngite striduleuse*, qui en a été différenciée par BRETONNEAU sous le nom de *faux croup*. Son début est plus brusque, la voix et la toux ne sont pas éteintes comme dans le croup ; il n'y a de fausses membranes ni dans le pharynx, ni dans les crachats ; l'engorgement ganglionnaire fait défaut.

b. *Avec l'œdème de la glotte*, qui s'en distingue par l'absence de ganglions et de fausses membranes et par la conservation de la voix dont le timbre est seulement assourdi. L'examen laryngoscopique ou, s'il est impossible, le toucher complètent le diagnostic.

c. *Avec les corps étrangers du larynx* (début subit de la dyspnée, commémoratifs, inspection).

6° Traitement. — Les mesures prophylactiques sont exposées à propos de la diphtérie. — Dès que l'angine diphtérique ou le croup sont constatés, il faut prescrire des lavages ou des pulvérisations antiseptiques dans la gorge (eau oxygénée, solution salicylée à 1 p. 1 000) et injecter 20 centimètres cubes de *sérum antidiphtérique*, dose que l'on renouvellera le lendemain s'il y a lieu ou qu'on réduira à 10 centimètres cubes. Le traitement général de la diphtérie (alcool, toniques, caféine, etc.) doit être institué.

En cas de dyspnée, il faut rétablir la perméabilité des voies aériennes. La *trachéotomie*, vulgarisée par TROUSSEAU, était autrefois la seule intervention capable de remplir ce but. On attendait pour la pratiquer le moment où les accès de dyspnée devenant de plus en plus fréquents vont aboutir à la troisième période ou d'asphyxie continue. — C'est la trachéotomie dite supérieure, qui est la plus recommandable; après avoir incisé la peau et dissocié à la sonde cannelée les plans sous-jacents, on incise la trachée bien sur la ligne médiane, *immédiatement au-dessous* du cartilage cricoïde. La canule une fois introduite il faut appliquer un peu au-devant de son ouverture une cravate de gaze imbibée d'eau de façon que l'air se charge d'humidité avant d'arriver aux poumons. Comme la canule est composée de deux tubes glissant à frottement l'un dans l'autre, rien n'est plus facile que de changer le tube interne pour le nettoyer dès qu'il est obstrué par des fausses membranes. Lorsqu'elles encombrent la trachée, on provoque leur rejet en chatouillant celle-ci au moyen des barbes d'une plume; l'écouvillonnage pratiqué par TROUSSEAU est généralement abandonné.

Le tubage laryngé ou *intubation*, d'abord proposé par BOUCHUT, puis remis en honneur par O'DWYER, tend aujourd'hui à se substituer à la trachéotomie; la sérothérapie est certainement venue faciliter cette vulgarisation, car elle abrège beaucoup la durée du croup et il est dès lors rationnel de ne pas opposer une opération grave à une dyspnée tout à fait passagère. L'intubation a encore l'avantage, en raison de son innocuité, de pouvoir être pratiquée dès l'apparition des premiers symptômes dyspnéiques.

Cette opération se pratique au moyen d'un tube métallique (proportionné à l'âge de l'enfant) qu'on laisse à demeure dans le larynx aussi longtemps que dure le croup. Il est pourvu d'une tête volumineuse destinée à prendre point d'appui sur les aryténoïdes afin d'empêcher sa chute dans la trachée ; le corps du tube n'est pas cylindrique, mais aplati, de section ovalaire de façon à pouvoir mieux s'insinuer entre les cordes vocales ; de plus il présente au-dessous de sa partie moyenne un renflement grâce auquel les cordes vocales le retiendront et l'empêcheront d'être expulsé pendant les efforts de toux. Voici comment on procède. Au moment de son introduction, le tube est chargé sur un mandrin spécial, recourbé, que l'opérateur tient de la main droite, pendant que l'index gauche, introduit dans la bouche, soulève l'épiglotte et va reconnaître l'entrée du larynx. Sur cet index gauche servant de guide, on glisse le tube et on l'insinue entre les cordes vocales. Une fois qu'il a pénétré dans la glotte, on appuie sur sa tête, soit avec l'index gauche, soit en déclanchant un ressort spécial, et on retire le mandrin. On prend la précaution de fixer le tube au moyen d'un fil, de façon à éviter qu'il ne tombe dans l'œsophage ; mais, l'opération terminée, ce fil doit être retiré car son frottement produirait des ulcérations buccales bientôt recouvertes de fausses membranes diphtériques. D'ailleurs la déglutition du tube n'a pas d'inconvénients sérieux : on le retrouve dans les selles quelques jours après.

Ainsi abandonné dans le larynx, le tube reste en place aussi longtemps qu'on le juge nécessaire, généralement jusqu'à la chute de la température ; on peut l'enlever au bout de deux ou trois jours, quitte à le replacer quelques heures après si c'est nécessaire ; pour faire boire l'enfant, il faut le placer dans le décubitus dorsal. Lorsque le tube se remplit de fausses membranes, il est habituellement rejeté, mais il s'écoule assez longtemps entre son rejet et le retour des symptômes asphyxiques pour qu'on ait le temps de le replacer. Lorsqu'il y a beaucoup de fausses membranes, on a intérêt à pratiquer une détubation suivie de retubation, manœuvre qui facilite leur expulsion.

L'extraction du tube, plus difficile que son introduction, se fait au moyen d'un instrument coudé, en forme de pince, dont les mors sont introduits dans la lumière du tube et s'écartent par pression sur les branches de l'instrument [1]. Certains tubes

---

[1] FERROUD a imaginé une instrumentation très simple et d'un ma-

peuvent être expulsés par simple pression sur la trachée. J'ai fait fabriquer des tubes en fer qui ont, sur ceux en cuivre, l'avantage d'être magnétiques et de pouvoir, par conséquent, être retirés par l'électro-aimant, au cas où les tentatives d'extraction restent infructueuses.

L'intubation mérite d'être substituée à la trachéotomie dans la plupart des cas, lorsque les malades peuvent être surveillés; la trachéotomie reste préférable lorsqu'ils sont abandonnés à eux-mêmes, elle doit encore être pratiquée lorsque le tubage n'a pas supprimé la dyspnée, soit parce que les fausses membranes obstruent le tube, soit parce qu'elles s'étendent dans la trachée. Si le tube est encore en place, rien n'est alors plus facile que cette trachéotomie sur conducteur.

ARTICLE VII

SYPHILIS DU LARYNX ET DE LA TRACHÉE

La syphilis peut frapper le larynx à la période secondaire et à la période tertiaire. Il est peu probable que l'accident primitif siège quelquefois sur le larynx; le chancre de l'épiglotte reste douteux.

Les efforts vocaux immodérés, l'abus de l'alcool et du tabac favorisent les localisations pharyngées de la syphilis; elles sont plus fréquentes chez l'homme que chez la femme.

1° **Symptômes**. — Nous étudierons isolément les accidents secondaires et les accidents tertiaires.

a. *Syphilis secondaire*. — Elle produit tantôt une rougeur diffuse du larynx, bien appréciable au niveau des cordes vocales qui perdent leur blancheur pour prendre une teinte rosée, tantôt des plaques rouges et saillantes, exulcérées ou non; ce sont les plaques muqueuses du larynx visibles sur la face posté-

niement fort commode dans laquelle l'extracteur sert en même temps d'introducteur. Th. de Lyon, 1894.

rieure de l'épiglotte et sur les cordes vocales. Ces lésions guérissent spontanément en une ou deux semaines, mais sont susceptibles de récidives fréquentes. Leur principal symptôme est l'*altération de la voix*, qui est voilée ou enrouée ; ce trouble va rarement jusqu'à l'aphonie. La dysphagie douloureuse, qu'on observe assez souvent, n'est pas due aux lésions laryngées, mais aux lésions concomitantes du pharynx ou de l'amygdale linguale (MOURE et RAULIX).

b. *Syphilis tertiaire.* — Elle revêt surtout la forme de gommes ou d'ulcérations. Ces lésions prédominent sur l'*épiglotte* et le *vestibule* du larynx.

Les *gommes* forment une tuméfaction limitée, arrondie, à peu près du volume d'un pois ; elles sont jaunâtres, mais entourées d'une zone de congestion intense. Au bout de quelques jours elles se ramollissent et leur fonte donne naissance aux ulcérations.

Les *ulcérations*, taillées à pic, ont un rebord saillant et un fond jaune grisâtre, recouvert de détritus puriformes ; elles ont, comme les gommes, une prédilection marquée pour l'épiglotte dont le bord libre est quelquefois comme déchiqueté. Creusant en profondeur elles se propagent aux cartilages sousjacents et finissent par déterminer de la périchondrite et de l'arthrite crico-aryténoïdienne. Leur guérison par cicatrisation laisse dans le larynx des traces irréparables : synéchies des cordes vocales, surtout vers la commissure antérieure, ankyloses aryténoïdiennes, etc. La rétraction progressive de ce tissu cicatriciel aboutit à un rétrécissement de plus en plus prononcé du larynx. La fente glottique est alors remplacée par un canal sinueux à travers lequel l'air inspiré ne pénètre qu'en produisant du cornage ; la dyspnée et l'asphyxie en sont le résultat si on n'intervient pas.

Il est remarquable que la douleur est nulle ou très modérée, même pendant la phase d'évolution active des gommes ou des ulcérations ; elle ne survient qu'en cas d'arthrite ou de périchondrite ; les troubles de la voix accompagnent les lésions des cordes vocales (gommes, ulcérations ou ankylose en abduction).

Lorsque les lésions syphilitiques siègent *sur la trachée* elles peuvent aboutir à sa perforation et à la production d'une fistule trachéo-œsophagienne ; la déglutition des liquides produit alors un accès de toux et de suffocation par suite de leur pénétration dans les voies aériennes. Par sa guérison même, la syphilis trachéale entraîne la formation d'un rétrécissement : alors se produit une dyspnée progressive avec tirage, cornage et sans altération de la voix. L'immobilité du larynx pendant le cri et pendant les mouvements d'inspiration et d'expiration (DEMARQUAY) permettent de distinguer cette dyspnée trachéale de la dyspnée laryngée. L'examen laryngoscopique, pratiqué dans la position indiquée par KILLIAN, permet d'apercevoir le rétrécissement s'il siège peu au-dessous des cordes vocales ; les rétrécissements situés plus loin, et jusque vers la bifurcation des bronches, difficiles et quelquefois impossibles à apercevoir, obligent à recourir à la trachéoscopie directe.

Les lésions syphilitiques des *grosses bronches* entraînent, comme les précédentes, l'asphyxie progressive : lorsqu'elles sont unilatérales, la dyspnée est bien moins marquée et l'auscultation fait constater d'un seul côté soit du souffle, soit de l'abolition du murmure vésiculaire.

2° Diagnostic. — La syphilis laryngée est caractérisée : *a.* par sa prédominance sur les régions supérieures du larynx (épiglotte, replis aryépiglottiques) ; *b.* par la coexistence fréquente de lésions du pharynx et surtout du voile du palais ; *c.* par la présence des gommes qui, lorsqu'on les constate, sont caractéristiques. La notion des antécédents syphilitiques du malade facilite le diagnostic.

On ne confondra pas la syphilis du larynx :

a. *Avec une laryngite* aiguë ou subaiguë banale simulant la laryngite syphilitique secondaire.

b. *Avec la phtisie laryngée* qui s'en distingue par la pâleur du larynx et du voile du palais, par la douleur accompagnant la parole ou la déglutition, par sa prédominance sur les aryténoïdes ou à la commissure postérieure du larynx, par les hémoptysies du début de la tuberculose pulmonaire, par la présence du bacille de Koch dans l'expectoration.

c. *Avec le cancer du larynx* qui s'accompagne de douleurs très vives irradiées jusque dans les oreilles et dont le développement est beaucoup moins rapide. De plus, le cancer forme une masse unique alors que les gommes ou les ulcérations syphilitiques sont souvent multiples; l'amaigrissement est précoce et les ganglions carotidiens s'engorgent, si le cancer n'est pas absolument limité au larynx.

3° Traitement. — Frictions mercurielles et iodure de potassium. — Pulvérisations laryngées au sublimé à $\frac{1}{2000}$. — En cas de dyspnée intense, on peut être obligé de pratiquer la trachéotomie.

Lorsqu'il existe un rétrécissement, il est indiqué de rétablir la perméabilité du larynx; si la trachéotomie a déjà été faite, on arrivera à ce but au moyen du dilatateur de SCHRÖTTER qui utilise pour le maintien de son mandrin la canule déjà placée; si le malade n'est pas trachéotomisé, on devra pratiquer des séances répétées de tubage, qui offre souvent de très grandes difficultés en raison de l'obliquité et de l'étroitesse de la glotte. — Le traitement de la syphilis trachéale se résume également dans la médication spécifique et, s'il existe un rétrécissement cicatriciel, dans sa dilatation graduelle facilitée par une trachéotomie inférieure.

ARTICLE VIII

PHTISIE LARYNGÉE

On désigne sous ce nom la tuberculose du larynx. Déjà connue de MORGAGNI, elle fut étudiée par LOUIS et par TROUSSEAU (1837).

1° Étiologie. — La phtisie laryngée est presque toujours secondaire à la tuberculose pulmonaire; primitive, elle est tout à fait exceptionnelle, et même discutée. Elle coexiste quelquefois aussi avec la tuberculose nasale ou laryngée.

La phtisie laryngée est rare chez l'enfant et le vieillard, fréquente surtout de vingt à vingt-cinq ans et dans le sexe masculin. La présence dans le larynx d'un tuberculeux de lésions antérieures banales, dites catarrhales, favorise beaucoup son apparition.

2° Anatomie pathologique. — A. ANATOMIE MACROSCOPIQUE. — Les lésions sont très variées et peuvent même se trouver réunies sur le même individu.

1° La *granulation miliaire* se retrouve ici avec les caractères qu'elle présente sur les autres organes. Ordinairement les granulations n'existent qu'au pourtour des ulcérations, et indiquent leur accroissement périphérique. On peut les voir aussi en des points limités, comme les cordes vocales inférieures; c'est en somme une localisation assez rare. Mais il est une forme spéciale de phtisie laryngée dans laquelle les lésions ne dépassent pas le stade de la granulation; c'est celle qui a été décrite par ISAMBERT sous le nom de tuberculose miliaire aiguë de la gorge; le pharynx et le larynx sont alors recouverts d'un semis de granulations, du volume d'un grain de millet, d'abord transparentes, mais qui ne tardent pas à s'opacifier. — Les lésions communes, classiques, de la tuberculose laryngée sont les infiltrations et les ulcérations.

2° L'*infiltration* a son siège de prédilection à la partie postérieure du larynx sur les aryténoïdes et les replis aryépiglottiques. Ces derniers, formés par un adossement de la muqueuse à elle-même, se laissent très facilement distendre et arrivent à former des masses énormes. Leur surface est inégale; leur consistance ferme; leur coupe granitée et parsemée de points jaunâtres laisse sourdre des détritus à la pression; on désigne quelquefois improprement cet état sous le nom d'œdème dont il ne rappelle cependant guère les masses molles, lisses et gélatineuses. L'infiltration peut aussi envahir les cordes vocales supérieures et le ventricule de Morgagni. Sur les cordes vocales inférieures l'infiltration est très limitée, avec tendance toutefois à s'étendre à la région sous-glottique. Quand l'épiglotte est intéressée, elle devient difficilement mobile; l'infiltration envahit à la fois son bord libre et ses deux faces contrairement à ce qu'on voit dans l'œdème aigu du larynx où sa face postérieure est respectée.

3° Les *ulcérations* existent d'ordinaire, mais non toujours, sur une base infiltrée. On peut les observer sur tous les points du larynx. Celles de la région interaryténoïdienne (commissure postérieure) affectent un aspect fissuraire et donnent au toucher une sensation rugueuse, à cause de l'état velvétique de la muqueuse. Celles des cordes vocales atteignent aussi bien la face supérieure que le bord libre des cordes qui devient dentelé et déchiqueté. Leur extension en profondeur peut aboutir à une véritable section du ruban vocal intéressé.

Les larges ulcérations irrégulières du larynx reconnaissent vraisemblablement pour cause la fusion d'ulcérations plus petites, résultant du ramollissement des tubercules.

4° La muqueuse, surtout au niveau des cordes vocales, peut présenter un épaississement inflammatoire, désigné sous le nom de *pachydermie* laryngée.

5° L'envahissement des muscles sous-jacents consiste soit dans une *myosite* banale, soit plus rarement dans le dépôt de tubercules au sein du tissu conjonctif interstitiel ; cette constatation a été faite par Schech sur les cricoaryténoïdiens postérieurs.

6° Les cartilages sont fréquemment intéressés. Cette *périchondrite* se produit au moins par deux mécanismes. Tantôt, à la faveur de la porte d'entrée ouverte par une petite ulcération laryngée, se produit une infection secondaire et une collection purulente plus ou moins éloignée de cette ulcération (cette collection pourra s'ouvrir, communiquer avec l'extérieur par une fistule, etc.) ; tantôt il s'agit de très vastes ulcérations, profondes, à fond bourgeonnant, qui creusent les tissus sous-jacents et finissent par mettre à nu le cartilage. En grattant leur fond avec un stylet, on sent le cartilage dénudé en voie d'élimination. C'est le mode de production ordinaire de la périchondrite des aryténoïdes. Ce travail de destruction finit par intéresser l'articulation voisine, cricoaryténoïdienne. Il en résulte une arthrite avec immobilisation de la corde dans une position défectueuse.

7° Les *ganglions* du voisinage, envahis et dégénérés, peuvent comprimer les filets nerveux du récurrent ; on a aussi décrit des lésions primitives de ce nerf.

B. ANATOMIE MICROSCOPIQUE. — Les follicules tuberculeux siègent au début sous l'épithélium ; il n'est pas rare de les voir recouverts d'un épithélium normal, aussi HEINTZE pensait-il que l'invasion tuberculeuse du larynx devait s'opérer par la voie sanguine, puisqu'on ne trouvait au niveau des tubercules aucune trace de porte d'entrée. Les follicules tuberculeux typiques sont d'ailleurs assez rares ; le plus souvent on ne constate qu'une infiltration abondante par les éléments embryonnaires, avec quelques follicules disséminés. Les lésions histologiques sont prédominantes au niveau des glandes.

3° Symptômes. — Les lésions que nous venons d'énumérer aboutissent, suivant leur *localisation* en telle ou telle région du larynx, à la production de trois grands symptômes qu'on observe isolément ou combinés : la dysphagie, la dysphonie et la dyspnée. D'où trois formes cliniques, suivant que l'un d'eux devient prépondérant.

A. FORME DYSPHAGIQUE. — Elle répond à un siége spécial des lésions, à leur localisation au niveau de l'*épiglotte* ou de la face postérieure des *aryténoïdes*. Le bol alimentaire, glissant sur la face dorsale de la langue, frôle l'épiglotte, et, avant d'entrer dans l'œsophage, passe au contact de la face postérieure des aryténoïdes. Ces diverses parties étant infiltrées et ulcérées, ce contact ne pourra être que douloureux. Si l'épiglotte produit des troubles de la déglutition dans la laryngite tuberculeuse, ce n'est pas que le sujet soit mis dans les conditions d'un animal auquel on a sectionné cet opercule [1], car sa destruction par le

---

[1] Les expériences des physiologistes nous ont appris que des animaux auxquels on avait coupé l'épiglotte continuaient à avaler normalement et qu'elle avait tout au plus pour fonction de retenir les dernières gouttes de liquide après une série de déglutitions associées.

processus tuberculeux est tout à fait exceptionnelle ; mais elle est infiltrée, son bord libre ulcéré, elle est peu mobile sur les parties voisines, et ainsi s'explique la dysphagie douloureuse. — Accessoirement, les lésions pharyngées qui accompagnent quelquefois celles du pharynx peuvent encore produire la dysphagie.

La dysphagie est très variable quant à son degré ; elle peut ne se manifester que pour les aliments solides, ou être occasionnée aussi par la déglutition des liquides ; enfin elle est quelquefois telle que la déglutition de la salive même est pénible et que la moindre tentative d'alimentation devient pour les malades un supplice intolérable. Déjà très affaiblis, ils se nourrissent le moins possible, pour éviter de réveiller des douleurs atroces et dépérissent rapidement. La douleur s'irradie dans les oreilles ou au-dessous d'elles, de chaque côté du pharynx. Lorsqu'elle a pour cause, comme c'est le cas le plus ordinaire, une lésion des aryténoïdes, son siège est caractéristique : les malades indiquent du doigt le cricoïde ou la partie supérieure de la trachée.

Il est rare que les phénomènes douloureux s'accompagnent de troubles moteurs de la déglutition, tels que l'introduction des aliments dans les voies respiratoires ou leur rejet par les fosses nasales. Le premier de ces deux accidents s'explique par des lésions étendues de l'épiglotte, impuissante à protéger le larynx, le deuxième par un spasme de toute la musculature du pharynx, triomphant de la résistance du voile et occasionné par l'excessive hyperesthésie qu'entretiennent les ulcérations de la muqueuse.

L'*examen laryngoscopique* dans la forme dysphagique montre les aryténoïdes énormes, très hypertrophiés, avec des ulcérations à leur surface. Ces lésions sont quelquefois tellement profondes qu'elles se propagent à l'articulation sous-jacente cricoaryténoïdienne, axe autour duquel s'opèrent tous les mouvements des cordes vocales en vue de la phonation ; c'est ce qui nous explique comment, non seulement la déglutition, mais la parole même, peut être douloureuse chez ces malades.

La forme dysphagique de la tuberculose laryngée est à la fois la plus pénible et la plus grave ; c'est en quelque sorte une forme terminale de la tuberculose.

B. **Forme vocale.** — Le trouble de la phonation peut varier de la simple raucité à l'*aphonie* absolue. L'altération de la voix chez un tuberculeux doit faire immédiatement songer à un début de laryngite tuberculeuse.

L'*examen laryngoscopique* montre soit une simple rougeur des cordes vocales, soit de l'épaississement de la muqueuse qui les recouvre, constituant une sorte de pachydermie, soit des ulcérations qui dentèlent tout leur bord libre en dents de scie. Gougenheim et Tissier ont décrit dans la région interaryténoïdienne antérieure, entre les cordes vocales, de petites végétations, qu'ils considèrent comme un bon signe de la phtisie laryngée à son début. Ces végétations ou cet état velvétique de la commissure postérieure suffisent pour gêner l'affrontement des cordes, pour permettre un certain degré de coulage de l'air, et consécutivement une phonation imparfaite. D'autres fois enfin, une végétation polypoïde, implantée sur n'importe quel point des cordes, s'opposera à leur juxtaposition et produira un effet analogue.

Dans ces formes vocales s'observe une toux pénible, déchirante et douloureuse ; puisque la glotte qui joue un si grand rôle dans la production de la toux en général est ici le siège principal des lésions, son irritation se trouve de ce chef constamment entretenue.

L'intensité de l'expectoration est en rapport avec les lésions pulmonaires.

C. **Forme dyspnéique.** — Chez un tuberculeux, qui présentait depuis plus ou moins longtemps une dyspnée légère, l'asphyxie fait tout d'un coup de rapides progrès ; on constate que l'air pénètre en sifflant, qu'il y a de la dépression sus-sternale, des mouvements d'abaissement du larynx à chaque inspiration ; en même temps le faciès, angoissé, se cyanose progressivement, et le malade assis sur son lit met en jeu toutes ses forces inspiratrices. Cette dyspnée est continue ; elle ne présente aucun paroxysme pouvant lui faire supposer une origine spasmodique. La magistrale description que faisait Trousseau de l'œdème de la glotte peut parfaitement s'appliquer à la phtisie laryngée.

Le toucher pratiqué en introduisant le doigt vers le larynx

derrière la base de la langue fait sentir des masses arrondies qui en obstruent la cavité. Ce procédé a l'inconvénient d'amener un redoublement de la dyspnée et de ne donner que des renseignements incomplets.

L'*examen laryngoscopique* permet, au contraire, d'apprécier toute l'étendue des lésions. De chaque côté de la ligne médiane, les replis aryépiglottiques tuméfiés forment une grosse masse arrondie ; entre ces deux masses la fente glottique, limitée encore quelquefois en avant par la tuméfaction de l'épiglotte, devient pour ainsi dire virtuelle ; la colonne d'air inspiré ne peut passer qu'avec la plus grande difficulté.

La dyspnée peut encore être causée par une tuberculose végétante qui rend méconnaissable l'aspect de la cavité laryngienne, par des lésions d'arthrite cricoaryténoïdienne qui immobilisent les cordes dans une position anormale, ou par l'infiltration des tissus périarticulaires qui produit un effet analogue.

4° Marche et pronostic. — Les diverses formes de tuberculose laryngée que nous venons de décrire individuellement peuvent se combiner sur le même individu : ainsi la tuberculose pourra débuter dans le larynx par des altérations de la voix, elle s'accompagnera plus tard de dysphagie, et tuera le malade par asphyxie si l'on n'intervient à temps. Le pronostic de la tuberculose laryngée est toujours fort grave ; ce n'est pas une simple tuberculose locale, c'est une vraie complication de la tuberculose pulmonaire déjà existante, dont elle aggrave énormément le pronostic et accélère la marche. Les formes dysphagiques avec infiltrations et ulcérations étendues sont du plus mauvais augure.

La mort survient par asphyxie, ou par suite des progrès de la cachexie tuberculeuse.

5° Diagnostic. — Le diagnostic de la phtisie laryngée ne se base pas seulement sur l'examen laryngoscopique et sur les trois principaux symptômes fonctionnels que nous venons d'énumérer ; il faut encore tenir compte des antécédents tuberculeux du malade, rechercher le bacille de Koch, mettre à contribution les signes stéthoscopiques. Ceux-ci sont souvent masqués par les lésions laryngées au point que des lésions pulmonaires même étendues peuvent passer inaperçues.

Les *ulcérations syphilitiques* siègent sur les parties supérieures du larynx, sur l'épiglotte ou sur les aryténoïdes; elles sont entourées d'une zone congestive qui manque dans la tuberculose. Le palais, le voile et ses piliers portent quelquefois des cicatrices, alors que dans la tuberculose ils ne présentent qu'une pâleur intense d'une grande valeur diagnostique. La présence de gommes est caractéristique.

Dans le *cancer* il s'agit d'une ulcération unique et non de lésions multiples comme dans la tuberculose. Il débute souvent, à l'inverse de celle-ci, dans une des fossettes glosso-épiglottiques ou dans le sinus piriforme; il est donc juxtalaryngé, et l'envahissement ganglionnaire est alors précoce.

6° Traitement. — Il comprend avant tout le traitement général de la tuberculose. On agit sur la lésion locale par des applications d'huile mentholée (1/10), ou d'acide lactique en solution très concentrée $\left(\frac{32}{8}\right)$. Le meilleur remède contre la dysphagie est l'insufflation quotidienne sur les aryténoïdes d'orthoforme ou d'un mélange à parties égales de morphine et de gomme arabique (SCHRÖTTER); on a encore pratiqué avec succès leur ablation par la méthode endolaryngée (aryténoïdectomie). — La trachéotomie n'agit pas seulement contre la dyspnée : en supprimant fonctionnellement le larynx, elle le met au repos, aussi est-elle indiquée dans les formes très douloureuses de la phtisie laryngée.

ARTICLE IX

TUMEURS BÉNIGNES DU LARYNX

Ces tumeurs, quelquefois désignées sous le nom de polypes, affectent une prédilection marquée pour le bord libre des cordes vocales, ce qui explique la fréquence des troubles vocaux parmi leurs principaux symptômes. La raucité de la voix n'est pas toujours permanente ; dans les tumeurs pédiculées qui changent de position et ne s'insinuent que par intervalles entre les lèvres de la glotte, la dyspnée est intermittente et la voix redevient par instants normale.

Les tumeurs très mobiles et assez volumineuses s'accompagnent parfois à chaque mouvement respiratoire d'un bruit de clapet caractéristique. Il n'y a ni dysphagie, ni douleur, ni engorgement ganglionnaire. La dyspnée n'apparaît que dans les cas de tumeurs atteignant des dimensions considérables. Les tumeurs bénignes du larynx peuvent s'accompagner de divers accidents réflexes : spasme de la glotte avec dyspnée, crises épileptiformes (SOMMERBRODT).

Le traitement consiste dans l'ablation par les voies naturelles sous le contrôle du miroir laryngoscopique.

ARTICLE X

CANCER DU LARYNX

Nous décrirons sous ce titre les diverses tumeurs malignes du larynx. Leur étiologie est aussi obscure que celle du cancer en général ; les causes ordinairement incriminées sont l'hérédité et les irritations locales (poussières, abus du tabac).

1° Anatomie pathologique. — On divise les cancers du larynx en cancers intrinsèques et en cancers extrinsèques.

Le *cancer intrinsèque* prend naissance dans l'intérieur de la cavité laryngienne : cordes vocales, bandes ventriculaires, région aryténoïdienne.

Sous le nom de *cancers extrinsèques* on comprend tous ceux qui ont une origine juxtalaryngée et intéressent ainsi, au cours de leur développement, le larynx et les parties voisines : ils prennent naissance sur la face antérieure de l'épiglotte, dans le sinus piriforme, sur la partie la plus reculée de la base de la langue, etc.

Le cancer du larynx se présente sous des formes assez variables : tantôt ulcération profonde et térébrante, tantôt énormes végétations en chou-fleur. Il a une grande tendance à déformer et à refouler les parties voisines, notamment l'épiglotte, et à ulcérer les vaisseaux en produisant ainsi des hémorragies parfois mortelles. L'*envahissement ganglionnaire* est précoce et considérable, surtout dans le cancer extrinsèque.

Histologiquement il s'agit d'épithéliomas, de carcinomes, de sarcomes.

2º Symptomatologie. — Elle comprend les signes physiques et fonctionnels.

A. TROUBLES FONCTIONNELS. — Les principaux sont la douleur, la dysphonie, la dyspnée et la toux.

a. La *douleur* manque souvent ou n'apparaît que tardivement, mais elle constitue un assez bon signe de cancer du larynx lorsqu'elle est très intense, progresse rapidement et s'accompagne d'irradiations douloureuses dans les oreilles (probablement par la voie du rameau auriculaire du nerf pneumogastrique). Elle est souvent spontanée, et n'apparaît parfois qu'à l'occasion des mouvements de déglutition (*dysphagie douloureuse*).

b. La *voix* peut ne pas être modifiée jusqu'aux périodes ultimes de l'affection, surtout dans les cancers extrinsèques ; la raucité de la voix, l'aphonie sont au contraire précoces, lorsque le cancer se développe sur une des cordes vocales. Lorsqu'une vaste tumeur occupe la région sus-glottique sans gêner le jeu des cordes vocales, la voix est éteinte, étouffée ; j'ai récemment observé le même trouble fonctionnel dans un cas de cancer de la face antérieure de l'épiglotte, qui renversait fortement cet opercule sur le larynx, de façon à en obstruer presque l'ouverture supérieure.

c. La *dyspnée* est un symptôme tardif, qui ne se produit que lorsque la tumeur a acquis un volume considérable ; elle présente tous les caractères de la dyspnée d'origine laryngée. Il y a quelquefois aussi des accès de dyspnée spasmodique qui reconnaissent une origine réflexe (compression des nerfs par les ganglions néoplasiques, etc., etc.).

d. La *toux* et l'*expectoration* ne fournissent de renseignements précis que lorsqu'il y a rejet, par les secousses de toux, de fragments de végétations néoplasiques, qu'on peut reconnaître à l'œil nu ou au microscope. De légères hémoptysies sont fréquentes et peuvent faire diagnostiquer à tort une phtisie laryngée.

En somme, à l'exception de l'expectoration de fragments de la tumeur, pas un des signes qui précèdent n'est caractéristique.

B. SIGNES OBJECTIFS. — *a.* L'*examen laryngoscopique* lève tous les doutes ; il montre soit une simple saillie rouge sombre étalée, à bords surélevés, soit des végétations qui obstruent déjà la cavité laryngienne. La tumeur peut siéger sur une des éminences aryténoïdes, sur une des cordes vocales supérieures ou inférieures, sortir du ventricule de Morgagni dont elle éverse et repousse progressivement la muqueuse au fur et à mesure de son développement. Les tumeurs de la région sus-glottique proéminent souvent dans le vestibule laryngien et masquent la vue des cordes vocales situées au-dessous.

Dans le cas de cancer extrinsèque, on voit le plus souvent une masse végétante développée dans un des sinus piriformes et envahissant le repli aryépiglottique voisin, ou bien une infiltration diffuse intéressant la base de la langue et la face antérieure de l'épiglotte.

b. L'*engorgement ganglionnaire* est précoce dans les cancers extrinsèques : une chaîne dure, volumineuse, uni ou bilatérale, se développe dans la région carotidienne et rétromaxillaire. Cette constatation tranche formellement le diagnostic.

c. L'*état général* devient assez rapidement mauvais ; l'amaigrissement fait des progrès et le malade se hâte vers la cachexie.

Ce qui caractérise l'évolution du cancer laryngé, c'est sa rapidité quelquefois étonnante : on voit des malades se plaindre d'une dysphagie intense et progressive datant de quelques jours seulement et le laryngoscope montre des lésions envahissant déjà la presque totalité du larynx.

La mort survient par asphyxie, par hémorragie grave succédant à l'ulcération d'un gros vaisseau, par inanition et cachexie progressives ou par broncho-pneumonie.

3° Diagnostic. — Le cancer extrinsèque se distingue par l'intensité de la douleur et de la dysphagie avec irradiations dans les oreilles, par l'engorgement précoce des ganglions. Les troubles de la voix, la toux, la dyspnée appartiennent plutôt au cancer intrinsèque ; mais cela n'a rien d'absolu.

On ne confondra pas le cancer du larynx :

a. Avec la *tuberculose laryngée*, qui succède à des lésions pulmonaires ordinairement appréciables, affecte une prédilection marquée pour la région aryténoïdienne, présente des ulcérations multiples, et superficielles, s'accompagne d'une pâleur caractéristique du voile du palais et jamais d'engorgement ganglionnaire ;

b. Avec la *syphilis* dont on pourra établir l'origine et chercher les traces sur le voile du palais, le pharynx, les ganglions de la nuque, etc. Ici encore absence de ganglions carotidiens ou rétromaxillaires, sauf dans les premières années de l'infection ;

c. Avec le *lupus du larynx* qui présente des lésions identiques du nez, des lèvres ou de la peau ;

d. Avec le *papillome diffus*, surtout fréquent chez l'enfant, et lent dans son développement ;

e. Avec le *prolapsus du ventricule de Morgagni* : en appuyant sur cette tumeur avec une sonde laryngienne on arrive à la réduire ; on n'y parviendrait pas si la muqueuse était soulevée par un cancer.

Dans ces différentes affections l'engorgement ganglionnaire du cancer fait défaut.

4° Traitement. — Le traitement du cancer du larynx est curatif ou palliatif :

a. *Traitement curatif.* — Il consiste dans l'ablation totale ou partielle du larynx (laryngectomie). Cette opération n'a de chances de réussir que dans le cancer intrinsèque.

b. *Traitement palliatif.* — Il vise les deux symptômes les plus pénibles : la douleur, la dyspnée.

1° *Contre la douleur* on peut utiliser les pulvérisations d'une solution de cocaïne, les insufflations de morphine et de cocaïne en poudre mélangées à de la gomme arabique.

2° *Contre la dyspnée* : l'ablation des masses volumineuses sus-glottiques ne soulage le malade que temporairement, car la tumeur ne tarde pas à végéter de nouveau.

L'intubation du larynx n'est pas habituellement employée ; le contact du tube ne paraît cependant pas activer la marche du néoplasme.

La *trachéotomie* est le moyen palliatif auquel on recourt généralement ; elle doit être pratiquée le plus bas possible (*trachéotomie inférieure*), c'est-à-dire le plus loin possible des masses néoplasiques. Elle donne souvent une survie considérable ; mais pendant les derniers mois l'état des malades en proie à une dysphagie atroce, le cou envahi par les masses néoplasiques ganglionnaires ulcérées, et tombés dans une cachexie profonde, est vraiment lamentable.

ARTICLE XI

PARALYSIES LARYNGÉES

Il est indispensable de résumer d'abord brièvement nos con-

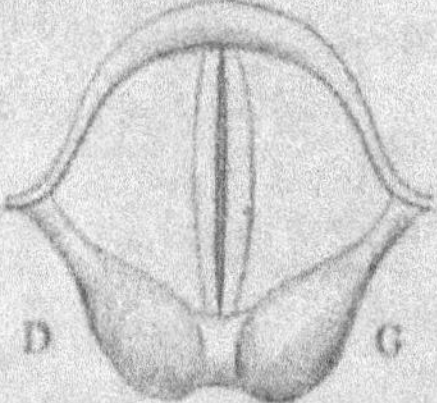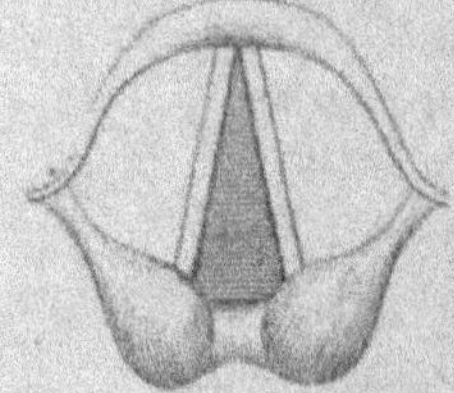

Fig. 1.

Larynx normal. Pendant la phonation et la respiration.

naissances relatives aux mouvements et à l'innervation du

larynx. Nous étudierons ensuite les paralysies des muscles du larynx, les paralysies des nerfs du larynx et enfin les paralysies laryngées d'origine centrale.

§ 1. — MOUVEMENTS ET INNERVATION DU LARYNX

Nous avons deux ordres de mouvements à envisager dans le larynx : 1° la tension des cordes vocales ; 2° l'adduction et l'abduction des cordes vocales, c'est-à-dire leur rapprochement et leur écartement.

1° Tension des cordes vocales. — Les *muscles tenseurs* sont représentés par le cricothyroïdien et par le thyroaryténoïdien interne ou muscle de la corde vocale. Une vue latérale du larynx nous montre que, par la contraction du cricothyroïdien, le cartilage thyroïde, par un mouvement de bascule, est porté en bas et en avant, déplacement qui a pour principal effet de tendre les cordes vocales, puisque c'est à ce cartilage que se fait leur insertion antérieure. L'autre muscle tenseur, le thyroaryténoïdien interne, est situé dans l'épaisseur de la corde elle-même ; il assure la tension de son bord libre.

2° Mouvements d'adduction et d'abduction. — Les mouvements d'*adduction* et d'*abduction* des cordes vocales se réalisent par les deux mécanismes suivants.

a. Glissement transversal des deux cartilages aryténoïdes : par la contraction du muscle aryténoïdien transverse ils se rapprochent l'un de l'autre et rapprochent par conséquent les extrémités postérieures des cordes qui prennent sur eux leur insertion.

b. Rotation des aryténoïdes sur leur axe vertical. — Voici comment on peut se représenter ce dernier mouvement : vus par en haut, les aryténoïdes, symétriquement placés sur le chaton cricoïdien, ont la forme de deux petits triangles. Leur angle antérieur (apophyse vocale) donne insertion à l'extrémité postérieure de la corde vocale correspondante, leur angle postéro-

externe (apophyse musculaire) donne insertion aux muscles
cricoaryténoïdiens. De ces deux muscles cricoaryténoïdiens,
l'un, le latéral, attire en avant l'apophyse musculaire, l'autre,
le cricoaryténoïdien postérieur, l'attire en arrière; mais puisque les aryténoïdes sont mobiles autour d'un axe vertical, on

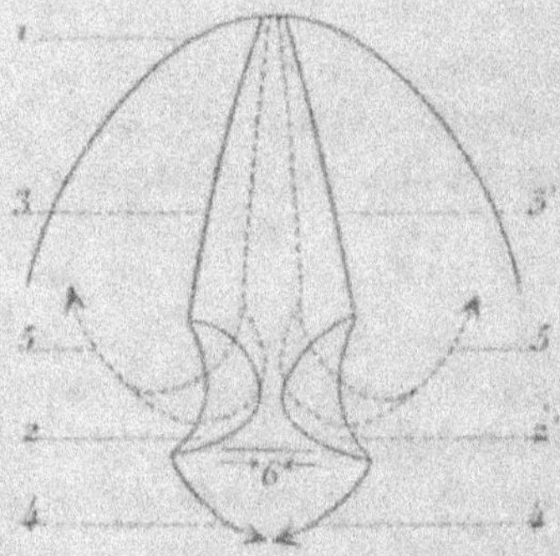

Fig. 2.

Schéma des mouvements des aryténoïdes (adduction et abduction
des cordes vocales).

1, cartilage thyroïde sur lequel s'insère l'extrémité antérieure des cordes vocales.
— 2, 2', cartilages aryténoïdes. Sur leur extrémité antérieure ou apophyse vocale
s'insèrent les cordes vocales 3 et 3'. — 4, muscles cricoaryténoïdiens postérieurs. —
5, muscles cricoaryténoïdiens latéraux. — 6, muscle aryténoïdien transverse. La
contraction des cricoaryténoïdiens latéraux met les aryténoïdes et les cordes vocales
dans la position indiquée par les traits pointillés.

comprendra sans peine que si l'apophyse musculaire est attirée
en avant, l'apophyse vocale sera portée, avec sa corde, en
dedans sur la ligne médiane ; que si au contraire l'apophyse
musculaire est attirée en arrière, l'apophyse vocale sera portée
en dehors et entraînera l'abduction, l'écartement de la corde
vocale.

Il se passe donc dans cette articulation, axe de tous les mouvements du larynx, un mouvement de levier, mouvement de
sonnette, sous l'influence de deux muscles antagonistes, l'un
adducteur et l'autre abducteur. Il ne faut pas oublier non
plus, que les aryténoïdes peuvent encore se rapprocher en masse,
c'est-à-dire rapprocher leurs axes, par glissement et non plus

par rotation, sous l'influence du muscle aryténoïdien transverse.

3° Nerfs musculaires du larynx. — Les muscles laryngés sont commandés par deux nerfs, tous deux issus du pneumogastrique. Le *laryngé supérieur*, qui est aussi le nerf sensitif du larynx, innerve le cricothyroïdien : c'est le nerf tenseur des cordes vocales. Le *laryngé inférieur*, ou récurrent, après un trajet compliqué dans le cou et la cavité thoracique, où il est accessible à une foule de compressions, se ramifie dans tous les muscles du larynx, moins le cricothyroïdien.

§ 2. — PARALYSIES DES MUSCLES DU LARYNX

Elles peuvent intéresser les dilatateurs, les tenseurs ou les adducteurs.

1° Paralysie des muscles dilatateurs (muscles cricoaryténoïdiens postérieurs). — Nous avons vu qu'il n'y a qu'un seul muscle abducteur ; c'est de chaque côté le cricoaryténoïdien postérieur. S'il est paralysé, il n'attirera plus en arrière l'apophyse musculaire de l'aryténoïde correspondant ; son antagoniste le cricoaryténoïdien latéral, devenu prépondérant, attirera cette apophyse en avant, et, par le mouvement de sonnette décrit ci-dessus, l'apophyse vocale et la corde qu'elle supporte iront occuper la ligne médiane : il y aura adduction forcée.

Au *laryngoscope* on constate qu'une des cordes vocales occupe la ligne médiane et ne s'en écarte pas pendant les mouvements respiratoires. Le plus souvent les deux cordes vocales sont intéressées.

Si la paralysie est unilatérale, il n'y a pas de *trouble fonctionnel* marqué ; mais si elle est *bilatérale*, les deux cordes vocales ne s'écarteront plus dans les mouvements respiratoires, la glotte restera presque fermée et il y aura de la *dyspnée*. L'air appelé dans la poitrine pendant l'inspiration fera vibrer les lèvres glottiques et produira du cornage inspiratoire.

La paralysie des muscles dilatateurs de la glotte reconnaît le plus souvent une *origine bulbaire* : c'est la paralysie tabétique par excellence, et elle a été longtemps considérée comme la cause unique des crises laryngées qu'on observe dans cette affection. Cette opinion est trop exclusive : paralysie et crises laryngées amènent la dyspnée par l'occlusion de la glotte, mais dans un cas le rapprochement des cordes relève de la paralysie du dilatateur, dans l'autre (crises laryngées) du spasme des adducteurs. Tout ce qu'on peut dire, c'est que la paralysie des dilatateurs aggrave les crises et augmente leur durée.

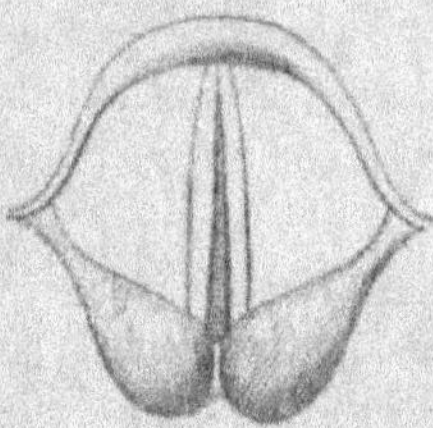

Fig. 3.

Paralysie des muscles abducteurs (cricoaryténoïdiens postérieurs). La glotte est figurée pendant la respiration. Les deux cordes vocales s'écartent à peine.

2° Paralysie des muscles tenseurs.

— Nous avons vu que ces muscles sont le cricothyroïdien et le thyroaryténoïdien interne.

a. Le *cricothyroïdien* est le tenseur des cordes vocales. S'il est paralysé, le mouvement de bascule du thyroïde sur le cricoïde ne se produit plus : plus de tension des cordes vocales. Elles ne sont plus rectilignes, mais flottantes ; au laryngoscope la glotte paraît onduleuse.

b. Dans la paralysie ordinairement bilatérale de l'autre tenseur, le *thyroaryténoïdien interne*, les cordes sont excavées sur leur bord libre, la glotte interligamenteuse reste béante (fig. 4).

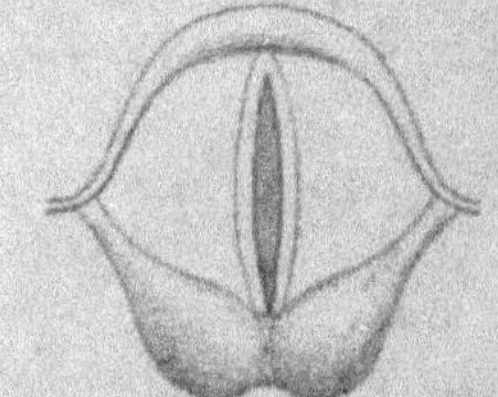

Fig. 4.

Paralysie des thyroaryténoïdiens internes.

Dans la paralysie des muscles tenseurs il n'y a naturellement pas de dyspnée, puisque les dilatateurs sont intacts, mais, par suite du défaut de tension des lèvres de la glotte, il y a de la dysphonie ; la raucité de la voix peut aboutir à l'aphonie absolue.

La paralysie du cricothyroïdien peut relever d'une cause nerveuse, de la lésion isolée du laryngé supérieur ; la paralysie du thyroaryténoïdien interne est beaucoup plus souvent myopathique, due à une lésion directe du muscle, notamment au cours des laryngites aiguës à cause de sa situation toute spéciale dans la corde vocale.

3° Paralysie des muscles adducteurs. — Ces muscles

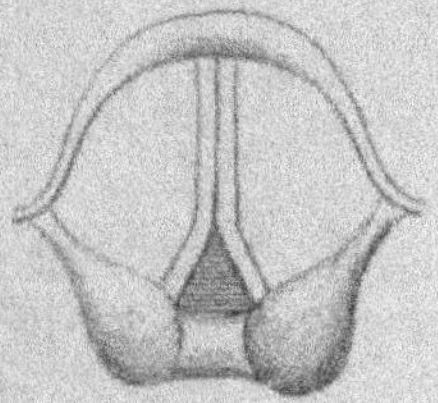

Fig. 5.
Paralysie limitée au muscle aryténoïdien transverse.

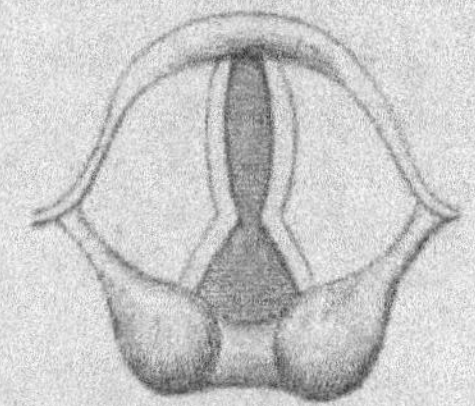

Fig. 6.
Paralysie combinée de l'aryténoïdien transverse et des thyroaryténoïdiens.

sont l'aryténoïdien transverse et de chaque côté le cricoaryténoïdien latéral.

a. Comme le précédent, l'*aryténoïdien transverse* est, par sa situation superficielle, très exposé aux causes multiples qui agissent sur la muqueuse du larynx pour y produire des inflammations aiguës. — Par sa contraction il rapproche en masse les deux aryténoïdes par un mouvement de glissement ; s'il est paralysé, le mouvement de rotation de ces cartilages autour de leur axe vertical sera seul permis, et ils ne pourront rapprocher que la pointe de leurs apophyses vocales. Les deux cordes seront donc parfaitement juxtaposées, mais la glotte intercartilagineuse restera béante : c'est par là que *coulera* l'air emmagasiné dans le thorax en vue de la phonation ; la glotte interligamenteuse ne pourra donc vibrer, d'où aphonie (fig. 5).

b. Dans la paralysie du *cricoaryténoïdien latéral*, les deux aryténoïdes seront rapprochés en masse par l'action de l'aryténoïdien transverse, mais l'apophyse vocale ne pourra plus effectuer son mouvement de rotation en dedans, et la glotte, désormais ouverte, présentera un aspect losangique dû à la réunion de deux triangles adossés, dont l'un, l'antérieur, est formé par les cordes vocales écartées, dont l'autre, le postérieur, est formé par les aryténoïdes dont les apophyses vocales sont également divergentes. Ici encore ce n'est pas la fonction respiratoire qui sera troublée, mais la fonction vocale.

L'hystérie est souvent en cause dans la paralysie bilatérale des tenseurs et adducteurs.

§ 3. — PARALYSIES DES NERFS DU LARYNX

La paralysie peut intéresser le laryngé supérieur ou le laryngé inférieur.

1° Paralysie du laryngé supérieur. — Il innerve le seul muscle cricothyroïdien ; sa paralysie produit donc le défaut de tension de la glotte. Mais c'est aussi le seul nerf sensitif du

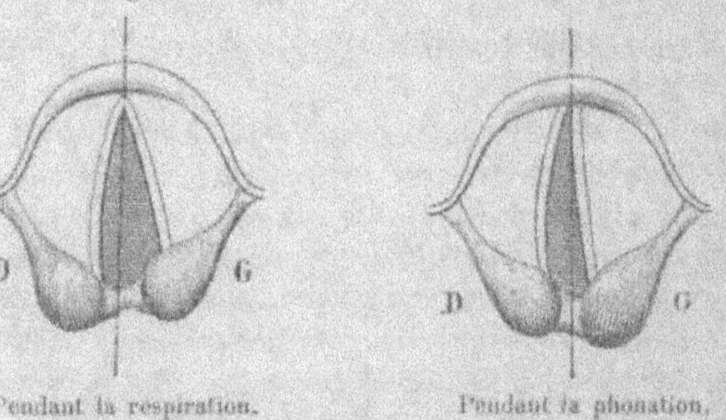

Fig. 7.
Paralysie du récurrent droit.

larynx, soit pour la portion sus-glottique, soit pour la portion sous-glottique par l'intermédiaire de l'*anse de Galien*. Sa lésion entraînera donc l'anesthésie du larynx, uni ou bilatérale, et les divers troubles fonctionnels qui en résultent, notamment les troubles de la déglutition.

2° Paralysie du récurrent. — Elle ne donnera naissance qu'à des troubles purement moteurs. Le récurrent innerve tous les muscles moins le cricothyroïdien : par sa paralysie, les adducteurs et les abducteurs seront donc également intéressés.

a. *Symptômes objectifs*. — La corde vocale du côté correspondant reste dans une position intermédiaire dite par ZIEMSSEN *position cadavérique* (fig. 7). Elle est en même temps diminuée de largeur, amincie et réellement atrophiée dans les cas anciens. Son bord libre est excavé, son niveau plus bas que celui de sa congénère saine. Pendant les essais de phonation et de respiration elle reste également immobile. L'autre corde ne dépassant pas la ligne médiane, il est aisé de comprendre que l'occlusion glottique est défectueuse. Mais au bout de quelque temps se produit un phénomène de *compensation* : les mouvements de l'aryténoïde du côté sain augmentent d'amplitude au point que la corde vocale correspondante dépasse la ligne médiane et vient se juxtaposer à la corde paralysée. L'occlusion se fait ainsi tant bien que mal, mais la fente glottique est oblique (fig. 8).

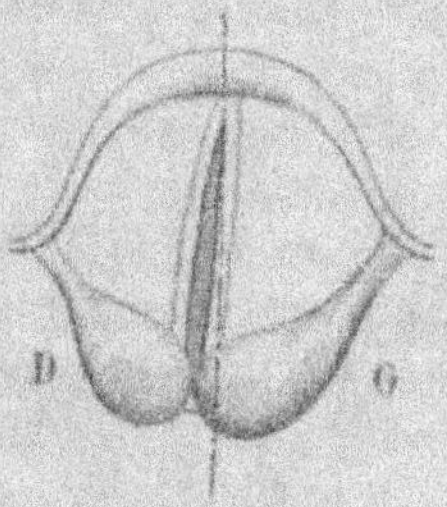

b. *Symptômes fonctionnels*. — Avant la période de compensation, le coulage de l'air entraine l'*aphonie*; plus tard, la phonation redevient possible, mais les deux cordes vocales sont inégalement tendues, elles ne sont pas accordées pour le même son, d'où la *voix bitonale*.

Fig. 8.
Paralysie du récurrent droit, avec compensation par la corde vocale gauche.
(Vue pendant la phonation.)

La *dyspnée* reconnait plusieurs mécanismes. La plupart du temps ces malades ont l'haleine courte, ils s'essoufflent facilement parce que, pendant l'effort, les muscles des membres supérieurs ne peuvent plus prendre un point d'appui solide sur le thorax et que l'air contenu dans cette cavité fuit incessamment à travers la glotte entr'ouverte et échappe ainsi à la compression. Plus rarement, il y a une véritable dyspnée, et du cornage dû à la vibration passive de la corde paralysée, qui reste inerte au lieu de s'écarter comme l'autre pendant l'inspiration. Enfin la dyspnée reconnaît quelquefois une origine spasmodique : il y a probablement par voie réflexe une contracture bilatérale des cordes vocales.

La paralysie récurrentielle, par le nombre des muscles qu'elle intéresse, représente en somme une véritable hémiplégie du larynx.

c. *Causes*. — Elles sont très nombreuses, d'où la grande valeur diagnostique des paralysies du laryngé inférieur.

Les ganglions cervicaux, soit par leur suppuration, soit par la rétraction cicatricielle qui en accompagne la guérison, le goitre, le sarcome et le carcinome du corps thyroïde, sa simple hypertrophie dans la maladie de Basedow peuvent comprimer le laryngé inférieur. La pleurésie, la péricardite, l'adénopathie trachéobronchique, la coqueluche, la diphtérie, la tuberculose, la syphilis, peuvent aussi s'accompagner de paralysie récurrentielle. On a enfin incriminé le froid et décrit une névrite primitive du tronc du récurrent.

Mais les deux causes de beaucoup les plus fréquentes de la paralysie récurrentielle sont le *cancer de l'œsophage* et l'*anévrysme de l'aorte*. Dans le premier les troubles de la voix précèdent quelquefois de longue date ceux de la déglutition, d'où nécessité de pratiquer le cathétérisme de l'œsophage, quand on constate une paralysie du récurrent que rien n'explique. Dans l'anévrysme le début du trouble vocal est plus ou moins brusque et son intensité offre quelques variations ; la paralysie siège *presque toujours à gauche*. Les phénomènes dyspnéiques qu'on observe dans cette affection reconnaissent aussi une cause laryngée. Ils sont dus au spasme de la glotte, spasme probablement réflexe, sous l'influence de l'irritation du nerf vague dans sa continuité, comme semblent le prouver les expériences de ROSENTHAL et de PRÉVOST sur l'excitabilité du bout central du pneumogastrique. Quelquefois la compression du récurrent ne donne pas naissance à la paralysie complète de la corde et à sa position cadavérique, mais au contraire à son adduction permanente, à sa fixation sur la ligne médiane : ce n'est que plus tard que la corde se place dans la position cadavérique [1]. Enfin, exceptionnellement, on a pu voir l'anévrysme aortique ou le cancer de l'œsophage produire une paralysie des deux récurrents : dans ces cas très rares les deux cordes vocales étaient en position cadavérique, ou bien l'une d'elles n'était qu'incomplètement paralysée.

Le résumé suivant qui indique par ordre de fréquence, d'après Moncorgé et d'après Lermoyez, les causes des paralysies récurrentielles gauche, droite et bilatérale, pourra rendre service au clinicien. La paralysie gauche est la plus fréquente à cause du voisinage de l'aorte et du trajet plus long du récurrent gauche dans le médiastin : 1° paralysie récurrentielle gauche : adénopathies cervicothoraciques, anévrysme de l'aorte, goitre, cancer de l'œsophage, anévrysme du tronc brachiocéphalique, anévrysme de la sous-clavière gauche, tuberculose pulmonaire, pleurésie avec épanchement, cancer du poumon, péricardite, tumeurs du médiastin ; 2° paralysie récurrentielle droite : cancer de l'œsophage, adénopathies cervicales, goitre, anévrysme de la sous-clavière droite, pleurésie avec épanchement, péricardite avec épanchement ; 3° paralysie récurrentielle bilatérale : adénopathies cervicothoraciques, goitre, anévrysmes multiples, cancer de l'œsophage, péricardite avec épanchement.

§ 4. — Paralysies laryngées d'origine centrale

Ces paralysies peuvent être causées par une lésion de l'écorce

[1] On a expliqué ce phénomène en supposant que dans une première phase les fibres abductrices sont seules paralysées, soit parce qu'elles sont plus sensibles à la compression, soit parce qu'elles sont plus périphériques, formant une sorte de manchon aux fibres adductrices (cette dernière hypothèse a été reconnue anatomiquement inexacte). Masset pense plutôt que dans une première phase, qui correspond à la fixation de la corde vocale sur la ligne médiane, le nerf est excité par la compression, avant d'être paralysé, et que cette excitation amène l'adduction de la corde correspondante. L'excitation électrique du bout périphérique du nerf récurrent produit en effet l'adduction des cordes vocales.

cérébrale (*paralysie corticale*), du centre ovale (*paralysie sous-corticale*) ou du bulbe (*paralysie bulbaire*).

1° Paralysie corticale. — Semon et Horsley ont mis en évidence dans l'écorce un centre à action bilatérale, c'est-à-dire agissant à la fois sur les deux cordes vocales. Masini, en employant des courants électriques faibles, a vu qu'on pouvait limiter l'excitation à une seule corde, celle du côté opposé ; l'action du centre est donc une action croisée. Avec des courants plus forts, et peut-être par un phénomène de diffusion, on obtient l'adduction des deux cordes vocales.

Cliniquement, Andral puis Durand Fardel ont noté l'aphonie dans les hémorragies ou les ramollissements du cerveau. Cartaz a vu, après des attaques d'apoplexie, une hémiplégie ou une hémiparésie coexister avec la paralysie de la corde du même côté.

Dans des cas où une paralysie de la corde vocale gauche avait été constatée après une hémiplégie, Gabel a trouvé des foyers de ramollissement occupant une fois l'extrémité inférieure de la frontale ascendante droite, une autre fois le segment interne du noyau lenticulaire droit et empiétant un peu sur la capsule interne.

A ces observations Semon et Horsley ont objecté qu'on ne pouvait admettre une immobilité complète de la corde vocale par lésion corticale ; d'après eux, les mouvements d'abduction et d'adduction des cordes dans l'inspiration et l'expiration doivent persister des deux côtés, car ce sont là des mouvements liés aux mouvements respiratoires et, comme tels, dépendant d'un centre bulbaire. Les deux observations qui précèdent sont cependant appuyées par une nouvelle constatation de Rossbach qui, dans un cas de paralysie de la corde vocale gauche, a trouvé des lésions au niveau de l'insula droite. C'est une localisation différente, mais toujours une action croisée.

2° Paralysie sous-corticale. — Deux observations de Déjerine, concernant des aphasiques moteurs avec paralysie de la corde vocale droite, montrent un ramollissement sous-cortical correspondant à la circonvolution de Broca et à l'extrémité inférieure de la pariétale ascendante gauche.

3° **Paralysie bulbaire**. — Le *tabes* s'accompagne surtout de paralysie bilatérale des crycoaryténoïdiens postérieurs ; c'est la paralysie laryngée tabétique par excellence ; mais il peut produire aussi d'autres paralysies.

La *paralysie glosso-labio-laryngée*, décrite par DUCHENNE et relevant d'une lente atrophie des noyaux bulbaires, s'accompagne à un moment donné de troubles laryngés. L'examen laryngoscopique montre que la tension est d'abord défectueuse, puis que l'adduction devient incomplète pour aboutir enfin à la position cadavérique des cordes. En même temps il y a de la monotonie de la voix, ou plutôt de l'oligotonie, tant que le malade a encore quelques notes à sa disposition. Plus tard elle aboutit à l'aphonie complète. Cette oligotonie se retrouve dans la paralysie pseudo-bulbaire de LÉPINE.

§ 5. — TRAITEMENT

Dans la paralysie des abducteurs il sera quelquefois nécessaire, pour obvier à la dyspnée, de pratiquer le tubage ou la trachéotomie.

Dans les autres cas il faudra s'efforcer d'instituer un traitement pathogénique : traitement de la laryngite aiguë dans les paralysies dites catarrhales ; suggestion, gymnastique vocale et électrisation dans les paralysies des névropathes et des hystériques ; traitement spécifique par le mercure et l'iodure dans les paralysies d'origine syphilitique.

ARTICLE XII

SPASME DU LARYNX

SPASME IDIOPATHIQUE DES NOURRISSONS
PHRÉNOGLOTTISME (BOUCHUT)

L'appellation *asthme thymique* ou *asthme de Kopp* consacre une erreur, car cet auteur considérait à tort l'hypertrophie du thymus comme la cause anatomique de la maladie ; HÉRARD a montré qu'il n'y avait là aucun rapport constant. L'affection doit être considérée, jusqu'à plus ample informé, comme une névrose survenant rarement après la première année et assez analogue aux convulsions de l'enfance, auxquelles elle est fréquemment associée, d'où le nom de *convulsion interne* qui lui a été donné par RILLIET et BARTHEZ.

1° Étiologie. — Cette maladie survient habituellement chez les enfants chétifs, mal nourris, surtout chez les *rachitiques*. Elle complique souvent la tétanie qui d'ailleurs reconnaît presque les mêmes causes. Le froid, la fatigue du larynx, etc., ne sont que des causes occasionnelles.

L'affection peut être attribuée à une irritabilité exagérée des centres respiratoires. Le spasme n'est pas uniquement glottique, mais le plus souvent glottique et diaphragmatique (*phrénoglottisme*) ; le spasme du diaphragme peut même exister seul, ne se traduisant que par l'apnée (HÉRARD).

2° Symptômes. — Les accès ont lieu plus souvent la nuit que le jour. Le début est brusque, sans prodromes. La respiration se suspend tout d'un coup et d'une façon complète, la face est congestionnée, les veines gonflées, tout bruit respiratoire est supprimé ; l'auscultation ne laisse plus entendre le murmure vésiculaire. Cette période d'apnée absolue dure de quinze à vingt secondes, après lesquelles la respiration reprend par une série d'inspirations sonores très brèves, sorte de hoquet grêle et aigu. La durée de l'accès est de trente secondes à deux minutes. On observe, mais surtout dans les cas prolongés et intenses, de l'évacuation involontaire des urines et des matières, des convulsions généralisées et de la contracture des extrémités (voy. *Tétanie*, t. I).

La maladie ne se borne pas habituellement à un accès unique ; les accès reviennent irrégulièrement pendant des jours ou des semaines, ou bien se groupent très rapprochés, subintrants, entraînant un état asphyxique prolongé.

Dans l'intervalle des accès l'état de l'enfant est variable ; il peut être bon, d'autres fois il y a des convulsions.

3° Pronostic. — Le pronostic est grave. La mort survient par asphyxie, au milieu des convulsions, ou à la longue dans l'hecticité.

4° Traitement. — Pendant les accès on luttera contre l'apnée par la respiration artificielle, l'insufflation laryngée, les aspersions d'eau froide, les frictions énergiques sur tout le corps, la révulsion par le marteau de Mayor, l'électricité.

Dans l'intervalle des accès, on emploiera le chloroforme, les calmants du système nerveux, les bains tièdes, le chloral, enfin on instituera un traitement tonique.

———

CHAPITRE III

MALADIES DES BRONCHES

Cette étude comprendra les bronchites aiguës et chroniques,
les bronchites pseudo-membraneuses, les bronchites fétides et
la dilatation des bronches. Nous étudierons ensuite la bronchite
capillaire et la broncho-pneumonie, et en dernier lieu l'asthme
et la coqueluche.

ARTICLE PREMIER

EXPLORATION DE LA TRACHÉE ET DES BRONCHES

Les procédés d'exploration de la trachée et des bronches sont
l'*auscultation* et l'inspection directe ou *bronchoscopie* ; celle-ci
n'est applicable qu'à la trachée et aux grosses bronches.

1° Trachéoscopie et bronchoscopie. — Dans l'examen
laryngoscopique ordinaire, on n'aperçoit entre les cordes vocales
qu'un petit segment de la paroi antérieure de la trachée. Pour
inspecter ce canal jusqu'à sa bifurcation, le médecin doit être
assis pendant que le malade est debout devant lui, la tête inclinée
en avant ; il tiendra le miroir *horizontalement*, non plus en
refoulant le voile du palais, mais en le plaçant simplement au-
devant de lui ; de cette façon les rayons lumineux arrivant de
bas en haut, se réfléchiront dans la profondeur de la trachée
qu'on pourra, dans les cas favorables, examiner jusqu'à sa bifurcation, pendant une inspiration profonde. Si on fait tourner la
tête du malade à gauche, le regard pénètre alors dans la bronche
droite ; si au contraire on fait tourner la tête à droite, on aper-

çoit la bronche gauche (KILLIAN) : des rétrécissements, des anévrysmes, des corps étrangers ont été ainsi aperçus.

D'autre part à la faveur d'une trachéotomie on a pu pousser dans la trachée et les grosses bronches des tubes analogues à l'œsophagoscope ; bien plus, KILLIAN est parvenu à les introduire par la bouche, réalisant ainsi la bronchoscopie directe dont l'exposé ne saurait trouver place ici.

2° Auscultation. — L'inflammation des grosses bronches avec exsudats dans leur intérieur se traduit par des râles ronflants ; celle des bronches de moyen calibre, par des râles sibilants ; celle des fines bronches par des râles muqueux ou sous-crépitants ; celle des bronchioles par des râles sous-crépitants fins.

La dilatation des bronches donne souvent naissance à des signes cavitaires (gargouillements).

Le rétrécissement ou la compression d'une grosse bronche ont pour résultat une diminution du murmure respiratoire du côté correspondant et la production d'un souffle au niveau du hile du poumon.

Enfin cet examen gagnera souvent à être complété par la radioscopie qui permet d'apercevoir des corps étrangers ou des causes de compression telles que tumeurs ou anévrysmes.

ARTICLE II

BRONCHITE AIGUE

Nous décrirons seulement sous ce titre l'inflammation aiguë de la muqueuse des bronches de *gros* et de *moyen calibre*, un chapitre spécial étant réservé à la bronchite capillaire.

1° Étiologie. — La bronchite aiguë résulte le plus souvent d'un refroidissement ; c'est dans les saisons humides qu'elle atteint son maximum de fréquence. Souvent elle succède à un coryza ou à une laryngotrachéite qui reconnaissent la même cause qu'elle. Il est probable qu'en pareil cas le froid n'agit qu'en favorisant le rôle des microbes. La bronchite aiguë a d'ailleurs toutes les allures d'une maladie infectieuse bénigne, et elle constitue un symptôme de la plupart des maladies infectieuses, surtout de la grippe et de la rougeole.

Exceptionnellement elle succède à la respiration de gaz ou de poussières irritantes.

2° Symptômes. — La bronchite aiguë est souvent précédée des symptômes du coryza (céphalalgie frontale, courbature générale, enchifrènement, sécrétion exagérée de mucus nasal) ou de la laryngite (picotements à la gorge, enrouement). Puis le malade éprouve derrière la partie supérieure du sternum une sensation de chaleur et de sécheresse ou des chatouillements ; à chaque instant il éprouve le besoin de tousser ; ce besoin est provoqué par les inspirations un peu profondes, par la parole, le froid, les changements de position, les mouvements de déglutition, etc.

La *toux*, sèche au début de l'affection, se présente sous la forme de quintes prolongées ; pénibles par leur intensité et leur répétition, elles s'accompagnent de rougeur de la face, de turgescence des jugulaires, d'injection des conjonctives, de douleurs de la paroi abdominale et quelquefois d'évacuations involontaires d'urines ou de gaz.

L'*expectoration* se borne au début à quelques rares crachats visqueux et adhérents, expulsés avec peine ; à mesure que l'affection est plus ancienne, la toux devient grasse, et les crachats mucopurulents, jaunes ou verdâtres, sont rejetés sans difficulté.

Ces troubles fonctionnels s'accompagnent d'un léger mouvement fébrile à exacerbation vespérale qui ne dure que quelques jours, de frissons, de transpiration, d'état saburral des premières voies digestives, de constipation et de céphalalgie.

Les *signes physiques* se réduisent à peu de chose. La percussion montre quelquefois un peu d'emphysème. L'auscultation fait entendre de gros *ronchus* sonores expiratoires ou quelques sifflements.

3° Évolution et pronostic. — Lorsque la maladie doit se terminer par résolution, la toux devient plus rare et moins pénible, l'expectoration moins abondante, sauf le matin, les sensations pénibles rétrosternales disparaissent. La maladie n'a de gravité que chez les enfants et les vieillards ; elle peut alors entraîner une dyspnée progressive aboutissant à la mort par asphyxie, par suite de la propagation aux petites bronches.

La bronchite aiguë passe fréquemment à l'état chronique après une série de rémissions et de poussées aiguës.

Dans les rares cas qui se terminent par la mort, dans la rougeole par exemple, on trouve à l'*autopsie* les bronches tapissées de mucosités ; la surface de ces canaux est rouge, vascularisée. Le ventricule droit et l'oreillette droite sont dilatés et gorgés de caillots.

4° Diagnostic. — On ne confondra pas la bronchite aiguë avec la *laryngite aiguë* accompagnée de picotements laryngés, d'enrouement et d'aphonie, avec la coqueluche caractérisée par ses quintes et sa reprise inspiratoire sifflante, avec le croup, etc.

5° Traitement. — La bronchite aiguë cède spontanément au bout de quelques jours. Il faut se contenter d'un traitement symptomatique, administrer l'antipyrine (2 grammes) contre la fièvre ou la céphalalgie, la codéine ($0^{gr},05$) lorsque la toux est trop vive, quelques boissons alcooliques. Le malade fera usage de boissons tièdes et évitera de s'exposer au froid. L'*ipéca* peut être administré dès le début, soit à dose vomitive (1 gramme), soit à doses fractionnées comme expectorant.

ARTICLE III

BRONCHITE CHRONIQUE

La bronchite chronique est l'inflammation chronique de la muqueuse des bronches.

1° Étiologie. — Souvent la bronchite chronique succède à une ou plusieurs poussées de bronchite aiguë et reconnaît la même cause que celle-ci. Mais dans une infinité de cas la bronchite chronique n'est que l'expression ou le résultat d'une altération générale de l'organisme : les tuberculeux, les cardiaques, les brightiques, les goutteux, les asthmatiques, les arthritiques, en général les cachectiques sont sujets à des bronchites tenaces. Certaines intoxications médicamenteuses chroniques, telles que le bromisme et l'iodisme, produisent aussi la bronchite, parce que les bromures et les iodures s'éliminent en partie par cette muqueuse.

D'autres fois la bronchite chronique reconnaît une origine locale, par exemple la respiration de gaz ou de vapeurs irritantes, et les affections nasales qui obligent à respirer par la bouche et laissent arriver directement jusqu'à la trachée un air sec et froid.

2° Symptômes. — La bronchite chronique est souvent précédée de bronchites aiguës à répétition, qui deviennent de plus en plus rapprochées et de plus en plus prolongées ; leur résolution est traînante et elles finissent par aboutir à la bronchite chronique.

a. *Symptômes fonctionnels*. — La *toux* est le principal symptôme de la bronchite chronique ; très pénible, quinteuse, elle survient dès que le malade respire un air trop froid, dès qu'il parle ou s'agite. Parfois ces quintes sont très prolongées, la face se congestionne et se cyanose, les veines sont turgescentes, le malade asphyxie littéralement ; on voit même survenir exceptionnellement dans ces conditions quelques mouvements convulsifs ou une perte de connaissance de quelques secondes.

L'*expectoration* est striée, visqueuse, adhérente ; elle est muco-purulente, très abondante.

Il n'y a pas de dyspnée, sauf dans les quintes prolongées, mais la respiration est sifflante.

b. *Signes physiques*. — L'inspection et la percussion révèlent un degré variable d'emphysème pulmonaire, qui reconnaît pour principale cause les incessantes quintes de toux.

L'auscultation fait entendre des râles muqueux et des râles sibilants et ronflants dans toute l'étendue des deux poumons, une inspiration humée et une expiration prolongée caractéristique de l'emphysème.

3° Complications. — Les complications de la bronchite chronique sont :

a. L'*emphysème pulmonaire*.

b. La *dilatation du cœur droit* par suite de la gêne de la circulation pulmonaire ; elle aboutit assez souvent à l'insuffisance tricuspidienne et à l'asystolie.

c. Le *pneumothorax* par rupture d'une vésicule pulmonaire sous-pleurale dans une violente quinte de toux ;

d. La *gangrène* des extrémités bronchiques (voy. p. 68) ;

e. La *bronchite pseudo-membraneuse* chronique (voy. p. 72).

De plus, les poussées de bronchite aiguë, bénignes chez les sujets normaux, revêtent chez les bronchitiques chroniques une gravité toute particulière, à cause des lésions pulmonaires et de la dilatation cardiaque déjà existantes.

A l'*autopsie* on trouve la muqueuse bronchique épaissie et même villeuse par places ; elle a une couleur violacée et sa surface est recouverte d'un mucus transparent ou de mucopus. Le microscope montre la disparition des cellules cylindriques à cils vibratiles qui sont remplacées par des cellules à mucus, des cellules ovoïdes ou fusiformes ; toute la muqueuse est infiltrée de cellules rondes et les cartilages bronchiques sont plus ou moins ossifiés.

4° Diagnostic. — La bronchite chronique, affection qui ne s'accompagne ni de fièvre, ni d'amaigrissement, ni de troubles de l'état général, ni de signes d'auscultation fixes et localisés, ne sera pas confondue :

a. Avec la tuberculose pulmonaire ;

b. Avec la dilatation des bronches qui s'en distingue par l'odeur et l'abondance de l'expectoration et par les signes cavitaires ;

c. Avec les congestions pulmonaires chroniques des cardiaques et des brightiques, reconnaissables à la prédominance des signes stéthoscopiques à la base des poumons et aux signes du mal de Bright et des cardiopathies (insuffisance ou rétrécissement mitral).

5° Traitement. — La créosote, l'essence de térébenthine, l'eucalyptol, le goudron, les sulfureux sont les médicaments

habituellement employés soit à l'intérieur, soit en inhalations.
La terpine doit être employée à doses différentes suivant l'effet
qu'on veut obtenir ; lorsqu'on veut fluidifier la sécrétion bronchique, il faut l'administrer à faible dose (25 centigrammes par
jour) ; au contraire, lorsqu'on veut tarir ou modérer une sécrétion bronchique trop abondante, il faut recourir à la dose de
1 gramme à 1gr,50 (LÉPINE). Le kermès (0,10 dans un looch)
facilite l'expectoration. Les eaux arsenicales (Mont-Dore, Bourboule) ou sulfureuses (Allevard) sont tout à fait indiquées. Enfin
on prescrira l'iodure de potassium et les arsenicaux.

ARTICLE IV

BRONCHITE FÉTIDE

Cette affection, caractérisée par la fétidité de l'haleine et de
l'expectoration, a pour substratum anatomique une gangrène
des extrémités bronchiques.

1° Anatomie pathologique et pathogénie. — En plus des
lésions banales de bronchite chronique visibles macroscopiquement, le microscope montre un processus destructif intéressant
l'extrémité bronchique dans la région sus-lobulaire ; elle est
presque totalement détruite sur une assez grande étendue, et on
voit parfois autour d'elle un nodule péribronchique analogue à
celui de la broncho-pneumonie.

La bronchite fétide est presque toujours secondaire à une
affection thoracique antérieure : bronchite aiguë ou chronique,
dilatation des bronches, tuberculose. La gangrène n'est qu'un
fait surajouté et souvent même passager ou intermittent, dont
l'établissement est favorisé par l'*alcoolisme*, le surmenage et
d'autres influences débilitantes.

2° Symptômes. — Cette affection a un début insidieux,
survenant chez des malades qui ont depuis longtemps une
bronchite chronique. L'*expectoration* est d'abondance variable,
surtout considérable dans le cas où l'affection est compliquée

de dilatation des bronches. Son odeur est caractéristique, rappelant quelquefois celle de la putréfaction (*bronchites putrides*). La fétidité de l'haleine est surtout prononcée le matin.

Examinée au microscope, l'expectoration se montre composée d'aiguilles considérées comme des cristaux d'acide sébacique, de spirilles de CRUSCHMANN et d'éléments cellulaires altérés (cellules de l'épithélium bronchique ayant perdu leurs cils vibratiles).

Les microbes, mal connus, sont très nombreux (oïdium albicans, actinomyces, leptothrix pulmonalis de LEYDEN et JAFFÉ, bacterium termo). De plus, LUMNIGER a isolé un microbe spécial long de 2 μ, légèrement épaissi et recourbé, dont les cultures sur gélose dégagent en six à sept jours une odeur fétide.

Les symptômes concomitants sont ceux ordinaires aux bronchites chroniques : toux, râles disséminés, etc.

La *mort* survient en asystolie, par suite du retentissement de l'affection bronchique sur le cœur droit et de l'insuffisance tricuspidienne qui en résulte, ou bien avec une dyspnée très vive au milieu des signes d'une bronchopneumonie ou d'une bronchite capillaire.

3º Diagnostic. — Il faut différencier la bronchite fétide de toutes les affections où l'haleine peut à un moment donné devenir fétide (stomatites, rhinites, ozène, cavernes pulmonaires, abcès du foie et de la plèvre, etc.), mais surtout de la dilatation des bronches et de la gangrène pulmonaire.

La première se distingue par ses signes cavitaires. Le diagnostic de la deuxième est d'autant plus important que la bronchite fétide ne se propage pas à l'alvéole, que ces deux affections restent anatomiquement distinctes et que l'une ne se transforme pas en l'autre.

4º Pronostic. — Le pronostic est toujours grave, mais moins cependant que celui de la gangrène pulmonaire.

5º Traitement. — Il faut isoler les malades atteints de lésions bronchiques de tous les sujets présentant une affection fétide du thorax.

La désinfection de l'atmosphère par des pulvérisations anti-septiques faites au-devant du lit du malade, l'absorption de substances balsamiques : térébenthine, santal, eucalyptol, myrthol (BOUVERET), les toniques correspondent aux principales indications du traitement de la bronchite fétide.

ARTICLE V

BRONCHITES PSEUDO-MEMBRANEUSES

Les bronchites pseudo-membraneuses sont caractérisées par l'expectoration de fausses membranes.

1° Étiologie. — Elles ne constituent pas une entité morbide. La présence et l'expectoration de fausses membranes, qui les caractérisent, peuvent se rencontrer dans une foule de conditions étiologiques diverses :

1° Dans les maladies infectieuses, surtout dans celles qui s'accompagnent ordinairement de la production de fausses membranes fibrineuses (diphtérie, pneumonie), mais aussi dans la rougeole, la variole, la scarlatine, la tuberculose ;

2° Dans les intoxications : iodisme, action irritante des vapeurs de chlore ou d'acide azotique, des émanations méphitiques et des poussières ;

3° Dans les maladies chroniques du poumon et du cœur : insuffisance mitrale, emphysème, etc.

4° Enfin il existe une bronchite pseudo-membraneuse chronique, de cause indéterminée.

2° Bactériologie. — Les microbes trouvés dans les exsudats sont très nombreux. Mais il est difficile de faire exactement la part qui leur revient dans la production des fausses membranes, car nombre d'entre eux sont les hôtes habituels de la bouche ou des voies respiratoires de l'homme sain.

Le pneumocoque, seul ou associé au pneumobacille de FRIED-LAENDER, le bacille de LÖFFLER, ont été rencontrés. On voit plus

souvent encore des streptocoques, des staphylocoques, des spirilles, des tétragènes, des parasites normaux de la salive. On
n'est autorisé à attribuer à tel ou tel de ces agents un rôle pathogène important que lorsqu'il existe en quantité prédominante
et que les inoculations aux animaux témoignent de sa virulence.

En somme, les agents pathogènes constatés sont aussi divers
que les facteurs étiologiques énumérés plus haut, et leur action
n'est pas toujours certaine.

3. Étude anatomique et clinique. — Nous bornerons l'étude
anatomo-clinique de la bronchite pseudo-membraneuse à la description de ses trois types principaux :

A. BRONCHITE PSEUDO-MEMBRANEUSE A BACILLES DE LÖFFLER. —
Connue depuis BRETONNEAU et TROUSSEAU, c'est la plus importante. Elle est ordinairement consécutive au croup, exceptionnellement à l'angine sans croup. Ses symptômes sont ceux de la
diphtérie : l'angine à fausses membranes, la pâleur de la face,
les ganglions, la température ; mais, de plus, on constate une
dyspnée intense qui contraste avec l'absence des signes stéthoscopiques. La percussion du thorax est normale, l'auscultation
ne fait entendre que quelques râles disséminés ; mais on a souvent une absence de murmure vésiculaire dans certains points
où la sonorité reste cependant parfaite.

Le pouls est rapide, petit, misérable ; la voix et la toux sont
rauques. La trachéotomie n'amende pas notablement la dyspn-
née. L'enfant rejette par la toux des fausses membranes et,
après la trachéotomie, elles font issue par la canule.

La mort survient dans un état d'asphyxie toujours croissante.

L'autopsie montre la trachée, les bronches de gros et de
moyen calibre, plus rarement les bronchioles, tapissées par des
fausses membranes plus blanches, moins adhérentes que celles
du pharynx. Par la putréfaction, elles se désagrégent et se ramollissent, formant un magma que PETER appelait de la diphtérie coulante.

Telle est la bronchite pseudo-membraneuse diphtérique a
laquelle PETER attribuait la moitié des cas de mort constatés

dans la diphtérie. Nous savons aujourd'hui qu'il faut faire une large part à l'intoxication de l'organisme et à la broncho-pneumonie. Cette dernière notamment ne doit pas être confondue avec la bronchite pseudo-membraneuse ; c'est une infection surajoutée due vraisemblablement au streptocoque atteignant le lobule pulmonaire, tandis que la précédente est due au bacille de Löffler et se limite aux bronches.

B. Bronchite pseudo-membraneuse a pneumocoques. — Elle peut accompagner une pneumonie ou exister isolément sans pneumonie ; elle est dans ce dernier cas aiguë ou chronique.

Nonat, Remak connaissaient les fausses membranes bronchiques dans la pneumonie. C'est Grancher qui a bien mis en évidence les modifications qu'elles apportent à la symptomatologie de la pneumonie. La dyspnée n'est guère plus intense, revêtant parfois un caractère paroxystique, mais le malade expectore des masses fibrineuses, qui reproduisent le moule des bronches. De couleur jaune ambré, elles sont ordinairement pleines et non canaliculées comme celles de la bronchite diphtérique. Cette expectoration peut manquer.

L'exsudation fibrineuse qui caractérise la pneumonie ne se borne plus à l'alvéole, mais envahit les ramifications bronchiques et les obstrue (*pneumonie massive* de Grancher) ; il s'ensuit que l'air ne pénètre plus jusqu'au parenchyme pulmonaire hépatisé et qu'on n'a plus le souffle tubaire (voy. p. 129) ; cette pneumonie ne se traduit donc que par la matité et l'absence de tout bruit respiratoire.

C. Bronchite pseudo-membraneuse chronique. — Décrite par Clarke en 1697, elle a été étudiée depuis par Andral, Valleix, Paul Lucas-Championnière et récemment par Claisse.

Elle survient ordinairement chez des sujets ayant eu antérieurement des accidents du côté du poumon ou des bronches, et notamment des manifestations tuberculeuses.

Chez eux l'expectoration reste longtemps sans caractère, jusqu'au jour où ils rejettent des fausses membranes.

De même la respiration est peu gênée, puis brusquement

survient une vive dyspnée avec toux violente, douleur rétrosternale, rejet de sang et de fausses membranes. En même
temps la face se cyanose, alors que la percussion et l'auscultation ne montrent rien d'anormal, sauf peut-être un peu d'obscurité respiratoire. — Le rejet des fausses membranes amende
temporairement cette dyspnée. — Par moments, mais d'une
façon inconstante, surviennent des poussées fébriles jusqu'à 39°
et au delà ; on a encore noté des œdèmes, du zona, de l'impétigo.

Les fausses membranes, qui peuvent quelquefois manquer
complètement dans l'expectoration et qu'on ne retrouve alors
qu'à l'autopsie, comme dans un cas remarquable d'ANDRAL où
l'affection ne se traduisait que par la dyspnée, sont formées de
masses enroulées, d'un blanc laiteux, se déroulant dans l'eau
et formant des rubans moniliformes. Leur longueur, très
variable, peut atteindre 10 centimètres et plus. Elles sont
ordinairement formées de fibrine, ou de mucus et d'albumine.
Quelquefois elles contiennent beaucoup de graisse, ou sont
même absolument graisseuses (MODEL), réalisant une véritable
chylorrhée bronchique. — Leur stroma délimite des espaces
réguliers contenant des cellules desquamées de l'épithélium
bronchique ou pulmonaire, des cristaux de CHARCOT-LEYDEN et
des cellules éosinophiles. On y trouve aussi une flore microbienne très variée ; CLAISSE y a vu dans un cas le streptocoque
en quantité prédominante. — Tous ces microbes ont très peu
de virulence ; leur inoculation dans la trachée n'a jamais
reproduit la bronchite pseudo-membraneuse dont la contagion
n'est d'ailleurs prouvée par aucun fait clinique. — La pathogénie de l'affection reste donc très obscure [1].

Le *diagnostic* avec les autres bronchites se fait par la discordance entre la dyspnée et l'absence des signes stéthoscopiques
— et surtout par l'expectoration.

4° Traitement. — Pour les bronchites pseudo-membraneuses
d'origine toxique, il faudra avant tout supprimer la cause.

[1] Consulter une Revue de J. LÉPINE, *Gaz. hebdomad.*, 1897.

Dans tous les autres cas, on ne pourra que faciliter l'expulsion des fausses membranes par les divers vomitifs (ipéca 1 gramme, ou tartre stibié 0gr,10 à 0gr,20), et pratiquer l'antisepsie des voies respiratoires par la créosote (0,50) et les divers balsamiques, spécialement la térébenthine.

ARTICLE VI

DILATATION DES BRONCHES

Cette affection a été isolée anatomiquement et cliniquement par LAENNEC.

1° Anatomie pathologique. — a. *Autopsie*. — Lorsque la lésion est peu marquée, on voit, à la section du poumon, du pus s'écouler des bronches de gros et de moyen calibre; si on les dissèque, on constate leur dilatation. — Lorsque la dilatation est plus considérable, les deux feuillets de la plèvre sont soudés par des adhérences, et le parenchyme pulmonaire présente un aspect spongieux, que TROUSSEAU comparait à un poumon de batracien; les canaux bronchiques ectasiés se présentent sur la coupe comme des cavités atteignant les dimensions d'un pois ou d'une noisette, creusées en plein tissu pulmonaire. Cette apparence n'est pas sans analogie avec celle de l'utérus gravide.

Lorsqu'on dissèque les bronches, on constate que l'élargissement est progressif et qu'il n'y a pas une transition brusque entre la cavité et la bronche qui y aboutit, contrairement à ce qu'on observe dans les cavernes pulmonaires.

La dilatation offre trois types différents :

Dans le *type cylindrique*, le plus rare, il y a une dilatation uniforme de l'arbre bronchique ou d'une partie des bronches ;

Dans le *type ampullaire*, le plus commun, une bronche présente sur son trajet une ou plusieurs dilatations ovoïdes ou fusiformes ; cette dilatation peut être concentrique ou latérale, formant dans ce dernier cas comme un sac appendu à la bronche (*dilatation sacciforme*) ;

Dans le *type moniliforme* les bronches portent une série de dilatations successives en chapelet (voy. fig. 9).

Les dilatations siègent le plus souvent à la base et dans la région moyenne du poumon et non au sommet, comme le croyait d'abord LAENNEC ; elles sont donc bien différentes par leur siège des cavernes tuberculeuses. Elles intéressent les bronches de moyen et de petit calibre. LAENNEC, puis BIERMER, ont décrit une bronchectasie limitée aux extrémités bronchiques des régions superficielles du poumon.

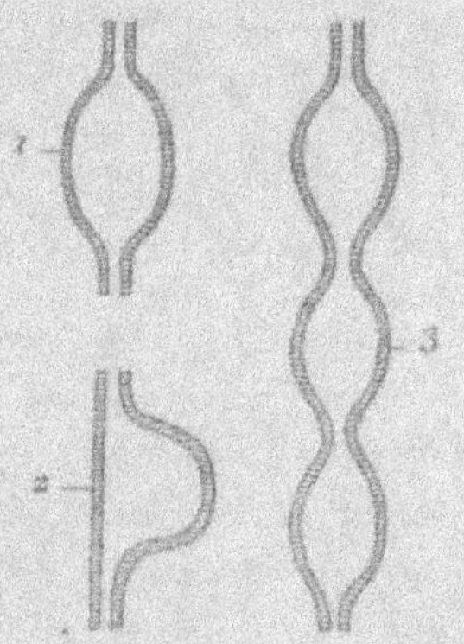

Les dilatations sont remplies d'un liquide purulent, abondant, muqueux ou puriforme, qui constitue pendant la vie une expectoration caractéristique. Leur contenu est quelquefois caséeux. Leurs parois sont lisses ; elles présentent parfois un sphacèle superficiel ; il ne faut pas confondre les dilatations qui offrent cet aspect avec les cavités qui résultent de la gangrène pulmonaire.

Les cavernes tuberculeuses s'en distinguent par leur siège au sommet du poumon, par leurs parois anfractueuses, par les tubercules qui les environnent, par leur irrégularité, par la transition brusque entre la bronche et la caverne.

Fig. 9.

Divers types de dilatation bronchique.

1, dilatation ampullaire. — 2, dilatation sacciforme. — 3, dilatation moniliforme.

Le poumon intermédiaire aux bronches dilatées est sclérosé et rétracté ; les plèvres sont adhérentes, les ganglions trachéo-bronchiques hypertrophiés ; le cœur droit est dilaté comme dans les autres affections chroniques des voies respiratoires. — On trouve assez souvent des abcès métastatiques dans le cerveau (BIERMER).

b. *Histologie.* — Lorsque la lésion est récente, l'*épithélium* a perdu ses cils vibratiles, les cellules sont cubiques et non plus cylindriques. Lorsqu'elle est plus ancienne, la muqueuse est infiltrée de cellules rondes ; elle finit même par disparaître, remplacée par un tissu de granulations sillonné de vaisseaux très nombreux et friables (HANOT et GILBERT) ; il se forme enfin des végétations papilliformes analogues à des bourgeons charnus et excessivement vasculaires. Les glandes sont infiltrées de cellules rondes.

La lésion la plus importante est la disparition par atrophie des *fibres musculaires lisses* (RANVIER, TROJANOWSKI) ; cette disparition des éléments contractiles n'est pas sans analogie avec celle qu'on observe dans les anévrysmes vasculaires et elle a servi de base à une conception pathogénique que nous étudierons plus loin ; la bronchectasie n'est en somme qu'un anévrysme bronchique. — Aux points où la bronche s'abouche dans la cavité, on rencontre quelquefois un anneau de fibres lisses hypertrophiées (SOTTAS).

c. Bactériologie. — Les dilatations bronchiques contiennent une flore microbienne excessivement variée, particulièrement étudiée par BABÈS qui a mis en évidence le streptocoque, un microbe saprogène, le bacillus pyogenes fœtidus, un streptocoque qui liquéfie la gélatine (*streptococcus septicus liquefaciens*). Le staphylocoque a été vu par THIROLOIX.

2° Étiologie et pathogénie. — La bronchectasie succède le plus souvent à une *bronchite* aiguë ou à une broncho-pneumonie qui a évolué longtemps auparavant.

Les bronchites suppuratives et infectieuses de la grippe, de la rougeole et de la coqueluche figurent avec une grande fréquence dans les antécédents des malades.

Elle semble parfois faire suite à une bronchite chronique qui n'est, elle-même, que la conséquence d'une bronchite aiguë.

Les pleurésies, la *tuberculose* pulmonaire (GRANCHER) sont aussi des facteurs étiologiques importants. Les rétrécissements des bronches s'accompagnent souvent d'une dilatation au-dessus ou au-dessous d'eux.

Certaines causes prédisposantes favorisent la production de la bronchectasie : l'hérédité, l'artériosclérose (HANOT), l'impaludisme (GRASSET).

Il existe une dilatation bronchique congénitale que BALZER et GRANDHOMME considèrent comme liée à la syphilis héréditaire.

Comment agissent ces diverses causes pour produire la dilatation bronchique ?

a. Corrigan admettait que, consécutivement aux inflammations du poumon, le parenchyme pulmonaire intermédiaire aux ramifications bronchiques se rétractait en se sclérosant et attirait à lui les parois de ces canaux. La bronchectasie serait donc le résultat de la cirrhose rétractile du poumon (*théorie pulmonaire*). — Charcot a objecté à cette manière de voir que les scléroses lobaires du poumon ne s'accompagnent pas de bronchectasie.

b. Barth a fait jouer un rôle analogue à la pleurésie chronique, dont le tissu fibreux, par sa rétraction, provoquerait l'élargissement des bronches (*théorie pleurale*). — On a objecté à cette théorie que les lésions pleurales sont inconstantes dans la dilatation bronchique.

c. Andral, Stokes ont incriminé avec raison les altérations des parois bronchiques ; ce sont elles qui constituent la véritable cause de la bronchectasie (*théorie bronchique*). La clinique nous apprend en effet que cette lésion succède à des bronchites aiguës ou subaiguës ; l'histologie pathologique met en évidence la disparition des fibres musculaires et élastiques qui contribuent à former la charpente de la bronche (Cornil et Ranvier, Trojanowsky) et lui donnent sa résistance.

Il est dès lors facile de comprendre le rôle étiologique des bronchites : sous leur influence la paroi bronchique est envahie par des cellules embryonnaires qui laissent plus tard à leur place un tissu fibreux extensible ; les fibres musculaires et élastiques disparaissent ; la bronche devient en tout comparable à une artère privée de sa tunique moyenne et dont les tuniques interne et externe se laissent progressivement distendre sous la pression de l'ondée sanguine pour constituer un anévrysme. De même ici les efforts, les cris, la toux si commune dans la bronchite, bref, tout ce qui augmente la pression de l'air dans l'arbre respiratoire distend peu à peu ces canaux. En général, cette dilatation n'est pas uniforme parce que les lésions de la charpente bronchique ne sont pas uniformément réparties. — Les lésions du parenchyme pulmonaire ou de la plèvre ne jouent qu'un rôle tout à fait accessoire.

3° Symptomatologie. — Les *formes cliniques* de la bronchectasie ont été magistralement décrites par LAENNEC.

Sa première observation est relative à un enfant qui, trois mois après une coqueluche, continue à tousser et présente tous les matins au réveil une abondante expectoration purulente, simulant presque une vomique.

La deuxième observation est celle d'une femme de soixante-douze ans toussant depuis son enfance et présentant des symptômes de tuberculose pulmonaire ancienne ; elle avait eu plusieurs hémoptysies.

Dans la troisième observation, il y avait dans les mêmes conditions des signes cavitaires absolument nets, du bruit de pot fêlé à la percussion, alternant avec de la matité, suivant que la caverne était vide ou non.

A. SYMPTÔMES FONCTIONNELS. — La dilatation des bronches succède ordinairement à une broncho-pneumonie aiguë ou chronique ; pendant de longs mois ses symptômes fonctionnels sont *ceux de la bronchite chronique*. Voici les symptômes qui annoncent la présence de la bronchectasie :

a. *Expectoration*. — D'abord muqueuse ou muco-purulente comme celle de la bronchite chronique, elle devient de plus en plus purulente et présente les caractères suivants :

1° Elle est *abondante* ; c'est surtout le matin, lorsque le malade vide les sécrétions accumulées dans ses bronches pendant le repos de la nuit, qu'elle peut simuler par son abondance une véritable vomique. Pendant la journée, elle est rendue plus abondante par certains changements de position du malade, ayant pour résultat de vider la cavité bronchique ;

2° Elle est *fétide*, et cette fétidité se communique à l'haleine du malade. La fétidité est variable et peut quelquefois manquer ; elle est due en général à la décomposition putride qui s'opère dans les bronches dilatées, à leur gangrène superficielle quelquefois même accompagnée de gangrène pulmonaire. C'est une odeur fade assez caractéristique ;

3° Elle se divise en *trois couches* par le repos : une couche inférieure, crémeuse : c'est une purée verdâtre, composée de détritus, de globules de pus et de leptothrix ; une couche moyenne, formée d'un liquide muqueux ; une couche supérieure spumeuse et aérée.

Le microscope montre des cristaux d'acides gras, de leucine, de tyrosine et de cholestérine, et des fibres élastiques indices de la désintégration des bronches.

b. *Hémoptysies.* — Les hémoptysies viennent assez souvent compliquer la dilatation bronchique ; ce sont des hémoptysies répétées qui reconnaissent pour cause la rupture des vaisseaux néoformés et friables, dont la cavité est tapissée (HANOT et GIL-BERT). Elles peuvent simuler des hémoptysies tuberculeuses.

c. *Toux.* — La toux est surtout fréquente le matin au réveil ; elle se renouvelle fréquemment dans la journée, lorsque les sécrétions contenues dans les bronches dilatées arrivent, soit par suite de leur accumulation, soit par un changement de position du malade, jusqu'au contact des grosses bronches saines ou de la trachée.

d. *Dyspnée.* — La dyspnée est modérée ; mais la bronchectasie s'accompagne à la longue, comme toutes les affections chroniques de l'appareil respiratoire, d'une dilatation du cœur droit.

B. SIGNES PHYSIQUES. — Ce sont : 1° les signes cavitaires ; 2° les signes de la sclérose concomitante du poumon.

a. *Signes cavitaires.* — Les signes cavitaires indiquent simplement qu'une ou plusieurs cavités se sont formées au sein du parenchyme pulmonaire.

La percussion fait entendre un son tympanique ou un bruit de pot fêlé si la cavité est vide, un son mat si elle est remplie de liquide. A l'auscultation on a un *souffle caverneux* avec retentissement de la voix et de la toux ; il peut prendre un timbre métallique rappelant celui du pneumothorax, si la cavité est de grandes dimensions ; lorsqu'elle contient du liquide, ce souffle s'accompagne de *gargouillements.*

b. *Sclérose du poumon.* — La sclérose du poumon qui accompagne souvent la bronchectasie, au point qu'on l'a considérée comme la cause mécanique de celle-ci, se traduit à l'inspection par une rétraction partielle du thorax, avec aplatissement de la paroi costale du côté malade, rapprochement des côtes, aspiration du diaphragme ; à la percussion, par de la matité ou de la submatité ; à la palpation, par une exagération des vibrations vocales ; à l'auscultation, par les signes de la bronchite concomitante (râles sibilants et ronchus).

4° Évolution et pronostic. — La dilatation des bronches a une marche très lente ; fort bien tolérée pendant des mois ou des années, elle aboutit à une cachexie progressive. Cette cachexie relève des *phénomènes toxiques* qui ont leur source dans la décomposition du contenu des dilatations : la dégénérescence graisseuse du foie et du rein, les ongles hippocratiques, l'ostéo-arthropathie hypertrophiante pneumique en sont la conséquence. Sous cette dernière dénomination, MARIE décrit l'élargissement des phalangettes au cours des maladies chroniques de l'appareil respiratoire ; il considère cette déformation comme un trouble trophique.

Les *phénomènes infectieux* jouent aussi un grand rôle dans la pathogénie des complications ; la paroi des cavernes devient le siège d'infections secondaires ; on y trouve le coli, le streptocoque, des staphylocoques, le pyogènes fœtidus. Ces microbes se diffusent, et BABÈS les a mis en évidence dans le sang de la circulation générale. La fièvre hectique, les transpirations nocturnes, la diarrhée, la cachexie progressive résultent de ces infections multiples. On voit se produire des suppurations à distance, car ces agents pathogènes apportés au cœur gauche par les veines pulmonaires sont disséminés dans tous les organes par le mécanisme de l'embolie. Les abcès métastatiques du cerveau (BRAMER) sont particulièrement fréquents. THIROLOIX a signalé l'endocardite infectieuse ; PARMENTIER les arthrites suppurées.

La mort peut être aussi causée par une hémoptysie. Les complications locales sont la pleurésie purulente et le pneumothorax. La dilatation du cœur droit est habituelle.

5° Diagnostic. — Les principaux symptômes de la bronchectasie sont : *l'abondance de l'expectoration, sa fétidité et celle de* *l'haleine, les signes cavitaires et accessoirement l'hémoptysie. La notion d'une bronchite grave, survenue plusieurs années auparavant, a une très grande importance.*

a. Les *cavernes pulmonaires tuberculeuses*, qui ont à peu près les mêmes signes physiques que la bronchectasie, s'en distinguent par leur siège au sommet du poumon, par une expectoration moins abondante, par les autres signes stéthoscopiques de la tuberculose d'ailleurs plus marqués aux sommets, par la coexistence fréquente des manifestations laryngées (dysphagie, enrouement), par la précocité de l'altération de l'état général (amaigrissement, fièvre, etc.), qui ne devient mauvais dans la dilatation des bronches qu'après des mois ou des années, enfin par la présence du bacille de Koch dans les crachats. — Les mêmes considérations sont applicables à la tuberculose à sa période de ramollissement. N'oublions pas toutefois que tuberculose et bronchectasie peuvent coexister sur le même sujet.

b. La *gangrène pulmonaire* se révèle par des crachats sanieux, bien moins abondants, de couleur lie de vin, exhalant une odeur de sphacèle et non l'odeur fade de la gangrène pulmonaire. Son évolution est bien autrement rapide; elle s'accompagne le plus souvent à son début d'un point de côté violent et d'une dyspnée atroce d'emblée; ce début est assez analogue à celui de la pneumonie. L'état général est très grave.

c. La *gangrène des extrémités bronchiques* (bronchite fétide) ne s'accompagne pas de signes cavitaires.

d. La *vomique* qui succède à l'ouverture dans les bronches d'une pleurésie purulente, d'une pleurésie interlobaire ou d'un abcès du poumon, pourrait être confondue avec l'abondante expectoration de la bronchectasie; mais elle a été précédée de signes de pleurésie (point de côté, dyspnée, etc.), ou de pneumonie; l'irruption du pus s'effectue brusquement, les crachats sont uniformément purulents. Au contraire, les symptômes de la dilatation bronchique s'installent progressivement, insidieusement; l'expectoration, qui se sépare par le repos en plusieurs couches, devient de plus en plus abondante et présente son maximum chaque matin. A l'auscultation on peut avoir des signes cavitaires analogues à ceux de la bronchectasie ; mais souvent on perçoit au contraire les signes du pyopneumothorax (souffle amphorique, tintement métallique, bruit d'airain, matité à la base, sonorité exagérée à la région moyenne du poumon).

6° Traitement. — α) A l'*extérieur* on emploie les pulvérisations ou les inhalations de vapeurs chargées de goudron, de térébenthine ou de *formol*. Dieulafoy conseille les applications répétées de pointes de feu sur la région malade contre la fétidité de l'haleine et de l'expectoration.

β) A l'*intérieur* on prescrit l'essence de térébenthine, l'eucalyptol, le gaïacol ou la créosote. La terpine diminue la sécrétion bronchique, mais seulement lorsqu'elle est employée à haute dose (1ᵍʳ,50 en pilules). Lancereaux préconise l'hyposulfite de soude, à la dose quotidienne de 4 grammes ; lorsque ce médicament produit la diarrhée, on est obligé de l'associer aux opiacés. Combattre la toux par le bromure de potassium (2 gr.), l'antipyrine, l'extrait thébaïque (0,05), la codéine (0,05). Le mercure et l'iodure seront donnés si on soupçonne la syphilis. Le régime doit être réparateur (lait, alcool, toniques).

γ) Le *traitement chirurgical*, qui a donné quelques succès, consiste dans les injections phéniquées à 2 p. 100 dans l'intérieur de la cavité (Serrat) et dans la pneumotomie. Il s'impose dans le cas de pleurésie purulente ou de pneumothorax : on doit alors pratiquer la pleurotomie, suivie le plus souvent de lavages antiseptiques de la plèvre.

ARTICLE VII

BRONCHITE CAPILLAIRE

La bronchite capillaire ou catarrhe suffocant est l'inflammation des plus fines ramifications bronchiques, inflammation qui, étant donné son siège, a pour effet de se traduire par une dyspnée violente aboutissant souvent à l'asphyxie.

Confondue par la plupart des auteurs avec la broncho-pneumonie dont elle représenterait le stade initial, cette affection a été relativement peu étudiée en tant qu'affection isolée. Néanmoins nous pensons que son individualité à la fois anatomique et clinique nécessite une description spéciale.

1° Étiologie. — La bronchite capillaire est rarement *primitive* : on ne l'a guère signalée que chez les enfants de un à deux ans, à la suite du froid.

Le plus souvent il s'agit d'une bronchite capillaire *secondaire*.

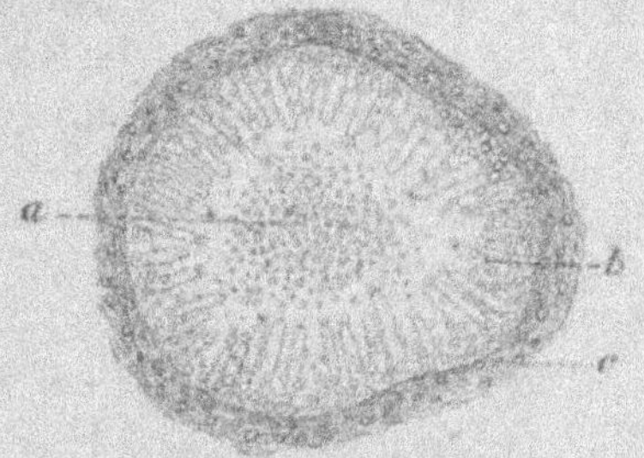

Fig. 10.

Schéma des lésions de la bronchite capillaire.

a, bouchon de cellules proliférées oblitérant la bronchiole. — *b*, cellules épithéliales déformées et envahies par des cellules embryonnaires. — *c*, parois de la bronchiole infiltrées de cellules embryonnaires.

Elle survient particulièrement au cours de la *rougeole*, de la *coqueluche* et de la *grippe*, chez l'enfant comme chez l'adulte. Chez les vieillards atteints de *bronchite chronique*, il n'est pas rare qu'elle entraîne la mort.

Enfin, DUFLOCQ et MÉNÉTRIER ont vu survenir, chez des phtisiques pulmonaires, des bronchites capillaires à pneumocoques, qui ont été rapidement mortelles.

Il faut tenir compte aussi de l'action prédisposante du milieu : l'encombrement favorise certainement son développement. Comme la broncho-pneumonie, c'est une affection épidémique et contagieuse (épidémie de Nantes en 1840, de Paris en 1871).

2° Anatomie pathologique. — Lorsqu'on pratique l'autopsie d'un sujet mort de bronchite capillaire, et qu'on examine les poumons, on constate d'abord une grande différence d'aspect, suivant les points où on les examine. En arrière, au niveau des bases, parfois même sur toute la hauteur, le tissu pulmonaire est rouge, congestionné. Çà et là on constate de petites zones déprimées, de couleur violacée ; à ce niveau le tissu est compact, ne crépite pas : ce sont des zones d'*atélectasie* ou de *collapsus pulmonaire*, désignées encore par LEGENDRE et BAILLY sous le nom d'*état fœtal* (par analogie avec l'aspect du tissu pulmonaire du fœtus). Au niveau des parties antérieures et supérieures des poumons, le tissu pulmonaire est distendu, translucide, pâle, anémié : pressé entre les doigts, il donne la sensation d'une résistance élastique et d'une certaine mollesse : ce sont là des *zones d'emphysème*. Dans leur aspect général d'ailleurs, les poumons paraissent distendus, comme insufflés.

Au microscope nous étudierons successivement pour plus de clarté les lésions fondamentales, c'est-à-dire la bronchite capillaire elle-même, puis les lésions que les auteurs considèrent comme accessoires, car elles sont simplement la conséquence des premières.

L'examen histologique montre d'une façon fort nette que l'inflammation est limitée aux bronches intra-lobulaires. Leurs *parois* sont infiltrées de cellules embryonnaires ; les cellules cylindriques à cils vibratiles sont en partie détruites, les unes déformées simplement, les autres desquamées. Ces dernières vont occuper la lumière de la bronche où elles forment, mêlées à du mucus et à de nombreuses cellules embryonnaires, un véritable bouchon faisant corps avec la paroi bronchique. Le tissu conjonctif qui entoure la bronche est également infiltré par des cellules embryonnaires. Mais, fait capital qui distingue les lésions anatomiques de la bronchite capillaire de celles de la broncho-pneumonie, les alvéoles voisins ne sont pas atteints par l'inflammation.

Telle est la lésion essentielle : l'inflammation de la bronche. Mais cette dernière s'accompagne toujours de deux lésions qui sont regardées à l'heure actuelle par tous les auteurs comme étant d'origine mécanique : l'atélectasie et l'emphysème.

Au microscope les *zones atélectasiées* montrent essentiellement des alvéoles aplatis, affaissés, plissés sur eux-mêmes. Les capillaires alvéolaires, remplis de sang, font saillie. Les cellules épithéliales de l'alvéole sont simplement un peu globuleuses.

Les parties atteintes d'*emphysème* montrent au contraire des infundibula au diamètre considérablement accru, dessinant des figures en rosaces caractéristiques.

La production de ces lésions est la conséquence mécanique, avons-nous dit, de l'obstruction de la bronche intralobulaire par le bouchon cellulaire. Relativement à l'atélectasie, le bouchon jouerait, pour certains auteurs, le rôle de soupape laissant sortir l'air, mais ne l'y laissant pas pénétrer ; pour d'autres auteurs, il y aurait résorption de l'air emprisonné. L'emphysème s'expliquerait par les efforts, la dyspnée et la toux, exerçant sur les alvéoles un effet d'autant plus énergique que le champ respiratoire, du fait de l'obstruction bronchique, serait plus restreint.

3° Symptômes. — Le début est rapide, brutal. S'il s'agit, comme cela est si fréquent, d'un enfant atteint de rougeole, c'est en pleine éruption que la terrible complication s'installe. En quelques heures, en une demi-journée, la dyspnée devient extrême. L'enfant est assis sur son lit, le visage pâle, inquiet, un bras arc-bouté en arrière, tandis que l'autre épaule se soulève à chaque respiration ; les ailes du nez sont dilatées, battantes. Les respirations se précipitent, au nombre de 60 à 80 par minute. Le pouls est des plus rapides, de 150 à 160. La température rectale marque 40°. La voix est affaiblie. La toux est violente, quinteuse. S'il s'agit d'un enfant de plus de cinq à six ans (au-dessous de cet âge les enfants ne savent pas cracher), cette toux est accompagnée d'une expectoration muco-purulente.

Les *signes physiques* sont les suivants : la *percussion* du thorax donne une sonorité normale ou tympanique ; il n'y a pas de signes de condensation du parenchyme pulmonaire. A l'*auscultation* on entend souvent, mélangés les uns aux autres, des râles sibilants aigus et des râles sous-crépitants fins. Cet ensemble de bruits, très caractéristique, constitue ce que RECAMIER a appelé le *bruit de tempête*.

Mais au bout de deux à trois jours l'enfant ne réagit plus que difficilement : l'asphyxie l'envahit peu à peu. Il ne s'agite plus, il reste étendu dans son lit ; la respiration est toujours aussi rapide, mais superficielle. Le visage est livide, les lèvres noirâtres, le pourtour des yeux cerclé de violet. Le pouls est petit, intermittent. L'urine se supprime. La température s'élève encore et l'enfant meurt trois à quatre jours après le début de l'affection.

4° Évolution et pronostic. — La bronchite capillaire présente en effet une marche des plus rapides ; en deux à quatre jours le malade est emporté. Rarement l'affection se prolonge six ou huit jours. La mort est la règle.

5° Diagnostic. — Si, au cours d'une rougeole, d'une diphtérie ou d'une coqueluche, on voit brusquement un enfant présenter une dyspnée rapidement progressive avec battements des ailes du nez ; si sa poitrine est encombrée de râles bronchiques et sous-crépitants fins, sans modification de la sonorité thoracique ; si, en même temps enfin, le thermomètre monte à 40°, il n'y aura pas à hésiter, il s'agira bien d'une bronchite capillaire.

Au début le diagnostic sera généralement impossible à faire avec la *broncho-pneumonie* ; mais si la maladie a dépassé le troisième ou le quatrième jour chez un enfant, et si l'on constate des foyers d'induration pulmonaire (submatité et souffle), avec poussées successives, on pourra affirmer la broncho-pneumonie.

Les gros râles sonores et muqueux de la *bronchite simple* ne seront pas confondus avec les râles fins de la bronchite capillaire ; la dyspnée est d'ailleurs très légère.

Une *congestion pulmonaire* survenant au cours d'une fièvre grave ne produira jamais la terrible dyspnée du catarrhe suffocant.

Dans la *granulie pulmonaire*, l'oppression pourra bien être aussi d'une intensité extrême ; la température, qui revêt alors quelquefois le type inverse, aidera au diagnostic.

Le croup donne, lui aussi, une dyspnée intense, mais cette dyspnée a pour caractère distinctif essentiel d'être entrecoupée

d'accès de suffocation et de rémissions ; elle est au contraire
continue et progressive dans le catarrhe suffocant. De plus il y a
du tirage sus-sternal, du stridor, la voix et la toux sont étouffées.

Enfin dans la bronchite pseudo-membraneuse, l'expectoration
de membranes longues et ramifiées signerait le diagnostic.

6° Traitement. — La bronchite capillaire est, avons-nous
dit, épidémique et contagieuse. On évitera donc, comme *mesure
prophylactique*, de laisser au contact d'enfants atteints de bronchite capillaire d'autres enfants atteints de bronchite ou même
en bonne santé.

Dès les premiers signes de dyspnée, on s'empressera d'agir :
larges *cataplasmes sinapisés* sur le thorax, *ipéca* à l'intérieur
(sirop d'ipécacuanha de DESESSARTZ à la dose de trois à quatre
cuillerées à dessert dans les vingt-quatre heures), *boissons alcooliques* et surtout *bains tièdes*.

ARTICLE VIII

BRONCHO-PNEUMONIES AIGUES

Lorsque l'inflammation, au lieu de se limiter aux bronches de
petit calibre, envahit le lobule pulmonaire, il s'agit d'une
broncho-pneumonie.

1° Étiologie et pathogénie. — La broncho-pneumonie est
surtout fréquente dans les six premières années de la vie et chez
le vieillard. — C'est presque toujours une affection secondaire.
Chez l'enfant, il est trois affections qui semblent avoir la broncho-pneumonie en apanage, au nombre de leurs complications :
ce sont par ordre décroissant : la *rougeole*, la *diphtérie* et la
coqueluche.

Chez l'adulte, la *fièvre typhoïde* et la *grippe* viennent en première ligne ; la variole et l'érysipèle compliqués de broncho-
pneumonie sont plus rares.

Enfin la broncho-pneumonie peut être secondaire à des affections chroniques, telles que la tuberculose pulmonaire, la bronchite chronique, l'athrepsie.

L'influence *saisonnière* est manifeste, car les broncho-pneumonies ne s'observent guère en été. L'*influence de l'encombrement* est encore plus manifeste, et point n'est besoin d'insister sur la fréquence extrême de la broncho-pneumonie dans les salles d'enfants, au cours par exemple de la rougeole, alors que cette complication est vraiment exceptionnelle dans la clientèle privée. L'influence de l'encombrement trouve son explication dans la *contagion* aujourd'hui non douteuse de la broncho-pneumonie. Quant à l'épidémicité, elle est acceptée depuis fort longtemps.

La broncho-pneumonie, qui complique telle ou telle maladie infectieuse, n'est pas une localisation de cette affection ; ce n'est pas le microbe spécifique qui provoque les lésions pulmonaires. Il s'agit en réalité d'une infection secondaire. Les recherches bactériologiques de NETTER[1] ont montré qu'il existe dans les foyers broncho-pneumoniques des micro-organismes appartenant à des espèces distinctes, sans rapport avec l'agent causal de l'affection primitive. Ces diverses espèces d'après leur fréquence relative se placent dans l'ordre suivant : le pneumocoque, puis le streptocoque, puis le bacille encapsulé de FRIEDLÆNDER et les staphylocoques pyogènes. A la notion d'*infection secondaire* s'ajoute donc celle, non moins importante, de la *pluralité de l'origine microbienne*. Ces divers microbes viennent soit de notre organisme même, de la cavité bucco-pharyngée où ils existent à l'état normal (PASTEUR, NETTER), soit du milieu où nous vivons : dans le premier cas il y aura *auto-infection*, dans le second *contagion*.

2° Anatomie pathologique. — A. LÉSIONS MACROSCOPIQUES. — A l'ouverture du thorax, comme pour la bronchite capillaire, on constate que les poumons ne s'affaissent pas, paraissent comme distendus, à un degré moindre, il est vrai. De même,

---

[1] NETTER, *Étude bactériologique de la broncho-pneumonie chez l'adulte et chez l'enfant*, Arch. de méd. expér., 1er janvier 1892.

on constate une variété d'aspect des poumons suivant les points considérés. Les bords et les parties antérieures et supérieures sont *emphysémateux*. La partie postérieure et inférieure des poumons est rouge plus ou moins foncé; ce sont les lésions de *splénisation* et d'*hépatisation*. Enfin on trouve également, sur les faces antérieures et latérales, des zones de dépression bleuâtres, ardoisées, d'*atélectasie*. Généralement *atélectasie* et *emphysème* sont deux lésions moins accentuées ici que dans le catarrhe suffocant.

A un examen un peu plus attentif on constate que les zones de splénisation et d'hépatisation forment des espèces de mamelons, disséminés des deux côtés du poumon. La surface de coupe de ces *nodules de pneumonie lobulaire* est tantôt rouge uniforme, tantôt bigarrée; çà et là se montrent disséminés des orifices arrondis de bronchioles, d'où la pression fait sourdre des gouttelettes de pus jaune très épais.

B. Lésions microscopiques. — Cette diversité d'aspect à l'œil nu, nous allons la retrouver sous le microscope; mais, pour mettre ici quelque ordre dans la description fort complexe des lésions de la broncho-pneumonie, nous séparerons les *lésions fondamentales* des *lésions accessoires*; nous verrons ensuite comment *évoluent* ces lésions, comment aussi elles se groupent pour créer de véritables *types anatomiques*.

a. *Lésions fondamentales.* — Les lésions fondamentales de la broncho-pneumonie, essentielles et primordiales, sont constituées par de la *bronchite capillaire* et de la *pneumonie lobulaire*.

Nous ne reviendrons pas sur les lésions histologiques de la *bronchite capillaire* déjà décrites à propos de cette affection. C'est la première lésion en date, c'est elle qui commande la lésion du parenchyme.

L'inflammation des bronches intra-lobulaires gagne en effet bientôt les alvéoles des lobules correspondants et y détermine des lésions de *pneumonie lobulaire*. Ces lésions évoluent d'une façon absolument comparable à celle de la pneumonie lobaire aiguë, avec ses trois stades classiques.

A un premier stade qui correspond à l'*engouement* (pneumo-

nie catarrhale), c'est la congestion qui domine ; les capillaires gonflés, saillants, soulèvent les cellules épithéliales. A l'intérieur de l'alvéole est un exsudat clair, composé surtout de globules rouges et de quelques globules blancs. Quelques cellules épithéliales commencent à peine à se gonfler et à desquamer.

A un deuxième stade, stade d'*hepatisation rouge*, la fibrine apparaît dans l'exsudat sous la forme d'un réticulum emprisonnant des globules rouges, des globules blancs et des cellules épithéliales, grosses cellules arrondies et très granuleuses. Cet exsudat remplit maintenant complètement les alvéoles.

A un *troisième et dernier stade* l'alvéole est envahi par les leucocytes ; les cellules épithéliales prolifèrent, c'est l'*hepatisation grise*.

Telle est l'évolution de ces lésions fondamentales d'ordre purement inflammatoire. Outre qu'elles sont disséminées, ces lésions progressent par poussées successives, et cela dans les divers points d'un même foyer ; c'est là un de leurs caractères les plus essentiels.

b. *Lésions accessoires.* — Parmi ces lésions, les unes sont d'ordre *mécanique*, les autres purement *inflammatoires*.

Nous ne reviendrons pas sur les premières ; nous les connaissons déjà, ce sont l'*atélectasie* et l'*emphysème* ; presque constantes chez l'enfant, fréquentes chez le vieillard, elles font défaut presque toujours chez l'adulte.

La propagation de l'*inflammation* à l'artériole pulmonaire voisine et à la plèvre complètent le groupe des lésions accessoires. Il se produit une *périartérite* ; la tunique externe est épaissie, infiltrée ; les tuniques internes sont respectées. Le feuillet viscéral de la plèvre, au point où il recouvre les nodules de pneumonie lobulaire, est dépoli, chagriné, recouvert d'un mince exsudat fibrineux.

C. FORMES ANATOMIQUES. — Parmi toutes les formes multipliées par les auteurs, il en est certes deux qui ont une individualité bien nette, individualité qui se retrouve d'ailleurs en clinique : ce sont la *forme lobulaire à foyers disséminés* et la *forme pseudo-lobaire*.

La première, qui est de beaucoup la plus fréquente et qui est la règle chez l'enfant dans la broncho-pneumonie au cours d'une diphtérie, est constituée par des noyaux de petit volume, disséminés dans les deux poumons, mais avec prédominance aux bases. Ils font, nous l'avons vu, généralement saillie, d'où le nom de *broncho-pneumonie mamelonnée*. Enfin, autre caractéristique, ces lobules enflammés se présentent tous à des degrés variables de leur évolution.

Dans la *forme pseudo-lobaire*, dont le type nous est fourni par exemple par la *broncho-pneumonie* compliquant la fièvre typhoïde chez l'adulte, les lésions sont à ce point confluentes qu'on pourrait les confondre avec celles de la pneumonie franche. Cette forme est essentiellement constituée par la réunion sur un même territoire de lobules enflammés, sans interposition entre eux de lobules sains.

D. ÉVOLUTION DES LÉSIONS. — L'évolution des lésions est d'autant plus utile à connaître que chaque nodule de pneumonie lobulaire évolue à part, et que sur un même poumon on peut retrouver à la fois les divers stades de l'évolution des lésions.

Ces lésions peuvent évoluer vers la *suppuration*, la *sclérose* ou la *guérison*.

Lorsque les lésions sont en voie de suppuration, ce qui est le cas le plus fréquent, on constate que dans le lobule l'inflammation se propage de la bronche aux alvéoles voisins, du centre à la périphérie, aboutissant à la formation du *nodule péribronchique* de CHARCOT, l'équivalent de ce que nous avons appelé, dans notre description macroscopique, *nodule de pneumonie lobulaire*.

L'inflammation s'étendant autour de la bronche, les alvéoles pulmonaires sont hépatisés ; les plus voisins de la bronche contiennent surtout de petites cellules embryonnaires englobées dans un exsudat légèrement fibrineux ; ce sont là des lésions de *pneumonie fibrineuse* ; enfin les alvéoles situés un peu plus à la périphérie ne présentent plus que des cellules épithéliales desquamées, sans trace de fibrine ; c'est là la caractéristique des lésions de *pneumonie catarrhale*. En résumé, le nodule *péribron-*

chique se divise en trois zones qui se succèdent de dedans en dehors : d'abord les *parois de la bronche infiltrées* ; puis la zone de *pneumonie fibrineuse* ; enfin plus en dehors une zone de *pneumonie catarrhale*.

L'inflammation progresse et la *suppuration* apparaît, qui à son tour s'étend dans le même ordre ; l'*abcès péribronchique* s'élargit peu à peu et forme les *grains jaunes* et les *vacuoles*.

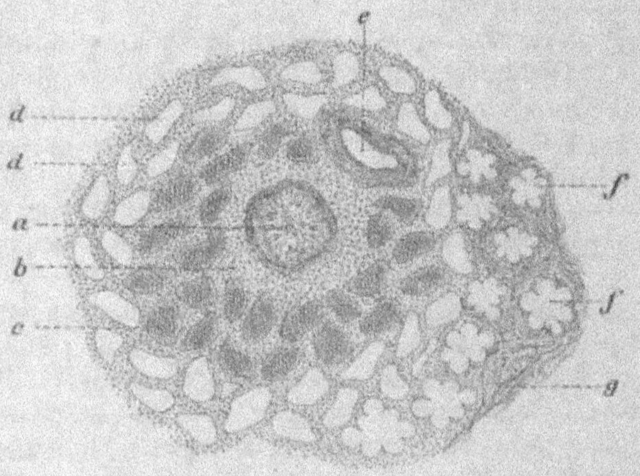

Fig. 11.

Schéma d'un nodule péribronchique.

a, coupe de la bronchiole, avec *cellules embryonnaires* obstruant sa lumière et infiltrant ses parois. — *b*, espace péribronchique rempli de cellules embryonnaires. — *c*, zone formée d'alvéoles atteints de pneumonie fibrineuse. — *d*, zone formée d'alvéoles atteints de pneumonie catarrhale. — *e*, artériole. — *f*, alvéoles dilatés (emphysème). — *g*, alvéoles atélectasiés.

L'évolution vers la *sclérose*, assez rare, aboutit à des lésions de broncho-pneumonie chronique.

Enfin la *résolution*, bien que rare, peut survenir faisant disparaître toute trace apparente de lésion.

3° Symptomatologie. — Le tableau clinique de la broncho-pneumonie est des plus variables ; néanmoins il peut se ramener à un certain nombre de types, les plus fréquents. Nous décrirons tout d'abord la forme la plus commune : la broncho-pneumonie des enfants, par exemple celle qui complique la rougeole.

A. Symptômes fonctionnels. — Lorsque l'éruption morbilleuse a envahi tout le tégument et que la température se maintient ou s'élève, si la toux persiste, si la dyspnée persiste ou augmente, il est probable qu'une broncho-pneumonie s'est déclarée.

Le lendemain, le jour même, la *dyspnée* augmente progressivement d'intensité ; cette dyspnée est d'ailleurs le symptôme le

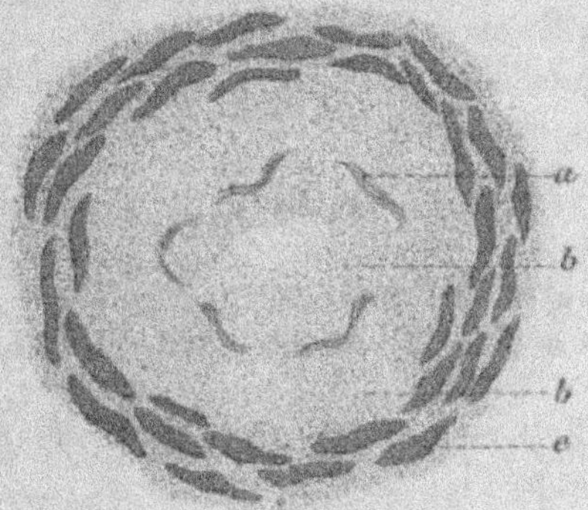

Fig. 12.

Schéma d'un abcès péribronchique.

a, vestiges de la paroi bronchique. — *b*, pus. — *c*, zone formée d'alvéoles atteints de pneumonie fibrineuse.

plus caractéristique. Les mouvements respiratoires sont bientôt au nombre de 30, 40, 50 par minute. Cette dyspnée se traduit déjà par l'aspect de l'enfant : le corps penché en avant, les épaules soulevées à chaque respiration, ou bien les bras arc-boutés en arrière, il cherche à mettre en œuvre toutes ses forces respiratoires ; la face est livide, cyanosée, les yeux effarés, la physionomie hagarde. Les ailes du nez battent violemment et à coups pressés. Enfin la dyspnée du broncho-pneumonique a ceci encore de caractéristique qu'elle *intervertit* le rythme respiratoire. Ce dernier paraît débuter, non par une inspiration, comme cela a lieu normalement, mais par une expiration ; à cette expiration fait suite immédiatement, sans pause, une inspiration prolongée ; puis, après une pause, survient une nouvelle expiration suivie à son tour d'une inspiration immédiate.

La *toux* est fréquente, pénible, souvent quinteuse.

L'*expectoration*, nulle chez les enfants en bas âge, est muqueuse ou muco-purulente chez les enfants plus âgés et les adultes.

Les *symptômes généraux* revêtent une assez grande intensité. La fièvre est certainement avec la dyspnée un des symptômes les plus essentiels de la broncho-pneumonie ; la température se maintient généralement entre 39°,5 et 40°,5.

Le *pouls* est rapide, fréquent, de 130 à 160 par minute ; il est faible et dépressible.

B. SIGNES PHYSIQUES. — Les signes physiques ont cette double caractéristique qu'ils sont d'une part hors de proportion avec la dyspnée, et d'autre part mobiles, fugaces, disséminés.

La *palpation* dénote parfois une augmentation des vibrations thoraciques.

La *percussion* thoracique ne peut révéler les foyers trop exigus de broncho-pneumonie.

L'*auscultation* permet les premiers jours d'entendre des foyers de *râles sous-crépitants secs* ; puis, à la place de ces râles on perçoit un souffle plus ou moins rude. Et ces signes qu'on avait trouvés la veille à droite, existent maintenant à gauche ; le surlendemain, c'est un nouveau foyer que l'on découvre à droite, etc.

4° **Formes cliniques**. — Parmi le nombre infini de formes cliniques décrites par les auteurs, nous ne retiendrons que deux types, d'ailleurs les plus fréquents : la *broncho-pneumonie secondaire à la diphtérie* parce qu'elle se déroule au milieu de conditions spéciales, et la broncho-pneumonie secondaire à la *fièvre typhoïde* qui représente le type des broncho-pneumonies de l'adulte et répond en outre au type anatomique pseudo-lobaire.

La broncho-pneumonie secondaire à la diphtérie [1], la plus

---

[1] DAMIEN, *De la broncho-pneumonie dans la diphtérie*, Th. de Paris, 1886.

fréquente de toutes les complications de cette maladie, survient surtout au cours du croup, et particulièrement après la trachéotomie. Avant la trachéotomie, c'est la violence de la dyspnée hors de proportion avec un tirage médiocre qui mettra sur la voie du diagnostic. Après la trachéotomie, outre la dyspnée, on constate que la respiration devient bruyante et fréquente, la canule se sèche, l'expectoration se supprime complètement. La mort survient 9 fois sur 10.

La broncho-pneumonie est parmi les complications de la *fièvre typhoïde* une des plus graves. C'est une complication propre à l'adulte. Elle apparaît généralement vers la fin de la défervescence. Elle survient insidieusement, et c'est le plus souvent la reprise de la fièvre et la gêne respiratoire qui provoquent l'examen des poumons. Cet examen permet généralement de constater un foyer de condensation pulmonaire (forme pseudo-lobaire) se traduisant par des râles crépitants, du souffle, de la matité et de la bronchophonie. Sa durée est de dix à douze jours. Son pronostic est grave.

5° Évolution et pronostic. — On le voit, rien n'est plus variable que la marche et la durée de la broncho-pneumonie. L'état antérieur et l'âge du malade sont les principales causes de ces variations.

La *mort* est la terminaison habituelle ; on admet qu'elle tue le plus souvent l'adulte par infection, l'enfant par asphyxie. La guérison, quand elle survient, est lente, graduelle, souvent entravée par des rechutes. Le passage à la chronicité est des plus rares.

La broncho-pneumonie est toujours une affection extrêmement grave. Cette gravité comporte cependant des degrés qui varient surtout avec les *conditions étiologiques*.

L'*âge* a une importance extrême ; au-dessous de trois ans, la mortalité serait en bloc des trois quarts ; chez l'adulte, la maladie est moins meurtrière ; enfin chez le vieillard la gravité est extrême comme chez le tout jeune enfant.

Suivant la *maladie initiale*, le pronostic varie également : on estime le nombre des guérisons à un tiers pour la rougeole, à la moitié pour la coqueluche, à un dixième seulement pour la diphtérie.

Enfin le *milieu* a une influence de premier ordre, car l'on sait l'influence néfaste du séjour à l'hôpital sur l'évolution de la broncho-pneumonie.

6° Diagnostic. — Le diagnostic de la broncho-pneumonie doit se baser sur l'ensemble des symptômes : début au cours d'une affection antérieure, dyspnée violente, température élevée, signes physiques variables et peu en rapport avec les symptômes fonctionnels, tels sont les principaux éléments du diagnostic.

La *pneumonie franche* se caractérise par son début brusque, en pleine santé, son point de côté, ses signes physiques bien nets et unilatéraux.

La *congestion pulmonaire* décrite dans le jeune âge par CADET DE GASSICOURT, et qui guérit toujours, simule à s'y méprendre la broncho-pneumonie. Les phénomènes généraux moins marqués, des signes physiques plus étendus et plus également répartis permettront dans certains cas le diagnostic.

Mais un diagnostic qu'il importe de faire est celui de la *tuberculose à forme de broncho-pneumonie* : on se fondera pour affirmer cette dernière affection sur le début insidieux, une allure plus traînante, le siége des lésions au sommet, la différence des lésions d'un poumon à l'autre, la température parfois oscillante.

7° Traitement. — La *prophylaxie* découle des notions pathogéniques exposées plus haut.

Pour éviter l'auto-infection on fera des lavages antiseptiques des fosses nasales, de la bouche et de la gorge. Pour éviter la *contagion*, beaucoup plus importante, on isolera les enfants atteints de rougeole, de coqueluche ou de diphtérie ; on les isolera individuellement ou par petits groupes de deux à quatre, en prenant pour règle absolue de ne jamais laisser ensemble les enfants n'ayant que la rougeole ou la coqueluche, et les enfants ayant en plus la broncho-pneumonie.

Quant à la *thérapeutique*, elle repose sur l'emploi des *révulsifs*, des *expectorants* et de la *balnéothérapie*. Les badigeonnages à la teinture d'iode, les applications quotidiennes de *ventouses sèches* alternées avec de larges cataplasmes sinapisés seront les révulsifs les plus efficaces. Les *vomitifs*, inutiles chez l'adulte, sont excellents chez l'enfant. On pourra employer le sirop de Desessartz à la dose de 3 à 4 cuillerées à dessert par jour.

Les *bains tièdes* seront également mis en usage [1], on pourra les donner toutes les trois heures, et dès que la température du malade dépassera 39°. On soutiendra les forces par le thé au rhum, la potion de Todd ; l'alimentation consistera dans le régime lacté. — Pour pratiquer l'antisepsie des voies respiratoires, WEILL conseille chez les enfants la créosote à doses élevées, variables avec l'âge (0,05 à 0,25), sous forme de lavements, de suppositoires ou d'inhalations.

ARTICLE IX

ASTHME

L'asthme (du grec ἆσθμα) est une dyspnée paroxystique, d'origine nerveuse, résultant surtout de la contraction spasmodique du diaphragme et des autres muscles inspirateurs. — Il est généralement considéré comme une névrose de l'appareil respiratoire. Nous allons étudier d'abord la symptomatologie de l'accès d'asthme ; c'est en effet ce qu'il y a de mieux connu et de plus important dans son histoire.

1° Symptomatologie de l'accès d'asthme. — L'accès d'asthme est souvent précédé de céphalalgie, de lassitude, d'inaptitude au travail et d'un malaise général qui permet quelquefois aux malades de sentir venir leur crise. Au milieu de la nuit éclate l'accès d'asthme.

A. SYMPTÔMES FONCTIONNELS. — Le malade est en proie à une

---

[1] RENAUT, *Académie de médecine*, 24 mars 1896.

dyspnée violente, inspiratrice et expiratrice ; mais c'est l'expiration qui est surtout pénible et prolongée. L'air lui manque. En proie à une angoisse indicible, il se lève, court à la fenêtre, sans trouver de soulagement. Pour mettre en jeu toutes ses forces inspiratrices et expiratrices, il prend diverses attitudes : il s'assoit le corps penché en avant, ou se met à genoux appuyé sur les bras, qui servent alors de point d'appui aux muscles de la cage thoracique. Malgré ces artifices, la dyspnée persiste. La face est pâle, exprimant l'angoisse et couverte d'une sueur visqueuse.

Enfin la dyspnée cesse et la crise se termine par une expectoration caractéristique, qu'on a comparée à des œufs de fourmis ou encore à du vermicelle cuit. Plus tard l'expectoration devient moins adhérente, gommeuse, l'angoisse de tout à l'heure fait place à un grand soulagement. Le malade s'endort sans autres phénomènes. Quelquefois cependant la crise se termine par de la polyurie ou quelques éructations. Le lendemain le malade est brisé de fatigue ou éprouve une sensation de constriction thoracique.

B. Symptômes objectifs. — Examinons le malade pendant la crise. Tous les diamètres de la poitrine sont augmentés. Le diaphragme est spasmodiquement contracté ; les autres muscles inspirateurs (sternomastoïdiens, scalènes) le sont aussi d'une façon continue. Par moments, ils présentent quelques secousses. C'est une convulsion tonique et par instants clonique.

La dyspnée est lente, sans polypnée. Les *mouvements respiratoires* sont *ralentis* au point qu'il ne s'en produit que 10, 8 ou quelquefois même 4 à la minute. Cette dyspnée sans accélération, qui offre par conséquent quelque analogie à ce point de vue avec celle qui résulte d'un obstacle dans les voies aériennes supérieures, s'opposant à l'entrée de l'air dans la poitrine, s'en distingue par l'absence complète de tirage : il n'y a pas de dépression sus-sternale ou épigastrique.

En même temps la *sonorité pulmonaire* est *exagérée* ; la percussion des sommets donne du tympanisme ; le foie est abaissé, la région hépatique sonore. La matité cardiaque est diminuée par la dilatation des lames pulmonaires précordiales qui s'avancent vers la ligne médiane. Tout le poumon est distendu par un emphysème aigu et se trouve comme à l'étroit dans le thorax qui se dilate cependant au maximum. Cet état est caractéristique de l'asthme.

A l'*auscultation*, on ne constate au plus fort de la dyspnée que du silence respiratoire, plus tard des râles secs ou sibilants. Souvent la respiration est saccadée. De plus, pendant la crise le rapport normal de ses deux temps est renversé. L'expiration est beaucoup plus longue que l'inspiration.

L'*expectoration*, qui marque la fin de la crise et qui forme des *crachats perlés*, montre au microscope des filaments muqueux, parfois roulés en spirales, *spirilles de Curschmann :* ce sont de longs tuyaux traversés par un filament central de mucus. On y trouve encore les moules des canaux bronchiques et les *cristaux de Charcot-Leyden.* Constitués par des phosphates de bases organiques, ils ont la forme de deux fers de lance réunis par leur base. Pour les obtenir on n'a qu'à laisser dessécher les crachats. Ces cristaux ont été aussi rencontrés dans les fosses nasales dans certains cas d'asthmes réflexes d'origine nasale. Leur présence n'est cependant pas caractéristique. L'expectoration des asthmatiques montre encore des cellules éosinophiles, qu'on a dit attirées par les cristaux de Charcot-Leyden en vertu de leur pouvoir chimiotaxique, mais qui peuvent exister isolément.

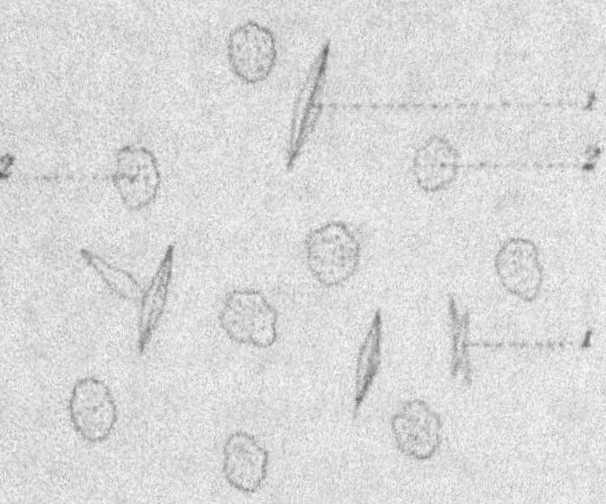

Fig. 13.

Cristaux de Charcot-Leyden (1, 1) et cellules éosinophiles (2, 2), dans l'expectoration d'un asthmatique.

2ᵉ Évolution et pronostic. — Tels sont les symptômes classiques des accès d'asthme, mais, par suite même de leur répétition, quelques-uns de leurs caractères arrivent à se modifier à la longue. La distension des alvéoles pulmonaires, répétée à chaque accès, finit par triompher de leur élasticité, et, après l'emphysème aigu qui caractérise l'accès d'asthme, l'emphysème définitif finit par s'installer. Alors la respiration ne devient plus tout à fait normale pendant l'intervalle des accès, et les déformations thoraciques de l'emphysème apparaissent. L'auscultation montre que l'expiration est prolongée et fait entendre les râles caractéristiques de la bronchite ; la poitrine devient globuleuse, le cou s'enfonce dans les épaules. Pendant les accès, l'élément catarrhal finit par primer l'élément nerveux et spasmodique. L'expectoration devient plus abondante et plus précoce. La gêne extrême de la circulation pulmonaire, qui ne se borne plus aux accès, mais devient continue par suite du développement de l'emphysème, finit par triompher de la résistance cardiaque et le ventricule droit se dilate. Cette dilatation aboutit à la longue à l'asystolie. Ce sont ces complications éloignées qui assombrissent le pronostic de l'asthme, car il n'offre pas par lui-même de gravité immédiate, et la mort, au cours de l'accès d'asthme, est tout à fait exceptionnelle. On ne meurt pas asthmatique : on meurt bronchitique ou cardiaque.

3° **Variétés cliniques**. — L'accès d'asthme est loin de revêtir dans tous les cas la symptomatologie que nous venons de schématiser plus haut. Dans cette névrose, les formes anormales ou frustes ne sont pas rares. L'accès typique peut être remplacé par un accès de hoquets convulsifs, survenir le jour au lieu d'être nocturne comme c'est habituellement le cas, ne présenter qu'un des symptômes de l'accès d'asthme (accès d'asthme frustes ou avortés), se réduire par exemple à l'angoisse extrême. Dans d'autres cas enfin, les accès se répètent et se rapprochent au point de devenir subintrants et de constituer un véritable état de mal, qui n'est pas sans analogie avec celui des épileptiques. Il n'est d'ailleurs pas rare de voir les accès d'asthme alterner sur le même sujet avec des manifestations diverses qui trahissent nettement son origine nerveuse (convulsions épileptiformes, sciatique, eczéma, urticaire, etc.).

Enfin l'asthme des foins mérite une description spéciale. Il se montre au printemps, quand les fleurs apparaissent et que l'atmosphère est chargée du pollen des herbes ou graminées (*coryza des foins*, *asthme des foins*). Il débute tout à coup par des éternûments, du larmoiement, une sécrétion nasale très abondante et un gonflement de la muqueuse qui rend la respiration nasale impossible. Souvent l'affection se complique d'accès dyspnéiques en tout comparables à ceux de l'asthme, avec angoisse indéfinissable, ralentissement des mouvements respiratoires et hypersécrétion bronchique. L'examen rhinoscopique montre les cornets du nez tuméfiés : leur tissu érectile est distendu et le stylet met souvent en évidence des zones spasmogènes dont le contact provoque une série de violents éternûments. La constatation de ces lésions nasales nous montre bien que l'asthme des foins forme une transition entre l'asthme essentiel et l'asthme symptomatique, dont nous allons plus loin nous occuper.

Le *catarrhe d'automne*, observé aux États-Unis, n'est pas provoqué par le pollen des graminées, mais par celui du solidago, de l'ambroisie et d'autres plantes fleurissant plus tard ; les malades qui y sont sujets ne souffrent donc pas au printemps, mais en automne.

4° Diagnostic. — Il faut éviter de confondre l'asthme essentiel avec les autres dyspnées et surtout avec celles qui se rapprochent de l'accès d'asthme par leur début subit et nocturne : pseudo-asthme des brightiques, des cardiaques ou des tuberculeux. Ces dyspnées paroxystiques sont encore désignées sous le nom d'*asthmes symptomatiques*. Leurs caractères rappellent plus ou moins ceux de l'accès d'asthme, mais leur cause nous apparaît nettement, à l'inverse de celle de l'asthme vrai. On les appelle encore pour cette raison asthmes réflexes, dénomination qui a l'inconvénient de généraliser une interprétation pathogénique, démontrée seulement pour une catégorie limitée de cas. Le plus souvent, cette cause appréciable réside dans les voies aériennes supérieures, polypes du nez ou rhinite hypertrophique, dont la suppression entraîne la cessation des accès dyspnéiques analogues à ceux de l'asthme. Les tumeurs du médiastin, les lésions bulbaires du tabes ou de la sclérose en plaques peuvent produire des accès dyspnéiques analogues à ceux de l'asthme. Une tuberculose locale, osseuse ou articulaire, peut se compliquer de granulie pulmonaire avec accès d'asthme. La phtisie vulgaire à son début, et alors qu'elle est encore latente, peut se manifester par des accès d'asthme nocturnes, qui ont une haute valeur diagnostique. Un violent accès d'asthme, débutant brusquement, peut être le premier symptôme apparent d'un mal de Bright ou d'une lésion cardiaque qu'on n'avait pas soupçonnés jusque-là. Toutes ces sortes d'asthme ne sont pas des variétés de l'accès d'asthme à proprement parler, car elles en diffèrent toujours par un certain côté. Ce sont des dyspnées paroxystiques. Leur importance diagnostique est considérable, car elles peuvent mettre sur la voie d'affections organiques jusque-là passées inaperçues. Elles nous permettent aussi de pénétrer la pathogénie de l'accès d'asthme.

Un examen attentif des divers organes est donc nécessaire pour affirmer qu'il s'agit de l'asthme essentiel.

5° Étiologie et pathogénie. — L'accès d'asthme est déterminé par les causes les plus diverses, mais la plupart des auteurs s'accordent pour reconnaître qu'elles n'ont d'action que sur un terrain tout spécial. C'est ce que démontre l'étude des antécédents des asthmatiques ; on y relève la présence, à des âges variés, de manifestations nerveuses ou arthritiques. Ainsi, par exemple, une malade qui présente aujourd'hui son premier accès d'asthme aura eu à trois ans du spasme de la glotte, plus tard des convulsions au cours d'une des fièvres éruptives de l'enfance (rougeole ou scarlatine), des terreurs nocturnes, de la chorée. A la puberté sa menstruation aura été irrégulière, et il n'est pas rare que le premier accouchement soit marqué par un accès de manie puerpérale. D'autre part, les accès alternent avec des épistaxis, des métrorragies, la migraine, l'eczéma, l'urticaire. Au moment de leur disparition, ils pourront faire place à des accès de goutte. Enfin l'asthmatique sera encore arthritique dans sa descendance ; ses enfants ne seront pas nécessairement asthmatiques, mais auront d'autres manifestations de l'arthritisme.

C'est donc sur un terrain tout spécialement préparé que se développe l'accès d'asthme. Quant à la cause occasionnelle qui va déterminer l'apparition du paroxysme, elle est le plus souvent inconnue, mais quelques faits cliniques précis permettent de déterminer la réalité de son existence et son mode d'action. C'est ainsi que nous comprenons qu'une lésion nasale, ou le développement des tubercules dans le poumon puisse, par voie réflexe, déterminer une irritation qui se réfléchira sur les centres respiratoires et provoquera le paroxysme sur un organisme héréditairement préparé. Dans la plupart des cas d'asthme essentiel, cette cause est infiniment moins tangible.

6° Traitement. — Il faut, autant que possible, prévenir la crise en se basant sur les susceptibilités individuelles ; si l'asthme est d'origine nasale, ce que montre l'examen local, il doit être traité en conséquence.

a. *Traitement de l'accès*. — Lorsque la crise est déclarée, on l'atténue par des fumigations de papier nitré, ou de papier arsénical, en faisant fumer des cigarettes de datura, de belladone ou de jusquiame (cigarettes de Trousseau, cigarettes Espic), ou inhaler quelques gouttes de pyridine, de chloroforme, d'éther ou encore d'iodure d'éthyle (six gouttes). L'injection sous-cutanée de pilocarpine (0^{gr},005) ou de morphine (0^{gr},01 associé à 1/2 ou 1 milligramme d'atropine) calme d'ordinaire rapidement l'accès.

b. *Traitement dans l'intervalle des accès*. — Dans l'intervalle des crises, on donnera pendant de longues périodes de l'iodure de potassium (0^{gr},50 à 1 gr.) qui agit en favorisant la sécrétion des bronches, en diminuant leur excitabilité et en modifiant leur circulation sanguine, de l'arsenic (X à XV gouttes de liqueur de Fowler), de la belladone (0^{gr},02 à 0^{gr},04 d'extrait), ou de la teinture de lobélie (1 à 2 grammes) qui suspendrait, d'après Daesen, l'action du pneumogastrique sur les muscles de Reissessen.

Les eaux thermales des Pyrénées (Cauterets, Eaux-Bonnes, Luchon, etc.) ou les eaux du Massif Central (Mont-Dore, la Bourboule, Royat) sont souvent indiquées ; ces dernières le sont particulièrement dans l'asthme nerveux ou l'asthme lié à la tuberculose.

Chez les asthmatiques goutteux ou fortement entachés d'arthritisme, les alcalins, le salicylate de soude, la lithine, les diurétiques, le régime végétarien doivent être associés à l'iodure ou alterner avec lui.

Pour les pseudo-asthmes des cardiaques et des brightiques, traiter la maladie causale. L'asthme des foins est justiciable de la galvanocaustie nasale et des antispasmodiques ci-dessus.

ARTICLE X

COQUELUCHE

La coqueluche est une maladie épidémique et contagieuse, caractérisée surtout par une toux convulsive et survenant principalement chez les enfants.

Longtemps confondue avec la grippe, elle semble avoir été isolée par BAILLOU. Au siècle dernier, TROUSSEAU en a fait une description restée classique.

1° Étiologie. — La coqueluche est surtout fréquente de deux à cinq ans. Elle est très contagieuse ; un instant de contact suffit pour la communiquer, probablement par l'intermédiaire de l'air expiré, ou par les sécrétions nasales ou bronchiques. Aussi peut-on dire que presque tous les enfants l'ont eue. Il est douteux que la contagion puisse se faire par des objets ou par l'intermédiaire de personnes bien portantes. On pense généralement que la coqueluche est surtout contagieuse pendant la période des quintes. D'après WEILL, au contraire, elle est contagieuse avant la période des quintes et cesse de l'être peu de jours après que celles-ci ont fait leur apparition.

2° Symptômes. — Après une *incubation* d'une semaine en moyenne, la coqueluche débute par une légère *trachéo-bronchite*, avec raucité de la voix, toux et chatouillements laryngés. Il s'y ajoute quelquefois un peu de coryza ou de conjonctivite.

En même temps le caractère de l'enfant devient triste et maussade, et il se manifeste le soir une petite élévation thermique.

Au bout de quelques jours surviennent les *quintes* caractéristiques de la maladie : l'enfant est pris d'une toux convulsive, consistant en une série de secousses expiratoires, pendant lesquelles ses veines deviennent turgescentes et sa face se cyanose. Ces secousses se succèdent sans interruption et l'enfant asphyxie pendant quelques secondes jusqu'à ce que se produise enfin une inspiration sifflante à laquelle on donne le nom de reprise inspiratoire. Elle est immédiatement suivie d'une nouvelle série de mouvements expiratoires convulsifs, puis d'une reprise, et le cycle se renouvelle ainsi trois, quatre fois ou davantage jusqu'à ce que le rejet d'abondantes mucosités filantes mette fin à l'accès. On donne à l'ensemble de ces phénomènes le nom de *quinte*. Elle laisse après elle un peu d'abattement ou un bien-être qui se prolonge jusqu'à la crise suivante. Ces quintes se répètent ainsi pendant la journée au nombre de 15 ou 20, mais elles sont parfois plus nombreuses ou plus rares.

Au bout de quatre ou cinq semaines, les quintes deviennent moins caractéristiques, elles se mêlent d'accès de toux ordinaire, se font de plus en plus rares et finissent par disparaître complètement. L'état général est habituellement assez bon pendant toute la durée de l'affection, sauf dans les formes graves à quintes très nombreuses. La fièvre est modérée, ne dépassant guère 38°,5.

3° **Complications**. — Elles sont d'origine mécanique et relevant des quintes, d'origine nerveuse ou d'origine infectieuse :

a. *Complications mécaniques*. — Les quintes peuvent, en raison de *leur intensité*, s'accompagner de quelques accidents qui reconnaissent une origine purement mécanique : épistaxis ou hémoptysie, otorragie par rupture du tympan, émission d'urine ou de matières fécales, hernies, prolapsus du rectum. Les vomissements sont beaucoup plus fréquents, surtout si les quintes sont violentes. La *répétition* des quintes finit par amener l'ulcération du frein de la langue constamment en contact avec

les incisives et canines inférieures, de la bouffissure de la face
et un certain degré d'emphysème pulmonaire. L'emphysème inter-alvéolaire et sous-cutané constitue un accident exceptionnel.

b. *Complications nerveuses*. — Le spasme de la glotte, l'arrêt
du cœur en diastole, les convulsions, les crampes et contractures
sont des complications nerveuses plus rares.

c. *Complications infectieuses*. — Indépendamment des quintes,
surviennent diverses complications infectieuses. La plus redoutable est la *broncho-pneumonie*, qui assombrit beaucoup le
pronostic de la coqueluche chez les tout jeunes enfants : la toux
perd alors brusquement son caractère quinteux, la température
s'élève et l'auscultation fait entendre des râles sous-crépitants
fins ou du souffle variable d'un jour à l'autre. La congestion
pulmonaire, la pleurésie, la péricardite, l'albuminurie sont
infiniment moins fréquentes. La gangrène buccale ou *noma* est
une complication tardive d'une gravité extrême.

4° Pronostic. — La coqueluche est une affection banale et
généralement bénigne, sauf chez le nouveau-né et le nourrisson,
et en dehors des complications énumérées ci-dessus. Elle peut
laisser après elle de l'emphysème, de la dilatation des bronches,
ou aboutir à la tuberculose pulmonaire. La mort est ordinairement le fait de la broncho-pneumonie, mais peut cependant survenir dans une cachexie progressive. L'autopsie ne montre, indépendamment des lésions propres aux complications mortelles
(broncho-pneumonie, etc.), que de la congestion de la muqueuse
bronchique et de l'augmentation de volume des ganglions trachéo-bronchiques.

5° Diagnostic. — Une luette très allongée venant chatouiller
sans cesse la base de la langue, un polype pédiculé du larynx,
l'adénopathie trachéo-bronchique, la tuberculose pulmonaire dans
quelques cas, sont susceptibles de produire une toux quinteuse
qu'on pourrait confondre avec celle de la coqueluche. L'examen
objectif du malade en fera reconnaître la véritable cause, et
d'ailleurs l'évolution de la coqueluche en quelques semaines est
assez caractéristique. De plus, l'ulcération sublinguale, l'expectoration filante qui termine les quintes, l'absence de dyspnée

dans leur intervalle ne permettent guère l'erreur. Lorsqu'on désire être témoin de la quinte, on peut à la rigueur la provoquer en introduisant l'index dans le larynx.

6° Pathogénie. — Les théories pathogéniques de la coqueluche peuvent être groupées sous deux chefs :

a. *Théories nerveuses*. — La coqueluche a été considérée comme une névrose des voies respiratoires frappant surtout le nerf laryngé supérieur. G. DE MUSSY l'attribuait à l'irritation de ce nerf par les ganglions trachéo-bronchiques hypertrophiés, et BEAU expliquait la quinte par l'accumulation des mucosités sur les cordes vocales.

b. *Théories infectieuses*. — En raison de sa contagiosité et de son évolution cyclique, la coqueluche doit être assimilée aux maladies infectieuses. POULET, LETZERICH ont isolé des microbes dont l'inoculation a été négative. AFANASSIEW et son élève SER-CHENKO ont cultivé un bacille assez analogue au *bacterium termo* et dont l'inoculation dans la trachée produit une broncho-pneumonie avec toux quinteuse. On ne considère guère la coqueluche comme une infection générale, mais plutôt comme une infection locale, limitées aux voies respiratoires.

7° Traitement. — Il consiste surtout dans l'administration des antispasmodiques : belladone, antipyrine. L'ipéca et les révulsifs sont aussi d'un usage courant. L'anesthésie locale (badigeonnages à la cocaïne) ou générale (inhalations d'éther), a été quelquefois employée contre les quintes très nombreuses et très violentes.

L'emploi des médicaments antiseptiques est rationnel dans une maladie considérée par beaucoup d'auteurs comme infectieuse : acides salicylique et benzoïque, sulfate de quinine, pulvérisations phéniquées. On emploie aussi le bromoforme (IV gouttes par année d'âge).

Le seul traitement prophylactique consiste dans l'isolement aussi précoce que possible. L'enfant sera placé dans une chambre bien aérée ; le changement d'air est indiqué si la période des quintes se prolonge au delà de quatre à cinq semaines.

CHAPITRE IV

MALADIES DU POUMON

Leur étude comprend :

1° Celle des troubles circulatoires (*congestion, œdème, infarctus*) ;

2° Celle des maladies aiguës (*pneumonie, gangrène, abcès*) ;

3° Celle des maladies chroniques (*scléroses pulmonaires, pneumokonioses, emphysème*) ;

4° Celle de la *tuberculose* et de ses diverses formes : un chapitre spécial est consacré dans le chapitre VII à l'anatomie pathologique générale de la tuberculose ;

5° Celle de la *syphilis*, des *kystes hydatiques* et du *cancer*.

ARTICLE PREMIER

EXPLORATION DU POUMON

L'exploration du poumon embrasse un ensemble de signes physiques et fonctionnels.

1° Signes physiques. — L'examen physique du poumon doit toujours se faire méthodiquement : 1° par l'*inspection* qui révèle les déformations thoraciques, à peu près spéciales aux affections chroniques ; 2° par la *percussion* qui renseigne sur la condensation du parenchyme pulmonaire (congestion, hépatisation, sclérose, tubercules) et quelquefois sur les processus destructifs ; 3° par la *palpation* ou recherche des vibrations vocales qui fournit des renseignements du même ordre ; 4° par l'*ausculta-tion* de la respiration, de la toux, de la voix haute et de la voix chuchotée.

C'est l'auscultation de la respiration qui donne les renseignements les plus précieux : elle permet d'apprécier la diminution du murmure vésiculaire ou la rudesse de l'expiration au début de la tuberculose, les râles des bronchites, les souffles caractéristiques de l'hépatisation, les souffles et les gargouillements qui accompagnent les excavations pulmonaires. Lorsqu'on soupçonne la tuberculose, les sommets doivent faire l'objet de l'examen le plus attentif.

Toutes les fois que cela sera nécessaire, ces procédés d'investigation seront complétés par la *radioscopie* qui, grâce aux ombres projetées sur l'écran fluorescent, permet d'apprécier l'opacité ou la transparence des diverses parties du poumon et le jeu du diaphragme. Toutes les condensations du tissu pulmonaire (infiltration tuberculeuse, hépatisation, sclérose, infarctus), les tumeurs et les abcès sont indiqués par une teinte plus foncée, alors que l'emphysème et souvent les cavernes s'accusent par une teinte plus claire.

2° Symptômes fonctionnels. — Ces renseignements seront complétés par ceux que donne l'examen fonctionnel du poumon : il permet de constater l'accélération des *mouvements respiratoires* (au lieu de 16 par minute, chiffre normal chez l'adulte), souvent accompagnée de battements des ailes du nez, le ralentissement des mouvements respiratoires, l'inversion du rythme normal, au besoin l'étude de la capacité respiratoire. On se renseignera sur les points de côté, sur la *toux* et son timbre (toux sèche, toux grasse, toux quinteuse, toux coqueluchoïde, etc.)

Enfin on examinera l'*expectoration* : son simple aspect peut faciliter un diagnostic, c'est le cas pour les crachats rouillés de la pneumonie, les crachats nummulaires des cavernes tuberculeuses, les crachats fétides de la gangrène, etc. On en pratiquera fréquemment l'examen bactériologique, soit directement, soit par inoculation aux animaux (bacille de Koch, pneumocoque, etc.), et quelquefois même l'examen histologique (cellules cancéreuses).

ARTICLE II

CONGESTION PULMONAIRE

Les congestions du poumon et l'œdème, qui leur fait ordinairement suite, reconnaissent trois mécanismes différents qui, dans certains cas, peuvent d'ailleurs combiner leurs effets : stase, congestion *a vacuo*, congestion vasomotrice.

1° Stase pulmonaire. — La stase (encore désignée sous le nom de congestion passive) est caractérisée par un *obstacle à l'écoulement du sang* dans les veines pulmonaires. Elle reconnaît presque toujours une origine cardiaque, soit qu'il s'agisse d'une lésion myocardique ou valvulaire, soit que la faiblesse du cœur ne fasse que traduire l'adynamie générale de l'organisme (fièvres graves, cachexies). Elle est, dans tous les cas, puissamment aidée par le décubitus dorsal des malades (pneumonie hypostatique).

2° Congestion a vacuo. — Dans la congestion *a vacuo*, ce n'est plus la pression sanguine qui augmente, c'est celle du milieu ambiant qui diminue. Le résultat mécanique est le même : afflux du sang dans les vaisseaux du parenchyme pulmonaire. Les hémoptysies des ascensions élevées, la violente expectoration albumineuse qui fait suite à la thoracentèse quand on pratique une trop brusque décompression du poumon, en sont des exemples.

3° Congestions d'origine vaso-motrice. — Dans les congestions d'origine vaso-motrice, la force des contractions cardiaques reste la même, la pression ambiante également, mais le tonus des vaisseaux pulmonaires s'abaisse, soit par paralysie des vasoconstricteurs, soit par excitation des vasodilatateurs. Les recherches de Fr. FRANCK nous ont appris que le sympathique contient les vasoconstricteurs du poumon ; ARLOING les a aussi mis en évidence dans le pneumogastrique, surtout dans le pneumogastrique gauche.

Par suite de cette diminution du tonus, les vaisseaux pulmonaires ne résistent plus, ils se laissent dilater sous l'action de l'ondée sanguine partie du cœur droit : il y a un afflux plus considérable du sang dans le système pulmonaire ; la congestion est constituée.

Étudions maintenant les causes susceptibles de mettre en jeu cette action vasomotrice. Le système vasomoteur pulmonaire peut être influencé :

1° *Par des lésions organiques du système nerveux* : qu'elles portent sur les plexus sympathiques ou sur les centres. C'est le cas pour les poussées congestives qui accompagnent l'angine de poitrine et les lésions du plexus cardiaque, pour celles qui surviennent dans les hémorragies ou ramollissements des centres nerveux (cerveau, bulbe, protubérance), ou dans les lésions expérimentales de ces centres (BROWN-SÉQUARD)[1] ;

2° *Par voie réflexe* : action du froid sur les téguments, brûlures étendues[2], affections des organes abdominaux, colique hépatique, etc. ;

3° *Par une cause locale* agissant au niveau du poumon ou des voies respiratoires : infarctus, pleurésie, respiration de gaz irritants ou d'un air trop froid. Les poussées congestives, qui se font autour des tubercules pulmonaires, doivent reconnaître au moins partiellement ce mécanisme ; il ne faut cependant pas perdre de vue les propriétés vaso-dilatatrices de certaines toxines (ectasine de BOUCHARD) ;

4° *Par une intoxication* : alcoolisme aigu, venin des serpents, action de l'iodure de potassium chez des sujets particulièrement susceptibles ;

5° *Par une auto-intoxication* : congestions aiguës des arthritiques et surtout des brightiques ;

6° *Par une infection* : fièvres éruptives, grippe, dothiénentérie.

---

[1] La congestion pulmonaire peut même venir compliquer des affections nerveuses indépendantes de toute lésion organique, par exemple l'hystérie.

[2] Dans ce dernier cas toutefois, les phénomènes thoraciques observés s'expliquent par des embolies pulmonaires parties des vaisseaux cutanés beaucoup mieux que par une congestion réflexe.

rhumatisme. De Brun a décrit sous le nom de *pneumo-paludisme* une congestion survenant chez des paludéens, intense au point de simuler une pneumonie, durant de trois à six jours et dont tous les symptômes disparaissent en quelques heures. La congestion pulmonaire, au cours de l'étranglement herniaire, relève de l'infection coli-bacillaire (Clado);

7° A côté de toutes ces congestions pulmonaires, en quelque sorte secondaires, il existe encore des *congestions primitives*, qu'on ne peut attribuer à aucune des causes sus-mentionnées, si ce n'est peut-être à l'infection : ce sont les congestions dites *idiopathiques* (fluxion de poitrine, maladie de Woillez, splénopneumonie de Grancher, congestion paroxystique de Weill).

Toutes les considérations étiologiques et pathogéniques précédentes, visant la congestion pulmonaire, peuvent aussi s'appliquer à l'œdème qui n'en est le plus souvent que la conséquence et qui en forme comme un deuxième stade ; à la congestion succède la transsudation. Il est cependant des cas, particulièrement chez les *brightiques* et les *aortiques* (voy. p. 114, *Étiologie de l'œdème aigu du poumon*), où *l'œdème prime la congestion*, ainsi qu'on peut le vérifier à l'autopsie ; nous savons d'ailleurs qu'il existe chez les brightiques un œdème aigu de la glotte, sans phénomènes congestifs appréciables ; cela tient probablement à des modifications particulières et encore mal connues du sang et des vaisseaux.

En résumé, bien que dans certaines conditions cliniques plusieurs facteurs pathogéniques puissent combiner leurs effets, nous proposons de diviser, pour plus de simplicité, les congestions pulmonaires en[1] :

Mécaniques.	Par stase.	*Congestion passive.* (par obstacle à la circulation de retour).
	à vacuo.	
Vasomotrices.	Secondaires. Primitives ou idiopathiques.	*Congestions dites actives* (par afflux sanguin).

[1] Cette classification s'écarte de la division habituelle en congestions passives et congestions actives qui nous paraît inacceptable, car elle fait entrer dans sa deuxième catégorie des congestions

4° Symptômes des congestions pulmonaires. — La congestion passive des cardiaques se traduit par une augmentation de la dyspnée et de la cyanose, une expectoration muqueuse, sanguinolente en cas d'infarctus, par de la submatité, une légère augmentation des vibrations vocales à la palpation, et des râles sous-crépitants fins aux deux bases.

Les congestions aiguës s'annoncent souvent par un point de côté, de la dyspnée, de la fièvre, une expectoration muqueuse adhérente, presque toujours teintée et souvent striée de sang. L'auscultation fait entendre une pluie de râles fins, le plus souvent avec râles sibilants de bronchite ; il y a de la submatité, mais l'exagération des vibrations vocales n'est pas constante. Les signes stéthoscopiques se modifient rapidement, et la résolution se fait en quelques jours. Fréquemment il y a un léger épanchement pleural concomitant. Des formes à symptomatologie spéciale sont la *spléno-pneumonie* de GRANCHER qui simule une pleurésie bien qu'il n'y ait pas d'épanchement, la congestion paroxystique de WELL qui est récidivante, et la fluxion de poitrine (GRASSET, DIEULAFOY), qui intéresse le poumon, les bronches, la plèvre, les muscles, se traduisant ainsi par un violent point de côté, par des crachats striés de sang, par des frottements, par des râles fins, par des sibilances.

5° Traitement. — Il se résume dans les ventouses sèches, la révulsion répétée et les antipyrétiques.

ARTICLE III

OEDÈME PULMONAIRE

Cette affection fort bien connue dans ses manifestations cliniques, reste encore aujourd'hui un véritable problème pathogénique.

comme celles qui succèdent aux lésions des centres nerveux, qui sont manifestement d'origine *neuroparalytique* et ne sauraient par conséquent être considérées comme *actives*. C'est congestion *par afflux sanguin* qu'il faudrait dire : le mot congestion active nous paraît un abus de langage.

1° Étiologie et mécanisme. — Nous distinguerons les catégories suivantes[1] :

a. *Œdème mécanique*. — Il succède à une ponction d'ascite ou à une thoracentèse, *surtout lorsque l'épanchement pleurétique a été évacué trop rapidement et à fond*; on a pu le voir cependant compliquer une ponction faite avec toutes les précautions voulues. Il est dû à l'expansion du poumon longtemps comprimé par l'épanchement et au brusque afflux sanguin qui suit cette décompression ; c'est un œdème *a vacuo*.

b. *Œdème toxique*. — Nous rangeons dans cette catégorie les œdèmes par intoxication externe (alcoolisme aigu, empoisonnement par la muscarine ou par le venin des serpents) et ceux par intoxication d'origine interne ou auto-intoxication ; le plus fréquent est celui qui se montre au cours du *mal de Bright* (Bouveret), et qui est comparable à l'œdème glottique des brightiques.

c. *Œdème infectieux*. — Survenant au cours du rhumatisme articulaire aigu ou chez des rhumatisants, il a été aussi observé par Jaccoud dans la fièvre typhoïde.

d. *Œdème dans les maladies de l'aorte et les cardiopathies artérielles* (Huchard, Brouardel). — On voit une aortite, avec ou sans angine de poitrine, se compliquer de terribles poussées d'œdème pulmonaire provoquées sans doute par l'irritation des plexus nerveux voisins de l'aorte[1], retentissant par voie réflexe ou directement sur les vasomoteurs pulmonaires.

2° Anatomie pathologique. — A l'ouverture du thorax on

[1] Brouardel. Acad. de méd., 1896 ; Morély, *L'œdème aigu du poumon*, Gaz. des hôp., 2 octobre 1897.

[1] D'après Welsch, l'œdème aigu qui vient compliquer les cardiopathies artérielles résulte du défaut d'équilibre entre le ventricule droit et le gauche : celui-ci à force de s'épuiser à lutter contre l'obstacle créé par la lésion aortique finit par faiblir tout d'un coup, et cette asystolie aiguë du cœur gauche est d'autant plus dangereuse que le ventricule droit conserve toute son énergie et que la tension sanguine du poumon se trouve ainsi augmentée dans des proportions énormes : de cette hypertension résulte la transsudation séreuse qui constitue l'œdème.

trouve le poumon augmenté de volume, turgescent ; il porte l'empreinte des côtes. Ses bords antérieurs ont leurs vésicules distendues par l'emphysème aigu. Il crépite facilement sous le doigt. A la coupe, il laisse échapper une sérosité spumeuse. Un fragment de parenchyme jeté dans l'eau ne gagne pas le fond du vase, mais reste entre deux eaux.

Histologiquement on trouve les alvéoles remplis d'un liquide séreux. Les vaisseaux pulmonaires sont en effet trop rapprochés de la lumière des alvéoles (dont ils ne sont séparés que par un mince vernis endothélial) pour que la transsudation du sérum se fasse ailleurs. Ce n'est que dans les cas d'œdème très intense qu'il y a en même temps infiltration du tissu conjonctif inter-alvéolaire, ce qui est très rare. L'épithélium alvéolaire est intact ; sa lésion se réduit à la desquamation de quelques cellules endothéliales. En somme, le fait dominant est l'*hydropisie alvéolaire*.

3° Symptomatologie. — L'œdème pulmonaire aigu débute *subitement* sans cause apparente, le plus souvent au milieu de la nuit, chez un aortique ou un brightique, ou bien il survient quelques minutes après une thoracentèse ou une ponction d'ascite.

A. SYMPTÔMES FONCTIONNELS. — La *dyspnée* est d'emblée intense ; elle arrive rapidement jusqu'à l'orthopnée. Le malade, assis sur son lit ou appuyé sur les bras, fait appel à toutes ses forces inspiratoires ; son angoisse est extrême. Les yeux sont saillants, la face cyanosée, les narines dilatées et battantes.

L'*expectoration*, rejetée au milieu de secousses de toux incessantes, est filante, aérée, très mousseuse et colorée en rose ; on lui donne le nom d'*expectoration albumineuse*, car elle rappelle assez bien le blanc d'œuf battu et est d'ailleurs riche en albumine qu'on peut précipiter par l'addition d'acide azotique. Le malade en rend un plein crachoir.

B. SIGNES PHYSIQUES. — L'*auscultation* fait entendre aux deux bases des *râles crépitants* qui n'y restent pas limités, mais gagnent de proche en proche les parties plus élevées du poumon et montent progressivement jusqu'à son tiers supérieur.

La *percussion* ne donne pas de la matité, mais au contraire une *exagération de la sonorité pulmonaire*, à cause de l'emphysème aigu qui se produit en même temps, du fait de la dilatation des alvéoles par le redressement des sinuosités des capillaires pulmonaires, et du fait de l'amplitude anormale des mouvements du thorax.

La *circulation* est peu influencée; la tension artérielle s'élève pendant l'accès, mais elle baisse à sa disparition et il n'est pas rare qu'il soit suivi de phénomènes asystoliques attribués par HUCHARD à la fatigue du cœur.

4° **Évolution et pronostic**. — La durée de l'accès est très variable; il dure de quelques minutes à quelques heures et laisse d'ordinaire après lui un œdème localisé aux bases. — Dans les cas graves l'expectoration diminue progressivement et la *mort* survient par asphyxie mécanique; le malade est littéralement étouffé par l'obstruction bronchique que provoque l'exsudat. Il existe enfin une *forme foudroyante* qui tue en quelques minutes (ANDRAL). A sa gravité propre l'œdème pulmonaire aigu ajoute encore celle des affections organiques qui lui donnent naissance et peuvent provoquer le retour de poussées nouvelles.

5° **Diagnostic**. — Une *dyspnée formidable et subite*, l'*expectoration albumineuse*, les *râles crépitants*, sont les principaux signes de l'œdème aigu. Il ne faudra pas le confondre :

a. Avec l'*accès d'asthme*, caractérisé par une dyspnée surtout expiratrice, par l'absence de signes stéthoscopiques et par les crachats perlés qui surviennent à *la fin* de la crise seulement.

b. Avec la *dyspnée urémique*, également sans signes stéthoscopiques et qui affecte quelquefois le rythme spécial de Cheyne-Stokes.

c. Avec la *dyspnée des cardiopathes* asystoliques, avec arythmie, et grands œdèmes des membres inférieurs envahissant le tronc.

d. Avec l'*embolie pulmonaire*, dont la cause doit être cherchée dans une lésion du cœur droit et des veines (varices, phlébite, phlegmatia alba dolens).

6° Traitement. — La saignée, les ventouses appliquées sur le thorax diminuent la fluxion pulmonaire et constituent le traitement de l'accès. Le régime lacté et l'administration longtemps prolongée de l'iodure de sodium (0ᵍʳ,50) constituent, dans l'intervalle des accès, le traitement de l'artério-sclérose dont l'œdème pulmonaire n'est souvent qu'une complication.

ARTICLE IV

INFARCTUS PULMONAIRE

On réserve généralement le nom d'infarctus pulmonaire à l'hémorragie qui succède à l'oblitération vasculaire d'origine embolique ; c'est par abus de langage qu'on applique indistinctement ce terme à n'importe quel épanchement sanguin dans l'intérieur du parenchyme pulmonaire (traumatismes, hémorragies accompagnant les lésions cérébrales, etc.).

1° Étiologie. — Les causes de l'infarctus sont celles de l'embolie pulmonaire, c'est-à-dire surtout les maladies du cœur et les lésions du système veineux (phlébite). Parmi les maladies du cœur, une place spéciale doit être réservée au rétrécissement tricuspidien.

Mais une grosse embolie de l'artère pulmonaire ne produit pas l'infarctus ; elle produit une dyspnée extrême avec angoisse, et la mort survient au bout de quelques heures ou même de quelques instants, avant que l'infarctus ait eu le temps de se constituer.

Les embolies capillaires ne produisent pas davantage d'infarctus ; il est dû aux *embolies moyennes*.

2° Description clinique. — Le plus souvent chez un cardiaque, chez un mitral ayant depuis longtemps de la gêne de la respiration, ou bien chez un malade porteur d'une phlegmatia alba dolens ou d'une phlébite quelconque, l'embolie pulmonaire s'annonce par l'apparition ou l'accroissement subit de la dyspnée qui va jusqu'à la suffocation, par un point de côté thoracique et par de la toux ; l'expectoration est sanguinolente, peu abondante ; c'est une hémoptysie spéciale, dont le sang n'est pas rouge, mais plutôt noirâtre et poisseux.

L'auscultation fait percevoir ordinairement à une des bases un foyer de râles sous-crépitants avec respiration soufflante ; s'il s'agit d'un gros infarctus, il peut s'accompagner de souffle tubaire et de matité. Enfin l'infarctus peut subir des transformations, devenir purulent, s'évacuer en laissant alors entendre des signes cavitaires (GENDRIN).

La fièvre est fréquente (PENZOLDT, JURGENSEN), même en dehors de toute origine septique de l'embolie, auquel cas surviennent des signes d'infection généralisée.

Tous les symptômes disparaissent en quelques jours à moins que l'infarctus ne se complique de pneumonie, de pyopneumothorax ou de gangrène pulmonaire ; cette dernière éventualité se reconnaît à la présence de fibres élastiques dans l'expectoration.

Ajoutons que souvent l'infarctus passe inaperçu, faute des signes énumérés plus haut.

3° Anatomie pathologique. — L'infarctus pulmonaire est avant tout une *lésion hémorragique*. Il est donc bien différent de l'infarctus des autres organes à artères terminales (rein, rate, cerveau), dont le principal caractère est l'ischémie, suite de l'oblitération vasculaire.

L'infarctus occupe ordinairement les parties inférieures et postérieures du poumon, plus rarement ses bords : il est exceptionnel au sommet. Son siège le plus habituel est à la périphérie de l'organe et non à son centre.

Vu par sa surface extérieure ou sur une coupe, il représente un bloc brun noirâtre, ayant l'apparence d'un caillot sanguin ; c'est en somme un fragment de tissu pulmonaire, farci de sang qui remplit bronches et alvéoles, distendu, privé d'air, plus dense que l'eau. Son volume varie des dimensions d'un acinus à celles d'un ou plusieurs lobules. Sa forme est conique, à sommet tourné vers le hile du poumon et en rapport avec l'artère oblitérée. Son tissu est grenu, mou d'abord, puis de plus en plus dur, au point de présenter la fermeté et la sécheresse d'une *truffe*, qu'il rappelle d'ailleurs par sa couleur.

Le *microscope* montre un épanchement sanguin, des globules déformés, une fine poussière pigmentaire infiltrant tout le tissu pulmonaire, des cellules chargées de ce pigment et qu'on retrouve d'ailleurs dans l'expectoration, dites *cellules cardiaques*. Les lymphatiques sont gorgés de globules rouges ; les capillaires sanguins sont aplatis par le sang extravasé.

Au bout de quelque temps l'infarctus se modifie ; il devient le siège d'une prolifération conjonctive qui aboutit à son *induration fibreuse*. Sa désintégration et l'évacuation du contenu de sa cavité sont beaucoup plus rares.

Lésions du voisinage. — Autour de l'infarctus qui l'irrite comme un corps étranger, le poumon présente des traces de congestion, d'œdème, de splénisation. La plèvre est intéressée ; le pyopneumothorax, par perforation de la plèvre viscérale au niveau de l'infarctus, est très rare, mais l'irritation de la séreuse se traduit souvent par une pleurésie séreuse ou hémorragique ; l'infarctus est la cause la plus importante de pleurésie chez les cardiaques.

4° Pathogénie. — On admet généralement que l'infarctus résulte de l'oblitération embolique d'une artériole pulmonaire.

Comment cette oblitération peut-elle produire une hémorragie ?

VIRCHOW, ROKITANSKY, RINDFLEISCH expliquaient ce phénomène paradoxal par la théorie de la fluxion collatérale ; par suite de l'oblitération artérielle, la pression vasculaire tomberait à 0 au-dessous du point oblitéré et alors le sang y refluerait, apporté par les capillaires voisins, ou même par les veines ; à la faveur des altérations vasculaires, il s'épancherait dans le parenchyme voisin.

RANVIER et DUGUET admettent au contraire une rupture de la tunique interne au niveau ou en *amont* du caillot, par suite de l'exagération de pression au-dessus de l'obstacle, le sang s'épancherait entre la tunique interne et l'adventice, constituant une sorte d'anévrisme disséquant, tout le long des ramifications artérielles situées en aval ; de là, il envahirait peu à peu le parenchyme pulmonaire.

L'origine embolique de l'infarctus n'est d'ailleurs pas universellement admise. GRAWITZ [1] pense qu'il s'agit le plus souvent d'une oblitération par thrombose, d'un caillot autochtone, développé sur place. Cette oblitération n'est même pas, d'après lui, un phénomène constant ; il fait jouer un rôle beaucoup plus important aux lésions pulmonaires préexistantes, à l'induration brune du poumon cardiaque, qui serait caractérisée par une bronchite et une péribronchite avec active *néoformation vasculaire*. L'infarctus résulterait de la rupture de ces vaisseaux friables sous l'influence de l'exagération de la pression, des secousses de toux, etc., et se constituerait peu à peu. Il devrait sa forme conique à la localisation lobulaire de ces bronchites.

5° Diagnostic. — Il ne faut pas confondre les crachats foncés de l'infarctus avec l'hémoptysie de la tuberculose ou les crachats rouillés de la pneumonie.

6° Traitement. — L'opium, les ventouses sèches ou scarifiées, calmeront la dyspnée et les points de côté. L'antisepsie des voies respiratoires (créosote, inhalations de menthol ou de thymol) essaiera de prévenir les complications infectieuses.

Le meilleur moyen de prévenir l'infarctus est de soutenir le cœur au cours d'une cardiopathie (digitale, caféine), quand il menace de faiblir.

ARTICLE V.

PNEUMONIE

Cette maladie, encore désignée sous le nom de *pneumonie fibrineuse, pneumonie lobaire aiguë, pneumonie franche*, est une

---

[1] Ces conclusions ont été attaquées par WILLGERODT, Th. de Berlin 1893.

inflammation aiguë du poumon, causée par un microbe spécifique, le pneumocoque, et caractérisée anatomiquement par la
présence d'un exsudat fibrineux dans les alvéoles.

1° Étiologie — La pneumonie survient à tout âge; mais
elle est particulièrement fréquente chez les adultes et les vieillards. Bien qu'elle frappe ordinairement des individus en pleine
santé, les diabétiques, les cachectiques, les vieillards lui paient
un lourd tribut ; on peut même dire qu'elle constitue leur fin
habituelle, car c'est chez eux qu'on observe les formes les plus
graves de la maladie.

On ne sait presque rien de ses causes occasionnelles ; toutefois l'influence du froid, surtout du refroidissement brusque,
se retrouve dans un grand nombre d'observations. Il paraît
également démontré que dans quelques cas la pneumonie peut
être contagieuse : on a vu des enfants contaminer leur nourrice,
et des pneumoniques adultes transmettre la maladie à des
médecins, à des infirmiers ou à leur entourage.

Il existe aussi une pneumonie traumatique, et une pneumonie
contusive.

Toutes ces causes sont accessoires ; la véritable cause de la
pneumonie est son agent pathogène : le pneumocoque.

2° Bactériologie. — Le *pneumocoque* a été découvert en
1881 par Pasteur dans la salive d'un enfant mort de la rage ;
il a été mis en évidence dans l'exsudat pneumonique, cultivé et
étudié par Fraenkel ; ses caractères ont été également fixés par
Talamon ; aussi le désigne-t-on sous le nom de pneumocoque de
Fraenkel-Talamon.

C'est un microbe encapsulé se présentant sous la forme d'un
fer de lance, d'un grain d'orge ou d'une flamme de bougie.
Les pneumocoques se groupent ordinairement par paires, adossés
par leur extrémité. Par les réactifs colorants leur capsule
apparaît, formant autour d'eux une sorte de halo. Dans certains
milieux, leur groupement se modifie et ils peuvent alors former
des chaînettes de plusieurs éléments, comparables à celles du
streptocoque.

Le pneumocoque reste coloré par la méthode de Gram; on peut le cultiver sur gélose où il donne naissance à des colonies rappelant l'aspect de gouttes de rosée.

Inoculé à la souris, il détermine sa mort par septicémie en

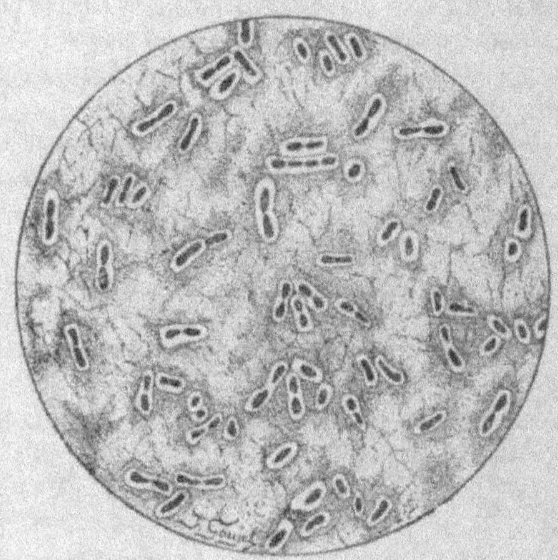

Fig. 14.

Préparation d'un crachat de pneumonique. Les pneumocoques très nombreux, sont encapsulés. Gr. = 1,200 D. (d'après J. Courmont).

vingt-quatre heures : cet animal est le réactif du pneumocoque.

Le pneumocoque est bien le véritable agent pathogène de la pneumonie lobaire aiguë. Sa présence constante dans le suc pulmonaire et dans les crachats pneumoniques où il conserve très longtemps sa virulence malgré dessiccation, sa présence parfois constatée dans le sang des pneumoniques et même dans le lait, le prouvent suffisamment. Enfin on le trouve dans la plupart des organes siège d'une complication de la pneumonie; il est vrai qu'il existe quelquefois à côté d'autres microbes qui constituent des infections secondaires. Par l'injection, dans le parenchyme pulmonaire du lapin, de toxine pneumococcique, Carnot a reproduit récemment de véritables pneumonies fibrineuses, analogues à la pneumonie franche de l'homme.

La présence du pneumocoque dans la salive des sujets sains, constatée dans 1/5 des cas environ par NETTER, permet d'expliquer la pathogénie de la pneumonie par le *microbisme latent* ; sous des influences diverses les pneumocoques contenus dans la cavité buccale acquièrent de la virulence et déterminent alors la pneumonie.

Enfin le pneumocoque n'existe pas exclusivement dans la pneumonie ; il y a des otites, des œdèmes laryngés, des péritonites, etc., à pneumocoques sans pneumonie préalable.

3° Anatomie pathologique. — L'aspect des lésions pulmonaires est différent suivant qu'elles sont au stade d'engouement, d'hépatisation rouge ou d'hépatisation grise.

a. *Engouement*. — Le poumon engoué est plus dense et plus ferme qu'un poumon normal ; projeté dans un vase rempli d'eau, il ne gagne pas le fond, mais ne surnage pas franchement. Sa coloration est lie de vin ; il crépite assez mal sous le doigt et laisse échapper à la coupe un liquide spumeux, séro-sanguinolent. — Le microscope montre une énorme dilatation des capillaires pulmonaires, gorgés de sang ; dans les cavités alvéolaires on trouve des globules blancs, des globules rouges et des cellules endothéliales tuméfiées et desquamées.

b. *Hépatisation rouge*. — La lésion est ordinairement à ce stade, quand on fait l'autopsie d'un pneumonique. Il est exceptionnel qu'elle atteigne la totalité du poumon ; le plus souvent il n'y a qu'un lobe, ou la plus grande partie d'un lobe, qui est intéressé. La partie malade est séparée du poumon sain par une limite nette ; il n'y a pas de zone de transition. Le poumon ou le lobe atteint est saillant ; il ne se rétracte pas aussi complètement qu'un poumon normal à l'ouverture du thorax. Sa couleur est rouge foncé, analogue à celle du parenchyme hépatique, qu'il rappelle aussi par sa consistance : ferme et dense, il ne crépite plus sous le doigt ; projeté dans l'eau il gagne franchement le fond du vase. Il n'est plus perméable à l'insufflation. De sa coupe s'écoule une sérosité rougeâtre, non spumeuse ;

après l'avoir essuyée, on voit que la surface du poumon n'est pas lisse et unie, mais granuleuse : ces grains représentent les alvéoles pulmonaires dans lesquels s'est coagulé l'exsudat fibrineux. En même temps le tissu pulmonaire a perdu son élasticité : au lieu de résister sous le doigt, il se laisse déprimer et déchirer ;

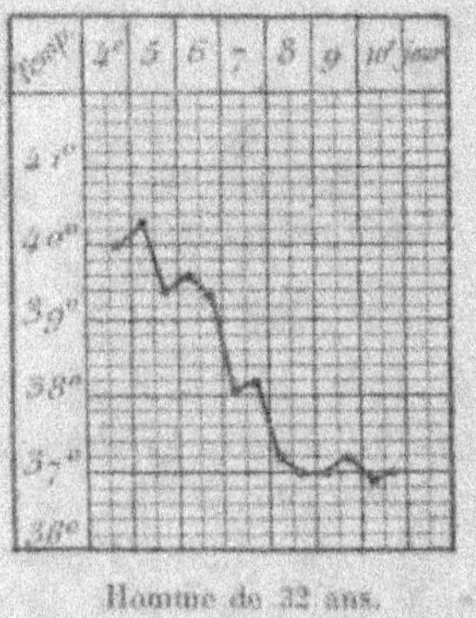
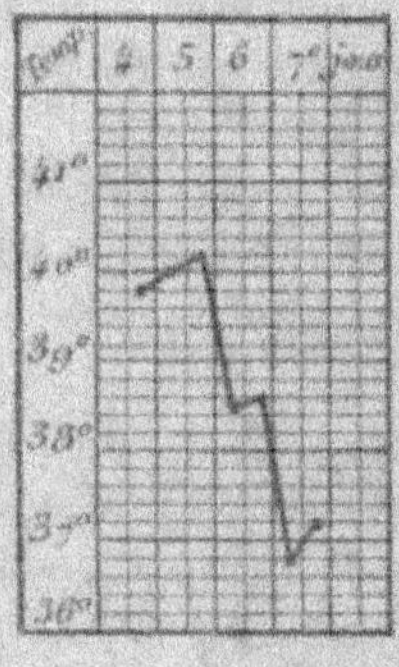

Homme de 32 ans.   Homme de 38 ans.

Fig. 45.

Pneumonie : différents types de défervescence.

à la place marquée par le doigt, se forme un godet bientôt rempli de sérosité. Le poids total du poumon est très augmenté.

Le microscope montre les alvéoles remplis d'un exsudat coagulé, formé de fibrine, de leucocytes, de globules rouges et de cellules endothéliales tuméfiées, arrondies et granuleuses. Au sein de cet exsudat fibrineux on peut mettre en évidence le *pneumocoque*.

c. *Hépatisation grise*. — Dans la majorité des cas examinés à l'autopsie, la lésion n'arrive pas jusqu'à ce stade, la mort survenant plutôt à la période d'hépatisation rouge. — Le poumon ou le lobe pulmonaire atteint d'hépatisation grise a une couleur d'abord jaunâtre puis grisâtre ; il se laisse facilement déchirer par le doigt ; de sa coupe s'écoule un liquide séropurulent que le microscope montre surtout formé de globules de pus. — Dans les alvéoles, le réticulum fibrineux de l'hépatisation rouge a presque totalement disparu : on ne voit plus que des cellules et des leucocytes chargés de granulations graisseuses.

Les lésions de la pneumonie ne sont pas exclusivement limitées au poumon. La *plèvre viscérale* présente au niveau du lobe hépatisé un aspect dépoli, ou bien elle est tapissée d'une mince couche fibrineuse. Généralement tout se borne à cette pleurésie sèche ; elle devient sérofibrineuse dans les cas de pleuropneumonie, et quelquefois même purulente. Les *bronches* sont envahies dans leurs extrêmes ramifications par l'exsudat fibrineux ; beaucoup plus rarement cet exsudat se propage à des canaux bronchiques de plus gros calibre, constituant alors une variété de bronchite pseudo-membraneuse, appelée par GRANCHER *pneumonie massive*. En effet, par sa constitution histologique cet exsudat est tout à fait semblable à celui qui remplit les alvéoles. — Le *cœur* est flasque, dilaté ou de couleur feuille morte, et présente alors les lésions histologiques de la myocardite aiguë ; la dilatation du cœur droit, rempli par de volumineux caillots, est à peu près constante. La *rate* et le *foie* sont congestionnés ; le *rein* l'est également ou présente les lésions de la néphrite aiguë ; cette néphrite pneumonique s'accompagne souvent d'hémorragies (CAUSSANT). Les lésions des séreuses (méningite, péricardite, arthrites purulentes) sont tout à fait inconstantes.

4° Symptomatologie. — La pneumonie débute ordinairement par un frisson bientôt suivi de point de côté, de fièvre, de toux avec oppression, de courbature et de céphalalgie. Quelquefois cependant les signes locaux font défaut pendant plusieurs jours. La rougeur de la pommette est un signe précoce précédant parfois tous les autres.

A. SYMPTÔMES FONCTIONNELS ET GÉNÉRAUX. — Les principaux sont : le frisson et la fièvre, le point de côté, la toux et l'expectoration caractéristique.

Le *frisson* est un symptôme à peu près constant et qui, le plus souvent, précède toutes les autres manifestations de la pneumonie. Rarement il s'agit d'un frisson léger ; tout au contraire, le frisson de la pneumonie est un grand frisson solennel, avec claquement de dents. Il peut être plus ou moins prolongé, mais ne se produit qu'une seule fois ; la chaleur fébrile qui lui succède n'est pas interrompue par une nouvelle sensation de froid.

La *douleur de côté*, symptôme également très précoce, se manifeste dans les douze premières heures de la maladie, mais est quelquefois plus tardive dans son apparition ; elle s'atténue vite et disparaît au bout de deux ou trois jours. Frisson et point de côté sont donc les deux signes de la pneumonie à son début.

Ce point de côté siège au niveau ou autour du mamelon, plus

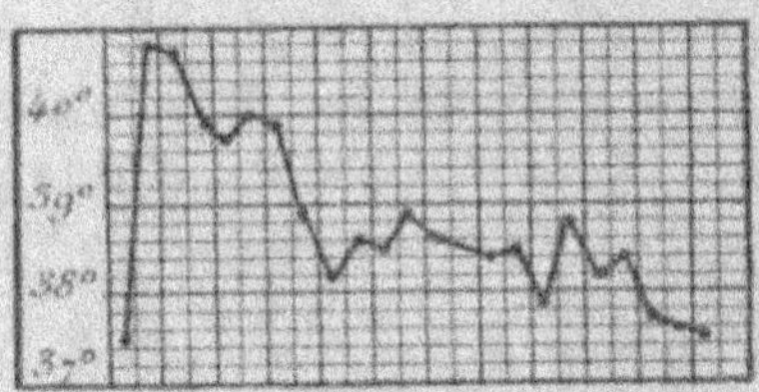

Fig. 16.

Pneumonie : frissons la veille ; crachats rouillés.

rarement sur la paroi latérale du thorax. Il siège exceptionnellement du côté sain. C'est une douleur très vive, pongitive ; les mouvement respiratoires, les secousses de toux, la percussion, la pression digitale l'augmentent, aussi le malade retient-il sa respiration ; les mouvements du thorax sont accélérés, mais superficiels. Il est rare qu'elle soit remplacée par une simple sensation de gêne et d'oppression. Le point de côté est dû à la pleurite concomitante (ANDRAL) ; l'autopsie montre en effet la plèvre enflammée et souvent recouverte de fausses membranes au niveau de la région pulmonaire malade.

La *toux* accompagne le point de côté, dont elle exagère l'intensité, et se montre comme lui dans les douze premières heures ; leurs variations sont le plus souvent parallèles ; la toux est rare, lorsque le point de côté est peu marqué. Elle n'est pas quinteuse, mais sèche et brève au début et fort douloureuse ; plus tard elle s'accompagne d'expectoration.

La *dyspnée* consiste dans une accélération notable des mouvements respiratoires qui de 16, chiffre normal, s'élèvent à 30 par minute, et quelquefois bien au delà (jusqu'à 60 par minute d'après GUISOLLE). La respiration accélérée est brève et superficielle. Cette accélération n'affecte pas un rapport constant avec l'étendue des lésions pulmonaires, mais elle est plus marquée dans la pneumonie du sommet (ANDRAL, BOUILLAUD) ; on lui attribue une origine nerveuse et non mécanique. Toutefois l'existence d'une affection antérieure du poumon, d'une bronchite chronique ou d'une cardiopathie peut contribuer à l'exagérer.

La dyspnée ne se borne pas à une simple accélération de la respiration ; presque toujours elle s'accompagne d'une sensa-

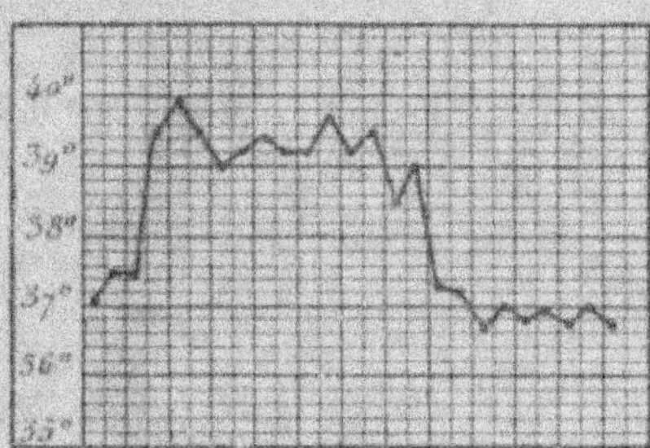
Homme de 39 aus. — Alcoolique.

Fig. 17.

Pneumonie contractée à l'hôpital.

tion d'oppression et d'angoisse, allant jusqu'à l'orthopnée ; le malade est haletant.

L'*expectoration* offre les caractères suivants. Les crachats sont visqueux et adhérents au point qu'on peut renverser le crachoir sens dessus dessous, sans qu'ils s'en détachent ; cette viscosité augmente à mesure que la maladie fait des progrès, pour diminuer et disparaître à la période de résolution. Leur coloration est rouillée, ou bien elle rappelle la teinte de la brique, de l'orange, du safran ou de l'abricot ; cette coloration est due aux transformations de la matière colorante du sang. Ils sont aérés et intimement mélangés à de fines bulles d'air. Dans un dixième des cas environ, ils sont sanguinolents ; plus rarement ils sont muqueux et blanchâtres. L'expectoration peut manquer complètement chez les vieillards ou les sujets affaiblis.

La *fièvre*, qui est apparue dès le début de la pneumonie, se maintient élevée, aux environs de 40° et sans rémission marquée, pendant plusieurs jours. Au bout de ce temps (une semaine au plus), se produit la défervescence dans les cas favorables. Tantôt la défervescence est brusque, tantôt elle s'opère progressivement, en lysis ; l'hypothermie s'observe fréquemment après cette défervescence. — L'intensité de la fièvre est fort variable :

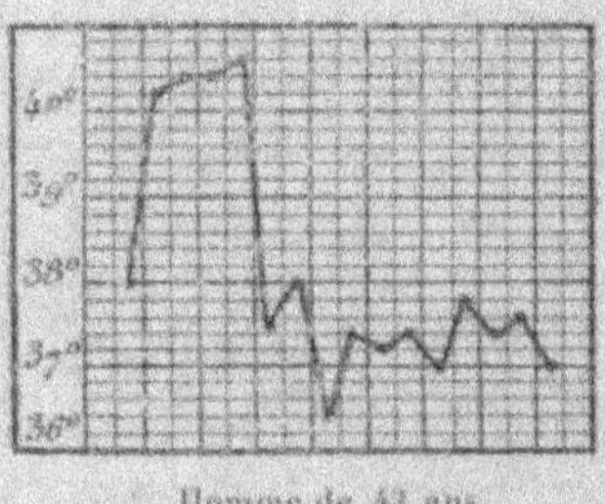

Homme de 43 ans.

Fig. 18.
Pneumonie droite : le poumon gauche se prend à son tour.

elle est souvent très atténuée ou même absente chez les vieillards, les débilités, les cachectiques ; c'est au contraire chez les jeunes gens ou les adultes vigoureux et dans la pneumonie du sommet qu'elle présente sa plus grande intensité (voy. fig. 15 à 19).

Le *délire* ou tout au moins l'agitation sont d'une fréquence extrême dans la pneumonie ; le délire se montre avec une prédilection marquée chez les alcooliques, où il apparaît vers le quatrième jour et revêt quelquefois la forme du delirium tremens.

Le *pouls* est accéléré, entre 110 et 120 pulsations à la minute. Il est d'abord plein et dur ; mais souvent il faiblit, devient mou au bout de deux ou trois jours, traduisant l'intoxication du myocarde. A cette période on peut voir survenir tous les symptômes de la faiblesse du cœur, qui nécessitent une prompte intervention.

Dès son début, la pneumonie s'accompagne d'un *état général* grave, d'une perte complète des forces, d'un extrême abattement, et nombreux sont les cas où elle débute par une prostration

subite qui frappe des hommes robustes en pleine santé ; l'anorexie est absolue, la soif vive, la langue chargée, la face vultueuse ; les urines sont rouges et fébriles, riches en urée et en
acide urique.

B. Signes physiques. — Le râle crépitant, le souffle tubaire,
la matité, l'exagération des vibrations vocales sont les signes
stéthoscopiques qui permettent d'affirmer la pneumonie.

La *percussion* du thorax montre que la sonorité normale est
remplacée sur une plus ou moins grande étendue par de la
matité. En même temps le doigt qui percute sent que l'élasticité
thoracique est diminuée ; la matité s'accompagne de *résistance
au doigt* : il y a là une sensation tactile en même temps qu'auditive. Ces modifications tiennent à la présence de l'exsudat
dans les alvéoles, qui transforme le parenchyme pulmonaire
élastique et rempli d'air en un bloc hépatisé.

La *palpation* fait percevoir l'augmentation des vibrations vocales ; il suffit d'appliquer la main à plat sur le thorax pendant
que le malade compte à haute voix pour constater que les vibrations se transmettent beaucoup mieux du côté malade, dans la
zone correspondant à la matité, que du côté sain.

L'*auscultation* fait entendre les *râles crépitants*. Ce sont des
râles fins, secs, comparables au bruit qu'on obtient en projetant
du sel dans le feu ou en froissant des mèches de cheveux. Ils ne
s'entendent qu'à l'inspiration : parfois même ils ne sont perceptibles que dans les grandes inspirations ou lorsqu'on fait tousser
le malade. — Au bout de deux ou trois jours apparaît le *souffle
tubaire*, qui coexiste d'abord avec le râle crépitant, puis se substitue complètement à lui ; cette transformation des signes d'auscultation est très rapide ; elle s'effectue en quelques heures. On
entend cependant sur les limites du foyer des bouffées de râles
crépitants surtout dans les grandes inspirations. D'abord le
souffle tubaire ne s'entend qu'à l'expiration, plus tard il occupe
les deux temps de la respiration et finit même par prédominer
à l'inspiration ; ce souffle est assez comparable à celui qu'on
obtient en prononçant un *ch* dans le creux des deux mains arrondies en tuyau. — Au bout de quelques jours, lorsque la pneu-

monie approche de sa résolution, le souffle perd sa dureté et on constate la réapparition des râles crépitants (*râle crépitant de retour*).

Les expériences de Chauveau et Bondet ont montré que ce souffle tubaire n'est que le bruit glottique normal qui se transmet jusqu'à l'oreille à travers le poumon hépatisé, au lieu d'être atténué par le parenchyme pulmonaire normal rempli d'air ; chez un cheval pneumonique le souffle tubaire disparaît en effet par la trachéotomie, pour reparaître si on obture les lèvres de la plaie trachéale de façon à obliger l'air à passer de nouveau par la glotte.

L'auscultation fait encore entendre le retentissement de la toux et de la voix (bronchophonie) qui traduit simplement la condensation du parenchyme pulmonaire.

Dans certains cas, ces signes physiques de la pneumonie peuvent être très modifiés, soit par la production d'un *épanchement pleurétique* qui vient les atténuer en s'interposant entre le poumon et la paroi thoracique, soit par une abondante exsudation fibrineuse dans les ramifications bronchiques (*bronchite pseudomembraneuse*). Dans ce dernier cas, tout signe d'auscultation disparaît ; on ne constate qu'un silence absolu avec matité, comme dans la pleurésie. Grancher a donné à ces cas le nom de *pneumonie massive*.

L'*examen radioscopique* rend surtout service dans les pneumonies centrales et dans les pneumonies latentes : il montre que la translucidité normale du poumon est remplacée par une ombre au niveau du foyer hépatisé et que le mouvement d'abaissement inspiratoire du diaphragme est limité ; son élévation expiratoire restant par contre à peu près normale.

5° **Évolution et pronostic.** — La *durée* moyenne de la pneumonie est d'une semaine ; au bout de ce temps la température tombe, soit brusquement, soit en lysis ; cette défervescence est habituellement précédée de sueurs abondantes, de l'apparition sur les lèvres ou sur l'oreille de quelques vésicules d'herpès (éruption critique), mais cet herpès s'observe aussi dans des pneumonies graves qui ne se terminent pas par la guérison. Au

moment de la défervescence apparaissent les râles crépitants de
retour, qui deviennent de moins en moins nombreux, l'expectoration perd ses caractères spéciaux, le malade éprouve une
sensation de bien-être ; il est habituel que la température tombe
au-dessous de la normale aux environs de 36°, et s'y maintienne
pendant deux ou trois jours.

Lorsque la pneumonie passe à l'hépatisation grise, les cra-

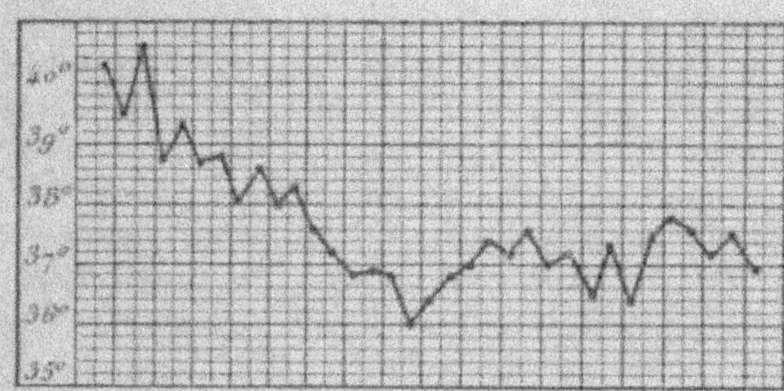

Fig. 19.
Pneumonie : déferveseence en lysis, hypothermie consécutive.

chats prennent une teinte grisâtre, faiblement teintée ; en même
temps la fièvre persiste, la diarrhée et les sueurs apparaissent ;
enfin le malade finit par succomber dans l'adynamie.

Chez les vieillards, chez les alcooliques, chez les diabétiques,
la pneumonie, latente à son début, est souvent rapidement mortelle et pour ainsi dire foudroyante.

6° Complications. — Elles peuvent atteindre la plupart des
organes ou porter sur l'état général.

a. Les *complications pleuro-pulmonaires* sont : la congestion
pulmonaire généralisée, la bronchite pseudo-membraneuse et la
pleurésie.

b. Les *complications cardiaques* sont l'endocardite infectieuse à
pneumocoques (voy. livre V), la péricardite purulente, et la
myocardite aiguë qui se traduit par une faiblesse progressive du

cœur, par l'extension de la matité précordiale et l'affaiblissement du pouls et finit par aboutir à la syncope.

c. Les *complications cérébrales* sont la méningite à pneumocoques, l'apoplexie et l'*hémiplégie pneumonique* : cette dernière ne s'observe presque que chez le vieillard et peut être le principal symptôme d'une pneumonie à peu près latente ; on lui attribuait autrefois une origine réflexe, GRASSET la considère comme un phénomène congestif, AUFRECHT comme le résultat d'un œdème cérébral dû à la compression des veines par le bloc pulmonaire hépatisé ; LÉPINE a montré que les lésions athéromateuses des vaisseaux cérébraux jouent le plus grand rôle dans la production de cette hémiplégie, qui résulterait ainsi d'une ischémie cérébrale. C'est une hémiplégie flasque et ordinairement transitoire. On a aussi noté chez les pneumoniques une *aphasie transitoire* qui reconnaît probablement la même cause (MOUISSET). — Il peut aussi se produire, dans la convalescence de la pneumonie, des paralysies localisées, par névrite, qu'il ne faut pas confondre avec les précédentes.

d. Les *complications du côté des séreuses* sont, outre la péricardite déjà citée, la péritonite à pneumocoques et les arthrites. Ces dernières sont presque toujours purulentes ; elles ne sont pas toujours dues au pneumocoque, mais quelquefois à une infection secondaire par le streptocoque. Elles sont parfois d'une remarquable latence. La pleurésie métapneumonique et la péritonite à pneumocoques (celle-ci plus rare) sont l'objet d'articles spéciaux.

e. Le *catarrhe gastro-intestinal*, l'*otite suppurée*, l'*ictère*, la *néphrite aiguë*, l'*œdème laryngé à pneumocoques* sont des complications plus rares.

f. Les complications portant sur l'état général sont l'adynamie extrême et l'hyperthermie.

7° Formes cliniques. — La *pneumonie des vieillards* est souvent *latente* pendant une partie de son évolution ; parfois, il n'y a ni réaction générale intense, ni souffle, ni crachats rouillés, mais seulement de l'inappétence, de l'abattement ou un peu de délire, sans fièvre apparente ; aussi en présence de symptômes de ce genre sans cause évidente, faut-il toujours ausculter la poitrine et rechercher si on ne trouve pas dans l'aisselle ou ailleurs un foyer de râles crépitants ; la mort survient presque subitement ou en quelques heures. Dans la *pneumonie des cachectiques* la fièvre manque parfois complètement (*pneumonie apyrétique*).

La *pneumonie des enfants* est remarquable par la brusquerie de son début et l'intensité des phénomènes généraux qui l'accompagnent : vomissements, convulsions, symptômes méningitiques. La fièvre est rémittente, parfois même intermittente. L'expectoration manque chez les jeunes enfants. Les signes physiques font quelquefois défaut, soit parce que l'infection pneumococcique se localise plus tardivement, soit parce que la pneumonie centrale est moins rare que chez l'adulte. Le pronostic de la pneumonie est, d'une façon générale, meilleur chez l'enfant.

La *pneumonie des diabétiques* est souvent foudroyante dans ses allures : elle évolue en deux ou trois jours.

La *pneumonie des alcooliques* est remarquable par sa prédilection pour le *sommet* du poumon, par l'apparition fréquente du delirium tremens, par l'intensité de ses phénomènes nerveux ataxiques ou adynamiques. Sa résolution est traînante. Elle est fréquemment mortelle.

La *pneumonie bilieuse*, assez rare d'ailleurs, est celle qui s'accompagne d'un *état gastrique ;* on l'observe surtout dans le midi de la France : l'accablement, la prostration, la constipation, la douleur épigastrique avec ou sans vomissements, la céphalalgie intense sont ses principaux caractères.

La *pneumonie adynamique* s'accompagne de dépression et de stupeur ; l'hypertrophie de la rate, l'albuminurie, une température très élevée s'observent habituellement.

La *pneumonie ataxique* joint aux symptômes précédents un délire précoce et violent.

La *pneumonie centrale* commence comme les autres par un frisson, mais le point de côté fait défaut et ce n'est qu'au bout de quatre, cinq, six jours qu'on finit par percevoir le souffle et les râles crépitants, par suite de l'extension progressive du foyer jusqu'à la surface du poumon.

La *pneumonie massive* est celle qui s'accompagne d'un abondant exsudat fibrineux dans les bronches ; par suite de leur obstruction la plupart des phénomènes stéthoscopiques sont supprimés ; les signes physiques se réduisent à la matité, à l'abolition du murmure vésiculaire et des vibrations thoraciques ; ils sont donc analogues à ceux d'une pleurésie, aussi cette forme a-t-elle été justement nommée *pseudopleurétique*.

La *pneumonie double* est caractérisée par l'envahissement successif des deux poumons : quand le second poumon se prend, la température remonte, mais il n'y a pas de point de côté. L'auscultation fait entendre les râles crépitants du début, alors que l'autre poumon présente déjà du souffle tubaire.

La *pneumonie migratrice* est caractérisée par ce fait que d'autres parties du poumon se prennent à mesure que les premières envahies entrent en résolution.

5° Diagnostic. — La pneumonie se distingue :

a. *De la congestion pulmonaire aiguë*, qui est moins localisée et présente plus rarement un souffle tubaire ;

b. *De la congestion pulmonaire passive*, qui se localise dans les parties postéro-inférieures des poumons et s'observe surtout dans les états adynamiques ou chez les cardiaques ;

c. *De la broncho-pneumonie*, presque toujours secondaire à une maladie infectieuse ou à une affection de l'appareil respiratoire : son début est moins brusque que celui de la pneumonie, la fièvre moins élevée, les signes stéthoscopiques sont disséminés ; il n'y a pas de matité et le souffle fait défaut ou se déplace d'un jour à l'autre ;

d. *De la pleurésie*, caractérisée par une matité de bois, l'abolition des vibrations vocales, l'absence ou le faible degré de l'expectoration, la fièvre moins intense et le début moins brusque.

Se basant sur l'agglutination des pneumocoques par le sérum de pneumonique, Griffon a proposé (1900) un sérodiagnostic pneumococcique pouvant rendre des services dans les cas de pneumonie adynamique à allures typhoïdes, dans certaines pneumonies centrales ou abortives.

6° Traitement. — Contre la pneumonie, qui paraissait l'affection inflammatoire par excellence, les anciens médecins mettaient en œuvre toute la médication dite contro-stimulante : la saignée et les antimoniaux étaient les principaux moyens par lesquels on déprimait l'organisme ; on pratiquait aussi une révulsion intense dans le but d'enrayer le processus phlegmasique. Aujourd'hui le traitement de la pneumonie se résume à peu près dans l'expectation ; on a fini par se convaincre que le traitement était inutile dans la plupart des cas. On se borne donc à donner des toniques généraux et de l'alcool (thé au rhum, potion de Todd). Certains cas seulement réclament un traitement spécial.

Ainsi un point de côté intense, intolérable, nécessite parfois une injection de morphine ($0^{gr}.01$) ou l'application de ventouses scarifiées. — La faiblesse du cœur est justiciable de la digitale ou de la caféine (1 gramme à $1^{gr}.50$) ; il est bon d'examiner chaque jour le cœur et le pouls des pneumoniques ; si le pouls est mou et dicrote, si les bruits du cœur s'assourdissent, il faut recourir sans tarder à ces toniques cardiaques. — Le délire violent survient surtout chez les alcooliques et reconnaît en partie pour cause la suppression de l'alcool ; il faut donner immédiatement des boissons alcooliques ; on prescrira en outre 5 centigrammes d'extrait thébaïque. — Au contraire, si c'est la prostration qui domine, on donnera des stimulants généraux : la caféine qui est un tonique du système nerveux et l'acétate d'ammoniaque (XX à XXX gouttes). L'hyperthermie sera combattue par la quinine ou l'antipyrine.

L'évolution du foyer pneumonique sera suivie par une auscultation quotidienne ; on verra s'il ne se développe pas d'épanchement pleurétique.

Les révulsifs sont quelquefois employés dans des pneumonies à résolution traînante. Quant à la saignée, on ne l'emploie guère que chez les adultes vigoureux dans les cas où l'élément phlegmasique est très intense, avec congestion de la face, pouls plein et dur, délire, etc. ; ses indications sont en somme très restreintes.

A certaines pneumonies graves, on pourra appliquer la méthode employée avec succès par FOCHIER contre l'infection puerpérale, et qui consiste à provoquer un *abcès de fixation* par l'injection sous-cutanée de 1 centimètre cube d'essence de térébenthine (Lépine).

GANGRÈNE PULMONAIRE

La gangrène pulmonaire a été isolée anatomiquement et cliniquement par Laennec. Dittrich et Traube ont étudié les caractères microscopiques de l'expectoration dans cette maladie ; Leyden et Jaffé en ont recherché l'agent pathogène.

1° Anatomie pathologique. — On distingue depuis Laennec deux formes de gangrène pulmonaire.

a. *Forme diffuse*. — Elle est rare et passe souvent inaperçue pendant la vie, à cause de l'effacement des symptômes locaux ; à l'autopsie le tissu pulmonaire est livide, friable, quelques points du poumon tombent en déliquium, quelquefois même l'organe est transformé en une bouillie gélatiniforme.

b. *Forme circonscrite*. — Elle est caractérisée par la présence dans le poumon d'un ou de plusieurs foyers passant par trois états successifs : il n'y a d'abord qu'une eschare noirâtre, puis elle se ramollit (*sphacèle déliquescent*) et enfin s'évacue à travers les bronches, laissant une cavité tapissée d'une fausse membrane à odeur gangreneuse. En dehors de la zone sphacélée, le poumon présente les lésions de la pneumonie catarrhale.

Lorsque l'évolution de la maladie a été lente, dans la forme prolongée que nous décrirons plus loin, les cavernes sont entourées d'une zone fibreuse analogue à celle qui circonscrit les lésions tuberculeuses.

On observe assez souvent des lésions gangreneuses des autres organes, dues à des embolies ou à tout autre mécanisme, par exemple la gangrène buccale ou vulvaire.

Au *microscope*, le centre des lésions montre des fibres élastiques, des débris pulmonaires anthracosés, de grandes cellules sphériques chargées de granulations graisseuses. Les vaisseaux sanguins sont oblitérés.

L'examen microscopique fait encore constater de *nombreux microbes* ; ce sont : 1° des microbes pathogènes vulgaires, streptocoques et staphylocoques ; 2° des agents spéciaux qui paraissent particuliers à la gangrène pulmonaire et la déterminent probablement : le *leptothrix pulmonalis* de LEYDEN et JAFFÉ qui n'est qu'une modification du leptothrix qui existe normalement dans la cavité buccale, le proteus vulgaris, le micrococcus tetragenes. ZUBER et VEILLON (1898) ont isolé, dans les foyers de gangrène et dans le sang du cœur, deux microbes anaérobies, le *bacillus ramosus* et le *bacillus serpens*; ils ont pu reproduire expérimentalement la gangrène pulmonaire par leur inoculation aux animaux.

2° Étiologie et pathogénie. — Pour que ces divers agents pathogènes puissent agir sur le poumon et en déterminer la gangrène, il faut que le terrain soit préparé par des causes générales ou locales. Les maladies infectieuses antérieures, la grippe (DECAZE, th. de Paris, 1896), le diabète, le saturnisme, le surmenage, comptent parmi les premières; les secondes sont représentées par la tuberculose pulmonaire, surtout à la période des cavernes, les broncho-pneumonies, les infarctus, les néoplasmes du poumon (BOUFFLERS, th. de Paris, 1894), le froid, les traumatismes, les corps étrangers des bronches fréquents chez les aliénés. En somme, ceci nous explique pourquoi la gangrène pulmonaire est presque toujours secondaire.

Les agents de la gangrène pulmonaire peuvent être apportés du dehors, comme en témoignent les cas de contagion observés par BARD et CHARMEIL, mais beaucoup plus souvent il doit s'agir d'une auto-infection par ces mêmes agents, qui existent déjà dans la cavité buccale ou pharyngée de l'homme sain. De là ils arrivent au poumon, où une lésion antérieure joue le rôle de cause d'appel, soit directement par les voies aériennes, soit par les vaisseaux sanguins par le mécanisme de l'embolie.

3° Description clinique. — L'évolution de la gangrène pulmonaire peut être divisée en deux périodes : une période de début dans laquelle la gangrène pulmonaire revêt les allures d'une

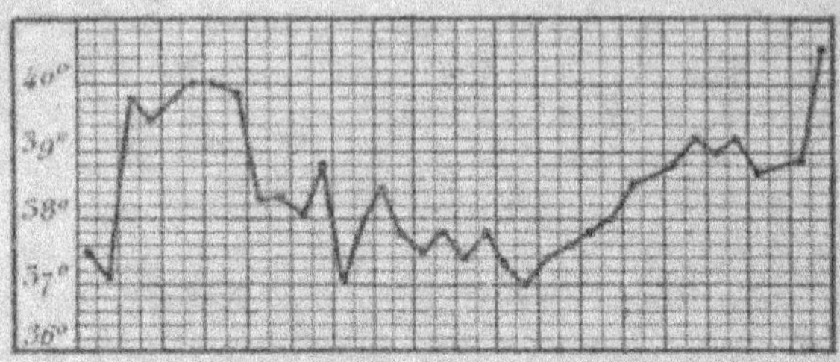

(Femme de 66 ans).
Fig. 20.
Gangrène pulmonaire.

pneumonie ou d'une pleurésie, et une période d'état caractérisée par l'apparition de la fétidité de l'haleine et des crachats.

a. *Début*. — Dans sa forme la plus habituelle, la maladie s'annonce par un frisson violent, par une élévation de température qui va jusqu'à 39 et 40°, par de la dyspnée. La respiration est brève, accélérée, superficielle. Un point de côté indique approximativement le siège du mal ; c'est une douleur pongitive, le plus souvent localisée au voisinage du mamelon ou dans le flanc.

Les *signes physiques* contrastent par leur peu d'importance avec l'intensité de ces troubles fonctionnels. En un point circonscrit, vers la partie moyenne du poumon, on trouve une zone de matité avec

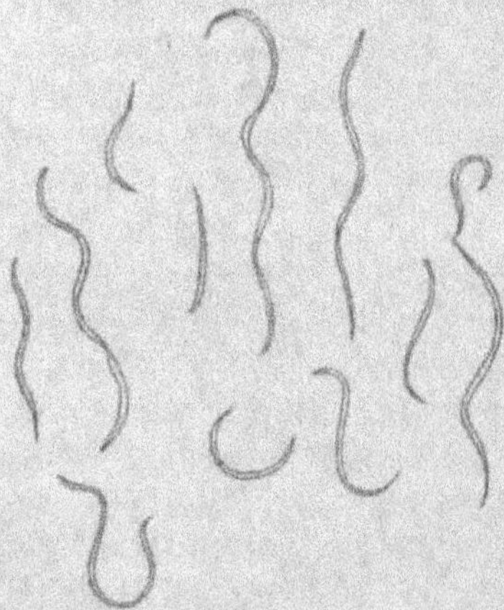

Fig. 21.
Fragments de fibres élastiques dans l'expectoration.

diminution du murmure vésiculaire, entourée d'une zone où

s'entendent des râles inspiratoires assez analogues à ceux de la pneumonie.

b. *Période d'état*. — Elle correspond à l'évacuation du foyer de gangrène dans une bronche. La fétidité de l'haleine et de l'expectoration apparaît *brusquement* : celle-ci, qui était muqueuse ou mucopurulente, devient du matin au soir purulente, couleur *lie de vin*. Par le repos elle se sépare en trois couches : une inférieure purulente, épaisse, jaunâtre, riche en détritus pulmonaires, une couche moyenne presque incolore et une supérieure spumeuse. L'examen microscopique du dépôt montre des fibres élastiques, des fragments de parenchyme pulmonaire chargés de particules anthracosiques, et les *bouchons de Dittrich*, masses grumeleuses formées de leucocytes, de détritus cellulaires, de bactéries diverses et de cristaux d'acides gras. La constatation des fibres élastiques a une grande valeur, parce qu'elles sont les indices de la désintégration du tissu pulmonaire. Cette expectoration exhale une odeur infecte attribuée aux acides valérianique et butyrique ; cette fétidité peut manquer dans certains cas, par exemple chez des diabétiques. On observe quelquefois des hémoptysies.

La douleur s'atténue progressivement, mais l'état général persiste excessivement grave : la haute température et l'abattement témoignent, dès le début, d'une infection profonde de l'organisme.

c. *Durée*. — La durée de la maladie est de dix à vingt jours. Elle se termine ordinairement par la mort. Les guérisons observées ne sont souvent que temporaires.

4° Formes cliniques. — Nous venons de décrire la forme commune dont le début rappelle celui de la pneumonie (*forme pneumonique* de Bucquoy). La symptomatologie de la gangrène pulmonaire peut être modifiée : 1° en raison de son siège ; 2° en raison de son évolution.

a. Lorsque le foyer gangreneux occupe une partie superficielle du poumon, les symptômes se rapprochent de ceux de la pleurésie (*forme pleurétique* de Bucquoy). En raison de l'éloignement des bronches, il n'y a pas d'expectoration, la fétidité manque ou n'apparaît que tardivement, mais il y a un point de côté violent, l'examen du thorax montre de la matité, de l'abolition des vibrations vocales, du souffle, de la pectoriloquie aphone, et la ponction exploratrice ramène un liquide fétide, hémorragique, couleur lie de vin. Parfois même, en raison de la perforation du feuillet viscéral de la plèvre, le début est plus violent encore et s'accompagne de tous les signes physiques du *pneumothorax*.

b. Dans la *forme prolongée*, au lieu d'affecter une marche aiguë ou subaiguë, la gangrène pulmonaire ne tarde pas à présenter une allure torpide, et le malade n'est emporté qu'au bout de quatre ou cinq mois (LOUIS, STRAUS). Telle est la forme prolongée ou à tendance fibreuse de BARD. Parfois même la guérison paraît s'opérer, lorsque survient après quelques mois une poussée mortelle.

5° Diagnostic. — Il ne faudra pas se baser uniquement sur la fétidité de l'haleine et de l'expectoration pour affirmer le diagnostic de gangrène pulmonaire, car une fétidité analogue s'observe dans la *dilatation des bronches*, dans la gangrène des extrémités bronchiques ou *bronchite fétide*, dans certaines *cavernes tuberculeuses*. Quelques lésions laryngées ou nasales, notamment l'*ozène*, peuvent aussi s'accompagner de fétidité de l'haleine.

Il faudra se baser sur les signes physiques et fonctionnels, sur l'évolution rapide de la maladie, sur l'examen microscopique de l'expectoration, sur la gravité de l'état général. A plus forte raison ces signes seront-ils utiles au diagnostic si la fétidité fait défaut.

6° Traitement. — Le *traitement médical* comprend la médication symptomatique de la douleur, de la toux, de la dyspnée; on combattra la fétidité par des inhalations de térébenthine ou d'oxygène barbotant dans du gaïacol (RICHARDIÈRE), par l'eucalyptus à l'intérieur et l'hyposulfite de soude (4 gr.).

Le *traitement chirurgical* consiste dans la pneumotomie, suivie de l'évacuation et du drainage des cavités ou foyers gangreneux. Il est particulièrement indiqué dans les cas de foyer unique; il est contre-indiqué lorsqu'on est encore mal fixé sur le siège du foyer ou lorsqu'on soupçonne une gangrène diffuse à foyers disséminés.

En tenant compte de la contagiosité possible, on fera bien dans un service d'hôpital, d'isoler les malades atteints de gangrène pulmonaire.

ARTICLE VI

ABCÈS DU POUMON

Les principales causes d'abcès pulmonaires sont les corps étrangers des bronches, les infarctus emboliques, la pneumonie et la broncho-pneumonie. C'est surtout chez les alcooliques que la pneumonie présente, dans des cas d'ailleurs assez rares, une tendance à la transformation purulente.

1° Anatomie pathologique. — Lorsque les abcès reconnaissent une origine embolique, ils sont le plus souvent multiples. Mais, dans la plupart des cas, l'abcès est unique ; ses dimensions sont très variables ; la suppuration qui succède à la pneumonie peut envahir quelquefois la presque totalité du poumon. La paroi est anfractueuse et déchiquetée, recouverte d'un pus gris ou brunâtre, souvent mélangé de débris pulmonaires exhalant une odeur fade, mais non infecte comme celle de la gangrène pulmonaire.

2° Symptômes. — Les symptômes de l'abcès pulmonaire sont d'abord assez insidieux ; c'est quinze jours ou trois semaines après une pneumonie ou une embolie que la fièvre s'allume ou reparaît, que le malade tousse et se plaint quelquefois de point de côté ou d'oppression.

L'ouverture dans les bronches d'un abcès volumineux se traduit par une véritable vomique (voy. p. 229) dont le bruyant appareil symptomatique est suivi d'un grand soulagement et d'une diminution de l'oppression. Cette vomique peut se répéter plusieurs fois, de moins en moins abondante. Si l'abcès est peu volumineux, on n'observe qu'une *expectoration fréquente, uniformément purulente, crémeuse* dans laquelle on peut déjà reconnaître à l'œil nu des débris de parenchyme pulmonaire, et où le microscope montre, au milieu de nombreux globules de pus, des fibres élastiques, des cellules épithéliales, des cristaux de cholestérine et d'hématoïdine, du pigment pulmonaire et les divers microbes de la suppuration.

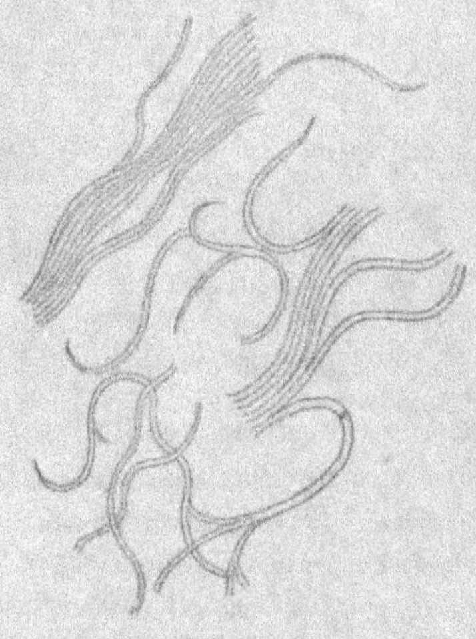

L'auscultation fait entendre des *signes cavitaires* (souffle, gargouillements), indices d'une caverne pulmonaire en communication avec les bronches. L'état général devient rapidement mauvais ; la fièvre hectique à grandes oscillations, les sueurs nocturnes, l'amaigrissement, la diarrhée sont les préludes de la terminaison fatale, à moins que celle-ci ne soit hâtée par un pyopneumothorax consécutif à l'ouverture de l'abcès dans la plèvre. L'abcès pulmonaire peut aussi aboutir à la gangrène ; l'odeur infecte de l'haleine et de l'expectoration annonce cette complication. La guérison est assez rare.

Fig. 22.

Fibres élastiques du parenchyme pulmonaire, trouvées au microscope dans l'expectoration (abcès, gangrène, tuberculose).

3° Diagnostic. — Il repose sur les antécédents et la marche de l'affection qui succède à une pneumonie, à des infarctus ou à des troubles de la déglutition, sur les caractères de l'expectoration et sur les signes cavitaires. L'abcès pulmonaire se distingue :

a. Des *cavernes tuberculeuses* ; l'évolution de la phtisie est en effet bien moins rapide et on ne trouve pas de débris pulmonaires dans l'expectoration ;

b. De la *gangrène pulmonaire*, dans laquelle l'haleine et l'expectoration lie de vin exhalent une odeur repoussante ; les crachats contiennent rarement des fibres élastiques, mais, par contre, des bouchons bronchiques, des cristaux d'acide margarique et le *leptothrix pulmonalis* (LEYDEN, EICHHORST).

Enfin on ne confondra pas un abcès pulmonaire avec la vomique déterminée par l'ouverture dans les bronches d'une collection purulente extra-pulmonaire (empyème, kyste hydatique
du foie, pleurésie interlobaire, abcès sous-phrénique, etc.).

4° Traitement. — On se borne à faire des pulvérisations
antiseptiques, à soutenir les forces du malade et à combattre
la fièvre (alcool, potion de Todd). Dans le cas d'abcès unique
l'intervention chirurgicale est quelquefois indiquée. Elle consiste dans l'ouverture et le drainage.

ARTICLE VII

EMPHYSÈME PULMONAIRE

On nomme ainsi (de ἐμφυσᾶν, *insuffler*) la dilatation pathologique des alvéoles pulmonaires (emphysème intralobulaire) ;
leur rupture détermine l'épanchement de l'air dans le tissu
interstitiel (emphysème interlobulaire).

1° Anatomie pathologique. — a. *Autopsie*. — A l'ouverture du thorax le poumon ne se rétracte pas comme un poumon
normal : il a, au contraire, tendance à sortir du thorax ; il reste
dilaté et comme insufflé. Sa coloration est pâle ; il crépite
mal sous le doigt et donne au toucher une sensation molle
analogue à celle que donnerait un oreiller de duvet (LAENNEC).
La dilatation est surtout manifeste aux sommets et au niveau
des bords antérieurs qui sont mousses et arrondis au lieu d'être
tranchants. Par places, des lobules superficiels excessivement
dilatés forment une saillie arrondie. Incisé, le poumon ne s'affaisse pas complètement : en même temps qu'il est distendu, il
a perdu son élasticité.

b. *Histologie*. — Les cloisons interalvéolaires sont amincies,
atrophiées, fréquemment perforées sur une plus ou moins grande
étendue, établissant ainsi, entre les alvéoles voisins, des commu

nications anormales. Cette disparition partielle résulte de la rupture et de la rétraction des fibres élastiques qui les soutiennent (MARFAN et LION). Consécutivement la lumière des vaisseaux de l'hématose qui parcourent ces cloisons s'efface, et leur oblitération se produit : ainsi s'explique la pâleur du tissu pulmonaire et la perte de son élasticité. En somme, il n'y a pas seulement distension des alvéoles dans le poumon emphysémateux ; il y a aussi une atrophie progressive du parenchyme pulmonaire.

Signalons encore les lésions concomitantes de bronchite ou de congestion des bases, et la dilatation secondaire du cœur droit.

2° Étiologie et pathogénie. — La distension exagérée des alvéoles pulmonaires, qui caractérise l'emphysème, reconnaît avant tout une origine mécanique.

L'emphysème est l'aboutissant de la plupart des affections chroniques du poumon, des bronches et des voies respiratoires. Ces affections le réalisent par deux mécanismes : *a*, soit par les mouvements inspiratoires violents ou exagérés qu'elles nécessitent (ainsi agissent l'*asthme*, les obstructions nasales, etc.), *b*, soit par les secousses de toux qui distendent brusquement les alvéoles pulmonaires et dont l'action se fait principalement sentir sur certaines régions, comme le sommet des poumons et leurs bords antérieurs. Les efforts agissent de la même façon, ce qui explique la fréquence de l'emphysème chez les musiciens qui se servent d'instruments à vent, dans certaines professions pénibles, etc. La distension des alvéoles pulmonaires est donc prédominante, suivant les cas, soit en inspiration, soit en expiration ; c'est cette distension répétée qui finit par entraîner à la longue la perte de l'élasticité du parenchyme pulmonaire et sa dilatation définitive.

Il est probable toutefois que cette dilatation est favorisée par un défaut de résistance de la charpente élastique des alvéoles reconnaissant pour cause les anciennes lésions pulmonaires antérieures, l'alcoolisme, et dans certains cas une prédisposition native, héréditaire. — L'emphysème est souvent symptomatique d'une tuberculose pulmonaire à évolution très lente.

3° Symptomatologie. — Les signes physiques que nous étudierons d'abord sont beaucoup plus caractéristiques que les symptômes fonctionnels.

A. Signes physiques. — L'*inspection* montre des déformations thoraciques caractéristiques : dans son ensemble le thorax est dilaté et élargi, arrondi, globuleux au lieu d'être aplati comme normalement dans le sens antéro-postérieur (thorax en tonneau). Le sternum est bombé, la courbure de la colonne vertébrale exagérée, l'angle des côtes saillant en arrière, les omoplates élevées, écartées de la colonne vertébrale et déjetées en dehors (Bonnet), le creux sus-sternal déprimé, les régions sus et sous-claviculaires saillantes ; le poumon forme quelquefois dans le creux sus-claviculaire une tumeur sonore, molle, élastique, s'exagérant par les efforts et la toux (hernie pulmonaire).

A la *percussion*, la sonorité thoracique est exagérée ; la matité cardiaque normale s'atténue ou disparaît, masquée par la distension des lames antérieures des poumons.

A l'*auscultation*, le murmure vésiculaire est diminué, surtout aux sommets. L'inspiration est humée, l'expiration prolongée et souvent un peu sifflante.

A la *radioscopie* l'emphysème se traduit par trois signes (Béclère) : la plus grande étendue de l'image pulmonaire, sa clarté plus vive à cause de l'atrophie des cloisons interalvéolaires et l'ascension moindre du diaphragme pendant l'expiration.

Enfin la *spirométrie* montre que la capacité pulmonaire est considérablement réduite ; par suite de la distension continuelle du thorax et du poumon, celui-ci se vide mal, l'expiration est défectueuse.

B. Troubles fonctionnels. — La *dyspnée* est habituelle chez les emphysémateux ; au début, c'est une simple dyspnée d'effort n'apparaissant qu'à l'occasion de la marche ou des mouvements ; plus tard elle devient continue. Elle reconnaît pour cause la limitation des mouvements du thorax, surtout dans l'expiration, et le rétrécissement du champ de l'hématose par atrophie du parenchyme pulmonaire et oblitération de ses vaisseaux. Mais, à mesure que la maladie progresse, la dyspnée relève d'une cause encore plus importante : la faiblesse et la dilatation du cœur.

4° Évolution. — En effet, tout emphysémateux s'achemine progressivement vers l'asystolie à cause du retentissement des lésions pulmonaires sur le cœur droit. L'atrophie et la rupture des cloisons interalvéolaires, l'oblitération des vaisseaux qui les parcourent créent des conditions nouvelles à la circulation pulmonaire. Par suite de ces obstacles périphériques, la pression sanguine augmente dans l'artère pulmonaire, et par conséquent le ventricule droit, organe moteur de la petite circulation, doit fournir un travail plus considérable. Comme la faible épaisseur de ses parois ne lui permet pas de s'hypertrophier, il se laisse assez rapidement dilater : cet engorgement du cœur droit se traduit par une stase veineuse généralisée, par du gonflement des jugulaires constatable chez la plupart des emphysémateux.

Survienne une affection aiguë légère des voies respiratoires, une simple bronchite qui augmente la gêne respiratoire et le travail du cœur droit, celui-ci se laisse alors complètement forcer, sa dilatation aboutit à l'insuffisance tricuspidienne (voy. p. 312) et à l'asystolie. Avec le repos et la digitale, le cœur revient à son volume normal jusqu'à ce que s'installe, après de nouvelles poussées, l'asystolie définitive.

Indépendamment de cette évolution à peu près fatale, deux sortes d'accidents, résultant tous deux de la rupture d'un alvéole, peuvent venir compliquer l'évolution de l'emphysème. Ce sont le pneumothorax et l'emphysème interstitiel.

Le *pneumothorax* est la pénétration de l'air dans la plèvre, consécutivement à la rupture d'un alvéole superficiel ; il guérit d'ordinaire assez rapidement.

L'*emphysème interstitiel* ou *interlobulaire* est l'épanchement de l'air entre les alvéoles pulmonaires ; il chemine ainsi de proche en proche dans l'épaisseur du tissu conjonctif du poumon, vient former des bulles sous la plèvre viscérale, ou bien gagne le hile du poumon, le médiastin, le tissu conjonctif du cou. C'est un accident rare.

5° Pronostic. — La gravité de l'emphysème tient à trois

facteurs principaux : 1° à son évolution spontanée vers la dilatation du cœur droit et l'asystolie ; 2° aux affections causales dont l'emphysème est l'aboutissant (asthme, bronchites chroniques, tuberculose) ; 3° aux accidents graves d'asphyxie que provoquent chez les emphysémateux toutes les affections aiguës des voies respiratoires (bronchite aiguë, congestion pulmonaire, etc.).

6° Traitement. — Il se résume dans le séjour aux altitudes, dans les bains d'air comprimé, dans les inhalations d'oxygène et la pneumothérapie, qui consiste surtout à faire successivement des inspirations dans l'air comprimé et des expirations dans l'air raréfié. Il faut traiter l'affection primitive cause de l'emphysème (bronchite, asthme, etc.). L'iodure de potassium (0^{gr},50 à 1 gr. par jour) peut être longtemps continué.

ARTICLE VIII

SCLÉROSES PULMONAIRES

La plupart des lésions pulmonaires (traumatiques, infectieuses, néoplasiques) s'accompagnent d'une sclérose pulmonaire de voisinage qui n'est qu'une réaction conjonctive toute locale : le tissu conjonctif, qui entoure et enkyste les noyaux tuberculeux ou cancéreux, les productions actinomycosiques, les kystes hydatiques, les plaies pénétrantes, nous en fournit une série d'exemples ; mais il est des cas où, par suite de sa généralisation ou de son étendue, la sclérose pulmonaire s'accuse par des symptômes nets et a une véritable physionomie clinique. En voici les principaux types :

1° Sclérose lobaire ou pneumonique. — Cette forme succède le plus souvent à une pneumonie aiguë dont la résolution se fait mal (*pneumonie prolongée* de CHARCOT). Au bout de quelques semaines, le poumon passe par les périodes successives d'induration rouge et d'induration grise.

a. Dans la première, le parenchyme pulmonaire est densifié ; placé dans l'eau, il gagne rapidement le fond du vase ; à la coupe il est rouge et présente des granulations. Le microscope montre la prolifération des cellules du tissu conjonctif.

b. Dans la deuxième période, la transformation conjonctive s'est complétée, les travées conjonctives sont épaissies ; le poumon sclérosé crie sous le couteau. On peut trouver des cavernes dans le parenchyme (pneumonie chronique ulcéreuse de DEBOVE).

Cliniquement, la résolution de la pneumonie se fait mal ; la température s'abaisse, mais pour remonter ensuite et se maintenir aux environs de 38°. Les signes physiques sont tous ceux d'une induration du poumon (matité, augmentation des vibrations thoraciques, bronchophonie, respiration soufflante).

2° Sclérose bronchopneumonique. — Elle succède aux bronchopneumonies infectieuses de l'enfance. Elle débute par les bronches et aboutit à une sclérose péribronchique intra et extralobulaire.

Le poumon est rougeâtre, dur au toucher ; à la coupe il est parsemé de dépressions qui ont fait comparer son aspect à celui d'une pierre meulière ou d'un fromage de Gruyère.

Ici encore les symptômes sont des signes d'induration auxquels viennent s'ajouter des signes de dilatation des bronches avec l'expectoration caractéristique.

En raison de leur diffusion et de l'obstacle qu'elles créent à la circulation pulmonaire, ces lésions s'accompagnent à la longue d'un retentissement sur le cœur droit, qui finit par se laisser forcer : la mort survient par asystolie.

3° Sclérose d'origine pleurale. — Certaines pleurésies sérofibrineuses ou purulentes s'accompagnent d'un épaississement considérable des feuillets de la plèvre et du tissu voisin. Il y a une véritable rétraction consécutive du thorax ; la paroi costale est aplatie, l'épaule correspondante abaissée, la colonne vertébrale incurvée. Pareilles lésions s'observent du côté de la plèvre viscérale ; le poumon, longtemps refoulé, est réduit à un moignon encapsulé par d'épaisses adhérences. Il devient le siège d'une sclérose interstitielle qui part de sa surface pour se propager jusqu'à son hile. Cette sclérose, suivant la voie toute tracée par les lymphatiques qui forment sous la plèvre viscérale un riche réseau avant de s'enfoncer entre les lobules et de gagner la profondeur de l'organe dans la direction du hile, finit par envahir tous les espaces conjonctifs périlobulaires.

Telles sont les formes classiques de sclérose pulmonaire, mais il reste encore à énumérer la sclérose syphilitique (voy. p. 180), la sclérose pulmonaire d'origine tuberculeuse, qui constitue une forme de tuberculose à symptomatologie tout à fait spéciale (phtisie fibreuse), la sclérose d'origine cardiaque, connue sous le nom de poumon cardiaque, la sclérose due aux poussières et qui accompagne les pneumokonioses ; enfin les scléroses toxiques, isolées par LETULLE.

4° Scléroses toxiques. — Elles sont dues :

a. A des intoxications d'origine externe : alcoolisme chronique, saturnisme, hydrargyrisme ;

b. A des auto-intoxications ; goutte, diabète, néphrites chroniques.

c. A des toxi-infections : impaludisme, fièvre typhoïde ; les scléroses tuberculeuses doivent, pour la plupart, rentrer dans cette catégorie.

5° Pneumokonioses. — Ce terme désigne les lésions que déterminent la pénétration et la fixation, dans le parenchyme pulmonaire, des diverses poussières tenues en suspension dans l'atmosphère.

Elles sont à peu près toutes d'origine professionnelle. La plus commune est l'anthracose, qu'on observe surtout chez les mineurs. Les tailleurs de pierre, les aiguiseurs, les ouvriers des manufactures de tabac, les fourreurs, les cardeurs de laine, les fabricants de brosses sont exposés à autant de pneumokonioses différentes.

C'est l'*anthracose* qui est la mieux étudiée : elle consiste dans le dépôt, au sein du poumon et des ganglions bronchiques, de particules noires, qu'on considérait autrefois comme du pigment et qui sont en réalité des particules charbonneuses. En très petite quantité, ce dépôt existe pour ainsi dire normalement chez tous les habitants des villes ; chez les mineurs il peut provoquer une véritable maladie. Après une longue période de tolérance, qui dure dix, quinze ou vingt ans, la maladie s'annonce, le plus souvent à l'occasion d'une bronchite aiguë ou d'une pneumonie, par de la pesanteur au niveau du creux épigastrique et par une *expectoration noire* ; à ce moment les signes stéthoscopiques se bornent à ceux d'une simple induration. Enfin, plus tard, ces signes physiques s'accusent ; on perçoit nettement des signes de ramollissement des sommets, puis apparaissent ceux des cavernes pulmonaires ; la toux est alors fréquente et les symptômes généraux sont ceux de la consomption.

Dans les *autres pneumokonioses* l'expectoration est rougeâtre, jaune ou grise, au lieu d'être noire, et les hémoptysies sont beaucoup plus fréquentes que dans l'anthracose.

L'*autopsie* montre les particules disséminées dans le tissu conjonctif péri-alvéolaire ; sous la plèvre, sur le diaphragme, où elles sont transportées par les lymphatiques, elles se déposent sous forme de houppes. La plèvre est épaissie, formant une coque scléreuse ; le parenchyme pulmonaire est noir, dur et élastique ; sa consistance rappelle celle du caoutchouc : par places, il n'est pas insufflable, et, projeté dans un vase, gagne le fond de l'eau. Les sommets sont parsemés de cavernules ; les ganglions du hile sont infiltrés de charbon. On trouve presque toujours des lésions tuberculeuses (R. TRIPIER) ; mais il est incontestable que cette phtisie se développe fort lentement.

ARTICLE IX

PHTISIE PULMONAIRE

Cette appellation devrait être réservée à la tuberculose[1] pulmonaire dans ses périodes avancées (de φθίσις, consomption) ; toutefois on désigne habituellement sous ce nom la forme vul-

[1] Les notions générales sur l'anatomie pathologique et la bactério-

gaire de la tuberculose pulmonaire, réservant à la forme granulique ou à la forme pneumonique une description spéciale.

§ 1. — ÉTIOLOGIE

Deux notions dominent l'étiologie de la tuberculose pulmonaire : l'hérédité et la contagion.

1° Hérédité. — Le rôle de l'hérédité est diversement interprété : quelques auteurs pensent qu'elle peut être directe, c'està-dire que le germe lui-même de la maladie est transmis au nouveau-né ; d'autres, et ce sont les plus nombreux, pensent que l'hérédité ne fait que préparer le terrain et rendre le nouvel organisme accessible à la contagion, contagion d'autant plus facile que les enfants vivent dans la continuelle promiscuité de leurs parents phtisiques.

2° Contagion. — La contagion est aujourd'hui prouvée expérimentalement et cliniquement. Pour qu'un sujet devienne tuberculeux, il faut que le bacille de Koch pénètre par une voie quelconque dans son économie ; les portes d'entrée en sont d'ailleurs très variables. La tuberculose pulmonaire peut en effet succéder à une tuberculose locale : osseuse, articulaire, ganglionnaire, etc. ; d'autres fois, elle paraît primitive. Quelle voie ont donc empruntée les germes pathogènes pour arriver jusqu'au poumon ?

Dans quelques cas exceptionnels ils ont pénétré à la faveur d'une solution de continuité du tégument, à la suite d'une piqûre anatomique par exemple, mais dans l'immense majorité des cas, ils pénètrent par les voies respiratoires ou digestives.

Le premier mode d'entrée n'a rien de surprenant : les poussières, que tient en suspension l'air atmosphérique et que nous inspirons à chaque instant, contiennent le bacille de Koch ; ce bacille a été mis en évidence par STRAUS sur la muqueuse nasale des personnes qui fréquentent les salles de tuberculeux ; nul

logie de la tuberculose font l'objet d'un chapitre spécial (livre VII), qui doit être lu avant celui-ci.

doute qu'il ne puisse pénétrer jusqu'au poumon. Les crachats, que les phtisiques vivant de la vie commune projettent sur le sol, se dessèchent, et leurs bacilles se mêlent à toutes les poussières. TAPPEINER a d'ailleurs réussi à rendre des animaux tuberculeux en pulvérisant dans leurs cages des produits tuberculeux desséchés.

D'autre part, la tuberculisation peut se produire par les voies digestives ; elle a été réalisée expérimentalement par CHAUVEAU, en faisant ingérer à des vaches de la matière tuberculeuse mélangée à leurs aliments. Arrivés dans l'intestin, les bacilles peuvent traverser la muqueuse sans laisser de traces de leur passage, et le torrent circulatoire les porte jusqu'aux poumons. Le lait et la viande d'animaux tuberculeux constituent ainsi un danger constant : à l'état de crudité ou après une cuisson insuffisante, ils contiennent des bacilles virulents ainsi qu'on l'a maintes fois démontré.

La contagion de la tuberculose peut encore s'opérer en faisant usage des mêmes cuillers, des mêmes vêtements, etc., etc., ou pendant les rapports conjugaux.

La contagion est donc un fait acquis ; mais, pour que la graine ainsi semée dans l'organisme puisse germer, il faut qu'elle rencontre de la part du terrain des conditions favorables. L'hérédité est le plus puissant facteur de cette prédisposition. Les mauvaises conditions hygiéniques, les excès de toute sorte, les privations, l'alimentation insuffisante, le séjour dans un air confiné exercent une influence analogue. Enfin le terrain est largement préparé par toutes les intoxications, par les maladies cachectisantes et les causes de débilitation ; ainsi agissent les grossesses répétées, la dilatation de l'estomac, le diabète, l'alcoolisme, les affections nerveuses chroniques. Une mention spéciale doit être réservée au traumatisme local, surtout au traumatisme continu s'exerçant sur la région thoracique : c'est le cas pour les sabotiers, ou pour les mariniers du Rhône qui appuient leur gaffe sous la clavicule (PERROUD). Enfin l'anémie du poumon joue quelquefois un rôle : le rétrécissement de l'artère pulmonaire prédispose à la tuberculose et on la voit se développer dans le poumon gauche dans certains cas d'anévrysme aortique comprimant la branche gauche de l'artère pulmonaire.

§ 2. — Symptomatologie

L'histoire clinique de la tuberculose pulmonaire peut être divisée comme l'histoire de ses lésions en trois périodes : période de début ou d'infiltration, période de ramollissement, période des cavernes.

1° Période de début. — Nous étudierons tout d'abord les symptômes fonctionnels, les seuls qui attirent l'attention.

A. Symptômes fonctionnels et modifications de l'état général. — La *toux* est un des premiers symptômes qui appellent l'attention de l'entourage du malade. C'est une petite toux sèche et brève, survenant surtout le matin, vers quatre à cinq heures, et se répétant pendant la journée à intervalles plus ou moins éloignés. Elle survient quelquefois après le repas (*toux gastrique*) et finit par déterminer le rejet des aliments.

L'*expectoration* à cette période est à peu près nulle ; elle ne se compose que de crachats muqueux avec quelques rares îlots purulents.

La *dyspnée* manque souvent ; elle se montre d'autres fois bien avant l'apparition des premiers symptômes de tuberculose, sous la forme d'accès d'asthme.

Dès cette période l'*état général* s'altère ; le *facies* et l'*habitus* du malade sont souvent caractéristiques ; son thorax est étroit, sa poitrine aplatie, l'amaigrissement survient rapidement, les ongles se bombent et se recourbent en même temps que l'extrémité des doigts s'élargit (*doigts hippocratiques*). Une fièvre peu élevée, 38° à 38°,5, se montre chaque soir ; lorsqu'elle manque, on peut la faire apparaître par une promenade ou un exercice de quelques heures. Les règles se suppriment ou deviennent irrégulières. C'est au milieu de ces troubles fonctionnels et de ces modifications de l'état général que survient l'hémoptysie.

L'*hémoptysie* (αἷμα, *sang* et πτύσις, *crachement*) est d'intensité très variable. Tantôt elle consiste en quelques crachats teintés de sang, tantôt le sang est rendu à flots, au milieu d'un violent accès de toux et de suffocation. Elle peut être unique ou se répéter à plusieurs reprises. Elle reparait quelquefois tous les mois chez les tuberculeuses dont les règles sont supprimées. Cette hémoptysie, à l'inverse de celles qui se produisent souvent à la période des cavernes, n'est qu'exceptionnellement mortelle. L'hémoptysie est ordinairement le signal qu'attendent pour se développer tous les symptômes d'une tuberculose pulmonaire jusquelà latente, ce qui l'avait fait considérer par MORTON comme la cause même de la phtisie pulmonaire. En réalité, elle n'en constitue qu'un accident initial, quelquefois moins précoce, et qui manque d'ailleurs dans un tiers des cas.

Le début de la tuberculose est souvent annoncé par des troubles dyspeptiques, par une névralgie faciale tenace, par une anémie que rien n'explique; ces divers symptômes ne contribuent qu'à égarer le diagnostic.

B. SIGNES PHYSIQUES. — Les plus caractéristiques sont la matité, les modifications du murmure vésiculaire et les craquements.

a. *Inspection*. — Le faciès du malade, son amaigrissement, sont souvent caractéristiques ; le thorax est aplati, les régions sous-claviculaires et les fosses sus-épineuses déprimées par suite d'un certain degré d'atrophie des muscles de la ceinture scapulaire.

b. *Palpation*. — En appliquant la main à plat sur les diverses régions du thorax pendant qu'on fait compter le malade, on constate que les vibrations vocales sont augmentées au sommet des poumons, c'est-à-dire dans la région sous-claviculaire et les fosses sus et sous-épineuses; cette augmentation est plus marquée du côté le plus atteint.

c. *Percussion*. — Dans les mêmes régions la percussion décèle une *submatité*, qui est le résultat de l'infiltration du poumon par les tubercules. De plus la percussion est souvent *douloureuse*.

d. *Auscultation*. — GRANCHER donne les signes suivants comme très précoces :

1º L'obscurité ou affaiblissement du murmure vésiculaire aux sommets du poumon ou à l'un des sommets ; 2º la rudesse de l'inspiration, qui perd son « moelleux » habituel pour devenir *granuleuse*, et l'abaissement de sa tonalité ; en même temps l'expiration devient prolongée et soufflante ; 3° la respiration saccadée. La constatation d'un de ces signes plaide grandement en faveur de la tuberculose. L'auscultation révèle aussi un retentissement exagéré de la voix et de la toux. Les *craquements secs* localisés au sommet sont caractéristiques du début de la tuberculose, mais permettent un diagnostic moins précoce.

2° Période de ramollissement. — A cette période les signes stéthoscopiques se modifient beaucoup, en même temps que l'état général devient rapidement mauvais.

A. Signes physiques. — A la matité, à l'exagération des vibrations vocales, au retentissement de la voix et de la toux, déjà constatés dans la période précédente, il faut ajouter les *râles sous-crépitants*, indices du ramollissement des tubercules. Ces râles humides font progressivement suite aux craquements secs de la première période, et, à mesure que le ramollissement s'effectue, donnent à l'oreille la sensation de bulles de plus en plus volumineuses (*râles cavernuleux*).

B. Symptômes fonctionnels. — L'expectoration muqueuse de la période précédente est remplacée par une expectoration muco-purulente. Les crachats épais prennent dans le crachoir une forme arrondie, comme celle d'une pièce de monnaie (*crachats nummulaires*). Ces crachats contiennent le *bacille de Koch*, et une série d'autres microbes.

3° Période des cavernes. — A cette période, les signes physiques se modifient complètement ; les symptômes fonctionnels et généraux ne sont qu'une aggravation de ceux de la période précédente.

A. Signes physiques. — Ces signes physiques tout à fait caractéristiques sont désignés dans leur ensemble sous le nom de signes cavitaires (Jaccoud).

a. Inspection. — Elle montre assez souvent une dépression sous-claviculaire prononcée.

b. Palpation. — Les vibrations vocales sont exagérées ; ce phénomène est dû à la zone d'infiltration tuberculeuse ou à la sclérose qui entoure les cavernes.

c. Percussion. — Si la caverne est de petites dimensions, on n'obtiendra qu'un *son mat*, à cause de l'infiltration qui s'est substituée au parenchyme pulmonaire normal, et des épaisses fausses membranes pleurales qui l'étouffent.

Si la caverne est de grandes dimensions, la percussion donnera un son *tympanique*, ou même un son *amphorique*, comparable à celui qu'on obtiendrait en frappant sur une cruche vide.

Enfin, on peut obtenir le *bruit de pot fêlé* en percutant au niveau de la caverne pendant que le malade respire la bouche ouverte : on considère ce phénomène comme dû à la sortie saccadée de l'air à travers les bronches.

d. Auscultation. — Elle fait entendre, surtout pendant l'inspiration, un souffle analogue à celui qu'on produit en se soufflant dans les mains (*souffle caverneux*). Les grandes cavernes à parois lisses peuvent donner naissance à un souffle amphorique.

Le mélange de l'air et des sécrétions contenues dans la caverne produit un râle à grosses bulles, le *râle caverneux* ou gargouillement, qui prend dans les grandes cavités un timbre métallique (*râle amphorique*).

Enfin l'auscultation de la caverne fait encore entendre un retentissement considérable de la voix et de la toux.

B. Symptômes fonctionnels. — A cette période, la dyspnée et la toux augmentent. L'expectoration est en général très abondante surtout le matin où, quand le malade vide ses bronches, elle simule une véritable vomique. A cette période reparaît l'hémoptysie, rare dans la période de ramollissement ; mais elle affecte ici une allure et un mécanisme tout particuliers. Elle est due à la rupture des *anévrysmes* de Rasmussen qu'on trouve sur les parois des cavernes pulmonaires (voy. p. 166). Quand une de ces poches anévrysmales vient à se rompre, surtout si l'arté-

riole qui lui a donné naissance est d'un certain calibre, la
caverne pulmonaire est inondée de sang, qui bientôt fait irruption dans les voies respiratoires et est rejeté à flots au dehors.
Rien n'arrête cette foudroyante hémoptysie qui peut entraîner
en quelques instants la mort du malade. Lorsque l'anévrysme
rompu s'est formé aux dépens d'une branche artérielle moins
considérable, il en résulte une hémoptysie moins abondante, mais
susceptible cependant de provoquer la mort par sa répétition.

C. ÉTAT GÉNÉRAL. — Le malade présente peu à peu tous les
signes de la cachexie tuberculeuse.

La *fièvre* est quotidienne, d'ordinaire à grandes exacerba-

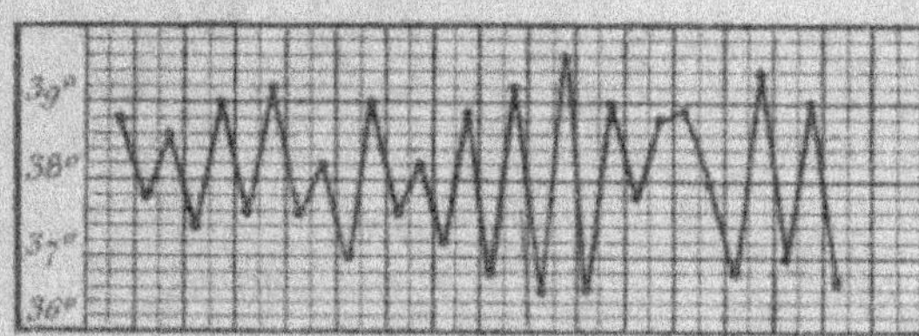

(Homme de 20 ans).
Fig. 23.
Fièvre hectique durant cinq mois.

tions vespérales atteignant 40°, alors que le matin la température est peu élevée ou même normale (*fièvre hectique*).

Les *sueurs* sont abondantes, surtout la nuit, et contribuent à
l'épuisement du malade.

L'amaigrissement devient extrême ; la face est pâle et cyanosée ; la diarrhée terminale, indice de la tuberculose intestinale, et les œdèmes cachectiques font leur apparition.

La mort survient au milieu des progrès de la cachexie lorsqu'elle n'est pas hâtée par une des complications que nous énu-
mérons plus loin.

§ 3. — COMPLICATIONS

Nous réunissons dans le tableau synoptique suivant les nombreuses complications de la tuberculose, qui sont presque toutes

l'objet d'un chapitre spécial dans les maladies des divers organes ; on n'aura qu'à s'y reporter.

APPAREIL RESPIRATOIRE . .	Tuberculose nasale. *laryngite*.
	Bronchites, *bronchite pseudo-membraneuse, dilatation des bronches*.
	Broncho-pneumonies.
	Gangrène pulmonaire.
	Emphysème.
	Adénopathie trachéo-bronchique.
	Pleurésies.
	Pneumothorax, hémoptysie.
APPAREIL CIRCULATOIRE . . .	Péricardite.
	Endocardite.
	Dilatation du cœur droit.
	Phlegmatia alba dolens.
	Thrombose de l'artère pulmonaire.
APPAREIL DIGESTIF ET PÉRITOINE	Ulcérations tuberculeuses : linguales, buccales, *pharyngées*.
	Gastrite.
	Tuberculose intestinale.
	Tuberculose du foie.
	Fistule anale.
	Péritonite tuberculeuse.
APPAREIL GÉNITO-URINAIRE .	*Tuberculose rénale*.
	Tuberculose vésicale.
	Tuberculose des vésicules séminales, des testicules, de la prostate, de l'ovaire.
SYSTÈME NERVEUX	*Méningite tuberculeuse*.
	Tubercules des centres nerveux.
	Névrites périphériques
	Maladie d'Addison.
ORGANES DES SENS	Tuberculose de l'iris, de la choroïde.
	Otite moyenne suppurée.
APPAREIL LOCOMOTEUR . . .	Ostéites et arthrites.

Nous mentionnerons seulement quelques troubles fonctionnels qui ne peuvent pas trouver place dans ce tableau :

L'*hémoptysie* est un accident très fréquent au début de la maladie, puisqu'elle se montre dans les deux tiers des cas. À la période des cavernes elle est beaucoup plus rare et presque toujours rapidement mortelle.

Les *troubles circulatoires* sont excessivement variables. Ils se bornent, dans la plupart des cas de tuberculose ulcéreuse, à quelques palpitations ; le cœur des tuberculeux est habituellement petit, à moins qu'une lésion rénale n'ait déterminé son hypertrophie. L'œdème malléolaire est assez fréquent à la période de cachexie. — Il n'en est plus de même lorsque la tuberculose affecte la forme fibreuse ; le cours du sang dans le poumon est alors considérablement gêné, la tension s'élève dans l'artère pulmonaire, et il en résulte un surcroît de travail pour le cœur droit qui se laisse progressivement dilater. Dans ces cas la phtisie pulmonaire a une marche excessivement lente ; de tels malades ne sont pour ainsi dire plus des phtisiques, mais des cardiaques : ils succombent après avoir présenté tous les symptômes de l'asystolie.

Les *troubles digestifs* sont beaucoup plus fréquents[1]. L'ingestion des aliments provoque parfois de violentes secousses de toux peu d'instants après le repas (*toux gastrique*) ; elles finissent par déterminer des vomissements ; si ces vomissements se répètent souvent, il en résulte une rapide dénutrition, très fâcheuse dans une maladie où il importe au plus haut point d'alimenter le malade et de soutenir ses forces. L'anorexie, habituelle chez beaucoup de tuberculeux et qui reconnaît souvent une origine médicamenteuse, n'est pas moins défavorable, en rendant difficile une alimentation copieuse. Les digestions sont lentes et pénibles ; l'estomac est souvent dilaté, sa motricité est affaiblie, la sécrétion du suc gastrique diminuée ; l'hyperchlorhydrie a été observée à la période initiale de la tuberculose, mais d'une façon tout à fait exceptionnelle. Tous ces troubles gastriques sont imputables à l'intoxication tuberculeuse, plus encore qu'à la fièvre ; ils doivent dès le début attirer l'attention. BOUCHARD a d'ailleurs montré que la dilatation gastrique constituait une importante prédisposition à la phtisie.

A une période avancée de la phtisie survient une gastrite terminale caractérisée par les trois symptômes suivants (MARFAN) : langue rouge vif, anorexie absolue, diarrhée. Cette gastrite, qui emprunte une gravité spéciale à la coexistence de la tuberculose

[1] Voy. MARFAN, Th. de Paris, 1890.

intestinale, est anatomiquement caractérisée par une infiltration interstitielle de la muqueuse gastrique avec dégénérescence consécutive des cellules glandulaires. Quant au tubercule de l'estomac, ce n'est qu'une rareté anatomique sans importance clinique. L'ulcère de l'estomac, latent ou non, s'observe assez souvent chez les tuberculeux (R. Tripier). La tuberculose intestinale, complication fréquente et redoutable, est étudiée t. I.

Les *troubles nerveux*, indépendamment des symptômes de méningite ou de tubercules cérébraux (t. I, p. 242), se présentent sous la forme de névralgies parfois très tenaces au début de la phtisie, d'hyperesthésie du thorax, de la nuque ou du sternum, et d'anesthésies limitées ; ces phénomènes sont attribuables à des névrites périphériques (Pitres et Vaillard). A mesure que la maladie évolue, le tuberculeux perd ses forces ; son adynamie est de plus en plus marquée : elle devient quelquefois extrême, accompagnée de douleurs lombaires et de pigmentation de la peau et des muqueuses ; dans ce dernier cas, on peut diagnostiquer une maladie d'Addison consécutive à la tuberculisation des capsules surrénales et du plexus solaire.

§ 4. — Évolution et pronostic

La phtisie pulmonaire est une affection fort grave, mais elle n'est pas fatalement mortelle : sa curabilité dans beaucoup de cas est aujourd'hui un fait acquis. Elle a d'autant plus de chances de guérir qu'elle est à une période plus rapprochée de son début. A l'autopsie de sujets morts d'une affection quelconque, on trouve fréquemment au sommet des poumons des tubercules guéris, transformés en masses fibreuses ou crétacées. A mesure que la maladie évolue vers le ramollissement des tubercules, vers la formation des cavernes et la consomption, les guérisons deviennent de plus en plus rares ; mais, même à ces périodes avancées, on peut voir survenir des rémissions de longue durée. Les formes fibreuses sont celles qui comportent la plus longue survie. L'emphysème, le rhumatisme paraissent dans nombre de cas ralentir le développement de la tuberculose. Quant aux affections du cœur, elles exercent une influence analogue, mais diversement interprétée : pour quelques auteurs (PIDOUX), cet antagonisme est dû à la diathèse rhumatismale, cause habituelle des cardiopathies valvulaires ; pour les autres, les cardiopathies n'agissent qu'en déterminant de la stase pulmonaire qui laisse les tubercules au contact du sérum dont on connaît les propriétés bactéricides[1], d'autres enfin attribuent cette heureuse influence à l'hypertrophie du cœur. Un fait remarquable, c'est que la tuberculose pulmonaire est fréquente dans le rétrécissement mitral et qu'elle affecte alors une marche particulièrement torpide ; les auteurs qui considèrent cette cardiopathie, dans sa forme congénitale, comme une lésion d'origine tuberculeuse, pensent qu'il s'agit d'une tuberculose atténuée en raison du terrain sur lequel elle se développe (P. TEISSIER).

Le chagrin, la misère, les mauvaises conditions hygiéniques (surmenage, air confiné, alimentation insuffisante), le diabète, l'alcoolisme, précipitent au contraire la terminaison de la maladie.

L'amaigrissement extrême, la fièvre, les transpirations nocturnes, la diarrhée, les œdèmes, bref tous les signes de l'hecticité sont d'un pronostic fâcheux.

La *diazoréaction* (voy. l'article *Fièvre typhoïde*) a également une mauvaise signification ; d'après MICHAELIS[2] les tuberculeux chez lesquels on la constate succombent d'ordinaire en six mois, alors même qu'ils ne paraissent pas présenter des lésions très graves. Elle peut disparaître en même temps que les symptômes s'améliorent, mais la rechute est fatale. Cet auteur soutient même que ces malades devraient être exclus des sanatoria, car leur cure y est illusoire.

Les formes rapides enlèvent les malades en quelques mois ; les formes lentes durent de longues années et sont même compatibles avec une existence active.

La *mort* survient par suite des progrès de la cachexie et de l'hecticité, favorisés par une complication telle que l'entérite ou la phtisie laryngée ; elle peut être brusquement hâtée par

[1] Le rétrécissement de l'artère pulmonaire, qui produit l'anémie des poumons, est au contraire une cause de phtisie.

[2] MICHAELIS, *Charité Annalen* 1897, et *Soc. de méd. int. de Berlin*, 1901.

une pleurésie purulente, un pneumothorax ou une méningite ; enfin la thrombose cardiaque ou pulmonaire, et surtout l'hémoptysie sont des causes de mort presque subite. Il ne faut pas oublier qu'un tuberculeux guéri en apparence peut succomber en quelques jours à des accidents de méningite ou de granulie généralisée qui éclatent tout d'un coup.

§ 5. — Diagnostic

Ses principaux éléments sont : l'*amaigrissement*, le *facies*, la *perte des forces*, la *fièvre*, l'*hémoptysie*, les *antécédents héréditaires*, la constatation des traces d'une *tuberculose locale*, la *toux* et l'*expectoration*. Les *signes stéthoscopiques* (matité, craquements, signes cavitaires) empruntent une grande valeur diagnostique à leur *localisation au sommet* du poumon. L'atrophie des muscles dans les régions sus-épineuses et sous-claviculaires, et la percussion douloureuse à ce niveau ont une grande valeur diagnostique. La *radioscopie* montre de l'obscurité du sommet.

La *présence du bacille de Koch* dans l'expectoration est caractéristique ; mais le bacille peut manquer et sa constatation est parfois très difficile au début, alors que l'expectoration est nulle ou à peu près : c'est dans les fines stries purulentes, disséminées dans les crachats encore muqueux, qu'il faut chercher le bacille. Ferran (de Barcelone) met les crachats à l'étuve avec du sérum de cheval ou de mouton ; s'ils contiennent des bacilles, il se forme de la spermine, reconnaissable à son odeur ; il l'attribue à la pullulation d'un bacille saprophyte qui toujours accompagne le bacille de Koch.

L'*inoculation des crachats au cobaye* produit en quelques semaines la tuberculisation de cet animal. Lévy et Bruns les chauffent à 60° avant de les injecter dans le péritoine afin d'éviter toute infection surajoutée.

La *réaction à la tuberculine*, c'est-à-dire l'élévation de température que présente un tuberculeux après injection d'un milligramme de tuberculine, est un très bon signe ; mais nous n'osons conseiller ce moyen dans la pratique courante (voy. l'article *Tuberculose*, livre VII, qui complète ces notions de diagnostic expérimental).

A son début, suivant ses symptômes fonctionnels dominants, la tuberculose pulmonaire peut être confondue avec la chlorose ou une anémie quelconque, une dyspepsie, une bronchite vulgaire. Lorsque le début est marqué par une hémoptysie, il faut aussi songer aux affections susceptibles de présenter cet accident (hystérie, rétrécissement mitral, infarctus pulmonaires, etc.).

A la période de ramollissement, la confusion est possible avec une bronchopneumonie à résolution traînante.

A la période des cavernes, il faut éliminer toutes les affections capables de produire des signes cavitaires : gangrène pulmonaire, kystes hydatiques du poumon, pleurésie interlobaire, dilatation des bronches, pneumothorax. Enfin les signes pseudo-cavitaires peuvent faire croire à la présence d'une *caverne*, alors qu'il n'en existe pas ; le souffle qu'on entend en pareil cas est dû à la condensation du tissu pulmonaire : les épanchements pleuraux, les cancers du hile du poumon sont susceptibles de produire ce phénomène qui s'accompagne alors d'une matité *absolue*.

§ 6. — TUBERCULOSE INFANTILE

Dans la *seconde enfance* la tuberculose ulcéreuse commune peut revêtir la même forme que chez l'adulte ; elle ne se distingue que par son évolution plus rapide, la rareté de l'hémoptysie du début et l'absence d'expectoration. Les formes lentes s'accompagnent souvent d'adénopathie trachéo-bronchique (livre V, art. VII). — Toutefois à cet âge la tuberculose pulmonaire affecte surtout la *forme broncho-pneumonique* : elle débute alors par de la dyspnée et de la fièvre, l'auscultation des poumons fait entendre des râles sous-crépitants et du souffle en foyers disséminés. Les lésions débutent aussi bien à la base ou à la partie moyenne des poumons qu'à leur sommet. Au bout de quelques jours, on constate que cette broncho-pneumonie ne passe pas à la résolution ; le petit malade maigrit, transpire la nuit, perd rapidement ses forces et son appétit, et la température présente de grandes oscillations quotidiennes en même temps qu'apparaissent à l'auscultation des signes cavitaires (souffle caverneux, gargouillements, etc.). La mort survient au bout de quelques semaines. — Enfin on rencontre aussi dans la seconde enfance la pneumonie caséeuse, et la granulie sous ses diverses formes, notamment la granulie généralisée qui simule la fièvre typhoïde.

Dans la *première enfance* (au-dessous de deux ans) la tuberculose peut encore affecter les formes granulique ou broncho-pneumonique, mais elle se présente surtout sous une forme tout à fait spéciale à cet âge et bien étudiée par LANDOUZY, QUEYRAT et AVIRAGNET. C'est une *tuberculisation généralisée à évolution chronique* : la cachexie progressive, l'hypertrophie du foie et de la rate, l'apparition de nombreux et minuscules ganglions au cou, dans l'aine, aux aisselles, en sont les principaux symptômes ; il s'y ajoute quelquefois de la diarrhée ; la fièvre manque absolument. La méningite ou l'adénopathie trachéo-bronchique constituent les modes de terminaison les plus habituels. LANDOUZY et QUEYRAT (1886) ont décrit également une *infection bacillaire suraiguë* caractérisée par une haute température, des symptômes abdominaux et un état général grave rappelant celui de la dothiénentérie ; il s'agirait d'une dissémination des bacilles de Koch dans les différents organes sans production de granulations ou de tubercules.

En résumé, la tuberculose est d'autant plus généralisée et d'autant plus rapide dans son évolution qu'elle affecte un sujet plus jeune.

La *tuberculose des vieillards* est au contraire remarquable par sa torpidité et sa lente évolution.

§ 7. — ANATOMIE PATHOLOGIQUE

1° Autopsie. — A l'autopsie d'un tuberculeux, la première chose qu'on remarque en ouvrant le thorax, ce sont d'ordinaire les lésions de la plèvre. Souvent même, ses deux feuillets, pariétal et viscéral, sont tellement adhérents, surtout dans la partie supérieure du poumon, qu'on ne peut arriver à les séparer ; en essayant d'insinuer les doigts entre eux, on ne fait que déchirer le poumon sous-jacent ramolli par la fonte des tubercules. Il faut décoller la plèvre *pariétale* de la paroi thoracique sur laquelle elle s'applique : c'est le seul moyen d'extraire le poumon et on l'obtient ainsi recouvert des deux feuillets pleuraux.

On pratiquant dans le poumon une coupe verticale, on s'aperçoit que les lésions ne sont pas uniformément disséminées dans son parenchyme, mais qu'elles revêtent une intensité croissante à mesure qu'on se rapproche du sommet. Ainsi, dans un cas de tuberculose avancée, on trouvera à la partie moyenne et jusqu'au voisinage de la base des tubercules disséminés, plus haut des tubercules ramollis et de petites cavernules, enfin au sommet de véritables cavernes. Lorsque les lésions sont encore peu prononcées, c'est au sommet qu'il faut les chercher : on y trouve des tubercules crus ou ramollis, alors que le reste du poumon est encore indemne. C'est à ce niveau que débute le processus.

Les *tubercules* se présentent sous la forme de petites masses jaunes et opaques du volume d'un grain de millet, très adhérentes au parenchyme qui les environne. Ils donnent au tissu pulmonaire une consistance spéciale qu'on apprécie fort bien par la palpation, avant même d'inciser le poumon. Après être resté plus ou moins longtemps à l'état de *tubercule cru*, le tubercule se ramollit et laisse à sa place un magma puriforme. Lorsque ce ramollissement s'opère dans une grande étendue de l'organe, il se transforme en une sorte de bouillie ; les bronches elles-mêmes sont pleines de pus. Par leur confluence, les tubercules ramollis donnent naissance à des pertes de substance anfractueuses, ou ulcérations du poumon, d'où le nom de *phtisie ulcéreuse* donné à la tuberculose pulmonaire commune. Ce sont les *cavernules* : on donne le nom de cavernes à celles qui sont de dimensions supérieures.

Au lieu d'affecter partout la forme de tubercules disséminés, la tuberculose revêt en certains points du poumon la forme dite *infiltrée* : on voit alors, alternant avec les lésions précédemment décrites, des masses jaunâtres, sèches à la coupe, caséeuses (*caseum*, fromage). Elles aussi sont susceptibles de se ramollir et de donner naissance à des cavernes. On leur donne, depuis Laennec, le nom d'*infiltration tuberculeuse*.

Les *cavernes* sont de dimensions très variables, depuis le

volume d'une noisette jusqu'à celui du poing. Elles siègent habituellement au sommet du poumon et elles peuvent être multiples. Parfois leur extension est telle qu'elles occupent le sommet du poumon tout entier, réduit à une immense cavité dont les deux feuillets pleuraux, adhérents, forment seuls la paroi, tout vestige de tissu pulmonaire ayant disparu en ce point.

D'habitude la paroi des cavernes est anfractueuse, irrégulière, surtout lorsqu'elles résultent de la confluence des cavernules ; elle est tapissée d'un liquide puriforme, et se continue insensiblement avec des tubercules ramollis dont le parenchyme voisin est parsemé. Les cavernes plus anciennes, résultat d'une phtisie à évolution plus lente, ont au contraire des parois lisses, régulières, indurées, et doublées extérieurement d'un tissu scléreux. Les vaisseaux pulmonaires, plus résistants, forment des arêtes saillantes sur la paroi des cavernes, ou même des sortes de travées isolées dans leur intérieur, mais leur résistance n'est pas indéfinie ; il peut arriver qu'en un point ils cèdent au processus ulcératif, se laissent ectasier, et forment à l'intérieur des cavernes ces dilatations connues sous le nom d'*anévrismes de Rasmüssen* ; leur rupture produit une hémorragie foudroyante.

Les *bronches* présentent assez souvent des dilatations capables d'en imposer pour de vraies cavernules tuberculeuses.

Enfin ces lésions n'aboutissent pas forcément au ramollissement et à l'ulcération : elles sont susceptibles dans les cas les moins avancés, d'évoluer vers la guérison ; on ne trouve alors au sommet du poumon que des cicatrices fibreuses, ou même des tubercules crétacés (*formes fibreuses*).

Indépendamment des lésions de la phtisie chronique, le poumon peut présenter une éruption granulique généralisée (voy. p. 173, *Granulie*).

Les lésions pulmonaires sont rarement isolées ; les ganglions trachéo-bronchiques sont plus ou moins volumineux ; la rupture d'un tubercule sous-pleural a pu donner naissance à un pneumothorax circonscrit ou généralisé (voy. p. 253) ; le cœur est petit, les formes fibreuses s'accompagnent cependant de dilatation du ventricule droit ; le foie est gras ; les reins présentent quelquefois la dégénérescence amyloïde ; les ulcérations laryngées et surtout les ulcérations intestinales ne sont pas rares.

2° Histologie. — Dans toutes ces lésions pulmonaires, la lésion fondamentale et primordiale, c'est le tubercule dont nous étudions plus loin la constitution : cellule géante, cellules épithélioïdes, zone embryonnaire (voy. livre VII). Il débute toujours au voisinage d'une bronchiole, au point où elle va s'aboucher dans l'infundibulum alvéolaire (RINDFLEISCH) et il forme autour d'elle soit un manchon, soit un croissant. Les vaisseaux qui accompagnent cette bronchiole sont bientôt oblitérés (H. MARTIN), et cette oblitération joue certainement un rôle dans la caséification et le ramollissement du tubercule. D'après CHAMPEIL [1], dans les cas de tubercules pulmonaires à évolution lente, la granulation peut avoir une charpente de tissu réticulé dont les mailles s'infiltrent de globules blancs et qui concourt ainsi à l'accroissement périphérique du tubercule. La guérison du tubercule s'opère, au contraire, par enkystement, et transformation fibreuse de la périphérie au centre.

Les vaisseaux sont frappés d'artérite et s'oblitèrent progressivement. Au niveau des cavernes, nous avons vu que leurs tuniques pouvaient s'ulcérer de dehors en dedans et qu'ils formaient des dilatations localisées (*anévrysmes de Rasmüssen*). On croyait autrefois que la poche anévrismale était formée par la tunique interne distendue et faisant hernie à travers les autres tuniques ulcérées ; MÉNÉTRIER a montré que la tunique interne disparaissait aussi : ce sont des couches de fibrine stratifiées et des globules blancs, qui forment une membrane hyaline, seule paroi de l'anévrysme.

§ 8. — TRAITEMENT

Le traitement de la tuberculose doit être prophylactique, hygiénique et médicamenteux.

1° Prophylaxie. — Le traitement prophylactique consiste

[1] CHAMPEIL, *Arch. de physiologie*, 1881.

à mettre les sujets héréditairement prédisposés à la tuberculose dans les meilleures conditions hygiéniques et à diminuer dans la mesure du possible les chances de contagion directe. Pour prévenir la tuberculisation par les voies digestives, il faut ne faire usage que de lait stérilisé et rejeter la viande d'animaux tuberculeux : cette dernière mesure n'a pas été appliquée jusqu'ici dans toute sa rigueur : le plus souvent on se contente de saisir les organes malades et on livre la viande à la consommation. Enfin les phtisiques doivent cracher dans un crachoir et non dans un mouchoir ou par terre : c'est la seule précaution qui puisse empêcher la dissémination des bacilles.

2° Traitement hygiénique. — La phtisie une fois déclarée, c'est encore au traitement hygiénique qu'on aura surtout recours : le repos ou un travail modéré, une bonne alimentation et même la suralimentation, les toniques, les vins généreux, le séjour dans le midi ou dans les altitudes en constituent les principaux éléments.

Le traitement de la tuberculose dans le *sanatorium* consiste, outre la suralimentation, dans le *repos à l'air libre*; les malades passent la plus grande partie de leur journée étendus dans les galeries de cure et leurs chambres sont aérées pendant la nuit. Le séjour dans l'altitude (entre 800 et 1 500 mètres) recommandé à cause de son action tonique, à cause de la pureté, de la sécheresse et de la diathermanéité de l'air, n'est pas toujours facilement applicable, et il est passible de contre-indications telles que les hémoptysies ou les complications laryngées ; certains rhumatisants à sensibilité excessive se trouvent mal du climat d'altitude dont les brusques variations ramènent leurs douleurs : aussi a-t-on construit des sanatoria en plaine.

3° Traitement médicamenteux. — Le traitement médicamenteux se propose surtout pour but de modifier la bronchite et l'état général ; on emploie la créosote par la bouche (à la dose moyenne de 0,50 par jour), en lavements, en injection hypodermique ou intratrachéale, le gaïacol ($0^{gr},50$), le biphosphate de chaux, le tanin, l'arséniate de soude (0,02 centigr.), la glycérine, la viande crue qui n'agit pas uniquement comme aliment (Ch. Richet). Landerer a préconisé les injections hypodermiques d'acide cinnamique ou celles de cinnamate de soude (1/2 à 2 milligrammes par jour, en solution à $\frac{1}{100}$).

Chaque accident réclame un traitement spécial. A la fièvre hectique on oppose l'antipyrine (1 à 3 gr.) ; aux transpirations nocturnes, le sulfate d'atropine (1 à 4 granules de 1/4 de milligr.), le tellurate de soude (0,10), l'agaric blanc ; la diarrhée est justiciable de l'acide lactique (2 à 8 gr.) ; les vomissements sont arrêtés ou modérés par l'atropine ou la codéine.

L'*hémoptysie* doit être traitée par le repos et le silence absolus, par l'ingestion de fragments de glace, par l'application de ventouses sur le thorax et par une injection de 1 gramme d'ergotine Yvon ou 1/2 milligramme d'ergotinine. Un excellent médicament contre l'hémoptysie est encore l'ipéca à dose nauséeuse (TROUSSEAU) ; on administre toutes les demi-heures, jusqu'à cessation de l'hémoptysie, 0^{gr},10 d'ipéca : il agit probablement comme dépresseur de la circulation.

Au début de la tuberculose, il est indiqué de faire de la révulsion sur le sommet atteint : un vésicatoire ou des pointes de feu légères, mais répétées, remplissent ce but.

Le cantharidate de potasse a été conseillé par LIEBREICH. On a essayé aussi l'injection aux phtisiques du sang des animaux réfractaires tels que le chien ou la chèvre.

4e Traitement bactériologique. — La *tuberculine* (KOCH), proposée il y a quelques années, n'a pas donné les résultats espérés, elle a même été démontrée fort dangereuse, à cause de l'impulsion qu'elle donne à des lésions tuberculeuses presque latentes.

Depuis sa première tentative (1891), KOCH a essayé d'autres tuberculines, notamment la tuberculine R (résiduelle), obtenue en traitant par des dessiccations, des triturations et des centrifugations successives les cultures du bacille de Koch. Le même auteur a enfin inoculé à des phtisiques des bacilles tuberculeux, desséchés et triturés, émulsionnés dans l'eau glycérinée. Ces tentatives ne se sont pas généralisées. Plus récemment (1903) BEHRING, de Marbourg, a annoncé qu'il avait retiré des bacilles de la tuberculose une substance, la TC, puis une autre la *Tuber-*

culase, puis une dernière la *Tulase*, susceptible d'être appliquée à l'homme et de conférer l'immunité contre la tuberculose.

Le *sérum antituberculeux* s'obtient en injectant aux animaux soit des bacilles morts ou vivants, soit diverses tuberculines : le sérum de ces animaux a, *in vitro*, un pouvoir bactéricide fort variable, et n'a pas donné *in vivo* de résultats décisifs. Chez l'homme on peut espérer voir s'amender quelques symptômes toxiques tels que la diarrhée ou les sueurs (F. Arloing) ; mais ce n'est jusqu'ici qu'un traitement adjuvant fort douteux.

5° Traitement chirurgical. — On a tenté maintes fois l'ouverture et le drainage des cavernes, ou des injections antiseptiques à travers la paroi thoracique ; la multiplicité des lésions met en général obstacle à l'efficacité de ces moyens.

ARTICLE X

PNEUMONIE CASÉEUSE

TUBERCULOSE PNEUMONIQUE

A l'autopsie d'un phtisique, il arrive assez fréquemment qu'on trouve, à côté des lésions tuberculeuses vulgaires, des masses caséeuses ; mais parfois ces infiltrations caséeuses sont très étendues et elles existent isolément, constituant l'unique lésion. Elles occupent un lobe ou une grande partie d'un lobe ; en raison de cette disposition, Reinhardt (1850) les décrivit comme une variété de pneumonie, et cette opinion, vulgarisée par Niemeyer, fut adoptée par beaucoup d'auteurs. Nous savons au contraire aujourd'hui que ces masses caséeuses ne sont qu'une variété de tuberculose, ainsi que l'avait fort bien vu Laennec, qui les désignait sous le nom d'*infiltration tuberculeuse*. La preuve de cette identité de nature a été faite : 1° par les inoculations : Villemin a montré qu'en inoculant ces masses caséeuses, on pouvait reproduire la tuberculose ; 2° par l'anatomie patholo-gique : on y retrouve, en effet, les cellules géantes (Thaon et

Grancher) ; 3° par la bactériologie : on y met en évidence le bacille de Koch.

1° Anatomie pathologique. — La pneumonie caséeuse est d'ordinaire localisée dans un seul poumon ; elle est soit lobulaire, c'est-à-dire ne comprenant que quelques lobules, soit pseudo-lobaire, lorsque les nombreux lobules intéressés forment par leur réunion une vaste masse caséeuse. D'après Renaut et Riel, la pneumonie caséeuse peut même être d'emblée lobaire, le processus s'étendant d'alvéole en alvéole sans intéresser les bronches.

L'*infiltration tuberculeuse* se montre sous la forme de nodules ou masses caséeuses (*caseum*, fromage), jaunâtres, dont la couleur et la consistance rappellent le mastic de vitrier. A la coupe elles sont sèches et ne présentent pas le grain de la pneumonie ; les nodules caséeux sont privés d'air, et, jetés dans l'eau, ils gagnent le fond du vase. Le microscope montre l'analogie du nodule caséeux et du nodule tuberculeux vulgaire : le centre de cette masse est complétement dégénéré, caséifié, alors que sa périphérie présente une zone de cellules géantes, en couronne.

Autour du nodule caséeux se trouvent des zones d'aspect différent qui alternent avec lui et constituent le premier degré de l'infiltration tuberculeuse, elles sont grises, semi-transparentes, comme vitreuses : c'est l'*infiltration grise de Laennec*, ou pneumonie *colloïde* caséeuse de Thaon ; peu à peu ces masses colloïdes se caséifient par places et prennent un aspect marbré. Enfin le poumon présente encore de la congestion et de l'emphysème.

Les avis sont partagés touchant la nature des altérations constatées. La nature tuberculeuse des masses ou nodules caséeux ne fait évidemment pas de doute ; mais les lésions voisines sont diversement interprétées ; pour les uns ce ne sont que des lésions réactionnelles banales ; pour d'autres, c'est un processus d'emblée tuberculeux. Pour d'autres enfin, elles ne font que préparer le terrain et rendre plus rapide l'invasion du parenchyme pulmonaire par la tuberculose ; à côté du bacille de Koch on a trouvé soit le streptocoque, soit le pneumocoque, et on tend à leur attribuer un rôle important dans les lésions catarrhales.

[1] Riel, Th. de Lyon, 1884.

Les masses caséeuses sont susceptibles de se ramollir et d'aboutir à la formation de cavernes.

2° Symptômes. — La maladie peut débuter brusquement par un appareil symptomatique qui simule quelquefois de très près la pneumonie franche : le malade est secoué par un grand frisson ; il éprouve un point de côté intense, la température monte à 40°, la toux est fréquente et violente, la dyspnée est très vive. Les crachats sont muqueux et striés de sang, rarement rouillés comme ceux des pneumoniques. L'hémoptysie est un symptôme inconstant. D'ordinaire cependant la pneumonie caséeuse affecte des allures moins bruyantes ; son début est seulement marqué par la toux et la dyspnée, et la fièvre est moins élevée.

La percussion donne un son mat au niveau de la région malade ; les vibrations vocales, d'abord exagérées, sont ensuite complètement abolies ; à l'auscultation on perçoit quelques râles sous-crépitants, qui font bientôt place à un silence absolu. Cette absence de signes stéthoscopiques est tout à fait analogue à la pneumonie massive décrite page 130 ; elle est due à l'obstruction bronchique par les masses caséeuses. La mort peut survenir à cette période ; dans d'autres cas à évolution moins rapide, les masses caséeuses ont le temps de se ramollir, et aboutissent à la formation de cavernes reconnaissables aux signes cavitaires ; souffle, gargouillement, etc. Même en l'absence des signes cavitaires, on constate que la pneumonie ne se résout pas ; la température persiste et présente de grandes oscillations, quelquefois même le type inverse ; l'état général est grave, avec ou sans délire ; la diarrhée et les transpirations nocturnes apparaissent ; le malade s'affaiblit rapidement et finit par présenter tous les symptômes généraux de la phtisie.

La pneumonie caséeuse affecte souvent une marche rapide et emporte le malade en deux ou trois semaines ; mais elle peut aussi avoir une durée deux ou trois fois plus longue.

3° Diagnostic. — Il se base sur les antécédents du malade, l'hémoptysie assez fréquente, les oscillations thermiques, la rapide altération de l'état général et la constatation du bacille de Koch dans les crachats. La confusion est possible :

a. Avec la *pneumonie franche*, qui s'en distingue habituellement par son début plus bruyant, ses crachats rouillés, le souffle tubaire, sa brusque défervescence au bout de six à neuf jours, l'absence d'amaigrissement rapide et de diarrhée. La pneumonie du sommet est rarement tuberculeuse, contrairement à ce qu'on pourrait croire *a priori* en se rappelant la localisation habituelle des autres lésions tuberculeuses ;

b. Avec la pneumonie accompagnée de bronchite pseudo-membraneuse (*pneumonie massive*), qui présente la même absence de signes stéthoscopiques : son début et son évolution aideront au diagnostic ;

c. Avec les *broncho-pneumonies ;* leurs signes stéthoscopiques sont plus disséminés et l'état général n'est pas celui de la tuberculose.

4ᵒ Pronostic. — Il est toujours fatal. Le médecin ne doit pas oublier que les formes comportant des lésions étendues, presque lobaires, tuent rapidement sans se caséifier, tandis que les hépatisations circonscrites, pseudo-lobaires, déterminent la formation de cavités.

5ᵒ Traitement. — Les indications diverses sont exposées à l'article *phtisie pulmonaire*.

ARTICLE XI

GRANULIE

La granulie est la dissémination de granulations tuberculeuses dans le poumon ou dans la plupart des organes. Elle avait été d'abord décrite comme une affection spéciale ; mais on sait aujourd'hui que ces granulations renferment des cellules géantes et des bacilles et qu'elles reproduisent la tuberculose par inoculation au cobaye. Ce sont donc bien des lésions tuberculeuses, seulement au lieu de former des masses caséeuses et des ulcérations par leur réunion et leur ramollissement, elles ne dépassent pas

le stade de la granulation grise ; elles amènent la mort soit par
leur confluence et la congestion qui les accompagne, soit par
intoxication aiguë de l'organisme.

1° Étiologie. — La tuberculose miliaire est surtout fréquente chez les jeunes sujets. L'exposition au froid, le surmenage,
la convalescence des maladies infectieuses jouent quelquefois un
rôle dans son apparition. On s'accorde à peu près pour reconnaître que la granulie est presque toujours, sinon toujours,
secondaire, c'est-à-dire consécutive à une tuberculose chronique
évoluant depuis plus ou moins longtemps. Ainsi elle vient compliquer une phtisie pulmonaire avérée ou latente, une tuberculose locale, osseuse, articulaire ou ganglionnaire ; dans ce dernier cas, un traumatisme local ou une intervention chirurgicale,
telle que le raclage d'un foyer d'ostéite, peuvent lui servir de cause
occasionnelle. La granulie est donc une sorte de généralisation
tuberculeuse : de l'organe où ils étaient primitivement canton-
nés, les bacilles pénètrent dans le torrent circulatoire qui les dissémine vers les méninges, le poumon ou les différents organes.
C'est une tuberculose propagée par la voie sanguine, une tuberculose *hématogène*.

2° Anatomie pathologique. — On retrouve le plus souvent les traces d'anciennes lésions tuberculeuses, soit dans un
os, soit dans un ganglion, soit au sommet du poumon sous
forme de masses caséeuses. Quant à la lésion récente, elle est
constituée par la *granulation grise*. Ces granulations semi-
transparentes, grises ou jaunâtres, sont très nombreuses : c'est
une sorte d'éruption qui couvre la surface des divers organes et
crible leur parenchyme. Tantôt elles sont limitées aux poumons,
tantôt généralisées. Elles affectent une prédilection toute spéciale
pour les séreuses et déterminent alors la formation d'un épanchement à leur intérieur. Les plèvres, le péritoine, les espaces
sous-arachnoïdiens, les ventricules du cerveau sont distendus
par un liquide abondant et citrin. Tout autour d'elles les granulations provoquent une *congestion intense* et de l'engorgement
ganglionnaire ; les ganglions mésentériques, ceux du médiastin

ou du hile du poumon sont très augmentés de volume. Dans les parois vasculaires, sur la paroi interne des veines pulmonaires (WEIGERT) ou des vaisseaux sanguins et lymphatiques, on retrouve parfois un semis de tubercules : ce sont les traces de la migration et de la dissémination du bacille par la voie sanguine.

3º Symptômes. — La granulie se manifeste surtout par des symptômes pulmonaires, mais elle affecte des formes cliniques très diverses suivant la prédominance des granulations dans tel ou tel organe ; nous décrirons les principales de ces formes.

A. GRANULIE A FORME DE FIÈVRE TYPHOÏDE. — Son début est

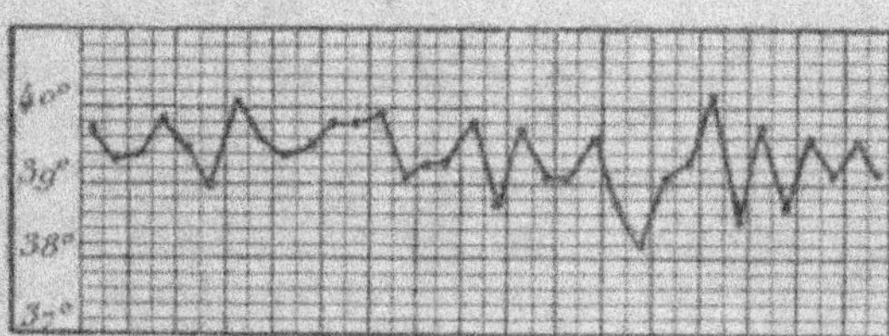

(Homme de 30 ans).

Fig. 24.

Tracé thermique dans lequel le type inverse prédomine.

insidieux ; après une période prémonitoire qui ne dépasse guère une dizaine de jours, et ne s'accuse que par un malaise général, des névralgies, de la courbature, une petite toux sèche, une dyspnée paroxystique et des accès fébriles, la maladie atteint sa période d'état caractérisée par les symptômes suivants.

La *fièvre* se présente soit sous forme d'accès irréguliers, soit sous forme d'hyperthermie continue, sans rémission matinale bien accusée, assez analogue par conséquent à celle de la dothiénentérie ; elle s'en distingue toutefois par l'apparition fréquente du *type inverse*, c'est-à-dire que le maximum thermique a lieu le matin et non le soir, par l'augmentation parallèle du chiffre du pouls, par un tracé bien moins régulier que celui de la fièvre typhoïde.

Les *symptômes nerveux* occupent ici une place importante, comme dans les dothiénentéries graves : délire, stupeur, adynamie, soubresauts tendineux, etc. La langue est sèche, rouge sur les bords et couverte de fuliginosités (langue rôtie). Il y a de l'hyperesthésie des téguments, surtout de ceux du thorax (Empis) ; les sensations lumineuses sont pénibles (photophobie).

La *toux* est sèche, suivie d'une faible expectoration muqueuse dans laquelle on peut trouver des bacilles ; cette expectoration est quelquefois sanglante.

La *dyspnée*, qui affecte assez souvent la forme de paroxysmes simulant les accès d'asthme, est absolument hors de proportion avec les signes physiques.

L'*auscultation* ne fait entendre, en effet, que quelques râles sibilants ou ronflants, disséminés dans l'étendue des deux poumons, prédominant aux sommets et variables d'un moment à l'autre. L'expiration est un peu rude et prolongée. La percussion ne donne qu'une légère submatité. Il y a parfois un peu de pleurésie sèche du sommet.

Le *pouls* est dicrote et dépressible ; le ventricule droit est dilaté (Laveran), la raie dite méningitique (voy. t. I, p. 273) s'obtient facilement.

Les *symptômes abdominaux*, météorisme, douleur à la pression dans la fosse iliaque droite, diarrhée, quelquefois vomissements et hémorragie intestinale, tuméfaction douloureuse de la rate, complètent les analogies de ce tableau symptomatique avec celui de la fièvre typhoïde.

L'hématurie, le purpura, l'épistaxis, l'hémoptysie témoignent des altérations du sang et des vaisseaux. Le bacille de Koch a été trouvé dans la rate et dans le sang du bout du doigt. La peau est couverte de sudamina ; on a noté exceptionnellement la présence de taches rosées.

L'*état général* est des plus graves ; l'adynamie est extrême ; il se produit souvent une eschare sacrée. La mort survient par suite des progrès de l'adynamie et de l'infection, ou par asphyxie. Elle est quelquefois précédée d'une ou de plusieurs rémissions passagères. La guérison est exceptionnelle, mais il en existe des cas indubitables.

En somme, cette forme offre de grandes analogies avec la fièvre typhoïde à cause de la prédominance de la fièvre, des symptômes nerveux et abdominaux ; nous exposons plus loin les éléments de ce diagnostic différentiel.

B. Granulie a forme d'embarras gastrique. — Cette forme n'est qu'un diminutif de la précédente ; elle évolue insidieusement jusqu'au moment où un violent accès de dyspnée ou une hémoptysie viennent trancher le diagnostic.

C. Granulie a forme suffocante (Graves). — Elle s'accompagne d'une fièvre élevée et d'une dyspnée intense tantôt continue et progressive, tantôt paroxystique ; la face est cyanosée, les ailes du nez sont animées de battements, la respiration est rapide et superficielle. L'auscultation ne fait pas entendre de signes physiques en rapport avec cette terrible dyspnée : le murmure vésiculaire est diminué, il n'y a que quelques sibilances dans la poitrine.

D. Granulie a forme de bronchite capillaire. — Elle s'accompagne d'une dyspnée semblable ; mais à l'auscultation on perçoit de nombreux râles sibilants et ronflants (*bruit de tempête* de Recamier) et des bouffées de râles sous-crépitants fins. Ailleurs le murmure vésiculaire est diminué par l'emphysème concomitant ou le développement de granulations dans le parenchyme pulmonaire. Les sommets sont submats à la percussion ; le reste du poumon présente çà et là la sonorité de l'emphysème. Le pouls est accéléré. Le cœur droit est dilaté par suite de la gêne de la circulation pulmonaire : la cyanose de la peau est très prononcée : le tableau clinique est en somme analogue à celui de la bronchite capillaire (voy. p. 85). La température est irrégulière, la peau chaude et couverte de sueurs. La mort par asphyxie rapide est la terminaison habituelle.

E. Granulie des séreuses. — La granulie affecte une remarquable prédilection pour les séreuses ; parfois elle s'y localise au lieu de se disséminer dans la profondeur des parenchymes.

1° Localisée sur la *plèvre*, elle produit un épanchement à formation rapide qui s'accompagne de tous les signes physiques et fonctionnels de la pleurésie ; très souvent l'éruption granulique pleurale se propage au *péritoine* (granulie pleuro-péritonéale). L'abdomen est alors distendu par l'ascite ; l'intestin et le péritoine pariétal sont tapissés d'un semis de fines granulations.

2° Sur les *méninges*, elle produit tous les symptômes des méningites : céphalée, vomissements, convulsions, contractures, myosis, strabisme, coma, etc. L'autopsie montre de nombreuses granulations méningées et une augmentation du liquide céphalo-rachidien avec hydrocéphalie ventriculaire.

3° Enfin dans un cas LAVERAN l'a vue envahir les *synoviales articulaires*.

F. GRANULIE PHARYNGO-LARYNGÉE. — Cette localisation a été décrite par ISAMBERT sous le nom de *tuberculose miliaire aiguë de la gorge* ; elle se traduit par des troubles de la voix et une dysphagie atroce. Dans une première période le voile du palais, ses piliers, les amygdales, la paroi postérieure du pharynx, l'épiglotte et les cordes vocales se couvrent de fines granulations ; puis elles deviennent opaques, se ramollissent et donnent naissance par leur confluence à de vastes ulcérations superficielles.

4° Évolution et pronostic. — La granulie est une affection à peu près fatalement mortelle ; il est exceptionnel que les granulations guérissent par transformation fibreuse ; dans l'immense majorité des cas elles tuent par leur confluence. La mort survient soit *par asphyxie*, soit au milieu de symptômes méningitiques (convulsions et coma), soit dans une adynamie profonde. La durée totale de la maladie ne dépasse guère trois ou quatre semaines ; souvent elle est beaucoup plus courte et enlève le malade en quelques jours (forme suffocante).

5° Diagnostic. — Ses principaux éléments sont : la constatation d'une ancienne lésion tuberculeuse (foyer d'ostéite, matité ou râles à un sommet, etc.), la dyspnée hors de proportion avec les signes physiques fournis par l'auscultation, la température souvent élevée et avec type inverse, enfin la présence du bacille de Koch dans l'expectoration.

On est exposé à confondre la granulie suivant ses formes cliniques :

a. Avec la *fièvre typhoïde*. — La granulie s'en distingue cependant par la fréquence du pouls, les oscillations thermiques à type inverse, la dyspnée, la cyanose, les râles prédominant au sommet des poumons, l'hyperesthésie thoracique (*signe d'Empis*), la photophobie, l'importance des troubles nerveux, l'absence des taches rosées lenticulaires, l'absence de la réaction agglutinante du sérum (séro-diagnostic de WIDAL);

b. Avec l'*embarras gastrique* fébrile (marche de la température, gravité de l'état général et amaigrissement rapide dans la granulie).

c. Avec la *bronchite capillaire* (absence d'antécédents tuberculeux, de gonflement de la rate et de bacilles dans l'expectoration);

d. Avec la *carcinose pleuro-péritonéale* (malades plus âgés et présentant depuis quelque temps les signes d'un cancer viscéral);

e. Avec l'*urémie dyspnéique*, qui s'en distingue par le type même de la dyspnée (asthme urémique, rythme de Cheyne-Stokes).

6° Traitement. — Il se résume dans les bains froids, les applications de gaïacol sur la peau (XX gouttes) et dans l'iodure de sodium à hautes doses.

ARTICLE XII

SYPHILIS PLEURO-PULMONAIRE

C'est une localisation assez fréquente de la syphilis héréditaire. Chez l'adulte elle est beaucoup plus rare et constitue une lésion tertiaire.

1° Anatomie pathologique. — Elle a été faite surtout *chez*

le nouveau-né. On y constate soit des gommes, soit des lésions
scléreuses, soit enfin la lésion connue sous le nom de pneumonie blanche. Les *lésions scléreuses* portent surtout sur les artères :
elles déterminent de l'endopériartérite et la formation de travées
fibreuses qui cloisonnent le parenchyme pulmonaire. On donne
le nom de *pneumonie blanche* (VIRCHOW) à une induration pulmonaire qui ne diffère de l'hépatisation que par sa couleur
blanchâtre ou saumon : c'est une sclérose avec ischémie et
pneumonie épithéliale. Jeté dans l'eau, un fragment de parenchyme pulmonaire ainsi altéré ne surnage pas. Les *gommes* sont
disséminées dans les zones atteintes de pneumonie blanche ou
dans le parenchyme sain ; elles ont environ le volume d'un pois ;
elles subissent la dégénérescence caséeuse et forment alors à la
coupe autant de points jaunâtres, à surface sèche. La dilatation
bronchique en est une complication fréquente.

Chez l'adulte la syphilis pulmonaire se présente sous la forme
de gommes ou de lésions scléreuses. Les *gommes* sont susceptibles de s'ouvrir dans les bronches et de laisser des cavernules
consécutives à leur évacuation. La *sclérose* se présente sous
forme de cloisons fibreuses qui parcourent la profondeur du
poumon ou sillonnent sa surface de profondes dépressions.

Ces diverses lésions, contrairement à celles de la tuberculose,
n'occupent pas le sommet du poumon, mais sa partie moyenne,
de préférence au niveau du hile ; elles débutent au voisinage
des artères. La plèvre participe fréquemment au processus.

2° Symptômes et diagnostic. — La *syphilis pulmonaire*
simule habituellement la tuberculose : la toux, la dyspnée,
l'expectoration muco-purulente, l'hémoptysie, l'amaigrissement
sont ses principaux symptômes. Elle aboutit à la cachexie progressive avec fièvre hectique et sueurs nocturnes. Les signes
physiques sont ceux de la condensation ou sclérose pulmonaire ;
à une période plus avancée il s'y ajoute des signes cavitaires
dus soit à la dilatation des bronches, soit à de véritables cavernes
pulmonaires consécutives au ramollissement des gommes. L'absence de déformations thoraciques, la notion des antécédents
du sujet, la constatation d'autres accidents tertiaires (gommes,

périostite, etc.) et notamment d'accidents laryngés, le siège des
lésions à la partie moyenne du poumon et non au sommet,
l'intégrité de l'état général au début de l'affection, l'absence
du bacille de Koch, permettent de distinguer cette phtisie syphilitique, aiguë ou chronique, de la phtisie tuberculeuse. Un
excellent symptôme, rarement constaté, serait l'expectoration
de gommes avec des fragments de tissu pulmonaire.

La *syphilis de la plèvre* est aussi une lésion habituellement
tertiaire ; cependant CHANTEMESSE et WIDAL l'ont observée au
stade roséolique. Dans l'immense majorité des cas, sinon toujours, elle n'est que secondaire à la syphilis pulmonaire ; c'est
une pleurésie à épanchement sanguinolent (DIEULAFOY). Seule
la notion des antécédents ou la constatation d'autres lésions
syphilitiques peut permettre le diagnostic.

3° Traitement. — Il consiste dans l'administration de
l'iodure de potassium (4 à 6 grammes) et les frictions mercurielles.

ARTICLE XIII

KYSTES HYDATIQUES DU POUMON

On les désigne encore sous le nom d'*acephalocystes* ou *kystes
à échinocoques.*

1° Étiologie et pathogénie. — L'étiologie des échinocoques du poumon[1] est assez analogue à celle des kystes hydatiques
du foie (voy. t. I). Nous ajouterons seulement que cette affection,
exceptionnelle en France, est assez fréquente en Australie et surtout en Islande à cause de la promiscuité des hommes et des
chiens dans ce pays. L'affection est souvent secondaire à un kyste
hydatique du foie.

a. On admet généralement que l'échinocoque entre dans l'orga-

---

[1] Consulter : MIRALLIÉ, *Gaz. des hôp.*, 1893 ; LETULLE, *Dict. de méd.
et de chir. pratiques*; BERR, Th. de Paris 1895.

nisme par le tube digestif, qu'il est absorbé par la veine porte, traverse le foie et les veines sus-hépatiques pour arriver enfin par la veine cave au cœur droit qui le lance dans la circulation pulmonaire. On a vu en effet plusieurs fois des échinocoques du cœur qui avaient produit par leur rupture des embolies des branches de l'artère pulmonaire. D'autres auteurs pensent qu'il n'affecte aucun rapport avec le foie, qu'il passe directement du rectum dans le système de la veine cave inférieure. Quoi qu'il en soit de cette deuxième théorie, l'hypothèse du transport de l'échinocoque par la *voie veineuse* est la plus probable.

b. On a aussi soutenu que l'échinocoque passait de l'intestin dans la plèvre et de là dans le poumon par *voie lymphatique*, en empruntant les fentes lymphatiques du diaphragme.

c. Il est difficilement admissible que l'échinocoque arrive directement au poumon par les *voies aériennes* avec les poussières inspirées (BIRD).

Pour le développement de l'échinocoque en général se reporter à l'article *Kystes hydatiques du foie.*

2° Anatomie pathologique. — Les échinocoques du poumon (les plus fréquents après ceux du foie) occupent de préférence le lobe inférieur du poumon droit, probablement à cause du voisinage du foie ; mais ils peuvent aussi siéger au sommet, être multiples et même bilatéraux (FRÆNTZEL). Leur grosseur, très variable, peut atteindre celle d'une tête d'adulte, refoulant alors le poumon et les organes contenus dans le médiastin.

La paroi des kystes est lisse ; leur contenu, incolore et limpide comme l'eau de roche, peut devenir purulent, se vider dans les bronches ou dans un organe voisin, se caséifier, etc. (Compléter ces notions par l'étude des kystes hydatiques en général, t. I, p. 613).

3° Symptomatologie. — L'évolution du kyste comprend deux périodes, l'une plus ou moins latente, correspondant à son accroissement progressif au sein du parenchyme pulmonaire, l'autre à son ouverture qui se fait le plus souvent dans les bronches. Nous allons nous occuper tout d'abord de la période d'accroissement du kyste, qui se révèle par des symptômes fonctionnels et physiques.

A. Symptômes fonctionnels. — A part la toux, la douleur et l'hémoptysie, ce sont des symptômes de compression.

1° La *toux* d'abord sèche et quinteuse s'accompagne plus tard d'une expectoration muqueuse ou muco-purulente lorsque le kyste, dans son développement progressif, irrite le parenchyme pulmonaire et les bronches ;

2° L'*hémoptysie* persistante et répétée est un excellent signe de kyste hydatique ; tantôt il s'agit d'une expectoration sanglante, tantôt de crachats rouillés (Leclerc) ;

3° La *douleur*, très variable dans son intensité, réduite quelquefois à une simple sensation de pesanteur, peut indiquer approximativement le siège du kyste par sa localisation ;

4° La *dyspnée* est continue ou survient par accès. — Les malades se plaignent de somnolence ou d'une sensation d'anéantissement indéfinissable ;

5° L'*urticaire* peut se montrer dès cette période.

A côté de ces symptômes purement fonctionnels on observe des *symptômes de compression* des divers organes contenus dans le médiastin : le *déplacement progressif du cœur* avec palpitations et accidents syncopaux ; la *compression de la veine cave supérieure* reconnaissable à l'œdème des bras, de la face et du cou ; la *compression du tronc veineux* brachio-céphalique droit se manifestant par un œdème unilatéral du tronc, de la face et du cou, avec dilatation veineuse ; la *compression d'un récurrent* avec aphonie, etc., etc.

Tous ces signes indiquent seulement la présence d'une tumeur intrathoracique.

B. Signes physiques — L'*inspection* montre quelquefois une diminution dans l'amplitude des mouvements respiratoires (Letulle) et une dilatation du thorax ; les espaces intercostaux sont élargis, les côtes élevées ; il y a une voussure générale d'une moitié du thorax comme dans les grands épanchements pleurétiques. Une voussure *circonscrite* a une signification diagnostique bien autrement importante.

La *percussion* donne un son mat sur une surface limitée, lorsque le kyste est superficiel ; elle donne une sonorité normale ou une submatité perceptible seulement à la percussion profonde lorsque le kyste est séparé du thorax par une coque plus ou moins épaisse de parenchyme pulmonaire intact. A la *palpation* les vibrations thoraciques sont diminuées ou abolies au voisinage du kyste.

L'*auscultation* révèle une diminution ou une disparition du murmure vésiculaire en un point circonscrit, correspondant au kyste sous-jacent ; si le kyste est central, le murmure vésiculaire reste normal, à moins qu'il ne comprime une bronche et amène ainsi la production d'un souffle tubaire. L'irritation du parenchyme pulmonaire comprimé se traduit par des râles sous-crépitants fins, celle de la plèvre par des frottements ou un épanchement pleurétique.

Cette période d'accroissement du kyste se prolonge pendant des mois et des années, jusqu'à ce qu'enfin l'échinocoque entre en communication avec les bronches.

4° Évolution, ouverture du kyste. — Le plus souven cette ouverture se fait avec grand fracas ; le malade ressent dans la poitrine une douleur cuisante, une sorte de déchirure, et rejette à flots au milieu de violentes secousses de toux

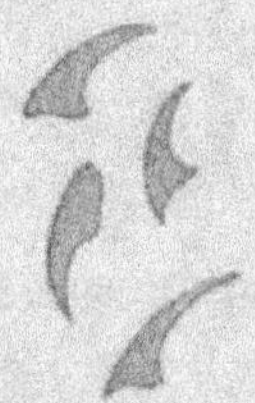

Fig. 25.
Crochets de kystes hydatiques.

un liquide *eau de roche* d'une saveur salée ; puis survient une hémoptysie abondante avec dyspnée intense et phénomènes asphyxiques, aboutissant quelquefois à la syncope ou à la mort. D'après BARD et CHAVANNES cette évacuation s'accompagne d'une élévation de température.

Dans d'autres cas la communication avec les bronches se fait insidieusement par un petit pertuis, et l'évacuation ne se traduit que par des hémoptysies peu abondantes et répétées, ou par une expectoration gelée de groseille.

Dans les liquides rejetés par l'expectoration on retrouve des *lambeaux de membranes hydatiques blanchâtres et nacrées, enroulées* sur elles-mêmes et reconnaissables à leur tructure lamellaire, ou même des hydatides entières, et le microscope y montre des *crochets d'échinocoques*.

Consécutivement à son ouverture dans les bronches, le kyste hydatique peut s'infecter et suppurer ; une température à grandes oscillations, des sueurs nocturnes, de l'anorexie, la perte des forces, une expectoration purulente et fétide annoncent cette complication. Parfois la suppuration se produit avant l'ouverture du kyste dans les bronches ; dans ce cas, la vomique est purulente au lieu d'être limpide comme de l'eau de roche. Dans les cas qui doivent se terminer par la guérison, les hémoptysies cessent peu à peu et les parois de la cavité kystique arrivent au contact.

Les *signes physiques* du kyste hydatique après évacuation sont à peu près ceux d'une caverne pulmonaire : souffle caverneux ou amphorique, gargouillements à timbre métallique, et quelquefois bruit de soupape à la fin de l'inspiration.

Le kyste du poumon ne s'ouvre pas toujours dans les bronches ; il peut s'ouvrir dans la plèvre, dans l'estomac, dans l'intestin (LAENNEC), à l'ombilic, à travers la paroi thoracique, dans l'artère pulmonaire, etc. ; ces derniers faits sont absolument exceptionnels.

La pneumonie, la pleurésie, la gangrène pulmonaire sont des complications assez fréquentes des hydatides du poumon.

La mort survient dans plus de la moitié des cas ; elle peut survenir à la longue par suppuration, quelquefois elle résulte de l'asphyxie mécanique par une hydatide ou un fragment volumineux, ou d'une abondante hémoptysie.

5° Diagnostic. — Les symptômes les plus importants sont les *hémoptysies*, l'*urticaire*, la *voussure circonscrite*, la présence de *lambeaux de membrane hydatique* ou de *crochets dans l'expectoration*.

Une *ponction exploratrice*, lorsqu'elle donne issue à un liquide eau de roche sans albumine ou contenant des crochets, lève tous les doutes ; il faut se rappeler toutefois que la ponction est dangereuse, car elle peut provoquer une hémorragie abondante dans l'intérieur du kyste.

Ces caractères éviteront de confondre l'échinocoque pulmonaire avec les cavernes tuberculeuses ou la pleurésie, qui peuvent d'ailleurs coexister.

En cas de doute on ne négligera pas la recherche dans le sang des leucocytes à granulations éosinophiles dont la présence peut lever les difficultés.

6° Traitement. — La ponction aspiratrice dont nous venons d'indiquer le danger donne rarement un succès durable ; il faut la faire suivre d'une injection antiseptique. L'incision de la poche kystique (pneumotomie) donne les meilleurs résultats.

ARTICLE XIV

CANCER DU POUMON

Le cancer primitif est rare ; son existence toutefois semble à l'heure actuelle démontrée par les recherches de MALASSEZ. Son point de départ est la prolifération néoplasique de la cellule alvéolaire : il s'agit d'un épithéliome. — BAYLE, en 1810, isole la phtisie cancéreuse de la phtisie tuberculeuse ; LAENNEC, STOKES en font de belles descriptions macroscopiques et cliniques, MALASSEZ établit solidement l'histogenèse de ces néoplasmes.

1° Étiologie. — Le cancer primitif, très rare, atteint de préférence l'homme ayant dépassé l'âge moyen (quarante à cinquante ans). L'influence de l'hérédité a été signalée. Les cancers secondaires se développent soit par propagation directe (cancer du sein, de l'œsophage, de l'estomac, du foie), soit par généralisation (cancers cutanés, sarcomes des membres, néoplasmes génito-urinaires).

2° Anatomie pathologique. — Les tumeurs secondaires sont, dans le poumon, beaucoup plus fréquentes que les cancers primitifs. Nous avons à étudier isolément les unes et les autres. A l'autopsie d'un sujet atteint de cancer du poumon, on rencontre

— soit une tumeur volumineuse d'aspect encéphaloïde occupant parfois un lobe, parfois le voisinage du hile, présentant des points ulcérés ramollis, des foyers hémorragiques, — soit des blocs siégeant de préférence au voisinage de la plèvre. Le premier cas correspond au *type primitif*, le second aux *néoplasies secondaires*. Dans cette dernière classe, les noyaux peuvent offrir un aspect macroscopique variable suivant la tumeur originelle, depuis les foyers épithéliaux mous, mal limités, jusqu'aux sarcomes à point de départ osseux constituant parfois de véritables blocs calcaires dans le poumon. La carcinose miliaire criblant l'organe de taches blanchâtres est souvent difficile à distinguer de la granulie de nature tuberculeuse.

Les caractères histologiques varient suivant qu'il s'agit de cancer primitif ou de cancer secondaire.

a. *Cancer primitif.* — Si l'examen minutieux de tous les organes a démontré que la tumeur n'est pas secondaire ; si au microscope on retrouve les caractères d'un épithéliome, on est en droit de conclure a une néoplasie primitive. Avec un faible grossissement on voit, dans un stroma formé par l'alvéole plus ou moins altéré et plus ou moins infiltré de cellules rondes, des cellules épithéliales proliférées, polymorphes, à noyaux volumineux. Il s'agit d'un épithéliome alvéolaire, dans lequel les cellules donnent lieu à des bourgeons dans la cavité alvéolaire (forme polypeuse), ou bien à des infiltrations dans les parois de l'alvéole (forme infiltrée, diffuse).

D'où provient cette cellule épithéliale néoplasique ? Malassez a posé le problème sans le résoudre. Toutefois il a constaté sur des préparations sériées, d'abord le bourgeonnement des cellules de l'alvéole, puis leur invagination dans les parois alvéolaires. Cette étude confirme la théorie de Waldeyer sur l'origine épithéliale du carcinome, mais ne prouve pas que ce bourgeon alvéolaire n'ait pas un point de départ bronchique. Augier, Leclat montrent un exemple typique d'épithéliome d'origine bronchique ; Chiari croit que les glandes des bronches sont à incriminer ; Ménétrier enfin admet que la cellule alvéolaire est l'origine de ce cancer.

Ces néoplasmes peuvent se généraliser dans le poumon ou sur

les plèvres. Les *traînées de lymphangite* intrapulmonaires ou sous-pleurales indiquent quel est leur principal mode de propagation. Les *ganglions* du médiastin et sous-claviculaires sont fréquemment infiltrés. Les plèvres présentent des lésions, spécifiques ou non, étudiées au chapitre des *pleurésies cancereuses*. La masse néoplasique, subissant des altérations inflammatoires gangreneuses, peut aboutir à de véritables cavernes. Le péricarde, le cœur, la trachée, l'œsophage sont infiltrés et s'ulcèrent ensuite, les veines atteintes sont obstruées par des thromboses. Les organes extra-thoraciques sont quelquefois porteurs de noyaux secondaires.

b. *Cancers secondaires*. — Les cancers secondaires, sarcomes, carcinomes, épithéliomes, etc., rappellent en tous points par leur structure la tumeur originelle.

3° Symptomatologie. — Nous prendrons comme type un *cancer primitif* donnant un ensemble symptomatique complet. Mais nous insistons sur ce fait que bien des cancers secondaires sont des trouvailles d'autopsie, les malades n'ayant présenté qu'une dyspnée imputable soit à l'état général, soit à une pleurésie terminale dont la spécificité n'était pas soupçonnée. Des cancers primitifs peuvent également se révéler par des lésions pleurales, et emporter le malade par une thrombose suivie d'embolie sans que le néoplasme ait été diagnostiqué.

Au début, le malade présente une toux sèche, persistante, parfois quinteuse, accompagnée d'un point de côté, de localisation variable avec le siège de la tumeur ; il maigrit ; son faciès pâle ou jaune paille, une dyspnée très modérée, la faiblesse générale peuvent faire songer à l'existence d'un néoplasme, mais son siège ne peut être déterminé.

A. Signes fonctionnels. — Pendant une deuxième période, si un accident de généralisation, si une affection surajoutée n'ont pas brusquement terminé la scène, des symptômes importants vont conduire au diagnostic.

Le principal est l'*expectoration*. Banale d'abord dans ses crachats muco-purulents, quoiqu'on y ait quelquefois rencontré des cellules spécifiques, elle prend, dans la suite, une couleur gelée de groseilles. Les crachats forment alors une masse molle, gélatineuse, tremblotante, non adhérente au vase.

L'*hémoptysie* est assez fréquente. Le malade rejette soit du sang pur, soit du sang coagulé, ayant séjourné dans les bronches ou dans une cavité du néoplasme ulcéré.

Outre ces signes fonctionnels, la *compression des organes du médiastin*, veines caves, artères, cœur, œsophage, nerfs récurrents, donne lieu à des accidents décrits à propos des tumeurs du médiastin. La *pleurésie*, spécifique ou non, a sa symptomatologie particulière étudiée dans un chapitre spécial.

B. SIGNES PHYSIQUES. — Un énorme cancer massif peut donner de la *voussure thoracique* avec ou sans œdème de la paroi, dont la surface peut être recouverte d'un lacis veineux anormalement développé.

Le cancer pleural massif, même en l'absence de tout épanchement, donne à la percussion une zone de matité ou de submatité avec résistance au doigt. Les cancers à noyaux disséminés ne donnent guère de signes à la percussion. Les ganglions du médiastin déterminent parfois une matité rétrosternale assez caractéristique.

L'*auscultation* dans le cancer massif permet d'entendre un souffle rappelant celui de la pneumonie, de la pectoriloquie avec égophonie, le tout entouré d'une zone de râles sous-crépitants. Les formes nodulaires ne donnent d'autres symptômes que les râles de congestion qui environnent les foyers.

Le ramollissement et les cavernes comportent des symptômes spéciaux ; les compressions bronchiques donnent lieu à des souffles.

Les symptômes généraux propres au cancer sont ceux de la cachexie progressive des néoplasmes. Les infections secondaires provoquent la fièvre. La *mort* survient rapidement dans les formes correspondant à la carcinose aiguë. Dans les types chroniques, elle est due soit à la pleurésie coexistante, soit aux accidents de la généralisation, soit aux complications septiques : gangrène, pneumonie et broncho-pneumonie, principalement.

11.

4° Diagnostic. — Il est bien difficile à établir avant l'existence des signes physiques importants :

Au début, l'amaigrissement, la toux, la pleurésie hémorragique ou non, peuvent faire songer à la *tuberculose* ; l'étude de l'expectoration, la recherche des bacilles, l'absence de fièvre et de transpirations nocturnes, etc., sont des éléments de diagnostic. Il n'est pas possible cliniquement de différencier la carcinose aiguë de la granulie, à moins que leur foyer primitif ne soit connu.

Lorsque l'expectoration caractéristique existe, on peut songer à une hémoptysie tuberculeuse, à un infarctus pulmonaire, à une pneumonie chronique, à une gangrène au début. Ce sont les antécédents du malade, la présence ou l'absence de température, l'examen microscopique des crachats qui sont les meilleurs guides. La constatation des signes de compression, notamment du côté du nerf récurrent, a une assez grande valeur diagnostique. Si la *pleurésie* prédomine, le diagnostic est encore plus difficile.

5° Traitement. — Il est purement symptomatique. Par les opiacés, les révulsifs, on pourra calmer la toux, la douleur, la dyspnée. Par des ponctions répétées, le liquide pleurétique sera évacué. Les inhalations antiseptiques préviendront parfois les infections secondaires.

CHAPITRE V

MALADIES DE LA PLÈVRE

Nous allons étudier les maladies de la plèvre dans l'ordre suivant :

1° Les pleurésies suivant leurs symptômes et leurs lésions : pleurésies séro-fibrineuses, pleurésies sèches, purulentes, hémorragiques, pulsatiles, enkystées ;

2° Les pleurésies suivant leurs principales causes : pleurésie tuberculeuse, métapneumonique, cancéreuse ;

3° Enfin nous terminerons par l'étude des épanchements chyliformes, de l'hydrothorax et du pneumothorax.

Les vomiques sont étudiées immédiatement après les pleurésies purulentes dont elles constituent une fréquente complication.

L'étude détaillée des signes physiques des épanchements de la plèvre, faite quelques pages plus loin, nous dispense de consacrer un article préliminaire à l'exploration de la plèvre.

ARTICLE PREMIER

PLEURÉSIES SÉRO-FIBRINEUSES

Elles sont caractérisées par l'épanchement dans la cavité pleurale d'un liquide citrin, séreux, avec fausses membranes fibrineuses.

§ 1. — ÉTIOLOGIE

Le froid était autrefois considéré comme la principale cause des pleurésies séro-fibrineuses : dans un grand nombre de cas on retrouve l'action de ce facteur étiologique, mais il est fort probable qu'il n'agit dans la majorité des cas que comme une cause occasionnelle, en favorisant l'infection ; la pleurésie *a frigore* est donc surtout une pleurésie infectieuse. Cette infection est le plus souvent la *tuberculose*, interprétation qui s'appuie sur les antécédents des pleurétiques, sur leur sort ultérieur, sur l'inoculation au cobaye ou la culture du liquide pleurétique, sur les examens histologiques. Mais il est abusif de considérer toutes les pleurésies comme tuberculeuses : on a trouvé dans l'épanchement d'autres microbes que le bacille de Koch : il existe des pleurésies primitives à streptocoques (WEICHSELBAUM), à pneumocoques (TALAMON), à staphylocoques (FERNET).

La clinique également nous a appris à connaître toute une série de ces *pleurésies non tuberculeuses*, dont voici les principales :

1° On constate parfois des pleurésies chez les *cardiaques* : dues le plus souvent à des embolies pulmonaires, elles siègent surtout à la base du poumon droit, entre celui-ci et le diaphragme ; elles ont un début insidieux et une évolution lente ;

2° Au cours des *néphrites chroniques* on observe des pleurésies qu'il ne faut pas confondre avec l'hydrothorax ;

3° Nombre de *maladies infectieuses* sont susceptibles de se compliquer de pleurésie séro-fibrineuse ; ainsi la grippe, le rhumatisme articulaire aigu, la fièvre typhoïde, soit à son début (*pleurotyphus*), soit au cours de son évolution, plus rarement l'actinomycose, la syphilis à la période secondaire (CHANTEMESSE et WIDAL), et même la blennorragie ;

4° Il existe des pleurésies séro-fibrineuses accompagnant une *lésion du poumon ou des organes voisins* : c'est le cas pour la pneumonie, bien que la pleurésie métapneumonique soit plus souvent purulente, les anévrismes aortiques, les tumeurs du médiastin, les affections du foie et de la rate, les péricardites, les péritonites, l'appendicite (DIEULAFOY), les kystes de l'ovaire, les salpingites, les affections des voies biliaires, le *cancer de la plèvre* ;

5° Il existe enfin des pleurésies *traumatiques* ; souvent, il est vrai, elles sont tuberculeuses.

On remarquera que la plupart des causes de pleurésie que

nous venons d'énumérer agissent par l'intermédiaire d'une lésion pulmonaire.

§ 2. — ANATOMIE PATHOLOGIQUE

A l'ouverture du thorax, on voit s'échapper un liquide citrin, absolument limpide ou tenant en suspension quelques flocons fibrineux. Le poumon est rétracté vers son hile ; la plèvre pariétale, surtout vers ses parties inférieures, est tapissée de fausses membranes fibrineuses ; elle présente des arborisations vasculaires et quelques taches ecchymotiques. Lorsqu'il y a encore peu de liquide, il ne forme qu'une mince couche entre le poumon et la plèvre. A mesure que l'épanchement augmente, il refoule le poumon, mais celui-ci ne surnage pas complétement ; il plonge toujours plus ou moins dans le liquide qui s'élève entre le poumon et la plèvre pariétale. Enfin souvent la répartition du liquide est inégale à cause des adhérences qui cloisonnent la grande cavité pleurale.

L'*épanchement* pleurétique a une densité qui varie de 1010 à 1020 et une composition chimique qui rappelle celle du plasma sanguin ; il contient de l'albumine, de l'urée, du glycogène, les mêmes sels que le sérum, et de la *fibrine*, ce qui le distingue de l'hydrothorax. On y trouve des leucocytes, des cellules pleurales desquamées et des globules sanguins ; lorsque le nombre de ces derniers dépasse 5.000 par millimètre cube, la pleurésie est dite *histologiquement hémorragique*, et cette particularité constitue quelques présomptions en faveur d'une transformation purulente ultérieure (DIEULAFOY).

Les *lésions de la plèvre* consistent dans la tuméfaction et la chute des cellules qui forment son revêtement épithélial, dans une congestion avec diapédèse active et dans une abondante exsudation de fibrine qui se coagule en couches superposées ; ultérieurement ces fausses membranes fibrineuses sont pénétrées par des bourgeons issus de la plèvre sous-jacente, qui opèrent leur organisation conjonctive ; telle est la formation des adhérences pleurales.

Les brides ainsi formées sont vascularisées dès les premiers

stades de leur organisation. Ces vaisseaux, friables, à parois
embryonnaires, sont issus des artérioles, des veinules et surtout
des capillaires de la plèvre.

D'après Cornil, ce sont les cellules endothéliales qui opèrent
l'organisation des adhérences.

Les *lésions de voisinage* portent sur le poumon, la paroi thoracique, les organes contenus dans le médiastin et dans l'abdomen. Le *poumon* est *atélectasié*, du moins dans ses parties inférieures, c'est-à-dire que les alvéoles comprimés sont vides d'air
et aplatis ; mais dans les pleurésies anciennes l'organisation
conjonctive des fausses membranes forme à sa surface une
carapace scléreuse qui pousse des prolongements dans la profondeur de l'organe (*pneumonie pleurogène* de Charcot) et arrive
à le transformer en un bloc de consistance fibreuse. Le
médiastin est refoulé en masse au delà de la ligne médiane ; le
cœur est par conséquent déplacé, et la veine cave inférieure subit
une coudure notable (Bartels). Le péricarde participe quelquefois à l'inflammation pleurale, ce qui s'explique par les connexions lymphatiques de ces deux séreuses. Le diaphragme et le
foie sont abaissés si l'épanchement siège à droite et s'il est assez
considérable. Le *thorax* présente une voussure notable, les côtes
sont élevées et *écartées*. Plus tard, au contraire, il est comme
aplati d'arrière en avant ; sa paroi latérale, au lieu d'avoir un
contour arrondi, forme une coudure anguleuse (*déformation en* V),
les côtes sont rapprochées par la rétraction des espaces intercostaux ; une scoliose à concavité dirigée du côté malade est la
conséquence de ces déformations.

§ 3. — Symptomatologie

SIGNES PHYSIQUES DES ÉPANCHEMENTS DE LA PLÈVRE

La pleurésie débute d'ordinaire brusquement par des frissons,
par un violent point de côté au niveau du mamelon, par de la
dyspnée, par une toux sèche et quinteuse qui augmente encore
la douleur thoracique ; en même temps la température s'élève
et oscille entre 39° et 39°,5.

L'auscultation pratiquée à ce moment ne fait entendre que
quelques frottements et une diminution notable du murmure
vésiculaire. Au bout de peu de jours, en auscultant la base du
thorax, on constate les signes d'un épanchement pleurétique qui
s'élève progressivement. Ce sont ces symptômes que nous
allons méthodiquement étudier par l'inspection, la percussion,
la palpation, l'auscultation et la radioscopie.

1° Inspection. — Dès le deuxième ou le troisième jour, quelquefois plus tard (WOILLEZ), on constate l'immobilité relative de
la paroi thoracique du côté malade. Les espaces intercostaux
sont également immobiles et écartés; leur dépression normale
est remplacée par une saillie.

L'inspection et la mensuration révèlent encore un développement unilatéral exagéré du thorax : cette *voussure* est due en
partie à ce que les côtes inférieures sont immobilisées en position inspiratoire, position qui a pour effet d'augmenter la capacité thoracique. La *voussure*, appréciable à la vue et mieux encore à la palpation, peut être représentée graphiquement par
le cyrtomètre de WOILLEZ, instrument qui se moule sur la paroi
thoracique et qu'il suffit ensuite d'appliquer sur une feuille de
papier. On peut se rendre compte des modifications de l'épanchement en comparant ce graphique à ceux recueillis les jours suivants, sur le côté sain et sur le côté malade.

Mais ces mensurations ne donnent que des résultats incomplets, car la voussure tient à une autre cause : « la pression du
liquide épanché entraîne le côté sain vers le côté malade. Celui-
ci s'agrandit aux dépens de l'autre, grâce à l'entraînement de la
partie inférieure de la cage thoracique, y compris le sternum,
lequel perd sa position verticale pour prendre une direction
oblique. Le thorax devient ainsi asymétrique sous la forme
oblique ovalaire. » (PITRES). Il est facile de mettre en évidence
cet entraînement du sternum : une corde tendue de la fourchette
sternale à la symphyse pubienne montre bien que cette déviation se fait vers le côté malade (*signe du cordeau* de PITRES) et
disparaît après la thoracentèse. Tous ces signes ne sont bien
appréciables que dans les grands épanchements.

Le diaphragme se contracte mal parce que l'une de ses moitiés supporte le poids de l'épanchement et que l'autre se trouve de ce chef anormalement tendue. Cette insuffisance du diaphragme a deux conséquences : 1° l'immobilité complète du *creux épigastrique* qui ne se renfle plus à chaque inspiration ; 2° l'apparition du *type respiratoire costal supérieur*, au lieu du type diaphragmatique qui est le type normal du moins chez l'homme : les muscles inspirateurs accessoires, élévateurs des premières côtes (trapèze, sterno-cléido-mastoïdien, splénius) suppléent le diaphragme. Enfin dans les épanchements abondants où le diaphragme est tout à fait paralysé on observe une *inversion* des mouvements du creux épigastrique qui se rétracte pendant l'inspiration et se gonfle pendant l'expiration, à l'inverse de l'état normal : cela tient à ce que le diaphragme complètement inerte, est attiré dans le thorax à chaque inspiration produite par la contraction des muscles inspirateurs accessoires.

La *fréquence* des mouvements respiratoires est habituellement augmentée dans la pleurésie, mais son augmentation n'est pas directement proportionnelle à l'abondance de l'épanchement.

2° Radioscopie. — L'examen du thorax aux rayons X peut rendre des services dans les cas difficiles. Il montre l'immobilité du diaphragme qui ne s'abaisse plus à chaque inspiration comme du côté sain ; l'épanchement projette son ombre sur l'écran fluoroscopique à la place de la clarté pulmonaire, et cette « teinte sombre se fonce de plus en plus à mesure qu'on descend de sa limite supérieure où l'épanchement est plus mince, vers les parties inférieures où il est plus épais. » (BOUCHARD.)

Sa limite inférieure se confond à droite avec l'ombre du foie ; à gauche elle efface le contour du diaphragme et la clarté stomacale, mais elle est assez mal délimitée. L'ombre du médiastin, reconnaissable aux battements du cœur, est nettement repoussée à droite dans les pleurésies gauches et vice versa, mais cette déviation tend à s'atténuer dans les inspirations profondes, probablement parce que la dilatation inspiratoire du thorax diminue alors la compression. Il est à remarquer que la limite supérieure de l'épanchement n'est pas figurée par un trait horizontal comme dans le pyo-pneumothorax, mais qu'elle dessine une courbe à concavité supérieure : cette image est due à ce que le poumon, plus transparent, plonge dans le liquide. — La limite supérieure de l'épanchement est susceptible de se déplacer dans une certaine mesure, mais bien lentement, sous l'influence des changements de position du malade ; exceptionnellement on la voit s'abaisser et s'élever alternativement pendant l'inspiration et l'expiration. L'examen radioscopique montre encore que les mouvements du diaphragme du côté malade sont diminués ou abolis. Après la résorption de l'épanchement l'épaississement des feuillets pleuraux ou leur symphyse se manifeste par une certaine « atténuation de la clarté pulmonaire, par une disparition plus ou moins complète du sinus costo-diaphragmatique, par une modification dans la forme et les mouvements du diaphragme. » (Béclère.)

3° Percussion. — La percussion permet d'apprécier la *matité* et la *résistance au doigt* : elle doit être superficielle, et pratiquée méthodiquement de bas en haut, en avant et en arrière. Vers la base du thorax, la matité est absolue, mais à mesure qu'on se rapproche de la limite supérieure de l'épanchement, elle s'atténue et fait rapidement place à la sonorité pulmonaire normale, à moins que le poumon ne présente lui-même des lésions qui modifient sa consistance (hépatisation, congestion, etc.).

Pour préciser exactement la limite supérieure de l'épanchement, il convient de percuter méthodiquement de bas en haut, en allant des parties mates aux parties sonores ou vice versa. — Un autre procédé consiste à percuter alternativement la surface mate et la surface sonore en des points de moins en moins éloignés (procédé par enjambées) : par cette sorte de comparaison, on se rapproche graduellement de la surface supérieure du liquide, et on arrive à apprécier des nuances qui auraient passé autrement inaperçues.

Cette *limite supérieure de l'épanchement* est mobile : elle varie avec les changements d'attitude du malade, qu'on devra percuter couché, assis, étendu sur le côté. Le *déplacement de la matité* est caractéristique des épanchements pleurétiques, mais il est loin d'être constant, il manque ordinairement dans les pleurésies cloisonnées.

La limite supérieure de l'épanchement, lorsqu'il est d'abondance moyenne (1.500 grammes et au-dessus), ne forme pas un plan absolument horizontal : elle est plutôt oblique ; aussi sa projection sur la paroi thoracique quand le sujet est assis ne dessine pas une courbe circulaire, mais parabolique (*courbe de* DAMOISEAU), parabole dont le sommet est dans l'aisselle. En passant sur la paroi antérieure du thorax elle devient horizontale ; sur la paroi postérieure elle descend obliquement de façon à former avec la colonne vertébrale non un angle droit, mais un angle aigu sonore à la percussion (*angle de* GARLAND). Cette forme parabolique de la limite supérieure de la matité a reçu diverses interprétations ; on suppose qu'elle tient au dépôt sur la plèvre pariétale d'une substance fibrineuse *adhérente*, qui serait déposée pendant que l'épanchement se forme, et ne se déplacerait pas, comme le reste du liquide, lorsque le malade change de position.

A sa limite supérieure la matité ne cesse pas brusquement, mais s'atténue progressivement en passant par une zone de sub-matité due soit au dépôt de fausses membranes fibrineuses, soit à l'atélectasie du parenchyme pulmonaire sous-jacent.

La percussion permet encore d'apprécier : 1° *l'abaissement du foie*, si la pleurésie siège à droite et si l'épanchement est très abondant (dépassant 2.000 grammes) ; 2° le *déplacement du cœur* et la disparition de la sonorité normale de l'espace de TRAUBE si la pleurésie siège à gauche.

On appelle *espace semi-lunaire* de TRAUBE une zone sonore qui occupe la base de la face antérieure du thorax, du côté gauche seulement. Elle s'étend entre le cœur et le rebord des fausses côtes ; sa limite inférieure répond au rebord costal lui-même, elle est donc curviligne et à convexité dirigée en bas ; sa limite supérieure répond à une ligne oblique dirigée en bas et en dehors qui réunirait le 6e cartilage costal à l'extrémité antérieure de la dixième côte ; elle est un peu curviligne et à convexité dirigée en haut. Ces deux lignes interceptent dans leur concavité un espace semi-lunaire, large de 6 à 10 centimètres, qui donne à la percussion un son tympanique dû à la résonance de l'estomac sous-jacent.

L'espace semi-lunaire en effet ne répond pas au poumon, mais au sinus costo-diaphragmatique, vide normalement, et à la grosse tubérosité de l'estomac qui pénètre dans la cage thoracique, coiffée seulement du diaphragme qu'elle refoule. Les petits épanchements pleurétiques ne modifient pas la sonorité de l'espace de TRAUBE ; mais dès qu'ils atteignent ou dépassent un litre, le liquide s'insinue dans le cul-de-sac costo-diaphragmatique dont il écarte les parois et abaisse le diaphragme ; la sonorité de l'espace semi-lunaire est ainsi remplacée par une matité absolue.

Enfin dans les épanchements énormes qui écrasent le diaphragme au point de le faire tomber dans l'abdomen, la matité franchit les limites de l'aire de TRAUBE, et dépasse de plusieurs travers de doigt le rebord costal.

La disparition de la sonorité de l'espace semi-lunaire est donc un bon signe de pleurésie *gauche*[1] ; il faut seulement se rappeler que cette sonorité peut persister : 1° dans les petits épanchements inférieurs à un litre ; 2° lorsque les parois du cul-de-sac pleural costo-diaphragmatique sont soudées par des adhérences et ne permettent pas l'insinuation du liquide.

Enfin la percussion pratiquée sous la clavicule du côté malade donne, dans les épanchements moyens, une sonorité exagérée, de tonalité élevée, appelée par TROUSSEAU *son skodique* ; on l'attribue à une active respiration supplémentaire dans le sommet

[1] D'après PITRES, les pleurésies *droites*, moyennes ou abondantes, s'accompagnent assez souvent (dans 1/3 des cas) de matité de l'espace de Traube ; ce phénomène est dû au refoulement du foie dont le lobe gauche dépasse fortement la ligne médiane et révèle sa présence par la matité de l'hypocondre gauche. — De même des fausses membranes épaisses déposées dans le cul-de-sac pleural, ou un épanchement péricardique abondant peuvent atténuer la sonorité normale de l'espace de Traube. La constatation de ce signe nécessite donc quelques réserves.

du poumon au-dessus de l'épanchement et à l'emphysème localisé qui en résulte.

4º Palpation. — Elle permet d'apprécier : 1º le phénomène du flot ; 2º les vibrations vocales.

a. *Recherche du flot*. — La recherche du *phénomène du flot* peut se faire de plusieurs manières : en appliquant une main en arrière sur la base du thorax, et l'autre un peu plus haut (l'une d'elles percute à plat le thorax et l'autre perçoit l'ébranlement) ; en appliquant une main sur la face antérieure du thorax, l'autre sur sa face postérieure ; enfin en appliquant sur la base une seule main qui percute et reçoit l'onde de retour (R. TRIPIER). — En percutant rapidement et plusieurs fois de suite, on perçoit une sorte de ballottement, ébranlement analogue à celui que donnerait une masse tremblotante de gélatine.

Le phénomène du flot n'est perceptible que dans les épanchements dépassant 1.000 grammes. Il peut être simulé par l'œdème de la paroi thoracique.

b. *Vibrations vocales*. — En appliquant la main à plat sur le thorax d'un sujet normal pendant qu'on le fait compter à haute voix, on perçoit nettement les vibrations vocales ; ces *vibrations thoraciques sont abolies* dans toute l'étendue de l'épanchement pleurétique. Elles reparaissent à sa limite supérieure où elles sont même exagérées ; pour la préciser, il convient d'appliquer la main sur le thorax, non plus à plat, mais de champ, par son bord cubital. Il est vrai que la recherche de cette limite supérieure dans les épanchements assez abondants devient difficile, parce qu'elle se trouve au niveau de l'omoplate à travers lequel il est plus malaisé de sentir les vibrations.

Chez les femmes et les enfants, à cause de l'acuité de leur voix, et chez les emphysémateux, les vibrations thoraciques sont affaiblies en dehors de tout épanchement ; aussi, pour éviter cette cause d'erreur, faut-il examiner les deux côtés du thorax et procéder ainsi par comparaison.

5º Auscultation. — Dans toute l'étendue de l'épanchement le *murmure vésiculaire* normal *fait défaut* ou est notablement affaibli ; il reparait lointain, amoindri à mesure qu'on se rapproche de la limite supérieure. Enfin au sommet la respiration est forte, puérile, à moins que l'épanchement ne soit très considérable.

Au niveau de l'épanchement et surtout vers sa limite supérieure, on entend un souffle aigu, lointain, surtout expiratoire, qui n'a pas l'intensité du souffle tubaire de la pneumonie (*souffle pleurétique*). Il a quelquefois un timbre amphorique, lorsque le liquide remonte très haut. — Ce souffle est dû à la transmission du bruit expiratoire glottique, qui n'est plus étouffé ni modifié par l'élasticité du parenchyme pulmonaire normal, mais au contraire mieux transmis à l'oreille par le poumon atélectasié et le liquide en couche mince qui le comprime. C'est un signe d'*épanchement moyen*, car, dans les grands épanchements, la compression des bronches s'oppose à toute transmission du bruit glottique, d'où silence respiratoire, et dans les petits épanchements les modifications du tissu pulmonaire ne sont pas assez considérables. Le souffle pleurétique peut toutefois apparaître dans de petits épanchements ou persister après la résorption du liquide (LANDOUZY), si la pleurésie s'accompagne d'une congestion ou d'une hépatisation du tissu pulmonaire qui augmentent sa consistance au même titre que l'atélectasie, tout en laissant les bronches perméables.

L'oreille appliquée sur le thorax pendant que le malade compte à voix basse, perçoit avec netteté le chuchotement, comme si quelqu'un chuchotait à l'oreille de l'observateur (*pectoriloquie aphone* de BACCELLI). Ce signe est constatable dans des points où le souffle pleurétique passait presque inaperçu ; lorsqu'on ne trouve pas le souffle, il est donc recommandable de faire chuchoter le malade ; cet artifice facilite beaucoup sa recherche.

Si on ausculte pendant que le malade compte tout haut, la voix n'arrive plus bourdonnante à l'oreille, comme normalement, mais cassée, chevrotante, d'où le nom d'*égophonie* donné à ce phénomène (αἴξ, αἰγος, *chèvre*; φωνη, *voix*) ; on l'a encore comparée au son d'un mirliton ou à la voix d'un polichinelle.

L'auscultation renseigne encore, si elle fait constater des râles par exemple, sur la congestion, l'œdème ou l'hépatisation du poumon sous-jacent.

Si on ausculte le thorax, pendant qu'on le percute en frappant l'une sur l'autre deux pièces de monnaie, le son arrive nettement à l'oreille de l'observateur, comme si les pièces étaient frappées tout contre elle, au lieu d'être assourdi par le parenchyme pulmonaire normal : c'est le *signe du sou* de PITRES. Cet excellent signe permet de déceler un épanchement dans des cas douteux et même d'en préciser le niveau supérieur.

A tous ces signes physiques il convient d'ajouter dans les cas douteux la *ponction exploratrice*, pratiquée au moyen d'une seringue munie d'une fine aiguille. On peut constater ainsi si le liquide est hémorragique ou non, l'étudier bactériologiquement, chimiquement ou microscopiquement ; ainsi le liquide des pleurésies contient de la fibrine, contrairement à celui de l'hydrothorax (*réaction de* RIVOLTA, voy. p. 252) ; une très faible quantité de fibrine est habituelle dans le cancer ; une grande quantité dans la tuberculose, etc.

En résumé, les principaux signes d'un épanchement pleurétique moyen sont : la voussure, la matité et le skodisme, l'abolition des vibrations vocales, l'abolition du murmure vésiculaire, le souffle pleurétique, la pectoriloquie aphone, l'égophonie, le signe du sou. Il faut y ajouter le *déplacement des organes*, d'autant plus prononcé que l'épanchement est plus abondant, et susceptible par conséquent de nous renseigner sur sa quantité.

6° **Déplacement des organes**. — La palpation, la percussion, l'auscultation et la radioscopie montrent que le cœur est déplacé dans la pleurésie : mais ce déplacement ne se produit pas dans les petits épanchements inférieurs à un litre.

Dans la *pleurésie gauche* le cœur est plus ou moins refoulé à droite, à tel point qu'on peut percevoir ses battements au voisinage du mamelon droit et, dans les cas extrêmes, entre le mamelon droit et l'aisselle. On croyait autrefois que, l'organe pivotant autour de sa base, c'était la pointe qui subissait le plus fort déplacement. On sait aujourd'hui qu'il n'en est rien, que le cœur devient tout au plus vertical (PITRES) ou même qu'il garde son obliquité normale (LECLERC, BARD). Ces deux derniers auteurs admettent que, dans le refoulement, la base précède toujours la pointe, car le cœur ne peut se déplacer qu'avec le médiastin : la direction générale de son axe n'est donc pas modifiée. Les observations et les expériences cadavériques de PITRES ont établi ce qui suit : refoulé par une pleurésie gauche, le cœur tend à devenir vertical, puis il est porté en masse en dehors du bord droit du sternum en même temps qu'il est fortement appliqué contre la paroi thoracique antérieure. De ce déplacement et de cette application plus intime il résulte que ses battements sont perçus le long de plusieurs espaces intercostaux jusqu'au voisinage du mamelon droit; ce n'est pas sa pointe qu'on sent battre sous le mamelon droit, mais au contraire sa base : dans les cas favorables on peut en effet percevoir, au niveau de l'appendice xiphoïde, un autre foyer de battements qui correspond à la pointe.

JOLYET, enregistrant ces battements au cardiographe, a montré que les premiers donnaient un tracé conforme à celui de l'aorte; les seconds, le tracé habituel de la pointe. BÉCLÈRE, par l'examen radioscopique, confirme également le déplacement en masse du cœur. L'hypothèse de la rotation de la pointe autour de la base immobile, est donc complètement renversée; l'hypothèse de la torsion des gros vaisseaux de la base du cœur considérée comme cause habituelle de la mort subite dans la pleurésie n'est pas plus fondée : cet accident s'est produit dans des cas où l'autopsie a montré que le cœur, maintenu par des adhérences, n'était pas refoulé par l'épanchement; il n'est imputable qu'à l'excès de pression intrathoracique.

Dans la *pleurésie droite* le cœur est beaucoup moins déplacé : il est refoulé en bas et à gauche, sans déviation de son axe, de telle sorte que sa pointe vient battre au-dessous et en dehors du mamelon gauche.

Cette différence d'importance entre le déplacement du cœur par les pleurésies droites et les pleurésies gauches, s'explique par la disposition du sac péricardique qui prend ses insertions inférieures au centre phrénique. Tout épanchement, en abaissant le diaphragme, a pour effet de tendre le feuillet péricardique correspondant : cette traction n'a pas grande influence sur le feuillet droit *vertical*, tandis que le feuillet gauche *oblique*, se redresse verticalement sous l'influence de la tension diaphragmatique et du refoulement, ce qui a pour effet de déplacer notablement le cœur (PITRES).

Le *foie* est abaissé dans les grands épanchements siégeant à droite. La *rate* l'est également dans les grandes pleurésies gauches, mais la délimitation de sa matité est plus difficile.

7° Évaluation de la quantité du liquide. — Dans l'exposé des signes physiques qui précède, nous avons pris pour exemple un épanchement moyen ne dépassant pas 1.500 grammes environ.

Avec un épanchement plus considérable, allant jusqu'à 2.000 grammes, le skodisme s'atténue et est remplacé par de la submatité, la matité remonte jusqu'à l'épine de l'omoplate, l'angle de GARLAND est supprimé, le cœur bat entre le sternum et le mamelon droit (pleurésie gauche), l'abaissement du diaphragme se traduit par la disparition de la sonorité normale de l'espace semi-lunaire de TRAUBE (pleurésie gauche), ou par l'abaissement du foie (pleurésie droite).

Avec un épanchement de 3.000 grammes, le skodisme disparaît complètement, la matité est absolue, le déplacement des organes est encore augmenté, tout murmure vésiculaire a disparu et le souffle pleurétique prend un timbre caverneux ou amphorique.

Par contre, dans les petits épanchements de 500 grammes à 1 litre, « le souffle est voilé et limité à l'expiration; le point maximum de la systole cardiaque atteint seulement le bord gauche du sternum » (DIEULAFOY) : il n'y a pas d'abaissement du diaphragme.

On a aussi imaginé de mesurer le volume d'un épanchement pleural en injectant dans la plèvre une quantité déterminée de bleu de méthylène et en évaluant, par comparaison avec la teinte de solutions titrées, la dilution qu'elle subit dans le liquide épanché[1].

---

[1] ACHARD. *Soc. méd. des hôpitaux de Paris*. 30 mai 1902.

TABLEAU SYNOPTIQUE

DES SIGNES PHYSIQUES DES ÉPANCHEMENTS PLEURÉTIQUES

INSPECTION.
Immobilité d'une moitié du thorax.
Immobilité et écartement des espaces intercostaux.
Voussure.
Asymétrie thoracique.
Modifications des mouvements respiratoires.

RADIOSCOPIE.
Opacité.
Déplacement du médiastin.
Abaissement et immobilisation du diaphragme.

PERCUSSION
Matité
Forme et déplacement de sa limite supérieure.
Abaissement du foie (pleurésie droite).
Suppression de l'espace semi-lunaire de Traube (pleurésie gauche).
Résistance au doigt.

PALPATION.
Sensation de flot.
Abolition des vibrations vocales.
Refoulement du cœur.

AUSCULTATION
Suppression ou diminution du murmure vésiculaire.
Souffle pleurétique.
Pectoriloquie aphone.
Égophonie.
Signe du sou.

§ 4. — ÉVOLUTION ET PRONOSTIC

Abandonné à lui-même, l'épanchement se résorbe spontanément dans les cas favorables, au bout de quelques semaines ; on constate alors le retour du murmure vésiculaire et des vibrations vocales à un niveau de plus en plus bas ; on perçoit des frottements qui indiquent le rapprochement des deux feuillets pleuraux couverts de fibrine et auparavant écartés par l'épanchement (*frottements de retour*) ; enfin le cœur reprend progressivement sa place. Très souvent il reste un peu de liquide à la partie la plus déclive de la plèvre. Même si la pleurésie guérit, il n'est par rare de voir persister de la submatité et une diminution du murmure vésiculaire, en même temps le thorax s'aplatit d'avant en arrière, les côtes se rapprochent, et la colonne vertébrale s'incurve de ce côté. Chez les enfants, ces déformations peuvent être très appréciables ; elles sont dues à l'organisation des fausses membranes qui tapissent les feuillets pleuraux et à la rétraction consécutive.

Dans d'autres cas, l'*épanchement reste stationnaire*, la pleurésie passe à l'état chronique et le liquide persisterait indéfiniment si on ne l'évacuait pas par la thoracentèse.

Enfin un épanchement séreux est susceptible de subir spontanément la *transformation purulente* et d'évoluer alors comme un empyème.

Le *pronostic immédiat* n'offre pas grande gravité depuis qu'on emploie la thoracentèse par aspiration ; cette évacuation permet de parer aux menaces d'asphyxie. Sans cette opération un épanchement progressivement croissant aboutit à une dyspnée extrême avec gonflement des jugulaires, cyanose des lèvres, dilatation des veines thoraciques, œdème plus ou moins généralisé. Ce tableau peut aboutir à la mort subite, soit par déplacement du cœur et coudure des gros troncs veineux (BARTELS), soit plutôt par suite de l'exagération progressive de la tension intra-thoracique.

Le *pronostic éloigné* doit toujours être réservé, en raison de la possibilité de la nature tuberculeuse de l'affection, et à cause des lésions pulmonaires et thoraciques qui survivront à la pleurésie (déformations, adhérences, etc.).

§ 5. — DIAGNOSTIC

Diagnostiquer une pleurésie consiste à la distinguer des affections qui la peuvent simuler et à essayer de pénétrer sa cause.

1° Diagnostic différentiel. — *A son début*, la pleurésie peut être confondue avec n'importe quelle affection aiguë des voies respiratoires, notamment avec la congestion pulmonaire et la pneumonie ; mais dès que les premiers symptômes d'épan-

chement apparaissent, cette confusion a beaucoup moins de
chances de se produire. D'ailleurs le début est moins brusque,
le frisson moins intense que dans la pneumonie; l'expectoration
est nulle, les râles crépitants font défaut.

Lorsque l'épanchement est formé, il peut être confondu :

a. *Avec l'hydrothorax* : il s'en distingue par sa bilatéralité
habituelle, sa coexistence fréquente avec d'autres œdèmes, son
étiologie (asystolie, mal de Bright), le facile déplacement de
la matité, l'apyrexie, et l'absence de fibrine dans l'épanchement, ainsi qu'on peut s'en convaincre par la *réaction de
Rivolta* : elle consiste à verser dans un verre de l'eau distillée
additionnée d'une ou deux gouttes d'acide acétique, et à ajouter
quelques gouttes du liquide retiré par la ponction ; en agitant
le tout, on voit se produire dans le liquide des anneaux blanchâtres comparables à la fumée d'une cigarette, s'il s'agit d'un
épanchement inflammatoire, c'est-à-dire d'une pleurésie. De
plus le liquide de l'hydrothorax contient peu de globules rouges,
peu de leucocytes, par opposition à ce qu'on voit dans la plupart
des pleurésies, mais par contre de nombreuses cellules de l'endothélium pleural desquamé.

b. *Avec la pneumonie massive* : on nomme ainsi (GRANCHER)
une pneumonie étendue, avec abondante exsudation fibrineuse
dans les ramifications bronchiques correspondantes ; par suite
de cette obstruction, l'air ne pénètre plus jusqu'au bloc hépatisé,
et il n'y a ni souffle ni exagération des vibrations vocales. Le
silence respiratoire est absolu à ce niveau et il n'y a pas d'expectoration rouillée ; il peut cependant y avoir une expectoration
fibrineuse, sorte de moule des canaux bronchiques. Mais la matité ne siège pas forcément à la partie inférieure et postérieure
du thorax comme dans la pleurésie et elle ne se déplace pas par
les changements de position du malade ; enfin il n'y a ni égophonie, ni pectoriloquie aphone.

c. *Avec le cancer du poumon* : lorsqu'il est très étendu, il produit de la matité, de la résistance au doigt ; les vibrations vocales et le murmure vésiculaire sont plus ou moins supprimés.
Mais ici encore il n'y a pas de déplacement de la matité, et l'expectoration sanguinolente, gelée de groseille, est caractéristique.

d. *Avec le pneumothorax* : souvent, en effet, il s'accompagne d'un épanchement liquide à la partie inférieure de la plèvre ; il est vrai que cet épanchement est plus souvent purulent que séreux. Il suffit d'ausculter au-dessus pour constater le souffle amphorique, le bruit d'airain, etc. Enfin, au-dessus de la zone mate la percussion révèle une sonorité exagérée.

2° Diagnostic causal. — Remonter à la cause d'une pleurésie est beaucoup plus difficile. Il importe surtout de voir si elle est ou non tuberculeuse ; j'indique page 242 (article VIII) les éléments de ce diagnostic. Pour les pleurésies non tuberculeuses dont les diverses causes sont énumérées page 192 il faut se baser sur l'examen des organes (pleurésie des cardiaques, des brightiques, des cancéreux), ou sur les symptômes de la maladie infectieuse cause de l'épanchement (grippe, pneumonie, rhumatisme, fièvre typhoïde, etc.).

De plus l'examen méthodique du *liquide retiré* par la ponction fournit des renseignements parfois décisifs. Voici ces divers procédés d'investigation.

a. *Cultures*. — En ensemençant le liquide pleurétique on peut isoler des staphylocoques, des pneumocoques, du colibacille, du bacille d'Eberth. On peut isoler aussi le bacille de Koch par culture du sang gélosé glycériné (BESANÇON et GRIFFON) ; au bout de deux ou trois semaines il produit des masses couleur chocolat, où le microscope montre les arabesques formées par le développement des bacilles. — Ces résultats sont malheureusement inconstants.

b. *Inoculation*. — Un liquide contenant des pneumocoques virulents, inoculé à la souris blanche à la dose de 2 centimètres cubes, produit sa mort par septicémie en vingt-quatre heures, et on trouve le pneumocoque dans le sang du cœur. — Injectés sous la cuisse ou dans le péritoine du cobaye, 20 centimètres cubes d'épanchement tuberculeux déterminent souvent sa tuberculisation en quelques semaines.

c. *Séro-réaction*. — Il y a surtout intérêt à la rechercher dans la tuberculose. Le liquide des pleurésies tuberculeuses agglutine souvent les cultures homogènes du bacille de Koch. Cette recherche peut être complétée par celle du pouvoir agglutinant du sérum sanguin chez le même malade. Malheureusement la séro-réaction est souvent négative, surtout quand la pleurésie est associée à des lésions tuberculeuses graves. La constatation d'un séro-diagnostic positif a au contraire une grande valeur.

Dans les pleurésies typhoïdiques, le liquide agglutine les cultures du bacille d'Eberth. Son pouvoir agglutinant est généralement inférieur à celui du sérum sanguin ; cependant il l'égale parfois (Widal et Merklen).

d. *Perméabilité pleurale*. — Cette épreuve (Ramond et Toulet, Castaigne) consiste à injecter dans la plèvre du bleu de méthylène ou du salicylate de soude, après s'être préalablement assuré du bon état de la perméabilité rénale. En recherchant dans l'urine les substances injectées on est renseigné sur le pouvoir absorbant de la plèvre. Le pouvoir absorbant, normal au début, diminue ensuite dans toutes les pleurésies, mais surtout dans les pleurésies tuberculeuses. Cette recherche fournit de plus un élément pronostique ; tant que l'absorption pleurale se fait bien il y a des chances pour que l'épanchement puisse se résorber spontanément ; est-elle au contraire très défectueuse, il est probable qu'il ne disparaîtra que par la ponction.

e. *Cytologie*. — L'étude des éléments cellulaires en suspension dans le liquide pleurétique constitue le *cyto-diagnostic* (Widal et Ravaut, 1900). Quelques centimètres cubes du liquide retiré par la ponction doivent être agités avec des perles de verre pour la défibrination, puis laissés vingt-quatre heures dans un vase à sédimentation. Un procédé plus rapide consiste dans la centrifugation pendant un quart d'heure. Dans les deux cas le dépôt est étalé sur des lamelles de verre, fixé à l'alcool-éther et coloré à l'éosine hématéine. Les principaux éléments qu'on a alors à rechercher sont, indépendamment des globules rouges plus ou moins nombreux : 1° des *lymphocytes*, globules blancs de petite taille, à gros noyau occupant la presque totalité de l'élément ; 2° des *polynucléaires*, leucocytes beaucoup plus grands, à noyau polymorphe contourné en boudin ou replié, de façon à donner l'illusion de noyaux multiples ; 3° de *grands mononucléaires*, éléments d'aussi grande taille, mais à noyau rond ovale ou un peu échancré (voy. fig. 63 p. 438), 4° des *placards endothéliaux* formés de plusieurs cellules de l'endothélium pleural, desquamées, mais encore soudées entre elles. Voici quelle est la formule cytologique des divers épanchements :

Les *pleurésies infectieuses non tuberculeuses* (streptococciques, typhoïdiques, pneumococciques), se caractérisent par la prédominance des *polynucléaires* ; ils diminuent de nombre et sont mêlés à des lymphocytes si la pleurésie guérit ; ils augmentent au contraire de plus en plus si la pleurésie tourne à la purulence. — Les pleurésies rhumatismales présentent aussi une polynucléose intense (DOPTER).

Les *pleurésies tuberculeuses* se caractérisent au contraire par la présence presque exclusive de *lymphocytes*, sans adjonction de placards endothéliaux. Toutefois, au début, il peut y avoir aussi des polynucléaires ; mais ils disparaissent peu à peu : c'est à partir de la deuxième ou troisième semaine que la formule acquiert son maximum de netteté, aussi est-il bon de faire plusieurs ponctions successives.

Les *pleurésies aseptiques des cardiaques et des brightiques* offrent de nombreux placards endothéliaux formés de huit à dix cellules desquamées. A mesure que l'épanchement vieillit ils peuvent diminuer de nombre et coïncider avec des lymphocytes, mais leur présence suffit à exclure l'hypothèse de pleurésie tuberculeuse (WIDAL et RAVAUT). — Lorsqu'il s'agit chez un cardiaque d'une pleurésie aiguë avec congestion ou infarctus, les polynucléaires apparaissent plus ou moins nombreux et existent parfois en proportion considérable.

Les *pleurésies cancéreuses* montrent de nombreux placards endothéliaux et des cellules néoplasiques. Dans ce cas l'examen cytologique du liquide peut être complété par la recherche du *laquage* de BARD (voy. art. XI).

§ 6. — TRAITEMENT

Au début de l'affection le traitement est purement symptomatique ; on aura quelquefois à employer l'antipyrine contre

la fièvre, et la morphine contre une douleur thoracique trop vive.
Une fois l'épanchement formé et tant que la fièvre continue, il ne
faut pas songer à l'évacuer, *à moins que son abondance ne devienne
inquiétante*, parce qu'il est sujet à se reproduire. Souvent, après
quelques semaines, l'épanchement se résorbe spontanément et
il n'y a pas lieu d'intervenir.

Mais lorsque au bout de ce temps l'épanchement reste stationnaire, la thoracentèse est formellement indiquée : les vésicatoires, tous les révulsifs, les diurétiques qu'on administre alors
dans le but de le faire résorber sont d'une efficacité très discutée. Ainsi donc les deux grandes indications de la thoracentèse
sont : 1° *un épanchement abondant*, atteignant deux litres, ce qu'on
reconnaît à la matité remontant en arrière jusqu'à l'épine de l'omoplate, à un déplacement du cœur qu'on sent battre à droite du
sternum et à l'abolition du skodisme. Il ne faut pas se fier à la
dyspnée qui est « un guide infidèle et trompeur », mais uniquement aux signes physiques (DIEULAFOY) ; 2° *un épanchement
stationnaire*.

La *thoracentèse* se pratique par la méthode aspiratrice, au
moyen de l'appareil de DIEULAFOY ou de POTAIN. Le malade étant
assis et le vide préalablement fait dans l'appareil, on enfonce
le trocart ou l'aiguille ordinairement dans le septième espace
intercostal et sur une ligne qui prolonge l'angle inférieur de
l'omoplate ; il faut enfoncer la pointe immédiatement au-dessus
d'une côte en rasant son bord supérieur, et non au-dessous d'elle
car on risquerait de blesser les vaisseaux et nerfs intercostaux :
il est indispensable de vérifier par la percussion si le point où on
se propose de ponctionner est bien mat, car le poumon pourrait
être fixé par une adhérence.

En imprimant de légers mouvements de circumduction à l'instrument, on a la sensation que son extrémité est libre dans une
grande cavité : il ne reste plus alors qu'à ouvrir le robinet pour
mettre la plèvre en communication avec le récipient. L'évacuation doit être faite lentement ; il faut l'interrompre en fermant
le robinet, et au besoin la cesser si le malade est pris d'une toux
quinteuse. Il est prudent de ne pas retirer plus d'un litre et demi
à la fois ; en tout cas, il est inutile d'évacuer la presque totalité

du liquide : ce qui reste se résorbe souvent spontanément. Une évacuation trop abondante ou trop rapidement conduite détermine assez souvent des quintes de toux et exceptionnellement une syncope ou un œdème pulmonaire aigu quelquefois mortel (voy. p. 115), caractérisé par une dyspnée extrême, et une abondante expectoration spumeuse rappelant le blanc d'œuf battu dont elle ne diffère que par sa teinte rosée (*expectoration albumineuse*) : c'est la conséquence de la congestion pulmonaire *a vacuo*. Ces accidents surviennent quelquefois malgré les plus grandes précautions. On a encore accusé la thoracentèse de favoriser la transformation d'un épanchement séreux en épanchement purulent ; on évitera cette complication (qui est d'ailleurs souvent spontanée) en opérant avec des instruments stérilisés et après une antisepsie soigneuse de la région où doit porter la ponction (savonnage au sublimé et lavage à l'alcool). Le trocart une fois retiré, on applique un pansement occlusif et un bandage de corps.

ARTICLE II

PLEURÉSIE SÈCHE

Tantôt la pleurésie sèche survient d'emblée, tantôt elle succède à un épanchement pleurétique qui s'est résorbé.

1° Anatomie pathologique. — L'irritation pleurale peut ne pas aboutir à la formation d'un épanchement et se limiter à la production d'épaisses fausses membranes fibrineuses qui tapissent les feuillets pleuraux. Elles sont doublées par un tissu de granulations formé de cellules embryonnaires, qui finit par s'organiser en tissu conjonctif. Les feuillets viscéral et pariétal de la plèvre, ainsi modifiés et toujours au contact l'un de l'autre, finissent par contracter des adhérences partielles ou généralisées ; dans le premier cas il n'y a que de simples brides pleurales ; dans le second les deux feuillets sont absolument soudés, et la cavité séreuse est supprimée, remplacée par une enveloppe conjonctive. Dans certains cas cette enveloppe s'épaissit au point de former une coque scléreuse dont les cloisons pénètrent dans la profondeur du poumon ; ces organes ne peuvent être extraits du thorax que sculptés pour ainsi dire à coups de ciseaux. Le tissu conjonctif sous-pleural qui double la plèvre pariétale participe à cette transformation scléreuse. L'autopsie montre encore assez souvent de la dilatation bronchique, qu'on avait attribuée à la traction lentement exercée sur le poumon par la sclérose pleurale, mais qui relève généralement des lésions bronchiques concomitantes. — Au lieu de cette forme scléreuse qui est la plus commune, on observe parfois une transformation scléro-calcaire, aboutissant à la production d'ostéophytes pleuraux.

2° **Étiologie**. — La pleurésie sèche est presque toujours consécutive à une affection pulmonaire. La tuberculose pulmonaire est sa principale cause ; elle explique d'ailleurs sa localisation fréquente au sommet du poumon. — La pleurésie sèche accompagne quelquefois la sclérose pulmonaire ou la dilatation des bronches.

3° **Symptômes**. — Lorsque les deux feuillets de la plèvre ne sont pas encore soudés, la pleurésie sèche se manifeste à l'aus-

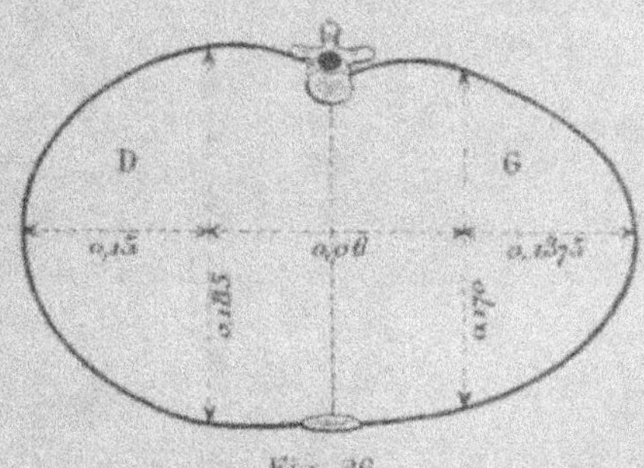

Fig. 26.
Tracé cyrtométrique montrant l'aplatissement du thorax
dans une ancienne pleurésie gauche.

cultation par des *frottements*. — Plus tard lorsque les fausses membranes s'organisent et se rétractent et que le travail de sclérose envahit le tissu sous-pleural, elle se traduit par des *déformations thoraciques* : rétraction des espaces intercostaux aboutissant au rapprochement des côtes, aplatissement d'avant en arrière de la moitié correspondante du thorax, abaissement du moignon de l'épaule, scoliose à concavité dirigée du côté malade. De plus, la sonorité thoracique normale est diminuée de ce côté, les vibrations vocales sont atténuées ou supprimées par la coque scléreuse qui entoure le poumon, le murmure vésiculaire est affaibli ; lorsqu'ils prédominent à la base, ces signes physiques simulent un épanchement pleurétique ou font croire à sa persistance ; lorsqu'ils siègent au sommet, la matité et l'obscurité de la respiration simulent la tuberculose à son début. L'examen radioscopique montre, dans la clarté pulmonaire, une zone plus ou moins obscure là où l'oreille percevait les signes stéthoscopiques.

4° Évolution. — Peu prononcée, la pleurésie sèche ne constitue pas un danger pour le poumon ; quand ces lésions sont très avancées, elle finit par aboutir à la transformation fibreuse du poumon correspondant qui est pour ainsi dire fonctionnellement supprimé (pneumonie pleurogène).

Le traitement consiste dans la révulsion et dans une gymnastique thoracique appropriée ; il ne peut être efficace qu'au début.

ARTICLE III

PLEURÉSIES PURULENTES

La pleurésie purulente ou *empyème* est primitive ou consécutive à une pleurésie sérofibrineuse.

1° Étiologie. — Les causes des pleurésies purulentes se divisent en locales et générales.

a. *Causes locales*. — Les causes locales sont : 1° des *affections pulmonaires* : pneumonie, bronchopneumonie, dilatation des bronches, abcès du poumon, cancer, tuberculose, gangrène. Un grand nombre de pleurésies purulentes aiguës relèvent de la

pneumonie comme la plupart des chroniques relèvent de la tuberculose ; 2° des *lésions du médiastin* : péricardite, cancer de
l'œsophage, perforation de l'œsophage cancéreux au cours du
cathétérisme ; 3° des *affections abdominales* : cancer du foie ou
de l'estomac, abcès sous-phréni-
que, suppurations du foie, du rein
ou de la rate, péritonite puerpérale ; la propagation de l'infection s'explique dans ces cas par
les rapports de la plèvre et du
péritoine à travers les orifices lymphatiques du diaphragme ; 4° des
lésions des parois thoraciques :
plaies pénétrantes de poitrine,
cancer ou abcès du sein, phlegmon axillaire, abcès froids de la
paroi costale, etc. ; 5° des *lésions
de la plèvre elle-même* ; c'est le

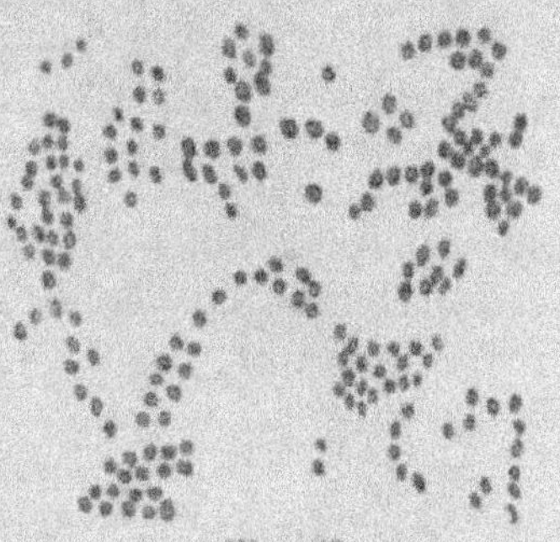

Fig. 27.
Staphylocoques
(d'après J. Courmont).

cas pour les pleurésies séro-fibrineuses devenant secondairement purulentes. On faisait jouer autrefois un grand rôle à
la thoracentèse dans cette transformation purulente des épanchements ; on sait aujourd'hui qu'une thoracentèse aseptique (et
elle doit toujours l'être) ne peut avoir une pareille conséquence.

b. *Causes générales*. — Les causes générales sont des maladies
infectieuses atteignant tout l'organisme : scarlatine, rougeole,
érysipèle, infection puerpérale, infection purulente, diphtérie.

Tous les facteurs étiologiques que nous venons d'énumérer
nous montrent l'invasion de la plèvre par des microbes pyogènes, soit à la faveur de lésions de voisinage, soit par la circulation générale. Mais dans quelques cas la pleurésie purulente
survient en pleine santé apparente ; on la dit alors primitive.

Il y a des conditions adjuvantes individuelles, dont quelques-
unes expliquent la moindre résistance de l'organisme à l'infection ; telle est l'action du froid. On sait aussi que la pleurésie
purulente atteint avec prédilection les débilités, les surmenés,
les cachectiques. Elle est plus fréquente dans le jeune âge et
chez l'adulte, elle prédomine dans le sexe masculin.

2 Bactériologie. — Les *agents pathogènes* rencontrés sont, par ordre de fréquence : le streptocoque, le pneumocoque, le bacille de Koch (Netter). Le staphylocoque, le pneumobacille de Friedländer, le bacille d'Eberth, le colibacille, le micrococcus tétragènes, les agents de la gangrène pulmonaire s'observent beaucoup moins fréquemment. Chez l'enfant, c'est le pneumocoque qui joue le plus grand rôle.

Très souvent on ne trouve pas dans l'épanchement purulent un seul agent pathogène (pleurésies simples), mais plusieurs agents pathogènes associés. Chacun des microbes pyogènes a ses portes d'entrée de prédilection. Le *streptocoque* s'introduit dans

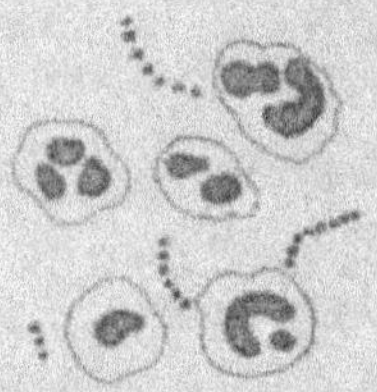

Fig. 28.
Streptocoques dans le pus.
On voit leurs chaînettes entre les globules du pus.

a plèvre à la faveur d'une lésion pulmonaire médiastine ou abdominale, ou par une plaie pénétrante de poitrine. Dans les infections généralisées, il est apporté par la circulation sanguine. — Le *pneumocoque* pénètre presque toujours conséentivement à une pneumonie ou une broncho-pneumonie ; plus rarement il provient d'une otite, d'une péricardite ou d'une péritonite à pneumocoques. Il est enfin des cas où sa présence ne s'est révélée par aucune manifestation : on les désigne sous le nom de pleurésies pneumococciques primitives. — Le *bacille de Koch* provient d'un foyer de tuberculose pulmonaire, d'un ganglion caséeux du médiastin ou d'une ostéite costale. — Le *staphylocoque* peut, comme le streptocoque, être apporté du dehors par une plaie pénétrante, par un trocart malpropre, ou apporté par voie sanguine d'un foyer suppuratif plus ou moins éloigné (anthrax, amygdalite). Il est plus souvent associé à d'autres microbes qu'à l'état de pureté.

3° Anatomie pathologique. — L'aspect du liquide qui remplit la cavité pleurale est variable suivant les cas, tantôt franchement purulent, tantôt séro-purulent. Souvent il est fétide. Dans les pleurésies gangréneuses, il exhale une odeur infecte.

On lui a assigné des caractères différents suivant le microbe pathogène qui est en cause (NETTER). Ainsi, dans la pleurésie à streptocoques, le liquide n'est pas purulent d'emblée : il est d'abord louche, puis séro-purulent, puis purulent. Même parvenu à cet état, ce n'est pas un pus homogène, c'est un pus mal lié, se séparant par le repos en deux couches, l'une séreuse qui surnage, l'autre plus dense qui laisse au fond du vase une poussière jaunâtre. — Le microscope y montre de nombreux globules rouges et blancs et des chaînettes de streptocoques.

Dans la pleurésie à pneumocoques, le liquide est franchement purulent, jaune verdâtre, bien lié, crémeux. C'est un pus habituellement inodore, homogène, ayant les caractères du pus « bonum et laudabile » des anciens auteurs. Il est riche en fibrine et en globules de pus. L'examen bactériologique y montre de nombreux pneumocoques, tantôt isolés ou réunis deux par deux, tantôt rangés en séries linéaires.

Dans la pleurésie à staphylocoques le liquide est plutôt séro-purulent que purulent.

Dans la pleurésie tuberculeuse le liquide est tout à fait analogue au pus des abcès froids ; le microscope y montre des gouttelettes graisseuses, des corps granuleux, des cristaux d'acides gras, et pas de fibrine. Quelquefois on peut mettre en évidence le bacille de Koch. Très souvent il ne contient que des staphylocoques, ou bien il est complètement stérile ; mais l'inoculation au cobaye provoque le développement d'une péritonite tuberculeuse.

Dans les épanchements abondants et anciens, le poumon est réduit à un moignon refoulé vers le hile ou aplati dans la gouttière vertébrale ; il est cloisonné par des tractus scléreux et coiffé de fausses membranes épaisses qui rendront impossible son expansion après évacuation du liquide : elles sont d'autant plus épaisses que la pleurésie est plus ancienne.

La paroi costale est également recouverte de fausses membranes. Dans la pleurésie tuberculeuse elle a la même structure que la paroi d'un abcès froid ; au milieu d'un tissu induré et criant sous le scalpel on voit des tubercules typiques où le microscope montre des cellules géantes et des bacilles de Koch. Ces tubercules subissent la fonte caséeuse et se désagrègent dans le liquide pleural : une telle pleurésie mérite donc bien le nom d'*abcès froid de la plèvre* (KELSCH et VAILLARD).

Les pleurésies purulentes très anciennes s'accompagnent d'altérations profondes du tissu sous-pleural et de la paroi thoracique tout entière : les côtes se couvrent d'ostéophytes et se rapprochent par la rétraction des espaces intercostaux, la cage thoracique s'aplatit et se rétrécit de ce côté.

Le liquide purulent peut stagner pendant des mois et même des années dans la grande cavité pleurale ; on l'a vu quelquefois s'épaissir, se transformer en un liquide chyliforme, graisseux, en une masse caséeuse ou même se calcifier. Dans la grande majorité des cas, il ne se comporte pas ainsi et *tend à se faire jour au dehors*, tantôt à travers la paroi costale à la partie antérieure du thorax (généralement au niveau du cinquième espace intercostal), tantôt dans les bronches, tantôt dans un organe voisin. Cette ouverture permet souvent l'entrée de l'air dans la plèvre ; à l'autopsie, on la trouve remplie d'un mélange de pus et de gaz (pyopneumothorax).

Ajoutons que l'autopsie ne montre pas que des lésions pleurales ou pulmonaires. La *dégénérescence amyloïde* des reins, du foie ou de la rate peut s'observer dans les vieilles pleurésies purulentes comme dans toutes les suppurations prolongées. Le squelette des doigts montre la lésion décrite par MARIE dans les affections chroniques des poumons sous le nom d'*ostéopathie hypertrophiante*. Enfin certains empyèmes peuvent donner naissance à des *foyers métastatiques* purulents dans les reins, la rate et surtout le cerveau.

4° Symptômes. — Rien de plus variable que le mode de début de la pleurésie purulente : tantôt elle s'annonce brusquement par tous les signes d'une pleurésie aiguë auxquels il faut ajouter la dyspnée intense, la fièvre à grandes oscillations, l'état typhoïde avec prostration et sueurs ; tantôt elle fait suite à une pleurésie séro-fibrineuse, constatée depuis plus ou moins longtemps ; tantôt enfin elle se développe insidieusement pendant des mois sans qu'il soit possible d'assigner une date précise à son début, la dyspnée progressive et l'hecticité (fièvre vespérale, transpirations nocturnes, amaigrissement, etc.), mettant seules sur la voie du diagnostic. Dans le premier cas la pleurésie purulente peut passer inaperçue au milieu des bruyants symptômes de l'infection généralisée qui l'a produite, si on ne recherche pas les signes physiques de l'épanchement.

A la période d'état, les symptômes de l'empyème peuvent se diviser en symptômes généraux et symptômes locaux :

A. Symptômes généraux. — Ils traduisent la formation du pus dans un point quelconque de l'organisme.

La *fièvre* se présente avec des modalités variables suivant le microbe pathogène qui est en cause. L'empyème à streptocoques se traduit par une température élevée à grandes oscillations ; l'empyème à pneumocoques par une température moins élevée avec plateau et défervescence ; les pleurésies tuberculeuses par une température irrégulière où s'observe quelquefois le type inverse.

Les *frissons* n'annoncent pas seulement le début de la maladie, ils se répètent souvent alors que l'épanchement est constitué.

L'*état général* est ordinairement grave ; il présente, surtout dans les cas chroniques, tous les caractères de l'infection et même de l'hecticité : amaigrissement, sueurs profuses, frissons répétés, etc.

La *leucocytose* (Homolle, Garel) peut annoncer la transformation d'une pleurésie séreuse en pleurésie purulente. L'*albuminurie* s'accompagne de la présence de cylindres dans les urines ; elle est rétractile : c'est une albuminurie par néphrite.

B. Symptômes locaux. — Ils diffèrent suivant qu'il s'agit d'un empyème de la grande cavité pleurale ou d'un empyème enkysté.

a. *Empyème de la grande cavité pleurale.* — Il s'annonce par un point de côté violent, par de la toux, de l'expectoration muqueuse ou muco-purulente, par une dyspnée vive ; cette dernière est un signe souvent trompeur, car elle peut manquer dans des épanchements abondants.

L'épanchement, au fur et à mesure de sa formation, déforme le thorax, abaisse le diaphragme et le foie, refoule le médiastin et le cœur : on constate donc les signes physiques des pleurésies séro-fibrineuses, voussure, matité, abolition des vibrations thoraciques, abolition du murmure vésiculaire (voy. p. 205), toutefois on note souvent l'absence de souffle, d'égophonie et de pectoriloquie aphone, par opposition à ce qu'on observe dans la pleurésie séreuse.

Les signes physiques spéciaux à la pleurésie purulente sont la dilatation des veines sous-cutanées de la paroi thoracique et surtout *l'œdème de la paroi thoracique* : la pointe du doigt appuyée avec force sur la partie inférieure et latérale du thorax y laisse une dépression en godet ; mais ce n'est là qu'un signe assez tardif.

Les pulsations thoraciques, d'ailleurs assez rares (voy. *Pleurésie pulsatile*) ne se montrent guère que dans l'empyème, à quelques rares exceptions près.

b. *Empyème enkysté.* — Les pleurésies purulentes partielles ou enkystées (pl. interlobaire, pl. diaphragmatique, pl. médiastine) sont caractérisées par des signes physiques très variables avec leur siège (s'y reporter) et par une latence quelquefois remarquable ; les symptômes généraux existent seuls avec la même intensité, et un examen minutieux est souvent nécessaire pour trouver la lésion locale qui les explique. L'examen radioscopique peut à ce point de vue rendre des services.

5° Variétés. — La *pleurésie purulente à streptocoques* est la plus fréquente, aussi c'est à elle que s'applique plus directement la description qui précède. Son intensité peut revêtir tous les degrés, néanmoins au streptocoque ressortissent surtout les empyèmes graves, à marche aiguë, à début bruyant, à moins qu'il ne soit masqué par les symptômes de l'infection causale ; ils s'accompagnent d'une température élevée à grandes oscillations et d'œdème de la paroi thoracique. L'état général est parfois assez mauvais, avec symptômes typhoïdes, pour légitimer le nom de pleurésie septique ou infectieuse : il ne faut pas oublier que le streptocoque est le microbe des pleurésies purulentes succédant à la scarlatine, à l'érysipèle, aux infections généralisées, notamment à l'infection puerpérale. — En tout cas la pleurésie à streptocoques est habituellement tenace ; elle ne cède pour ainsi dire jamais à la thoracentèse ; la pleurotomie est indiquée.

La *pleurésie purulente à pneumocoques* est primitive ou le plus souvent consécutive à une pneumonie (voy. art. IX ; *pleurésie métapneumonique*). Sa terminaison par vomique est fréquente. La bénignité de ses symptômes locaux et généraux (fièvre passagère, absence d'œdème de la paroi) est fort importante au point de vue thérapeutique : la guérison survient quelquefois après une ou deux ponctions et sans qu'il soit utile de recourir à la pleurotomie.

La *pleurésie purulente tuberculeuse* a un début ordinairement insidieux. L'auscultation des sommets ne fait pas percevoir d'une manière constante des signes de tuberculose pulmonaire. L'épanchement est séro-purulent ; souvent même il est d'abord séreux et ne devient que secondairement purulent. Il n'est pas toujours possible d'y mettre en évidence le bacille de Koch par le microscope ; dans les 2/3 des cas le pus contient des staphylocoques ou ne montre aucun microorganisme, mais l'inoculation au cobaye (voy. p. 208) montre sa nature tuberculeuse. Cette pleurésie n'a pas de tendance à la guérison après simple thoracentèse : elle se complique fréquemment de pyopneumothorax.

Le diagnostic de chacune de ces trois variétés, rendu simplement probable, ne peut se faire avec certitude que par l'examen bactériologique du pus retiré par la ponction exploratrice. Il montre dans le premier cas des chaînettes de streptocoques,

dans le second des pneumocoques, et dans le troisième quelquefois le bacille de Koch. Le diagnostic des pleurésies à staphylocoques, à pneumobacille, etc., ne peut se faire que de la
même façon.

6° Pleurésies purulentes putrides. — On désigne sous ce
nom les pleurésies dont le liquide exhale une odeur infecte de
putréfaction. Dans le plus grand nombre des cas, elles sont consécutives à une lésion gangréneuse du poumon ou de la plèvre ;
dans d'autres cas l'examen le plus minutieux ne montre aucun
point de gangrène ; c'est à ceux-là qu'on réserve l'appellation
de *pleurésies putrides primitives*, laissant aux premiers l'appellation de *pleurésies gangréneuses*.

Les unes et les autres sont caractérisées par un épanchement
très fétide, sanieux, dans lequel nagent des détritus brunâtres
analogues à des matières fécales. Ce pus est mêlé de *gaz* qui ne
proviennent pas d'une perforation, mais se sont produits sur
place sous l'influence de la putréfaction, fait aujourd'hui hors de
conteste. La paroi thoracique elle-même est infiltrée d'un
pus fétide, et il n'est pas rare de voir un abcès gazeux développé
autour de l'orifice de la ponction si le malade a été traité par
la thoracentèse.

La plèvre est recouverte de fausses membranes jaunâtres ;
tout se borne là dans les pleurésies putrides primitives, tandis que dans les cas plus fréquents de pleurésie gangréneuse, il y a une gangrène plus ou moins étendue de la plèvre
viscérale.

La rate est diffluente comme dans les infections graves, le foie
est gros et graisseux.

Les *microbes* trouvés dans le pus sont très nombreux, à tel
point que la fétidité et la production de gaz dans la plèvre peuvent être considérées comme fonction des associations microbiennes (P. COURMONT). A côté des microbes pyogènes (streptocoque, staphylocoque, pneumocoque), NETTER a mis en évidence
le B. coli, le tétragène, le leptothrix, le proteus, le spirochœte
denticola. Plus récemment RIST a isolé du pus des pleurésies
putrides les microbes anaérobies trouvés dans diverses suppu-

rations, le B. *ramosus* de VEILLON, le B. *nebulosus*, le *staphylococcus parvulus*, le B. *perfringens*, des spirilles et des cocci.

Or ces divers microbes, qui normalement existent à l'état de saprophytes dans la bouche, le pharynx ou l'intestin, se retrouvent aussi dans la carie dentaire, dans des amygdalites, des otites ou des appendicites, affections remarquables par leur fétidité, comme toutes les suppurations qui se forment au voisinage du tube digestif.

La fétidité du pus des pleurésies putrides se trouve donc expliquée par ces constatations : elle est due à l'invasion de la plèvre par les microbes sus-mentionnés, soit par voie sanguine, soit par l'intermédiaire des voies respiratoires, avec ou sans lésion pulmonaire.

La pleurésie putride survient à titre d'affection primitive ou bien consécutivement à une affection pleuro-pulmonaire déjà existante : abcès du poumon, pleurésie interlobaire, bronchopneumonie, dilatation des bronches, gangrène pulmonaire. Dans un cas comme dans l'autre, elle s'annonce par un violent point de côté, une dyspnée intense, un état général très grave caractérisé par la prostration, le faciès pâle et terreux, des transpirations abondantes et souvent fétides. Les frissons du début ne manquent jamais, mais la fièvre reste modérée et ne s'élève guère au-dessus de 38°,5 ; parfois même on a noté de l'hypothermie. Il n'y a d'haleine fétide avec expectoration puante et sanguinolente qu'en cas de gangrène pulmonaire coexistante.

Les signes physiques sont ceux d'un épanchement pleurétique, plus souvent encore ceux d'un pyopneumothorax, c'est-à-dire qu'on a à la base de la matité absolue avec silence respiratoire, égophonie, etc., et plus haut du tympanisme avec souffle amphorique. La ponction donne issue à un liquide séro-purulent d'odeur horriblement infecté, laissant par le repos une couche pulvérulente.

Si l'affection est abandonnée à elle-même ou traitée par une simple ponction, elle ne se termine pas par vomique : l'état général, avec diarrhée, albuminurie, délire et subictère devient de plus en plus mauvais et la mort survient en quelques jours. Même convenablement traité par la pleurotomie, l'empyème putride ne guérit pas avant plusieurs semaines ; il se complique quelquefois de phlegmon gangréneux et gazeux autour de la plaie opératoire et même exceptionnellement d'embolie gangréneuse à distance, comme dans un cas de GIRAUDEAU où la main était froide et recouverte de plaques violacées.

Le diagnostic, en l'absence d'expectoration fétide, ne peut guère se faire d'une façon certaine que par la ponction.

Le traitement consiste dans la pleurotomie aussi précoce que possible suivie de lavages antiseptiques de la plèvre. — En raison du rôle important joué par les microbes anaérobies, il est tout indiqué de donner parmi les antiseptiques la préférence au permanganate de potasse qui dégage de l'oxygène au contact des tissus.

7° Évolution. — On peut diviser les pleurésies purulentes en aiguës et chroniques, mais cette division a quelque chose d'artificiel, car nombreux sont les cas où l'empyème s'accompagne à son début de tout l'appareil symptomatique de la pleurésie aiguë et passe ensuite à l'état chronique.

La pleurésie purulente ne se termine guère par résorption, sauf dans quelques cas d'empyème à pneumocoques où cette résorption est favorisée par des ponctions répétées, mais elle se termine quelquefois par calcification.

Dans l'immense majorité des cas, s'il n'est pas évacué chirurgicalement, le pus se fait jour au dehors, — soit par les bronches d'où il est rejeté à grand fracas par la bouche et les narines, constituant la *vomique* (voy. p. 227) qui est quelquefois l'unique symptôme de certains empyèmes latents, — soit à travers la paroi thoracique. Il se forme en ce cas sous la plèvre de petits abcès (*abcès sous-séreux* de CRUVEILHIER) qui, d'une part s'ouvrent dans la cavité pleurale, d'autre part s'étendent dans le tissu cellulaire des espaces intercostaux ; le pus chemine ainsi de proche en proche et on finit par constater sous la peau une tumeur fluctuante qui s'ouvre enfin au dehors et porte le nom d'*empyème de nécessité*. Un pneumothorax peut en être la conséquence, ou bien la disposition anfractueuse du trajet permet l'écoulement incomplet du pus, sans rentrée de l'air extérieur.

Migrations insolites. — Plus rarement le pus s'évacue dans un viscère voisin, dans l'œsophage ou l'estomac d'où il est rejeté par vomissement, dans le péricarde, dans le péritoine où il détermine une péritonite suraiguë si la séreuse n'est pas protégée par des adhérences ; ou bien il se fait jour vers la paroi abdominale postérieure, vers les lombes, vers la région fessière, vers la région inguinale même, en suivant le trajet du psoas.

L'empyème non traité aboutit le plus souvent à la mort soit par asphyxie, du fait de l'épanchement et de son action sur le médiastin, soit par infection et cachexie. La guérison peut cependant succéder à l'ouverture spontanée ; mais l'évacuation chirurgicale est bien préférable.

8° Diagnostic. — Reconnaître un empyème généralisé est ordinairement facile. On peut être exposé à le confondre avec un *épanchement séro-fibrineux*, car les signes physiques sont les mêmes : l'intensité de la dyspnée, la gravité de l'état général, la persistance de la fièvre, la constatation de l'œdème de la paroi thoracique et d'une circulation veineuse complémentaire imposent le diagnostic de pleurésie purulente ; mais ces signes peuvent manquer, aussi doit-on recourir le plus souvent à la *ponction exploratrice*, signe de certitude dont l'innocuité est absolue. Il ne faut pas la pratiquer à un niveau trop élevé, car on risquerait dans les cas d'épanchement purulent qui se séparent en deux couches, de ne retirer qu'un liquide limpide qui induirait en erreur.

La pleurésie purulente peut encore être confondue avec un *abcès sous-phrénique* : le signe de Pfühl (voy. p. 259) fait ordinairement le diagnostic. Celui-ci est facilité par la notion d'une affection abdominale préexistante (cancer ou ulcère de l'estomac, abcès du foie), cause habituelle de l'abcès sous-phrénique.

L'empyème pulsatile se distingue de *l'anévrysme aortique* par la constatation des signes d'un épanchement pleural.

Le diagnostic des pleurésies purulentes enkystées est exposé page 237 : celle de la base peut être confondue avec un abcès ou une tumeur du foie.

13.

9° Traitement. — Il y a peu à attendre du *traitement médical* (vésicatoires, diurétiques, etc.)

Le *traitement chirurgical* peut consister soit dans la ponction simple, notamment pour les empyèmes à pneumocoques et d'une façon générale lorsqu'on constate une tendance naturelle vers la guérison, soit dans la ponction suivie d'injections modificatrices. — Le plus souvent on devra recourir à la *pleurotomie*, c'est-à-dire à l'incision de la plèvre au bistouri dans le quatrième, cinquième ou sixième espace intercostal, là où on constate le maximum de matité. Cette incision doit être pratiquée sur la paroi *postéro-latérale* du thorax. Il faut raser la face supérieure de la côte pour éviter la blessure du nerf et des vaisseaux qui occupent la partie supérieure de l'espace intercostal. Cette incision doit être pratiquée aseptiquement ; on pourra recourir à l'anesthésie locale au moyen de quelques injections sous-cutanées de chlorhydrate de cocaïne en série linéaire ou d'une pulvérisation d'éther ou de chlorure de méthyle. On place dans l'ouverture de la plaie un drain double qu'on fixe soigneusement, pour éviter sa chute dans la plèvre, à un paquet de gaze aseptique ou à un cordon qui fait le tour du thorax, et on applique par-dessus le tout un grand pansement qui devra être fréquemment renouvelé à mesure qu'il est souillé par le pus.

Dans certains empyèmes où l'infection est grave et tenace, dans les empyèmes gangréneux toujours, cette incision simple ne suffit pas et il faut pratiquer par l'un des drains des lavages antiseptiques tièdes. Notons en passant qu'on a observé de l'hémiplégie ou des convulsions consécutivement à ces lavages ; ces accidents très rares ne suffisent pas pour en faire proscrire l'emploi.

Enfin, lorsque la pleurotomie laisse après elle une fistule persistante, que le poumon réduit de volume et recouvert de fausses membranes épaisses ne peut venir remplir la cavité pleurale, il faut recourir à des interventions plus compliquées, qui ont pour but de réduire la capacité de la cavité thoracique du côté malade et de permettre le contact de la plèvre pariétale et de la plèvre viscérale. La résection partielle de plusieurs côtes, pratiquée par Gayet et Létiévant, érigée en méthode opératoire par Estlander, permet d'arriver à ce but [1].

ARTICLE IV

VOMIQUES

On donne le nom de *vomique* à l'irruption d'une collection liquide, ordinairement purulente, dans les voies respiratoires, et à son évacuation consécutive par la bouche et le nez. L'abondante expectoration purulente qu'on observe quelquefois dans la dilatation des bronches ou dans la tuberculose à sa période cavitaire, ne reçoit pas le nom de vomique, car cette appellation évoque l'idée d'une ouverture brusque de la collection purulente, d'une effraction (Dieulafoy), que cette collection vienne de la plèvre, du poumon lui-même, du rein, du médiastin, etc. C'est par un abus de langage qu'on a donné quelquefois le nom de vomique à la collection purulente elle-même au lieu de le réserver à son évacuation.

1° Différentes espèces de vomique. — Les vomiques se distinguent, d'après leur origine, en plusieurs espèces, savoir :

A. Vomique pleurale. — C'est de beaucoup la plus fréquente. Elle succède à un empyème partiel ou généralisé :

a. *Vomique succédant à un empyème partiel*. — Cette pleurésie partielle peut être cloisonnée, diaphragmatique, interlobaire ; le plus souvent la vomique succède à un *empyème interlobaire* métapneumonique. Ce phénomène survient d'ordinaire vingt à quarante jours après le début de la maladie ; il est cependant plus précoce chez les enfants où il peut se produire au bout de quinze à vingt jours et chez les femmes en état puerpéral (Trous-

[1] Dans des cas exceptionnels on a proposé de mobiliser par la section costale une portion plus étendue du thorax, de façon à former un volet osseux qui peut être rapproché du poumon. On a tenté aussi l'ablation du sternum pour réduire proportionnellement la cavité thoracique.

SEAU). La vomique est précédée de douleurs, puis tout d'un coup le malade rejette un flot de pus ; cette brusque expectoration purulente ne dépasse pas quelques centaines de grammes. — L'*auscultation* pratiquée à ce moment fait entendre du souffle cavitaire et des gargouillements ; l'évacuation du pus laisse en effet après elle une caverne interlobaire, c'est elle qui donne ces signes cavitaires. La vomique peut se reproduire plusieurs fois, ordinairement de moins en moins abondante. Après l'évacuation définitive du foyer, la fistule pleurobronchique se ferme ; si elle reste ouverte, les signes cavitaires persistent.

b. *Vomique succédant à un empyème généralisé.* — La vomique succédant à un épanchement de la grande cavité pleurale survient ordinairement après une pleurésie purulente déjà ancienne. Un malade présente de la fièvre, de la diarrhée, de l'œdème de la paroi thoracique, un mauvais état général ; tout d'un coup il éprouve une angoisse inexprimable, une sensation d'asphyxie, et il rejette une énorme quantité de pus qui s'échappe à flots par la bouche et le nez. L'abondance du liquide qui envahit les voies respiratoires est quelquefois telle qu'elle peut entraîner la mort par asphyxie (MOUTARD-MARTIN) ; cette expectoration atteint en effet dans certains cas des proportions énormes, comme chez ce fruitier dont parle THOUSSEAU, qui rendit cinq litres de pus en une nuit. Elle est suivie d'un grand soulagement ; puis les jours suivants, à l'occasion d'un changement de position ou d'un effort, d'une quinte de toux, et surtout au réveil, le malade continue à rendre une moindre quantité de pus. Lorsque la fistule pleuro-bronchique se ferme il survient pendant quelques jours des périodes de rétention, sans toux, ni expectoration purulente, suivies de véritables débâcles qui reproduisent en petit l'accident primitif. Le total des quantités de pus, ainsi successivement rendues, peut devenir énorme ; THOUSSEAU cite le cas d'une petite fille qui rendit en six mois 40 kilogrammes de pus.

Les signes physiques sont ceux du pneumothorax : souffle amphorique avec ou sans gargouillements, tintement métallique, tympanisme, bruit d'airain, etc. ; mais les dispositions particulières de la fistule pleuro-bronchique peuvent les modifier. Si elle est disposée en clapet qui laisse l'air entrer dans la plèvre et s'oppose à sa sortie, le mécanisme du pneumothorax à soupape (Bouveret) se trouve réalisé : l'air s'emmagasine dans la plèvre à chaque secousse de toux, la distend, refoule le médiastin, constituant ainsi un pneumothorax suffocant. La disposition inverse permet la sortie du pus et s'oppose en même temps à l'entrée de l'air : c'est la plus favorable, car elle permet une rapide guérison, par rapprochement des feuillets pleuraux.

c. *Évolution*. — En dehors des cas heureux où le foyer purulent se vide bien et finit par aboutir à la guérison, la suppuration peut s'éterniser, l'expectoration et l'haleine prendre une odeur fétide, comparable à celle de la dilatation des bronches, et la mort survenir par hecticité. D'autres fois la fistule s'est refermée et l'issue fatale survient au milieu de tous les signes de la pleurésie purulente ; ou bien il se produit une sclérose pulmonaire avec ou sans bronchectasie, capable par elle-même d'entraîner la mort (Dieulafoy).

B. Vomique par abcès pulmonaire. — Ces abcès succèdent le plus souvent à l'hépatisation grise qui termine certaines pneumonies ; c'est quinze à vingt jours après le début de la pneumonie que se produit la vomique (Graves, Trousseau). Le pus subitement rejeté est ordinairement en petite quantité et mêlé de débris de parenchyme pulmonaire.

C. Vomique dans les kystes hydatiques du poumon. — Suivant que le kyste hydatique est resté aseptique ou a suppuré, le liquide expectoré est clair ou purulent ; le microscope y décèle des crochets d'échinocoques ou des fragments de membranes hydatiques.

D. Vomique par abcès du médiastin. — Il s'agit soit d'abcès par congestion, dont le pus peut alors contenir des séquestres osseux, soit, chez l'enfant, d'adénopathie trachéo-bronchique dont les ganglions se sont soudés et ont subi une fonte purulente.

Les vomiques étudiées jusqu'ici se produisaient au cours de

suppurations siégeant dans la cavité thoracique ; celles qu'il nous reste à énumérer sont consécutives à des suppurations abdominales. Le pus doit donc traverser le diaphragme et, à la faveur d'adhérences unissant les deux feuillets de la plèvre, passer dans le parenchyme pulmonaire, pour se faire jour dans une bronche. Il provoque quelquefois une pleurésie partielle.

E. VOMIQUE DANS LES ABCÈS DU FOIE. — Tantôt il s'agit d'un abcès des pays chauds dont les signes classiques ont précédé la production de la vomique ; elle est abondante et son pus est rougeâtre ; tantôt il s'agit d'un kyste suppuré « à évolution supérieure », et le pus contient des fragments de membrane hydatique ou des crochets.

F. VOMIQUE DANS LES SUPPURATIONS RÉNALES. — Les kystes suppurés et la pyonéphrose la produisent rarement. — Presque toujours il s'agit d'un phlegmon périnéphrétique ; le pus passe par l'hiatus costo-diaphragmatique de FARABEUF, c'est-à-dire à la partie la plus postérieure de la cage thoracique, entre les faisceaux du diaphragme ; en ce point la séreuse pleurale n'est séparée de l'atmosphère graisseuse rétropéritonéale que par une couche de tissu cellulaire lâche.

G. VOMIQUE DANS LE PYOTHORAX SOUS-PHRÉNIQUE. — Ce pyothorax sous-phrénique n'est lui-même qu'une péritonite localisée, sous-diaphragmatique, d'origine hépatique ou intestinale (voy. t. I).

2º Diagnostic. — Il consiste à reconnaître la vomique et à préciser son point de départ :

a. *Diagnostic de la vomique*. — Il ne faut pas confondre la vomique avec l'expectoration purulente ou puriforme :

1º De la *dilatation des bronches*, qui s'en distingue par son odeur fade et doucereuse, comparée à celle du plâtre mouillé, par son aspect spumeux, et souvent par les signes stéthoscopiques particuliers à cette affection ;

2º Des *cavernes* pulmonaires tuberculeuses : se baser aussi sur les signes stéthoscopiques et leur prédominance au sommet ;

3º Des *abcès rétropharyngiens* ou amygdaliens : en rechercher les signes locaux.

b. *Diagnostic de son point de départ.* — Une vomique étant admise, il s'agit de remonter à son point de départ. Il sera ordinairement révélé par l'examen méthodique des organes thoraciques et abdominaux et de la colonne vertébrale, qui mettra en évidence une suppuration pleurale, hépatique, rénale, ou un mal de Pott. On se rappellera que les vomiques pleurales se distinguent par leur abondance et leur production relativement tardive, comparativement aux vomiques pulmonaires.

3º Pronostic. — Il est toujours grave, bien que la vomique, évacuation spontanée d'une collection purulente, réalise en somme un mode de guérison naturelle. La mort peut survenir soit par asphyxie pendant le rejet du pus, soit consécutivement par infection et hecticité ; elle est habituelle dans la vomique pulmonaire ou dans celle qui succède à l'empyème généralisé, au contraire la guérison est fréquente dans la pleurésie interlobaire terminée par la vomique.

4º Traitement. — Il consiste dans l'ouverture et le drainage de la collection purulente. S'il y a un empyème généralisé, une large pleurotomie suivie ou non de lavage est indiquée. Quelques cas d'abcès pulmonaire ont été traités avec succès par la pneumotomie (QUINCKE). La pleurésie interlobaire est abandonnée à elle-même.

ARTICLE V

PLEURÉSIES HÉMORRAGIQUES

Nous ne décrirons sous ce titre ni la pleurésie histologiquement hémorragique de DIEULAFOY, qui n'est qu'une pleurésie séro-fibrineuse à teinte rosée, caractérisée par un nombre considérable de globules rouges (plusieurs milliers par millimètre cube) et constituant quelquefois le premier stade d'une pleurésie purulente, ni l'épanchement primitif de sang pur dans la plévre, sans pleurésie (hémothorax), qu'il soit traumatique ou succède à la rupture d'un anévrysme de l'aorte.

1° **Étiologie**. — La pleurésie hémorragique peut relever :

a. Du *cancer de la plèvre* (voy. p. 247) ;

b. De la *tuberculose* : 1° au cours de la granulie ; 2° au cours d'une tuberculose pulmonaire chronique ; 3° elle peut précéder de plusieurs mois les premiers symptômes d'une tuberculose pulmonaire, soit qu'il s'agisse d'une localisation initiale de la tuberculose sur la plèvre, soit que la lésion pulmonaire reste encore absolument latente.

c. De *certaines maladies infectieuses ou diathésiques* ; elles agissent par l'intermédiaire des lésions du sang ou des vaisseaux (mal de Bright, cirrhose alcoolique, grippe, fièvre typhoïde, scorbut, *leucocythémie*, fièvres éruptives à forme hémorragique, etc.). Les pleurésies hémorragiques de ce groupe sont les plus rares.

d. Enfin, elle peut constituer une entité morbide, ne relevant d'aucune de ces diverses causes et anatomiquement caractérisée par la présence de fausses membranes très vasculaires, tapissant la paroi pleurale (*hématome pleural*). On ne peut arriver à ce diagnostic que par exclusion, en éliminant les états morbides que nous venons d'énumérer. — Ce liquide hémorragique a peu de tendance à se reproduire après la ponction.

2° **Anatomie pathologique et pathogénie**. — En dehors des lésions tuberculeuses ou cancéreuses que nous ne décrirons pas ici, la pleurésie hémorragique est caractérisée par la *pachypleurite*, c'est-à-dire par des fausses membranes formées de tissu conjonctif et parcourues par de nombreux vaisseaux jeunes et friables.

L'*épanchement* est plus ou moins hémorragique ; la proportion des globules rouges peut arriver jusqu'à 1/10 de ce qu'elle est dans le sang (DIEULAFOY). La quantité de fibrine est également variable, moindre dans les pleurésies cancéreuses.

L'hémorragie est attribuée à la rupture des vaisseaux et des membranes vasculaires ; les propriétés vaso-dilatatrices de certaines toxines microbiennes peuvent aussi jouer un rôle (ectasine de Bouchard pour la tuberculose).

3° Symptomatologie et diagnostic. — Rien ne permet, avant la *ponction exploratrice*, d'affirmer la nature hémorragique d'un épanchement : tantôt, en effet, on se trouve en présence des signes d'une pleurésie séro-fibrineuse qui existent au complet, y compris la pectoriloquie aphone (Dieulafoy) qu'on a considérée à tort comme manquant toujours dans les pleurésies hémorragiques ou purulentes : tantôt tout plaide en faveur d'une pleurésie purulente (œdème de la paroi, pâleur, cachexie profonde, etc.).

La pleurésie hémorragique étant une fois mise en évidence par la ponction, il s'agit de *remonter à l'affection causale* (mal de Bright, leucocythémie, etc.) dont on recherchera les symptômes. Pour la tuberculose et le cancer, ce diagnostic pourra rester en suspens si les signes de tuberculose ou de cancer pulmonaire font défaut (compression des organes du médiastin, expectoration caractéristique, cachexie). Toutefois l'épreuve du *laquage* (Bard) pourra permettre de reconnaître la nature cancéreuse d'une pleurésie hémorragique (voy. p. 248).

C'est de cette affection causale que dépend surtout le *pronostic* ; l'épanchement peut ne pas se reproduire après des ponctions répétées, ce qui n'empêche pas le cancer ou la tuberculose de continuer leur évolution et d'emporter le malade. L'épanchement peut aussi amener la mort par la dyspnée qu'il entraîne ou par l'affaiblissement qui résulte des ponctions successives agissant comme autant de saignées. Dans l'hématome simple de la plèvre, l'épanchement hémorragique se reproduit peu après la ponction ; c'est aussi lui qui comporte le pronostic le plus bénin, bien qu'il évolue quelquefois vers la tuberculose (Netter).

4° Traitement. — Il consiste dans l'évacuation par aspiration. Cette évacuation doit être incomplète et se borner à 7 ou 800 grammes, surtout dans les pleurésies cancéreuses où le déplacement des organes est plus prononcé et persistant (Dieu-

LAPOX). Une évacuation plus complète n'aurait aucun avantage à cause de la reproduction rapide du liquide et ne ferait qu'affaiblir inutilement le malade. Il faut se contenter d'un traitement palliatif : soulager la dyspnée. Les injections sous-cutanées de sérum gélatiné (100 centimètres cubes à 2 p. 100) me paraissent cependant indiquées.

ARTICLE VI

PLEURÉSIES PULSATILES

Ce sont presque toujours des pleurésies purulentes, d'où le nom d'*empyème pulsatile*[1] généralement employé pour désigner cette affection ; il existe toutefois des pleurésies séro-fibrineuses pulsatiles, mais elles sont très rares.

On distingue les pleurésies pulsatiles en intra et extrapleurales ; ces dernières forment une poche extrathoracique qui communique avec la plèvre remplie de pus.

1° Pleurésies pulsatiles intrapleurales. — Il s'agit de pleurésies *gauches* déjà anciennes, datant de plusieurs mois, avec refoulement et quelquefois même immobilisation du cœur à droite ; elles s'accompagnent fréquemment de pneumothorax.

Les pulsations siègent sur la ligne axillaire ou dans son voisinage, soit en avant, soit en arrière d'elle, et se font sentir sur une étendue variable, étendue le plus souvent comparable à celle du choc de la pointe du cœur, mais fréquemment plus considérable, au point que tout un côté du thorax est pulsatile (STOKES). On a noté quelquefois deux centres pulsatiles distincts.

Les pulsations, d'autant plus fortes qu'elles sont plus étendues, sont perceptibles à la vue et à la palpation ; elles ne consistent pas en un mouvement d'expansion comme les anévrys-

---

[1] Voyez BOUVERET, *Traité de l'empyème*. — COMBY, Thèse de Paris, 1881 et les *Bulletins de la Soc. méd. des hôpitaux de Paris*, 1893 à 1895, passim.

mes, mais en une simple impulsion plus énergique que celle fournie habituellement par la pointe du cœur, toutefois inférieure à celle que donnerait un anévrysme de semblables dimensions.

La thoracentèse les supprime ou les atténue ; elles reparaissent si le liquide se reforme.

L'auscultation du cœur montre que cet organe est parfaitement normal ; on a signalé, mais de façon inconstante, de la péricardite (TRAUBE).

La pleurésie pulsatile peut être confondue avec une tumeur télangiectasique du poumon ou avec un anévrysme profond de l'aorte ; une ponction exploratrice, pratiquée avec une fine aiguille, lèverait sans danger tous les doutes.

2° Pleurésies pulsatiles extrapleurales (empyème de nécessité pulsatile). — Elles sont *toujours* purulentes. Ici encore, il s'agit d'une pleurésie datant de plusieurs mois, et qui s'accompagne, soit entre le sternum et la ligne axillaire, soit plus souvent en arrière de celle-ci, d'une *tuméfaction localisée* molle et dépressible et douée de mouvements d'*expansion* analogues à ceux d'une poche anévrysmale ; mais, contrairement à ce qu'on observe dans l'anévrysme, on ne perçoit à ce niveau ni frémissement ni souffle, et la tumeur est influencée par les mouvements respiratoires. De plus, elle est plus ou moins réductible par la pression, ce qui indique qu'elle communique avec la plèvre. On peut être exposé à confondre l'empyème de nécessité pulsatile avec un abcès du médiastin, un abcès de la paroi costale, un abcès par congestion[1], un anévrysme : c'est la constatation d'un *épanchement pleural concomitant* qui fera le diagnostic.

3° Physiologie pathologique. — Les battements perçus par

---

[1] Dans un cas de PEYROT, un *abcès froid pulsatile du thorax* affectait la forme dite « en bouton de chemise », c'est-à-dire qu'il se composait en réalité de deux poches, communiquant entre elles, l'une intrathoracique *en contact avec le cœur*, l'autre extrathoracique.

la main sont des battements communiqués à l'épanchement par le cœur ; mais comment se fait cette transmission ? FRÆNTZEL l'attribue à la locomotion normale du cœur qui, à chaque systole, se porterait de droite à gauche et viendrait ainsi comprimer l'épanchement. TRAUBE suppose que la péricardite est une condition favorable à la production de ce phénomène. FÉRÉOL admet que la présence d'un pneumothorax fermé est une condition importante, et il fait jouer un grand rôle à la compression des gaz. COMBY pense que les pulsations cardiaques sont renforcées par le poumon sclérosé ou refoulé directement par le cœur, comme le démontrent certaines autopsies.

En réalité, deux conditions sont nécessaires pour la production d'une pleurésie pulsatile : il faut que le cœur batte avec énergie et que le liquide pleural ait une assez *forte tension* comme dans les grands épanchements (la disparition des pulsations après la thoracentèse le prouve). Si avec cela le diaphragme et le médiastin sont couverts de fausses membranes épaisses, si le poumon atélectasié et sclérosé par suite de la pleurésie ancienne a perdu son élasticité, les effets de la contraction cardiaque sur les organes voisins ne peuvent plus être atténués, et elle se transmettra intégralement par l'intermédiaire de l'épanchement incompressible au point le plus faible de la cavité, c'est-à-dire à la paroi thoracique.

ARTICLE VII

PLEURÉSIES ENKYSTÉES

Nous avons pris pour type des descriptions qui précèdent un épanchement qui occupe la grande cavité pleurale ; mais il y a aussi des épanchements limités.

Ce sont : la pleurésie diaphragmatique, la pleurésie interlobaire et la pleurésie cloisonnée.

1° Pleurésie diaphragmatique. — La pleurésie diaphragmatique est limitée, au moins à son début, à la plèvre qui tapisse la face inférieure du poumon et le diaphragme ; mais elle peut se propager ultérieurement à la plèvre costo-pulmonaire.

a. *Symptômes fonctionnels.* — Parfois les symptômes fonctionnels sont remarquables par leur intensité. Le début se fait alors brusquement par une douleur vive dans la région de l'hypocondre avec irradiation vers l'épaule du même côté et le creux épigastrique. En exerçant une pression sur le nerf phrénique entre les deux chefs inférieurs du sterno-cléido-mastoïdien, à la partie interne des espaces intercostaux ou au niveau du bouton diaphragmatique de Guéneau de Mussy (voy. t. I, *Névralgie diaphragmatique*), on provoque une douleur intense. La pression met aussi en évidence un point très douloureux au niveau des insertions antérieures du diaphragme. La dyspnée est formidable ; il y a souvent du hoquet, des vomissements et du délire. Le pouls est accéléré.

Cette forme bruyante, d'ailleurs la plus rare, est celle qui a servi de base aux descriptions. Par contre il existe fréquemment, surtout chez les tuberculeux, des pleurésies diaphragmatiques presque latentes, ne se révélant guère que par des douleurs sourdes avec points douloureux à la pression sur le trajet du phrénique, et par l'examen radioscopique.

b. *Signes physiques.* — Les signes physiques se bornent à l'immobilisation du diaphragme du côté malade, à une étroite bande de matité à la base du thorax, à l'atténuation des vibrations vocales et du murmure vésiculaire ; si la pleurésie diaphragmatique siège à droite, il peut y avoir abaissement du foie.

L'examen radioscopique, très précieux, montre « du côté douloureux l'obscurcissement total ou partiel du sinus costo-diaphragmatique, la limitation des mouvements du diaphragme et la diffusion de la ligne qui figure son contour » (Béclère).

La pleurésie diaphragmatique peut être surtout confondue avec les abcès sous-phréniques (voyez tome I). Son pronostic est grave.

2° Pleurésie interlobaire. — La pleurésie interlobaire[1] est

---

[1] Dieulafoy, La pleurésie interlobaire (étude médico-chirurgicale). *Semaine médicale*, 1899.

une pleurésie *purulente*, enkystée entre les lobes d'un poumon, dans une scissure interlobaire.

a. *Anatomie.* — Les scissures interlobaires sont des incisions profondes qui pénètrent le poumon jusqu'à son hile et le divisent en deux lobes à gauche, en trois lobes à droite.

Le *poumon gauche* présente une seule scissure oblique. Elle commence en arrière au niveau de l'extrémité vertébrale de la troisième côte, c'est-à-dire à la hauteur de l'épine de l'omoplate, se dirige en avant et en bas pour se terminer sur la ligne mamelonnaire au niveau de l'extrémité antérieure de la septième côte. Son obliquité est donc de même sens que l'obliquité des côtes, mais plus prononcée. Elle partage le poumon en deux lobes, l'un supérieur, l'autre inférieur.

Le *poumon droit* présente deux scissures : 1° l'une *oblique* est de même direction que la gauche ; 2° l'autre, *horizontale*, se détache de la scissure oblique vers le bord externe de l'omoplate à 6 centimètres environ au-dessus de sa pointe et se dirige à peu près horizontalement vers le bord droit du sternum où elle se termine au niveau du quatrième ou cinquième cartilage costal. Le poumon droit est ainsi divisé en trois lobes : supérieur, moyen et inférieur par une scissure bifurquée.

Sur la paroi latérale du thorax les scissures obliques droite et gauche correspondent approximativement au cinquième espace intercostal. Quant à la scissure horizontale, elle correspond en général à la quatrième côte (ROCHARD)[1].

Les scissures interlobaires sont complètement tapissées par la plèvre viscérale qui s'insinue entre les lobes du poumon et constitue ainsi la plèvre interlobaire. Si les lèvres d'une scissure arrivent à être soudées par l'inflammation et les adhérences il se forme une cavité indépendante de la grande cavité pleurale : la pleurésie interlobaire est constituée.

La quantité de pus ainsi enkysté est très variable : dans certains cas réduite à quelques cuillerées, dans des cas exceptionnels atteignant un litre, en général elle est de quelques centaines de grammes.

---

[1] ROCHARD, *Gazette des hôpitaux*, 1892, p. 283.

b. *Étiologie*. — La pleurésie interlobaire est quelquefois consécutive à une pneumonie; mais le plus souvent elle évolue comme une affection primitive, bien que le pneumocoque soit son agent pathogène le plus fréquent. La radioscopie a permis de découvrir chez les tuberculeux des pleurésies interlobaires susceptibles de se terminer par la résolution.

c. *Symptômes*. — La maladie *débute brusquement* par de la fièvre, de la toux sans expectoration, de l'oppression, un point de côté. L'examen du thorax à cette période ne montre qu'une submatité diffuse avec respiration soufflante et râles disséminés, e tout dans une région limitée du thorax.

Ce n'est qu'au bout d'une semaine ou plus que les *signes physiques* se précisent par l'apparition sur la partie postéro-latérale du thorax d'une zone de matité oblique, au niveau de laquelle le murmure respiratoire est aboli. Au-dessus et au-dessous de cette zone on constate la présence de la sonorité pulmonaire et du murmure vésiculaire. Cette bande oblique ne correspond que très imparfaitement à la scissure interlobaire parce que la situation de celle-ci est plus ou moins modifiée par le poids et le volume de l'épanchement.

La *radioscopie* montre une zone d'ombre correspondant au siège de la matité et à la direction de l'une des scissures interlobaires et tranchant fortement sur la clarté des zones pulmonaires situées au-dessus et au dessous.

Au bout d'un temps variant entre deux et plusieurs semaines, se produit la *vomique*, tantôt sans prodromes, tantôt précédée de fétidité de l'haleine ou de crachats infects. La vomique consiste dans le rejet, au milieu de secousses de toux violentes et de suffocation, d'un abondant liquide purulent et fétide. A partir de ce moment l'auscultation fait entendre des signes cavitaires : râles caverneux et gargouillements.

Exceptionnellement, par suite des dimensions exiguës de la fistule ou du foyer, la vomique est remplacée par l'expectoration répétée de crachats purulents.

Dieulafoy a signalé des cas où, en dehors de toute tuberculose, des hémoptysies dues à des altérations vasculaires de la paroi ont précédé ou suivi la vomique.

Après la vomique la pleurésie interlobaire peut guérir spontanément. Dans d'autres cas, où l'évacuation est insuffisante, l'expectoration purulente persiste avec tous les symptômes de la phtisie : fièvre, amaigrissement, doigts hippocratiques, sueurs nocturnes ; la mort survient dans l'hecticité à moins d'intervention chirurgicale.

d. *Traitement.* — L'intervention consiste dans l'ouverture du foyer en se guidant sur l'ensemble des signes physiques et les données anatomiques mentionnées plus haut.

3° Pleurésie médiastine. — La pleurésie médiastine dont il n'existe que quelques observations[1] est la plupart du temps une pleurésie à pneumocoques. Elle se caractérise par son début brusque et par les symptômes suivants : *a*) douleur et matité dans le voisinage des troisième et quatrième vertèbres dorsales, contrastant avec la sonorité normale des régions voisines, *b*) signes de compression du médiastin tels que la dyspnée continue avec accès de suffocation, le tirage et le cornage, la dysphagie, les quintes de toux, les troubles de la voix. Malgré son évacuation par vomique la terminaison est défavorable parce que le foyer purulent se vide mal.

4° Pleurésies cloisonnées. — Dans les épanchements de ce genre la cavité pleurale est divisée en plusieurs loges par des adhérences fibreuses. Les signes physiques sont ceux d'une pleurésie classique, avec cette différence cependant que les vibrations vocales sont conservées au niveau des adhérences (JACCOUD). La thoracentèse ne donne issue qu'à une petite quantité de liquide et doit être pratiquée en plusieurs points.

ARTICLE VIII

PLEURÉSIES TUBERCULEUSES

La pleurésie tuberculeuse peut être sèche, séro-fibrineuse, hémorragique ou purulente.

[1] DIEULAFOY, *Clinique médicale de l'Hôtel-Dieu de Paris*, 1898-99.

1° Pleurésie sèche. — La pleurésie sèche n'a pas l'importance des trois autres; il est banal à l'autopsie des tuberculeux de voir le sommet du poumon fortement adhérent. Les deux feuillets de la plèvre sont parfois si intimement soudés à ce niveau qu'on ne peut les séparer : il faut, pour les extraire, décoller la plèvre pariétale de la paroi thoracique, à moins de déchirer le sommet du poumon. Ces adhérences ne se traduisent que par la matité, la diminution du murmure vésiculaire, la diminution des vibrations vocales et un peu de rétraction sous-claviculaire : leur symptomatologie se confond donc en partie avec celle de la tuberculose, aussi passent-elles souvent inaperçues. Cette pleurésie sèche nous explique pourquoi le pneumothorax des tuberculeux est presque toujours produit par la rupture d'un tubercule sous-pleural siégeant à la partie moyenne du poumon, car le sommet est évidemment protégé par les adhérences.

2° Pleurésie séro-fibrineuse. — Elle survient dans des conditions étiologiques fort différentes.

a. *Au cours d'une tuberculose aiguë granulique :* on connaît en effet la prédilection de la granulie pour les séreuses. Dans ce cas le malade ne meurt pas de la pleurésie, mais de la granulie généralisée.

b. *Au cours d'une tuberculose pulmonaire chronique avérée :* elle se distingue dans ce cas par son insidiosité.

c. *En même temps qu'une péritonite tuberculeuse* subaiguë ou peu de temps après : il s'agit d'une tuberculose pleuro-péritonéale qui s'explique par les relations lymphatiques entre ces deux séreuses.

d. *Avec les allures d'une pleurésie primitive a frigore.* Dans ce dernier cas la tuberculose pulmonaire est latente. Les lésions pulmonaires peuvent être minimes. GRODER prétend même que cette tuberculose pleurale coïncide davantage avec la tuberculose des ganglions du cou qu'avec celle du poumon, et il considère l'amygdale comme étant le point de départ du bacille : injectant de l'encre de Chine dans le tissu amygdalien, il a retrouvé des corpuscules noirs dans les ganglions du cou et jusque sous les dômes pleuraux. La pleurésie a *frigore* était autrefois considérée comme d'origine rhumatismale ; dans un certain nombre de cas sa nature tuberculeuse s'affirme par les antécédents héréditaires ou personnels des malades et par leur sort ultérieur : on les voit devenir tuberculeux. Dans un cas du même genre terminé par la mort subite, GOMBAULT a vu des tubercules sur la plèvre. L'inoculation du liquide pleural au cobaye le tuberculise souvent, bien qu'on n'y trouve pas le bacille ; enfin ces malades réagissent, comme les tuberculeux, aux injections de tuberculine et cela dans 87 p. 100 des cas (voy. livre VII). Malgré ces arguments, on ne peut considérer la pleurésie *a frigore* comme toujours tuberculeuse ; et nombre de pleurétiques ne deviennent jamais phtisiques.

Quelles sont donc les présomptions en faveur de la nature tuberculeuse d'un épanchement pleural ? Les principaux arguments cliniques sont : 1° la présence de la tuberculose dans les *antécédents héréditaires* des malades ; 2° la présence dans leurs *antécédents personnels* d'affections suspectes : adénite cervicale, suppurations osseuses, fistule anale, bronchites à répétition avec ou sans hémoptysie ; 3° l'*habitus extérieur* des malades quelquefois significatif ; 4° l'*évolution* de la maladie : début insidieux de l'épanchement, avec peu de réaction fébrile, puis parfois amaigrissement, transpirations nocturnes, perte des forces ; 5° la *radioscopie* qui peut montrer de l'opacité du sommet ; 6° les *signes d'auscultation* des deux sommets et notamment le schéma de GRANCHER du côté de l'épanchement.

Lorsque le poumon est refoulé par un épanchement pleurétique et qu'on examine le sommet, on constate une exagération des vibrations vocales, de la sonorité à la percussion et du murmure respiratoire ; ce qu'on traduit par la formule suivante :

$$V + S + R + \text{(Schéma n° 1)}$$

Si le sommet est infiltré par des tubercules, l'exagération des vibrations et de la sonorité persiste, mais le murmure vésiculaire est obscur et la formule devient :

$$V + S + R - \text{(Schéma n° 2)}$$

tel est le schéma n° 2, encore appelé *schéma de Grancher*, qui a une grande valeur clinique.

Enfin l'*examen du liquide* retiré par la ponction donne des renseignements importants.

1° Inoculé à la dose de 20 centimètres cubes sous la peau de la cuisse du cobaye, il le tuberculise en quelques semaines. Un résultat négatif toutefois n'exclut pas forcément la tuberculose ;

2° Mis en culture à 37° sur du sang gélosé glycériné (BEZANÇON et GRIFFON), il donne au bout de deux ou trois semaines des masses couleur chocolat, colonies de bacilles de Koch figurant au microscope des arabesques en forme de moustache tordue : ici encore les résultats sont inconstants ;

3° Ajouté à des cultures homogènes de bacille de Koch dans la proportion de 1/5, 1/10 ou 1/20, il *agglutine* les bacilles et les précipite à la partie inférieure du tube. Cette *séro-réaction* de même que celle obtenue avec le sérum sanguin manque très souvent, surtout quand la pleurésie est associée à des lésions tuberculeuses graves ;

4° Centrifugé pendant un quart d'heure, ou laissé vingt-quatre heures dans un vase à sédimentation, il montre une proportion considérable de lymphocytes avec très peu de polynucléaires.

Un certain nombre de malades atteints de pleurésie tuberculeuse deviennent plus tard des tuberculeux avérés et meurent de phtisie ; les autres guérissent, probablement à cause de la bénignité relative de la tuberculose des séreuses.

3° Pleurésie hémorragique. — La pleurésie hémorragique n'est qu'une variété de la précédente : on constate, après ponction, que le liquide séreux est fortement teinté et renferme une importante proportion de globules rouges. Elle évolue comme la pleurésie séro-fibrineuse.

4° Pleurésie purulente. — La pleurésie purulente tuberculeuse est remarquable par son insidiosité, bien différente en cela des autres pleurésies purulentes dont on connaît le début très bruyant. Tantôt elle est purulente d'emblée, tantôt elle succède à une pleurésie séro-fibrineuse. Très longtemps latente, ayant peu de tendance à se terminer par vomique, elle dure quelquefois des années comme un abcès par congestion : c'est une sorte d'« abcès froid de la plèvre ». Si on la ponctionne, le liquide se reproduit lentement ; il contient peu ou pas de bacilles de Koch.

5° Traitement. — Le traitement des pleurésies tuberculeuses consiste surtout dans le traitement général de la tuberculose, dans la thoracentèse si la pleurésie est séro-fibrineuse et dans la pleurotomie si elle est purulente.

ARTICLE IX

PLEURÉSIES MÉTAPNEUMONIQUES

Très souvent la pneumonie s'accompagne d'un léger épanchement pleural ; quelquefois même l'élément pleural et l'élément pulmonaire ont une importance égale (*pleuro-pneumonie*). La pleurésie métapneumonique (GERHARDT) est quelque chose de tout différent : elle survient *après* la pneumonie ; elle persiste après elle et a une évolution indépendante. Elle est presque toujours purulente ; mais quelquefois aussi séro-fibrineuse (TROISIER).

1° Étiologie. — La pleurésie métapneumonique survient d'ordinaire après les pneumonies graves, longues, à résolution traînante, mais cette règle n'a rien d'absolu. On a incriminé aussi les fatigues antérieures, le mauvais état général, le refroidissement. Parfois elle survient par épidémies, sans qu'on puisse en fournir de raison plausible. Elle est plus fréquente chez l'enfant.

2° Symptomatologie et évolution. — Elle évolue d'ordinaire après la défervescence de la pneumonie dont elle est nettement séparée par un intervalle apyrétique d'une semaine, quinze jours, deux mois même. Son début s'annonce par une élévation thermique, des frissons répétés, un point de côté, de la toux, de la dyspnée; il est plus rarement silencieux. Les signes physiques sont ceux d'un épanchement pleurétique de volume moyen. La ponction exploratrice retire du pus ou du liquide séreux. L'évolution ultérieure de l'affection sera différente dans les deux cas :

a. *La pleurésie séro-fibrineuse métapneumonique* est plus souvent latente que la purulente. La température tombe rapidement; au bout de huit jours déjà, la résolution commence : elle sera complète en quinze jours ou trois semaines. La matité diminue, les frottements de retour font leur apparition ; bientôt il ne reste plus qu'une coque fibreuse, moins rétractile que celle des pleurésies tuberculeuses, et ne constituant nullement un danger pour l'avenir. Dans d'autres cas, abandonné à lui-même, l'épanchement reste stationnaire ; mais, sous l'influence d'une seule ponction, il se résorbe rapidement.

b. *La pleurésie purulente métapneumonique* se distingue des autres pleurésies purulentes par sa moindre gravité. Elle débute par une température élevée qui ne dure pas ; il n'y a ni œdème de la paroi thoracique, ni développement de la circulation veineuse. La ponction donne issue à un pus crémeux, verdâtre, bien lié. Abandonnée à elle-même, cette pleurésie purulente se fraie assez souvent un chemin vers les bronches (*vomique*) ou vers l'extérieur (*empyème de nécessité*), mais, convenablement traitée, elle se termine favorablement. La pleurotomie n'est pas toujours nécessaire, car l'affection peut céder à de simples ponctions aspiratrices. Ces symptômes et cette terminaison diffèrent donc totalement de ce qu'on voit dans les autres empyèmes (tuberculeux, putrides, à streptocoques, etc.), où la pâleur, la cachexie, les grandes oscillations thermiques, la persistance de la fièvre témoignent d'un état infectieux grave, où la paroi thoracique est œdématiée, où la pleurotomie, toujours nécessaire, peut ne pas suffire, même suivie de lavages antiseptiques de la plèvre.

3° Bactériologie. — Les constatations bactériologiques cadrent bien avec ces caractères cliniques. Souvent on ne trouve pas de microbes dans les pleurésies séro-fibrineuses. Dans les purulentes on met en évidence le pneumocoque, soit sous forme de chaînettes, soit nettement encapsulé, mais cet agent est alors dépourvu de sa virulence : inoculé à une souris, il ne détermine pas sa mort par septicémie en vingt-quatre heures.

La courte durée de la période fébrile de la pleurésie purulente métapneumonique, la bénignité de l'affection, sont bien en rapport avec les caractères biologiques du pneumocoque, dont la virulence s'épuise rapidement et qui produit surtout des affections cycliques ou bénignes (pneumonie, otites à pneumocoques, etc.). Il est vraisemblablement apporté à la plèvre par les vaisseaux lymphatiques périlobulaires, qui forment sous la séreuse un riche réseau (PIERRET et RENAUT), avant de s'enfoncer vers le hile du poumon. On trouve quelquefois dans l'empyème métapneumonique d'autres microbes, constituant des infections secondaires ou surajoutées.

4° Traitement. — La pleurésie métapneumonique séro-fibrineuse sera traitée par la thoracentèse, qui ne sera même pas toujours nécessaire. La purulente sera également ponctionnée et assez souvent on n'aura pas besoin de recourir à la pleurotomie.

ARTICLE X

PLEURÉSIES CANCÉREUSES

Tantôt il s'agit d'un cancer primitif de la plèvre, né de l'endothélium, du tissu conjonctif sous-séreux ou des vaisseaux, tantôt il s'agit d'un cancer secondaire, généralisé à la plèvre. Fréquemment la pleurésie cancéreuse vient compliquer un cancer pleuro-pulmonaire. Bien que plus fréquente chez le vieillard, la pleurésie cancéreuse peut survenir à tout âge : HOFMOKL l'a vue chez un enfant de trois ans et demi.

1° Anatomie pathologique. — Le cancer primitif forme ordinairement une masse unique. Le cancer secondaire se présente sous la forme de taches multiples, peu saillantes, disséminées à la surface de la plèvre ; on les a comparées à des *taches de bougie*. — La séreuse réagit par la production de fausses membranes très vasculaires (*pachypleurite*), qui expliquent pourquoi le liquide est le plus souvent hémorragique. Les organes sont facilement comprimés et déplacés, même par un épanchement modéré, et les déformations thoraciques sont précoces (FRAENKEL).

2° Symptomatologie. — L'affection débute par de la toux, un point de côté limité ou quelquefois au contraire étalé à la base du thorax (EICHHORST). Fréquemment elle s'accompagne de douleurs dans le membre supérieur du même côté ; il peut y avoir en même temps du gonflement douloureux du poignet, de l'épaule ou du coude (forme rhumatoïde de LANCEREAUX). Le pouls est accéléré. La *dyspnée* est intense, et souvent la ponction aspiratrice est impuissante à la soulager ; on l'attribue à la compression du pneumogastrique. Le *refoulement du cœur* est considérable, disproportionné à l'abondance de l'épanchement et peu modifié par la ponction ; c'est même là un bon signe de la pleurésie cancéreuse (DIEULAFOY), dû vraisemblablement au refoulement du médiastin par les masses cancéreuses et la pachypleurite.

La *ponction* retire un liquide ordinairement hémorragique ; mais la pleurésie cancéreuse peut être séro-fibrineuse (dans un tiers des cas, d'après DIEULAFOY), et même exceptionnellement chyliforme. Dans le cas de pleurésie hémorragique, le liquide est brunâtre ; il contient des globules blancs et des globules rouges, des cellules à granulations éosinophiles ; la présence des cellules cancéreuses y est discutée. Le liquide se reproduit très rapidement après la ponction ; les ponctions répétées opèrent ainsi de véritables saignées qui contribuent à l'affaiblissement du malade ; dans un cas de DESNOS, 40 litres de liquide hémorragique furent retirés par des ponctions successives. Cette hémorragie intrapleurale est attribuée soit à la rupture des vaisseaux du néoplasme (DIEULAFOY), soit à celle des vaisseaux embryonnaires qui sillonnent les fausses membranes pleurales (MOUTARD-

Martin); cette dernière hypothèse explique comment l'hémorragie peut cesser et le liquide devenir moins teinté.

3° Diagnostic. — Lorsque la pleurésie cancéreuse affecte la forme que nous venons de décrire, il est souvent fort difficile de la diagnostiquer ; l'intensité de la dyspnée, le déplacement considérable des organes, la cachexie profonde du sujet, la constatation même d'un liquide hémorragique retiré par la ponction, ne constituent que des présomptions ; il faut chercher dans tous les points de l'économie s'il n'y a pas un cancer en évolution, la cicatrice d'un cancer opéré ou une ulcération suspecte.

D'autres fois, les signes de la pleurésie sont précédés ou accompagnés de ceux d'un cancer pulmonaire, et le diagnostic est alors rendu plus facile.

Le *diagnostic différentiel* doit être fait avec les autres pleurésies hémorragiques, les kystes hydatiques, les infarctus avec expectoration hémoptoïque.

L'épreuve du *laquage* (Baud) permet de reconnaître l'origine cancéreuse d'une pleurésie hémorragique ; après séparation des globules rouges par centrifugation ou lente sédimentation, le liquide, décanté, présente une teinte hémoglobique marquée et donne avec la teinture de gaïac la réaction bleue caractéristique. Rien de pareil avec les autres pleurésies hémorragiques — Si la pleurésie cancéreuse est simplement séreuse on peut obtenir le laquage du sérum en mêlant dans un tube de verre dix gouttes d'épanchement et une goutte de sang du malade.

4° Traitement. — Il est purement palliatif et consiste à soulager la dyspnée par des ponctions répétées.

ARTICLE XI

ÉPANCHEMENTS CHYLIFORMES DE LA PLÈVRE

(EMPYÈME GRAISSEUX)

Ils ne constituent qu'un cas particulier des *épanchements chyliformes des séreuses* ; cette étude devra donc être complétée par celle de l'ascite chyleuse (voy. t. I, p. 561).

1° Anatomie pathologique et pathogénie — La cavité pleurale est remplie d'un liquide blanc, opaque, inodore, comparable au lait ; il ne contient pas de flocons fibrineux, ne se sépare pas en couches distinctes par le repos et ne laisse pas déposer de sédiments. Sa densité est de 1 010 à 1 025 ; sa réaction est faiblement alcaline.

Au microscope il présente les caractères d'une émulsion graisseuse, c'est-à-dire se montre composé de fines gouttelettes graisseuses, solubles dans l'éther, colorées en brun par l'acide osmique. Les leucocytes et les globules de pus y sont rares ; on rencontre quelquefois des cristaux de cholestérine. Bactériologiquement, ce liquide est toujours aseptique.

La plèvre est épaissie et couverte de fausses membranes.

On est mal fixé sur la nature de ce liquide. Les uns le considèrent comme du chyle épanché dans la cavité pleurale à la faveur d'une solution de continuité du canal thoracique produite spontanément ou à la suite d'un traumatisme (fracture siégeant vers l'extrémité postérieure d'une côte) ; sa composition est, en effet, à peu près identique à celle du chyle, et la solution de continuité du canal thoracique a pu être quelquefois mise en évidence. Pour d'autres, il est dû à la transformation graisseuse d'une pleurésie fibrineuse ou purulente évoluant depuis des années (G. DE MUSSY). D'après une troisième opinion, il s'agirait d'épanchements primitivement graisseux (DEBOVE). — Il est probable que les épanchements chyliformes ne reconnaissent pas dans tous les cas une origine identique.

2° Symptomatologie. — L'empyème chyliforme est le plus souvent latent ; son début est insidieux ou a passé inaperçu. L'affection se caractérise par l'absence des symptômes généraux (la température est normale, l'état général bon, les forces conservées) et des symptômes fonctionnels locaux (ni douleur, ni œdème de la paroi). — Les signes physiques sont ceux des grands épanchements : matité totale, absence de skodisme. — L'épanchement n'a aucune tendance à l'évacuation spontanée ou à la résorption ; il se reproduit d'ordinaire assez rapidement après la ponction, qui seule permet le diagnostic exact.

La *mort* survient ordinairement par syncope au milieu de phénomènes dyspnéiques ou par suite d'une maladie intercurrente.

Le *traitement* consiste dans les ponctions répétées ou la pleurotomie (BOUVERET).

ARTICLE XII

HYDROTHORAX

L'hydrothorax est l'hydropisie des plèvres. Il se rencontre surtout chez les cardiaques, dans les affections du rein et dans les cachexies. Il peut compliquer les affections utérines (DEMONS, *Société de chirurgie*, 1887). Il existe aussi un hydrothorax agonique.

1° Symptomatologie. — Le mode de début, les signes fonctionnels et l'évolution sont un peu différents dans ces divers cas.

a. L'*hydrothorax cardiaque* survient presque toujours chez un mitral ou dans une très ancienne affection aortique ; il complique rarement l'insuffisance tricuspide secondaire à une affection pulmonaire. Il se montre chez les cardiaques qui ont des manifestations mécaniques de l'asystolie, de grands œdèmes qui montent progressivement et envahissent successivement les membres inférieurs, les bourses, l'abdomen. L'hydrothorax s'annonce par une augmentation de la dyspnée hors de proportion avec l'importance de la lésion valvulaire, quelquefois par des palpitations. L'examen du thorax fait alors constater de l'obscurité de la respiration aux bases, de la submatité, puis de la matité, enfin des signes d'épanchement ordinairement bilatéraux. Sous l'influence de la digitale et de la polyurie qu'elle produit, l'hydrothorax s'atténue ordinairement en même temps que les autres symptômes de l'asystolie, mais il ne tarde pas à reparaître quand le cœur faiblit de nouveau.

b. *Chez le rénal*, l'hydrothorax vient surtout compliquer la néphrite aiguë. Chez un malade à la face pâle et bouffie, sujet aux œdèmes généralisés, l'épanchement et la dyspnée se développent avec une grande rapidité. Dans la néphrite interstitielle, où il se montre surtout quand le cœur faiblit, ses allures moins rapides sont sensiblement celles de l'hydrothorax cardiaque. Il est à remarquer que son apparition coïncide habituellement avec la disparition du bruit de galop diastolique de la néphrite (voy. t. I, p. 718).

c. *Chez les cancéreux*, en dehors de toute généralisation du cancer à la plèvre (ce qui constituerait alors non l'hydrothorax mais la pleurésie cancéreuse), l'hydrothorax se montre à la période avancée en même temps que l'ascite et les œdèmes.

En somme, dans ces différents cas, ce qui caractérise l'hydrothorax et le distingue des pleurésies, c'est son *début insidieux, ne se manifestant que par la dyspnée, sans température, sans frissons, sans point de côté, sans toux.*

d. *Signes physiques.* — Ils sont ordinairement bilatéraux, mais avec prédominance du côté droit ; un hydrothorax peu abondant peut même exister uniquement à droite (EICHHORST). Cela tient probablement à ce que les cardiaques se couchent de préférence du côté droit. On trouve comme dans la pleurésie : matité, abolition des vibrations vocales, égophonie, pectoriloquie aphone, obscurité respiratoire. Toutefois, la limite supérieure de la matité ne forme pas une ligne parabolique comme dans la pleurésie (courbe de DAMOISEAU), mais une ligne horizontale, et le liquide se déplace avec la plus grande facilité par les changements de position du malade : ces deux caractères tiennent à l'absence d'adhérences et d'exsudat fibrineux. La congestion passive concomitante du poumon se traduit par des râles fins. Lorsque le poumon, très congestionné, ne se laisse pas refouler et plonge dans le liquide exsudé, celui-ci s'élève en mince couche tout autour de lui, les signes de l'épanchement deviennent alors difficilement appréciables, et cependant la ponction donne issue à du liquide. *En somme, épanchement double, très mobile, peu abondant, sans skodisme, avec peu ou pas de déplacement des organes* ; tels sont les principaux signes physiques de l'hydrothorax.

Le *liquide*, citrin, est remarquable par sa faible densité : aussi en général lorsqu'on retire par la ponction un liquide qui a moins

de 1015, on peut diagnostiquer un hydrothorax ; s'il a plus de
1018, il s'agit d'une pleurésie séro-fibrineuse (Méhu). Il faut faire
une exception pour l'hydrothorax cardiaque dont la densité peut
atteindre 1020 à 1025 (Eichhorst), mais la loi formulée par Méhu
reste vraie en thèse générale. Cette faible densité tient à l'absence
de fibrine, aussi ne peut-on obtenir la *réaction de Rivolta*. Le
liquide est donc constitué seulement par du sérum sanguin avec
quelques globules rouges et blancs et des cellules endothéliales
desquamées. La réaction de Rivolta s'obtient en versant quelques
gouttes du liquide retiré par la ponction dans un verre contenant
de l'acide acétique préalablement étendu d'eau : la fibrine se précipite sous la forme d'un léger nuage, qui disparaît par un excès
d'acide.

2° Anatomie pathologique et pathogénie. — L'autopsie
montre la plèvre intacte, sans exsudat fibrineux. On trouve seulement une infiltration gélatiniforme du tissu sous-séreux et des
anciens exsudats organisés. Le liquide est ordinairement plus
rosé que celui retiré par la ponction. Le poumon est refoulé et
tous ses alvéoles se laissent parfaitement dilater par l'insufflation
trachéale.

A quoi est dû l'hydrothorax ? Un facteur purement mécanique,
la stase veineuse, joue un grand rôle dans sa production. On
l'attribue à la gêne de la circulation dans la veine cave supérieure et dans les azygos. Fraenkel l'a vu se produire dans un
cas de compression du canal thoracique. Ce facteur mécanique
n'explique pas l'hydrothorax des néphrites aiguës ou des cachexies ;
il faut alors faire intervenir, à côté de la stase, les altérations du
sang, ou une dyscrasie produisant une irritation pleurale incapable cependant d'aboutir à l'inflammation, c'est-à-dire à la
pleurésie. Toutes les incertitudes qui règnent encore sur la production des œdèmes se retrouvent ici.

3° Diagnostic. — On ne confondra pas l'hydrothorax avec
les pleurésies doubles, les pleurésies des brightiques, des cardiaques ou des cancéreux. Nous avons exposé longuement les éléments de ce diagnostic. Il faut ensuite chercher la cause de cet
accident, car c'est elle qui fait le pronostic.

4° Traitement. — Il est en partie subordonné à la cause et consiste dans la digitale chez les cardiaques, dans le régime lacté et les diurétiques chez les brightiques, etc. Quand ces médicaments n'influencent plus le cœur, il faut recourir à des ponctions répétées, qu'on pourra d'ailleurs pratiquer d'emblée quand la dyspnée l'exige. Le soulagement est hors de proportion avec la faible quantité de liquide retiré, car chez un cardiaque au poumon congestionné, le moindre épanchement pleural contribue puissamment à augmenter la dyspnée.

ARTICLE XIII

PNEUMOTHORAX

On donne le nom de pneumothorax à la présence de gaz dans la cavité pleurale.

1° Étiologie. — Il peut se produire un dégagement gazeux à la surface d'un épanchement pleural, par exemple dans les pleurésies putrides, mais cette variété de pneumothorax est tout à fait exceptionnelle : dans la majorité des cas, c'est l'*air* qui pénètre dans la cavité pleurale à la faveur d'une *perforation*.

a. Le plus souvent, cette perforation est consécutive à une *lésion superficielle du poumon*, et résulte de la rupture d'un alvéole pulmonaire situé sous le feuillet viscéral de la plèvre ; par l'intermédiaire de cette lésion limitée, la séreuse se trouve mise en communication avec les ramifications bronchiques. Ainsi agissent l'*emphysème*, la *tuberculose* (75 p. 100 des cas de pneumothorax), la gangrène et les abcès pulmonaires, les infarctus, la pneumonie chronique[1], la broncho-pneumonie, etc. (celle-ci surtout chez les enfants). Dans tous ces cas, la rupture de l'alvéole malade est favorisée par une secousse de toux, un

---

[1] Pavtot, *Cas de pneumothorax au cours d'une pneumonie pleuro-gène ulcéreuse.* Congrès de médecine, Lyon, 1894.

effort, le rire, toutes causes qui produisent une augmentation brusque et momentanée de la pression intra-pulmonaire et la rupture au point le moins résistant.

b. La *pleurésie purulente*, en se faisant jour du côté des bronches et en se vidant au dehors (vomique), met également la plèvre en communication avec l'air contenu dans les ramifications bronchiques et produit ainsi le pneumothorax. Dans ce cas, la perforation se fait, comme dans le cas précédent, à travers le feuillet séreux, mais de dedans en dehors, c'est-à-dire de la plèvre vers le poumon.

c. Enfin la perforation peut porter sur la *plèvre pariétale* : par exemple dans le cas de plaie pénétrante de poitrine (pneumothorax traumatique), ou de lésions des organes abdominaux perforant la plèvre diaphragmatique (pyothorax sous-phrénique, abcès du foie, péritonites, lésions de l'estomac et de l'intestin).

d. Une thoracentèse maladroitement faite peut encore laisser pénétrer ou même refouler l'air dans la poitrine.

2° Anatomie pathologique — Si l'air ou les gaz font brusquement irruption dans une plèvre saine et envahissent toute sa cavité, le pneumothorax est *généralisé* ; si au contraire les deux feuillets sont déjà partiellement soudés par des adhérences, l'épanchement gazeux ne pourra envahir la plèvre en totalité : le pneumothorax est alors *partiel* ou *limité*.

Dès que la plèvre est mise en communication — que ce soit à travers le poumon ou le thorax, — avec l'air extérieur, celui-ci se précipite dans sa cavité ; le vide pleural n'existant plus, rien ne fait équilibre à l'élasticité du poumon, qui s'affaisse et se rétracte vers son hile. Mais si la perforation se referme, la composition de l'air introduit dans la plèvre se *modifie* rapidement, et de plus il tend à être progressivement *absorbé* [1].

Ainsi, si on injecte de l'air stérilisé dans la plèvre d'un chien, on constate déjà au bout de trois minutes que l'air s'est appauvri sensiblement en oxygène et s'est chargé d'acide carbonique

---

[1] Roger et Nicolas, *Recherches sur le pneumothorax expérimental* Archives de physiol., juillet 1896.

On pourrait croire au premier abord que ce phénomène n'est qu'un cas particulier de la respiration des tissus; il n'en est rien, car si on injecte dans la plèvre de l'acide carbonique, on constate au bout de quelque temps qu'elle contient une notable proportion d'oxygène. Il y a donc dans le pneumothorax un échange perpétuel entre les gaz de la plèvre et ceux du sang, comme entre les gaz du sang et ceux de l'alvéole pulmonaire; cet échange a pour résultat la présence dans la plèvre d'une quantité d'acide carbonique beaucoup plus considérable que dans l'air atmosphérique. — De plus l'air ou les gaz introduits dans la plèvre se résorbent progressivement; cette résorption se fait rapidement au début, plus lentement ensuite. Elle s'opère encore par l'intermédiaire des vaisseaux pulmonaires.

Il est rare que la plèvre contienne exclusivement des gaz : ordinairement elle contient un liquide séreux (*hydropneumothorax*) ou plus souvent purulent (*pyopneumothorax*) qui s'accumule dans les parties déclives. Dans quelques cas, la présence de ce pus était antérieure à celle du pneumothorax ; c'est le cas pour les pleurésies purulentes qui se font jour dans les bronches; dans d'autres cas, elle traduit l'infection de la plèvre, consécutivement à la perforation, soit par les microbes que l'air apporte avec lui, soit par ceux du foyer tuberculeux ou gangréneux qui vient de s'ouvrir dans sa cavité.

La *perforation* ou fistule pleuro-pulmonaire peut être unique ou multiple; elle est quelquefois de très petites dimensions, et dissimulée sous des concrétions fibrineuses, au point qu'il est nécessaire pour la mettre en évidence de placer le poumon sous l'eau et de l'insuffler par la trachée. Les bulles d'air qui s'échappent indiquent le *siège de la perforation*. Elle occupe ordinairement dans le cas d'emphysème les bords antéro-inférieurs du poumon; dans la tuberculose elle se produit à la partie moyenne de l'organe, ce qui s'explique bien, car la base n'est pas envahie par les tubercules et le sommet déjà infiltré ou ramolli est protégé par des adhérences.

Lorsqu'elle reste largement ouverte (*pneumothorax ouvert*), la composition des gaz contenus dans la cavité pleurale est sensiblement analogue à celle de l'air contenu dans les alvéoles pulmonaires, et sa tension est égale à celle de l'air atmosphérique. — Par contre, lorsque toute communication est interrompue (*pneumothorax fermé*), la composition des gaz subit les modifications indiquées plus haut et ils finissent par se résorber. — Enfin la disposition de la fistule pleuro-bronchique peut être telle qu'elle permet le refoulement de l'air dans la plèvre, lorsque sa tension dans les bronches augmente considérablement à l'occasion des secousses de toux, ou des efforts, etc., mais s'oppose à sa sortie (*pneumothorax à soupape*). L'air s'emmagasine ainsi dans la cavité pleurale sous une haute tension; il comprime le poumon du côté malade et repousse du côté opposé le médiastin, avec le cœur et les gros vaisseaux; ainsi se constitue un pneumothorax suffocant. Toutefois ce mécanisme du pneumothorax suffocant n'est pas admis par BARD qui déclare que la pression ne dépasse guère 6 à 8 centimètres d'eau; elle peut augmenter considérablement pendant les quintes de toux, mais revient vite à ce chiffre pendant la respiration tranquille. La suffocation serait donc, pour lui, plutôt due à la formation brusque du pneumothorax qu'à une disposition particulière de la fistule.

3° Symptômes. — L'entrée subite de l'air dans la cavité pleurale se traduit par un *point de côté* intense et par une *dyspnée* très vive. Ce début solennel manque dans le pneumothorax limité, au point qu'il peut passer inaperçu.

Les symptômes les plus caractéristiques du pneumothorax sont des *signes physiques* que nous allons maintenant énumérer.

A l'*inspection* on constate que le thorax est dilaté et immobile du côté malade, que les espaces intercostaux ne sont plus déprimés à chaque inspiration.

A la *percussion* la sonorité thoracique est exagérée. De plus si on ausculte une des faces du thorax, la postérieure par exemple, pendant qu'on percute sur la face antérieure en frappant l'une sur l'autre deux pièces de monnaie, ce bruit prend une résonance toute particulière (*bruit d'airain* de TROUSSEAU).

La *palpation* fait constater la disparition des vibrations vocales.

A l'*auscultation*, on entend un souffle à tonalité basse, à

timbre métallique, analogue à celui qu'on produirait en soufflant dans une vaste cruche vide à goulot étroit : c'est le *souffle
amphorique*. Pour que ce phénomène se produise, il n'est pas
nécessaire que le pneumothorax reste ouvert et que l'air pénètre
par la fistule dans la plèvre à chaque inspiration : il se produit
encore lorsque les bronches sont séparées de la plèvre par une
faible épaisseur de tissu pulmonaire. Le souffle bronchique,
propagation du bruit laryngo-trachéal normal, retentit alors
dans cette vaste cavité à parois lisses qui lui sert de caisse de
résonance (SKODA) : on produit en effet un souffle analogue en
soufflant sur une baudruche ou une feuille de papier fixée comme
un diaphragme sur l'orifice d'une amphore.

Ce timbre métallique du souffle se retrouve à l'auscultation
de la voix ou de la toux à travers les parois thoraciques (*voix et
toux amphoriques*). — Les râles eux-mêmes, en retentissant
dans la cavité pleurale remplie d'air, prennent un timbre métallique, argentin, comparable au choc ou au cliquetis d'un ou
plusieurs grains de plomb tombant dans une grande coupe de
métal. Ce *tintement métallique* se produit aussi pendant la toux
et la phonation. « En faisant compter le malade lentement,
mais à voix haute et brève, on entend à la fin de chaque son
vocal une espèce de son argentin. » (BARTH et ROGER.)

La *succussion hippocratique* se pratique en saisissant le malade
à bras le corps, et en le secouant : dans les cas d'hydro ou de
pyopneumothorax, on perçoit, en appliquant l'oreille sur le
thorax, ou même à distance, un *glouglou* analogue à celui d'une
« bouteille à demi remplie » (AMBROISE PARÉ).

Ajoutons que dans les cas d'hydro ou de pyopneumothorax le
liquide révèle sa présence à la base par de la matité, de l'abolition des vibrations thoraciques, du silence respiratoire, bref
tous les signes des épanchements pleurétiques.

A la *radioscopie*, comme il y a généralement un épanchement
liquide en même temps que le pneumothorax, « le côté malade
apparaît comme un bocal de verre à moitié plein d'encre, sous
la forme de deux zones superposées : l'une supérieure, *très claire*,
correspond à l'air qui emplit la cavité pleurale, l'autre inférieure, *très sombre*, traduit l'opacité de l'épanchement liquide.

séreux ou purulent, accumulé à sa partie la plus déclive. La ligne de séparation de ces deux zones est rigoureusement horizontale. Elle demeure telle et contraste avec le changement de direction des côtes quand le malade s'incline à gauche ou à droite. Mais elle ondule et forme des vagues s'il fait ou si on lui imprime quelque mouvement brusque : c'est le phénomène de la *succussion hippocratique* rendu visible[1]. »

Dans certains cas, elle présente des ondulations synchrones aux mouvements du cœur (BOUCHARD) ; enfin on peut la voir s'élever à chaque inspiration et s'abaisser à l'expiration, contrairement aux mouvements du diaphragme du côté sain : ce *mouvement de balance* tient à ce que la moitié correspondante du diaphragme, paralysée, se laisse refouler par la masse intestinale que comprime l'abaissement inspiratoire du diaphragme du côté sain.

La *ponction exploratrice* ramène du gaz qu'on peut soumettre à l'analyse : dans le pneumothorax ouvert sa tension et sa composition sont sensiblement analogues à celles de l'air atmosphérique, en tout cas la proportion de CO_2 n'y dépasse pas 5 p. 100. Dans le pneumothorax fermé la tension est inférieure à 760 millimètres et la quantité de CO_2, toujours supérieure à 10 p. 100, peut devenir considérable. Dans le pneumothorax à soupape, la tension est supérieure à la pression atmosphérique, qu'elle peut dépasser de beaucoup.

Pour savoir extemporanément si on a affaire à un pneumothorax ouvert, fermé ou à soupape, il suffit, après avoir ponctionné le thorax, de mettre l'aiguille en communication, par un raccord en caoutchouc, avec un tube de verre plongeant dans une éprouvette remplie d'eau : s'il s'agit d'un pneumothorax fermé, l'eau remonte, aspirée, dans le tube de verre ; s'il s'agit d'un pneumothorax à soupape, le tube laisse échapper des bulles d'air (BÉCLÈRE).

Les signes physiques aussi bien que les signes fonctionnels manquent dans les *pneumothorax partiels*, limités par des adhé-

---

[1] BÉCLÈRE, *Les rayons de Rœntgen et le diagnostic des affections thoraciques*, Congrès international de médecine, Paris, 1900.

rences pleurales : une zone de tympanisme limitée, l'immobilisation de quelques espaces intercostaux, peuvent en être les seuls signes appréciables [1].

Il existe enfin un *pneumothorax diaphragmatique* (pneumothorax partiel inférieur). La dyspnée intense, analogue à celle de la pleurésie diaphragmatique, le hoquet, le bouton diaphragmatique, l'augmentation de volume du thorax limitée à sa base, l'immobilité du diaphragme, l'abaissement du foie dont la matité normale est remplacée par une zone de sonorité, la persistance des vibrations thoraciques, les divers signes stéthoscopiques du pneumothorax, en constituent les principaux symptômes [2].

4° Diagnostic. — Le pneumothorax ne doit pas être confondu :

a. *Avec les cavernes pulmonaires* qui s'en distinguent par la matité ou le bruit de pot fêlé, leur siège au sommet du poumon, la rétraction de la paroi thoracique à leur niveau, l'absence de tintement métallique. Il est quelquefois très difficile de distinguer une grande caverne d'un pneumothorax limité. L'apparition brusque des signes physiques et fonctionnels est évidemment en faveur du pneumothorax.

b. *Avec les grands épanchements pleurétiques* accompagnés de souffle amphorique ; la percussion donne alors de la matité et non une sonorité exagérée.

c. *Avec le faux pneumothorax* ou pyopneumothorax sous-phrénique de LEYDEN. Il s'agit dans ce cas d'une collection purulente sous-diaphragmatique qu'une perforation de l'estomac ou de l'intestin a remplie de gaz. On trouve alors dans les antécédents du malade les signes d'une affection abdominale, et l'auscultation du poumon du côté opposé ne révèle aucun indice de tuberculose, si fréquente dans le vrai pneumothorax. De plus, le cœur n'est pas déplacé. Si on pratique une ponction, le liquide ou les gaz sortent mieux pendant l'inspiration, ce qui

---

[1] GALLIARD, *Le pneumothorax*, Bibl. Charcot-Debove.
[2] TOLLEMER, Th. de Paris, 1892.

s'explique bien puisque la collection est sous-phrénique et comprimée par conséquent par l'abaissement du diaphragme (*signe de Pfuhl*). Dans le pneumothorax généralisé la question de ce diagnostic ne se pose même pas.

Le pneumothorax une fois admis il faut encore remonter à sa cause.

Le pneumothorax tuberculeux se diagnostique par l'état général et les signes stéthoscopiques propres à la tuberculose ; le pneumothorax gangréneux par la fétidité de l'haleine et de l'expectoration ; le pyopneumothorax, suite de pleurésie purulente, par la vomique qui l'a immédiatement précédé ; le pneumothorax des emphysémateux se reconnaît à l'absence des caractères précédents et à la constatation antérieure des signes physiques de l'emphysème.

5° Pronostic. — A ce diagnostic causal est intimement lié le *pronostic*. Le pneumothorax des emphysémateux est le plus bénin.

Quand la mort survient, elle est due à l'asphyxie mécanique ou à la lésion pulmonaire causale.

Il y a intérêt, pour suivre l'évolution d'un pneumothorax et établir son pronostic, à savoir si le poumon tend à reprendre son volume primitif, autrement dit si la capacité du pneumothorax diminue. Pour l'évaluer, BARD [1] conseille de ponctionner de temps à autre le thorax et de mesurer la pression, immédiatement, puis après avoir retiré une quantité de gaz déterminée. Cette manœuvre a encore l'avantage de renseigner sur l'état du poumon qui peut être extensible ou plus ou moins bridé.

6° Traitement. — Le pyopneumothorax doit être traité par la pleurotomie. Dans les cas de pneumothorax simple, les ponctions diminuent la dyspnée et peuvent suffire.

Une piqûre de morphine calmera le point de côté et la dyspnée.

[1] BARD, *Semaine médicale*, 16 octobre 1901.

LIVRE V

MALADIES DE L'APPAREIL CIRCULATOIRE

Les maladies de l'appareil circulatoire comprennent : 1° les maladies de l'endocarde et des valvules du cœur ; 2° les maladies du péricarde ; 3° les maladies du myocarde et du système nerveux du cœur ; 4° les maladies des vaisseaux. Mais nous allons faire précéder cette étude, de notions générales communes à toute la pathologie de l'appareil circulatoire.

CHAPITRE PREMIER

PATHOLOGIE GÉNÉRALE
DE L'APPAREIL CIRCULATOIRE

Les quelques pages qui suivent seront consacrées à l'histoire succincte de la pathologie cardiaque, à l'étiologie et à la symptomatologie des maladies de l'appareil circulatoire.

ARTICLE PREMIER

HISTOIRE SOMMAIRE DE LA PATHOLOGIE CARDIAQUE

L'étude de la pathologie cardiaque est presque entièrement moderne, car elle ne pouvait se développer sans le secours de la physiologie et de l'auscultation.

1° Premiers faits d'observation : la péricardite. — Les anciens considéraient le cœur comme le siége des passions, de l'âme ou de la force vitale. HIPPOCRATE parle de ses blessures, mais ne fait pas mention de ses maladies ; GALIEN paraît avoir vu l'hydropisie du péricarde, du moins chez les animaux ; ARÉTÉE attribue au cœur la syncope et la dyspnée. Là s'arrête la contribution fournie par l'antiquité.

C'est un médecin arabe, AVENZOHAR, de Séville (le maître du fameux AVERRHOÈS) qui, au XIIᵉ siècle, décrit pour la première fois la péricardite et ses fausses membranes, et consacre une partie de son livre, ou *Theizir*, aux maladies du cœur. A la fin du XVᵉ siècle, ANTOINE BÉNIVIÉNI, de Florence, l'un des premiers historiens de la syphilis, décrit la péricardite chronique sous le nom de cœur villeux. Quant à l'endocardite, on ne l'individualisera que trois cents ans plus tard ; on connaît seulement quelques-unes de ses lésions, décrites sous le nom de polypes ou abcès du ventricule.

La dilatation du cœur est désignée par BAILLOU (1538-1616) sous le nom d'anévrysme.

2° Notions physiologiques, Harvey. — La pathologie du cœur ne pouvait progresser tant que sa physiologie était inconnue. GALIEN ignorait la circulation pulmonaire : il croyait que le sang filtrait à travers la cloison interventriculaire. Sa théorie est battue en brèche par MICHEL SERVET (1553) et REALDUS COLUMBUS de Padoue, élève de VÉSALE (1494 à 1559), qui découvrent la circulation pulmonaire.

En 1628, GUILLAUME HARVEY (1578-1658), médecin de Charles Iᵉʳ d'Angleterre, décrit la circulation telle que nous la concevons, composée de la circulation pulmonaire et de la circulation générale. Une page importante de la physiologie cardiaque est celle qui a trait au mode de production des bruits normaux du cœur ; cette page, complément indispensable de l'œuvre de HARVEY, ne pouvait être remplie qu'après que LAENNEC eut découvert l'auscultation. CHAUVEAU et FAIVRE (1856) démontrent par des expériences sur le cheval que le premier bruit est dû à la tension systolique des valvules auriculo-ventriculaires et le second au claquement des valvules sigmoïdes, confirmant ainsi l'hypothèse émise par ROUANET en 1832. Enfin CHAUVEAU et MAREY appliquent la méthode graphique à l'étude de la circulation, dans des expériences célèbres; ils élucident le mode de production des bruits de souffle; en 1860 MAREY invente le sphygmographe.

CLAUDE BERNARD, en 1851, avait découvert les nerfs vaso-moteurs et donné ainsi la clef des circulations locales.

3° La pathologie cardiaque de Harvey à Laënnec. — Bien que la découverte de HARVEY n'ait pas été acceptée sans conteste et n'ait pas porté immédiatement ses fruits, les faits d'observation se succèdent. On étudie anatomiquement l'incrustation du péricarde et des valvules du cœur, et les polypes des ventricules (le plus souvent coagulations intracardiaques) dont J.-J. ROUSSEAU se crut lui-même atteint. VIEUSSENS, de Montpellier, décrit fort bien la lésion de l'insuffisance aortique, la régurgitation sanguine et le pouls vibrant qui en sont la conséquence (1715). VALSALVA de Bologne (1666-1723) applique aux anévrysmes sa fameuse méthode de traitement par la diète et le repos. MORGAGNI assigne une origine pathologique à l'incrustation des artères que BOERHAAVE (1708) considérait comme physiologique, il mentionne l'aortite aiguë et signale le danger de mort subite chez les cardiaques. SÉNAC (1749) voit la maladie bleue et décrit avec soin l'hypertrophie et la dilatation du cœur. Une découverte capitale est celle d'AUENBRUGGER (1763) qui invente la percussion immédiate, l'applique à l'examen du cœur et diagnostique ainsi son hypertrophie par la matité sous-sternale. WITHERING de Birmingham, de 1775 à 1785, découvre les propriétés diurétiques et cardiaques de la digitale. ROUGNON de Besançon (1768) décrit l'angine de poitrine, HEBERDEN de Londres (1785) lui donne le nom d'*angina pectoris*, et PARRY (1799) voit les lésions des artères coronaires qui l'accompagnent.

C'est au début du XIX° siècle que la pathologie cardiaque prend son essor. CORVISART présente le premier traité d'ensemble (1806); TESTA de Bologne (1811) étudie le pouls comme signe des maladies du cœur; HODGSON (1815) sépare la dilatation de l'aorte de l'anévrysme; KREYSIG (1816) décrit la cardite polypeuse et ANDRAL (1826) la cardite interne : l'endocardite va s'individualiser.

4° L'auscultation. — Pour aller plus avant il ne manquait que l'auscultation : LAENNEC (1819) appliqua son oreille au thorax, écouta, et suivant l'expression de PARROT « sut entendre presque tout ce que dit le cœur sain ou malade. » BAILLIE et ODIER de Genève connaissaient les « métastases » du rhumatisme sur le cœur ; mais c'est BOUILLAUD, médecin de la Charité, (1835) qui, dans son traité clinique des maladies du cœur, écrit pour la première fois l'histoire de l'endocardite, et précise sa fréquence et ses causes. HOPE (1841) et surtout CORRIGAN (1842) décrivent l'insuffisance des valvules semi-lunaires de l'aorte, déjà vue par VIEUSSENS et MORGAGNI. STOKES (1854), en cela précédé par LOUIS, décrit les altérations du muscle cardiaque et la faiblesse du cœur dans les affections fébriles : VIRCHOW et ses élèves voient la dégénérescence graisseuse et hyaline des fibres du myocarde. En 1847, VIRCHOW découvre l'embolie.

En 1853, BEAU décrit l'asystolie et SENHOUSE KIRKES l'endocardite ulcéreuse. GENDRIN (1841) avait montré le mécanisme de l'insuffisance tricuspidienne par dilatation du cœur droit et de l'orifice auriculo-ventriculaire; TRAUBE, médecin de la Charité de Berlin (1818-1876), montre l'hypertrophie cardiaque conséquence des lésions rénales.

A une époque plus rapprochée de nous, la pathologie du cœur a mis à profit les données physiologiques énumérées plus haut : le cardiographe et le sphygmographe, deux applications de la *méthode graphique*, ont permis de préciser bien des points obscurs touchant la physiologie pathologique du cœur ou celle des anévrysmes (MAREY, FRANÇOIS-FRANCK, POTAIN). L'œuvre de POTAIN comprend encore des travaux nombreux sur la localisation des bruits pathologiques du cœur, sur la sphygmomanométrie, sur le bruit de galop de la néphrite interstitielle, les souffles extra-cardiaques, les aortites, etc. Nous devons à HUCHARD une étude approfondie de l'artériosclérose, dont il montre le rôle capital, à côté du rhumatisme, dans la pathologie cardiaque, à DUROZIEZ la

description du rétrécissement mitral pur, à HENRI ROGER (1879)
la notion de la communication interventriculaire, à WEICHSEL-
BAUM, à NETTER, l'étude des microbes de l'endocardite infectieuse.

ARTICLE II

ÉTIOLOGIE DES MALADIES DE L'APPAREIL CIRCULATOIRE

Quelques maladies du cœur sont *congénitales*, c'est-à-dire
qu'elles existent à la naissance, par exemple, le rétrécissement
de l'artère pulmonaire, la communication interventriculaire ou
interauriculaire (persistance du trou de BOTAL) ; ces affections
sont considérées, soit comme des anomalies de développement
(théorie tératologique), soit comme le résultat d'une endocardite
survenue pendant la vie intra-utérine (théorie pathologique). A
ces exceptions près, toutes les maladies du cœur sont *acquises*,
et voici leurs principales causes.

1° Rhumatisme, maladies infectieuses. — Le *rhumatisme
articulaire aigu* est la principale cause des maladies du cœur ;
maladie des séreuses articulaires, il frappe ici le péricarde et
l'endocarde, séreuses du cœur (loi de BOUILLAUD).

Les diverses *maladies infectieuses* (fièvre typhoïde, diphtérie,
pneumonie, etc.) frappent de préférence le myocarde ; cependant la diphtérie a une prédilection marquée pour le système
nerveux du cœur (névrites du plexus cardiaque), et l'érysipèle,
les septicémies, l'infection puerpérale sont la cause d'endocardites infectieuses, soit ulcéreuses, soit végétantes. Les maladies infectieuses peuvent s'attaquer aussi aux vaisseaux :
aortites, artérites, phlébites. Ajoutons qu'une maladie infectieuse intercurrente précipite souvent la terminaison fatale chez
de vieux cardiaques.

La *syphilis* du cœur est rare ; mais les aortites et artérites
syphilitiques (artérites cérébrales surtout) sont très fréquentes.
L'anévrysme aortique est le plus souvent d'origine syphilitique.

Une place à part doit être réservée à la tuberculose dans l'étiologie du rétrécissement mitral pur et de la symphyse du péricarde.

2° Intoxications. — Nombreux sont les poisons susceptibles de provoquer des troubles cardiaques ; nous n'aurons en vue ici que les intoxications chroniques. Le tabac, le thé, le café provoquent des palpitations et des intermittences ; le premier de ces toxiques réalise l'*angine de poitrine tabagique* par lésion du plexus cardiaque et peut être aussi à la longue par lésion des coronaires. L'alcoolisme, l'abus de la bière, l'abus du régime carné produisent la *myocardite* et le cœur gras. Les intoxications saturnine et alcoolique sont, avec le surmenage, les principaux facteurs de l'*athérome artériel*. A côté de l'intoxication il faut faire une place aux maladies de la nutrition qui résultent le plus souvent d'une auto-intoxication : ainsi l'obésité se complique de cœur gras, la goutte de lésions des artères, notamment des coronaires.

3° Facteurs mécaniques. — Les influences mécaniques troublent facilement l'hydraulique de la circulation ; on connaît la gêne cardiaque des bossus, celle qui résulte du météorisme, de l'ascite et surtout des épanchements pleurétiques ou du pneumothorax. C'est en partie mécaniquement qu'agissent les maladies du poumon ou des reins pour hypertrophier ou dilater le cœur. Un *surmenage* musculaire intensif, chez des coureurs ou des cyclistes, a pu provoquer une dilatation aiguë du cœur parfois mortelle.

Le surmenage habituel est la principale cause de l'athérome. D'ailleurs tous les excès, physiques, intellectuels ou génésiques, sont des causes d'aggravation des cardiopathies. On peut en dire autant du *traumatisme*.

4° Maladies des artères. — La syphilis, les intoxications, le surmenage sont les principales causes des artérites chroniques ; celles-ci, une fois constituées, vont à leur tour retentir sur le cœur : l'artérite des coronaires produit le syndrome angine de poitrine, l'artériosclérose du cœur entraîne la myocardite chronique ; l'aortite chronique, l'anévrysme aortique, l'athérome aortique se compliquent souvent d'insuffisance des valvules sigmoïdes aortiques, réalisant les cardiopathies artérielles. En pareil cas, lésion cardiaque et lésions artérielles sont des effets d'une même cause.

Le cœur malade agit par contre sur les artères par le mécanisme de l'*embolie* : un fragment de végétation valvulaire ou un minuscule caillot est projeté dans l'aorte avec l'ondée sanguine et s'arrête dans une artère qu'il oblitère ; parfois le caillot oblitérant part d'une veine et produit alors une embolie pulmonaire. Il ne faut pas confondre l'embolie ou oblitération artérielle par un corps étranger, *migrateur*, avec la thrombose artérielle qui est une coagulation *sur place* et complique fréquemment les artérites cérébrales.

5° **Affections viscérales**. — Les maladies chroniques du *poumon*, la tuberculose fibreuse et l'emphysème en particulier, déterminent souvent, par suite de la gêne de la circulation pulmonaire qui en résulte, une dilatation du cœur droit aboutissant à l'insuffisance tricuspidienne et à l'asystolie.

Les maladies chroniques des *reins*, la néphrite interstitielle particulièrement, déterminent au contraire, par suite de l'hypertension artérielle qui les accompagne, l'hypertrophie du cœur, du ventricule gauche surtout (TRAUBE). L'urémie se complique parfois de péricardite.

Les maladies du *tube digestif*, les dyspepsies, la dilatation de l'estomac, le météorisme provoquent plutôt des troubles purement fonctionnels, surtout des palpitations.

6° **Cœur et système nerveux**. — La plupart des états névropathiques s'accompagnent de palpitations, quelquefois d'intermittences cardiaques, ou même d'angine de poitrine ; les affections médullaires, propagées au bulbe, entraînent l'accélération du cœur et se terminent assez souvent par une syncope mortelle. Le cœur est ralenti dans certaines tumeurs cérébrales, accéléré et irrégulier, passagèrement ralenti dans la méningite tuberculeuse. Enfin la maladie de Basedow compte parmi ses principaux symptômes une tachycardie qui aboutit au surmenage du cœur et réalise parfois de véritables poussées asystoliques. Le tabes se complique fréquemment d'aortite, mais d'après nombre d'auteurs ce prétendu trouble trophique ne serait qu'une aortite syphilitique. Rappelons enfin l'influence nocive des chagrins, des soucis et du travail intellectuel excessif sur les maladies du cœur et de l'aorte.

ARTICLE III

EXPLORATION DE L'APPAREIL CIRCULATOIRE

Cette exploration comprend d'une part la constatation des signes physiques, d'autre part la mise en évidence des symptômes fonctionnels, notamment par l'interrogatoire.

§ 1. — Signes physiques des maladies du cœur

Les signes physiques des maladies du cœur sont constatables par l'inspection, la palpation, l'auscultation, la radioscopie, et la méthode graphique.

1° Inspection. — La *voussure* de la région précordiale, bien constatée, est un signe d'épanchement péricardique ; car il est rare qu'elle soit produite par l'hypertrophie du cœur.

Les *battements* de la pointe du cœur sont souvent visibles, surtout lorsqu'on examine la paroi à jour frisant ; ils permettent alors de localiser la pointe, dont la palpation précisera mieux le siège. Ces battements sont énergiques ou précipités dans l'insuffisance aortique, dans la maladie de Basedow, dans certains états névropathiques avec éréthisme cardiaque. — Par contre le *retrait systolique* de la pointe s'observe dans la symphyse du péricarde.

L'inspection permet encore de constater les battements artériels (*danse des artères*) de l'insuffisance aortique ou du goitre exophtalmique, le *pouls veineux* des jugulaires dans l'insuffisance tricuspidienne, les battements des anévrysmes, la turgescence des veines, etc.

2° Percussion. — Le médius gauche bien appuyé, à plat, sur la région cardiaque, frapper sur sa dernière phalange avec l'index et le médius droits ; pour frapper avec régularité, il faut que le mouvement se passe uniquement dans l'articulation radio-carpienne. Il faut percuter concentriquement, en allant de la périphérie au centre : on délimite ainsi une zone mate, triangulaire, figurée par trois lignes dont la première, verticale, correspond au bord droit du sternum (elle limite en haut l'aorte, en bas l'oreillette droite), la seconde, horizontale, réunit l'extrémité inférieure de la première à la pointe du cœur (elle correspond vaguement au bord du ventricule droit), la troisième, oblique et courte, réunit l'extrémité supérieure de la première à la pointe du cœur (elle correspond au bord du ventricule gauche).

Telle est la zone de *grande matité* du cœur ; cette matité n'est que relative, à cause de la superposition des bords pulmonaires ; dans ce triangle s'en trouve inclus un second, à base également inférieure, répondant au contact direct du cœur avec la paroi thoracique : c'est la zone de *petite matité ou matité absolue*, moins significative que la précédente car elle dépend trop des variations de forme du poumon.

Ces notions préliminaires posées, voici les modifications pathologiques. La matité cardiaque est diminuée et même supprimée dans l'emphysème pulmonaire, elle fait place à une sonorité exagérée dans le pneumopéricarde, elle est augmentée dans la dilatation du cœur, où elle affecte une forme étalée et arrondie avec effacement des angles. L'hypertrophie du ventricule gauche donne une augmentation verticale et transversale, l'hypertrophie de l'oreillette gauche dans le rétrécissement mitral donne une augmentation de la matité verticale qui déborde dans le troisième espace intercostal gauche ; l'anévrysme aortique prolonge le plus souvent la zone mate à droite et en haut, figurant une *matité en casque*. Les épanchements péricardiques donnent une large matité triangulaire, à base diaphragmatique, avec limite inférieure très abaissée ; la pointe du cœur, lorsqu'elle est encore sentie, bat au-dessus de la limite inférieure de la matité, ce qui est caractéristique ; le bord gauche de la matité présente une encoche sonore, *l'encoche de Sibson*.

3° Palpation. — La palpation du cœur doit se faire non avec les doigts, mais avec la paume de la main. Elle permet : 1° de sentir le choc de la pointe et par conséquent de préciser son *siège* : la pointe est abaissée dans l'insuffisance aortique, abaissée et déviée en dehors dans la plupart des hypertrophies du cœur, déviée en dehors dans la dilatation du cœur droit, fortement refoulée dans les épanchements de la plèvre ; enfin dans la symphyse du péricarde elle reste immobile malgré les changements de position du malade ; 2° de sentir quelquefois à la base le *claquement sigmoïdien*, ce qui, joint à la notion précédente, renseigne sur le volume de l'organe ; 3° d'apprécier *l'énergie* du choc de la pointe, augmentée dans l'hypertrophie du cœur, affaiblie dans les myocardites et plus encore dans les péricardites où le choc finit par disparaître complètement ; 4° de percevoir le *bruit de galop* diastolique de la néphrite interstitielle ; 5° de percevoir les *frémissements* : à la pointe, frémissement présystolique du rétrécissement mitral, à la base frémissement systolique du rétrécissement aortique et du rétrécissement de l'artère pulmonaire.

La palpation épigastrique fait percevoir en outre les *battements du cœur droit* anormalement dilaté, celle de l'hypocondre droit les *battements hépatiques* de l'insuffisance tricuspide, celle de la région sternale les *battements des anévrysmes*, celle du creux sus-sternal les battements de *l'aorte dilatée*.

La palpation des artères renseigne, jointe à celle du cœur, sur les troubles du rythme cardiaque, sur la dureté de pouls dans la néphrite interstitielle, sur la dureté des artères dans l'athérome. Les modifications du pouls dans les lésions valvulaires sont étudiées à propos de celles-ci, de même que la *cardiographie* et la *sphygmographie* qui constituent un complément utile de la palpation manuelle ou digitale.

4° Auscultation. — Pratiquée à l'aide du stéthoscope, elle permet de localiser les bruits normaux et pathologiques mieux que l'application directe de l'oreille. L'auscultation renseigne comme la palpation sur le nombre, la régularité et l'énergie des battements du cœur et sur le siège de la pointe ; les battements sont absents dans les épanchements péricardiques. De plus elle fait entendre les bruits anormaux ; 1° le *bruit de galop* diastolique ou présystolique de la néphrite interstitielle avec leurs différentes modalités ; 2° les *bruits de frottement* de la péricardite sèche (bruit de râpe, bruit de scie, bruit de cuir neuf, etc.); 3° les *bruits de souffle* et les *dédoublements* des bruits normaux dont on trouvera l'exposé détaillé à propos des lésions valvulaires.

5° Radioscopie. — L'ombre du cœur projetée sur l'écran fluorescent permet d'apprécier la force des battements de l'organe, ses déplacements, son hypertrophie générale ou partielle, les épanchements péricardiques (que le volume des poumons dérobe parfois à la percussion), la dilatation de l'aorte, les anévrysmes dès leur début. Pour renseigner exactement sur le volume du cœur, l'examen aux rayons X doit être complété par l'emploi d'un *orthodiagraphe* qui permet d'évaluer chaque jour l'aire de projection de l'organe.

6° Examen des artères et des veines. — On trouvera plus loin l'exposé des renseignements fournis par l'examen des artères et des veines dans les lésions valvulaires; mais, de plus, le pouls est petit dans la péricardite, quelquefois même imperceptible pendant l'inspiration (pouls paradoxal), dur dans la néphrite interstitielle et dans le saturnisme, mou et dicrote dans la fièvre typhoïde même sans complications cardiaques. Les artères sont dures et sinueuses dans l'athérome.

Ces renseignements doivent être quelquefois complétés par le sphygmomanomètre de Potain qui renseigne exactement sur le degré de l'hypertension exprimée en centimètres de mercure, et par le sphygmographe qui traduit bien les caractères de la pulsation.

L'examen des veines nous montre leur turgescence dans l'asystolie, leurs pulsations dans l'insuffisance tricuspidienne (*pouls veineux* des jugulaires), et parfois leur *collapsus diastolique* dans la symphyse du péricarde.

Cette inspection doit être complétée par la recherche de l'œdème du tissu cellulaire.

7° Cardiographie et sphygmographie. — L'enregistrement des contractions cardiaques par la méthode graphique est surtout utile pour préciser, concurremment avec le sphygmographe, le retard du pouls, notamment dans l'insuffisance aortique et les anévrysmes. Le sphygmographe est d'un emploi plus courant ; les renseignements qu'il fournit sont surtout intéressants dans les lésions valvulaires (s'y reporter); de plus le pouls *polycrote* (avec ondulations multiples) est caractéristique d'une forte tension artérielle : néphrite interstitielle, artériosclérose, saturnisme; dans ce dernier cas il devient même quelquefois anacrote ; au contraire le pouls *dicrote*, c'est-à-dire l'exagération du dicrotisme normal, indique une faible tension artérielle, comme c'est le cas dans la fièvre typhoïde.

§ 2. — EXAMEN CLINIQUE D'UN CARDIAQUE

Voici quelques conseils pratiques sur la marche à suivre dans l'examen d'un malade atteint d'une affection de l'appareil circulatoire.

1° Interrogatoire : symptômes fonctionnels. — Informé préalablement de l'âge et de la profession du malade, lui demander de quoi il se plaint, lui faire raconter le début et les diverses circonstances de sa maladie, de façon à être fixé sur les symptômes fonctionnels. Le *trouble fonctionnel* prédominant donne déjà des indications sur la nature de la maladie. Ainsi la dyspnée habituelle est un symptôme en faveur d'une lésion auriculoventriculaire, la douleur rétro-sternale fait penser aux aortites ou aux anévrysmes, la dysphagie est un symptôme d'anévrysme aortique ou de péricardite, l'angine de poitrine accompagne les cardiopathies artérielles, les palpitations soulèvent l'hypothèse de troubles nerveux ou digestifs, les hémoptysies trahissent des infarctus pulmonaires fréquents dans le rétrécissement mitral. En tout cas l'un de ces phénomènes oriente le diagnostic vers une maladie de l'appareil circulatoire. Ainsi donc, après cet interrogatoire sommaire, passer à l'examen objectif de l'appareil circulatoire, des organes et du système nerveux.

2° **Examen objectif**. — *Inspecter* l'habitus extérieur du malade. Est-il couché ou assis ? calme, ou dyspnéique et agité ? Son facies a-t-il la pâleur de l'aortique, ou la cyanose du mitral et de l'asystolique ? A-t-il de l'œdème des membres inférieurs et de l'abdomen ? Les jugulaires sont-elles distendues et animées de battements ? a-t-il de la danse des artères ? La région précordiale présente-t-elle des battements exagérés ?

Palper le pouls, ce qui renseigne sur son accélération, son ralentissement, sa régularité, sa tension : ceci suffit quelquefois pour diagnostiquer une maladie de Basedow, un pouls lent permanent, une myocardite, un mal de Bright, une insuffisance aortique ; puis palper les deux pouls, dont l'inégalité peut mettre sur la piste d'un anévrysme aortique. Ensuite appliquer la main sur la région précordiale : nous allons être ainsi renseignés sur le siège de la pointe et par conséquent approximativement sur le volume du cœur ; nous pourrons apprécier l'énergie de ses contractions, la possibilité de ses déplacements ; nous percevrons le frémissement du rétrécissement mitral, pulmonaire ou aortique, le galop de la néphrite interstitielle, les battements des anévrysmes ; enfin le doigt enfoncé au-dessus du sternum nous fait sentir parfois l'aorte dilatée.

Ausculter enfin le cœur en plaçant successivement le stéthoscope aux divers foyers d'auscultation cardiaque : à la pointe, au foyer tricuspidien, à la base, sur la région médio-cardiaque, et, si on constate un souffle, suivre attentivement le sens de sa propagation. Le malade devra être ausculté successivement couché, assis dans *l'attitude d'Azoulay* (c'est-à-dire les bras relevés et les jambes pliées), après avoir marché un instant, etc. Il faudra parfois varier la pression du stéthoscope et faire suspendre les mouvements respiratoires.

Examiner rapidement les divers *organes* : ausculter les poumons, percuter les bases, en faisant changer de position de façon à dépister l'hydrothorax ou les pleurésies, inspecter les crachats, parfois sanglants en cas d'infarctus pulmonaire, voir les urines, mesurer leur volume en vingt-quatre heures et y rechercher l'albumine, palper le foie dont l'hypertrophie est fréquente, s'assurer de la présence ou de l'absence de l'ascite.

Terminer par un examen rapide du *système nerveux* : le malade présente-t-il des symptômes de tabes ou de goitre exophtalmique ? l'inégalité ou la réaction défectueuse de ses pupilles laissent-elles soupçonner un anévrysme ? a-t-il une hémiplégie ou une hémiparésie par thrombose ou embolie ?

3° Antécédents. — Il est rare qu'on n'ait pas alors une opinion. Essayer de remonter à la cause de la lésion par la recherche des antécédents.

Dans les *antécédents héréditaires* la tuberculose ne peut guère élucider que la symphyse du péricarde et le rétrécissement mitral.

Les *antécédents personnels* sont beaucoup plus importants. S'informer avant tout du *rhumatisme*, principale cause des cardiopathies valvulaires, de la *chorée*, affection souvent rhumatismale, de la *syphilis*, cause habituelle des anévrysmes, des aortites et de beaucoup d'artérites, des *maladies infectieuses aiguës* (pneumonie, typhoïde, etc.), qui laissent quelquefois après elles une endocardite infectieuse ou une myocardite évoluant plus ou moins insidieusement, de l'*alcoolisme*, du surmenage et des soucis, facteurs importants d'athérome artériel, du *tabagisme* qui prédispose à l'angine de poitrine. Rechercher s'il y a des symptômes plus ou moins anciens d'une néphrite, tels que la polyurie ou la pollakiurie, néphrite dont l'affection cardiaque ne serait qu'une complication ; procéder de même à l'égard des troubles digestifs ou hépatiques.

4° Examen complémentaire. — La percussion du cœur, la sphygmographie, la sphygmomanométrie, la radiographie, la cardiographie sont des compléments utiles, souvent indispensables, de ce premier examen.

Bien souvent le diagnostic d'une cardiopathie ne peut se faire du premier coup : il est nécessaire de revoir le malade le lendemain ou les jours suivants, lorsque le repos au lit, ou la digitale, a calmé son éréthisme cardiaque ; cela est vrai pour la plupart des affections valvulaires, où la tachycardie rend l'auscultation difficile.

PATHOLOGIE GÉNÉRALE DE L'APPAREIL CIRCULATOIRE   275

Bien souvent le diagnostic d'une cardiopathie ne peut se faire du premier coup : il est nécessaire de revoir le malade le lendemain ou les jours suivants, lorsque le repos au lit, ou la digitale, a calmé son éréthisme cardiaque ; cela est vrai pour la plupart des affections valvulaires, où la tachycardie rend l'auscultation difficile.

CHAPITRE II

MALADIES DE L'ENDOCARDE ET LÉSIONS
VALVULAIRES

Dans ce chapitre nous allons décrire les maladies de l'endocarde et les lésions valvulaires qui en sont la conséquence. Nous étudierons ensuite la maladie bleue et les souffles extra-cardiaques, complément nécessaire au diagnostic des lésions valvulaires.

La cause la plus fréquente des lésions valvulaires est le *rhumatisme articulaire aigu* (BOUILLAUD, 1835). A son endocardite aiguë fait suite une endocardite chronique, c'est-à-dire un lent travail de sclérose et de rétraction des valves (insuffisance) avec ou sans soudure de leurs bords libres (rétrécissement).

L'*athérome*, qui incruste les valvules, principalement les sigmoïdes aortiques, est aussi une cause fréquente de lésions valvulaires.

Accessoirement les lésions d'orifices peuvent encore résulter :

1° D'une *endocardite infectieuse* (p. 280) ;

2° D'un *traumatisme* de la région précordiale qui plus souvent ne fait qu'aggraver une lésion aortique ou mitrale déjà existante ;

3° D'un *trouble trophique*, explication jusqu'ici réservée à l'insuffisance aortique de certains ataxiques.

Ces deux derniers facteurs étiologiques sont exceptionnels.

A côté des insuffisances organiques il existe des insuffisances fonctionnelles dues à la dilatation des cavités cardiaques et des orifices, qui deviennent alors tout à fait disproportionnés aux valvules chargées de les fermer.

ARTICLE PREMIER

ENDOCARDITES AIGUËS

On divise les endocardites aiguës en rhumatismales et infectieuses.

§ I. — ENDOCARDITE RHUMATISMALE

1° Étiologie. — Le rapport entre le rhumatisme et les endocardites a été établi par BOUILLAUD (1835). « Dans le rhumatisme articulaire aigu, violent, généralisé, la coïncidence d'une péricardite ou d'une endocardite est la règle, et la non-coïncidence l'exception » (*loi de Bouillaud*). L'endocardite manque au contraire habituellement dans les rhumatismes légers et apyrétiques. Elle complique en somme 25 p. 100 des cas de rhumatisme articulaire aigu (JACCOUD). — Dans quelques cas, d'ailleurs rares, l'endocardite précède les manifestations articulaires de plusieurs jours ; mais d'habitude elle leur est consécutive, survenant avant le dixième jour dans les deux tiers des cas (POTAIN). — Les lésions intéressent avec prédilection le cœur gauche et, dans celui-ci, la valvule mitrale.

2° Anatomie pathologique et pathogénie. — L'endocardite rhumatismale est une endocardite verruqueuse ou végétante ; les *végétations* occupent le bord libre des valvules qui est comme boursouflé, et leur face interne, c'est-à-dire celle qui est en contact avec le courant sanguin. Pendant l'occlusion valvulaire (c'est-à-dire pendant la systole pour la mitrale et la tricuspide, pendant la diastole pour les sigmoïdes), les valves s'adossent sur une certaine étendue de leur face interne voisine du bord libre ; c'est précisément sur cette partie de la valvule que les végétations se localisent de préférence, soit parce qu'elle est ainsi exposée à une irritation incessante, soit parce que cet adossement répété favorise la pénétration des agents infectieux (BAUMGARTEN). Autour des végétations on trouve des caillots fibrineux plus ou moins adhérents. Des débris de végétations ou de caillots, détachés et emportés par le courant sanguin, vont à distance constituer des embolies artérielles. — Indépendamment des végétations valvulaires, il peut en exister sur les parois du ventricule ou de l'oreillette (*végétations pariétales*).

Ces végétations, surtout lorsqu'elles sont volumineuses, gênent l'affrontement des valves et diminuent la lumière qu'elles laissent entre elles. Ainsi se trouvera réalisé, dès la période aiguë, un certain degré d'insuffisance et de rétrécissement que la rétraction des valves et la soudure de leurs bords libres au voisinage de leur insertion réaliseront bien mieux par la suite.

Microscopiquement, les végétations se montrent constituées par des cellules rondes, émigrées des vaisseaux voisins ou nées sur place, qui infiltrent le tissu conjonctif valvulaire. Ces végétations sont recouvertes d'une couche de fibrine. Pour les uns, l'inflammation et la prolifération du tissu conjonctif valvulaire sont le fait primitif ; pour les autres, il n'y aurait au début qu'une simple *nécrose* de l'endocarde. Cette nécrose, limitée en un point, provoquerait la formation d'un thrombus qui serait à son tour envahi par le tissu conjonctif (ZIEGLER).

3° Microbiologie. — KLEBS avait décrit dans les végétations des monadines rangées en séries parallèles : cette description a été contredite. On trouvera résumées à l'article « Rhumatisme articulaire aigu » les constatations plus récentes d'ACHALME et de THIROLOIX.

4° Symptômes fonctionnels. — L'endocardite rhumatismale est souvent latente ; cela est surtout vrai pour l'endocardite pariétale, mais l'est encore pour beaucoup d'endocardites valvulaires.

Généralement cependant, au cours d'un rhumatisme articulaire aigu, elle s'annonce par l'augmentation de la fièvre, une recrudescence des phénomènes généraux et l'apparition de quelques symptômes locaux qui attirent l'attention du côté du cœur : des palpitations douloureuses, de l'oppression, de la dyspnée, de l'angoisse précordiale, quelquefois même de la tendance au collapsus ou à la syncope, de l'accélération et de l'irrégularité du pouls.

5° Signes physiques. — L'auscultation met le plus souvent en évidence une lésion de la valvule mitrale ; le premier bruit est d'abord sourd, éteint, mal frappé ; ces modifications sont attribuables au boursouflement du bord valvulaire. Puis au bout de peu de jours apparaît un souffle systolique ; il est dû, soit à une légère insuffisance par adossement défectueux des deux valves de la mitrale, soit au passage du courant sanguin sur les végétations ou sur les thrombus fibrineux ; les modifications que subissent ces concrétions sanguines expliquent la variabilité du souffle d'un jour à l'autre.

On constate souvent en même temps un léger souffle tricuspidien et un renforcement du deuxième bruit au foyer pulmonaire, traduisant l'exagération de la tension sanguine dans le domaine de la circulation pulmonaire (POTAIN).

La valvule mitrale n'est pas toujours intéressée à l'exclusion des autres et on peut relever les signes d'une lésion aortique, qui s'annonce d'abord par un bruit parcheminé, puis se révèle par un souffle diastolique.

Il ne faut pas oublier enfin que les signes de la péricardite rhumatismale (frottements) peuvent venir s'ajouter aux signes physiques de l'endocardite, les masquer ou en rendre l'interprétation difficile.

6° Évolution. — L'endocardite aiguë peut se terminer par la guérison ou passer à l'état chronique. Les valvules subissent dans ce dernier cas un lent processus de rétraction : devenues plus courtes elles ne peuvent se juxtaposer exactement, elles interceptent un intervalle toujours béant par où s'opère une fuite sanguine ; de ce chef est créée l'insuffisance valvulaire. Ou bien leurs bords libres se soudent réciproquement, au voisinage de leur insertion, et de cette coalescence résulte le rétrécissement de l'orifice. Parvenue à ce stade, l'endocardite est guérie ; mais elle a laissé à sa suite une *difformité* valvulaire (HAYEM), insuffisance ou rétrécissement, qui entraîne un trouble persistant de la circulation intracardiaque, aboutissant dans la plupart des cas, au bout de quelques années, à la mort par asystolie. — Dès sa période aiguë, l'endocardite rhumatismale peut entraîner la mort par thrombose cardiaque, ou par embolie cérébrale ; la terminaison fatale peut encore résulter d'un épanchement péricardique abondant, qui relève lui aussi du rhumatisme.

7° Traitement. — Il faut ausculter chaque jour le cœur des rhumatisants aigus, pour saisir à son début toute complication cardiaque. Le traitement précoce du rhumatisme articulaire aigu par l'antipyrine et surtout par le salicylate de soude constitue le meilleur traitement préventif de l'endocardite. L'endocardite une fois déclarée, c'est encore au salicylate de soude qu'on aura recours ; on y joindra la révulsion répétée sur la région précordiale (vésicatoires ou pointes de feu) et l'iodure de potassium ou de sodium à faibles doses longtemps continuées (0,50 à 1gr).

§ 2. — ENDOCARDITES INFECTIEUSES

Bien que toutes les endocardites aiguës soient comme le rhumatisme lui-même infectieuses, on réserve cette dénomination à celles qui sont causées par un agent microbien connu et *s'accompagnent d'un état général grave*. Notons en passant que chez des sujets débilités ou surmenés, l'endocardite rhumatismale peut prendre cliniquement un caractère infectieux.

1° Étiologie, bactériologie. — La production d'une endocardite infectieuse nécessite : 1° la pénétration du microbe dans l'économie et le torrent circulatoire ; 2° son implantation sur la valvule.

a. *Les microbes pénètrent dans le sang par des voies très diverses :*

α. *Par la peau*, à la faveur d'une solution de continuité accidentelle ou chirurgicale, d'un durillon enflammé (Winge, de Christiania), d'un érysipèle, etc.

β) *Par les muqueuses* : par la muqueuse utérine (septicémie puerpérale, avortements), par la muqueuse des voies génito-urinaires, par celle du tube digestif (amygdalites, dysenterie), et par celle des voies biliaires (Netter et Martha ont observé l'endocardite infectieuse dans un cas d'angiocholite suppurée).

γ) *Par le poumon* : endocardite pneumonique, endocardite tuberculeuse.

b. *Le microbe, une fois introduit dans le sang, doit se fixer sur les valvules pour produire l'endocardite.* — D'après Klebs et Orth, il s'implante à leur surface. D'après Koster, au contraire, c'est par le mécanisme de l'embolie qu'il pénètre d'abord dans les coronaires et de là dans les vaisseaux des valvules : ces embolies microbiennes ont été constatées par Haushalter pour le pneumocoque, et par Cornil et Babès. A cette deuxième théorie on a objecté que les valvules ne contenaient pas de vaisseaux, mais elles en contiennent à l'état pathologique, lorsqu'elles ont eu déjà à souffrir d'une inflammation antérieure (Darier) ; or ces inflammations antérieures jouent un grand rôle dans l'étiologie et la pathogénie de l'endocardite infectieuse.

c. *Certaines causes favorisent en effet l'implantation du microbe sur la valvule.* — Au premier rang figurent les anciennes lésions valvulaires chroniques, résultat de l'endocardite rhumatismale ou de l'athérome. Le plus souvent, c'est sur un terrain ainsi préparé que se développe l'endocardite infectieuse. L'expérimentation aussi bien que la clinique le prouvent surabondamment. A côté de cette prédisposition locale existe une prédisposition générale qu'il ne faut pas perdre de vue et qui nous explique la prédilection de l'endocardite infectieuse pour les organismes débilités et surmenés : ce n'est que l'application particulière d'une loi générale en pathologie microbienne.

d. *Constatations bactériologiques.* — Il n'existe pas une endocardite infectieuse, mais une série d'endocardites, aussi nombreuses que les divers microbes pathogènes susceptibles de leur donner naissance. Avec Lion nous les diviserons en deux classes :

1° Endocardites déterminées par des bacilles non encore rencontrés dans d'autres affections : bacille de GILBERT et LION, trois bacilles de WEICHSELBAUM (*griseus*, *rugatus* et *capsulatus*), le bacille immobile et fétide de FRÆNKEL, un micrococque en zooglées découvert par PERRET et RODET, et inoculé par eux avec succès ;

2° Endocardites produites par le microbe spécifique d'une maladie déterminée. Voici les principales :

Les endocardites à microbes pyogènes sont causées par les staphylocoques ou le streptocoque ; ce dernier intervient dans les endocardites qui succèdent à l'érysipèle ou à l'infection puerpérale.

L'endocardite pneumonique accompagne ou suit la pneumonie. Elle n'est pas toujours causée par le pneumocoque ; mais résulte quelquefois d'une infection secondaire par le streptocoque ; à la fois ulcéreuse et végétante, elle s'accompagne souvent de petits abcès formés dans l'épaisseur du muscle cardiaque. — Il existe aussi une endocardite pneumococcique primitive, sans pneumonie.

L'endocardite tuberculeuse peut affecter une marche chronique (R. TRIPIER), mais le plus souvent c'est dans la granulie qu'on l'observe. Les symptômes cliniques passent le plus généralement inaperçus en raison de l'évolution rapide de la granulie. Cette endocardite granulique, décrite pour la première fois par PERROUD en 1875, est une endocardite à bacille de Koch (CORNIL) ; d'après WEIGERT, on trouve quelquefois sur la paroi interne des veines pulmonaires un semis de granulations, trace du passage du bacille du poumon au cœur gauche.

Les endocardites des fièvres éruptives, de la diphtérie, de la blennorragie, de la dothiénentérie, sont encore plus rares.

L'endocardite rhumatismale mérite une place à part, bien que le rhumatisme soit généralement considéré comme une maladie infectieuse.

c. Expérimentation. — L'endocardite infectieuse a pu être reproduite expérimentalement chez l'animal par l'injection intraveineuse de cultures microbiennes ou de débris d'organes contenant ces microbes. NETTER et WEICHSELBAUM ont ainsi expérimenté avec succès au moyen du pneumocoque. GILBERT et LION avec un microbe spécial isolé par eux dans un cas d'endocardite

humaine, Perret et Rodet avec des débris d'infarctus pulmonaires, etc., etc. Mais dans la plupart des cas ces inoculations
microbiennes ne réussissent que si un traumatisme valvulaire
préalable facilite l'implantation de l'agent pathogène, soit en le
faisant pénétrer directement par effraction dans la valvule,
soit en créant un point de moindre résistance, soit en provoquant
à ce niveau la formation de coagulations sanguines dont la
fibrine contient le microbe pathogène dans les mailles de son
réticulum. Cette condition essentielle a été réalisée dans les
expériences de Rosenbach qui lésait préalablement les valvules
au moyen d'un stylet aseptique, et dans celles de Ribbert qui
injectait, en même temps que la culture, des débris de moelle
de sureau destinés à les traumatiser superficiellement. — La
clinique nous a d'ailleurs appris que l'endocardite infectieuse se
développait plutôt sur les valvules intéressées déjà par un processus d'endocardite chronique que sur les valvules saines.

2° **Anatomie pathologique**. — a. *Anatomie macroscopique*. —
L'endocardite infectieuse est végétante ou ulcéreuse ; mais ces
lésions sont précédées d'un stade initial dans lequel on ne constate qu'une rougeur vineuse de l'endocarde.

Dans le deuxième cas, elle se présente sous la forme de *végétations* quelquefois géantes, en général assez analogues à celles de
l'endocardite rhumatismale.

Dans le premier cas, ces végétations subissent une sorte de
nécrose, se désintègrent, sont emportées par le courant sanguin,
constituant ainsi des embolies artérielles, et laissent à leur place
des ulcérations. Ces *ulcérations* siègent surtout sur le cœur
gauche ; au niveau des parois du cœur, elles peuvent produire
des dilatations anévrismales ou des anévrismes disséquants ; au
niveau du septum on les a vues amener une communication
interventriculaire par perforation ; mais c'est au niveau des *valvules* qu'elles siègent le plus souvent. Les valvules aortiques et
mitrale sont atteintes de préférence : la lésion porte sur leur
surface de contact, au voisinage de leur bord libre. Tantôt elle
aboutit à leur perforation, tantôt l'autre face de la valvule se
laisse simplement distendre sous l'influence de la pression san-

guine et il en résulte un *anévrisme valvulaire*, en forme de cupule ou d'entonnoir, dont les bords déchiquetés et recouverts de fibrine correspondent à l'ulcération.

L'endocardite ulcéreuse s'attaque aussi aux piliers et aux cordages tendineux dont elle provoque la rupture ou la désinsertion ; ils restent alors flottants dans les cavités cardiaques.

b. *Anatomie microscopique*. — La couche qui forme le fond des ulcérations se compose « de cellules granulo-graisseuses, de granulations graisseuses libres et de pigment sanguin » (Hanot). La bouillie qui les remplit est formée « de fibrine, de noyaux arrondis et ovalaires, de rares éléments fusiformes, de granulations graisseuses très nombreuses et de quelques corps granuleux ».

A la surface des ulcérations et dans leur profondeur on trouve de nombreux microbes, ainsi que dans les mailles de la couche fibrineuse qui recouvre la valvule (Cornil et Babès) ; nous les avons déjà énumérés en étudiant leur rôle pathogénique.

3° Symptômes généraux. — Les endocardites infectieuses ont les mêmes signes physiques que l'endocardite aiguë rhumatismale : elles n'en diffèrent que par la gravité de leurs symptômes généraux. Variables d'un cas à l'autre avec le microbe pathogène et le terrain sur lequel il évolue, ils rappellent par leur intensité diverses maladies infectieuses ; aussi décrit-on une forme typhoïde, une forme pyohémique, une forme méningée.

a. *Forme typhoïde*. — La forme typhoïde débute par des frissons, par une ascension progressive de la température, par de l'agitation et du délire. Plus tard, la fièvre sans rémissions marquées, atteignant ou dépassant 40°, la prostration, le ballonnement du ventre, la diarrhée, la tuméfaction de la rate, la bronchite généralisée en constituent les principaux symptômes et contribuent à égarer le diagnostic. « Dès le troisième ou le quatrième jour le patient présente une adynamie aussi complète que celle qui est observée au second septénaire d'un typhus grave » (Jaccoud).

b. *Forme pyohémique*. — La forme pyohémique rappelle trait

pour trait le tableau symptomatique de l'infection purulente. Elle est caractérisée comme elle par des frissons intenses, par une température à grandes oscillations dont l'exacerbation vespérale s'élève à 40° ou 41°, par une accélération considérable du pouls, par une teinte subictérique des téguments.

En même temps, des embolies septiques et microbiennes vont disséminer l'infection dans tout le système artériel et de là dans tous les organes ; du côté de la rate, elle se traduit par une tuméfaction douloureuse de cet organe ; du côté du foie, par le syndrome de l'ictère grave ; du côté des reins par des urines sanglantes, rares et albumineuses ; du côté du poumon par de la dyspnée et une douleur thoracique intense ; du côté des articulations par des abcès articulaires. « Il semble, dit JACCOUD, que le malade s'infecte lui-même secondairement par les produits viciés que ses organes reçoivent de l'endocarde. » — L'état général est encore plus grave que dans la forme précédente ; la langue et les dents sont couvertes de fuliginosités, la prostration est extrême, la peau est couverte de taches purpuriques, le malade est plongé dans la torpeur ou le coma.

c. *Forme méningitique*. — La forme méningitique (OSLER) se traduit par une céphalée intense, du délire ou du coma, de la photophobie, du strabisme, des convulsions et des contractures, de la raideur de la nuque, des vomissements, de l'irrégularité et du ralentissement du pouls.

D'après JACCOUD, la forme typhoïde est habituelle dans l'endocardite à pneumocoques, la forme pyohémique dans celle qui est causée par les agents de la suppuration (le streptocoque surtout).

Tous les symptômes que nous venons d'énumérer et de grouper en trois formes, d'après les principales maladies qu'ils simulent, peuvent se combiner diversement et les formes de transition sont nombreuses ; tout ce qu'on peut dire, c'est qu'ils traduisent seulement une grave infection de l'organisme. Seul l'examen du cœur permet de les rapporter à leur véritable cause : la lésion de l'endocarde. Ce sont ces symptômes cardiaques qu'il nous reste à examiner.

4° Symptômes cardiaques. — L'endocardite infectieuse se

révèle par les signes physiques des lésions valvulaires qu'elle entraîne (insuffisances et rétrécissements), c'est-à-dire par des souffles systoliques ou diastoliques. Ils n'ont ici de remarquable que leur précoce apparition. Les insuffisances valvulaires sont causées par les ulcérations et les pertes de substance consécutives, les rétrécissements par la tuméfaction des valvules ; à ces deux facteurs il faut encore ajouter la présence de végétations, quelquefois géantes, qui rétrécissent les orifices ou gênent l'occlusion valvulaire. Le souffle prend souvent un timbre musical et piaulant, attribué à la présence de végétations ou de cordages tendineux flottants, que l'ondée sanguine met en vibration sur son passage. Lorsque le processus infectieux est intense et généralisé à tout l'endocarde, on entend des souffles à tous les orifices.

Les battements du cœur sont accélérés.

Les végétations ou les caillots, en se détachant, sont emportés par le sang dans les artères et constituent, là où ils s'arrêtent, des *embolies* ; dans le cerveau ces embolies produisent souvent l'hémiplégie, aux membres l'impotence et la gangrène, etc.

Dans quelques cas les troubles fonctionnels du côté du cœur prennent une place tellement prépondérante qu'ils arrivent à constituer une *forme cardiaque* [1], caractérisée par l'angoisse extrême, la douleur précordiale, la dyspnée, les palpitations, l'irrégularité et la petitesse du pouls : c'est une sorte d'asystolie aiguë.

5° Evolution et pronostic. — L'endocardite infectieuse se termine habituellement par la mort. Sa durée varie de quelques jours à quelques semaines. C'est la forme pyohémique qui est la plus grave. La mort survient soit par suite des progrès de l'adynamie et de l'infection générale, soit par collapsus cardiaque. Elle peut aussi résulter d'une complication : embolie cérébrale, embolie pulmonaire, aortite ulcéreuse, myocardite.

Lorsque l'endocardite infectieuse guérit, ce qui s'observe quel-

---

[1] André Petit, *Traité de médecine de Charcot-Bouchard*, t. V, p. 189.

quefois pour l'endocardite pneumococcique, le sujet reste porteur de lésions valvulaires analogues à celles que laisse l'endocardite rhumatismale.

6° Diagnostic. — Les endocardites infectieuses sont caractérisées : 1° par la gravité de l'état général, qui est celui d'une infection ; 2° par leurs signes cardiaques.

Le premier caractère suffit pour les distinguer de l'endocardite rhumatismale.

Le deuxième permettra de ne pas les confondre avec la fièvre typhoïde, l'infection purulente, la méningite cérébro-spinale, l'ictère grave, la granulie. En présence d'un état infectieux analogue, il faut donc porter son attention du côté du cœur ; ces diverses affections s'accompagnent assez souvent de symptômes cardiaques, mais elles donnent généralement une myocardite et non une endocardite dont les signes stéthoscopiques ne permettent guère l'erreur.

7° Traitement. — Le traitement est celui de l'infection ; il se résume dans les antithermiques, le sulfate de quinine (0,05 à 1 gr.), les toniques, l'alcool, la caféine (1 gr.).

ARTICLE II

PHYSIOLOGIE PATHOLOGIQUE DES LÉSIONS VALVULAIRES

On appelle *rétrécissement* la diminution du calibre d'un orifice. On appelle *insuffisance* la fermeture défectueuse d'une valvule, qui par suite permet le reflux du sang (voy. fig. 29).

Nous rappellerons d'abord brièvement la physiologie normale des valvules cardiaques, puis nous verrons comment chaque lésion modifie leur fonctionnement.

1° Résumé de physiologie normale. — Apporté à l'oreil-

lette droite par les veines caves, le sang veineux passe, à travers
la valvule tricuspide, dans le ventricule droit qui le lance dans
l'artère pulmonaire : devenu sang artériel dans les capillaires
du poumon, les veines pulmonaires le déversent dans l'oreillette
gauche, et de là à travers la mitrale dans le ventricule gauche,
qui l'envoie par l'aorte dans les artères de la périphérie. —

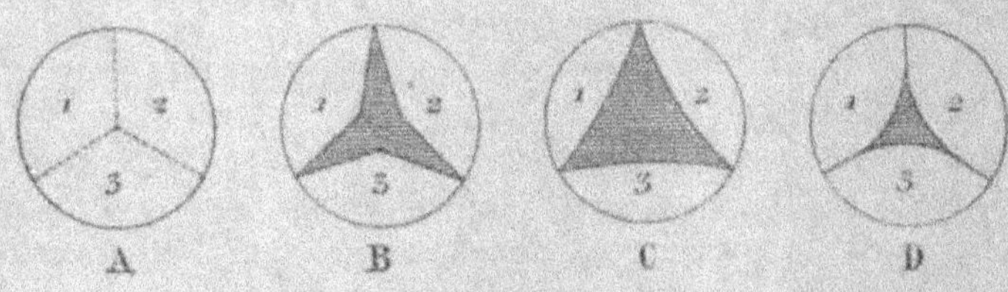

Fig. 29.

Schéma des rétrécissements et insuffisances valvulaires
en prenant pour exemple l'orifice aortique.
1, 2, 3, valvules sigmoïdes.

A. valvules sigmoïdes saines, pendant la diastole. Les valvules s'accolent parfaitement sous l'influence de la pression aortique. — B, valvules sigmoïdes insuffisantes, vues pendant la diastole. Les valvules raccourcies ne peuvent arriver au
contact réciproque. — C, valvules sigmoïdes saines pendant la systole. Elles
s'écartent parfaitement pour livrer passage à l'ondée ventriculaire. — D, valvules sigmoïdes adhérentes (rétrécissement aortique) pendant la systole. Elles s'écartent
mal et gênent le passage de l'ondée ventriculaire.

Etudions maintenant le mécanisme de la circulation intracardiaque. — Lorsque le cœur vient de se contracter et entré dans
sa période de repos ou *diastole*, le sang veineux s'écoule dans
l'oreillette et, à travers la valvule auriculo-ventriculaire ouverte,
dans le ventricule : la contraction de l'oreillette achève la
réplétion du ventricule : on la nomme *présystole* ou systole auriculaire. Enfin, le ventricule se contracte à son tour, produisant
par sa *systole* le premier bruit cardiaque et il envoie tout son
sang dans l'artère correspondante (artère pulmonaire ou aorte) ;
la systole achevée, les valvules sigmoïdes (aortiques ou pulmonaires) retombent en produisant un claquement qui constitue le
deuxième bruit cardiaque. Entre le premier et le deuxième
bruit se place le *petit silence* ; entre le deuxième bruit et le premier de la révolution suivante, se place le *grand silence*
(voy. fig. 32).

2° Physiologie pathologique. — Voyons maintenant comment les diverses lésions valvulaires modifient ce schéma :

a. *Insuffisance mitrale*. — Au moment de la systole du ventricule, les valves auriculo-ventriculaires raccourcies sont incapables d'obturer complètement l'orifice mitral ; elles laissent entre elles un intervalle, par où se fait une fuite. — Une partie du sang contenu dans le ventricule, et chassé par sa contraction, ne pénètre pas dans l'aorte, mais reflue dans l'oreillette à travers la fente. En traversant ce passage rétréci, il produit un souffle évidemment systolique puisque la fuite coïncide avec la contraction du ventricule. Deux conséquences en résultent : 1° l'ondée sanguine aortique est diminuée d'autant ; le pouls est petit et inégal puisque le reflux est d'ailleurs variable ; 2° l'oreillette en diastole reçoit une partie de l'ondée sanguine destinée à l'aorte ; elle a donc un surcroît de travail, et à la longue se laisse distendre et dilater, car la minceur de ses parois ne lui permet pas de s'hypertrophier. Peu à peu tous les départements circulatoires situés en amont, subissent le contre-coup de cette gêne circulatoire ; il y a engorgement en amont, stase de la circulation pulmonaire, qui finira par retentir à distance sur son moteur, le cœur *droit*.

b. *Rétrécissement mitral*. — Au moment de la systole auriculaire, le sang ne pénètre qu'avec difficulté dans le ventricule à cause du rétrécissement auriculo-ventriculaire ; en traversant ce passage rétréci, il produit un souffle (souffle présystolique). Le ventricule se remplit mal, et par conséquent ne peut à son tour envoyer dans l'aorte qu'une faible ondée sanguine : la pression aortique est faible. L'oreillette se vide mal, se laisse dilater, gêne par conséquent le dégorgement des veines pulmonaires. Il y a stase dans le poumon (congestion passive), et consécutivement la pression augmente dans l'artère pulmonaire. C'est cette disproportion entre l'augmentation de la pression pulmonaire et la diminution de la pression aortique qui produit le dédoublement du deuxième bruit du cœur, car les sigmoïdes aortiques ne retombent plus en même temps que les sigmoïdes pulmonaires.

c. *Rétrécissement aortique*. — Le sang chassé dans l'aorte par la contraction ventriculaire traverse l'orifice rétréci en produisant un souffle systolique, rude, râpeux. Ici encore l'ondée aortique sera faible et le pouls petit. Au sphygmographe on constate que la ligne d'ascension est oblique, et le sommet de la pulsation

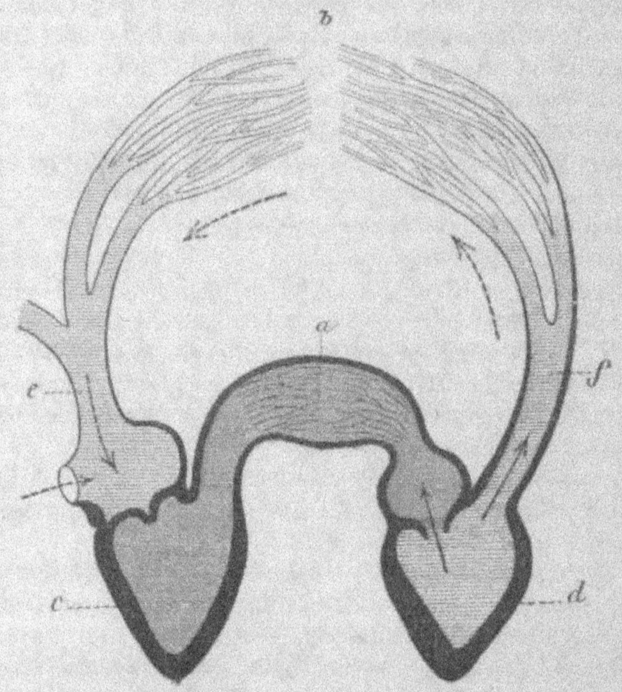

Fig. 30.

Schéma de la stase dans l'insuffisance mitrale.

La gêne circulatoire est d'autant plus prononcée que les hachures horizontales sont plus rapprochées ; on voit qu'elle est limitée au domaine de la circulation pulmonaire (au début de la maladie).

a, capillaires pulmonaires. — b, capillaires de la grande circulation.
c, ventricule droit. — d, ventricule gauche. — e, veines caves. — f, aorte.

arrondi. Le sang ne passe pour ainsi dire qu'à la filière. L'effort du cœur se prolonge. Le ventricule gauche s'hypertrophie.

d. *Insuffisance aortique*. — La systole ventriculaire envoie dans l'aorte une ondée normale ; mais, pendant la diastole, quand

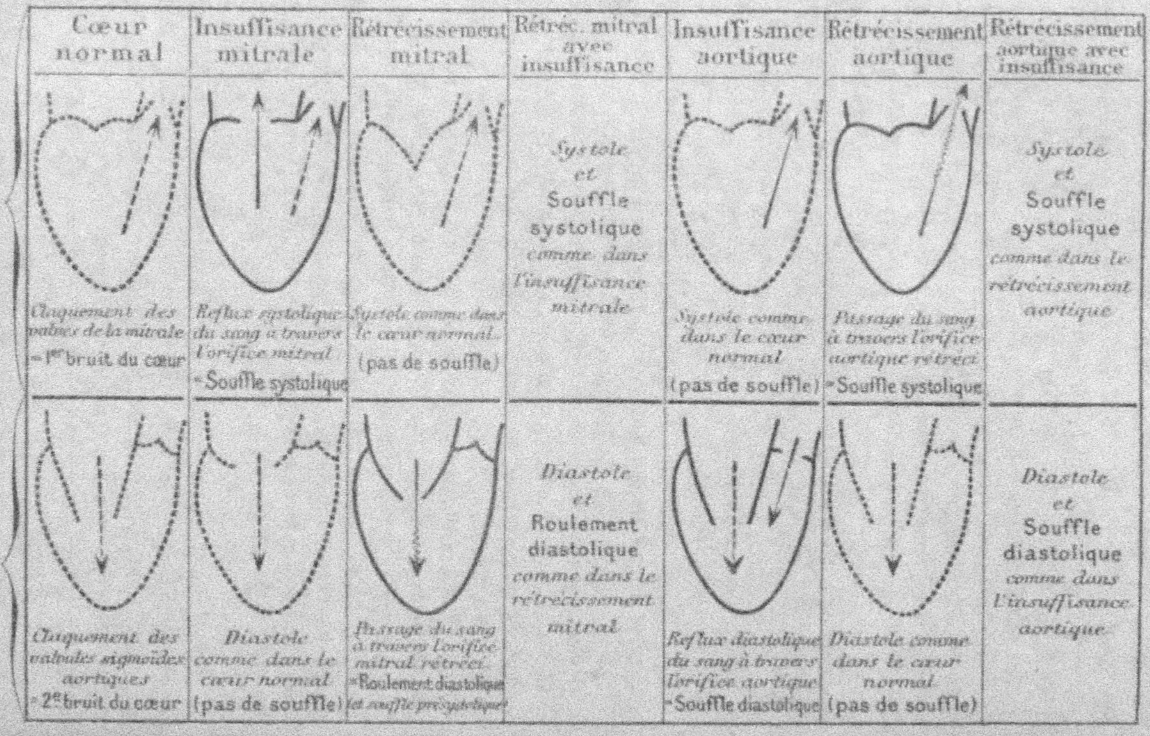

Fig. 31.

Schéma des troubles de la circulation intracardiaque dans les lésions valvulaires du cœur gauche.

l'aorte distendue revient sur elle-même en vertu de son élasticité, les sigmoïdes ne peuvent plus se juxtaposer exactement ; elles laissent entre elles une fente à travers laquelle une partie du sang aortique retombe dans le ventricule en produisant un souffle : souffle diastolique de la base du cœur.

Conséquences :

1° Ce reflux sanguin, qui se produit ainsi à chaque diastole, fatigue d'autant plus le muscle cardiaque qu'il le surprend pendant son relâchement ; le ventricule, en même temps qu'il lutte contre cet excès de travail par son hypertrophie, se laisse dilater surtout dans le sens vertical ; la pointe du cœur s'abaisse ;

2° Le pouls est bondissant et dépressible, traduisant les brusques alternatives de la pression aortique. Au sphygmographe sa ligne d'ascension est verticale ; le sommet de la pulsation n'est pas arrondi, mais terminé par un crochet. Chaque systole, en raison de l'hypertrophie du ventricule gauche, remplit violemment le système artériel, et soulève le doigt qui palpe la radiale, mais à chaque diastole la pression retombe, puisque le point d'appui normalement formé par les sigmoïdes fait défaut : elle n'est pas soutenue.

La facile hypertrophie du ventricule gauche nous explique pourquoi cette lésion valvulaire ne retentit qu'à la longue sur les autres cavités cardiaques.

e. *Insuffisance tricuspidienne*. — Elle est presque toujours secondaire, et due à l'augmentation de tension dans le domaine de la circulation pulmonaire.

Cette augmentation de la tension sanguine pulmonaire peut résulter elle-même d'une lésion du parenchyme pulmonaire ou n'être que le retentissement d'une lésion mitrale (voy. p. 289). Par suite de cette augmentation de tension, le ventricule droit et la tricuspide se laissent forcer. Une partie de l'ondée ventriculaire s'échappe à travers la valvule insuffisante en produisant un souffle systolique, et la circulation pulmonaire est dégagée d'autant par cette soupape de sûreté ; mais, par contre, une stase intense se produit en amont de l'insuffisance ; la systole ventriculaire se transmet jusqu'aux jugulaires qu'elle soulève (*pouls veineux vrai*), jusqu'aux veines sus-hépatiques (*battements hépatiques*) ; le système vasculaire n'est plus protégé, n'est plus séparé du ventricule par sa valvule, les veines se dilatent, des œdèmes se produisent.

f. *Rétrécissement pulmonaire*. — Pour son souffle systolique, même mode de production que pour celui du rétrécissement aortique. L'anémie pulmonaire est la conséquence de cette lésion.

ARTICLE III

SIGNES PHYSIQUES DES LÉSIONS VALVULAIRES

Ce court chapitre de séméiologie nous paraît devoir beaucoup faciliter la compréhension des articles qui vont suivre, sur les lésions valvulaires en particulier. Nous étudierons successivement les signes fournis par l'examen du cœur (souffles, frémissements, renforcements et dédoublements des bruits du cœur) ; les signes fournis par l'examen des artères ; les signes fournis par l'examen des veines.

§ 1. — SOUFFLES

Les lésions valvulaires (insuffisances et rétrécissements) se manifestent à l'auscultation par des souffles. Leur production est soumise aux mêmes lois physiques que les bruits de souffle en général.

1° Mode de production des souffles. — Pour qu'un souffle se produise dans un milieu liquide, il faut : 1° que le liquide passe d'un point rétréci dans un endroit plus large ; 2° qu'il soit animé d'une vitesse suffisante ; 3° qu'il ait une fluidité suffisante.

Le bruit de souffle n'est pas dû, comme le pensait GENDRIN, au frottement du liquide contre la paroi, car elle est séparée du courant par une mince couche de liquide qui reste immobile et adhérente : ce qui produit le souffle, ce sont les vibrations du liquide lui-même. Lorsqu'il passe d'un point rétréci dans un milieu plus large, il se forme une veine fluide sonore (SAVART) : ce n'est pas un remous ou tourbillon comme le pensait HEYNSIUS, mais une sorte de cône liquide dont les molécules, agitées de mouvements en différents sens, entrent en vibration.

Des phénomènes absolument analogues se passent au niveau du cœur. Les *rétrécissements* d'orifices réalisent les conditions favorables nécessaires pour la production d'une veine fluide, car le sang pénètre, après les avoir traversés, dans une cavité spacieuse. Envisageons par exemple un orifice auriculo-ventriculaire rétréci (soit l'orifice mitral) : le sang chassé par la contraction de l'oreillette passe à travers le rétrécissement et s'échappe dans la cavité du ventricule où se forme la veine fluide. Son passage sera annoncé par un souffle perceptible à l'auscultation. Les *insuffisances* agissent d'une façon analogue : une valvule qui ferme mal laisse échapper le sang en sens inverse de la direction normale, mais cette ondée sanguine rétrograde ne peut fuir qu'à travers un étroit pertuis, qui constitue pour elle une sorte de rétrécissement ; dans une insuffisance mitrale, par exemple, le sang chassé par la contraction du ventricule reflue en partie à travers les deux valves imparfaitement juxtaposées et s'échappe dans la cavité de l'oreillette en formant une veine fluide qui donne naissance à un souffle. Le souffle n'est pas produit par le passage du sang d'un canal large dans un point rétréci, mais tout au contraire d'un canal étroit dans une cavité spacieuse ; voilà ce qu'il importe de retenir.

La deuxième condition pour qu'un souffle se produise, c'est que le liquide soit animé d'une vitesse suffisante ; or cette vitesse dépend de l'énergie contractile du muscle cardiaque. C'est pour cette raison que les souffles disparaissent souvent dans l'asystolie, quand le cœur est affaibli et épuisé, pour reparaître lorsqu'il a récupéré la force de ses battements.

2° Étude des différents souffles. — Ces lois générales étant posées, étudions en particulier chacun des souffles organiques. Nous les classerons d'après le *temps* de la révolution cardiaque auquel ils se produisent et d'après leur *siege*.

A. Souffles systoliques. — On appelle ainsi ceux qui coïncident avec la systole ou contraction des ventricules ; ils rem-

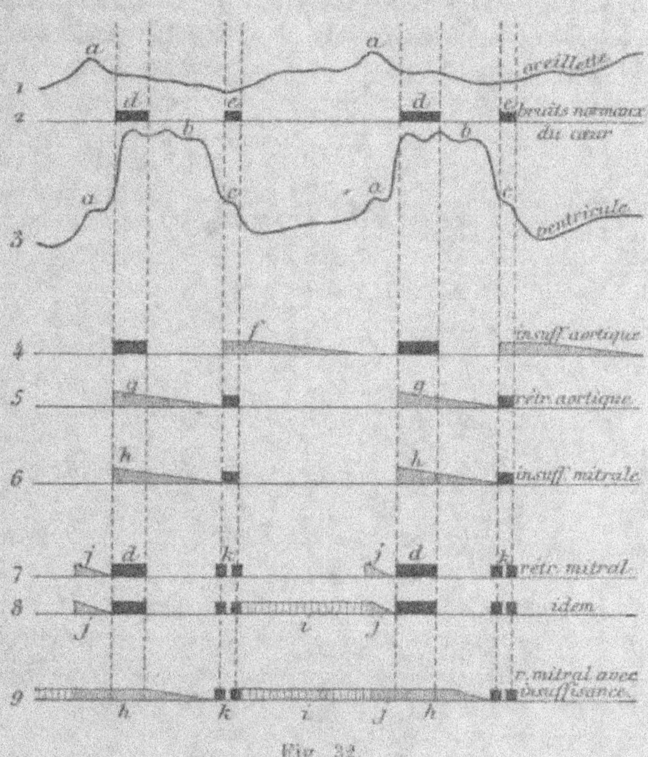

Fig. 32.

Représentation chronologique des bruits normaux
et pathologiques du cœur.

a, systole de l'oreillette. — *b*, systole du ventricule. — *c*, fermeture des valvules sigmoïdes indiquant le commencement de la diastole. — *d*, 1er bruit du cœur. — *e*, 2e bruit du cœur. — *f*, souffle diastolique de l'insuffisance aortique. — *g. g.* souffle systolique du rétrécissement aortique. — *h. h.* souffle systolique de l'insuffisance mitrale. — *i*, roulement diastolique. — *j*, souffle présystolique. — *k*, dédoublement du 2e bruit.

placent donc le premier bruit et se prolongent un peu dans le petit silence. Pour s'en assurer, il suffit de tenir un doigt sur la radiale, ou mieux encore sur la carotide, en même temps qu'on

ausculte ; on constate alors que le souffle et la pulsation son
synchrones. On les distingue en souffles systoliques de la pointe
du cœur et de la base du cœur. Le stéthoscope est indispensable
pour localiser avec précision leur siège, ou foyer maximum.

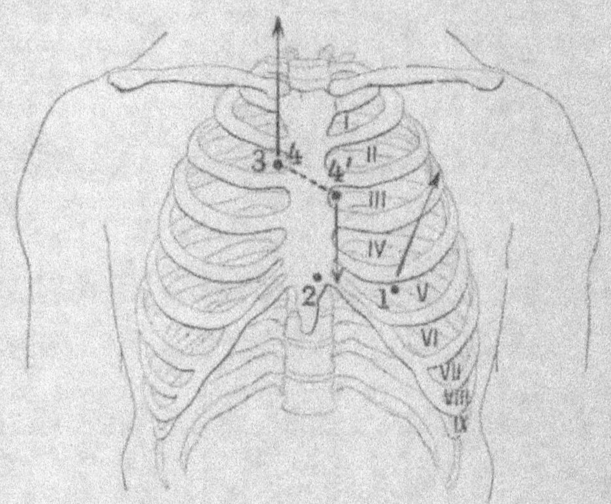

Fig. 33.

Schéma des foyers d'auscultation cardiaque.

1, souffle de l'insuffisance mitrale. — La flèche indique sa propagation vers l'aisselle. — 2, souffle de l'insuffisance tricuspide — 3, souffle du rétrécissement aortique. — La flèche indique le sens de sa propagation. — 4, 4', souffle de l'insuffisance
aortique. — I, II, III, IV, V, VI, VII, espaces intercostaux.

a. *Souffle systolique de la pointe*. — Le souffle systolique de
la pointe du cœur annonce l'insuffisance des valvules auriculo-
ventriculaires. Son mécanisme est facile à saisir ; le sang contenu dans le ventricule, au lieu de passer tout entier dans l'artère
correspondante quand celui-ci se contracte, s'échappe en partie
dans l'oreillette à travers la valvule auriculo-ventriculaire mal
fermée ; d'où veine fluide et souffle. Mais ce souffle systolique a
un *siège* différent, suivant qu'il s'agit du cœur droit ou du cœur
gauche.

α) *S'agit-il de la valvule auriculo-ventriculaire gauche*, ou valvule mitrale, le souffle systolique a son maximum à la pointe

même du cœur, et il se propage dans la direction de l'aisselle.

β) *S'agit-il de la valvule auriculo-ventriculaire droite* ou valvule tricuspide, le souffle systolique peut s'entendre à la pointe même, mais il a d'ordinaire son maximum dans l'angle formé par l'appendice xiphoïde et les cartilages costaux du côté gauche (foyer tricuspidien) et se propage le long du bord gauche du sternum.

b. *Souffle systolique de la base.* — Le souffle systolique de la base annonce le rétrécissement des orifices artériels de la base du cœur (orifice aortique et orifice pulmonaire). Au moment de la systole, le sang contenu dans le ventricule, au lieu de passer librement dans l'artère qui lui fait suite, ne pénètre qu'avec difficulté entre les valves adhérentes et partiellement soudées au delà desquelles le vaisseau, avec son calibre normal, constitue une dilatation relative.

Ce souffle n'est pas en jet de vapeur comme les souffles systoliques de la pointe ; il est souvent râpeux, à cause des rugosités qui tapissent le rétrécissement et entrent en vibration aussi bien que le liquide lui-même. Il s'accompagne ordinairement d'un frémissement cataire perceptible à la main appliquée sur la région précordiale.

α) *S'agit-il de l'orifice aortique*, le souffle a son maximum à la partie interne du deuxième espace intercostal droit (foyer aortique) et se propage vers la clavicule droite et les vaisseaux du cou.

β) *S'agit-il de l'orifice pulmonaire*, le maximum du souffle correspond à la partie interne du deuxième espace intercostal gauche [1] (foyer de l'artère pulmonaire).

En résumé, un souffle systolique se produit lorsque le ventricule en se contractant chasse son contenu à travers un orifice artériel rétréci, ou lorsqu'il en laisse refluer une partie dans l'oreillette, à travers la valvule auriculo-ventriculaire correspondante, insuffisante.

---

[1] Tous les souffles observés à ce niveau ne sont pas des souffles organiques symptomatiques du rétrécissement de l'artère pulmonaire ; ce point est aussi le siège de prédilection des souffles inorganiques de l'anémie.

B. SOUFFLES DIASTOLIQUES. — On appelle ainsi ceux qui coïncident avec le relâchement du ventricule; ils remplacent ou couvrent donc le second bruit du cœur en se prolongeant plus ou moins dans le grand silence.

a. *Souffle diastolique de la base.* — A la base ce souffle diastolique indique le reflux du sang dans le ventricule, à travers les sigmoïdes mal fermées : c'est un signe d'insuffisance des valvules sigmoïdes.

α) *S'agit-il d'une insuffisance aortique,* il a son maximum à la partie interne du deuxième espace intercostal droit[1] et se propage le long du bord droit du sternum.

β) *S'agit il d'une insuffisance des sigmoïdes pulmonaires* (lésion excessivement rare), il a son maximum sur le bord gauche du sternum dans le deuxième espace.

b. *Souffle diastolique de la pointe.* — A la pointe le souffle diastolique a une toute autre signification. Il est symptomatique du rétrécissement mitral. Tout le cœur se relâche après la contraction du ventricule, et le sang veineux pénètre dans l'oreillette et de là dans le ventricule sous la seule influence de la vis à tergo et de l'élasticité pulmonaire[2]. L'orifice mitral est-il rétréci, une veine fluide se forme dans le ventricule, et un souffle se produit; mais c'est un souffle doux, à tonalité basse, plutôt un roulement, car l'ondée sanguine ne pénètre que lentement sous l'influence de la pression veineuse qui est elle-même très faible, au lieu d'être brusquement chassée par un réservoir contractile comme l'oreillette ou le ventricule. Tel est le *roulement diastolique* du rétrécissement mitral[3].

C. SOUFFLE PRÉSYSTOLIQUE. — *Il précède immédiatement la sys-*

---

[1] On le perçoit aussi très bien dans le troisième espace intercostal gauche.

[2] Les parties du poumon qui entourent le cœur dilatées et comme aspirées par le vide systolique, reviennent sur elles-mêmes pendant la diastole en vertu de leur élasticité et dilatent le cœur à son tour (FR. FRANCK); le cœur produit par ce mécanisme une légère aspiration du sang veineux.

[3] Théoriquement ce roulement diastolique doit aussi s'observer

tole ventriculaire et coïncide, par conséquent, avec la contraction de l'oreillette.

Ce souffle est symptomatique du rétrécissement mitral ; le sang chassé par l'oreillette dans le ventricule gauche, à travers l'orifice sténosé, donne lieu à une veine fluide et à un souffle [1].

§ 2. — DÉDOUBLEMENTS ET RENFORCEMENTS
DES BRUITS DU CŒUR

Les lésions valvulaires ne se manifestent pas seulement par des souffles dont nous venons d'étudier le mécanisme et les variétés ; elles entraînent encore (voy. p. 289, *Physiologie pathologique*) des modifications profondes de la tension sanguine dans les cavités du cœur, dans les artères, dans le système veineux : une élévation de tension se traduira par un renforcement ou un dédoublement du claquement valvulaire.

a. *Le dédoublement du deuxième bruit* est un bon signe du rétrécissement mitral ; son siège est à la base du cœur. Ce dédoublement est permanent [2], non influencé par la respiration. POTAIN l'attribue à une sorte de vide relatif du ventricule gauche (par

dans le *Rétrécissement tricuspidien*, et on l'a vu siéger au niveau de l'appendice xiphoïde, mais dans cette affection, d'ailleurs rare, il y a ordinairement des lésions du cœur gauche, concomitantes et prépondérantes, dont les signes masquent ceux de la lésion du cœur droit.

[1] Compléter cette étude par celle des souffles inorganiques (voy. p. 352).

[2] Il ne faut pas le confondre avec le dédoublement physiologique du deuxième bruit qu'on perçoit chez beaucoup de sujets sains, à la fin de l'inspiration et au commencement de l'expiration (POTAIN, 1866) : il est alors dû à une modification dans la tension sanguine pulmonaire, rythmée par les mouvements respiratoires et entraînant la chute anticipée des sigmoïdes pulmonaires. Dans l'emphysème, dans les affections gastro-hépatiques retentissant sur la circulation pulmonaire et le cœur droit, on constate aussi un dédoublement par chute anticipée des sigmoïdes pulmonaires ; il s'accompagne d'une accentuation du deuxième bruit au foyer de l'artère pulmonaire.

suite de la sténose mitrale), qui aspire les sigmoïdes aortiques avant les sigmoïdes pulmonaires.

b. *Le claquement d'ouverture de la mitrale* (POTAIN) s'observe aussi dans le rétrécissement mitral ; il est dû à la brusque ouverture, par le sang diastolique, de la mitrale dont les valves sont indurées et sclérosées ; il précède donc immédiatement le roulement diastolique (voy. p. 328).

c. *Le renforcement du deuxième bruit du cœur*, perceptible soit au foyer aortique, soit au foyer pulmonaire, indique l'augmentation de tension dans l'une de ces artères. Or, le rétrécissement mitral à une période avancée de son évolution s'accompagne précisément d'une augmentation de tension dans l'artère pulmonaire, par suite de l'engorgement de la petite circulation.

§ 3. — FRÉMISSEMENTS

L'inspection, la percussion, la palpation renseignent surtout sur l'hypertrophie et la dilatation des cavités cardiaques, beaucoup plus que sur la lésion valvulaire elle-même. Exception doit être faite pour les *frémissements*, perceptibles en appliquant la main sur la région précordiale. On les observe surtout lorsque le sang franchit un rétrécissement serré et que l'énergie cardiaque est suffisante. Ils sont dus, soit à la vibration de la veine fluide qui se forme à ce niveau, soit à la vibration des parois de l'orifice lui-même. Le frémissement est systolique ou présystolique.

1° Frémissement systolique — Le frémissement systolique peut siéger à la base ou à la pointe :

a. *A la base*, il est produit par le sang chassé du ventricule dans l'aorte (α) ou dans l'artère pulmonaire (β) (rétrécissement aortique et pulmonaire) ;

b. *A la pointe*, il accompagne le souffle de l'insuffisance mitrale, ce qui est très rare.

2° Frémissement présystolique. — Le frémissement pré-

systolique a son maximum à la pointe du cœur ; il est produit
par le passage du sang de l'oreillette dans le ventricule pendant
la systole auriculaire dans le rétrécissement mitral.

§ 4. — SIGNES FOURNIS PAR LES ARTÈRES

En rapport immédiat avec le ventricule gauche qui constitue
leur origine, les artères fournissent des signes précieux, surtout
dans les *lésions du cœur gauche* et des valvules aortiques.

a. *Le pouls petit*, se traduisant au sphygmographe par une

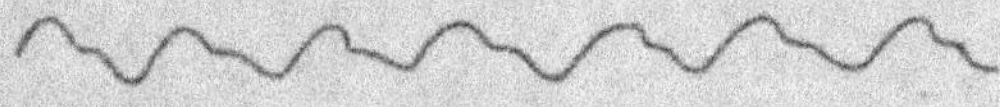

Fig. 34

Tracé sphygmographique d'un rétrécissement aortique
(Remarquer sa faible amplitude et l'obliquité de la ligne d'ascension.)

ascension peu élevée et progressive, est un signe de *rétrécissement aortique*.

b. *La pulsation petite, mais à ascension normale*, indique que
le sang passe librement dans l'aorte, mais que le ventricule n'a
chassé dans celle-ci qu'une faible ondée, parce qu'il se remplit
mal lui-même pendant sa diastole ; c'est le cas pour le *rétrécissement mitral*.

c. *Le pouls bondissant et dépressible*, désigné sous le nom de
pouls de Corrigan, qui se révèle au doigt par une expansion
forte, mais brève, suivie d'une brusque dépression, et au sphygmographe par une ligne d'ascension très élevée et presque verticale, traduit l'hypertrophie du ventricule gauche et l'*insuffisance
des sigmoïdes aortiques* ; la systole est énergique, mais à chaque
diastole le sang retombe en partie dans le ventricule à travers
la valvule béante, d'où brusque dépression.

d. *Le pouls irrégulier* ne traduit pas seulement les irrégularités du cœur, mais aussi les systoles avortées. Lorsque l'ondée
sanguine sur laquelle le ventricule se contracte reflue en partie
dans l'oreillette au lieu de passer en totalité dans l'aorte et de
là dans les artères, elle ne provoque à la radiale qu'un imper-

ceptible soulèvement : ce phénomène se reproduit à fréquents intervalles dans l'*insuffisance mitrale*.

c. Le pouls capillaire, le double souffle crural de Duroziez seront décrits à propos de l'*insuffisance aortique*.

§ 5. — SIGNES FOURNIS PAR LES VEINES

Les veines sont en rapport direct avec le *cœur droit*, de même que les artères sont directement commandées par le cœur gauche :

1° Leur engorgement et leur dilatation indiquent une gêne circulatoire, qui a déjà retenti sur le cœur droit ;

2° Le *pouls veineux jugulaire vrai* ou systolique est un excellent signe d'*insuffisance tricuspide* ; la contraction ventriculaire droite fait alors sentir ses effets sur le système veineux (voy. son mécanisme, p. 318). Le *faux pouls veineux* ou pouls veineux présystolique a une signification bien moins précise : il traduit seulement l'hypertrophie de l'oreillette droite, notamment dans le rétrécissement mitral, par suite de l'hypertension pulmonaire qu'entraîne cette affection.

ARTICLE IV

RÉTRÉCISSEMENT AORTIQUE

La lésion qui constitue le rétrécissement aortique a été décrite par ZENKER en 1831.

1° Étiologie. — Le rétrécissement aortique reconnaît pour sa cause la plus habituelle une poussée d'endocardite rhumatismale. D'autres fois il coexiste avec des lésions artérielles et relève alors de l'artério-sclérose ou de l'athérome.

2° Anatomie pathologique. — Indépendamment du rétrécissement congénital qui ne siège pas à l'orifice aortique, mais sur le vaisseau lui-même, le rétrécissement aortique comprend deux variétés : le rétrécissement aortique proprement dit et le rétrécissement sous-aortique.

a. *Rétrécissement aortique proprement dit.* — Le rétrécissement aortique proprement dit est constitué par la rétraction de l'anneau fibreux qui supporte les valvules sigmoïdes et par les lésions des valves elles-mêmes ; elles sont indurées, boursouflées, partiellement adhérentes entre elles, incrustées de sels calcaires ; les nodules d'Arantius sont hypertrophiés.

Des végétations pédiculées ou des anévrismes valvulaires peuvent d'autres fois contribuer à rétrécir l'orifice. Le plus souvent les lésions des valvules et de l'anneau qui les supporte coexistent ; il est rare d'observer la lésion isolée de ce dernier.

b. *Rétrécissement sous-aortique.* — Dans le rétrécissement sous-aortique, décrit par VULPIAN en 1868, l'appareil valvulaire est sain ; les lésions portent sur la partie du ventricule qui précède immédiatement l'aorte, c'est-à-dire au niveau de la base de la grande valve de la mitrale et sur la partie supérieure de la cloison interventriculaire qui lui fait face. Ce rétrécissement est dû à la propagation d'une endocardite mitrale chronique.

Consécutivement au rétrécissement, on constate un rétrécissement de l'aorte et une hypertrophie du cœur gauche dont voici la cause :

3° Physiologie pathologique. — Le rétrécissement aortique met obstacle à la déplétion du ventricule gauche, qui ne peut se vider que lentement dans l'aorte ; l'ondée sanguine ne passe pour ainsi dire qu'à la filière : l'aorte se rétrécira donc *par adaptation*, à moins cependant que la résistance de ses parois n'ait été affaiblie par l'athérome et que le vaisseau ne subisse de ce chef une dilatation progressive.

Par suite de l'obstacle apporté à sa déplétion, le ventricule gauche s'hypertrophie de même que l'oreillette gauche ; plus tard, lorsque sa résistance est vaincue, il se dilate. L'autopsie montre un cœur gauche énorme et globuleux, dont les cavités droites ne semblent qu'un appendice. A la longue la dilatation

du cœur gauche fait des progrès ; elle retentit sur la circulation
pulmonaire et le cœur droit, aboutissant à l'asystolie ordinaire.

4° Signes physiques. — Ils nous sont fournis par l'examen
du cœur et des artères.

A. Cœur. — a. *Inspection*. — Il y a rarement de la
voussure.

b. *Palpation*. — La pointe est abaissée : elle bat dans le sixième

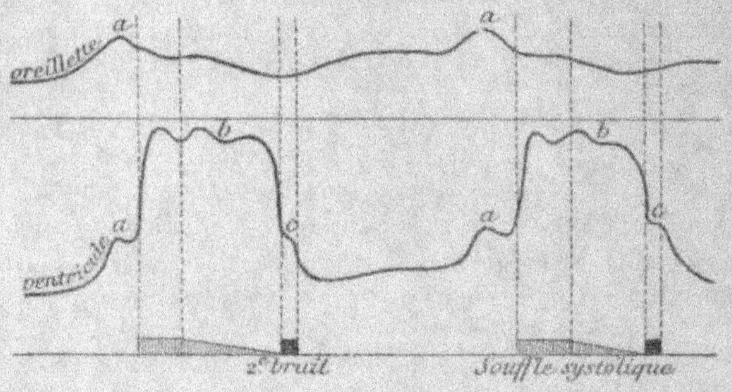

Fig. 35.
Souffle systolique du rétrécissement aortique.

espace, et sur la ligne mamelonnaire, c'est-à-dire sans déviation
en dehors, ce qui s'explique par la non-dilatation du cœur droit.
Le choc est intense, traduisant l'hypertrophie du cœur, et cette
brusquerie se révèle au cardiographe par une ligne d'ascension
presque verticale. Au foyer aortique, dans le deuxième espace
intercostal droit, on a un frémissement systolique, dû à la vibration des parois indurées de l'orifice rétréci au passage de l'ondée
sanguine.

c. *Auscultation*. — Dans le deuxième espace intercostal droit,
le long du sternum, souffle systolique intense et rude. Le
deuxième bruit du cœur est sourd, à cause des altérations val-

vulaires et de la faible pression aortique résultant de sa réplétion incomplète.

B. ARTÈRES. — Le *pouls* est petit, régulier ; l'impulsion artérielle est faible, mais *prolongée*. Le pouls est souvent ralenti.

Au *sphygmographe* la ligne d'ascension est oblique, le sommet de la pulsation arrondi, la descente également oblique, laissant

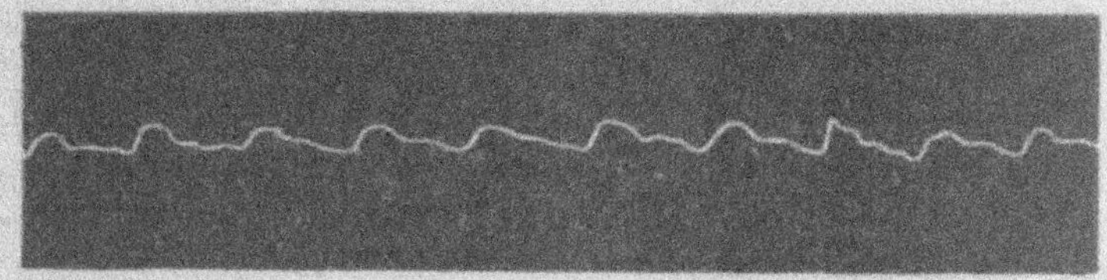

Fig. 36.
Tracé sphygmographique du rétrécissement aortique.

deviner, comme la simple palpation digitale du pouls, l'effort soutenu du ventricule gauche, la lenteur de sa systole.

5° Symptômes fonctionnels. — Ils sont au début très peu inquiétants ; le malade a seulement de la *dyspnée d'effort*, des palpitations, un peu d'angoisse, des battements cardiaques intenses.

Les téguments sont pâles ; il y a une anémie générale, des lipothymies, des accès syncopaux par anémie cérébrale.

6° Marche et pronostic. — A la longue le ventricule se laisse distendre, la dyspnée devient continue, le malade présente tous les signes de l'asystolie.

7° Traitement. — Afin de retarder l'apparition de l'asystolie, le malade évitera les émotions violentes et le surmenage physique. Le régime lacté, les iodures, les bromures, atténueront les accès d'éréthisme cardiaque.

Le lecteur voudra bien se reporter, ainsi que pour le traitement des affections valvulaires qui suivent, à l'article X, spécialement consacré à leur thérapeutique.

ARTICLE V

INSUFFISANCE AORTIQUE

Cette affection a été isolée par Corrigan en 1832, d'où le nom de *maladie de Corrigan*, sous lequel elle est souvent désignée

1° Étiologie. — L'étiologie de l'insuffisance aortique se distingue par plus d'un point de celle des autres lésions valvulaires. Comme les autres cardiopathies valvulaires, elle est le plus souvent la suite d'une endocardite *rhumatismale*, qui a pu aussi frapper la mitrale; son origine remonte alors à une attaque de rhumatisme articulaire aigu ; mais souvent aussi elle coexiste avec des *lésions artérielles* (athérome, anévrisme de l'aorte, etc.). Ses causes sont alors celles de l'artério-sclérose.

On a signalé chez les *tabétiques* l'insuffisance aortique ; elle est due quelquefois à un état fenêtré des valvules sigmoïdes et considérée alors comme une sorte de trouble trophique (Grasset, Teissier); mais dans la plupart des cas elle est le résultat d'une aortite syphilitique.

Les *traumatismes* de la région sternale ou précordiale ont pu, dans quelques cas rares, déterminer une brusque rupture ou déchirure d'une des sigmoïdes ; des lésions antérieures de ces valvules par endocardite ou athérome constituaient, mais non toujours, une cause prédisposante.

2° Anatomie pathologique. — La principale cause d'insuffisance, c'est l'induration et le *raccourcissement des valvules sigmoïdes* par endocardite chronique ou par athérome. Par suite de leur rétraction, elles deviennent incapables de se juxtaposer pour obturer exactement l'orifice aortique. Pour rendre apparente l'insuffisance, il suffit de laisser couler un filet d'eau dans l'aorte, sectionnée à deux centimètres au-dessus des valvules ; on constate alors que le bout cardiaque de l'aorte, au lieu de se remplir peu à peu et de laisser déborder le liquide, le laisse écouler dans le ventricule à travers les sigmoïdes.

Les *autres altérations* sont moins importantes et surtout plus rares : végétations d'endocardite gênant l'affrontement des valves, anévrismes valvulaires, ulcérations, état fenêtré de la valvule résultant de son atrophie et surtout marqué près de son bord libre, dilatation de l'anneau aortique consécutive à la dilatation de l'aorte avec ou sans altérations valvulaires, déchirure d'une valve par traumatisme thoracique, etc.

L'aorte est fréquemment dilatée, ou présente des plaques d'athérome ; elle est frappée en somme par un processus identique à celui qui intéresse l'orifice aortique ; on a fait jouer un grand rôle, comme cause adjuvante, à la brusquerie de la systole produisant une sorte de traumatisme continu du vaisseau.

Le *ventricule gauche* s'hypertrophie et s'allonge ; cet allongement se fait presque sans participation du cœur droit, très rapidement intéressé au contraire par contre-coup dans les lésions mitrales. La dilatation du cœur droit est très tardive.

3° Physiologie pathologique. — A l'état normal le rôle de l'aorte est de transformer le mouvement intermittent du cœur en une force continue ; elle doit ce rôle à son élasticité. Pendant la systole cardiaque, elle se laisse dilater et emmagasine une partie de l'effort du ventricule ; pendant la diastole, elle revient sur elle-même, comprime le sang qu'elle contient, et continue, en l'absence de toute contraction cardiaque, à le chasser dans les artères. Mais pour que le sang ainsi comprimé puisse cheminer vers la périphérie, il faut que les valvules aortiques, pendant la diastole, soient parfaitement closes ; sans cela, la rétraction diastolique de l'aorte n'aboutit qu'à faire refluer dans le ventricule relâché une partie du sang qu'elle contient ; et la pression, au lieu d'être constante, s'abaisse dans ce vaisseau à chaque diastole, pour ne remonter qu'à la systole suivante. On observe alors de grands écarts entre les maxima et les minima de la pression aortique. Les minima descendent beaucoup au-dessous de la normale à cause du reflux dans le ventricule. Les maxima s'élèvent au-dessus de la normale, par suite de l'hypertrophie ventriculaire. C'est précisément ce qui se produit dans l'insuffisance aortique.

Voici les conséquences de ces brusques alternatives :

Le ventricule gauche se laisse progressivement distendre et d'autant mieux que le reflux le surprend toujours à sa période de relâchement. Il ne peut lutter contre cette distension que par l'hypertrophie : la pointe du cœur s'abaisse.

L'oreillette subit par contre-coup la même dilatation.

La pression artérielle n'étant plus soutenue, mais tout à fait intermittente, le sang chemine avec difficulté dans les réseaux capillaires ; il y a anémie artérielle, pâleur des téguments et surtout anémie cérébrale.

Enfin la circulation du myocarde est, elle-même, défectueuse à cause de la moindre pression dans les artères coronaires. En effet, Chauveau et Rebatel ont démontré que le sang des coronaires ne passe dans les capillaires correspondants que pendant la deuxième partie de la systole, au moment où le muscle cardiaque, en se décontractant, ne comprime plus ces capillaires : pour que son irrigation soit suffisante, il est donc nécessaire que la pression soit soutenue. Tous ces effets sont d'autant plus évidents que le système artériel et les coronaires peuvent présenter des lésions athéromateuses.

4° Symptômes fonctionnels. — Après une attaque de rhumatisme articulaire aigu, le début est le plus souvent insidieux et lent. — Il est brusque dans les déchirures valvulaires par effort ou traumatisme et s'annonce alors par une violente douleur.

La maladie une fois constituée, les signes fonctionnels qui attirent l'attention sont assez différents de ceux qui révèlent les autres cardiopathies.

Les vertiges, les bourdonnements d'oreille, la céphalalgie, les défaillances, les tendances à la syncope sont l'effet de la faible tension sanguine dans les organes et de l'*anémie cérébrale* qui en résulte. Les téguments ont une *pâleur* parfois très accentuée ;

le faciès est tout à fait en opposition avec celui des malades atteints d'affections mitrales.

La dyspnée au moindre effort, les palpitations, l'angoisse, les battements douloureux de la région précordiale sont en partie imputables à l'hypertrophie du cœur. Enfin, les crises d'angine

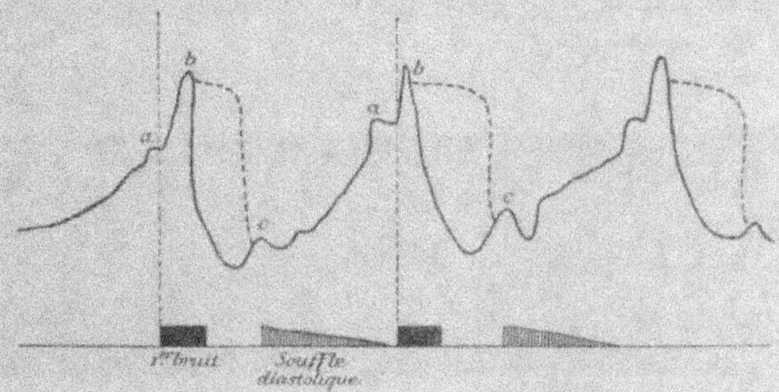

Fig. 37.

Souffle diastolique et forme de la pulsation cardiaque dans l'insuffisance aortique (en partie d'après CHAUVEAU). La courbe pointillée indique la forme de la pulsation cardiaque normale, la courbe en trait plein indique la forme de la pulsation cardiaque prise au cardiographe dans l'insuffisance aortique.

a, systole de l'oreillette. — b, systole du ventricule. — c, clôture des valvules sigmoïdes au début de la diastole.

de poitrine (voy. p. 380) ou la douleur rétrosternale relèvent davantage des lésions concomitantes de l'aorte et des coronaires que de l'insuffisance valvulaire.

5° Signes physiques. — Ils nous sont fournis par l'examen du cœur et des artères.

A. CŒUR. — a. *Inspection*. — La voussure de la région précordiale est inconstante.

b. *Palpation*. — La pointe est abaissée sans déviation ; elle bat dans le sixième espace, quelquefois dans le septième, sur la ligne mamelonnaire ou peu en dehors d'elle. Le choc est intense et large, traduisant l'hypertrophie du cœur ; il donne une sensation d'impulsion énergique. BARD appelle *choc en dôme* et considère comme pathognomonique la sensation d'expansion due à la dilatation localisée de la pointe : elle est moins nette dans l'insuffisance aortique d'origine artérielle que dans celle d'origine endocardique ; la présence d'une lame pulmonaire précordiale, d'une symphyse cardiaque ou d'une pleurésie gauche peut la faire disparaître.

Le tracé de la contraction cardiaque, pris au cardiographe,

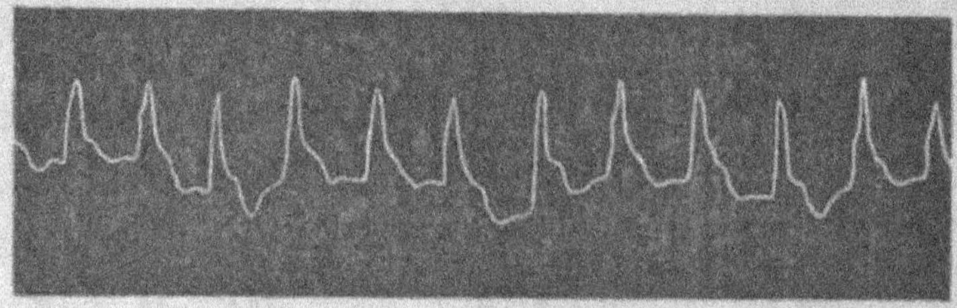

Fig. 38.
Insuffisance aortique (Tracé cardiographique).

montre que la systole ventriculaire n'est pas *soutenue* ; ce tracé figure une pointe au lieu d'un plateau avec oscillations (fig. 37 et 38).

c. *Auscultation*. — On perçoit au foyer aortique, c'est-à-dire dans le deuxième espace intercostal droit, un *souffle diastolique* ; ce souffle commence dans le petit silence, remplace le deuxième bruit, et se termine au début du grand silence en s'atténuant progressivement à mesure que la pression ventriculaire devient égale à la pression aortique. C'est un souffle doux, moelleux, aspiratif, donc bien différent par son timbre du souffle systolique du rétrécissement.

On note quelquefois, en même temps, un souffle systolique, traduisant à l'oreille la présence d'un rétrécissement concomitant, ou d'un rétrécissement relatif par dilatation de l'aorte, ou simplement le passage du sang sur les rugosités de l'orifice.

B. ARTÈRES. — Les signes d'insuffisance aortique fournis par l'examen de la circulation artérielle ont une très grande impor-

tance ; ce sont eux qu'on désigne encore sous le nom de *signes
périphériques* par opposition aux signes cardiaques ou centraux.

1° Le *pouls* est *bondissant*, traduisant l'hypertrophie du cœur
et les brusques oscillations de la pression aortique ; il est *dépressible*, puisque cette pression ne se maintient pas ; enfin il est
régulier : c'est le *pouls de Corrigan*. Au *sphygmographe* la pul-

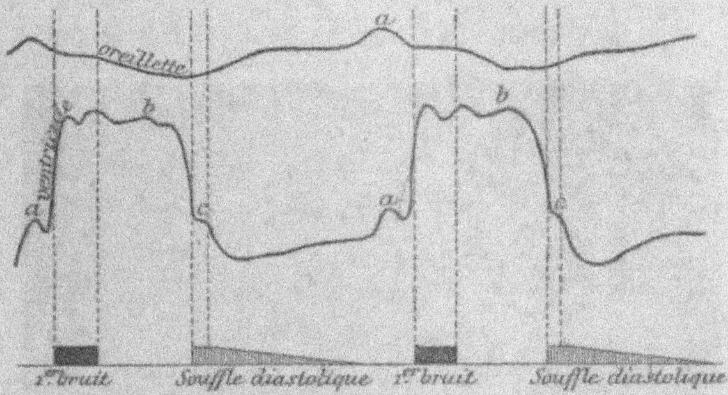

Fig. 39.
Représentation chronologique du souffle diastolique
de l'insuffisance aortique.

sation se compose d'une ligne brusquement ascendante, terminée par un crochet auquel fait suite une brusque dépression ;
ce qui signifie que l'impulsion est énergique, mais non soutenue.
En général les pulsations ont une grande amplitude ; elles peuvent être vraiment géantes (1ʳᵉ ligne de la fig. 40).

2° Les *battements artériels* sont visibles, surtout sur les carotides ; à chaque systole les artères, athéromateuses ou non, se
déplacent sous la peau par une sorte de mouvement de reptation.
On donne à ce phénomène, qui n'est pas d'ailleurs pathognomonique de l'insuffisance aortique, mais s'observe aussi dans les
maladies accompagnées d'éréthisme cardiovasculaire, comme
la maladie de Basedow, le nom de *danse des artères*.

3° La *palpation* des gros troncs artériels, tels que la fémorale
ou l'axillaire, fait percevoir un *frémissement vibratoire* (SOULIER).

4° A l'*auscultation* des artères on perçoit le *double souffle crural de* DUROZIEZ. Pour l'obtenir il faut placer le pavillon du stéthoscope sur le trajet de l'artère fémorale, au pli de l'aine, et exercer une compression progressive. Chez un sujet normal on entend dans ces conditions un souffle *systolique* ; dans le cas d'insuffisance aortique ce souffle est suivi d'un second, plus bref, *diastolique*.

Le premier souffle est évidemment dû au passage de l'ondée

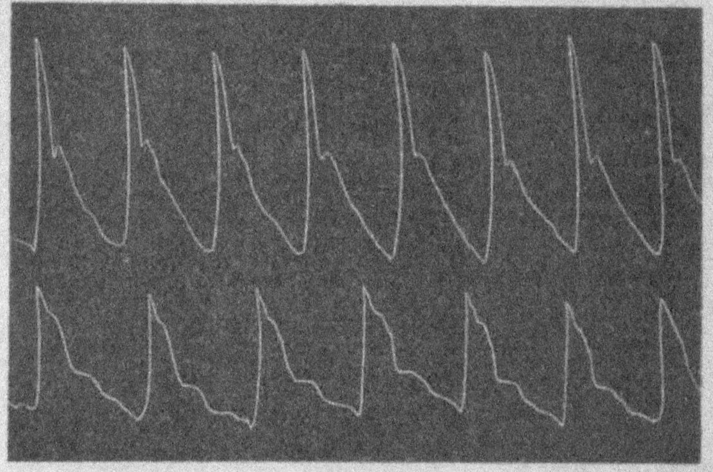

Fig. 40.

Insuffisance aortique. — Deux tracés sphygmographiques. Remarquer l'amplitude des pulsations, l'ascension brusque et la pointe (dite crochet) qui la termine, bien visible sur le 2ᵉ tracé.

sanguine chassée par le cœur gauche et comprimée par le stéthoscope qui forme un rétrécissement relatif. Le deuxième a été considéré comme produit par une ondée sanguine rétrograde, retournant des artères vers le cœur pendant la diastole ; mais les tracés de TOUSSAINT et COLRAT, obtenus en prenant la vitesse du sang au moyen de l'hémodromographe dans des cas d'insuffisance aortique expérimentale, montrent qu'il s'agit de deux ondées sanguines lancées dans la même direction, allant du centre à la périphérie. Ce ne serait qu'une exagération du dicrotisme normal, par suite de la faible tension artérielle ; ce phénomène s'observe d'ailleurs quelquefois dans la chlorose et la dothiénentérie.

5° En auscultant l'artère *sans exercer de pression* avec le stéthoscope, on entend au lieu du double souffle un double claquement artériel : c'est le *doppel-ton* de Traube. A l'auscultation de l'arcade palmaire on entend à chaque systole un bruit sec (*pulsus sonans* de ZIEMSSEN).

6° Le *pouls capillaire* ne fait que traduire les brusques alternatives de la pression sanguine et l'énergie de la contraction

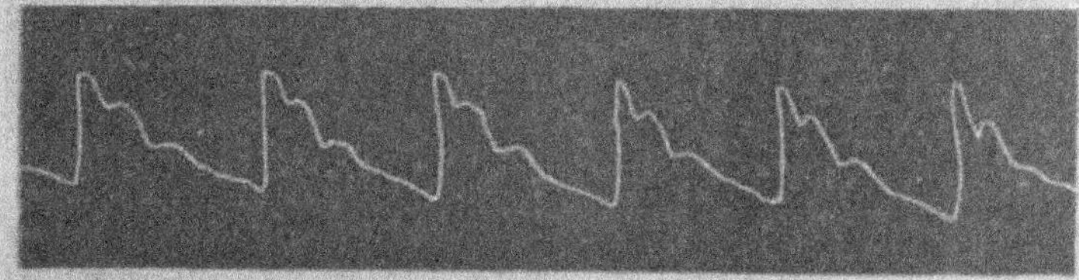

Fig. 41.
Insuffisance et rétrécissement aortiques (Tracé sphygmographique).

ventriculaire. Pour le mettre en évidence, il suffit de passer rapidement le doigt sur la peau du front : on constate alors que la rougeur qui en résulte ne présente pas toujours la même teinte, mais qu'au contraire elle se fonce à chaque systole cardiaque et pâlit à chaque diastole. Même phénomène s'observe sur les ongles ; on les voit devenir alternativement plus roses et plus pâles : on facilite l'apparition du phénomène en appuyant légèrement sur l'extrémité libre de l'ongle pour comprimer les capillaires sous-jacents (*pouls unguéal*).

D'après FR. FRANCK, ces phénomènes n'ont pas une origine purement mécanique ; la pâleur diastolique serait due à un spasme vasculaire rythmé, consécutif à l'excitation du vaisseau par la brusque arrivée de l'ondée sanguine.

7° La *pression artérielle* est très modifiée dans l'insuffisance aortique. Les maxima sont augmentés, ainsi qu'on peut en juger au sphygmomanomètre qui indique 20 cent. de mercure au lieu de 16 ou 17, chiffre de la pression normale ; mais elle est en somme diminuée dans son élément constant, ainsi qu'en témoignent la pâleur des téguments, les vertiges et tous les autres signes d'anémie cérébrale.

6° Insuffisance aortique avec rétrécissement. — Lorsque ces deux lésions coexistent, les symptômes fonctionnels sont à

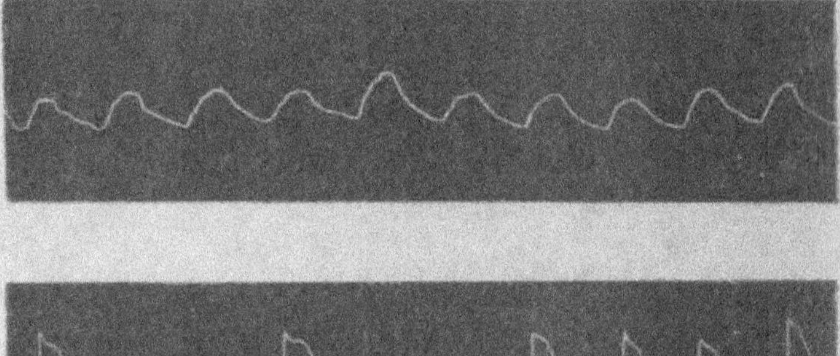

Fig. 42

Insuffisance et rétrécissement aortiques (deux tracés sphygmographiques).

peu près les mêmes, mais les signes physiques varient suivant que c'est le rétrécissement ou l'insuffisance qui prédomine ; il en est de même pour le pouls ainsi qu'on peut le voir par les tracés ci-joints, très différents d'aspect. L'auscultation à la base fait entendre un double souffle, systolique et diastolique.

7° Insuffisance aortique avec rétrécissement mitral. — Ces deux lésions coexistent plus fréquemment qu'on ne le croit à cause du voisinage de la grande valve de la mitrale et des sigmoïdes aortiques (*région mitro-aortique*) ; mais le diagnostic de leur association est rendu difficile, parce que la sténose mitrale,

ne permettant pas au ventricule de se remplir complètement,
la plupart des symptômes de l'insuffisance aortique font défaut ;
ainsi l'hypertrophie du cœur, le pouls bondissant, le double
souffle crural de Duroziez, la danse des artères, le pouls capillaire sont absents ou très atténués, l'ondée sanguine étant réduite.
Par contre, le souffle diastolique de la base persiste.

8° Insuffisance aortique d'origine artérielle. — L'insuffi-

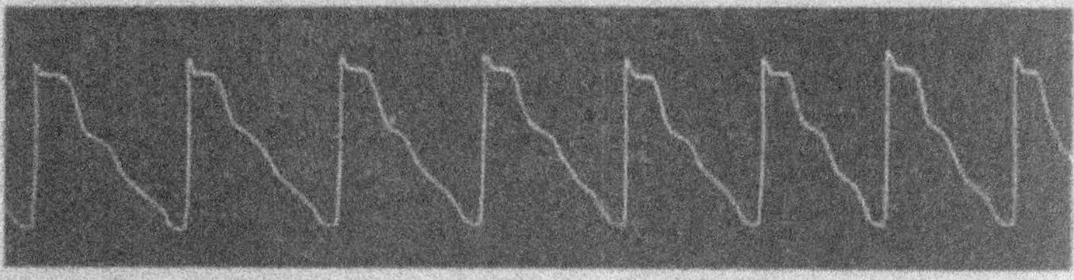

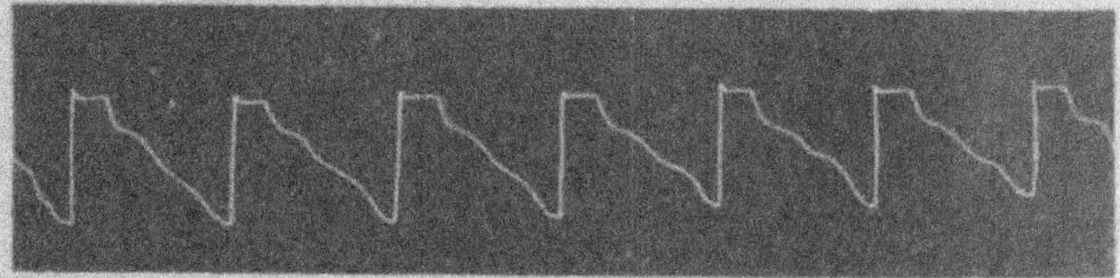

Fig. 43.
Insuffisance aortique avec dilatation de l'aorte (tracé sphygmographique).

sance aortique que nous venons de décrire dans les pages précédentes est la forme commune, d'origine rhumatismale ou cardiaque ; dans d'autres cas, l'insuffisance aortique succède à des
lésions artérielles et s'accompagne d'une dilatation de l'aorte
(*maladie d'Hogdson*). Le doigt introduit derrière la fourchette
sternale sent les battements de l'aorte et la matité transversale
de ce vaisseau est élargie. Le tracé sphygmographique montre
combinés le plateau de l'athérome et le crochet de l'insuffisance
aortique. Les signes physiques sont, en somme, peu différents
de ceux déjà décrits, mais les altérations généralisées du système
artériel dans tous les organes se traduisent par des accidents

un peu spéciaux : dyspnée toxique, œdème pulmonaire aigu, rythme respiratoire de Cheyne-Stokes, ralentissement du pouls, angine de poitrine, etc. Ce n'est que dans ses phases ultimes que cette affection est justiciable du traitement des lésions valvulaires : l'iodure de potassium, le régime lacté, les vaso-dilatateurs tels que la trinitrine ou le nitrite d'amyle constituent son traitement, dirigé contre les altérations artérielles et l'ischémie des organes (HUCHARD).

9° Évolution et pronostic. — Une insuffisance aortique de degré moyen est compatible avec une longue survie : en effet, cette affection ne s'accompagne pas, comme les lésions mitrales, d'un précoce retentissement sur la circulation pulmonaire et le cœur droit. L'asystolie est tardive. Il n'en est plus de même dans les larges insuffisances ; elles triomphent beaucoup plus vite de la résistance du muscle cardiaque.

Mais, faible ou prononcée, l'insuffisance aortique a son pronostic assombri par la possibilité de la *mort subite par syncope* (ARAN). Elle a été attribuée soit à une brusque anémie bulbaire, soit à la myocardite (MAURIAC), soit à une irrigation défectueuse des parois du cœur par suite de l'athérome des artères coronaires : fréquemment, en effet, l'insuffisance aortique se complique de crises d'angine de poitrine dont la terminaison peut être fatale et qu'on attribue généralement à l'obstruction des coronaires.

10° Diagnostic. — L'*hypertrophie du cœur, le souffle diastolique de la base, le pouls de Corrigan, le pouls capillaire, les battements des artères, le double souffle crural de Duroziez*, sont les signes les plus importants de l'insuffisance aortique.

On ne la confondra pas :

a. Avec un *anévrysme* de la crosse de l'aorte qui pourrait s'accompagner des mêmes symptômes subjectifs (angoisse, douleur rétrosternale, palpitations douloureuses, etc.), mais présenterait en outre des symptômes de compression des organes du médiastin (voy. II, p. 418), ou les signes physiques propres à l'anévrysme thoracique (matité, souffle systolique, frémissement cataire, et plus tard expansion rythmée de la poche). — Il ne faut pas oublier que l'anévrysme et l'insuffisance coexistent parfois.

b. Avec un *souffle extracardiaque* qui se modifie par les changements de position, et ne s'accompagne ni de troubles fonctionnels, ni de signes périphériques, ni d'hypertrophie du cœur.

c. Avec un *rétrécissement mitral* lorsque le maximum du souffle diastolique siège à gauche du sternum vers le 4ᵉ espace intercostal. Le frémissement présystolique de la pointe établira le diagnostic. Rétrécissement mitral et insuffisance aortique coexistent d'ailleurs assez fréquemment sur le même malade ; dans ces cas la lésion aortique est souvent méconnue car ses signes périphériques font défaut.

11° Traitement. — A la période de compensation pas de digitale, qui a l'inconvénient de prolonger la période diastolique ; elle reprend ses droits à la période d'asystolie (voy. article X). Traiter l'artériosclérose quand elle est en cause.

ARTICLE VI

LÉSIONS DE L'ORIFICE MITRAL

Les lésions de l'orifice mitral se prêtent assez à une description d'ensemble à cause de la grande analogie de leurs symptômes fonctionnels.

§ 1. — ÉTIOLOGIE DES LÉSIONS MITRALES

L'*insuffisance mitrale* reconnaît pour cause la plus fréquente une *endocardite*, et cette endocardite est presque toujours d'origine rhumatismale, c'est-à-dire qu'elle naît au cours d'un rhumatisme articulaire aigu (*loi de* BOUILLAUD). Beaucoup plus rarement l'insuffisance mitrale est d'origine fonctionnelle, c'est-à-dire consécutive à la dilatation et à la fatigue du cœur gauche.

Le *rétrécissement mitral qui accompagne l'insuffisance* reconnaît la même étiologie : une endocardite.

Le *rétrécissement mitral* pur, c'est-à-dire sans insuffisance con-

comitante, qu'on observe chez les jeunes sujets indemnes de toute
atteinte rhumatismale, a une étiologie plus discutée; les auteurs
anglais le considèrent comme le résultat d'une endocardite due
aux fièvres éruptives de l'enfance. P. Teissier[1] le considère
comme lié à la tuberculose qu'on trouve fréquemment dans les
antécédents de ces malades.

§ 2. — Anatomie pathologique

Rétrécissement et insuffisance peuvent être combinés ou exister isolément.

1° Rétrécissement mitral — Nous distinguerons les lésions
de l'orifice et les lésions secondaires qui en sont la conséquence.

a. *Lésions de l'orifice.* — La lésion porte sur les *valves* qui sont
rendues rigides par la sclérose et adhèrent entre elles sur une
partie de leur bord libre ; elles ne permettent qu'un écartement
insuffisant. Par leur soudure elles forment quelquefois un entonnoir induré dont le sommet plonge dans le ventricule. Les cordages tendineux sont amincis.

Plus rarement le rétrécissement est produit par une végétation valvulaire qui obstrue partiellement l'orifice. Exceptionnellement il résulte de la rétraction de l'anneau fibreux sur lequel
s'insèrent les valves ; cette lésion n'est que secondaire ou accessoire.

La sténose de l'orifice entraîne : *a*, une diminution de la tension sanguine au-dessous de l'obstacle; *b*, une augmentation
de cette tension avec gêne circulatoire au-dessus de l'obstacle.

b. *Lésions secondaires (modifications des cavités du cœur).* —
Le *cœur* dans son ensemble affecte une forme globuleuse et non
cylindroïde comme dans l'insuffisance aortique.

1° Le *ventricule gauche* est atrophié et rétracté, l'aorte sténosée, car il y a souvent un certain degré de rétrécissement aortique ou sous-aortique (voy. p. 303) à cause de la contiguïté de
cet orifice et de la grande valve de la mitrale, tous deux susceptibles d'être frappés par l'endocardite.

2° L'*oreillette gauche* est hypertrophiée et dilatée : le cœur

---

[1] P. Teissier, Thèse de Paris, 1893.

droit également. L'oreillette gauche et surtout l'auricule contiennent des caillots plus ou moins anciens.

Dans certains cas les caillots de l'oreillette sont très volumineux, et c'est à travers eux que doit passer le sang qui est versé dans le cœur gauche par les veines pulmonaires. Les caillots anciens finissent par présenter à leur centre un ramollissement et laissent échapper des détritus jaunâtres, dus à la désintégration de la fibrine, qu'on prenait autrefois pour une transformation purulente. Ce sont les débris de ces caillots qui, emportés au loin par le torrent circulatoire, vont échouer dans les diverses artères de la circulation générale en constituant des embolies; ils s'y arrêtent, grossissent par l'apport incessant de nouvelles couches de fibrine au point d'oblitérer complètement des branches artérielles importantes, telles que la sylvienne, la poplitée, la tibiale, etc. Cette oblitération produit le ramollissement cérébral, la gangrène d'un membre, le sphacèle de la peau, etc.

3° La *circulation pulmonaire* est engorgée, le poumon est congestionné; il offre l'induration brune caractéristique du poumon cardiaque. Les infarctus d'apoplexie pulmonaire n'y sont pas rares.

La congestion rénale, le foie muscade, l'infiltration du tissu cellulaire sous-cutané sont les résultats de la stase dans le domaine de la grande circulation.

2° Insuffisance mitrale. — Ici encore nous distinguerons les lésions de l'orifice et les lésions secondaires :

a. *Lésions de l'orifice.* — A *l'épreuve de l'eau* on constate que la valvule est insuffisante. Voici comment on procède : après avoir ouvert les oreillettes pour avoir directement sous les yeux la face supérieure des valvules auriculo-ventriculaires, on fait pénétrer de l'eau sous pression dans le ventricule gauche, soit en le ponctionnant avec un gros trocart, soit plus simplement en insinuant le bec d'un robinet entre les valvules aortiques; dans ces conditions les deux valves de la mitrale, au lieu de s'adosser comme normalement et de produire une occlusion parfaite, laissent entre elles un espace libre par lequel s'échappe le liquide.

L'examen direct des valves montre à leur surface des végétations d'endocardite ; de plus, elles sont sclérosées, comme ratatinées.

b. *Lésions secondaires.* — Comme dans le rétrécissement mitral, il y a une dilatation de l'oreillette, mais bien moins prononcée ; les caillots sont aussi moins nombreux. Le ventricule gauche est notablement hypertrophié ; le cœur droit dilaté.

Souvent l'insuffisance mitrale s'accompagne d'un certain degré de rétrécissement de l'orifice.

§ 3. — PHYSIOLOGIE PATHOLOGIQUE

La conséquence mécanique de ces lésions orificielles est la

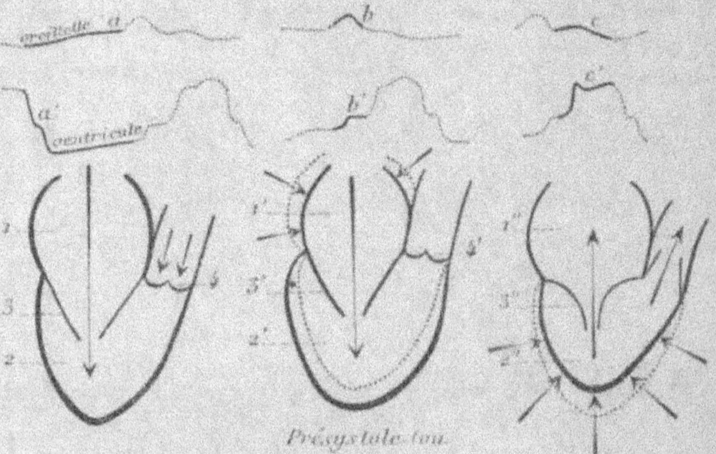

Fig. 44.

Schéma de la révolution cardiaque dans le rétrécissement mitral avec insuffisance.

1, oreillette gauche. — 2, ventricule gauche. — 3, valves de la mitrale. a, a', tracé de l'oreillette et du ventricule pendant la diastole du cœur. — b, contraction de l'oreillette. — b', soulèvement déterminé sur le tracé du ventricule par la contraction de l'oreillette. — c, soulèvement déterminé sur le tracé de l'oreillette par la contraction du ventricule. — c', contraction du ventricule.

suivante : dans le rétrécissement mitral, le sang chassé par l'oreillette éprouve une grande difficulté à passer dans le ventricule ; dans l'insuffisance mitrale, le sang chassé par la contraction du ventricule reflue en partie dans l'oreillette gauche. Le résultat est une stase intense dans le système des veines pulmonaires aboutissant à l'oreillette gauche, et cette gêne circulatoire se fait sentir jusque dans le poumon, qui se congestionne passivement. — Telle est la cause des troubles pulmonaires qui constituent les principaux symptômes des lésions mitrales.

Le reflux du sang du ventricule dans l'oreillette (insuffisance mitrale) se traduit par un souffle systolique ; le passage du sang de l'oreillette dans le ventricule à travers l'orifice mitral rétréci (sténose mitrale) se traduit par un roulement diastolique, un souffle présystolique et un frémissement appréciable à la palpation. De plus la sténose mitrale, par suite de la réplétion ventriculaire défectueuse qu'elle produit, entraîne un asynchronisme dans la chute des valvules sigmoïdes, aortiques ou pulmonaires, ce qui produit un dédoublement du deuxième bruit. Telle est l'explication des signes physiques.

A la longue, les lésions mitrales finissent par retentir sur le cœur droit à travers la circulation pulmonaire. Alors se montrent les œdèmes et tous les symptômes de l'asystolie.

§ 4. — Symptômes fonctionnels

Les lésions mitrales peuvent rester longtemps *latentes*, surtout lorsqu'elles sont peu prononcées et que l'énergie du muscle cardiaque *compense* la gêne apportée par la sténose ou l'insuffisance à la circulation. Au bout de quelques mois, ou même de plusieurs années, elles se traduisent par des *palpitations*, par un peu d'*essoufflement* ; les malades ont l'haleine courte ; puis survient un ensemble de troubles fonctionnels du côté de la circulation pulmonaire et de la grande circulation.

1° Du côté de la circulation pulmonaire. — La *dyspnée* n'est pas continue, du moins au début ; elle ne se manifeste qu'à l'occasion des efforts et des mouvements, par exemple lorsque le malade monte des escaliers : c'est la *dyspnée d'effort*. Plus tard cet essoufflement augmente, empêche tout travail. Parfois la dyspnée revêt la forme de crises, d'accès d'étouffement, survenant sans cause apparente et surtout la nuit, d'où le nom d'*asthme cardiaque*, bien que la physionomie clinique de ces crises ne rappelle que de fort loin celle de l'asthme vrai. Enfin la dyspnée devient continue : elle est telle que le malade ne peut se coucher ; il reste constamment assis, le dos appuyé sur une pile de coussins.

Cette dyspnée est due pour une grande part à la gêne de la circulation pulmonaire et à la stase qui en résulte. Les capillaires qui tapissent les parois des alvéoles se dilatent et diminuent d'autant la capacité de celui-ci (TRAUBE) ; ils laissent même transsuder dans la cavité alvéolaire un liquide séreux ; ainsi est constitué l'œdème pulmonaire qui se traduit physiquement par la submatité des bases et l'apparition des râles fins à ce niveau. D'après von BASCH l'alvéole se dilate par suite du redressement des sinuosités des capillaires gorgés de sang : le poumon augmente donc de volume, et devient rigide. Sa turgescence s'oppose à ses mouvements de retrait et l'expansion : tel serait le mécanisme de la dyspnée par congestion pulmonaire passive.

La dyspnée peut encore reconnaître d'autres causes : bronchite généralisée, insuffisance rénale, dilatation du cœur, hydrothorax, épanchement pleural ; la pleurésie des cardiaques se développe insidieusement sans douleur et sans fièvre ; abondante et persistante elle comprime le cœur malade, aggrave et entretient l'asystolie.

L'*hémoptysie* constitue un accident fréquent qui a presque la valeur d'un symptôme. C'est une hémoptysie peu abondante, qui se répète pendant des semaines et se reproduit souvent. Le sang rendu est d'abord rutilant, puis de plus en plus foncé et noirâtre. Lorsque le malade succombe peu de temps après ces hémoptysies, on trouve dans le poumon des foyers d'épanchement sanguin, noirs, comparables à des truffes ; on leur donne le nom d'*infarctus pulmonaires* (voy. livre IV). Ils sont consécutifs à la rupture d'une artériole, mais la plupart des auteurs admettent que cette rupture est elle-même consécutive à l'obli-

tération du vaisseau par une embolie partie du cœur droit (GER-
HARDT).

2° Du côté de la grande circulation. — Un *œdème fugace*
des malléoles et de chaque côté du tendon d'Achille est pendant
longtemps le seul symptôme des affections mitrales ; il se montre
le soir, après une journée de marche ou de travail, pour disparaître le matin après le repos de la nuit. A la longue cet œdème
s'installe définitivement ; il remonte le long du tibia ; il envahit
les cuisses, le prépuce, le scrotum, la paroi abdominale antérieure ; il fait alors partie des symptômes de l'asystolie.

Les *congestions viscérales* : congestion du foie augmenté de volume et douloureux à la pression (*foie cardiaque*), congestion du
rein se traduisant par des urines foncées et albumineuses, congestion gastro-intestinale avec anorexie, dyspepsie, diarrhée,
pesanteur dans la région de l'estomac, oppression après les
repas, etc., peuvent précéder de longtemps l'asystolie. Leur localisation précoce dans tel ou tel viscère reconnaît souvent pour
cause une affection antérieure de cet organe constituant une méio-
pragie fonctionnelle.

<h2>§ 5. — Signes physiques de l'insuffisance mitrale</h2>

1° Examen du cœur. — *a.* L'*inspection* de la région précordiale montre que la pointe du cœur est abaissée et déviée en
dehors.

b. La *palpation* confirme cette donnée ; de plus, elle fait sentir
quelquefois, mais de façon très inconstante, un frémissement
systolique perceptible surtout à la pointe et qu'on peut suivre
dans la direction de l'aisselle.

c. La *percussion* montre un élargissement de la matité cardiaque
dans le sens transversal ; l'anatomie pathologique nous a en effet
appris qu'il n'y avait pas allongement du ventricule gauche
comme dans l'insuffisance aortique, mais au contraire dilatation
globuleuse ; d'où cette forme spéciale de la matité et le déplacement de la pointe en bas et en dehors.

d. L'*auscultation* fait percevoir de l'arythmie cardiaque, sur laquelle nous aurons à revenir, et un souffle. Ce *souffle* est *systolique*, c'est-à-dire coïncide avec la systole ou contraction du ventricule et se prolonge pendant une partie du petit silence ; il remplace ordinairement le premier bruit du cœur qui n'est pas toujours complètement supprimé. L'intensité du souffle décroît

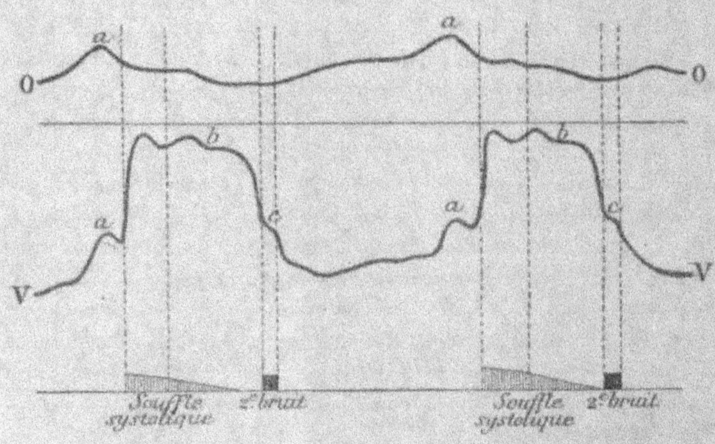

Fig. 45.

Représentation chronologique du souffle systolique
de l'insuffisance mitrale.

O, tracé de l'oreillette. — V, tracé du ventricule. — a, systole de l'oreillette. — b, systole du ventricule. — c, fermeture des valvules sigmoïdes au début de la diastole.

progressivement, à mesure que se rétablit l'équilibre entre la tension sanguine de l'oreillette et celle du ventricule.

Ce souffle est *en jet de vapeur*, ce qui le définit suffisamment, mais son timbre peut présenter cependant quelques modifications ; il devient piaulant et musical lorsque le reflux de l'ondée sanguine ventriculaire met en vibration un cordage tendineux ; il est grave et doux lorsque l'insuffisance est très prononcée ; il peut manquer enfin dans les cas de large insuffisance coïncidant avec une pression sanguine très basse. Cette absence de souffle s'observe assez souvent dans l'asystolie : on se trouve alors en présence d'une dilatation cardiaque avec tachycardie et arythmie mais sans souffle ; ce n'est qu'après quelques jours de repos, lorsque la tension sanguine s'est relevée, que le souffle reparaît.

Le souffle *siège à la pointe* ou du moins c'est là qu'est son maximum.

Si ce maximum se trouve en un point aussi éloigné de la valvule mitrale, cela tient : 1° à ce que les souffles se propagent bien en sens inverse de l'ondée sanguine (BERGEON) ; 2° à ce que la pointe du cœur est en contact immédiat avec la paroi costale à travers laquelle se fait la transmission des sons jusqu'à l'oreille.

Le souffle se *propage dans la direction de l'aisselle*, quelquefois même jusque dans l'aisselle (vraisemblablement à cause de la direction des côtes qui transmettent le son) ; fréquemment on l'entend dans le dos ; ce caractère sert à le distinguer du souffle systolique de l'insuffisance tricuspide qui peut avoir son maximum à la pointe et se propager vers l'aisselle, mais jamais dans le dos.

2° Examen des artères. — 1° Le pouls est *petit*, à cause du

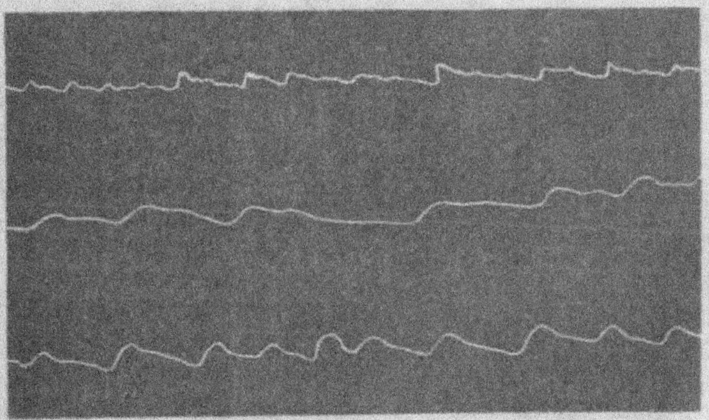

Fig. 46.
Pouls arythmique dans l'insuffisance mitrale.

reflux partiel du sang dans l'oreillette, qui diminue d'autant l'ondée sanguine lancée dans l'aorte par le ventricule ; 2° il est

inégal, parce que le reflux du sang dans l'oreillette n'est pas
également considérable à chaque systole ; 3° il est *irrégulier*. Ces
irrégularités sont de deux sortes. Le cœur lui-même a des
pulsations irrégulières : son arythmie tient à la dégénérescence
de la fibre cardiaque ou à une innervation défectueuse : telle
est l'*intermittence vraie*. De plus certaines systoles n'envoient

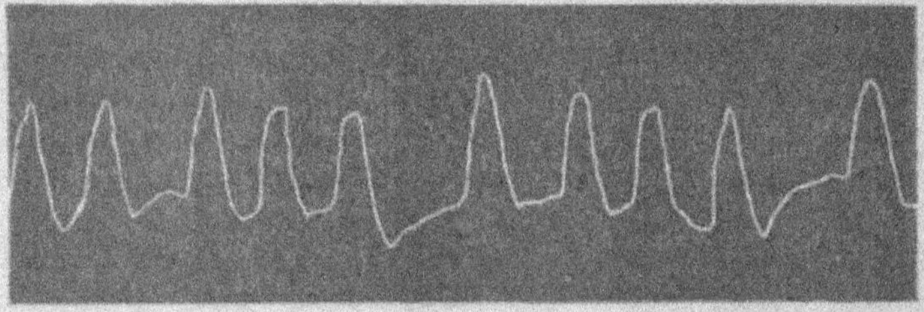

Fig. 47.
Insuffisance mitrale, cardiogramme.

presque pas de sang dans l'aorte, toute l'ondée passe dans l'oreillette, à travers la mitrale insuffisante. La contraction cardiaque
est alors perceptible et normale à la palpation et à l'auscultation, mais il n'y a pas de pulsation à la radiale. C'est une intermittence qui n'existe qu'au pouls, *intermittence fausse*, *faux pas
datceur* (BOUILLAUD), *systole avortée par reflux mitral* (FR. FRANCK).
Le ventricule gauche, qui, dans l'insuffisance mitrale, « partage
habituellement son ondée entre l'aorte et l'oreillette, *cède* de
temps en temps devant la pression aortique et envoie son contenu dans l'oreillette » (FR. FRANCK). Ces systoles avortées se
produisent donc surtout quand la pression artérielle s'est élevée
par une ou plusieurs ondées aortiques suffisamment fortes. Les
mouvements respiratoires, par les modifications qu'ils impriment
à la tension sanguine dans le domaine de la circulation pulmonaire, jouent un rôle dans cette inégalité du reflux mitral. — Au
cardiographe, on voit que les systoles avortées ont un sommet
arrondi et non un plateau avec oscillations comme les systoles
normales ; on apprécie également l'arythmie cardiaque. — Au

sphygmographe on retrouve tous les caractères du pouls, petit, inégal et irrégulier (voy. fig. 46).

3° Examen des veines. — Les jugulaires sont distendues et présentent quelquefois un faux pouls veineux, *présystolique*, qui doit être soigneusement distingué du pouls veineux vrai ou systolique symptomatique de l'insuffisance tricuspide (voy. p. 337).

La face est congestionnée en même temps que cyanosée ; les joues et le nez sont sillonnés de petites varicosités : c'est le *facies mitral*, bien différent du facies aortique caractérisé par sa pâleur.

Tous ces symptômes du côté des veines indiquent que la gêne circulatoire a gagné le cœur droit.

§ 6. — Signes physiques du rétrécissement mitral pur

1° Examen du cœur. — a. *Inspection*. — Elle montre, seulement dans les cas anciens, l'abaissement et la déviation de la pointe en dehors par suite de la dilatation du cœur droit. La *radioscopie* montre une dilatation considérable de l'oreillette gauche.

b. *Percussion*. — Elle indique de même la dilatation du cœur dans le sens transversal.

c. *Palpation*. — La main appliquée sur la région précordiale perçoit un *frémissement présystolique*, qui débute à la fin de la diastole et augmente progressivement jusqu'au début de la systole ventriculaire. C'est un des meilleurs signes du rétrécissement mitral. En effet, le rétrécissement aortique et le rétrécissement de l'artère pulmonaire s'accompagnent d'un frémissement, mais il est systolique et présente son maximum à la base du cœur et non à la pointe. Ce frémissement est dû au passage, à travers l'orifice mitral rétréci, de l'ondée sanguine chassée dans le ventricule par la contraction de l'oreillette. — La palpation fait encore percevoir une dureté anormale du choc cardiaque due à la vibration systolique des valves sclérosées de la mitrale.

d. *Auscultation*. — Le premier bruit persiste, mais il est précédé d'un roulement diastolique et d'un souffle présystolique ; le deuxième bruit est dédoublé. Étudions méthodiquement la révolution cardiaque ainsi modifiée :

1° Le *roulement diastolique* (DUROZIEZ) n'est pas un souffle,

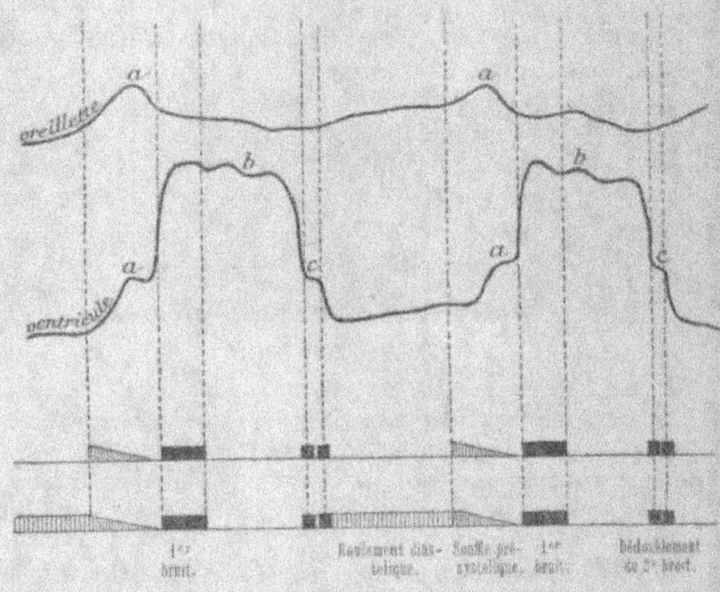

Fig. 48.

Représentation chronologique des bruits du cœur
dans le rétrécissement mitral pur.

a, systole de l'oreillette. — *b*, systole du ventricule. — *c*, fermeture
des valvules sigmoïdes au début de la diastole.

à proprement parler, mais une sorte de ronflement prolongé à tonalité basse qui commence un peu après le début de la diastole et se continue jusqu'à ce que le souffle présystolique le remplace ; il est quelquefois perceptible à la main autant qu'à l'oreille ; d'autre part, il manque souvent. Son maximum est à la pointe, mais il se propage du côté de la région axillaire ou de l'épigastre.

Il est produit par le passage du sang à travers l'orifice mitral, dans le ventricule relâché ; l'oreillette n'est pas encore entrée en contraction, le sang s'écoule simplement sous l'influence de la vis à tergo, aussi sa vitesse n'est-elle pas suffisante pour donner naissance à un souffle (voy. p. 293) : il n'y a qu'un simple roulement.

2° Le *souffle présystolique* (GENDRIN), qui lui fait suite, est *bref* et coïncide avec le frémissement présystolique perceptible à la palpation. Il est immédiatement suivi d'un bruit sourd, qui est le claquement de fermeture de la mitrale ou premier bruit normal.

Le souffle présystolique est dû au passage du sang de l'oreillette dans le ventricule, sous l'influence de la systole auriculaire. — En résumé le passage du sang de l'oreillette dans le ventricule, *silencieux à l'état normal*, se traduit ici par un roulement quand il n'obéit à d'autre force que la *vis à tergo* et l'aspiration cardiaque (diastole), par un souffle quand il est chassé par la contraction de l'oreillette (présystole). Le ralentissement du cœur rend le roulement diastolique plus apparent : son accélération l'atténue et exagère par contre le souffle présystolique.

3° Le *dédoublement du second bruit du cœur*, découvert par BOUILLAUD, se définit de lui-même. Au lieu d'un claquement unique, coïncidant avec la chute des valvules sigmoïdes, l'oreille perçoit deux claquements très rapprochés (*ta-ta* ou *t-ta* au lieu de *ta*). C'est à la base du cœur qu'il est le plus facilement perceptible. Les mouvements respiratoires ne l'influencent pas[1].

Il est dû à un défaut d'isochronisme entre la chute des valvules sigmoïdes aortiques et sigmoïdes pulmonaires[2].

Mais quelle est la valvule qui frappe la première ? D'après POTAIN, la première partie du dédoublement (le premier *ta*) est due à la chute anticipée des sigmoïdes aortiques, par suite de la faible ondée sanguine chassée dans l'aorte par le ventricule insuffisamment rempli du fait de la sténose mitrale ; bien plus,

[1] Voy. p. 299 ce qui a été dit du dédoublement *physiologique* du deuxième bruit.

[2] Nous laissons de côté les anciennes théories, toutes inconciliables avec ce que nous savons de la physiologie normale du cœur.

il se produirait dans le ventricule, dès le début de la diastole, une sorte de vide relatif qui aspire les sigmoïdes aortiques. La deuxième partie du bruit dédoublé (le deuxième *td*) est produite par la chute des valvules pulmonaires, qui, se produisant à sa phase normale, n'est ni anticipée, ni retardée.

Tel est le mécanisme du dédoublement du second bruit pendant les premières périodes du rétrécissement mitral, mais à mesure que la stase pulmonaire s'accentue, par suite des progrès de la maladie, la tension augmente dans l'artère pulmonaire et ses sigmoïdes retombent plus vite sous cet excès de pression ; dans ces conditions, le dédoublement arrive à s'atténuer ou à se supprimer ; il peut même arriver un moment, dans les périodes avancées de la maladie, où, sous l'influence de cette cause, les sigmoïdes pulmonaires retombent les premières et le dédoublement reparaît.

La réunion des trois signes que nous venons d'énumérer : roulement diastolique, souffle présystolique, dédoublement du deuxième bruit, constitue le rythme mitral, qu'on peut figurer par l'onomatopée suivante :

ffout, — tata, — rrroû.

dont les trois termes correspondent : le premier, au souffle présystolique et au bruit systolique ; le deuxième au dédoublement du second bruit ; le troisième, au roulement diastolique[1].

---

[1] Le *claquement d'ouverture de la mitrale* (POTAIN) constitue un quatrième signe qui vient quelquefois s'ajouter aux trois autres et s'intercaler entre le dédoublement du deuxième bruit et le roulement diastolique. Il modifie donc ainsi l'onomatopée précédente :

ffoût — tata — tac — rroû.

Ce claquement se produit lorsque les valves de la mitrale sont indurées et sclérosées. Lorsqu'il existe et que le dédoublement du deuxième bruit fait défaut on peut le confondre avec ce dédoublement ; on évitera cette erreur en remarquant que ce bruit, d'origine mitrale, siège à la région de la pointe et qu'il est plus éloigné du deuxième bruit que ne le sont entre eux les deux claquements qui constituent le dédoublement classique.

2° **Examen des artères**. — Le pouls est brusque, mais de faible amplitude ; au sphygmographe la pulsation est peu élevée, le sommet arrondi, mais la ligne d'ascension est presque verticale. Cette brusquerie et ce peu d'amplitude s'expliquent bien ; en effet, le sang passe librement du ventricule dans l'aorte, mais l'ondée sanguine est peu abondante en raison de la réplétion insuffisante du ventricule du fait de la sténose mitrale.

3° **Examen des veines**. — A une période avancée de l'affection, lorsque celle-ci a retenti sur le cœur droit, les jugulaires sont dilatées et présentent le phénomène du *faux pouls veineux*. Ce faux pouls veineux est présystolique, c'est-à-dire qu'il précède immédiatement la pulsation artérielle ; c'est un phénomène banal qui ne fait que traduire l'hypertrophie de l'oreillette droite et qu'il faut bien se garder de confondre avec le pouls veineux systolique de l'insuffisance tricuspide (voy. p. 337).

§ 7. — Signes physiques du rétrécissement avec insuffisance

Les signes physiques sont dans ce cas fort variables suivant la prédominance de l'une ou de l'autre lésion. Si l'insuffisance constitue la lésion principale, on perçoit à la pointe un souffle systolique en jet de vapeur, se propageant dans l'aisselle, et un des signes du rétrécissement, par exemple le dédoublement du deuxième bruit ; parfois il est possible de faire apparaître les autres signes de la sténose (roulement diastolique et souffle présystolique) en plaçant le malade dans la *position d'Azoulay*, c'est-à-dire dans le décubitus dorsal, les cuisses fléchies et les bras élevés, de façon à augmenter la tension sanguine.

Si le rétrécissement est très prononcé, ces signes se surajoutent à ceux de l'insuffisance et l'oreille perçoit un souffle prolongé qui débute à la fin de la diastole et couvre toute la présystole et la systole cardiaque ; on lui donne le nom de *souffle prolongé de la pointe*.

Quant aux signes périphériques, ils sont très accentués et produisent une stase considérable.

§ 8. — ÉVOLUTION ET PRONOSTIC DES LÉSIONS MITRALES

Les lésions mitrales aboutissent beaucoup plus rapidement que les lésions aortiques à l'asystolie. Cette asystolie est remarquable par sa prédominance sur la petite circulation, par l'intensité de la cyanose et de la dyspnée. Lorsque le cœur droit cède à son tour, on voit se produire tous les symptômes de l'insuffisance tricuspide (grands œdèmes des membres inférieurs, foie cardiaque, etc.).

Le rétrécissement mitral pur, c'est-à-dire sans insuffisance, tel qu'on l'observe chez les jeunes sujets, a une physionomie bien spéciale. Ses signes physiques sont nets, mais ses symptômes fonctionnels très effacés ou tardifs ; par contre il s'accompagne de troubles généraux du développement, petite taille, corps fluet, système pileux peu développé, larynx et corps thyroïde de petit volume ; cet ensemble est désigné par GILBERT sous le nom de *nanisme mitral*.

La *mort* survient par une véritable asphyxie. Dans le rétrécissement mitral la mort par embolie cérébrale s'observe assez souvent. L'embolie de l'artère principale d'un membre se traduit par sa paralysie, par la suppression des battements artériels, et quelquefois par la gangrène[1].

ARTICLE VII

INSUFFISANCE TRICUSPIDE

L'insuffisance tricuspide est aussi fréquente que sont rares les autres lésions valvulaires du cœur droit.

[1] GILBERT et RATHERY, *Presse médicale*, 9 et 12 mai 1900.

1° Étiologie. — L'insuffisance tricuspide est organique ou fonctionnelle ; celle-ci est de beaucoup la plus fréquente.

a. *Organique*, elle est causée par une *endocardite* qui a intéressé la valvule. Cette variété est surtout fréquente chez l'enfant (endocardite fœtale) ; elle s'observe cependant chez l'adulte à la suite d'une endocardite rhumatismale ou infectieuse qui prédomine sur le cœur gauche.

b. *Fonctionnelle*, elle succède a la dilatation progressive du ventricule droit ; deux mécanismes expliquent l'insuffisance consécutive à cette dilatation : *a*) les uns depuis GENDRIN, admettent que l'anneau fibreux sur lequel s'insèrent les valves se dilate à son tour, que l'orifice auriculo-ventriculaire se trouve par conséquent agrandi, et que les valves *inextensibles* sont impuissantes a assurer une occlusion parfaite ; *b*) les autres, avec PORAIN, font jouer un rôle prépondérant à l'allongement du ventricule. Les piliers qui s'insèrent d'une part près de sa pointe, d'autre part sur les valves de la tricuspide, sont en effet *inextensibles* ; ils ne peuvent par conséquent s'allonger en même temps que le ventricule ; *devenus relativement trop courts*, ils tirent sur les valvules, les abaissent et s'opposent a leur juxtaposition parfaite.

Ces deux mécanismes ne s'excluent pas.

En tout cas l'insuffisance de la tricuspide étant presque toujours fonctionnelle, rechercher ses causes revient a rechercher les causes de la dilatation du cœur droit. Ces causes sont :

1° *Toutes les cardiopathies :* la gène circulatoire qu'elles entraînent retentit sur le cœur droit soit directement (rétrécissement de l'artère pulmonaire), soit par l'intermédiaire de la circulation pulmonaire (lésions du cœur gauche). Il est facile de comprendre que ces deux ordres de causes augmentent le travail du ventricule droit et par conséquent amènent, au bout d'un temps plus ou moins long, sa dilatation.

2° *Les affections chroniques du poumon*[1] : avant toutes les autres se placent l'emphysème pulmonaire et la phtisie fibreuse. L'obstruction partielle des vaisseaux pulmonaires dans ces

[1] GORNAUD, Thèse de Paris, 1865.

affections augmente en effet le travail du cœur droit, organe
moteur de la circulation pulmonaire[1]. Chez de vieux emphysé-

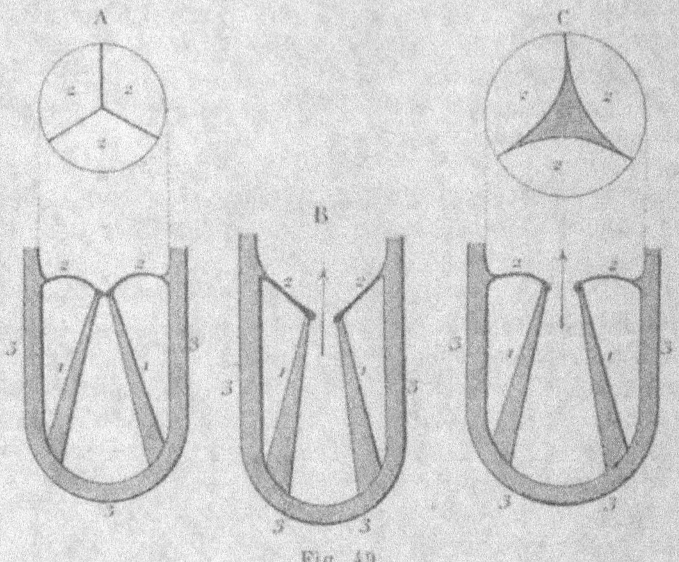

Fig. 49.

Schéma de l'insuffisance fonctionnelle de la tricuspide.
Vue pendant la systole.

A, cœur normal, vu par en haut et en coupe verticale. — B, insuffisance par
allongement du ventricule. — C, insuffisance par dilatation du cœur et de l'anneau
qui supporte les valvules ; vue par en haut et en coupe verticale.
1, piliers musculaires — 2, valvules. — 3, parois du ventricule.

mateux une simple bronchite aiguë suffit pour entraîner l'apparition de l'insuffisance tricuspide.

3° Les *myocardites* : en affaiblissant le ventricule et diminuant sa résistance, elles aboutissent à la dilatation du cœur
droit et à l'insuffisance tricuspidienne. Ainsi agissent les infections aiguës, les intoxications, la maladie de Bright, etc.

[1] La dilatation du cœur droit peut même succéder, d'après POTAIN
et BARIÉ, à un rétrécissement spasmodique des vaisseaux pulmonaires, sous l'influence d'un réflexe parti des viscères abdominaux :
ainsi agiraient les affections chroniques du foie, de l'estomac, de
l'intestin, et la colique hépatique.

Toutes ces causes agissent de la même façon, en augmentant le travail du cœur droit. Rétrécissement de l'artère pulmonaire, compression du tronc de cette artère, affections chroniques des poumons, lésions du cœur gauche augmentant par stase la tension dans la circulation pulmonaire, sont autant d'obstacles de plus en plus éloignés, échelonnés sur le trajet que doit parcourir l'ondée sanguine chassée par le ventricule droit.

2° Anatomie pathologique. — Nous avons vu que l'endocardite est exceptionnelle chez l'adulte. Le *cœur droit* est dilaté, ses parois sont amincies : le *cœur gauche* ne participe pas à cette dilatation, a moins qu'il n'y ait une lésion valvulaire de la mitrale ou des sigmoïdes aortiques.

A *l'épreuve de l'eau* (voy. p. 319), la tricuspide se montre insuffisante, mais on peut faire disparaître ou atténuer cette insuffisance en rapprochant la pointe du cœur de la valvule de manière a diminuer la traction exercée sur les valves par les piliers et leurs tendons (POTAIN).

Le *système veineux*, ainsi que l'oreillette droite qui en est l'aboutissant, a subi une dilatation considérable portant sur les veines caves, sur les jugulaires, sur les veines sus-hépatiques.

Tous les organes (foie, reins, cerveau, etc.) sont congestionnés et laissent écouler un sang noir, à la coupe. Le tissu cellulaire est fortement infiltré : il y a des épanchements dans les séreuses (ascite, hydrothorax, hydropéricarde).

3° Physiologie pathologique. — La valvule tricuspide est une barrière interposée entre le cœur et le système veineux de la circulation générale. Vient-elle à céder, l'ondée sanguine du ventricule droit, au lieu de passer dans l'artère pulmonaire, reflue en partie dans l'oreillette en produisant un souffle systolique : la tension sanguine dans l'oreillette augmente, le sang veineux n'y trouve plus un facile écoulement ; une *stase* généralisée se produit dans le système veineux et tous les organes sont gorgés de sang.

La tricuspide constitue encore la soupape de sûreté de la circulation pulmonaire. La tension sanguine dans le poumon augmente-t-elle daas des proportions anormales, par exemple dans le rétrécissement mitral, cette soupape s'ouvre, la tension dans le système pulmonaire est diminuée d'autant, et ainsi se produit une régulation spontanée qui évite l'apoplexie pulmonaire par rupture vasculaire. Mais, malgré ces faits heureux, il ne faut pas exagérer l'importance des effets favorables de l'insuffisance tricuspidienne qui constitue toujours par elle-même une grave complication des cardiopathies et n'est que le prélude de leurs accidents terminaux.

4° Symptômes fonctionnels. — *Ils intéressent à peu près tous les organes* et traduisent la gêne de la circulation veineuse : dyspnée, cyanose de la face, œdèmes, foie volumineux et sensible à la pression avec ou sans teinte subictérique des conjonctives, ascite, urines rares et foncées, anorexie, vomissements ou diarrhée. Nous les étudions en détail à propos de l'*asystolie* dont l'insuffisance tricuspide est la cause la plus ordinaire. La valvule tricuspide, en se laissant forcer, ouvre en effet la porte à toutes les congestions viscérales.

5° Signes physiques. — Ils sont fournis par le cœur, les artères et les veines :

A. Cœur. — L'*inspection* et la *palpation* montrent la déviation de la pointe en dehors ; cette déviation vers l'aisselle, sans abaissement, est caractéristique de la dilatation du cœur droit.

La *percussion* montre l'élargissement transversal de la matité précordiale.

A l'*auscultation* on entend un souffle, systolique comme le souffle de l'insuffisance mitrale, mais plus doux et de siége différent ; *son maximum est d'ordinaire à la région xiphoïdienne dans l'angle formé par le sternum et les derniers cartilages costaux gauches* qui s'insèrent sur lui [1].

---

[1] Il peut aussi siéger entre l'appendice xiphoïde et la pointe du cœur ou au niveau de la pointe elle-même et se propager vers l'aisselle ; mais, même dans ces cas, on ne le perçoit jamais dans le dos, ce qui le distingue du souffle de l'insuffisance mitrale.

B. ARTÈRES. — Le pouls radial est petit, mais régulier, à moins qu'il n'y ait coexistence d'une lésion mitrale.

C. VEINES. — Par suite de l'insuffisance de la tricuspide, le

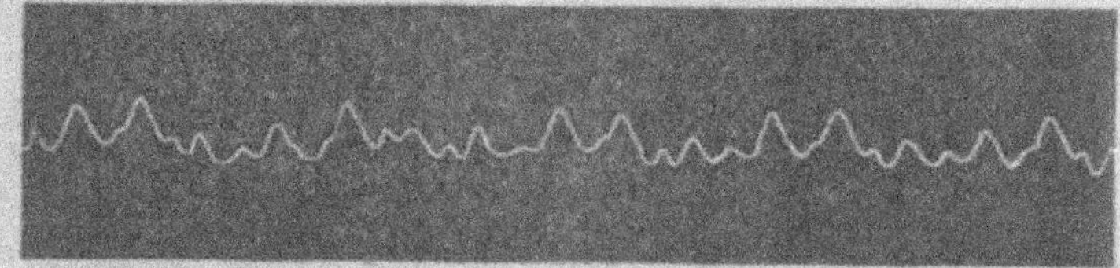

Fig. 50.
Pouls veineux jugulaire.

sang pénètre librement par reflux dans l'oreillette à chaque systole, de telle sorte que les pulsations du ventricule droit sont

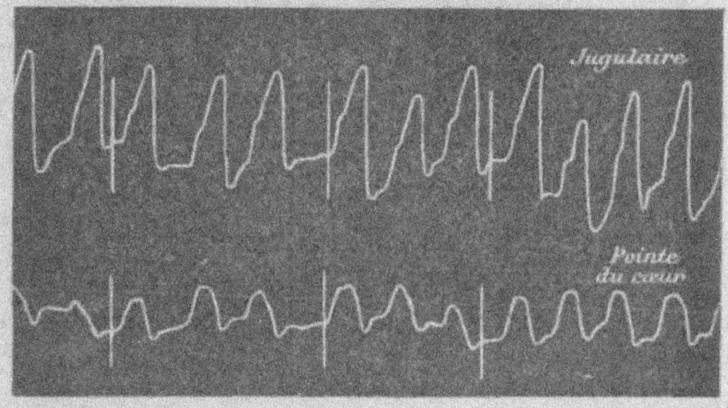

Fig. 51.
Pouls veineux systolique de l'insuffisance tricuspide.

transmises au système veineux. On donne à ce phénomène le nom de pouls veineux.

a. *Pouls veineux des jugulaires.* — Le pouls veineux des jugulaires est le plus caractéristique. Ce pouls n'est pas, comme le pouls artériel, perceptible à la palpation, mais à l'inspection. Il consiste dans une brusque expansion systolique du vaisseau, souvent accompagnée d'un souffle constatable à l'auscultation. Il ne faut pas le confondre avec un simple soulèvement de la jugulaire par les vaisseaux artériels sous-jacents : pour cela il suffit de comprimer la carotide à la base du cou de façon à supprimer les palpations de ce vaisseau.

Le pouls veineux est pendant longtemps précédé d'une simple

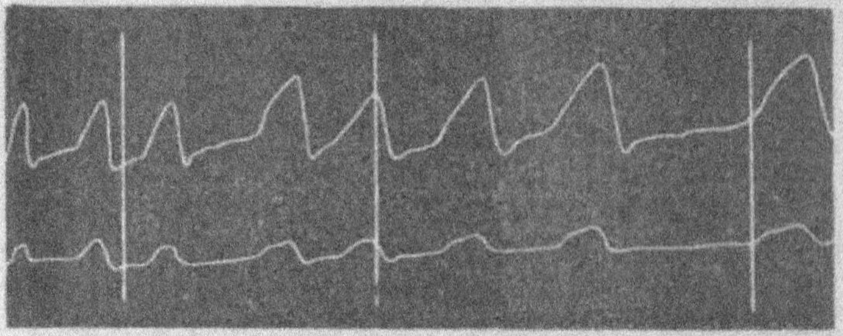

Fig. 52.
Pouls veineux vrai ou systolique.
1re ligne, tracé de la jugulaire ; 2e ligne, pointe du cœur.

distension des jugulaires qui traduit la gêne de la circulation veineuse. Pour le rendre très apparent, il suffit de vider la jugulaire du sang qu'elle contient en exerçant une pression avec le doigt, de bas en haut, tout le long de ce tronc veineux ; on voit alors le segment *inférieur* se remplir : il ne s'agit donc pas d'une réplétion de la veine par un écoulement du sang venu des capillaires, mais d'une ondée sanguine rétrograde venant du cœur droit. On le rend plus apparent en appuyant sur la jugulaire à sa partie supérieure ou moyenne. C'est sur la jugulaire droite qu'on le recherche de préférence.

Étudié *graphiquement* (fig. 50 à 53) au moyen d'un appareil enregistreur, le pouls veineux vrai se montre composé de deux élévations successives : 1° une faible élévation présystolique, et même diastolique (LÉPINE), due à la contraction de l'oreillette hypertrophiée ; *une forte élévation systolique*, la seule percep-

tible à l'œil. Cette élévation est synchrone à la pulsation artérielle et au choc de la pointe du cœur, ainsi qu'on peut s'en
rendre compte en recueillant simultanément sur un même

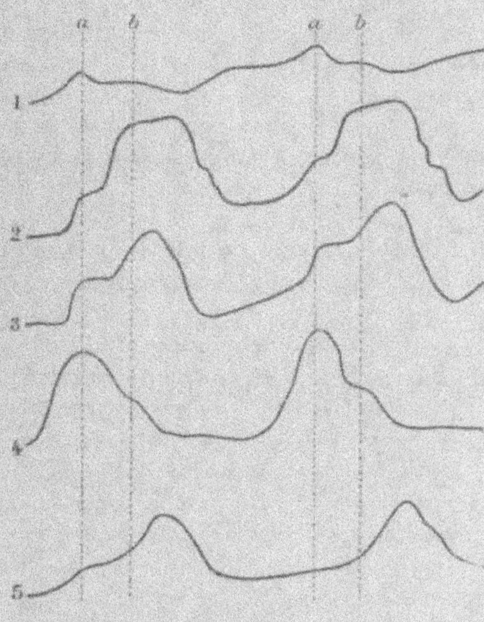

Fig. 53.

Pouls veineux et pouls hépatique.

1, tracé de la pulsation de l'oreillette droite. — 2, tracé de la pulsation du ventricule droit. — 3, tracé du pouls veineux vrai (ventriculaire et systolique). — 4,
tracé du faux pouls veineux (auriculaire et présystolique). — 5, tracé du pouls hépatique (systolique donc synchrone au pouls veineux vrai).

a, présystole. — Cette ligne correspond à la systole de l'oreillette, à la première
et plus faible élévation du pouls veineux vrai et à la grande élévation du faux
pouls veineux.

b, systole. — Cette ligne correspond à la pulsation ventriculaire et à la 2e élévation du pouls veineux vrai.

cylindre enregistreur les tracés du cœur, du pouls et de la jugulaire ; on voit les trois plumes se déplacer en même temps et
dans la même direction [1] (fig. 53).

[1] Dans quelques cas exceptionnels il y a deux pulsations vei-

En résumé, la pulsation veineuse systolique, caractéristique de l'insuffisance tricuspide et désignée sous le nom de *pouls veineux vrai*, offre une configuration bien différente de la pulsation artérielle qui lui est synchrone. Son ascension se fait en deux temps : un premier qui correspond à la présystole, un second qui coïncide avec la systole ; la descente se fait sans interruption, en un seul temps [1].

Mais le premier de ces soulèvements n'est guère sensible qu'à l'appareil enregistreur : *cliniquement le pouls veineux vrai est donc systolique*.

Ce caractère permet de le distinguer du *faux pouls veineux* ou pouls veineux de l'oreille, qui traduit simplement l'hypertrophie de cette cavité sans insuffisance tricuspide, et qui est présystolique.

Pour faire cette distinction cliniquement, il suffit de palper le pouls radial en même temps qu'on regarde la jugulaire.

Le pouls veineux présystolique s'observe surtout dans le rétrécissement mitral, dans le rétrécissement tricuspidien (MONNERET et FLEURY), dans la chlorose (DUROZIEZ).

Le pouls veineux systolique est caractéristique de l'insuffisance tricuspide. On l'a vu cependant se produire dans un cas d'insuffisance mitrale avec persistance du trou de Botal (ROSENSTEIN), ce qui s'explique par le reflux du sang du ventricule gauche dans l'oreillette gauche et de là dans l'oreillette droite et les veines.

Par contre, le pouls veineux peut manquer dans l'insuffisance tricuspide, lorsque la tension veineuse est trop considérable et les veines trop dilatées (R. TRIPIER).

Le mécanisme du pouls veineux systolique est le suivant : à la faveur de l'insuffisance tricuspide, le sang du ventricule passe en partie dans l'oreillette droite, et il se produit une régurgita-

---

neuses pour une seule pulsation artérielle : cela tient à des contractions bigéminées du cœur dont la deuxième est trop faible pour transmettre une impulsion au système artériel.

[1] La ligne de descente, ordinairement continue, est quelquefois interrompue par un soulèvement attribué à une réflexion diastolique de l'ondée sanguine sur les parois du ventricule droit (FRANÇOIS-FRANCK).

tion[1] sanguine jusque dans les jugulaires. En effet, le sang veineux ne trouve aucun obstacle qui s'oppose à son impulsion rétrograde : la valvule qui se trouve à l'embouchure de la veine cave supérieure dans l'oreillette ne produit qu'une occlusion incomplète ; quant aux valvules veineuses de la jugulaire elles s'opposent d'abord à l'ascension du sang veineux, le choc de l'ondée sanguine sur leur face inférieure peut se traduire par un claquement systolique (BAMBERGER), et le pouls veineux reste limité au bulbe de la jugulaire où il est difficilement perceptible et d'ailleurs inconstant ; mais, par suite de la dilatation progressive du vaisseau, elles deviennent rapidement insuffisantes, et tout le tronc de la veine est animé de pulsations. Le rôle de ces valvules a même été réduit plus encore : les uns les considèrent comme insuffisantes, même à l'état normal ; les autres, comme R. TRIPIER, admettent que leur insuffisance, d'ailleurs rare, importe peu à la production du pouls veineux et qu'il se produit aussi bien avec des valvules amenant une occlusion parfaite.

b. *Pouls hépatique*. — Le pouls hépatique (MAROT) est une variété de pouls veineux, plus précoce même que le pouls veineux jugulaire ; il consiste dans une ondée sanguine rétrograde, partie du ventricule droit et propagée jusqu'au foie par la veine cave inférieure et les veines sus-hépatiques. Il se traduit par une expansion du foie, dont on peut dans quelques cas favorables saisir le bord libre entre le pouce et l'index ou entre les deux mains ; on se rend bien compte alors qu'il s'agit, ici comme pour la jugulaire, non d'un soulèvement de l'organe, mais d'une ampliation totale. La pulsation hépatique est synchrone à la pulsation jugulaire et présente, étudiée graphiquement, une configuration analogue à celle de cette dernière ; son ascension se fait en deux temps.

Indépendamment de ces signes physiques propres à l'insuffisance tricuspide, on peut trouver du côté du cœur ou des vaisseaux les signes d'autres affections valvulaires (insuffisance

---

[1] Cette régurgitation est niée par certains auteurs qui n'admettent qu'une élévation de pression comme cause du soulèvement.

mitrale, rétrécissement mitral, etc.). Il faut bien se rappeler en effet que l'insuffisance tricuspide est une terminaison habituelle de toutes les cardiopathies et qu'elle vient les compliquer au moment où elles arrivent à la période d'asystolie ; la gêne circulatoire a gagné de proche en proche le cœur droit qui s'est laissé forcer à son tour, ce qui n'empêche pas les autres lésions valvulaires de continuer à se manifester par leurs signes propres.

6° Diagnostic. — On évitera de confondre l'insuffisance tricuspide avec l'insuffisance mitrale ; la localisation différente du souffle, les œdèmes, la régularité du pouls, le pouls veineux, l'absence du rhumatisme dans les antécédents du malade, la constatation d'une affection chronique du poumon caractérisent suffisamment l'insuffisance tricuspide. Mais les deux maladies peuvent coexister quand l'insuffisance mitrale est arrivée à sa période d'asystolie.

L'insuffisance tricuspide une fois découverte, il faut remonter à sa cause et la chercher du côté du myocarde, du péricarde, du cœur gauche et du poumon.

7° Évolution et pronostic. — L'insuffisance tricuspidienne est la plus grave des affections valvulaires du cœur, notamment à cause des lésions viscérales qu'elle entraîne. Sous l'influence d'un traitement approprié et du repos, les phénomènes asystoliques disparaissent, le ventricule reprend ses dimensions, mais à propos d'une fatigue, d'une bronchite aiguë, ou même spontanément, sans cause apparente, il se laisse forcer de nouveau et l'insuffisance se reproduit. Après un certain nombre de poussées successives toujours plus graves, la maladie aboutit à la mort.

ARTICLE VIII

RÉTRÉCISSEMENT TRICUSPIDIEN

Le rétrécissement tricuspidien était presque complètement ignoré avant les travaux de DUROZIEZ (1868). Ses caractères cliniques, et ses causes ont été, dans la suite, précisées par LEUDET[1] et par POTAIN.

1° Étiologie. — Le rétrécissement tricuspidien est congénital ou acquis :

a. *Rétrécissement congénital*. — Congénital, il résulte d'une malformation ou d'une endocardite fœtale, et coexiste souvent avec le rétrécissement de l'artère pulmonaire et la perforation des cloisons interauriculaire ou interventriculaire. Il présente les mêmes signes que les autres affections congénitales du cœur (cyanose, déformations des ongles, souffles occupant la plus grande étendue de la région précordiale) ; aussi son diagnostic précis est-il impossible.

b. *Rétrécissement acquis*. — Le rétrécissement tricuspidien acquis a son maximum de fréquence chez la femme, entre vingt et trente ans ; il est presque toujours dû au rhumatisme. Il coexiste habituellement avec un rétrécissement de l'orifice mitral ou d'un autre orifice, mais peut aussi exister isolément. Il est constitué dans la grande majorité des cas par la soudure des bords valvulaires.

2° Symptômes. — Les *principaux symptômes* sont, d'après LEUDET, un frémissement localisé à la région tricuspidienne, un soubresaut au deuxième temps, une extension de la matité à droite du sternum, un souffle présystolique, d'ailleurs inconstant, à maximum xiphoïdien. Le pouls veineux, qui est ici présystolique (MONNERET et FLECAY) manque souvent, mais les jugulaires sont gonflées. La cyanose, l'ascite, l'œdème, le purpura, traduisent l'augmentation de la pression veineuse.

3° Diagnostic et pronostic. — La coexistence d'une autre lésion valvulaire rend le diagnostic difficile. C'est surtout avec le *rétrécissement mitral* qu'il est ordinairement confondu. Il s'en distingue par la douceur, le timbre très sourd de son souffle

[1] LEUDET, *Essai sur le rétrécissement tricuspidien*, Thèse de Paris, 1888.

diastolique, par la localisation xiphoïdienne de ses signes et surtout par la cyanose qu'il détermine.

L'insuffisance tricuspidienne s'accompagne de troubles fonctionnels analogues à ceux du rétrécissement tricuspidien, mais les signes d'auscultation diffèrent ; et le pouls veineux jugulaire est systolique au lieu d'être présystolique.

Le pronostic est très grave : c'est de toutes les cardiopathies celle qui donne la moins longue survie.

La mort survient par asystolie.

ARTICLE IX

RÉTRÉCISSEMENT ET INSUFFISANCE

DE L'ARTÈRE PULMONAIRE

1° Rétrécissement. — Le rétrécissement de l'artère pulmonaire se distingue en rétrécissement congénital et rétrécissement acquis.

α) Le *rétrécissement congénital* de l'artère pulmonaire est fréquemment associé à d'autres malformations cardiaques, notamment à la communication interventriculaire. Pour certains auteurs, il est le résultat d'une endocardite survenue pendant la vie intra-utérine ; pour d'autres, il est attribuable à une anomalie de développement. On trouvera l'exposé de ces symptômes à l'article *maladie bleue*.

β) Le *rétrécissement acquis*, résultat d'une artérite due à la syphilis ou au rhumatisme, siège en divers points du vaisseau ; rappelons que les branches de l'artère pulmonaire peuvent être comprimées par un anévrysme aortique, par une tumeur du médiastin, etc. Les *symptômes* du rétrécissement sont la dyspnée, l'hypertrophie du ventricule droit, l'apparition d'un souffle systolique à la partie interne du deuxième espace intercostal gauche et d'un *frémissement systolique, râpeux*, parfois très intense, à la palpation. Ce rétrécissement constitue une prédisposition importante à la phtisie pulmonaire ; lorsque cette phtisie succède à un anévrysme aortique, elle envahit le poumon gauche, la branche gauche de l'artère pulmonaire étant seule comprimée.

2° Insuffisance. — L'insuffisance des valvules pulmonaires, excessivement rare, se traduit par un souffle diastolique occupant le deuxième espace intercostal gauche.

ARTICLE X

THÉRAPEUTIQUE
DES AFFECTIONS VALVULAIRES DU CŒUR

Les affections valvulaires du cœur passent par deux phases bien distinctes. — Dans la première, elles se révèlent seulement par les signes physiques propres à chacune d'elles (souffles, frémissements, etc.), et par quelques troubles fonctionnels plus spécialement en rapport avec chaque lésion ; ainsi l'anémie cérébrale, les tendances à la syncope dans l'insuffisance aortique, l'essoufflement, l'hémoptysie, la cyanose dans le rétrécissement mitral. Dans ces divers cas, il y a bien un défaut dans le fonctionnement des valvules, une sorte de *difformité* cardiaque (HAYEM), mais le muscle cardiaque en rend les effets nuls, grâce à une énergie plus grande de ses contractions ; il s'adapte pour ainsi dire à sa nouvelle tâche ; la *lésion est compensée*. — Dans une deuxième phase, le myocarde faiblit *progressivement*, la stase sanguine fait sentir ses effets sur la plupart des organes, d'une façon intermittente d'abord, puis continue, et cette gêne circulatoire finit par aboutir à l'*asystolie*.

Or, le traitement à mettre en œuvre contre les lésions valvulaires est tout à fait différent, suivant que la lésion est ou n'est pas compensée.

1° Période de compensation. — A la période de compensation le traitement des affections valvulaires se résume dans des prescriptions hygiéniques. Les excès de tout ordre doivent être évités, surtout le surmenage musculaire, les ascensions, les courses forcées qui, en imposant au cœur un surcroît de travail, risquent d'amener la rupture de la compensation. Les professions pénibles doivent être absolument interdites. On proscrira

le thé, le café, le tabac et généralement toutes causes susceptibles d'amener de la tachycardie et des palpitations; les émotions, les soucis excessifs, doivent être évités pour les mêmes
raisons. S'il y a des palpitations et de l'éréthisme circulatoire,
on y remédiera par le bromure de potassium (1 à 2 grammes
par jour); on lui préfère souvent le bromure de strontium à
cause de l'action nocive de la potasse vis-à-vis de la fibre musculaire cardiaque. — Proscrire du régime alimentaire les
graisses, les boissons abondantes, les viandes en excès. Les
cures de petit lait ou de raisin agissent favorablement par leur
action diurétique.

Quelques accidents des cardiopathies valvulaires nécessitent
un traitement spécial : ainsi la congestion pulmonaire des mitraux sera traitée par les applications de ventouses sèches sur le
thorax, l'ischémie cérébrale des aortiques ou l'angine de poitrine
par la trinitrine (III gouttes à 1 p. 100) et le nitrite d'amyle
(quelques gouttes en inhalation). Les affections aiguës des voies
respiratoires seront soignées dès leur début, à cause de leur
fâcheux retentissement sur le cœur droit. Lorsque l'insuffisance
aortique coïncide avec des lésions artérielles, le régime lacté
intermittent et mitigé, l'iodure de potassium ou de sodium à
faibles doses longtemps continuées (1 gramme à 1,50 par jour)
sont tout à fait indiqués.

Lorsque la compensation faiblit, il faut donner au muscle cardiaque l'énergie qui lui manque et atténuer autant que possible
l'obstacle périphérique devant lequel il fléchit. Le repos est un
élément indispensable du traitement ; de plus c'est à ce moment
que les toniques du cœur sont indiqués. Le plus précieux d'entre
eux est la *digitale*. On prescrit d'ordinaire 50 à 60 centigrammes
de feuilles de digitale, privées de leurs nervures, en infusion ; il
est prudent de ne pas continuer cette médication pendant plus
de trois jours ; mieux vaut la reprendre au bout de quelques
temps, si c'est nécessaire, que de la prolonger. Sous l'influence de
la digitale, les pulsations cardiaques deviennent plus énergiques,
elles se ralentissent et se régularisent. En même temps la quantité des urines émises en vingt-quatre heures augmente ; elles
deviennent plus claires, leur densité diminue, l'albuminurie

s'atténue, les œdèmes disparaissent. Si cette médication était
intempestivement continuée, le pouls se ralentirait davantage,
puis deviendrait irrégulier et bigéminé ; enfin on verrait se produire une asystolie artificielle créée de toutes pièces par l'in-

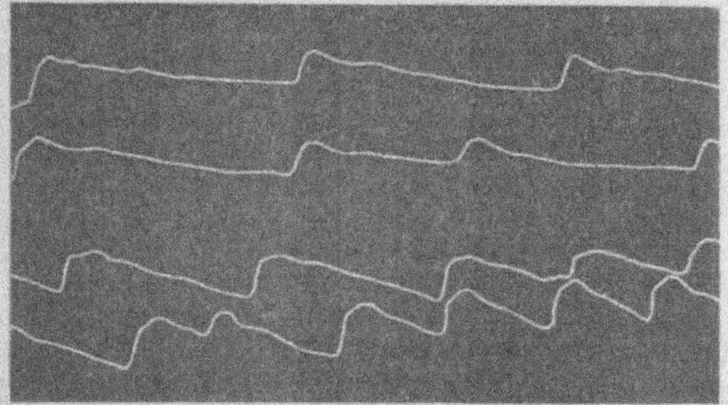

Fig. 54.

Pouls ralenti par la digitale : chez un pneumonique (deux premières
lignes), chez un mitral (deux dernières lignes)

toxication digitalique. La digitale, lorsqu'on veut obtenir des
effets rapides, est souvent remplacée par la digitaline cristallisée
qu'on donne à la dose de 1 milligramme en une seule fois ; on
peut répéter cette dose au bout de quelques jours. En résumé, la
digitale et ses dérivés relèvent la contractilité cardiaque, ralentissent le cœur pathologiquement accéléré et activent la diurèse ;
le régime lacté en est un adjuvant utile.

Dans l'intervalle de ces menaces d'asystolie, tout travail
pénible doit être évité ; les prescriptions hygiéniques de la première période doivent être rigoureusement observées. C'est à ce
moment que la gymnastique cardiaque proposée par Œrtel
peut trouver son application. On sait que ce mode de traitement
consiste dans un exercice musculaire modéré, mais progressif ;
les malades font des promenades quotidiennes, de moins en
moins courtes, sur des chemins en pente douce dont l'inclinaison

est croissante. Cette *cure de terrain*, doit être très prudemment surveillée ; elle est à proscrire absolument chez les malades en imminence d'asystolie, et d'ailleurs c'est chez les obèses à cœur gras qu'elle trouve son application la plus naturelle. Le massage est souvent indiqué dans les mêmes conditions ; celui de l'abdomen dégorge les viscères, celui des muscles, ainsi que les mouvements passifs imprimés aux membres, facilite la circulation de retour.

Parmi les eaux thermales (qui doivent toujours être employées avec prudence), celles de Brides, de Bourbon-Lancy et les bains carbogazeux de Royat sont le plus à conseiller.

2° Période d'asystolie. — A la période d'*asystolie confirmée*, c'est encore aux toniques du cœur qu'il faut avoir recours, et on emploiera d'une façon intermittente la digitale, de préférence à tous les autres ; elle relève le cœur, le régularise, élève la tension artérielle grâce à son action sur les petits vaisseaux, provoque la diurèse et la disparition des œdèmes. La caféine (1 gramme par jour) qui est un stimulant du cœur et du système nerveux en même temps qu'un diurétique énergique, mérite aussi d'être utilisée, surtout pour continuer l'effet de la digitale dont l'emploi ne peut être prolongé sans danger : elle a l'avantage de pouvoir être donnée en injections sous-cutanées et d'agir ainsi très rapidement. Malheureusement, après quatre, cinq, six poussées d'asystolie terminées par la guérison, arrive un moment où la fibre myocardique ne réagit plus à la digitale, probablement parce que ses lésions sont trop avancées ; on lui substitue alors le strophantus hispidus, le convallaria, la spartéine, qui donnent quelquefois des succès passagers. Mais à cette période le danger n'est plus seulement au cœur, la circulation est languissante partout et chaque organe est malade pour son propre compte : le médecin doit instituer un traitement symptomatique, qui aide à l'action de la digitale et lui permet souvent de réussir.

Ainsi les purgatifs drastiques (20 à 30 grammes d'eau-de-vie allemande), le calomel à doses fractionnées (quatre paquets de 20 centigrammes à prendre dans la journée) dont JENDRASSIK a montré que les propriétés diurétiques, font disparaître ou diminuer les grands *œdèmes*. S'ils sont persistants, on peut évacuer la sérosité au moyen des tubes de SOUTHEY, fines canules munies d'un trocart, destinées à opérer le drainage du tissu cellulaire sous-cutané ; il faut les enfoncer suivant une direction parallèle à la surface des téguments (et non perpendiculaire), et adapter à leur extrémité un tube de caoutchouc qui assure l'écoulement du liquide : aseptiquement appliqués et recouverts d'un pansement aussi occlusif que possible, ils sont beaucoup moins dangereux que les mouchetures qui offrent de multiples portes d'entrée à l'infection.

Lorsqu'il y a un engouement très prononcé du cœur droit et une distension veineuse énorme, la saignée générale est quelquefois indiquée.

Contre la *dyspnée*, on luttera par l'application de ventouses sèches. Il faut de plus ausculter soigneusement le thorax pour dépister de bonne heure les épanchements de la plèvre ; cet hydrothorax, même peu abondant, est une cause puissante de dyspnée et sa ponction amène un soulagement notable.

Il est rarement indiqué de ponctionner l'ascite ; le calomel, le régime lacté absolu, les pointes de feu sur l'hypocondre droit, constituent avec la digitale le meilleur traitement du foie cardiaque.

ARTICLE XI

MALADIE BLEUE

On appelle ainsi une maladie le plus souvent congénitale, caractérisée par la cyanose et la dyspnée, et reconnaissant pour cause diverses malformations cardiaques dont les plus fréquentes sont le rétrécissement de l'artère pulmonaire et la communication des deux cœurs.

1° Anatomie pathologique et pathogénie. — L'autopsie montre des lésions, variables avec chaque cas, dont les plus fréquentes sont : le rétrécissement de l'artère pulmonaire, la persistance du canal artériel, l'inocclusion de la cloison inter-

auriculaire (persistance du trou de Botal) ou interventriculaire.
Le rétrécissement aortique est beaucoup plus rare.

Ces lésions ont pour résultat une hématose défectueuse ou le
mélange du sang des deux cœurs. Mais quelle est l'origine de
ces malformations cardiaques? Pour les uns (Cruveilhier,
Grancher) elles sont le résultat d'une *endocardite survenue pendant la vie intra-utérine* : ainsi le rétrécissement de l'artere
pulmonaire aurait pour conséquence, en augmentant la tension
sanguine dans le ventricule droit, l'inocclusion du trou de Botal
ou de la cloison interventriculaire. Pour les autres (Rokitanski),
il s'agit bien au contraire d'*anomalies par développement défectueux* du cœur ; le rétrécissement pulmonaire notamment serait
dû au cloisonnement anormal du bulbe artériel, origine commune de l'artère pulmonaire et de l'aorte. — L'étiologie de
l'affection est des plus obscures ; on a incriminé le rhumatisme
ou diverses maladies infectieuses de la mère pendant la grossesse, la consanguinité, la syphilis, etc. On a vu la cyanose
frapper plusieurs membres d'une même famille.

Bard et Curtillet ont décrit chez l'adulte une cyanose tardive
qu'ils attribuent à la réouverture du trou de Botal sous l'influence
de lésions pulmonaires augmentant la tension dans la petite
circulation et dans le cœur droit.

2 **Symptômes**. — Ils se distinguent en symptômes fonctionnels et signes physiques :

a. *Symptômes fonctionnels*. — La *cyanose* ou teinte bleuâtre
des téguments et des muqueuses est le principal symptôme ; elle
prédomine à la face et aux extrémités. Le plus souvent elle est
précoce et l'enfant naît avec cette teinte asphyxique : les efforts,
les émotions, les affections pulmonaires qui produisent une augmentation de tension dans le cœur droit l'exagèrent ou même
déterminent son apparition. Elle a été attribuée soit au mélange
du sang noir de l'oreillette droite avec le sang rouge de l'oreillette
gauche à travers le trou de Botal (Gintrac), soit au rétrécissement de l'artère pulmonaire qui constitue un obstacle à l'hématose et produit une sorte d'asphyxie lente.

Le *sang* est d'ailleurs parfois fortement modifié. Le nombre des globules rouges est souvent augmenté ; cette *hyperglobulie* peut aller jusqu'à 8 ou 9 000 000 par millimètre cube, au lieu de 5 000 000, chiffre normal (Vaquez). L'hémoglobine est aussi augmentée dans de fortes proportions. La densité du sang est accrue comme dans le choléra.

La *dyspnée* est continue, mais s'accroît sous l'influence des mêmes causes que la cyanose ; ces enfants ne peuvent courir comme les autres sans étouffer. Cette dyspnée s'accompagne souvent de palpitations, de convulsions et peut même aboutir à la syncope.

Le *refroidissement* des téguments, surtout aux extrémités, le ralentissement de la nutrition, le développement imparfait du squelette, la faiblesse de l'intelligence, l'apathie, la somnolence sont les résultats de cette lente asphyxie.

Par contre, les œdèmes, l'arythmie et tout le cortège symptomatique de l'asystolie font ordinairement défaut.

b. *Signes physiques.* — Les signes physiques varient avec les malformations cardiaques dont ils sont l'expression[1].

Le rétrécissement de l'artère pulmonaire se traduit par un souffle rude, dans le deuxième espace intercostal gauche, qui se propage vers la clavicule, mais qu'on ne retrouve pas dans les vaisseaux du cou.

La communication interventriculaire se traduit à la palpation par un frémissement cataire et à l'auscultation par un souffle systolique très intense, rude, occupant la partie moyenne de la région précordiale et *ne se propageant pas*.

La communication interauriculaire par persistance du trou de Botal ne se traduit par aucun signe stéthoscopique, vu le peu d'énergie de la systole auriculaire.

En résumé, les signes qui précèdent permettent de diagnostiquer la maladie bleue ; mais le diagnostic exact de la lésion causale reste dans la plupart des cas fort obscur, à cause de l'incertitude des signes physiques.

Il ne faut pas confondre la maladie bleue avec la teinte cyanique des téguments qu'on observe dans l'asphyxie de cause

---

[1] Consulter Wenz, *Maladies du cœur chez les enfants*, Paris, 1895.

pulmonaire, chez les tuberculeux, dans l'asystolie ou le rétrécissement mitral.

3° Évolution et pronostic. — L'asphyxie d'origine cardiaque et la tuberculose pulmonaire sont la terminaison habituelle de la maladie bleue. Chez ces malades, une simple bronchite, par la gêne qu'elle apporte à la circulation pulmonaire, peut devenir une complication mortelle. La mort subite par syncope s'observe moins fréquemment. Le pronostic de l'affection est très grave; mais elle comporte cependant, dans la plupart des cas, une longue survie.

4° Traitement. — Le traitement se résume dans le repos. L'anémie sera combattue par le fer; les paroxysmes dyspnéiques par les inhalations d'oxygène, les poussées asystoliques par la digitale.

ARTICLE XII

SOUFFLES INORGANIQUES DE LA RÉGION

PRÉCORDIALE

On appelle ainsi les souffles de la région précordiale qui ne résultent ni d'une lésion valvulaire ni d'une insuffisance valvulaire fonctionnelle.

Nous plaçons ici leur étude parce qu'elle complète celle des affections orificielles au point de vue du diagnostic.

1° Caractères différentiels. — Les souffles inorganiques se distinguent des souffles organiques par leur siège, leur rythme, leur timbre, leur tonalité et leur mutabilité (POTAIN).

a. *Siège*. — En effet, les souffles organiques présentent leur maximum de fréquence au foyer aortique (partie interne du deuxième espace intercostal droit) et à la pointe du cœur; or, dans ces régions, les souffles inorganiques sont rares ou nuls. On ne les trouve jamais dans la zone de petite matité du cœur (POTAIN). On les rencontre plutôt *au foyer de l'artère pulmonaire* (partie interne du deuxième espace intercostal gauche), au-dessus de la pointe (région sus-apexienne), en dehors de la pointe (région parapexienne), au niveau de la partie moyenne du ventricule gauche (région préventriculaire gauche) et du ventricule droit (région présternale). C'est dans les *régions préventriculaire gauche et parapexienne* qu'ils sont le plus fréquents ; les souffles orga-

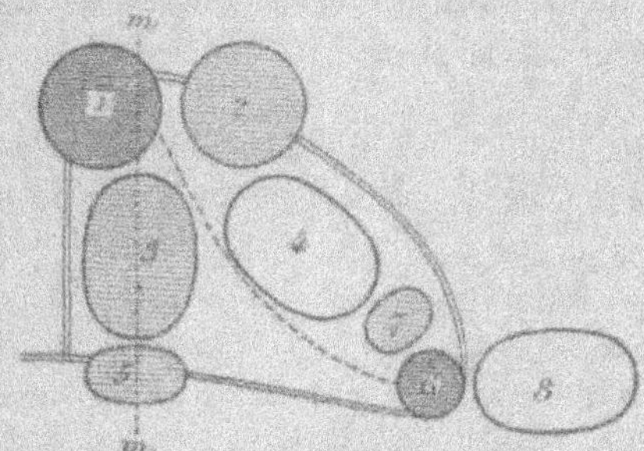

Fig. 55.

Souffles organiques et inorganiques de la région précordiale
(d'après POTAIN).

1, région préaortique. — 2, région préartériopulmonaire. — 3, région présternale. — 4, région préventriculaire gauche. — 5, région xiphoïdienne. — 6, région apexienne. — 7, région susapexienne. — 8, parapexienne. — *mm*, ligne médiane.
Au niveau des zones fortement teintées (1, 6) on ne perçoit que des souffles organiques. — Au niveau des zones faiblement teintées (2, 3, 5, 7) on perçoit des souffles organiques et inorganiques. — Au niveau des zones blanches (4, 8) on ne perçoit que des souffles inorganiques.

niques ne s'observent pour ainsi dire jamais à ce niveau. Le schéma ci-contre, emprunté à POTAIN, indique bien la fréquence relative du siège de ces différents souffles (voy. fig. 55).

b. Rythme ou *temps*. — Les souffles extracardiaques systoliques ne sont pas absolument superposés au premier bruit du cœur, comme c'est le cas pour les souffles organiques ; ils sont plutôt mésosystoliques, c'est-à-dire occupent le petit silence.

c. Timbre. — Ils sont doux, aspiratifs, superficiels (POTAIN).

d. Tonalité. — Elle est moyenne ; la tonalité trop basse ou trop élevée est plutôt le propre des souffles organiques.

e. Mutabilité. — L'intensité et quelquefois le siège de ces souffles varient d'un moment à l'autre. Ainsi ils peuvent disparaître quand on fait suspendre la respiration ou asseoir le malade, mais cela n'a rien d'absolu.

En résumé, les souffles extracardiaques se distinguent des souffles organiques par leur siège de prédilection au-devant du ventricule gauche, en dehors de la pointe et au foyer de l'artère pulmonaire, par leur timbre doux et moelleux, par l'absence de frémissement perceptible à la main, par leur mutabilité : ils ne se propagent pas dans une direction donnée comme les organiques : ils meurent sur place.

2° Pathogénie. — Nombre de théories se sont proposées d'expliquer les souffles inorganiques de la région précordiale.

a. *Ceux de la pointe* ont été principalement attribués à des insuffisances fonctionnelles des valvules auriculo-ventriculaires : Parrot incriminait la tricuspide ; Niedermeyer la mitrale. On n'est pas davantage fixé sur le mécanisme de ces insuffisances ; pour Skoda, l'inocclusion valvulaire était due à la paralysie des muscles papillaires, empêchant le rapprochement des valves ; pour Bristowe, à l'allongement des ventricules entraînant un tiraillement des piliers qui s'insèrent aux bords libres des valvules.

Ces souffles ont encore été attribués au brisement du sang sur les faisceaux tendineux (Hilton-Fage), au frottement des valvules (Flint), à la circulation du sang dans les coronaires (Skoda), à la contraction du muscle cardiaque produisant le bruit rotatoire musculaire (Laennec).

b. *Ceux de la base* ont été attribués à un état particulier du sang (Bouillaud), à un rétrécissement spasmodique de l'orifice aortique ou de l'orifice pulmonaire (*souffle anémo-spasmodique* de Constantin Paul), à la compression de l'artère pulmonaire par des ganglions ou par le poumon induré, etc.

Pour Potain, dont l'opinion est adoptée en France par beaucoup d'auteurs, les souffles inorganiques sont des souffles extracardiaques ou cardiopulmonaires, c'est-à-dire dus à l'action du cœur sur le poumon. En effet :

1° Ils siègent sur la partie de la région précordiale normalement recouverte par le poumon et n'empiètent pas sur la petite matité ou matité absolue du cœur ;

2° Dans quelques cas, le souffle constaté un jour a pu se transformer le lendemain en râles systoliques, sous l'influence d'une affection pulmonaire ;

3° Chez le chien, où les souffles sont très fréquents, on peut les faire disparaître à volonté en accrochant la lame pulmonaire qui recouvre le cœur ou en injectant de l'air dans la plèvre ; le souffle reparaît quand le poumon reprend sa place.

En somme, le *souffle extracardiaque est un murmure vésiculaire rythmé par l'aspiration cardiaque*. Les conditions favorables à la production de ce phénomène sont les variations du volume du cœur, l'étroitesse du thorax, la symphyse cardiaque ou pleurale, l'excitation cardiaque. Les états pathologiques où il se rencontre le plus souvent sont : le *goître exophtalmique*, la *chlorose* et les *maladies fébriles*.

On s'accorde à peu près pour reconnaître l'existence de souffles cardiopulmonaires tels que les admet POTAIN ; mais la plupart des auteurs ne rejettent pas l'existence des souffles anémiques perceptibles au foyer pulmonaire, systoliques, et liés à la déglobulisation du sang. Il importe seulement de ne pas les confondre avec les souffles anémiques des vaisseaux du cou, car les seconds ne sont pas du tout la propagation des premiers, et ils existent fort bien, indépendamment les uns des autres. Or, ce sont précisément ces souffles anémiques du cœur qui sont considérés par POTAIN comme des souffles extracardiaques.

En résumé, on peut classer de la façon suivante les souffles que révèle l'auscultation de la région précordiale :

<table>
<tr><td rowspan="4">*Souffles cardiaques*</td><td>Organiques (par lésion valvulaire).</td></tr>
<tr><td>Par insuffisance valvulaire fonctionnelle.</td></tr>
<tr><td>Extracardiaques (cardiopulmonaires).</td></tr>
<tr><td>Anémiques.</td></tr>
</table>

CHAPITRE III

MALADIES DU PÉRICARDE

Les maladies du péricarde comprennent : 1° les péricardites ou inflammation de la séreuse péricardique ; 2° la symphyse cardiaque qui consiste dans l'adhérence des deux feuillets de cette séreuse.

ARTICLE PREMIER

PÉRICARDITES

La péricardite a été décrite pour la première fois par SÉNAC, puis par CORVISART.

1° Étiologie. — Si l'on excepte les cas exceptionnels où la péricardite ne paraît reconnaître d'autre étiologie que le froid ou un traumatisme de la région précordiale (contusion ou plaie pénétrante), on voit qu'elle est presque toujours consécutive à une autre affection. Les maladies infectieuses tiennent le premier rang dans cette étiologie. Ce sont : le *rhumatisme* articulaire aigu, qui se complique parfois de péricardite au cours de la première ou de la deuxième semaine, la tuberculose pleuro-pulmonaire, la pneumonie, l'érysipèle, la fièvre typhoïde, l'infection puerpérale, la pyohémie, la scarlatine, la variole. Viennent ensuite les intoxications ou les dyscrasies : alcoolisme, mal de Bright et urémie, scorbut.

Lorsque la péricardite s'accompagne d'un épanchement, celui-ci est, ainsi que nous le verrons plus loin, séro-fibrineux, hémorragique ou purulent. Le premier est le plus fréquent et relève

surtout du rhumatisme; l'épanchement hémorragique s'observe
surtout dans la tuberculose et le scorbut; l'épanchement purulent s'observe dans l'érysipèle, l'infection puerpérale, la variole,
etc., mais l'alcoolisme, le surmenage, la cachexie, l'âge avancé
constituent à son égard des prédispositions sérieuses.

2° Pathogénie. — Par quel mécanisme agissent les causes
énumérées plus haut pour produire la péricardite ? Pour les
péricardites infectieuses, cela ne soulève aucune difficulté : elles
résultent du développement des microbes pathogènes sur la
séreuse péricardique; c'est ainsi qu'on a trouvé le bacille
d'Eberth dans la péricardite typhique, le bacille de Koch dans
la péricardite tuberculeuse, le pneumocoque dans la pneumonie,
le streptocoque dans l'érysipèle, etc.; dans d'autres cas, ce n'est
pas le microbe producteur de la lésion causale qu'on met en évidence, mais un autre microbe qui réalise une infection secondaire. Les agents pathogènes sont apportés à la séreuse soit directement par une plaie pénétrante (péricardite traumatique), soit
par les vaisseaux sanguins, soit par les lymphatiques qui font
communiquer la plèvre et le péricarde (COLRAT). Ce dernier
mode de propagation paraît spécial à la péricardite qui vient
compliquer les pleurésies et notamment à la péricardite tuberculeuse.

La *péricardite à frigore* est actuellement considérée comme
une variété de péricardite infectieuse : le froid n'agirait que
comme une cause occasionnelle, réveillant le microbisme
latent.

La *péricardite des brightiques* a été l'objet d'interprétations
très diverses : on l'a considérée soit comme une localisation de
l'œdème brightique, soit comme une péricardite microbienne
évoluant sur un terrain préparé par la maladie rénale. En
réalité, on n'a jamais pu déceler de microorganismes dans
l'épanchement ou les exsudats ; il est plus probable qu'il s'agit
d'une péricardite produite par les produits toxiques circulant
dans l'organisme, aussi KÉRAVAL la nomme-t-il « péricardite
urémique ». RENAUT pense que la myocardite brightique n'est
pas étrangère à son apparition.

3° Anatomie pathologique. — La péricardite est sèche ou avec épanchement.

Même dans la péricardite sèche l'autopsie montre une petite quantité de liquide citrin; mais, ce qui prédomine, ce sont d'*épaisses fausses membranes* fibrineuses qui tapissent les deux feuillets de la séreuse et leur donnent un aspect mamelonné, tomenteux, dû aux contractions incessantes du cœur. On les a comparés à l'estomac des ruminants ou a deux tartines de beurre accolées, puis brusquement séparées l'une de l'autre. Lorsque la péricardite est partielle, ces fausses membranes siègent surtout vers la base du cœur, à la face antérieure des gros vaisseaux artériels.

Dans la péricardite avec épanchement on constate le même aspect dépoli de la séreuse, la même vascularisation, les mêmes fausses membranes; mais, de plus, la cavité renferme un liquide citrin dans lequel nagent des flocons de fibrine (*épanchement séro-fibrineux*). L'épanchement *hémorragique* est tantôt rosé, tantôt sanguinolent et le microscope y montre une grande quantité de globules rouges; dans l'épanchement *purulent*, il y a peu ou pas de fibrine, on ne voit que des globules de pus, et l'examen direct ou les cultures mettent en évidence les microbes pyogènes.

Les fibres superficielles du myocarde, qui doublent le péricarde enflammé, présentent diverses lésions dégénératives.

La *péricardite des brightiques* est une péricardite sèche ou avec faible épanchement. La *péricardite tuberculeuse* est souvent hémorragique et quelquefois purulente; on trouve dans la séreuse de nombreux follicules tuberculeux dus à la prolifération des cellules endothéliales, on en trouve également à la surface externe du péricarde (péricardite externe). Le bacille de Koch peut y être mis en évidence : WEIGERT l'a retrouvé dans l'épanchement.

4° Symptômes fonctionnels. — La péricardite s'annonce quelquefois par des symptômes fonctionnels qui attirent bruyamment l'attention : frissons, élévation de la température, douleur précordiale intense, angoisse extrême, petitesse du pouls ; mais nombreux sont les cas où elle s'installe insidieusement et

demande à être cherchée : au cours des maladies susceptibles
de produire la péricardite, du rhumatisme articulaire aigu
notamment, il est bon d'ausculter le cœur chaque jour.

a. *Douleur*. — La douleur siège ordinairement dans la région
précordiale ; les malades la comparent à une sorte de poids
qu'ils ont sur le cœur, ou bien ils ressentent des élancements
douloureux. D'autres fois, elle siège à l'épigastre. Les irradiations vers l'épaule gauche ne sont pas rares. Cette douleur peut
être provoquée ou augmentée par la pression, moins par la pression de la région précordiale où le péricarde est garanti par le
plan costal résistant, que par la pression épigastrique. En raison
des rapports qu'affecte le péricarde avec le phrénique, la pression
sur le trajet de ce nerf est souvent douloureuse ; on la produit
en appuyant avec le doigt au-dessus de l'extrémité interne de la
clavicule entre les deux chefs inférieurs du sterno-cléido-mastoïdien, là où le nerf phrénique passe au-devant du scalène antérieur ; on peut aussi la provoquer en appuyant sur la partie la
plus interne des espaces intercostaux.

b. *Dyspnée*. — La dyspnée existe surtout dans les péricardites
avec épanchement ; elle peut s'accompagner d'une sensation de
suffocation et d'une anxiété extrême. Elle est ordinairement
soulagée, au moins dans le cas d'épanchement moyen, par la
position assise, qui a pour résultat de laisser accumuler le
liquide dans la partie la plus inférieure du péricarde et de
diminuer par conséquent la compression des oreillettes,
cause de la plupart des accidents, comme nous le verrons plus
loin.

c. *Paralysie du cœur*. — La paralysie du cœur se traduit par
la petitesse du pouls, la diminution de l'intensité des contractions cardiaques pouvant aller jusqu'à la syncope. Les causes en
sont multiples ; qu'il nous suffise d'indiquer, dès à présent, que
le plexus cardiaque, situé à la base du cœur, est de proche en
proche intéressé par la propagation de la phlegmasie péricardique ; mais la myocardite concomitante joue aussi son
rôle. — La péricardite peut s'accompagner de palpitations et
d'arythmie.

d. *Dysphagie*. — La dysphagie est à peu près constante ; dans quelques cas elle devient tellement intense que Bouveret a pu décrire une *forme dysphagique* ou *hydrophobique* de la péricardite. Cette dysphagie douloureuse s'explique bien par les rapports de contiguïté du péricarde et de l'œsophage.

e. *État général.* — La fièvre est la règle dans les péricardites aiguës, mais son degré, de même que la gravité de l'état général, est fort variable. L'insomnie, le délire, l'agitation sont des phénomènes nerveux fréquents.

5° Signes physiques. — Ils sont naturellement différents, suivant que la péricardite est sèche ou avec épanchement.

a. *Inspection.* — Seulement, dans le cas de péricardite avec épanchement il peut y avoir, mais le fait est loin d'être constant, une voussure de la paroi thoracique. Cette dilatation ne porte pas sur *tout* le côté gauche, mais seulement sur la région précordiale, du deuxième au sixième espace intercostal.

b. *Percussion.* — Elle ne fournit de résultats que dans la péricardite avec épanchement. On sait qu'à l'état normal la percussion permet de délimiter une zone de matité absolue, correspondant à la surface cardiaque en rapport direct avec la paroi thoracique, et tout autour d'elle une zone de submatité correspondant aux contours réels du cœur, caché derrière les lames pulmonaires. Cette matité figure grossièrement un triangle à base inférieure, dont un côté est parallèle au sternum.

Dans la péricardite avec épanchement la ligne oblique qui limite à gauche la matité cardiaque est déplacée, rejetée en dehors, par suite de l'accroissement du liquide dans les parties déclives, mais tout en conservant sa direction générale oblique. Elle forme un triangle à base inférieure, dont le sommet tronqué correspond aux vaisseaux et qui ne saurait, par conséquent, être confondu avec l'augmentation de la matité qui résulte d'une hypertrophie ou d'une dilatation cardiaque. Dans les épanchements considérables, au delà de 400 grammes, cette zone de matité devient encore plus caractéristique. La ligne oblique dont nous venons de parler, et qui la limite à gauche, est interrompue en un point par une zone de sonorité qui empiète comme une encoche sur l'aire de matité péricardique ; c'est *l'encoche de*

Sibson. La matité péricardique est ainsi rétrécie, ce qui lui donne une forme en biscuit. Chez les enfants à thorax étroit l'épanchement péricardique s'accompagne parfois de matité et d'abolition du murmure vésiculaire à la base gauche, au point de simuler une pleurésie ; ces phénomènes pseudo-pleurétiques disparaissent dans la position génu-pectorale (Pins, Penart et Devic).

c. *Palpation*. — Lorsqu'il y a encore peu de liquide et que les deux feuillets pariétal et viscéral, rugueux et couverts de fausses membranes fibrineuses, sont encore au contact, il en résulte une sorte de frottement rythmé, perceptible à la main appliquée sur la région précordiale. — Lorsque l'épanchement s'est formé on constate : 1° la diminution ou la suppression du choc de la pointe contre la paroi thoracique ; 2° si ce choc est encore perceptible, la discordance entre le point précis où il a lieu et la limite inférieure de la matité : il est aisé de comprendre en effet que le liquide peut descendre bien au-dessous de la pointe du cœur.

d. *Auscultation*. — *Avant la formation de l'épanchement*, on entend un *bruit de frottement*, rythmé par les contractions cardiaques, tantôt râpeux, tantôt au contraire très doux : on l'a comparé au froissement de la soie, au bruit du cuir neuf, etc., modalités explicatives par les différences de consistance des fausses membranes péricardiques. Il devient plus intense dans la station assise qui met le cœur au contact plus immédiat de la paroi thoracique. Ce frottement ne masque pas les bruits du cœur. Il augmente par la pression du stéthoscope et ne correspond pas, comme les souffles pathologiques d'origine endo-cardiaque, à un temps donné de la révolution cardiaque : il est mésosystolique, suit immédiatement le premier bruit du cœur, simulant un *bruit de galop* (Bouillaud).

A une période plus avancée, lorsque l'épanchement se forme et soustrait les deux feuillets au contact, ce frottement disparaît ; il n'est pas rare cependant de le retrouver vers la base du cœur au-dessus du niveau de l'épanchement. — Il reparaît quand le liquide se résorbe. — Ce frottement est à peu près l'unique signe physique de la péricardite sèche.

Pendant toute la durée de l'épanchement les bruits du cœur sont sourds, lointains. L'apparition d'un bruit de souffle trahit l'existence d'une endocardite concomitante.

e. *Examen du pouls.* — Il conserve ses caractères normaux et cette ondée sanguine contraste avec la petitesse du choc cardiaque masqué par l'épanchement. Quand celui-ci augmente dans de grandes proportions, il devient petit, dépressible et on observe enfin le phénomène décrit par KUSSMAUL sous le nom de *pouls paradoxal*, fréquent surtout, il est vrai, dans la symphyse du péricarde ; ce phénomène consiste dans la diminution de l'amplitude du pouls pendant l'inspiration.

f. *Examen des veines.* — Les veines jugulaires sont distendues, et peuvent présenter des soulèvements isochrones à la contraction auriculaire (*faux pouls veineux*, voy. p. 340). La face est bouffie, cyanosée, traduisant la gêne de la circulation et de l'hématose.

Les expériences de FR. FRANCK nous expliquent cette petitesse du pouls et cette turgescence des jugulaires. Lorsqu'on injecte un liquide sous pression dans le péricarde, sac fibreux qui n'est pas inextensible, mais ne peut se distendre que lentement et progressivement, c'est le cœur qui doit supporter cet excès de pression, et il retentit surtout sur ses parties les moins résistantes, les moins épaisses, c'est-à-dire sur les oreillettes ; elles s'affaissent et s'aplatissent pour ainsi dire sous cet excès de pression. Ces cavités se remplissant mal, on conçoit qu'il doive en résulter une stase veineuse en amont, se traduisant par le gonflement des jugulaires et la congestion passive du poumon ; d'autre part, la masse du sang chassée dans le ventricule à chaque systole auriculaire est insuffisante ; l'ondée aortique l'est également, d'où petitesse du pouls. C'est précisément ce qui se passe dans la péricardite avec épanchement, c'est aussi ce qui explique pourquoi ces signes sont moins marqués dans les cas où l'épanchement a été progressif et a pu mettre en jeu l'extensibilité du sac péricardique.

6° Formes cliniques. — La *péricardite purulente*, qui succède à l'infection puerpérale ou aux fièvres éruptives, est remar-

quable par la gravité de ses symptômes : la dyspnée est intense,
le faciès pâle et angoissé ; il y a de grandes oscillations de la
température, et des phénomènes d'asystolie aiguë très rapidement menaçants à cause de la myocardite infectieuse concomitante. La ponction, en retirant un liquide purulent, lèverait
évidemment tous les doutes.

La *péricardite hémorragique* s'accompagne de symptômes analogues ; la pâleur de la face, la constatation des autres symptômes
d'une maladie hémorragique sont, avec la ponction, les seuls
moyens de diagnostiquer la nature de l'épanchement.

La *péricardite des brightiques* est presque toujours une péricardite sèche ou avec peu d'épanchement dont les frottements
constituent le principal signe physique.

La *péricardite tuberculeuse* peut passer inaperçue lorsqu'elle
ne constitue qu'une épisode de la *granulie* des séreuses. D'autres
fois, elle survient au cours d'une tuberculose avérée. D'autres
fois enfin, elle revêt les allures d'une péricardite primitive : le
début est bruyant, les symptômes fonctionnels très marqués,
l'épanchement considérable *et souvent hémorragique* : il s'éternise au lieu de rétrocéder comme dans la péricardite rhumatismale et *laisse très souvent une symphyse*.

La *péricardite à épanchement postérieur* ne se traduit que par
des frottements ; la matité précordiale n'est pas accrue et le
choc du cœur ne fait pas totalement défaut ; les paracentèses
restent infructueuses. L'autopsie montre une symphyse des deux
feuillets du péricarde au-devant du cœur et un épanchement
bridé par des adhérences, en arrière du cœur (LYONNET).

7° Évolution et pronostic. — La péricardite séro-fibrineuse
aboutit le plus souvent à la guérison ; la péricardite hémorragique ou purulente est au contraire presque fatalement mortelle.

La guérison s'annonce par la disparition de l'épanchement et
l'atténuation progressive des frottements. — La mort survient
par *asphyxie* dans une sorte d'asystolie aiguë ; elle peut aussi
survenir subitement par *syncope*. Enfin le malade peut aussi
succomber aux progrès de l'affection que la péricardite est venue

compliquer : mal de Bright, variole, scorbut, etc. Dans un grand nombre de cas, la péricardite, au lieu de guérir en deux ou trois semaines, comme c'est le cas le plus habituel, évolue bien moins rapidement ; l'épanchement s'éternise, ne se résorbe pas ; la péricardite passe à l'état chronique ; elle ne guérira qu'en apparence, en laissant après elle des lésions irrémédiables de la séreuse et du myocarde dont la symphyse cardiaque sera l'aboutissant. Il existe aussi une péricardite chronique d'emblée dont le début est tout à fait insidieux et latent.

8° Diagnostic. — Le *frottement de la péricardite sèche* ne devra pas être confondu avec le *bruit de galop* qui s'accompagne généralement d'hypertrophie du cœur et des signes d'une néphrite chronique, avec les frottements de la *pleurésie sèche* rythmés par la respiration, avec le *souffle* d'une lésion valvulaire ou un souffle extracardiaque.

La *péricardite avec épanchement* ne doit pas être confondue :

α) Avec l'*hypertrophie* ou la *dilatation* du cœur qui s'accompagnent bien comme elle d'une augmentation de la matité, mais de moindre étendue, de forme différente, et sans assourdissement aussi considérable des bruits, ni suppression du choc de la pointe.

β) Avec l'*hydropéricarde*, qui se montre chez les cardiaques asystoliques ou vient compliquer les tumeurs du médiastin : il offre tous les signes physiques de l'épanchement péricardique, mais ne s'accompagne ni de *frottements*, ni de douleur, ni de fièvre, et les troubles fonctionnels, la dyspnée surtout, sont moins accusés, à cause de son lent développement.

γ) Avec l'*hémopéricarde* qui succède brusquement à un traumatisme, à la rupture du cœur ou d'un anévrisme de l'aorte. L'épanchement sanguin est généralement *rapide* ; il s'accompagne, outre les signes physiques de la péricardite, de ceux d'une hémorragie interne (pâleur de la face, vertige et syncope).

δ) Avec le *pneumopéricarde* ou épanchement de gaz dans la cavité péricardique. Son apparition est brusque et bruyante comme celle du pneumothorax ; la matité précordiale est remplacée par de la sonorité, et l'auscultation fait entendre le *bruit de moulin* ou de roue hydraulique dû à la présence simultanée de liquides ou de gaz continuellement agités par les contractions du cœur dans le sac péricardique. Le pneumopéricarde reconnaît pour cause, soit une perforation traumatique, soit la communication de la cavité séreuse avec l'estomac, la plèvre, l'œsophage, une caverne pulmonaire ou un abcès sous-phrénique.

e) Avec un *épanchement pleurétique*; l'auscultation du poumon, la persistance des bruits du cœur permettent le plus souvent d'éviter cette erreur : la matité et l'abolition du murmure vésiculaire à la base gauche, observée chez les enfants dans la péricardite et capable de simuler une pleurésie, disparaît dans la position génu-pectorale (Pins, Perret, Devic).

9° Traitement. — Il comprend :

1° La révulsion sur la région précordiale ;

2° L'emploi des toniques cardiaques (digitale, caféine) contre l'asthénie du muscle due à la compression et à la myocardite concomitante ;

3° Le traitement général de l'affection causale dont la péricardite peut n'être qu'une complication (rhumatisme, mal de Bright, etc.) ;

4° L'évacuation du liquide, quand l'épanchement devient mécaniquement dangereux par son abondance. La ponction aspiratrice devra être pratiquée suivant toutes les règles de l'asepsie, « dans le cinquième espace intercostal gauche et à 6 centimètres environ du bord gauche du sternum », d'après Dieulafoy, car c'est au niveau de cet espace et du précédent que le péricarde atteint son plus grand diamètre transversal et n'est pas recouvert par le poumon gauche ;

5° Dans les cas d'épanchement purulent, si les ponctions répétées n'amènent pas la guérison, on peut être amené à pratiquer l'incision du péricarde.

D'après Delorme et Mignon [1], cette incision doit être faite au

---

[1] Delorme et Mignon, *Revue de chirurgie*, 1895.

ras du bord gauche du sternum, dont on suit la face postérieure en réclinant le cul-de-sac pleural.

ARTICLE II

SYMPHYSE CARDIAQUE

On désigne sous ce nom l'adhérence des deux feuillets de la séreuse péricardique ; mais seulement lorsqu'elle est généralisée ou étendue. Nous n'avons pas à nous occuper des adhérences limitées représentant de simples brides.

1° Étiologie. — Les affections du péricarde qui aboutissent à la symphyse sont avant tout la péricardite aiguë rhumatismale, dans sa forme douloureuse et plastique ; les fausses membranes qui tapissent les feuillets de la séreuse s'organisent alors en tissu fibreux. Diverses péricardites, infectieuses ou non, péricardite à pneumocoques, péricardite des brightiques, etc., peuvent aussi aboutir à la symphyse. On connaît, depuis Cruveilhier, la symphyse tuberculeuse qui est très commune. Letulle et Bernheim (1890) ont décrit la symphyse cancéreuse. On l'a signalée enfin chez les artério-scléreux et les aortiques.

En somme, c'est un aboutissant commun à un certain nombre d'affections du péricarde, *rhumatisme et tuberculose surtout*.

Il est remarquable que le péricarde, malgré les contractions incessantes de l'organe qu'il renferme, soit si sujet à la symphyse. Celle-ci, une fois achevée, gêne à son tour les mouvements du cœur, moins mécaniquement que par les lésions myocardiques qui l'accompagnent ou lui font suite.

2° Anatomie pathologique. — A l'autopsie, le sternum, très adhérent au feuillet externe ou pariétal du péricarde, est difficile à enlever. Les languettes pulmonaires sont refoulées latéralement. C'est qu'il y a en même temps *péricardite externe*, c'est-à-dire épaississement et induration du tissu cellulaire qui double le feuillet pariétal du péricarde. Quant à la symphyse, c'est-à-dire à l'adhérence des deux feuillets du péricarde, elle est telle qu'on ne réussit presque jamais à les dissocier. Pour dégager le cœur on est obligé de le sculpter à coups de ciseaux en plein tissu fibreux. La cavité virtuelle péricardique a complètement disparu. C'est ce que Bouillaud appelait l'ankylose du cœur.

D'autres fois, la symphyse peut devenir le siège d'une véritable calcification (*os du cœur*). On conçoit la gêne que peuvent apporter au fonctionnement du cœur de pareilles modifications.

Les lésions ne sont pas limitées au péricarde. Tout le tissu cellulaire du médiastin antérieur, épaissi et sclérosé, peut y participer (*médiastinite calleuse*). Le myocarde plus ou moins dégénéré est cloisonné par des trousseaux fibreux partis de sa surface qui le pénètrent comme des racines. On a signalé la présence d'anévrysmes extra et intracardiaques.

Microscopiquement ces lésions sont constituées par un tissu de sclérose, un tissu fibreux. On peut y trouver des tubercules. Quant au myocarde, on l'a vu présenter tous les modes de dégénérescence, quelquefois la dégénérescence segmentaire.

L'infiltration amyloïde des artérioles a été observée.

Du côté du foie on observe le plus souvent de la congestion passive (*foie cardiaque*) et parfois de la périhépatite : *symphyse péricardo-périhépatique* de Gilbert et Garnier. Celle-ci, contemporaine de la symphyse cardiaque et non consécutive, peut à son tour se compliquer de cirrhose.

La symphyse tuberculeuse peut s'accompagner d'adénopathie trachéo-bronchique et de cirrhose tuberculeuse (*foie cardio-tuberculeux* d'Hutinel).

3° **Signes physiques**. — Il n'est guère de signe pathognomonique de la symphyse cardiaque ; c'est une affaire obscure et difficile à diagnostiquer à coup sûr.

a. *Signes fournis par l'examen du cœur*. — A *l'inspection* de la région précordiale on constate que le choc de la pointe est remplacé par un retrait systolique portant sur un ou plusieurs espaces intercostaux. Il peut s'accompagner de retrait du creux épigastrique.

La *palpation* révèle, mais d'une façon très inconstante, un léger frémissement cataire. De plus, la *pointe du cœur ne se déplace pas* par les changements de position du malade, comme cela s'observe normalement ; on conçoit qu'elle est fixée par les adhérences péricardiques ; la *percussion* montre aussi cette fixation du cœur et un agrandissement de la matité précordiale.

A l'*auscultation* les bruits du cœur sont assourdis. Friedreich et Jaccoud ont signalé un souffle diastolique. Il est dû à ce que le sang passe brusquement des veines dans l'oreillette et le ven-

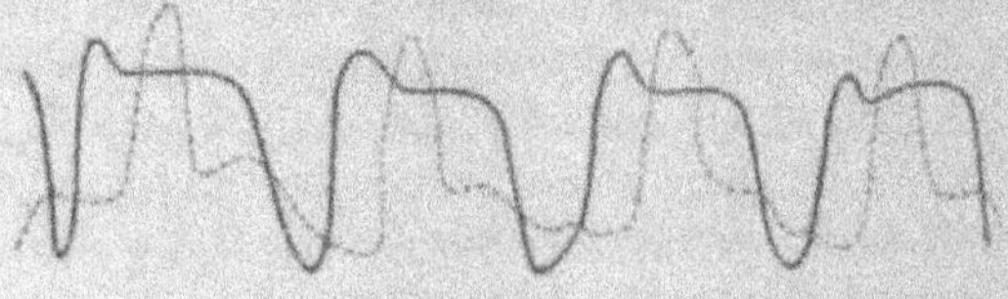

Fig. 56.
Collapsus diastolique des veines du cou (Eichhorst).
En trait plein, le tracé de la veine jugulaire. En trait pointillé, la pulsation d'une artère.

tricule, au moment où le cœur entrant en diastole, est tiraillé de tous côtés et par conséquent dilaté par les adhérences.

La même raison, c'est-à-dire la traction incessamment exercée par les adhérences, rend compte de la systole traînante et de l'asynchronisme des contractions du cœur droit et du cœur gauche, se traduisant par un dédoublement des bruits.

Enfin des insuffisances valvulaires peuvent venir ajouter leurs signes physiques à ceux de la symphyse. Ces insuffisances peuvent relever d'une endocardite : elles sont alors contemporaines de la péricardite initiale qui a donné naissance à la symphyse et reconnaissent une cause identique (rhumatisme, maladie infectieuse). Plus rarement elles sont consécutives à la symphyse et probablement d'origine fonctionnelle : en effet, le cœur droit, le plus faible, se laisse facilement dilater et l'insuffisance tricuspide en est la conséquence. Exceptionnellement on observe une dilatation isolée des cavités gauches qui entraîne l'insuffisance mitrale et s'explique par des adhérences sternales limitées au cœur gauche. Dans tous ces cas, la distension succède rapidement à l'hypertrophie.

b. *Signes fournis par l'examen de la circulation périphérique.*

1° On trouve fréquemment chez les enfants un développement exagéré des veines sous-cutanées de la région du cœur (*réseau veineux précordial*) ;

2° A chaque diastole les veines jugulaires s'affaissent brusquement ; FRIEDREICH a donné à ce phénomène le nom de *collapsus veineux diastolique* (fig. 56) ;

3° Le *gonflement inspiratoire des veines jugulaires*, le pouls veineux vrai ou faux (voy. p. 337), le *pouls paradoxal*, c'est-à-dire la suppression des pulsations radiales dans les inspirations profondes (fig. 57), sont des signes tout à fait inconstants.

L'adhérence des deux feuillets du péricarde serait impuissante à produire la plupart des signes que nous venons d'énumérer ; ils relèvent également de l'induration du tissu cellulaire du médiastin, qui double le péricarde et concourt à la production de ces divers phénomènes.

4° **Symptômes fonctionnels**. — Ce sont les signes ordinaires des affections cardiaques (oppression, dyspnée, palpitations); la gêne de la circulation fait sentir ses effets sur tous les organes, sur le foie, le rein, le cerveau et surtout sur le poumon où la congestion hypostatique se traduit par de la dyspnée et des râles fixes occupant les bases.

Dans les cas de *symphyse péricardo-péri-hépatique*, on constate, outre les signes cardiaques de la cirrhose, la présence d'un foie gros, dur et lisse, non douloureux, sans battements, sans variations de volume, avec grosse rate et ascite récidivante.

5° **Évolution et pronostic**. — L'évolution est très lente, mais fatale. La mort peut se produire par divers mécanismes : 1° par celui de la dilatation cardiaque et la maladie présente alors dans ses dernières phases tout le tableau symptomatique de l'asystolie ; 2° elle peut être due à une thrombose cardiaque ; 3° la terminaison par angine de poitrine n'est pas rare, qu'il s'agisse d'une angine de poitrine vraie, due au rétrécissement des artères coronaires comprimées par une carapace scléreuse, ou d'une irritation du plexus cardiaque voisin intéressé par contiguïté ; 4° BAGINSKY a signalé, chez les enfants, la mort par tuberculose miliaire aiguë au cours de la symphyse tuberculeuse.

En règle générale, ce n'est pas la symphyse cardiaque elle-

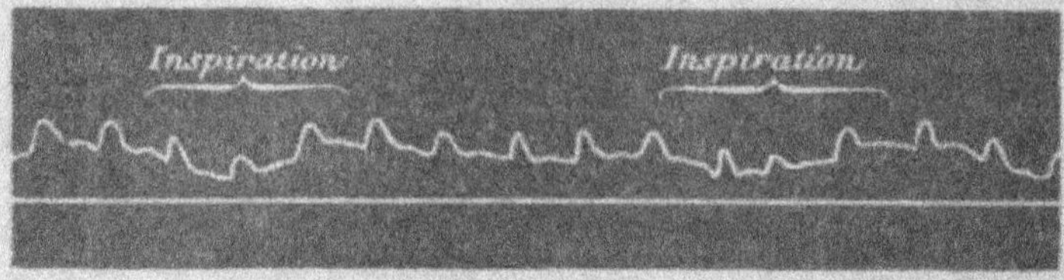

Fig. 37.

Pouls paradoxal.

Le tracé représente des oscillations synchrones aux mouvements respiratoires :
la pression s'abaisse pendant l'inspiration.

même qui constitue le danger, ce sont les lésions myocardiques concomitantes ou consécutives.

6° Diagnostic. — La symphyse cardiaque est une affection obscure, d'un diagnostic le plus souvent difficile. Ses principaux symptômes sont la fixité de la pointe du cœur, l'augmentation de la matité précordiale et parfois le retrait systolique de la paroi, la production de poussées d'asystolie chez un sujet encore jeune avec symptômes de foie cardiaque. Elle se distingue : 1° des cirrhoses hépatiques par l'âge moins avancé des malades et la prédominance des phénomènes asystoliques; 2° des affections valvulaires du cœur par l'absence ou le peu d'intensité des signes d'auscultation, malgré des troubles fonctionnels très marqués. — Il faut y penser beaucoup plus souvent chez l'enfant que chez l'adulte.

7° Traitement. — On n'a pas grand'chose à en attendre. Traiter d'abord la péricardite initiale par le salicylate de soude (4 à 6 grammes par jour). Appliquer des révulsifs (pointes de feu, vésicatoires) sur la région précordiale. Éviter les excès de tout genre, le travail manuel, afin de ménager le plus possible le myocarde dont l'affaiblissement constitue le plus grand danger. Enfin traiter, dès qu'elles apparaissent, les manifestations asystoliques par le repos absolu et les toniques du cœur.

CHAPITRE IV

MALADIES DU MUSCLE CARDIAQUE
ET DU SYSTÈME NERVEUX DU CŒUR

Nous réunissons dans ce chapitre l'étude des maladies du myocarde et l'étude des troubles nerveux du cœur. Ce rapprochement nous paraît naturel. Il n'est pas basé seulement sur des analogies cliniques, mais encore sur la difficulté qu'on éprouve à préciser ce qui revient à l'élément musculaire, à l'élément vasculaire ou à l'élément nerveux dans les myocardites aiguës, les troubles du rythme ou l'angine de poitrine.

Nous étudierons donc successivement les myocardites aiguës et chroniques, la rupture du cœur, l'hypertrophie et la dilatation de ses cavités, et le syndrome asystolie. Viendront ensuite les troubles du rythme cardiaque, les palpitations et l'angine de poitrine.

ARTICLE PREMIER
MYOCARDITES AIGUES

On a coutume de décrire isolément une forme suppurée et une forme diffuse de la myocardite aiguë ; la première est très rare, ce qui nous autorise à n'en faire qu'une simple mention.

1° Étiologie. — C'est au cours des maladies infectieuses qu'on les observe ; la notion de leur existence est due à Louis, qui les a signalées pour la première fois dans la fièvre typhoïde ; depuis on les a vues dans la variole, la scarlatine, la rougeole, l'érysipèle, la granulie, la pneumonie, les diverses septicémies, la diphtérie, l'ictère grave, etc. ; elles se manifestent tantôt au cours, tantôt au déclin, ou même dans la convalescence de ces maladies infectieuses. CHANTEMESSE et WIDAL ont trouvé le bacille d'Eberth dans la myocardite typhique.

On peut se demander si elles sont dues aux microbes eux-mêmes ou à leurs toxines : l'existence d'une myocardite aiguë dans la diphtérie dont le microbe, comme on sait, ne pénètre pas dans la circulation, prouve que ces dernières sont suffisantes à elles seules pour produire la lésion. CHARRIN a d'ailleurs pu reproduire quelques-unes des lésions de la myocardite aiguë par injection des produits solubles du bacille pyocyanique. Enfin, une part importante doit être attribuée à l'hyperthermie des maladies infectieuses, surtout lorsqu'elle est longtemps prolongée, comme dans la fièvre typhoïde : c'est à ce facteur qu'on rapportait à peu près exclusivement les myocardites aiguës, avant les doctrines microbiennes.

2° Anatomie pathologique. — Les lésions macroscopiques, souvent absentes, consistent dans l'affaissement du muscle cardiaque qui a perdu sa fermeté et sa coloration normales, pour prendre une teinte rose pâle ou jaunâtre, feuille morte, qui est surtout caractéristique dans la myocardite typhique. En même temps, il est friable et aminci ; ses cavités sont dilatées et contiennent de nombreux caillots. Dans la variole, il se forme souvent des hémorragies interstitielles apparaissant comme de petites ecchymoses ; dans les septicémies comme l'infection purulente, on trouve des abcès disséminés ou une infiltration purulente diffuse. En somme l'aspect macroscopique de la myocardite aiguë est fort variable, mais la forme diffuse est la plus commune.

Le microscope montre que les lésions portent sur les fibres musculaires, sur le tissu conjonctif et sur les vaisseaux. La fibre musculaire est plus ou moins dégénérée et déformée ; elle a perdu sa striation transversale et subi la dégénérescence granuleuse ; d'autres fois elle est parsemée de blocs vitreux et réfringents (*dégénérescence vitreuse* de Zenker), ou a subi la

dissociation segmentaire (RENAUT, LANDOUZY), par suite de la
disparition du ciment qui unit entre eux les segments de Weiss-
mann. Ses noyaux sont tuméfiés et prolifèrés. Le tissu conjonctif est atteint de lésions inflammatoires diffuses : prolifération cellulaire et infiltration leucocytaire abondante allant sur
certains points jusqu'à la formation d'abcès microscopiques.

Les vaisseaux du myocarde sont, le plus souvent, atteints d'endartérite oblitérante. En résumé, tous les éléments du myocarde
sont atteints; mais les auteurs diffèrent quant à l'importance
attachée à chacune de ces lésions : VIRCHOW considère comme
prédominantes les lésions de la fibre musculaire, c'est-à-dire les
lésions parenchymateuses, RABOT et PHILIPPE les lésions interstitielles, et H. MARTIN les lésions vasculaires.

3° Symptômes — Nous prendrons pour type de cette description la myocardite aiguë de la fièvre typhoïde. A la fin du
deuxième septénaire ou au commencement du troisième, elle
se manifeste par de l'*éréthisme circulatoire*, des palpitations, des
battements douloureux dans la région précordiale, de la dyspnée. Après ces prodromes apparaissent tous les signes de l'*insuffisance cardiaque*. Le pouls est mou, petit, de plus en plus faible,
très dépressible; l'ondée systolique est brève, le dicrotisme est
exagéré, et il y a en même temps de la tachycardie. Parfois se
montrent des intermittences : ce sont des intermittences fausses,
dues, le plus souvent, à la faiblesse d'une contraction cardiaque,
qui ne se transmet pas jusqu'à la radiale. Dans d'autres cas, il
se produit une véritable arythmie. La pointe du cœur est abaissée et déviée en dehors; son choc est de moins en moins sensible. Le deuxième bruit aortique disparaît à cause de l'affaiblissement de la pression artérielle, qui ne peut plus produire
avec force l'abaissement et la tension des valvules sigmoïdes.

Un autre signe important est l'*embryocardie*; elle consiste
dans l'accélération du cœur et la tendance à l'égalisation des
deux silences; de plus, le premier et le deuxième bruit prennent
le même timbre : on a alors, à l'auscultation, quelque chose qui
rappelle les bruits du cœur du fœtus. Enfin, on perçoit aussi
des souffles attribués généralement à la dilatation du cœur et à

l'insuffisance consécutive des valvules auriculo-ventriculaires.

En même temps, l'état général devient de plus en plus grave ; le malade se cyanose, ses extrémités se refroidissent, l'urine est rare et foncée ; souvent, il survient de la dyspnée ou du délire par congestion cérébrale, la température s'abaisse et la mort survient dans le collapsus ou le coma.

Telle est la *forme cardiaque* de la myocardite typhique : on appelle *forme syncopale* celle où tous ces symptômes sont absents, et où la mort survient presque subitement. Elle est précédée seulement d'un peu d'accélération du pouls, d'affaiblissement du choc cardiaque et de quelques intermittences (HAYEM). La *forme douloureuse* se caractérise par des accès analogues à ceux de l'angine de poitrine ; dans un cas de LANDOUZY, ils étaient attribuables à une névrite du plexus cardiaque.

4° Évolution et pronostic. — Les myocardites aiguës comportent toujours un pronostic très grave. La mort survient presque toujours par syncope, soit dans le collapsus, soit brusquement à l'occasion d'un mouvement. D'autres fois, elle se produit par thrombose cardiaque ou par embolies disséminées. Lorsque la myocardite aiguë guérit, elle laisse souvent à la suite des lésions latentes qui seront plus tard l'origine d'une myocardite chronique (LANDOUZY).

5° Traitement. — Il consiste surtout dans les toniques cardiaques. On donnera de la caféine ; il est plus sûr de l'administrer en injections hypodermiques.

ARTICLE II

MYOCARDITES CHRONIQUES

C'est la sclérose du myocarde qui constitue la lésion dominante des myocardites chroniques. Les travaux de GULL et SUTTON, ceux de H. MARTIN (1881) ont montré l'influence des lésions artérielles sur les altérations dystrophiques du myocarde.

1° Étiologie. — Toutes les causes d'intoxication de l'organisme peuvent donner naissance aux myocardites chroniques. Survenant chez les sujets ayant dépassé l'âge moyen de la vie, elles correspondent aux trois grands groupes de poisons qui menacent l'organisme ; les poisons venus du dehors (alcool, plomb, tabac, etc.) ; ceux qui prennent naissance dans l'organisme (goutte, diabète, brightisme) ; ceux enfin qui sont sécrétés par les agents microbiens ; en effet si les maladies infectieuses peuvent donner naissance à des myocardites aiguës par une action rapide de bacilles très virulents ou de poisons hypertoxiques, elles peuvent aussi par un processus plus torpide aboutir aux scléroses cardiaques.

2° Anatomie pathologique. — Le cœur est augmenté de volume (de 400 à 1.000 grammes). L'hypertrophie porte surtout sur le ventricule gauche. Sur la table d'autopsie le cœur s'étale rarement ; il est ferme, de couleur jaune brun, quelquefois feuille morte. A la coupe on voit des îlots plus pâles, parfois blanc nacré, correspondant aux zones dans lesquelles la sclérose est dominante, spécialement sur les piliers valvulaires. Il se déchire facilement et la surface de la rupture laisse voir des cassures irrégulières. Les points qui ont eu à souffrir le plus des oblitérations artérielles sont remarquablement minces.

S'il existe une obstruction complète d'un gros rameau d'une coronaire, le tissu peut être aminci sur une grande étendue, se laisser distendre par le sang et produire l'anévrisme du cœur (HUCHARD et WEBER). L'*athérome des coronaires* est facile à reconnaître si l'on songe à cathétériser ses canaux, car leur orifice aortique peut être indemne. L'aorte elle-même est scléreuse. Les sigmoïdes et fréquemment la valve interne de la mitrale présentent des plaques jaunâtres, dures. On rencontre parfois sur le péricarde des taches nacrées dues aux troubles trophiques qu'il a subis. La sclérose rénale est à peu près constante. Celle de la glande hépatique, jointe à la dilatation veineuse, donne à la coupe l'aspect du foie muscade.

Au *microscope*, les altérations chroniques du myocarde présentent trois états différents. Elles peuvent être parenchymateuses, interstitielles primitivement, et interstitielles secondairement aux lésions artérielles (artério-sclérose du cœur, forme dystrophique).

a. La *forme parenchymateuse* se rencontre dans la syphilis et chez les vieillards, elle correspond à la myocardite segmentaire de Landouzy et Renaut. On observe une rupture des fibres au niveau des traits scalariformes d'Eberth. Quelques auteurs ne voient dans ces lésions qu'une altération agonique du cœur.

b. La *myocardite interstitielle primitive* de Baad et Philippe présente un développement anormal du tissu conjonctif dont les éléments à différents stades de développement ne correspondent à aucune systématisation artérielle. Les faisceaux connectifs enveloppent les fibres musculaires, plus ou moins riches en éléments cellulaires, suivant l'activité du processus inflammatoire et suivant l'ancienneté de leur développement. Les lésions vasculaires, celles des autres organes, si elles existent, dépendent du même processus inflammatoire interstitiel, qui a présidé à l'évolution de la sclérose cardiaque.

c. La *myocardite des artério-scléreux* sera plus longuement étudiée ; nous décrirons l'état des artères, celui du tissu conjonctif néoformé, enfin la cellule musculaire elle-même.

Les *artères* voisines des foyers de sclérose sont atteintes soit d'endartérite, soit de périartérite et parfois des deux ordres de lésions. Celles qui traversent les foyers présentent un épaississement fibreux de leur tunique externe formant un manchon coloré en rose par le picro-carmin. Il est assez difficile de le distinguer de la zone fibreuse qui l'entoure si l'on ne s'attache pas à suivre la direction concentrique des cellules connectives. L'endartère peut être ou non épaissie. Les lésions caractéristiques de l'artério-sclérose, rencontrées dans les gros troncs, peuvent être absentes au niveau de ces artérioles (Huchard). La périartérite n'est qu'une altération due au voisinage d'un foyer de sclérose.

Le *tissu conjonctif* forme des îlots dont la systématisation sera étudiée à propos de la pathogénie de ces lésions. Il se présente sous trois états : ou bien il dessine un réticulum délicat dont les fibrilles entourent des éléments musculaires dissociés et plus ou moins dégénérés (*état réticulaire*) ; ou bien des bandes de tissu ayant l'aspect de rubans amorphes possédant de loin en loin des cellules fusiformes, isolent des fibres musculaires contenues dans des logettes (*sclérose molle*) ; ou bien, il existe des plaques de tissu riche en fibres conjonctives formant de grands îlots, au milieu desquels semblent étouffées de rares fibres musculaires tranchant par leur coloration brune (*sclérose dure*).

La *cellule musculaire cardiaque*, avant l'apparition du tissu conjonctif néoformé, prend une coloration plus brune, son noyau est moins net. La striation normale s'atténue et bientôt il se produit une sorte de fissuration transversale (CORNIL et RANVIER), accompagnée de dégénérescence granulo-pigmentaire du proto-plasma. Lorsqu'elle est à peu près complètement étouffée par la sclérose, la cellule cardiaque est réduite à un bloc brun amorphe, isolé au centre d'un îlot connectif. Plus près de la périphérie de cet îlot on trouve tous les stades d'altération de la fibre car-diaque.

3° Pathogénie. — Les scléroses du cœur peuvent se grouper au point de vue pathogénique en trois classes :

a. *Myocardites primitives*. — L'inflammation du tissu conjonc-tif est la lésion primordiale correspondant à une élection spé-ciale de l'agent nocif, quel qu'il soit, pour ses éléments. Que la lésion soit périvasculaire (WEBER et BLIND parce que le sang chargé de poisons altère d'abord les tissus les plus voisins des vaisseaux, qu'elle soit indépendante de toute lésion vasculaire, comme l'admet BARD, il n'en est pas moins vrai que la nutrition du cœur n'est pas en jeu et que l'inflammation seule est en cause.

b. *Myocardites dystrophiques*. — Chez les artério-scléreux le rétrécissement du calibre des artères diminue la quantité des matériaux nutritifs apportés. La sclérose se développe dans les territoires les moins irrigués. Ce sont les points les plus éloignés de l'artère nourricière qui sont les premiers atteints (sclérose paravasculaire de WEBER et BLIND).

c. *Cœur cardiaque*. — Comme tous les organes, le cœur peut subir le contre-coup de la stase veineuse chez les asystoliques. Les fibres s'hypertrophient, les faisceaux conjonctifs également.

Outre une énorme dilatation des capillaires entre les fibrilles, on rencontre une sclérose rayonnante qui les dissocie (HUCHARD, WEBER et BLIND).

Les myocardites chroniques parenchymateuses syphilitiques ne méritent pas une étude dans ce chapitre.

La forme segmentaire serait due à une déchéance spéciale de la fibre dans un organisme en hyponutrition.

4° Symptômes. — Ordinairement, au lit d'un malade qui présente un cœur arythmique, en asystolie, sans souffles organiques, on déclare qu'il s'agit d'une myocardite, c'est-à-dire que

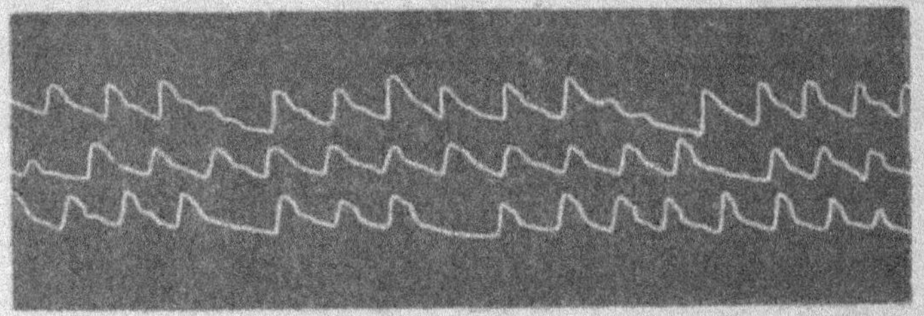

Fig. 58.

Pouls dans la myocardite. — Intermittences vraies.

la sclérose cardiaque est la lésion dominante que présente le sujet. Mais il existe autour de cette altération principale et non toujours primitive un ensemble de troubles viscéraux dont la détermination exacte est de la plus haute importance. Ces groupements de symptômes établissent un certain nombre de types cliniques qu'il faut savoir différencier.

Dès le début, le malade est souvent un cardiaque. Il se plaint de violentes palpitations, d'angoisse précordiale, d'essoufflement. Les bruits du cœur sont vibrants, le choc énergique. L'hypertension artérielle, l'exagération du claquement sigmoïdien, le galop, signalés au début des myocardites, indiquent bien plus souvent une sclérose rénale prédominante. Plus tard la dyspnée s'accentue. Qu'elle dépende de la cardiopathie ou d'une lésion connexe du poumon, elle a pour caractère de survenir au moindre effort, d'exiger ensuite le repos au lit, le malade restant assis, de s'accompagner de violentes palpitations. Il existe un peu d'œdème malléolaire, observé d'abord le soir, puis durant toute la journée ; le foie augmente de volume : les urines sont rares, chargées en urates, foncées en couleur. L'asystolie est survenue.

L'examen du cœur nous révèle une hypertrophie de l'organe : abaissement de la pointe, augmentation de l'aire de matité précordiale. Le premier bruit est sourd, le second clangoreux. D'après Huchard, le véritable signe de l'hypertension artérielle consiste dans un retentissement diastolique de l'aorte en coup de marteau, sorte de renforcement du deuxième bruit.

Il est vrai qu'il est rare de faire une autopsie du malade ayant présenté cet ensemble symptomatique sans trouver de l'athérome aortique. Les souffles sont rares, ils dépendraient d'insuffisances valvulaires fonctionnelles et par conséquent passagères. Le rythme de galop doit faire songer à une lésion rénale.

L'arythmie, pour la majorité des auteurs, est un symptôme tardif, sauf dans quelques formes ; la tachycardie est plus fréquente. Le rythme s'accélère à la moindre émotion, au moindre effort (*pouls instable* : Huchard).

La tension du pouls est forte au début, puis elle s'atténue lorsque l'asthénie du cœur se développe.

5° Formes cliniques. — Les malades se présentent sous trois aspects différents : 1° la myocardite interstitielle primitive ; 2° la myocardite asystolique ; 3° la myocardite des artérioscléreux.

a. La *myocardite interstitielle primitive* (Bard et Philippe) a pour signe le plus important l'arythmie, et surtout la production de groupes de battements précipités que Bard a nommés *salves*, intercalés entre des séries de battements plus réguliers. L'affection évolue comme une lésion mitrale et aboutit à l'asystolie.

b. La *forme asystolique* est caractérisée par une dilatation précoce du cœur gauche, puis du cœur droit, avec stase pulmonaire, gros foie, urines rares.

c. La *myocardite des artério-scléreux* comprend une foule de types secondaires suivant les autres localisations prédominantes de l'artério-sclérose. S'il existe une *sclérose rénale*, elle peut aboutir à l'urémie et ses conséquences : œdèmes brightiques, rythme de Cheyne-Stokes, œdème aigu du poumon, hydropisies, etc. Une *sclérose aortique* produit la forme angineuse, douloureuse ; l'oblitération d'une coronaire peut donner naissance à l'anévrisme du cœur ; la sclérose hépatique aboutit au foie cardiaque avec cirrhose, etc

6° Évolution et pronostic. — Ils varient essentiellement avec le type clinique observé. Suivant les formes, les malades meurent soit en asystoliques, soit en aortiques, soit en urémiques. Après une série de poussées, le cœur ne réagit plus à la digitale et l'issue fatale est inévitable.

7° Diagnostic. — Ce sont surtout les péricardites, les lésions valvulaires, l'hypertrophie rénale qui peuvent être confondues avec les myocardites. Ne pouvant entrer dans le détail de chaque fait, nous recommandons de ne pas trop se fier à l'arythmie pour poser à la légère un diagnostic de myocardite.

8° Traitement. — Établir un *traitement prophylactique* serait vouloir éviter toutes les causes d'intoxication qui nous menacent. Cliniquement il faut distinguer les malades qui évoluent comme des mitraux et sur lesquels la digitale a seule de l'influence, et ceux qui se présentent en aortiques, auxquels l'iodure de potassium ou de sodium, et la trinitrine conviennent mieux. Dans tous les cas, le régime lacté est à recommander.

ARTICLE III

CŒUR GRAISSEUX

1° Anatomie pathologique. — Deux types de lésions peuvent être groupés sous cette étiquette.

La *première* correspond à une accumulation de graisse le long des vaisseaux de l'organe. C'est une constatation d'autopsie qui ne se fait guère que chez l'adulte et le vieillard. Le développement de la graisse est parfois tel que les ventricules en sont complètement enveloppés. Leurs parois sont en général molles et flasques. Cette forme n'a pas d'histoire clinique. C'est la surcharge graisseuse du cœur.

La *seconde* ou dégénérescence graisseuse est un trouble de nutrition de la cellule musculaire elle-même. Le tissu est mou, cireux ; sa coloration jaunâtre rappelle celle du foie. A la coupe, il graisse le scalpel et montre des stries plus claires où la graisse prédomine.

C'est ici la fibre musculaire qui se trouve enveloppée de gouttelettes graisseuses, formant des traînées d'alvéoles réfringents. Plus tard la cellule souffre, elle perd sa striation et dégénère elle-même.

Il est rare que des lésions vasculaires d'artério-sclérose ne coexistent pas avec cette dégénérescence du myocarde.

2° Étiologie et pathogénie. — Les affections inflammatoires de l'endocarde, du myocarde, du péricarde, les artérites cardiaques, les suppurations prolongées, les maladies générales, certains poisons (phosphore, alcool), les maladies de la nutrition, les affections cachectisantes, telles sont les conditions favorisant le développement de la stéatose cardiaque.

3° Symptômes et diagnostic. — Dans bien des cas elle ne présente pas de signes cliniques pouvant la faire soupçonner. Il faudra y songer chez les obèses, les sujets présentant une lésion cachectisante, qui présentent de la dyspnée, de l'arythmie, de la faiblesse des contractions avec dilatation des cavités cardiaques. Les myocardites chroniques peuvent surtout être confondues avec cette affection.

4° Traitement. — Relever la nutrition, instituer un régime contre l'obésité, soutenir le cœur en cas d'insuffisance. Le cœur gras des obèses est justiciable du régime d'OErtel : cure de terrain, entraînement musculaire, régime sec, massage.

ARTICLE IV

RUPTURE DU CŒUR

La rupture du cœur vient ordinairement compliquer une lésion du myocarde ; les abcès, les anévrismes intra-cardiaques, les kystes hydatiques, la dégénérescence graisseuse du myocarde sont autant de causes primordiales. Ce sont les altérations des artères coronaires qui jouent le plus grand rôle ; leur thrombose détermine la mortification d'un territoire déterminé du muscle cardiaque. Le microscope montre que le foyer de rupture a tous les caractères d'un infarctus viscéral : nécrobiose des faisceaux musculaires et du stroma conjonctivo-vasculaire, infiltration leucocytique, etc. (ROBIN et NICOLLE).

« La rupture siège le plus souvent au niveau du ventricule gauche, dans les deux tiers inférieurs de celui-ci, près de la cloison et plutôt à la face antérieure [1]. » L'orifice externe est ordinairement plus grand que l'interne ; les parties malades plongent dans une infiltration hémorragique et le tissu cardiaque est microscopiquement méconnaissable.

Le sang s'écoule dans le péricarde qu'il remplit ; il comprime et aplatit les oreillettes (voy. p. 362, *Épanchement péricardique*).

La rupture est favorisée par un effort, un bain froid qui agit en augmentant la pression sanguine, un vomissement, une quinte de toux, un traumatisme, et quelquefois même une émotion.

Elle se traduit souvent par la mort subite ; mais dans bien des cas il existe une période prodromique de plusieurs heures ou plusieurs jours, caractérisée par une douleur brusque et très vive,

---

[1] Alb. ROBIN et NICOLLE, *De la rupture du cœur*. Collection Charcot-Debove, Paris, 1895.

des symptômes d'angine de poitrine, de la douleur scapulaire gauche (ROBIN et NICOLLE), des symptômes d'anémie cérébrale (lipothymies, éblouissements, tintements d'oreille, syncope), tous les signes de l'hémorragie interne (pâleur extrême, pouls petit et filiforme…), des vomissements violents (LUND) accompagnés de diarrhée et simulant quelquefois le choléra. La mort s'explique soit par l'anémie cérébrale, soit par la compression du pneumogastrique et des plexus nerveux ganglionnaires de la région du cœur.

La rupture isolée d'un pilier musculaire, muscle papillaire, se traduit par une douleur vive, un souffle systolique d'insuffisance auriculo-ventriculaire, de la dépression du pouls, et souvent de la faiblesse et de l'arythmie cardiaques.

ARTICLE V

HYPERTROPHIE ET DILATATION

L'hypertrophie et la dilatation du cœur ne sont pas des entités morbides, mais le résultat de diverses lésions ou de divers troubles cardiaques.

1° Étiologie et pathogénie. — Toutes les fois que le cœur est obligé de fournir un travail plus considérable qu'à l'état normal, soit des contractions plus énergiques (obstacle sur le trajet de l'ondée sanguine), soit des contractions fréquentes, cet excès d'activité finit par aboutir à *l'hypertrophie*. Le muscle cardiaque se comporte ainsi comme n'importe quel muscle de l'économie. Cette hypertrophie du myocarde s'accompagne *généralement* d'un certain degré de dilatation : il y a à la fois élargissement des cavités cardiaques et épaississement de leurs parois ; c'est ce qu'on appelle l'hypertrophie excentrique. Mais l'hypertrophie prime de beaucoup la dilatation. A la longue cependant la résistance du ventricule finit par céder, sa contractilité s'affaiblit et la dilatation devient prépondérante.

La *dilatation* est au contraire primitive et à peu près isolée : 1° lorsque le cœur est soumis à un surmenage aigu qui ne lui laisse pas le temps de s'hypertrophier, chez les cyclistes, après une marche ou une course forcée ; on assiste alors à une sorte de dilatation aiguë du cœur ; 2° lorsque l'obstacle est sur le trajet de la circulation pulmonaire, ou intéresse d'une façon quelconque le ventricule droit, qui, en raison de la faible épaisseur de ses parois, a peu de tendance à s'hypertrophier et se laisse plutôt dilater (bronchites chroniques, emphysème, etc.).

Ce sont donc des causes analogues et se rattachant plus ou moins directement à un excès de travail du cœur qui produisent l'hypertrophie ou la dilatation. Étudions-les séparément pour le *cœur gauche* et pour le *cœur droit*.

A. Cœur gauche. — Les causes susceptibles de produire l'hypertrophie du ventricule gauche sont :

1° Les *affections rénales* et surtout la néphrite interstitielle chronique : le mal de Bright provoque l'hypertrophie du cœur soit par suite de la destruction d'un certain nombre d'artérioles du rein, ce qui a pour effet de gêner la circulation dans cet organe (théorie de Traube), soit parce qu'un même processus de sclérose frappe à la fois le rein, tous les vaisseaux de l'économie et le cœur lui-même, soit enfin parce que les lésions vasculaires ou la constriction vasculaire généralisée produisent une augmentation de la tension sanguine, qui augmente le travail du cœur.

Le mal de Bright est la principale cause d'hypertrophie cardiaque (voy. son mécanisme, t. I).

2° Les *altérations vasculaires* : du fait de l'athérome ou de l'artério-sclérose, l'élasticité et la perméabilité des vaisseaux sont diminuées, ce qui nécessite une contraction plus énergique du ventricule gauche ; il ne faut d'ailleurs pas perdre de vue que ces altérations frappent aussi les vaisseaux du myocarde lui-même. L'*anévrisme aortique* s'accompagne fréquemment d'hypertrophie du cœur ;

3° *Certaines lésions valvulaires* : le rétrécissement aortique, en s'opposant au passage de l'ondée sanguine lancée par le ventricule gauche, l'insuffisance en déterminant le reflux dans le ventricule d'une partie de cette ondée sanguine, lui imposent un surcroît de travail. L'insuffisance mitrale détermine à un moindre degré l'hypertrophie du ventricule ; par contre, il y a hypertrophie excentrique de l'oreillette. Dans le rétrécissement mitral celle-ci subit la même modification, mais le ventricule s'atrophie, diminue de volume ;

4° La *tachycardie* ou les *palpitations*, quelle que soit leur cause : abus du thé, du café ou du tabac, névropathie, émotions, chagrins, travaux exagérés, surmenage musculaire, marches forcées, répétées, goitre exophtalmique, tachycardie essentielle paroxystique ;

5° La *grossesse*, d'après LARCHER, BEAU et DUROZIEZ, provoquerait l'hypertrophie du cœur. CONSTANTIN PAUL est d'avis contraire. Quoi qu'il en soit, elle aggrave les cardiopathies, surtout celles qui étaient déjà mal tolérées.

B. CŒUR DROIT. — Les causes susceptibles de produire la dilatation du cœur droit avec ou sans hypertrophie, sont :

1° Les *affections chroniques du poumon* : elles agissent surtout en diminuant la perméabilité des vaisseaux pulmonaires et en augmentant ainsi la tension sanguine dans le domaine de la petite circulation, commandée par le ventricule droit. C'est le cas pour l'emphysème, la phtisie fibreuse (BARD), la dilatation des bronches, les scléroses pulmonaires, les bronchites chroniques. Souvent même chez un vieillard on voit des accidents d'asystolie éclater à l'occasion d'une bronchite aiguë ;

2° *Certaines affections abdominales* (lithiase biliaire, dilatation de l'estomac, etc.), qui agissent à distance sur le cœur droit, suivant le mécanisme invoqué par POTAIN ; il se produit, par suite d'un réflexe parti du foie ou de l'estomac, une vaso-constriction intense des vaisseaux du poumon, qui produit une augmentation de la tension sanguine dans l'artère pulmonaire ; une dilatation aiguë du cœur droit en est la conséquence ;

3° Les *lésions de l'orifice pulmonaire* : le rétrécissement surtout ;

4° Les *lésions du cœur gauche* : elles finissent en effet par amener en amont une gêne circulatoire qui se propage à travers la circulation pulmonaire jusqu'au cœur droit ; celui-ci se laisse alors progressivement dilater.

2° Anatomie pathologique. — Lorsque le cœur est *uniformément hypertrophié*, il garde une forme normale ; on ne constate qu'une augmentation de volume et de poids parfois considérable, et une grande épaisseur des parois. Il faut se rappeler que le volume normal du cœur égale à peu près celui du poing fermé et que son poids moyen est de 300 grammes. On donne le nom de *cœur de bœuf* à l'hypertrophie généralisée. L'hypertrophie qui s'accompagne d'un élargissement des cavités est appelée hypertrophie excentrique ; celle qui s'accompagne d'un rétrécissement s'appelle hypertrophie concentrique.

L'augmentation de volume du myocarde est due à l'hypertrophie des fibres musculaires déjà existantes, plutôt qu'à leur multiplication ; elle coexiste le plus souvent avec des lésions de myocardite insterstitielle prédominant autour des vaisseaux.

Le cœur atteint de *dilatation généralisée* est moins ferme qu'un cœur normal, il s'affaisse sur la table d'autopsie : ses parois sont amincies et flasques, leur coupe montre une sorte de dissociation des fibres musculaires coexistant souvent avec de la surcharge graisseuse.

La *dilatation* ou l'*hypertrophie limitées* modifient la forme générale du cœur ; la dilatation des cavités droites élargit le cœur transversalement ; celle du ventricule gauche allonge le cœur et lui donne une forme cylindrique, celle de l'oreillette gauche, dans le rétrécissement mitral, s'accompagne d'atrophie du ventricule et exagère la forme conique du cœur.

3° Symptômes. — Nous les examinerons successivement : 1° pour l'*hypertrophie* ; 2° pour la *dilatation*.

a. *Symptômes de l'hypertrophie*. — L'*hypertrophie* du cœur s'accompagne d'un accroissement de la matité et souvent d'une voussure notable de la région précordiale. L'énergie de la contraction cardiaque se traduit à la palpation par un choc violent et à la vue par un soulèvement appréciable de la paroi thoracique ; par l'intermédiaire du stéthoscope il se transmet à la tête de l'observateur qui est légèrement ébranlée à chaque systole. La pointe du cœur est abaissée. Les carotides et les artères superficielles comme les temporales, sont animées de battements. A l'auscultation du cœur le premier bruit est très intense ; il s'accompagne même d'un éclat métallique (*cliquetis métallique* de LAENNEC) ; le second bruit, dû au claquement sigmoïdien, est aussi retentissant à cause de l'élévation de la pression artérielle.

Lorsque l'hypertrophie cardiaque est d'origine rénale, les phénomènes stéthoscopiques sont généralement modifiés par l'apparition du *bruit de galop* ; le premier bruit du cœur est alors précédé d'un bruit sourd, diastolique, attribué par POTAIN à l'afflux du sang dans le ventricule sclérosé et dilaté ; cette succession du bruit diastolique, du premier et du deuxième bruits normaux, produit un rythme à trois temps qui n'est pas sans analogie avec le galop d'un cheval. Le galop est également perceptible à la palpation. Il faut chercher vers la partie moyenne du ventricule gauche, mais il existe aussi, quoique beaucoup plus rarement, un galop du cœur droit dans les affections qui retentissent sur la circulation pulmonaire.

Les malades atteints d'hypertrophie du cœur perçoivent parfois d'une façon gênante ou douloureuse toutes les pulsations cardiaques ; il les compare à des coups de marteau frappés derrière le sternum ; ils éprouvent au moindre effort une sensation de tension, de plénitude thoracique avec dyspnée et palpitations, ou une douleur précordiale avec irradiation dans le bras gauche rappelant l'angine de poitrine. Par moments, la congestion céphalique s'accuse par des bouffées de chaleur à la face, des bourdonnements d'oreille, des éblouissements et des vertiges. Ces poussées congestives peuvent être, surtout chez les brightiques, le prélude d'une hémorragie cérébrale.

b. *Symptômes de la dilatation.* — La dilatation du cœur porte surtout sur le ventricule droit ; il s'ensuit que le ventricule gauche, participant ou non à la dilatation, est refoulé en dehors ; la matité cardiaque est accrue transversalement, la pointe bat à plusieurs centimètres en dehors de la ligne mamelonnaire ; on perçoit aussi très nettement des battements épigastriques attribuables au ventricule droit.

Les bruits du cœur sont sourds, mal frappés ; la faiblesse du deuxième bruit trahit la diminution de la tension artérielle. Le pouls est filiforme.

Lorsque la dilatation est prononcée, elle finit par aboutir à l'insuffisance des valvules auriculo-ventriculaires, surtout de la valvule tricuspide ; le premier bruit est alors couvert par un souffle systolique. La cyanose, la distension des veines, les œdèmes, la congestion du foie, l'ascite, les urines foncées, rares et albumineuses, et tout le cortège symptomatique de l'asystolie sont la conséquence habituelle de la dilatation cardiaque.

4° Évolution et pronostic. — L'*hypertrophie* cardiaque aboutit après des années, à la dilatation et à l'asystolie. Le pronostic est intimement subordonné à l'affection causale (lésion valvulaire, mal de Bright, etc.) ; il est encore assombri dans ce dernier cas par la possibilité de l'hémorragie cérébrale. La *dilatation* du cœur droit comporte un pronostic grave, à cause de l'imminence de l'asystolie ; elle aggrave aussi beaucoup le pronostic des affections aiguës des voies respiratoires, surtout chez les vieillards.

5° Diagnostic. — Est-il possible de distinguer la dilatation de l'hypertrophie cardiaque ? Dans une certaine mesure, lorsque la pointe est très déviée à gauche, lorsque l'impulsion cardiaque est d'une grande énergie, lorsque les bruits sont intenses et le pouls tendu, il est logique de supposer que le cœur est hypertrophié. L'abaissement de la pointe, l'irrégularité et la mollesse du choc précordial révèlent la dilatation des ventricules. Mais il ne faut pas oublier qu'un cœur hypertrophié peut se dilater secondairement, qu'un brightique par exemple est susceptible de succomber en asystolie.

Les *épanchements péricardiques* peuvent, grâce aux phénomènes asystoliques, à l'assourdissement des bruits, à la disparition du choc du cœur, simuler la dilatation, mais la matité est beaucoup plus étendue et présente la forme d'un triangle à base inférieure.

Il ne suffit pas de découvrir la dilatation ou l'hypertrophie du

cœur; ces altérations ont encore une valeur diagnostique considérable en mettant sur la piste d'une insuffisance aortique,
d'une néphrite, d'une affection pulmonaire, gastrique ou hépatique, qui constitue leur véritable cause.

6° Traitement. — Le repos, la suppression des soucis, des
travaux pénibles et de tous les excitants cardiaques (thé, café,
tabac, etc.), constituent le meilleur traitement de l'hypertrophie et de la dilatation. Il faudra y joindre l'emploi des sédatifs longtemps continué (bromure de potassium ou de strontium,
1 ou 2 grammes par jour), si l'hypertrophie s'accompagne de
tachycardie ou de palpitations. La dilatation et les phénomènes asystoliques qui en dérivent nécessitent au contraire l'emploi des toniques du cœur (digitale et caféine). Le régime lacté
constitue un adjuvant utile, surtout lorsque la lésion cardiaque
est subordonnée au mal de Bright, à l'artério-sclérose ou à des
troubles digestifs.

ARTICLE VI

ASYSTOLIE

Le terme asystolie ne signifie pas « absence de systoles »,
comme son étymologie semblerait l'indiquer; il désigne seulement la *phase ultime* des affections cardiaques où, par suite de
l'affaiblissement progressif du myocarde, les contractions du
cœur sont devenues tout à fait insuffisantes.

1° Étiologie. — L'asystolie n'est pas seulement l'aboutissant
des *lésions valvulaires* : la *péricardite*, les *myocardites chroniques*,
les *affections bronchopulmonaires* qui retentissent sur le cœur
droit (phtisie fibreuse, emphysème, bronchites chroniques), le
surmenage du cœur et le surmenage musculaire en général, la
tachycardie essentielle paroxystique et la tachycardie de la *maladie de Basedow*, sont ses causes habituelles. Le *mal de Bright*,

qui s'accompagne d'abord d'hypertension artérielle, finit aussi par aboutir à l'hypotension et souvent à l'asystolie. Certaines *maladies infectieuses*, telles que la fièvre typhoïde ou la pneumonie, sont susceptibles de réaliser une sorte d'asystolie aiguë, le plus souvent par le mécanisme de la myocardite aiguë.

L'action de ces diverses causes est favorisée par quelques circonstances accessoires qui déterminent brusquement l'apparition des accidents, d'où leur nom de *causes occasionnelles* : un excès de travail, une marche forcée, une bronchite aiguë, en augmentant momentanément le travail du cœur déjà au-dessous de sa tâche, provoquent et hâtent l'éclosion de l'attaque d'asystolie. Le repos et les toniques du cœur suffisent généralement pour conjurer le péril en rétablissant l'équilibre circulatoire, jusqu'au moment où, après des semaines et des mois, il est de nouveau rompu sous l'influence d'une cause occasionnelle.

La faiblesse du cœur n'est donc pas l'unique facteur de l'asystolie ; il faut tenir grand compte des résistances périphériques qu'il a à surmonter, des altérations des petits vaisseaux, notamment des vaisseaux cardiaques. Les attaques d'asystolie au cours des lésions valvulaires coïncideraient presque toujours, d'après Bard, avec une nouvelle poussée d'endocardite ; aussi serait-il abusif de leur reconnaître une origine purement mécanique.

2° **Anatomie pathologique**. — A l'autopsie d'un asystolique, on trouve le cœur, surtout le cœur droit, *dilaté* et *rempli de caillots très foncés*. Tout le système veineux est également gorgé de sang. Les divers organes, foie, rein, rate, cerveau, sont très congestionnés : on trouve du liquide dans le péritoine et souvent dans les plèvres (ascite et hydrothorax). Ces lésions sont décrites ailleurs en détail (voy. *Foie* et *Rein cardiaques*). Au microscope le cœur montre généralement des lésions de myocardite aiguë ou chronique.

3° **Symptômes**. — La symptomatologie de l'asystolie n'est pas uniforme ; ses localisations ou plutôt sa *prédominance* dans tel ou tel organe, suivant les aptitudes pathologiques antérieures de celui-ci, en rendent l'expression clinique fort variable. Voici les symptômes les plus constants :

1° Les *battements du cœur* sont affaiblis, accélérés et souvent irréguliers ; à l'auscultation les deux bruits sont sourds, le premier peut être remplacé par un souffle systolique, indice d'une insuffisance auriculo-ventriculaire fonctionnelle : on trouve enfin tous les signes physiques de la dilatation cardiaque ;

2° Le *pouls*, également accéléré et souvent arythmique, est tantôt filiforme, tantôt bien perceptible, mais mou, sans tension ;

3° Les *veines* sont au contraire distendues, saillantes sous la peau. Les jugulaires sont gorgées de sang et présentent parfois des mouvements rythmiques (*pouls veineux*), indices de l'insuffisance tricuspide ;

4° Le *tissu cellulaire* est infiltré par la sérosité que laissent transsuder les vaisseaux : l'*œdème* ne se limite plus aux malléoles ; il envahit la totalité des membres inférieurs, le scrotum et le prépuce, la paroi abdominale et même thoracique. C'est un œdème dur qui garde un instant l'empreinte du doigt sous forme de godet ; la simple pression du stéthoscope sur le thorax en vue de l'auscultation, laisse pendant quelques minutes des empreintes circulaires de même origine ;

5° Les *séreuses* sont également envahies par cette transsudation, qui produit l'ascite et l'hydrothorax. On donne à cette hydropisie généralisée le nom d'*anasarque* ;

6° Les *divers organes* subissent aussi le contre-coup de cette stase sanguine : le foie, augmenté de volume, dépasse le rebord costal ; il est douloureux à la pression et les téguments présentent une teinte subictérique ; la rate est hypertrophiée ; la congestion rénale se traduit par des urines rares, foncées, riches en albumine ; la partie inférieure des poumons perd sa sonorité normale (même en l'absence d'hydrothorax), en même temps que l'auscultation fait entendre de nombreux râles muqueux ; la stase dans les centres nerveux se traduit par l'assoupissement, le délire ou le coma ; le type respiratoire de CHEYNE-STOKES (div. III, art. XVIII) s'observe parfois, notamment chez les cardiaques artério-scléreux, ACHARD et LÉVI [1] ont observé chez les cardiaques asystoliques des paralysies passagères, ne dépassant pas quelques jours : paralysie faciale, hémiplégie, hémiplégie alterne. A l'autopsie, on constatait dans les régions correspondantes de l'écorce cérébrale motrice un peu d'œdème ou de congestion ;

7° L'*hématose* est profondément troublée par un ralentissement de la circulation : surtout par la congestion pulmonaire et l'hydrothorax ; le sang obtenu par piqûre est noir et comme asphyxique : la face et les lèvres sont *cyanosées* ; le malade, en proie à une *dyspnée* intense, étouffe dès qu'il se couche, il passe ses nuits assis ou le dos appuyé sur une pile de coussins. Du fait de cette asphyxie progressive, de l'insuffisance des fonctions du foie et de la dépuration urinaire, il se produit une grave intoxication de l'organisme : c'est la *cachexie cardiaque* qui présente autant d'importance que les phénomènes purement mécaniques (JACCOUD).

Les symptômes que nous venons d'énumérer peuvent se rencontrer tous réunis chez le même malade, mais leur ordre d'apparition et de succession est tout à fait différent, suivant les cas ; cela est vrai notamment pour le foie cardiaque qui, chez un alcoolique ou un paludéen, peut devancer de longtemps les autres manifestations de l'asystolie ; de tels malades font leur asystolie dans le foie, un autre la fera dans le poumon, un autre dans le rein, etc. ; ce n'est qu'à la longue que le tableau clinique finit p   se compléter.

4° Évolution. — L'asystolie procède par poussées ; elles cèdent d'abord en quelques jours ou quelques semaines à un traitement approprié, puis deviennent de plus en plus fréquentes et de plus en plus prolongées ; les membres inférieurs prennent, en raison de l'œdème, un aspect difforme et éléphantiasique ; en certains points la peau s'excorie ou s'ulcère et ces solutions de continuité dans des tissus à vitalité amoindrie et toujours ouverts à l'infection peuvent devenir le point de départ d'un érysipèle. La mort

---

[1] ACHARD et LÉVI, *Soc. méd. des hôp.*, 8 octobre 1897.

survient par *asphyxie*, par syncope, par urémie ou du fait d'une complication (érysipèle ou broncho-pneumonie).

5° Traitement. — Le traitement est étudié article X, page 348.

ARTICLE VII

TROUBLES DU RYTHME CARDIAQUE

Le cœur est soumis à deux influences nerveuses antagonistes : 1° celle des fibres nerveuses d'arrêt contenues dans le tronc du pneumogastrique, nerf modérateur du cœur, qui prend son origine dans le bulbe ; 2° celle des fibres accélératrices contenues dans des rameaux du grand sympathique dont l'origine se trouve dans la moelle cervicale et la partie supérieure de la moelle dorsale. De l'équilibre de ces deux forces antagonistes résulte le rythme normal du cœur (65 à 75 pulsations par minute). L'une d'elles vient-elle au contraire à prédominer, les mouvements du cœur s'accélèrent ou se ralentissent ; dans le premier cas, il y a *tachycardie*, dans le second *bradycardie* ou ralentissement.

Or les centres accélérateurs et modérateurs du cœur peuvent être excités soit directement, soit par voie réflexe.

Nous ne ferons que résumer dans deux tableaux synoptiques les principales causes de la tachycardie et de ralentissement du pouls, car leur description appartient, ainsi que celle de l'arythmie, à la pathologie générale ; mais nous étudierons en détail le *pouls lent permanent* et la *tachycardie essentielle paroxystique*, qui constituent de véritables entités morbides.

§ I. — RALENTISSEMENT DU POULS

Le ralentissement du pouls ou bradycardie (de βραδύς, *lent*) est permanent ou transitoire. Permanent, il constitue un syndrome que nous étudierons à part. Transitoire il est beaucoup moins accentué (50 à 60 pulsations à la minute) et dépend des causes suivantes :

Transitoire . . .
- État puerpéral.
- *Convalescence.*
- Infections et intoxications.
  - *Ictère*, mal de Bright (rare).
  - Blennorragie (Ansozan).
  - Rhumatisme articulaire aigu.
  - Maladies infectieuses graves dans quelques cas (diphtérie).
- Affections nerveuses.
  - *Compression cérébrale* (tumeurs, hémorragies, méningites, commotion cérébrale).
  - Traumatismes de la colonne cervicale.
  - Névralgies ou affections viscérales douloureuses.

Permanent . .
- Congénital.
- Acquis.

En somme, le ralentissement du pouls reconnaît presque dans tous les cas une origine bulbaire : que ce centre nerveux soit primitivement lésé (athérome) ou troublé dans son fonctionnement (infections, intoxications), excité à distance par voie réflexe (névralgies, etc.), comprimé directement (tumeurs, exostoses) ou par l'intermédiaire du liquide céphalo-rachidien conformément aux expériences de Duret (méningites, traumatismes cérébraux).

§ 2. — POULS LENT PERMANENT

Le pouls lent permanent[1] est encore appelé *maladie de Stokes-Adams*, du nom de deux auteurs qui l'ont décrit (Adams, 1827).

1° Étiologie. — D'abord considéré par ces auteurs comme lié à la dégénérescence graisseuse du myocarde, ce syndrome reconnaît plutôt une origine bulbaire (Charcot) : s'il se rencontre chez des cardiaques artério-scléreux, c'est à cause de l'artério-sclérose *bulbaire*, aboutissant à l'ischémie de ce centre nerveux et à une irritation constante des origines du pneumogastrique, nerf modérateur du cœur.

[1] Consulter : Vaquez. *Gaz. hebd.*, 1890, p. 58. — Comm. *Sem. méd.*, 1892, p. 265. — Fiquet. Th. Lyon, 1882.

Les lésions cardiaques sont en effet inconstantes, et très souvent au contraire on trouve des lésions bulbaires (rétrécissement du trou occipital, compression du bulbe par traumatismes ou arthrites des vertèbres). Le pouls lent permanent peut encore survenir à la suite des névralgies, de la sciatique, des intoxications, de l'ictère, des maladies infectieuses ; mais ces dernières causes produisent plus ordinairement une bradycardie transitoire. — Le pouls lent permanent ne s'observe presque que chez des vieillards.

2° Symptomatologie. — Trois ordres de symptômes caractérisent le pouls lent permanent : le ralentissement du pouls, les syncopes, les attaques épileptiformes.

a. *Ralentissement du pouls*. — Il est considérable ; il oscille entre 30 et 40 pulsations à la minute : mais peut tomber beaucoup plus bas : dans un cas de Potain il battait à 24, et une température de 40°,2 ne le fit pas monter au-dessus de 29. Au moment des attaques syncopales on l'a vu tomber à 8 pulsations par minute.

L'auscultation du cœur ne révèle parfois rien de particulier. Dans d'autres cas, elle fait entendre dans l'intervalle des pulsations, un bruit sourd, considéré comme une systole avortée et bornée à la simple contraction des oreillettes (Stokes, Traube); ces battements intercalaires se traduisent sur le tracé du pouls radial par un très léger soulèvement, et quelquefois sont ainsi perceptibles au niveau des jugulaires (pouls veineux). L'arythmie est rare.

Ce ralentissement de la circulation coïncide avec un abaissement de la température, qui ne dépasse pas 37°, avec de la dyspnée et quelquefois du refroidissement des extrémités.

b. *Syncope*. — L'anémie cérébrale produit d'abord des éblouissements et des vertiges, plus tard, la syncope complète avec perte de connaissance pouvant aboutir à un coma prolongé.

c. *Attaques épileptiformes*. — Elles succèdent à la syncope, ou au coma ou bien se montrent primitivement. Pour R. Traube, le pouls lent permanent est une manifestation de l'épilepsie.

Pour Debove, Gingeot, Combly, la syncope et les attaques épileptiformes sont des manifestations urémiques ; la quantité des urines et leur teneur en urée sont en effet diminuées et ces symptômes s'amendent ou disparaissent quand on augmente la diurèse.

La maladie *évolue lentement* ; sa durée est de trois ans en moyenne ; elle comporte un pronostic grave à cause de la mort subite par syncope qui la termine quelquefois.

Il ne faut pas confondre le pouls lent permanent pathologique : 1° avec le ralentissement transitoire du pouls ; 2° avec le pouls lent permanent congénital qui coexiste, il est vrai, avec des crises d'épilepsie ; 3° avec le pouls bigéminé caractérisé par l'alternance d'une pulsation forte et d'une pulsation faible, celle-ci pouvant passer inaperçue.

3° Traitement. — Basé sur les données pathogéniques exposées plus haut, il consiste à combattre l'ischémie bulbaire par les médicaments vaso-dilatateurs, surtout au moment des crises syncopales : inhalations de nitrite d'amyle, trinitrine à l'intérieur (trois gouttes de la solution au centième) ; dans l'intervalle des crises on aura recours à l'iodure de sodium longtemps continué et au régime lacté.

§ 3. — TACHYCARDIE[1]

Les diverses variétés de tachycardie sont classées, d'après leur cause, dans le tableau suivant :

1° Tachycardies symptomatiques.	T. physiologique	Enfance. Vieillesse. Ménopause. Efforts. Repas.
	T. de cause générale	Fièvre. — Infections. Convalescence. Anémies. Cachexies (KLIPPEL).
	T. d'origine toxique	Nicotine. Digitale. Atropine.

[1] Consulter : MERKLEN. *Examen et séméiotique du cœur*, Collection Léauté. — LANCESA. Th. de Paris, 1891.

<table>
<tr><td rowspan="20">1° Tachycardies symptomatiques (Suite).</td></tr>
<tr><td rowspan="8">T. par trouble circulatoire. .</td><td>Cœur forcé.</td></tr>
<tr><td>Affections valvulaires.</td></tr>
<tr><td>Myocardites aiguës.</td></tr>
<tr><td>Myocardites chroniques.</td></tr>
<tr><td>Artério-sclérose (Huchard).</td></tr>
<tr><td>Mal de Bright à son début (Bouveret).</td></tr>
<tr><td>Maladies du foie et de l'intestin (Potain).</td></tr>
<tr><td rowspan="12">T. d'origine nerveuse.</td><td>réflexe . . . . . Rein mobile.</td></tr>
<tr><td>Péritonite par perforation.</td></tr>
<tr><td>Extirpation du larynx.</td></tr>
<tr><td>Hystérie.</td></tr>
<tr><td>dans les né- Neurasthénie.</td></tr>
<tr><td>vroses. . . . Maladie de Basedow.</td></tr>
<tr><td>par lésion des Adénopathie trachéobronchi-</td></tr>
<tr><td>nerfs . . . . que.</td></tr>
<tr><td>Paralysie glosso-labiée.</td></tr>
<tr><td>Compression du bulbe.</td></tr>
<tr><td>par lésion des Tabes.</td></tr>
<tr><td>centres . . . Sclérose latérale amyotrophique.</td></tr>
<tr><td>Lésions cérébrales.</td></tr>
</table>

2° Tachycardie paroxystique essentielle.

En somme, en mettant à part les maladies du cœur lui-même, les maladies infectieuses sont, avec quelques maladies nerveuses, les principales causes de la tachycardie.

§ 4. — TACHYCARDIE PAROXYSTIQUE ESSENTIELLE

Les tachycardies que nous venons d'énumérer sont les unes continues, les autres intermittentes ou paroxystiques. Parmi ces dernières il en est une à laquelle il est impossible d'assigner une cause certaine; aussi Bouveret, qui l'a le premier décrite, propose-t-il le nom de tachycardie paroxystique *essentielle*[1]. Est-elle due à la parésie du pneumogastrique (nerf modérateur du cœur), à l'excitation du sympathique (accélérateur) ? On l'ignore. Peut-être résulte-t-elle du concours de ces deux influences; tout

[1] Bouveret, *Revue de médecine*, 1889. — Janicot, Th. de Paris, 1891. — Larcena, *Id.*

ce qu'on peut dire jusqu'à présent, c'est que c'est une *névrose bulbaire* (DEBOVE, HUCHARD).

1° Description. — Elle survient sous forme d'accès durant des heures, des jours, des semaines, caractérisés par les symptômes suivants :

a. *Pouls*. — Il monte brusquement à 200 pulsations à la minute et même au-dessus de ce chiffre. Il est petit, quelquefois à peine perceptible; la tension artérielle est très faible, vraisemblablement parce que le cœur, en raison de la rapidité de ses battements, n'a pas le temps de se remplir et se contracte presque à vide. Il n'est toutefois pas impossible que cette hypotension reconnaisse des causes accessoires, par exemple une influence vaso-motrice.

b. *Examen du cœur*. — En raison de la rapidité des battements, la *palpation* de la région précordiale ne fait sentir qu'une sorte de vibration ou d'ébranlement, parfois perceptible à la vue. — A la *percussion* le cœur paraît dilaté surtout dans la région des oreillettes. — A l'*auscultation* on entend un léger souffle systolique, signe d'insuffisance *fonctionnelle* des valvules auriculo-ventriculaires.

c. *Troubles circulatoires*. — Ils se traduisent par de la pâleur, des vertiges, un léger œdème des jambes, de la dyspnée, de la congestion des viscères abdominaux, une diminution de la quantité des urines. Tous ces symptômes dérivent de la faible tension artérielle et de la gêne de la circulation.

2° Evolution. — L'accès disparaît aussi brusquement qu'il est venu, généralement au bout de quelques heures ou de quelques jours, mais pour revenir après un intervalle plus ou moins prolongé (des mois ou des années). A mesure que la maladie devient plus ancienne, les accès se prolongent et se rapprochent; ils s'accompagnent de symptômes d'asystolie, dont les troubles circulatoires énumérés plus haut n'étaient qu'une ébauche. C'est après un certain nombre d'accès que la mort survient par asystolie. Une autre terminaison est la mort subite.

La tachycardie essentielle ne se présente pas toujours sous

forme d'accès : Janicot a observé un cas dans lequel elle a duré cinq mois sans interruption pour aboutir à l'asystolie terminale ; il ne s'agissait donc plus d'une tachycardie paroxystique.

3° Traitement. — Il consiste à prévenir le retour des accès en évitant toute excitation du cœur par les efforts, le surmenage, l'abus du thé, du tabac ou du café. Contre l'accès lui-même on ne peut employer que les médicaments nervins (morphine, belladone, bromure, antipyrine) et la faradisation du pneumogastrique.

ARTICLE VIII

PALPITATIONS

On désigne ainsi des battements du cœur énergiques et précipités survenant par accès.

1° Étiologie. — Les palpitations constituent un symptôme commun à la plupart des maladies du cœur et même à d'autres affections nerveuses et viscérales.

Les lésions valvulaires du cœur, la péricardite, la myocardite et l'endocardite, l'hypertrophie du cœur, s'accompagnent de palpitations.

La neurasthénie, le goitre exophtalmique, la chlorose, l'abus du tabac, du café, du thé et de toutes les boissons excitantes, les émotions, les soucis et les chagrins, le surmenage musculaire, la croissance rapide les produisent aussi.

Enfin dans les affections chroniques du foie ou de l'estomac, pendant les digestions pénibles, etc., il survient des palpitations d'origine réflexe.

2° Symptômes et traitement. — Les palpitations ne consistent pas seulement dans une accélération et une augmentation d'énergie des contractions cardiaques ; il faut de plus que ces contractions exagérées soient perçues par le malade. La sensation de gêne qui en résulte va jusqu'à l'étouffement et s'accompagne parfois d'une vive douleur précordiale.

Le traitement consiste dans l'emploi du bromure de potassium ou de strontium, dans l'application d'un sachet de glace sur la région précordiale et enfin, dans l'administration de la digitale, s'il y a en même temps une accélération notable du pouls sans hypertrophie du cœur. Il faut ensuite s'attacher à rechercher et à traiter la cause des palpitations : on évitera toutes les causes occasionnelles capables de les rappeler (émotions, exercices physiques violents, etc.).

ARTICLE IX

ANGINE DE POITRINE

L'angine de poitrine a été décrite pour la première fois par ROUGNON et par HEBERDEN (1768).

1° Description de l'accès. — L'angine de poitrine a le plus souvent un début brusque, sans prodromes. Elle s'annonce par une vive douleur rétrosternale, par une sensation de constriction thoracique et par une angoisse inexprimable.

La *douleur* a son maximum dans la région précordiale ; elle est très vive. Le malade la compare à une griffe qui le déchire ou à un étau qui le comprime ; il se sent transpercé d'avant en arrière ou éprouve un barrement transversal d'un mamelon à l'autre (FOTHERGILL).

Elle *s'irradie* dans toute la moitié gauche du thorax et vers le membre supérieur gauche jusque dans le petit doigt et l'annulaire ; parfois même c'est dans les doigts que débute la douleur, et c'est de là qu'elle remonte peu à peu vers la poitrine et le cœur à la façon d'une aura. Les irradiations vers l'épaule, le testicule, l'épigastre, le diaphragme, les mâchoires, la nuque, le pharynx, etc., sont bien moins fréquentes.

Une *angoisse* indicible (*angor pectoris*), une sensation de mort imminente, accompagne la douleur ; le malade reste pâle et immobile.

Les *battements du cœur* sont peu modifiés, sauf lorsque l'angine de poitrine accompagne une cardiopathie chronique. Les mouvements respiratoires s'effectuent sans difficulté.

La mort peut survenir pendant un violent accès, cependant le plus souvent l'accès cesse après quelques minutes. La *terminaison* est alors annoncée par divers phénomènes, par des éructations, de la toux et une expectoration muqueuse, par quelques inspirations lentes et profondes, des fourmillements dans les doigts, du gonflement des testicules, un impérieux besoin d'uriner, etc.

Ces phénomènes, qui marquent la fin de l'accès, sont aussi variables que l'accès lui-même ; sa physionomie clinique change totalement d'un malade à l'autre, bien que la douleur et ses irradiations, l'angoisse, la marche paroxystique de l'affection en constituent les principaux traits.

Il est toutefois des formes frustes dans lesquelles la douleur manque et où l'angoisse précordiale et l'oppression existent seules.

2° Diagnostic. — Le caractère paroxystique des accès et la sensation de mort imminente, sont deux traits caractéristiques de l'angine de poitrine.

On ne confondra pas l'angine de poitrine avec la névralgie intercostale ou cervico-brachiale (points douloureux à la pression, absence du caractère paroxystique) avec la névralgie du phrénique (douleur à la pression des espaces intercostaux tout le long du sternum).

Les diverses affections qui se compliquent d'une dyspnée angoissante, ne seront pas non plus confondues avec l'angine de poitrine ; celle-ci ne s'accompagne pas de modifications des mouvements respiratoires.

3° Etiologie. — Le plus souvent, l'angine de poitrine dérive des mêmes causes que les *altérations vasculaires* en général : l'alcoolisme, la syphilis, l'arthritisme en sont les facteurs les plus habituels.

D'autres fois, l'angine de poitrine reconnaît une étiologie différente. Elle sera, par exemple, une manifestation d'une *affection nerveuse*, comme le tabes, l'hystérie (CHARCOT), la maladie de Basedow (MARIE), la neurasthénie, l'épilepsie dont TROUSSEAU la considérait comme une forme larvée. Elle peut être due à une *intoxication* (angine tabagique), à une *affection diathésique* : diabète (VERGELY), brightisme (DIEULAFOY), rhumatisme. On a vu des accès angineux chez les goutteux et LECORCHÉ les a vus alterner avec les accès de goutte.

Enfin l'angine de poitrine peut encore reconnaître une *origine réflexe*, c'est-à-dire dépendre d'affections organiques du foie, de l'estomac, de l'utérus, etc. Le plus souvent il s'agit de formes bénignes, quelquefois même de troubles cardiaques assez éloignés par leur symptomatologie et vraisemblablement par leur mécanisme de la forme classique de l'angor pectoris ; par exemple, une oppression vague, des palpitations, de l'arythmie dont POTAIN, TEISSIER nous ont fait connaître le mécanisme.

4° Anatomie pathologique. — Les lésions contractées peuvent porter : 1° sur le cœur ou ses vaisseaux ; 2° sur le plexus cardiaque.

a. *Lésions du cœur et des vaisseaux*. — Les lésions du cœur et des vaisseaux sont de beaucoup les plus fréquentes ; elles peuvent porter sur le myocarde plus ou moins dégénéré, sur l'endocarde, caractérisées alors surtout par de l'insuffisance aortique, sur le péricarde dont les feuillets viscéral et pariétal sont devenus adhérents, entraînant ainsi la disparition de la cavité péricardique (symphyse cardiaque). L'aorte présente fréquemment des plaques d'athérome, de la dilatation, etc. Mais la lésion la plus importante, considérée comme caractéristique de l'angine de poitrine vraie, c'est le *rétrécissement des artères coronaires*, entraînant consécutivement l'ischémie du muscle cardiaque qu'elles sont destinées à irriguer.

Exceptionnellement, le rétrécissement occupe l'origine même des artères coronaires, le point où elles naissent de l'aorte, et se trouve alors réalisé par deux petites plaques d'athérome aortique (comme c'était le cas dans une observation de POTAIN)·

Dans la généralité des cas, les altérations portent sur le trajet même de ces petits vaisseaux (artério-sclérose, athérome, etc.). Ils sont sinueux, à parois rigides, et présentent une diminution de leur calibre.

b. *Lésions du plexus nerveux*. — Les lésions du plexus nerveux, très nettement démontrées, sont beaucoup moins fréquentes. Elles intéressent le plexus cardiaque et les nerfs qui y aboutissent, le pneumogastrique notamment, sur une étendue variable. Il ne s'agit pas ordinairement d'une affection primitive du plexus nerveux ; mais, comme l'a démontré LANCEREAUX, d'une lésion qui a son point de départ dans la tunique externe de l'aorte épaissie (péricarde, fluxion rhumatismale, etc.), et qui gagne de proche en proche le plexus nerveux qui lui est accolé. Cette infiltration, caractérisée au microscope par la prolifération des cellules rondes, étouffe pour ainsi dire les éléments nerveux, en amenant par compression leur dégénérescence.

5° Pathogénie. — En somme, parmi les lésions révélées à l'autopsie, deux sont à retenir surtout : le rétrécissement des coronaires et la névrite du plexus cardiaque. Elles sont d'ailleurs la base des théories pathogéniques.

a. *Théorie vasculaire*. — L'angine de poitrine est due au rétrécissement des artères coronaires. Nous venons de voir quelle était la fréquence de leurs lésions.

Le rétrécissement des deux artères coronaires, artères nourricières du cœur, ne permettant plus qu'un apport sanguin insuffisant, doit aboutir à l'ischémie du myocarde, à sa nutrition insuffisante. Mais on comprend bien qu'en raison de la variabilité du travail qu'il a à produire, le muscle cardiaque n'a pas toujours les mêmes besoins. Telle quantité de sang, qui pendant le repos est largement suffisante, cessera de l'être dès que se produit le moindre effort, dès que naît le moindre obstacle à la circulation.

On comprend ainsi pourquoi c'est à l'occasion d'une fatigue, d'un effort, d'une émotion, après un repas copieux, qu'éclate l'accès d'angine de poitrine, par un mécanisme analogue à celui de la claudication intermittente par rétrécissement des artères iliaques (POTAIN).

La douleur, l'angoisse qui l'accompagne dépendraient de cette ischémie brusque, qui irrite les terminaisons nerveuses dans le muscle cardiaque, irritation qui, se répercutant sur le centre du pneumogastrique, peut produire par voie réflexe l'arrêt définitif du cœur en diastole.

On objecte à cette théorie :

1° Les cas d'angine de poitrine où l'autopsie n'a révélé aucune altération des coronaires, à quoi les partisans de la théorie répondent que dans ce cas le syndrome relève d'un rétrécissement spasmodique et non plus organique ; par exemple, sous l'influence de la nicotine, dont Cl. BERNARD a montré les propriétés vaso-constrictives, ou encore dans certains états névropathiques réalisant ainsi une *ischémie fonctionnelle* du myocarde ;

2° Les cas de rétrécissement des coronaires sans angine de poitrine ; mais dans ces cas il s'agit plutôt de lésions partielles n'entraînant l'ischémie que dans un territoire restreint du myocarde, de lésions des coronaires sans rétrécissement, ou de lésions compensées par leur unilatéralité, l'autre coronaire exerçant la suppléance.

b. *Théorie nerveuse.* — L'angine de poitrine est due à la névrite du plexus cardiaque. Cette interprétation est basée sur les autopsies qui ont montré à LANCEREAUX, PETER, etc., des lésions du plexus. Elles dérivent d'une artérite aiguë ou chronique ayant amené la lésion du plexus par contiguïté, ou bien elles sont primitives. S'agit-il d'une névrite, l'angine de poitrine peut aboutir à la mort ; s'agit-il au contraire d'une simple névralgie du plexus, elle se traduit cliniquement par une forme bénigne (angines de poitrine réflexes, nerveuses, toxiques). Les connexions du plexus cardiaque nous expliquent comment sa névrite peut produire tous les phénomènes de l'angor, notamment la dyspnée, la douleur cardiaque, ses irradiations à distance (anastomoses avec le phrénique, le plexus cervical, etc.), et l'arrêt du cœur, enfin le spasme des coronaires. Tout ce complexus symptomatique a été expérimentalement réalisé par Fr. FRANCK en produisant des excitations de la face interne de l'aorte. Malheureusement cette névrite du plexus cardiaque a été assez rarement constatée, surtout isolément et sans lésion des coronaires.

Il est d'ailleurs irrationnel d'assigner à l'angine de poitrine une pathogénie toujours identique. Il est fort vraisemblable, comme l'admet Huchard, que les cardialgies, les fausses angines, dérivent d'une simple névralgie du plexus cardiaque. Quant à la véritable angine, celle dont on meurt, elle résulterait de l'oblitération des artères coronaires. Il n'est pas impossible que certains symptômes comme la douleur et les irradiations, relèvent de la lésion du plexus.

6° **Pronostic**. — Il est toujours grave, surtout dans le cas de lésion organique du cœur et de l'aorte : un accès peut alors se terminer par une syncope mortelle.

7° **Traitement**. — Le traitement diffère pendant les accès et dans leur intervalle.

a. *Pendant l'accès*, il faut faire respirer au malade quelques gouttes de nitrite d'amyle versées sur un mouchoir ou sur une assiette ; ce médicament agit comme vaso-dilatateur ; une injection sous-cutanée de 1 centigramme de morphine amène une sédation marquée des phénomènes douloureux.

b. *Dans l'intervalle des accès*, et pour prévenir leur retour, on a recours à la trinitrine (III gouttes par jour de la solution au centième), à l'iodure de potassium ou de sodium longtemps continué à faibles doses (0,50 à 1 gramme). Le tabac, le café, l'alcool, les fatigues et les excès de table doivent être soigneusement évités. Le régime lacté mitigé constitue un adjuvant utile.

CHAPITRE V

MALADIES DES VAISSEAUX

Les maladies des vaisseaux comprennent :

1° Les *maladies des artères en général* (*artérites aiguës et arthérites chroniques*) ;

2° Les *maladies de l'aorte* (*anévrysmes*) ;

3° Les *maladies des veines en général* (*phlébites*) ;

4° La *phlegmatia alba dolens*.

Nous décrirons, après les maladies des artères et des veines, les *tumeurs du médiastin* à cause de leur symptomatologie, qui se rapproche beaucoup de celle de l'anévrysme aortique.

ARTICLE PREMIER

ARTÉRITES AIGUES

Nous réunissons sous ce titre l'étude des aortites aiguës et des artérites aiguës périphériques. Leur description clinique seule diffère.

1° Étiologie et pathogénie. — Les artérites aiguës primitives, c'est-à-dire celles qui ne dépendent pas d'un traumatisme, d'une embolie artérielle ou de la propagation d'une lésion de voisinage sont des *artérites infectieuses*. C'est au cours des maladies générales infectieuses qu'on les rencontre : au cours de la variole à la période d'éruption ou plus rarement de suppuration (Brouardel) ; dans la variole hémorragique ; dans la dothiénentérie (Taupin, Gigon d'Angoulême) ; dans la diphtérie (Martin), dans l'érysipèle (Selter) ; dans le rhumatisme articulaire aigu

(G. DE MUSSY). Dans les cas de septicémie puerpérale, TURNER a vu des ulcérations de l'aorte. L'artérite de l'influenza a été signalée par LEYDEN et GUTTMAX, par BONDET, GANGOLPHE, etc. Enfin, certaines artérites syphilitiques peuvent avoir une marche aiguë.

a. *Constatations bactériologiques*. — Le pneumocoque a été vu par CUZZANITI, le bacillus anthracis par OLIVER, le bacille d'Eberth par RATTONE, le bacille de Koch par FLEXNER, le streptocoque par BOIXET.

Ces agents pathogènes agissent directement par leur présence ou par leurs produits solubles. Mais l'artérite n'est pas forcément causée par le microbe qui a produit l'affection primitive; il peut s'agir, d'autres fois, d'une infection secondaire : ainsi dans un cas de thrombose artérielle chez un tuberculeux observé par VAQUEZ, on n'a pas trouvé dans les tuniques artérielles le bacille de Koch, mais le streptocoque.

b. *Expérimentation*. — Les artérites infectieuses aiguës ont pu être reproduites expérimentalement : ces expériences ont porté surtout sur l'aorte, mais sont applicables à la pathogénie des autres artérites.

GILBERT et LYON[1], après avoir traumatisé la membrane interne de l'aorte au moyen d'une tige de fer aseptique, injectent dans une veine une culture de bacille d'Eberth et constatent, en sacrifiant l'animal huit jours après, que l'aorte présente sur sa face interne des végétations analogues à celle de l'endocardite ou des aortites aiguës.

THÉRÈSE[2], en injectant dans les veines des cultures complètes ou *filtrées* de colibacille, de bacille de Löffler, de streptocoque ou de staphylocoque doré, a pu provoquer la formation de lésions prédominant autour des vasa vasorum. La présence des toxines, séparées de leurs microbes producteurs, est donc parfois susceptible de produire l'artérite aiguë.

CROCQ[3], de Bruxelles, a pu également reproduire l'aortite aiguë

---

[1] GILBERT et LYON, *Artérites infectieuses expérimentales*, Soc. de biologie, 1889.

[2] THÉRÈSE, Thèse de Paris, 1893.

[3] CROCQ, *Arch. de méd. expér.*, octobre 1894.

en associant le traumatisme et l'infection, qui n'agissent guère isolément.

En somme, ici, comme pour les endocardites aiguës, une des premières conditions de réussite de cette expérience est le traumatisme préalable de la paroi vasculaire, destiné à provoquer la localisation des agents infectieux introduits dans le torrent circulatoire. Nous verrons d'ailleurs, en étudiant l'anatomie pathologique, que les artérites aiguës se greffent fréquemment sur des lésions anciennes des artères dont on peut retrouver la trace à l'autopsie. Gilbert et Lyon sont cependant arrivés à produire directement l'aortite chez le lapin, sans traumatisme préalable, par inoculation d'un microbe spécial, découvert par eux dans un cas d'endocardite chez l'homme.

2° Anatomie pathologique. — Quel que soit le vaisseau intéressé, il se distingue par sa dilatation, sa friabilité et l'augmentation d'épaisseur de ses parois. Au niveau de l'aorte, la lésion est constituée à son début par l'apparition de *plaques gélatiniformes*. Ces plaques, d'étendue variable, agminées ou isolées, forment à la surface interne du vaisseau un relief appréciable à l'œil et au toucher. Leur consistance est molle; elles sont translucides comme la gelée et leur imbibition par la matière colorante du sang leur donne une teinte rosée. Dans les cas récents, elles forment parfois, à la surface interne du vaisseau, des groupes de taches rosées, surélevées, dont l'aspect rappelle celui d'une éruption d'urticaire. Leur dégénérescence graisseuse est très précoce; elles constituent une lésion d'athérome qui n'a pas le temps d'évoluer. Elles ne tardent pas à se couvrir de végétations fibrineuses dont la présence est un gros danger, car ces coagulations sanguines, constamment battues par le courant sanguin, pourront aller former au loin des embolies disséminées.

Histologiquement, la plaque gélatiniforme est constituée par un épaississement de la tunique interne; cette tunique est infiltrée par des cellules rondes, en séries parallèles, séparées de la lumière du vaisseau par une mince couche, restée à peu près normale.

Le microscope montre aussi des lésions prédominantes au

niveau des vasa vasorum. Ce sont eux qui, par les lésions d'endartérite qu'ils présentent, et par le rétrécissement ou l'oblitération qui en sont la conséquence, jouent le principal rôle dans la production des plaques gélatiniformes.

Sur les vaisseaux de moyen et de petit calibre, comme les artères des membres et celles des organes viscéraux, les lésions de l'artérite aiguë peuvent aboutir à l'oblitération, après un rétrécissement concentrique de la lumière du vaisseau et la formation d'un thrombus.

D'autres fois, la lésion est localisée à un point restreint de la circonférence du vaisseau (*artérite pariétale*), de telle sorte que les phénomènes d'obstruction sont très atténués.

3° Symptomatologie. — Nous n'aurons en vue que les artérites des membres et les aortites; ailleurs, les symptômes cliniques de l'artérite aiguë se confondent avec les symptômes des maladies des organes auxquels ces artères se distribuent.

a. *Artères des membres*. — Prenons par exemple l'artérite typhique.

Elle se produit ordinairement dans la convalescence de la dothiénentérie et frappe plus souvent les artères des membres inférieurs, de préférence la tibiale postérieure droite. Son début s'annonce par une douleur progressive, exagérée par la marche la station debout, la pression localisée. On met facilement en évidence un point douloureux en arrière de la malléole interne.

En même temps, le vaisseau devient plus apparent et même présente à chaque systole des battements d'une amplitude exagérée, contrastant avec la diminution locale de la tension sanguine, qu'on peut directement constater au sphygmomanomètre; ces battements exagérés traduisent la paralysie du vaisseau, la perte de son élasticité. Dans une deuxième phase, la tension sanguine et l'amplitude des battements artériels diminuent parallèlement jusqu'à l'abolition : c'est que l'obstruction artérielle est constituée. La palpation ne révèle plus alors sur le trajet du vaisseau que la présence d'un cordon induré. Les effets de l'oblitération ne se font pas attendre; elle se traduit par un gonflement modéré du membre, par l'abaissement de la température locale, et enfin par la gangrène. Débutant par l'extrémité du membre, elle remonte plus ou moins haut : sèche, elle aboutit a la momification ; humide, elle se complique de septicémie.

b. *Aorte*. — Le *début* est ordinairement lent. Quelquefois brusque, il s'annonce par des douleurs, une sensation de constriction rétrosternale, de barre, de brûlure ou d'oppression indéfinissable. Il peut simuler l'asthme, ou encore s'accompagner de palpitations douloureuses que les malades comparent à des coups de marteau frappés derrière le sternum. Ces sensations douloureuses s'accompagnent de dyspnée, de toux sèche, quinteuse, dont Fa. Franck a montré l'origine réflexe. Quand il y a des infarctus pulmonaires, les quintes peuvent être suivies du rejet de crachats hémoptoïques. Il y a quelquefois de la dysphagie douloureuse ou des vomissements réflexes. Le faciès est pâle et angoissé.

Les carotides battent violemment. Les deux pouls radiaux sont parfois inégaux. La dilatation de l'aorte se traduit par l'élargissement de sa matité et l'élévation de la sous-clavière droite qui dépasse quelquefois alors le bord supérieur de la clavicule. Au cœur, le deuxième bruit est dédoublé ; ou bien, il y a un souffle diastolique à la base. Le premier bruit est prolongé.

On note enfin quelquefois des signes de péricardite sèche de la base, c'est-à-dire un frottement variant d'intensité suivant la pression exercée par le stéthoscope ou les changements de position du malade.

L'état général offre assez d'analogies avec celui des endocardites infectieuses.

La *mort* peut avoir lieu : *a*) par aggravation de l'état général et des phénomènes infectieux ; *b*) par asystolie, quand il y a des lésions d'endocardite concomitante ; *c*) au milieu du complexus symptomatique de l'angine de poitrine, quand les lésions se propagent à l'ouverture des coronaires ; *d*) elle peut être due encore à une complication telle que la névrite du plexus cardiaque (Peter, Lancereaux), la névrite du récurrent, l'œdème pulmonaire (Huchard) et les embolies dont le siège fait la gravité.

4º **Diagnostic**. — On ne confondra pas l'artérite aiguë des membres avec la phlébite dans laquelle les pulsations sont conservées et qui s'accompagne d'un œdème beaucoup plus prononcé, avec l'embolie qui débute brusquement sans prodromes ; enfin avec les abcès sous-périostés de la dothiénentérie.

La gravité du pronostic n'est pas seulement immédiate ; en raison du passage des lésions à la chronicité, le malade peut succomber, bien des années après, à des accidents d'angine de poitrine ou à la rupture de l'aorte.

5° Traitement. — Il se résume dans le traitement de l'infection générale, dans le repos et dans l'éloignement de toutes les causes susceptibles d'élever la tension artérielle.

ARTICLE II

ARTÉRITES CHRONIQUES

Ce court chapitre contient surtout des notions d'étiologie et d'anatomie pathologiques générales : l'aortite chronique, en raison de ses importants symptômes cliniques, mérite un chapitre spécial.

1° Étiologie. — Les artérites chroniques peuvent dépendre d'une maladie infectieuse : c'est le cas pour les artérites syphilitiques ou tuberculeuses et pour celles qui se manifestent longtemps après la fièvre typhoïde (LANDOUZY et SIREDEY) ; mais la plupart d'entre elles reconnaissent une origine toxique. Cette intoxication peut être d'origine externe (alcoolisme, saturnisme, tabagisme) ou d'origine interne (goutte, diabète, sénilité, surmenage, etc.). PETER appelait l'athérome « la rouille de la vie ». Le rôle de ces intoxications ou auto-intoxications a été diversement compris. Pour les uns, les substances toxiques circulant dans l'organisme vont léser directement la paroi artérielle ; pour d'autres, elles déterminent d'abord un spasme des vaisseaux périphériques avec élévation de la tension artérielle : la lésion organique ne serait que consécutive.

2° Anatomie pathologique. — Parmi les artérites chroniques nous étudierons l'athérome, l'artério-sclérose, l'artérite syphilitique, l'artérite tuberculeuse et la dégénérescence amyloïde.

a. *Athérome.* — L'athérome se localise surtout au niveau des coudes et des courbures des artères, à leurs points de bifurcation et lorsqu'elles sont en contact avec un plan osseux (lois de PÉTER). Sur l'aorte, il occupe surtout la crosse et la partie terminale du vaisseau au voisinage de sa bifurcation. L'aorte athéromateuse est parfois transformée en un tube rigide et dilaté, irrégulièrement bosselé ; si on l'ouvre, on voit sa surface interne parsemée de plaques jaunâtres qui contiennent une bouillie (ἀθήρα, bouillie), mélange composé de cholestérine, de graisse et d'acides gras ; ce sont les *plaques athéromateuses*. Elles subissent diverses évolutions. Lorsque leur contenu s'échappe, il va former des embolies dans tous les organes : la cavité est rapidement envahie par le sang qui lui communique une teinte ocreuse ; ou bien ce contenu se calcifie, et la plaque athéromateuse est remplacée par une *plaque calcaire*, analogue à une coquille d'œuf ; dans certains cas, l'aorte est comme pavée de ces plaques. On a décrit de même des plaques chondroïdes et même des plaques osseuses.

Les lésions de l'athérome siègent dans la tunique interne, à la limite de celle-ci et de la tunique moyenne qui disparaît en partie. Les artères de moyen ou de petit calibre sont également très modifiées par l'athérome : elles s'indurent et deviennent irrégulièrement rétrécies.

Qu'est-ce que l'athérome ? Pour LANCEREAUX, il n'est que consécutif à l'artérite aiguë et la plaque athéromateuse n'est qu'une métamorphose de la plaque gélatiniforme (voy. p. 408) ; pour H. MARTIN, c'est une dégénérescence consécutive à l'endartérite oblitérante des vasa vasorum, qui compromet la nutrition de la paroi artérielle.

b. *Artériosclérose.* — L'artériosclérose est une transformation fibreuse de la paroi des artérioles. Depuis GULL et SUTTON, qui l'ont décrite sous le nom d'*artériocapillary fibrosis*, on s'est habitué à la considérer comme la cause des lésions scléreuses des divers organes et principalement du cœur et du rein, soit que la sclérose partie de la paroi artérielle s'étende de proche en proche et gagne le parenchyme de l'organe (*sclérose périvasculaire*), soit que la lésion des artérioles en entravant la circulation et la nutrition de l'organe finisse par provoquer sa dégénérescence et sa sclérose (*sclérose dystrophique*) ; dans ce dernier cas, ce sont les régions les plus éloignées des vaisseaux qui souffrent le plus de l'ischémie et sont les premières lésées, contrairement à ce qui se passe dans la sclérose périvasculaire. Cette théorie ne doit pas être généralisée ; on conçoit en effet qu'une même cause, le saturnisme par exemple, puisse léser à la fois le parenchyme rénal et ses artères ; ces deux ordres de lésions peuvent évoluer parallèlement sans que les unes soient sous la dépendance des autres. On a vu plus haut que certains auteurs faisaient dépendre l'athérome de l'artériosclérose des vasa vasorum, mais il faut ajouter qu'il n'y a pas un rapport forcé entre les lésions des grosses artères et celle des artérioles ; ces dernières pourront être saines chez un malade dont la radiale est très indurée.

c. *Artérite syphilitique*. — L'artérite syphilitique affecte une prédilection marquée pour les vaisseaux de la base du cerveau, surtout pour les sylviennes et les vertébrales ; mais les artères des membres n'en sont pas toujours exemptes et on admet depuis Welch, que la plupart des anévrysmes de l'aorte ont une origine syphilitique. D'après Heubner, l'artérite syphilitique débute par une endartérite ; d'après Lancereaux, au contraire, par une périartérite ; l'oblitération artérielle qui résulte de cette lésion, probablement mixte et diffuse, n'est pas toujours circulaire, mais peut former une sorte de bourgeon pariétal qui ne fait que restreindre le calibre du vaisseau.

d. *Artérite tuberculeuse*. — L'artérite tuberculeuse revêt un aspect nodulaire dû au dépôt des tubercules dans la paroi artérielle. Elle est surtout fréquente dans les poumons tuberculeux et au niveau des cavernes où elle donne naissance aux anévrismes dont la rupture détermine une hémoptysie foudroyante (anévrysmes de Rasmussen).

e. *Dégénérescence amyloïde*. — La dégénérescence amyloïde atteint surtout les artères viscérales ; son étude sera faite avec celle du foie amyloïde et du rein amyloïde. Signalons encore la *dégénérescence graisseuse* et la *dégénérescence hyaline* des artères.

3° Symptomatologie. — L'athérome artériel se traduit par des modifications appréciables des artères périphériques : la radiale est sinueuse, rigide, elle roule sous le doigt au lieu de se

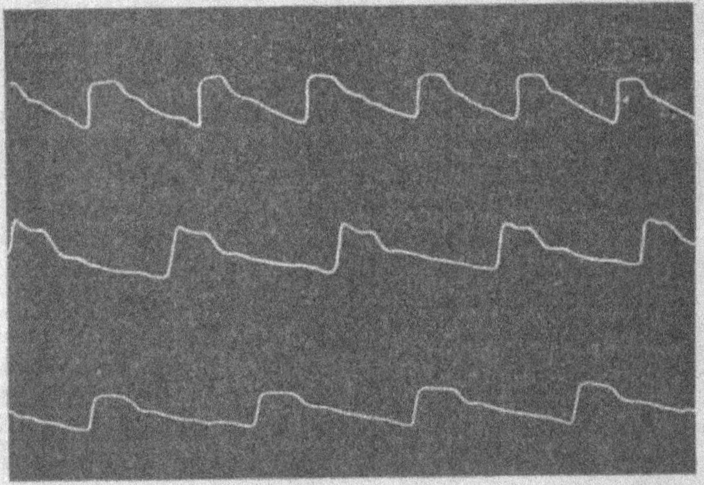

Fig. 59.
Pouls athéromateux.
(Le sommet de la pulsation est remplacé par un plateau.)

laisser aplatir comme une artère normale ; les nodosités qu'elle présente l'ont fait comparer à une trachée d'oiseau. Ses sinuosités sont appréciables à la vue ; elles s'allongent à chaque systole et l'œil peut suivre à travers la peau cette sorte de reptation artérielle.

L'humérale présente des modifications analogues : la temporale est saillante et sinueuse.

Le *tracé sphygmographique* du pouls radial est caractéristique ; le sommet arrondi de la pulsation est remplacé ici par un plateau horizontal par suite de la perte de l'élasticité artérielle (fig. 59). La pression artérielle est augmentée.

L'oblitération des artères du cerveau produit le ramollissement cérébral ; incomplète, elle se manifeste seulement par des accidents vertigineux (vertige des artérioscléreux). L'oblitération incomplète des artères des membres donne naissance à la sensation de doigt mort, surtout dans le petit doigt, à des crampes et à la *claudication intermittente*. Voici en quoi consiste ce dernier phénomène : pendant la marche se produit brusquement une crampe douloureuse d'un des membres inférieurs avec impotence fonctionnelle absolue ; on suppose que l'irrigation sanguine, suffisante à l'état de repos, devient insuffisante pendant le travail musculaire. L'oblitération complète produit une gangrène localisée, entraînant la chute d'un orteil, par exemple.

Enfin dans les divers parenchymes, l'artériosclérose se traduit par des symptômes variables avec chaque organe : symptômes de la néphrite insterstitielle, des cardiopathies artérielles, etc.

4° Traitement. — Il se résume dans le régime lacté et l'administration prolongée de l'iodure de potassium ou de sodium à faibles doses. L'application des courants de haute fréquence et les bains carbogazeux (Royat) diminuent l'hypertension artérielle.

ARTICLE III

AORTITE CHRONIQUE[1]

L'étiologie de l'aortite chronique a été exposée au chapitre précédent ; ici nous aurons seulement en vue ses symptômes, ses formes cliniques et son traitement.

1° Symptomatologie. — L'aortite chronique débute insidieusement par l'un quelconque des troubles fonctionnels que nous allons énumérer.

A. SIGNES FONCTIONNELS. — Ce sont pour la plupart des phéno-

---

[1] Consultez BURNAC, Thèse de Paris, 1894.

mènes traduisant l'irritation de la membrane interne de l'aorte ou des filets nerveux du plexus cardiaque.

a. *Douleur*. — Elle affecte plusieurs types : palpitations douloureuses, douleur rétrosternale comme dans l'angine de poitrine, avec sensation de mort imminente et irradiations vers le membre supérieur gauche ; d'autres fois, irradiations épigastriques, constriction laryngée, etc. Ces douleurs surviennent par accès et s'accompagnent d'accès d'oppression.

L'aorte est douloureuse à la pression, si on appuie le doigt sur le deuxième espace intercostal droit.

b. *Troubles respiratoires*. — Les malades présentent des accès de toux ou de dyspnée. Tantôt c'est une dyspnée d'effort qui peut relever pour une part de lésions valvulaires concomitantes, tantôt la dyspnée survient sous forme d'accès simulant ceux des asthmatiques (*pseudo-asthme aortique*). Ils surviennent de préférence la nuit : le malade est réveillé en sursaut, peu de temps après s'être endormi, par une dyspnée subite et intense. Il n'y a, ni signes stéthoscopiques, ni obstacle à l'entrée de l'air dans la poitrine. La crise dure environ un quart d'heure et se calme progressivement, sans que sa terminaison soit marquée par le rejet de mucosités, comme dans l'asthme vrai.

L'origine réflexe de ces accès dyspnéiques est démontrée par les expériences de Fr. Franck. En produisant chez les animaux des excitations plus ou moins intenses de la surface interne de l'aorte, on provoque des troubles respiratoires variant depuis l'arrêt complet des mouvements du thorax jusqu'à un simple trouble de leur rythme, ainsi accéléré ou ralenti. Le ralentissement s'accompagne d'une amplitude exagérée des mouvements du thorax avec spasme des bronches et des vaisseaux pulmonaires ; le tableau clinique de l'asthme est donc partiellement reproduit.

Enfin dans d'autres cas les accès dyspnéiques durent beaucoup plus longtemps et s'accompagnent d'une expectoration spumeuse et rosée ; l'auscultation fait entendre partout des bouffées de râles crépitants. Il s'agit alors d'une poussée d'*œdème pulmonaire aigu* (voy. livre IV).

c. Troubles digestifs. — Les digestions sont pénibles, parfois interrompues par des vomissements.

Indépendamment de ces symptômes les malades éprouvent, surtout lorsqu'ils passent de la position couchée ou assise à la station debout, des étourdissements, et des vertiges causés en partie par l'insuffisance aortique ou par des lésions des artères encéphaliques, probablement aussi par des troubles réflexes de l'innervation vaso-motrice.

B. Signes physiques. — L'*inspection* montre des battements exagérés des artères du cou. Il existe de plus dans la région sus-claviculaire un empâtement qui tient à la fois de l'œdème et du lipome (*pseudo-lipomes sus-claviculaires* de Potain). L'examen aux *Rayons X* montre que l'ombre de l'aorte est uniformément élargie.

A la *palpation* on sent la pointe abaissée ; le cœur hypertrophié bat avec force. Le pouls est tendu. L'*aorte* est accessible au doigt enfoncé dans sa direction au-dessus et en arrière de la fourchette sternale ; ses battements sont nettement perceptibles. Enfin, par suite de la dilatation aortique, la *sous-clavière* droite, qui affleure à l'état normal le bord supérieur de la clavicule, le dépasse ici notablement, et on sent ses pulsations à 1 ou 2 centimètres au-dessus (Faure, *Arch. gén. de méd.*, 1874).

A la *percussion*, la matité aortique est élargie ; elle dépasse le bord droit du sternum. Elle ne peut être confondue avec la matité d'une tumeur quelconque du médiastin à cause de sa forme spéciale, comparée par Potain à un casque.

A l'*auscultation*, le premier bruit est souvent dédoublé.

Le second bruit présente au foyer aortique un éclat anormal ; il est remplacé par un souffle diastolique s'il y a insuffisance des sigmoïdes aortiques.

2° **Évolution**. — La mort survient soit dans l'asystolie par suite des lésions valvulaires concomitantes, soit au milieu des symptômes de l'angine de poitrine. Quelquefois la mort subite résulte d'une rupture de l'aorte (Brouardel).

3° **Traitement** — C'est d'abord celui des cardiopathies

chroniques ; l'iodure de sodium à faibles doses et le régime
lacté mitigé en constituent la principale indication. Il faut
ajouter les révulsifs, les émissions sanguines, le traitement
des accès d'angine de poitrine (morphine, nitrite d'amyle,
trinitrine) et celui de l'asystolie (voy. p. 348), quand ils sont
indiqués.

L'alcoolisme, le surmenage physique et cérébral seront soigneusement interdits.

ARTICLE IV

ANÉVRYSMES DE L'AORTE

L'anévrysme aortique (ἀνεύρυσιν, *dilater*) est une dilatation
localisée de l'aorte.

1° Étiologie. — Les causes de l'anévrysme de l'aorte sont
toutes celles qui affaiblissent la résistance de la paroi de l'aorte;
elles se confondent donc avec les causes des aortites aiguës ou
chroniques (maladies infectieuses, paludisme, etc.). Il existe
une certaine indépendance entre l'anévrysme et l'athérome aortique. Une part importante doit être attribuée à la *syphilis*, qui
apparaît comme cause directe de l'anévrysme dans un certain
nombre de cas. Les professions pénibles, le surmenage, les
efforts répétés, les émotions et les chagrins sont autant de
causes adjuvantes.

2° Anatomie pathologique. — L'anévrysme aortique, le
plus souvent unique, est caractérisé par une dilatation localisée
de ce vaisseau. Elle intéresse surtout sa portion ascendante et
la crosse aortique, beaucoup plus rarement la portion descendante ou la portion abdominale. Cette dilatation est tantôt
fusiforme, tantôt *sacciforme* (c'est-à-dire latérale et formant un
sac appendu à la paroi vasculaire), tantôt enfin hémisphérique
ou *cupuliforme*. On appelle anévrysme *disséquant* celui qui est
formé par l'épanchement sanguin entre la tunique interne per-

forée et la tunique moyenne; anévrysme faux ou *diffus*, l'épanchement sanguin dans le tissu cellulaire qui entoure l'aorte : cette dernière variété est toujours consécutive à un anévrysme proprement dit ou à une rupture de l'aorte. Les symptômes que nous exposerons plus loin visent uniquement les trois premières variétés.

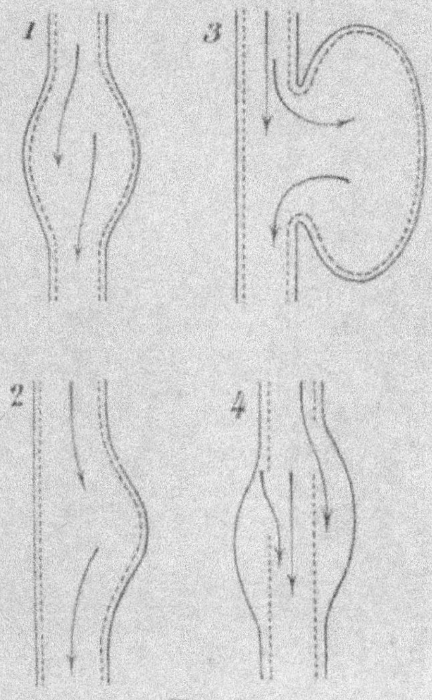

Fig. 66.

1, anévrysme fusiforme. — 2, cupuliforme. — 3, sacciforme. — 4, disséquant.

L'anévrysme détermine des *modifications profondes des organes voisins*, auxquels il adhère d'abord, et qu'il finit par user et détruire : ces altérations nous expliquent comment l'anévrysme finit par s'ouvrir au dehors en perforant les os de la paroi thoracique, ou par communiquer avec une cavité splanchnique telle que la plèvre, les bronches, la trachée ou l'œsophage. — Il coexiste souvent avec une insuffisance aortique.

La paroi de l'anévrysme est formée par les *trois* tuniques

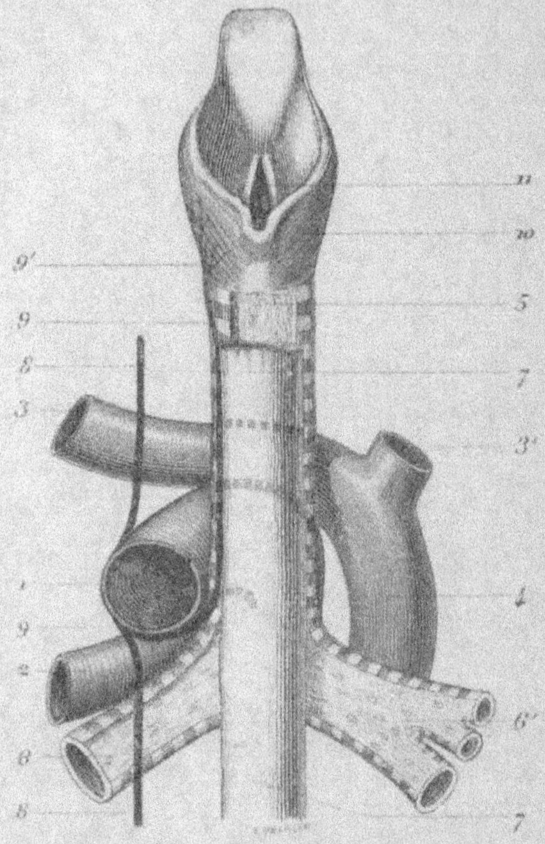

Fig. 61.

Vue postérieure des rapports de la crosse aortique (demi-schématique).

1, aorte. — 2, branche gauche de l'artère pulmonaire. — 3, tronc veineux brachiocéphalique gauche. — 3', tronc veineux brachiocéphalique droit. — 4, veine cave supérieure. — 5, trachée. — 6, bronche gauche. — 7, œsophage. — 8, 8, pneumogastrique gauche. — 9, récurrent gauche. — 9', ses ramifications dans les muscles du larynx. — 10, muscles du larynx. — 11, cordes vocales.

artérielles, mais très modifiées : le microscope ne montre que des couches de cellules plates « séparées par une substance vaguement fibrillaire » (CORNIL et RANVIER). Les *fibres élastiques* qui entrent dans la constitution de la tunique moyenne *et forment l'élément résistant de la charpente artérielle ont ici disparu* ; on ne les retrouve qu'aux extrémités du sac. Ceci nous explique très simplement la formation de l'anévrysme ; il résulte d'une altération limitée de la paroi artérielle qui intéresse surtout la tunique moyenne, la plus résistante. Malheureusement cette lésion primitive, point de départ de l'anévrysme, est encore bien mal connue : LANCEREAUX la considère comme une aortite en plaques ; tout ce qu'on sait, c'est qu'elle est distincte de l'athérome : il est remarquable en effet de voir habituellement l'anévrysme coïncider avec une intégrité relative du reste du système artériel.

La cavité de l'anévrysme est tapissée de caillots fibrineux stratifiés ; ils constituent un processus de guérison spontanée qui demeure presque toujours incomplet.

3° Symptômes. — L'anévrysme de l'aorte se révèle par deux sortes de symptômes : les uns, qui sont plus bruyants, qui attirent l'attention, sont des *signes de compression* ; ils indiquent le développement d'une tumeur dans le médiastin et traduisent la souffrance des organes contenus dans cette cavité. Les autres, *signes physiques*, ordinairement moins apparents, demandent à être méthodiquement recherchés par le clinicien ; ils indiquent que cette tumeur est un anévrysme. Signes de compression et signes physiques peuvent exister isolément, bien que ceux-ci soient ordinairement plus tardifs.

A. SIGNES DE COMPRESSION. — Tous les organes situés dans le médiastin peuvent être comprimés, et, pour ne rien oublier, il faudrait tous les énumérer (voy. le tableau ci-dessous) ; mais il nous paraît plus conforme à la clinique d'étudier successivement les principaux troubles qui résultent de leur compression : 1° troubles de la sensibilité (la douleur) ; 2° troubles de la phonation (la dysphonie) ; 3° troubles respiratoires (la dyspnée) ; 4° troubles de la déglutition œsophagienne (la dysphagie) ;

5° troubles circulatoires ; 6° troubles pupillaires (myosis ou mydriase).

TABLEAU SYNOPTIQUE DES PRINCIPALES COMPRESSIONS
DANS L'ANÉVRYSME DE L'AORTE THORACIQUE

Nerveuses	*Des nerfs spinaux.*	Névralgies intercostales. Douleurs rachidiennes. Douleurs dans le bras et la main.
	Du plexus cardiaque.	Angine de poitrine. Douleur précordiale.
	Du phrénique.	Douleur diaphragmatique et à la pression sur le trajet du nerf phrénique. Hoquet. Paralysie du diaphragme.
	Du pneumogastrique ou d'un récurrent.	Paralysie de la corde vocale gauche (dysphonie). Spasme unilatéral ou bilatéral (dyspnée).
	Du sympathique.	Inégalité pupillaire.
Vasculaires	*De l'artère pulmonaire* (développement de la tuberculose dans le poumon gauche).	
	De la veine cave supérieure (cyanose, œdème de la face).	
Splanchniques	*Trachéale.* Dyspnée avec cornage. Toux.	
	Bronchique. Dyspnée moindre ; souffle bronchique, ou obscurité du murmure vésiculaire du côté correspondant.	
	Œsophagienne. Dysphagie.	

a. *Troubles de la sensibilité.* — La compression des nerfs rachidiens se traduit par des névralgies intercostales, par des douleurs irradiées dans le bras, l'avant-bras, la main et surtout le long du nerf cubital. Celle du phrénique se traduit par la douleur tout le long du trajet de ce nerf et vers les attaches du diaphragme. La compression du plexus cardiaque donne naissance à tout le complexus symptomatique de l'angine de poitrine ; douleur précordiale intense, pongitive, angoissante, irradiations dans le membre supérieur gauche, sensation de mort imminente. Parfois enfin surviennent des accès de palpitations douloureuses.

b. *Troubles de la phonation.* — Fréquemment un anévrysme aortique se traduit à son début en l'absence de tout autre symptôme, par la dysphonie : 1° *tantôt il s'agit d'une élévation anormale de la tonalité,* due à la tension spasmodique d'une des cordes vocales ; elles ne sont *pas toutes deux accordées pour le même ton,* d'où cette voix discordante, fausse et criarde, qui offense l'oreille : c'est la *voix bitonale* (JACCOUD). Le laryngoscope fait en effet constater que l'un des rubans vocaux, le gauche, est immobilisé en contracture sur la ligne médiane de la glotte, tandis que l'autre a conservé tous ses mouvements, se rapproche pendant la phonation, s'écarte pendant la respiration ; 2° *tantôt la voix est enrouée ;* il peut même y avoir aphonie complète. C'est que l'une des deux cordes vocales est paralysée. Le laryngoscope la montre dans la position dite cadavérique, c'est-à-dire immobilisée dans une situation intermédiaire à l'abduction (position respiratoire) et à l'adduction (position phonatoire). Lorsque le malade essaie d'émettre un son, elle ne se juxtapose plus à sa congénère ; la glotte ne peut se fermer et il reste entre ses lèvres un espace béant par où s'écoule, sans vibrations, l'air chassé par le thorax.

Mais cette aphonie complète ne persiste pas, car, par un phénomène de suppléance, la corde vocale saine présente dans ses mouvements une amplitude exagérée, dépasse la ligne médiane et vient s'affronter avec la corde vocale paralysée. Aussi est-il fréquent de voir un simple enrouement succéder à l'aphonie absolue.

Dans des cas exceptionnels, on constate une paralysie des deux récurrents, soit parce que les dilatations anévrysmales sont multiples, soit simplement parce que les deux nerfs sont englobés dans les callosités qui entourent l'anévrysme.

c. *Troubles de la respiration.* — La dyspnée est intermittente ou continue :

1° Continue, elle est due à la compression de la trachée ou d'une grosse bronche. Dans ce dernier cas, l'auscultation fait percevoir une différence entre les deux côtés de la poitrine, au point de vue de l'intensité du murmure vésiculaire ; il est affaibli ou même aboli par suite de la compression bronchique, la sonorité restant normale.

Notons en passant que, sans compression des voies respiratoires, ces malades peuvent avoir l'*haleine courte*, du fait de la paralysie d'une corde vocale, parce que la glotte, constamment béante, ne peut plus retenir l'air pendant l'effort.

2° Paroxystique, elle relève d'une cause nerveuse : ce sont ou bien des accès analogues à l'accès d'asthme et attribuables à la compression du pneumogastrique, ou bien des accès de dyspnée laryngée, par spasme de la glotte, venant compliquer une paralysie ou une contracture déjà existantes. Les deux cordes vocales se juxtaposent : l'air inspiratoire, ne pénétrant dans le thorax qu'à grand'peine les fait vibrer et produit un *cornage* intense ; les yeux sont saillants, la face cyanosée, l'asphyxie est imminente et quelquefois le malade tombe sans connaissance.

Quel est le mécanisme de ces accès effrayants ?

Comment une lésion qui n'intéressait qu'un seul récurrent (puisqu'elle ne se traduisait que par une paralysie unilatérale) peut-elle produire un spasme bilatéral de la glotte ? La plupart des faits de ce genre s'expliquent à l'autopsie soit par une lésion méconnue de l'autre récurrent, soit par la compression du pneumogastrique dont les filets centripètes, irrités, déterminent par voie réflexe un spasme bilatéral. D'autres admettent, avec Krishaber, que la fermeture spasmodique de la glotte est due à la contracture du muscle aryténoïdien transverse, muscle impair, qui se contracte sous l'influence de l'un ou l'autre des récurrents et agit sur les deux moitiés de la glotte.

À côté des troubles de la respiration, il faut mentionner la *toux* qui emprunte à la compression trachéale un timbre rauque et sonore parfois caractéristique.

d. *Troubles de la déglutition.* — Ils portent surtout sur la déglutition œsophagienne et sont dus, soit à la compression de l'œsophage par l'anévrysme, soit à celle des filets récurrentiels qui innervent en partie ce conduit.

Les malades éprouvent une gêne rétrosternale ; ils ont la sensation d'un obstacle au passage des aliments, et les rejettent peu de temps après la déglutition.

La cathétérisme, toujours dangereux en pareil cas, fait sentir un obstacle siégeant au niveau de la crosse de l'aorte.

e. *Troubles circulatoires*. — La compression de la veine cave supérieure se traduit par l'œdème et la cyanose de la face ; les membres supérieurs et le thorax sont également œdématiés ; l'ensemble réalise une sorte de *tuméfaction en pèlerine* (STOKES) : les veines du cou sont variqueuses. — Il est possible que l'œdème ne soit pas uniquement passif et que les troubles vaso-moteurs par compression nerveuse jouent aussi un rôle dans sa production.

f. *Troubles pupillaires*. — Les pupilles sont inégales ; la compression du grand sympathique détermine du côté correspondant la mydriase ou le myosis.

B. SIGNES PHYSIQUES. — a. *Inspection*. — Elle montre la voussure de la paroi thoracique, variable d'ailleurs avec le siège de l'anévrysme : à droite du sternum dans le deuxième ou le troisième espace, s'il s'agit d'une dilatation de l'aorte ascendante ; au niveau de la fourchette sternale, si l'anévrysme porte sur la crosse ; en arrière sur le côté gauche de la colonne vertébrale, dans certains cas d'anévrysme de l'aorte descendante. Cette saillie n'est pas uniforme, mais parfois hérissée de bosselures secondaires ; elle présente rarement des battements appréciables à l'œil, mais on peut les mettre en évidence au moyen d'un petit index de papier qui les amplifie. C'est seulement lorsque l'anévrysme est très développé vers l'extérieur et soulève la paroi thoracique qu'il est perceptible à la simple inspection. Pour voir les battements, il ne faut pas l'examiner de face, mais obliquement, à jour frisant. Enfin, quand la poche anévrysmale fait une saillie considérable, on peut voir la peau parsemée de veinosités, amincie, usée, luisante, et donnant l'impression d'une perforation imminente. — L'examen aux *rayons* X peut montrer l'élargissement de l'ombre aortique et les battements de l'anévrysme alors que le diagnostic est encore très incertain.

b. *Palpation*. — En appliquant la paume de la main sur la tumeur on sent les *battements* de la tumeur anévrysmale : ce sont des battements *systoliques*, c'est-à-dire isochrones aux pulsations

cardiaques, mais bien distincts de ceux de la pointe ; il y a deux
centres de battements, comme s'il y avait deux cœurs dans la
poitrine (STOKES). Les battements ne répondent pas à un simple
soulèvement de la tumeur, mais à son *expansion* en masse. Si
l'on place sur elle les deux doigts légèrement rapprochés l'un de
l'autre, les mouvements dont elle est animée non seulement soulèvent les doigts, mais encore les écartent un peu (TRIFIER et
DEVIC).

Ces battements sont affaiblis quand l'anévrysme est profond
ou en grande partie oblitéré par d'épaisses couches fibrineuses ;
au contraire, quand l'anévrysme est superficiel, que le sang
pénètre librement dans sa cavité, on perçoit des battements
doubles, mais toujours systoliques. Pour FRANCK, ces battements
doubles ne font que traduire deux phases de la systole cardiaque.
— Les tracés cardiographiques mettent en évidence un troisième
battement, diastolique, correspondant à l'occlusion des sigmoïdes.

Le *frémissement cataire*, ainsi appelé par LAENNEC, à cause de
son analogie avec la sensation que perçoit la main appliquée sur
le dos d'un chat qui ronronne, est une vibration rude, une sorte
de *thrill*, perceptible au niveau de l'anévrysme et quelquefois
dans une zone assez étendue.

c. *Percussion*. — La percussion donne des renseignements
précieux quand on ne peut, ni voir, ni palper la dilatation de
l'aorte à cause de sa profondeur, mais la matité obtenue ne
diffère en rien de celle que donne n'importe quelle tumeur du
médiastin.

d. *Auscultation*. — L'auscultation de l'anévrysme fait entendre
deux claquements assez semblables aux bruits normaux du
cœur : le premier est dû à l'expansion de la poche, le second
est attribué par quelques auteurs à l'occlusion des valvules
sigmoïdes.

Ces claquements sont souvent remplacés par deux souffles qui
ont aussi leur maximum au niveau même de l'anévrysme ; le
souffle systolique est dû à la formation d'une veine fluide, par
pénétration du sang dans la poche anévrysmale ; le souffle diastolique est dû, soit au reflux du sang dans la poche, soit à une

insuffisance concomitante des valvules aortiques ; enfin, lorsque l'anévrysme communique avec l'oreillette ou la veine cave supérieure, il s'accompagne d'un souffle continu avec renforcement systolique (Tarrieu).

e. *Examen du pouls.* — Le *pouls* est à la fois retardé et affaibli à moins que la poche anévrysmale ne soit en grande partie comblée par des caillots stratifiés ou que l'élasticité des artères ne soit très diminuée par l'athérome. Ce retard et cet affaiblissement du pouls sont généralisés à tout le système artériel si la dilatation anévrysmale siège sur l'aorte ascendante ; au contraire il est évident que les artères nées en amont de l'anévrysme conservent des pulsations normales ; ainsi le retard du pouls n'existera qu'à la radiale gauche si l'anévrysme occupe la crosse, et que sur les fémorales s'il occupe l'aorte descendante, après l'origine de la sous-clavière gauche. La pathogénie du retard et de l'affaiblissement est très simple et due à une cause purement physique : l'interposition d'un réservoir *élastique* sur le trajet de l'ondée sanguine. Il a pu être reproduit expérimentalement par Marey au moyen d'un système de cubes en caoutchouc sur le trajet desquels on place une ampoule élastique.

f. *Secousses trachéales.* — La trachée et le larynx sont quelquefois animés de secousses exactement isochrones aux contractions cardiaques. Pour les mettre en évidence, il faut commander au malade de renverser la tête en arrière et appliquer l'index au-dessous du cartilage cricoïde, comme si on voulait le soulever[1] : le doigt sent alors à chaque systole un abaissement du larynx, comme si la trachée était attirée dans le thorax. Ce phénomène s'explique bien par les rapports intimes de la bronche gauche avec la crosse aortique qui passe au-dessus d'elle ; à chacune de ses expansions systoliques la poche anévrysmale exerce une sorte de traction sur l'arbre trachéobronchique (*signe d'Oliver*).

On peut aussi apercevoir au laryngoscope des pulsations légères du larynx, surtout pendant l'inspiration. L'examen du

---

[1] On peut encore saisir le cricoïde entre le pouce et l'index, ou écarter le larynx de la ligne médiane par une pression latérale.

tube trachéal, lorsqu'il est possible, le montre quelquefois animé de battements dans toute sa hauteur.

4° Physiologie pathologique. — L'anévrysme une fois formé, il est assez facile d'expliquer la plupart de ses symptômes. Il constitue une poche élastique que l'ondée sanguine doit d'abord distendre avant de se propager aux artères périphériques. Ainsi s'explique le retard généralisé du pouls lorsque l'anévrysme occupe l'aorte ascendante et le retard du pouls radial *gauche* lorsque l'anévrysme siège sur la crosse, c'est-à-dire après la naissance du tronc brachiocéphalique dans lequel l'ondée sanguine arrive avec sa vitesse normale. Enfin le retard du pouls radial droit peut exister seul lorsque la dilatation porte sur l'origine du tronc brachiocéphalique. La pénétration de l'ondée sanguine dans la brusque dilatation formée par l'anévrysme se traduit souvent par un bruit de souffle, en vertu du principe de la veine fluide (voy. p. 294) ; l'expansion de la poche se traduit à l'auscultation par un claquement, et, de plus elle est directement perceptible à la palpation. Quant aux symptômes fonctionnels, ils dérivent presque tous de la compression des organes ou des nerfs voisins par la poche de plus en plus dilatée.

5° Évolution et pronostic. — L'anévrysme aortique est susceptible de guérir, mais cette guérison est exceptionnelle ; dans l'immense majorité des cas, il tend à s'accroître, à comprimer et user lentement les organes voisins.

La *compression* des voies respiratoires amène souvent la mort par asphyxie ; la compression des veines caves produit une congestion cérébrale qui finit par devenir mortelle ; enfin la compression de l'artère pulmonaire (branche gauche) paraît être la principale cause de la tuberculose qui vient compliquer l'anévrysme dans un quart des cas environ et atteint surtout le poumon gauche.

La *rupture* de l'anévrysme est une cause fréquente de mort, et souvent de mort subite. Il s'ouvre soit à la peau, qui devient rouge et luisante, amincie, puis présente une eschare, soit dans la profondeur du thorax, dans le médiastin, la plèvre, l'œsophage, etc. L'ouverture dans la trachée se traduit soit par une hémoptysie foudroyante, soit par une série de petites hémoptysies dont la répétition simule celles de la tuberculose pulmonaire ; à l'examen laryngoscopique on peut alors, quelquefois, apercevoir dans la profondeur de la trachée une masse rouge foncé, animée de battements ; au bout de quelques jours finit par se produire l'hémorragie foudroyante. La rupture dans la veine cave ou l'oreillette produit un anévrysme artério-veineux.

La durée de l'affection peut se prolonger pendant plusieurs années, mais le pronostic peut être considéré le plus souvent comme fatal, et impose dans tous les cas un renoncement absolu à la vie active.

6° Diagnostic. — Il consiste à reconnaître la présence de l'anévrysme et à préciser son siège.

a. *Formes cliniques.* — Suivant le trouble fonctionnel prédominant, l'anévrysme aortique pourra revêtir une série de formes cliniques. Ainsi certains anévrysmes se révèlent par la dysphagie et simulent le cancer de l'œsophage, d'autres réalisent le tableau de l'angine de poitrine ou de la gastralgie, d'autres revêtent le type pseudonévralgique avec irradiations douloureuse dans le thorax et l'épaule gauche, d'autres encore s'annoncent par une toux caractéristique ou par la dyspnée et le cornage, ou bien par une paralysie récurrentielle avec voix bitonale. Ces derniers modes de début par des phénomènes laryngés sont de beaucoup les plus fréquents. C'est la constatation de ce symptôme fonctionnel qui doit éveiller l'attention et orienter le diagnostic. Il faut alors chercher le signe d'Oliver, l'inégalité des pouls radiaux, les battements de la région sternale, et surtout soumettre le malade à l'examen radioscopique qui montre une saillie arrondie de l'ombre aortique, parfois animée de pulsations ; depuis l'application des rayons X le diagnostic de l'anévrysme a été rendu très facile et se pose beaucoup plus fréquemment qu'autrefois.

b. *Diagnostic différentiel.* — L'anévrysme de l'aorte peut être confondu :

1° *Avec la plupart des tumeurs du médiastin* : cancer, adénopathie trachéobronchique, goître plongeant, etc. (voy. p. 440) ;

2° *Avec le cancer de l'œsophage* qui se caractérise par une cachexie plus précoce et par l'absence des signes physiques de l'anévrysme ;

3° *Avec la tuberculose pulmonaire*, diagnostic d'autant plus difficile que les deux maladies peuvent coïncider ; en cas de doute, il faut donc rechercher les signes physiques de l'anévrysme ;

4° *Avec les pleurésies pulsatiles* (voy. livre IV) ; ici encore il faut rechercher les signes physiques de l'anévrysme ; quant à ceux de la pleurésie, ils sont faciles à constater.

L'anévrysme aortique s'accompagne quelquefois d'un épanchement pleural caractérisé, au point de vue cytologique, par des cellules endothéliales et des lymphocytes.

c. *Diagnostic du siège*. — 1° L'anévrysme de l'aorte ascendante fait saillie sur le bord droit du sternum dans le deuxième ou troisième espace intercostal ; il s'accompagne d'un retard général du pouls sur la systole cardiaque. La principale compression est celle de la veine cave supérieure (congestion de la face).

2° L'anévrysme de la crosse produit au plus haut degré les troubles laryngés déjà décrits et imputables à la compression du récurrent. Les secousses trachéales (voy. p. 427) appartiennent aussi surtout à cette variété et le pouls radial gauche retarde sur le droit. Cet anévrysme vient faire saillie au niveau ou au voisinage de la fourchette sternale ; mais lorsque la dilatation n'intéresse que la concavité de la crosse, cette saillie ne se produit pas, et, pendant fort longtemps l'anévrysme ne se traduit que par les symptômes de compression du récurrent : c'est l'anévrysme *à type récurrent*.

3° L'anévrysme de l'aorte descendante vient faire saillie en arrière sur le côté gauche de la colonne vertébrale ; ses principaux symptômes sont la dyspnée avec cornage par compression trachéale, et ceux de la compression de la bronche gauche produisant du souffle et une série de signes cavitaires de ce côté.

7° Traitement. — Il comporte trois indications : 1° s'opposer à l'élévation de la pression artérielle ; 2° essayer d'agir sur la lésion de la paroi aortique ; 3° essayer de provoquer la formation dans la poche anévrysmale de caillots destinés à l'oblitérer.

La première indication est réalisée par le repos absolu au lit : ni travail, ni efforts, ni émotions. De plus il faut observer une diète relative, régime lacté dans les anévrysmes qui progressent rapidement, régime lacté et végétarien dans les autres, en tout cas peu de viande. On a même conseillé de restreindre la quantité de boissons : une diète sèche trop sévère a cependant l'inconvénient de diminuer la diurèse.

La deuxième indication est réalisée par l'iodure de potassium à la dose quotidienne de 0gr,50 à 1 gramme continuée pendant de longs mois. Ce médicament a la réputation d'agir sur la nutrition des parois vasculaires, peut être par l'intermédiaire des vasa vasorum. D'autre part, étant donnée l'étiologie spécifique assignée par beaucoup d'auteurs a l'anévrysme aortique, il est rationnel d'instituer, au moins pendant une période de deux ou trois semaines a titre d'essai, le traitement mercuriel : frictions quotidiennes avec 4 grammes d'onguent napolitain, ou injection hypodermique quotidienne d'un centimètre cube d'huile biiodurée (biiodure de Hg 4 milligrammes, huile 1 gramme), ou mieux encore injection hebdomadaire intramusculaire de III gouttes d'huile grise ; on doit y ajouter l'iodure de potassium a la dose de 4 grammes par jour. Ce traitement exerce bien souvent sur les symptômes douloureux une remarquable action sédative.

Enfin on a essayé de diverses façons d'obtenir la coagulation du sang dans la poche anévrysmale et par suite l'oblitération de celle-ci ; l'électrolyse et l'introduction de corps étrangers (ressorts de montre, fils métalliques) dans l'anévrysme ont été employés dans ce but. L'électrolyse se pratique en enfonçant dans l'anévrysme une aiguille d'acier reliée au pôle positif d'un appareil a courant continu, le pôle négatif étant en communication avec un point quelconque du tégument par une large électrode : on utilise ainsi les propriétés coagulantes du pôle positif. A ces moyens dangereux et difficiles on préfère généralement l'action coagulatrice à distance de certains médicaments, notamment le chlorure de calcium et la gélatine. Le chlorure de calcium est ingéré en solution aqueuse à la dose de 2 grammes par jour ; on peut en prolonger l'emploi. LANCEREAUX a conseillé les injections sous-cutanées de sérum gélatiné à 2 p. 100, se basant sur les propriétés coagulatrices de la gélatine. Il injecte tous les huit ou dix jours 100 centimètres cubes de sérum artificiel (chlorure de sodium à 7 p. 1000 par exemple) additionné de 2 grammes de gélatine. Une douzaine d'injections seraient nécessaires. HUCHARD croit prudent de diminuer de moitié le volume de chaque injection et sa teneur en gélatine. On ne sait pas exactement sous quelle forme est absorbée la gélatine, ni comment elle agit, mais son action coagulatrice ne fait pas de doute. Les injections de gélatine sont passibles d'un reproche plus sérieux : elles sont douloureuses, elles peuvent provoquer des abcès et même exceptionnellement des accidents graves, tels que le tétanos, lorsque la stérilisation de la gélatine fabriquée avec des os de toute provenance a été insuffisante.

Lorsqu'un anévrysme s'accompagne de douleurs très vives faire des applications locales de glace, et des injections de morphine.

Protéger les anévrysmes saillants par un bandage ou par un badigeonnage de la peau au collodion.

8° Anévrysme de l'aorte abdominale — Il intéresse le plus souvent l'aorte vers l'origine du tronc cœliaque. Ses principaux signes sont la douleur abdominale, la faiblesse des membres inférieurs et les battements de la région épigastrique. L'auscultation fait alors entendre un souffle unique. Le pouls des fémorales retarde sur le pouls radial. Cet anévrysme finit par aboutir à la rupture, le plus souvent dans le tissu cellulaire sous-péritonéal, en déterminant les symptômes d'une abondante hémorragie interne (pâleur de la face, pouls filiforme, syncope). Sa communication avec la veine cave inférieure produit un anévrysme artérioveineux.

9° Anévrysme artérioveineux [1]. — Il est toujours consécutif à la rupture d'un anévrysme dans une cavité veineuse du voisinage ; le plus souvent, c'est l'aorte thoracique qui est en cause et la communication s'établit avec l'artère pulmonaire, la veine cave supérieure, l'oreillette droite ou même le ventricule ; plus rarement l'aorte abdominale et la veine cave inférieure sont en communication. Les symptômes sont ceux d'une compression veineuse (par l'anévrysme) déjà plus ou moins ancienne ; puis tout d'un coup le malade est pris d'une dyspnée intense, les téguments correspondant au territoire de la veine comprimée se cyanosent et sont parcourus de varicosités veineuses ; ces signes annoncent l'ouverture de l'anévrysme dans la veine. L'auscultation fait alors entendre un souffle continu à redoublement systolique.

ARTICLE V

PHLÉBITES EN GÉNÉRAL

La phlébite (de φλέψ φλεϐός veine) est l'inflammation d'une veine.

1° Étiologie et pathogénie. — Elle peut se produire :

a. *Par l'infection directe* d'une veine ou d'un réseau veineux : c'est le cas pour les phlébites traumatiques, pour la phlébite du sinus latéral dans la carie du rocher, pour la phlébite des veines utérines consécutive à l'accouchement ; l'examen du caillot montre dans ce dernier cas les streptocoques agents de l'infection puerpérale.

b. *Dans toutes les maladies infectieuses :* fièvre typhoïde, grippe, pneumonie, rhumatisme articulaire aigu, blennorrhagie, tuberculose aiguë, etc. ORTH. WEIGERT ont vu des tubercules sur l'endoveine des veines pulmonaires, dans la phtisie. Le bacille d'Eberth a été mis en évidence dans la fièvre typhoïde, le pneumocoque dans la pneumonie, sur les parois veineuses. Il ne

---

[1] TERRIER, Thèse de Paris, 1864.

faut pas croire cependant que le microbe spécifique de la maladie soit toujours et seul en cause. Souvent la phlébite est due à une infection secondaire ; on ne trouve au niveau de la lésion que des staphylocoques et des streptocoques.

c. *Dans les maladies diathésiques* : goutte, rhumatisme, syphilis, cachexie (surtout la cachexie cancéreuse), artériosclérose. BOUCHARD a signalé la phlébite dans la dilatation de l'estomac. Elle est assez fréquente dans la chlorose. — Comme certaines de ces maladies dérivent d'une auto-intoxication, par exemple la goutte et le diabète, on peut se demander s'il n'existe pas des phlébites toxiques, à côté des phlébites infectieuses de cause locale ou générale. La question est encore discutée : toutefois, dans bien des cas de ce genre, la cause immédiate de la phlébite n'est pas la diathèse elle-même, mais une infection microbienne surajoutée.

2° Anatomie pathologique. — Elle comprend deux éléments : les lésions de la paroi veineuse et le caillot qui l'obstrue.

a. *Caillot*. — Le caillot est constitué par des feuillets de fibrine superposés qui indiquent qu'il s'est formé par une série de stratifications successives ; dans leur intervalle sont des couches de globules rouges. A son centre le caillot est quelquefois ramolli ou puriforme ; il est généralement allongé, oblitérant la veine dans une assez grande étendue et présente deux extrémités : l'extrémité périphérique est nettement cruorique, l'extrémité dirigée vers le cœur fibrineuse, effilée, et quelquefois même s'effrite, donnant ainsi naissance à des embolies.

b. *Lésions de la paroi veineuse*. — La paroi veineuse a perdu son endothélium. L'endoveine bourgeonne et ces prolongements de tissu conjonctif pénètrent en tous sens le caillot qu'ils finissent par transformer en tissu fibreux ; l'oblitération de la lumière vasculaire est alors définitive. Mais souvent cet *organisation* du caillot n'est qu'incomplète ou même n'est qu'ébauchée ; les parties du caillot intermédiaires aux travées fibreuses néoformées se désagregent : il en résulte un tissu caverneux dont les lacunes communiquent entre elles et la circulation veineuse se trouve plus ou moins parfaitement rétablie.

c. Quelle est, de la formation du caillot et de la lésion de la veine, la première en date ? — Maintenant se pose une question importante. De ces deux sortes de lésions, lésion de la paroi veineuse, formation d'un caillot qui obstrue le vaisseau, quelle est la première en date ?

Pour BROUSSAIS, CRUVEILHIER, DAVIS, la lésion de la veine, son inflammation (phlébite), était le fait primitif ; ce n'est que secondairement que le sang se coagulait au contact de la paroi veineuse altérée.

BOUCHUT et surtout VIRCHOW, se basant sur l'étude des cas de thrombose dans les cachexies (thrombose marastique), admirent au contraire que dans certaines conditions le sang devenait plus coagulable (état nommé *inopexie*), qu'un thrombus se formait de préférence au niveau des points les plus déclives ou bien là où la circulation se trouvait ralentie, et que l'inflammation de la veine était consécutive à ce thrombus dont le contact irritait sa paroi.

Actuellement, une série de constatations bactériologiques et de recherches expérimentales imposent un retour aux idées de CRUVEILHIER et de BROUSSAIS. L'influence de la paroi veineuse sur la coagulation est indiscutable ; celle-ci est favorisée par le grattage de la veine ou sa piqûre. ZAHN a montré que ces légers traumatismes produisent une altération du ciment intercellulaire de l'endothélium et il a pu voir la coagulation se produire sous ses yeux consécutivement à cette lésion de l'endoveine et dans son voisinage immédiat : il se forme d'abord un petit *caillot blanc* composé de globules blancs et de fibrine ; les hématoblastes y prennent, d'après HAYEM, une part prépondérante.

Dans les thromboses des cachectiques (tuberculeux, cancéreux) sur lesquelles s'appuyait principalement la théorie de VIRCHOW, VAQUEZ a mis en évidence dans l'endoveine le bacille de Koch, ou d'autres microbes, agents d'infections secondaires. Dans les phlébites des accouchées, WIDAL a découvert le streptocoque. La pathogénie des thromboses infectieuses, aussi bien que celle des thromboses marastiques se trouve donc élucidée ; la lésion de la paroi veineuse paraît devoir être considérée comme le fait primitif.

3° Symptomatologie. — Elle varie nécessairement avec la veine intéressée, bien que les symptômes d'obstruction, c'est-à-dire la gêne de la circulation veineuse, tiennent toujours la première place dans le tableau clinique. La pyléphlébite (phlébite de la veine porte) sera décrite à propos des affections du foie (voy. tome I.) ; la phlébite du sinus caverneux, remarquable par ses symptômes oculaires, et celle du sinus latéral, ordinairement consécutive à la carie du rocher causée par les suppurations de l'oreille moyenne, trouvent place dans les traités de pathologie externe. Nous ne nous occuperons, après ces notions générales d'anatomie pathologique et de pathogénie, que de la *phlegmatia alba dolens* ou phlébite des membres, dite spontanée, c'est-à-dire non traumatique.

ARTICLE VI

PHLEGMATIA ALBA DOLENS

On désigne sous ce nom « une variété de thrombose veineuse spontanée, *localisée sur les extrémités périphériques* »[1]. C'est la phlébite des membres, surtout inférieurs.

1° Étiologie. — Ses causes sont celles des phlébites en général ; mais d'une part l'état puerpéral, les fibromes utérins, les curettages et cautérisations de l'utérus (*causes locales*), d'autre part les *cachexies* tuberculeuse et cancéreuse, la chlorose, les cardiopathies, les convalescences prolongées (*causes générales*) jouent un rôle prépondérant.

2° Symptomatologie. — Le début ordinairement insidieux s'annonce par une simple douleur, alors que les signes objectifs manquent encore complètement, et par une élévation de la température générale ; cette *période préoblitérante* (VAQUEZ) ne dépasse guère trois à quatre jours. Au bout de ce temps appa-

---

[1] VINAY, Art. *Phlegmatia alba dolens*, dans le Dict. de méd. et de chir. pratiques.

raissent peu à peu les signes caractéristiques : le tableau clinique se complète.

a. *Douleur*. — La douleur, accompagnée de fourmillements et d'engourdissement dans l'extrémité du membre intéressé, est spontanée et augmentée par les mouvements et surtout par la pression sur le trajet de la veine (au niveau du pli inguinal, du creux poplité ou du mollet pour le membre inférieur). Très intense au début, elle fait progressivement place à une simple sensation de pesanteur ou de tension.

b. *OEdème*. — L'œdème est le plus souvent brusque dans son apparition et rapide dans son extension : il commence par l'extrémité du membre et remonte progressivement vers sa racine. C'est un œdème blanc (par opposition à la rougeur des œdèmes inflammatoires), lisse ; la peau est tendue et ne garde guère l'empreinte du doigt. La dilatation du réseau veineux sous-cutané (rétablissement de la circulation de retour par voie collatérale) dessine sur la peau des marbrures bleuâtres. Les taches purpuriques sont rares (LÉPINE).

c. *État de la veine*. — La veine oblitérée est perceptible à la palpation comme un cordon dur, noueux ; cette palpation doit être pratiquée avec précaution, car elle est douloureuse, et peut fragmenter le caillot, qui deviendrait ainsi la source d'embolies pulmonaires.

d. *Troubles nerveux*. — Les troubles nerveux consistent dans :

1° L'impotence fonctionnelle du membre, inexplicable par la douleur seule ;

2° L'hyperesthésie, l'anesthésie ou l'hypoesthésie des téguments sur le trajet des troncs nerveux ;

3° L'atrophie musculaire consécutive, parfois très prononcée, avec attitudes vicieuses ;

4° Certains troubles vasomoteurs produisant l'élévation (DAMASCHINO), puis l'abaissement de la température locale ;

5° Des troubles trophiques du côté des cartilages (POLLOSSON) ou de la peau, qui desquame et s'épaissit. L'hydarthrose du genou n'est pas rare. KLIPPEL attribue tous ces troubles nerveux à l'irritation des nerfs par l'œdème qui les infiltre. La stase sanguine dans les vaisseaux veineux des nerfs (QUÉNU) doit aussi y jouer son rôle.

e. *État général*. — L'état général, dans les cachexies, reste souvent sans modifications ; dans les infections il est quelquefois fort grave. Chez les chlorotiques, les tuberculeux, et d'ailleurs dans la plupart des cas, on observe dès le début de la phlébite une élévation de la température de 1° ou 2°, qui ne reconnaît certainement pas d'autre cause (VAQUEZ).

3° Formes cliniques. — Outre cette forme la plus commune, on distingue la forme latente et la forme infectieuse.

La *forme latente*, observée surtout chez les cachectiques, n'a quelquefois d'autres symptômes que la douleur, sans œdème et sans cordon veineux. Il est même des cas où la phlébite ne se révèle par aucun symptôme : une embolie pulmonaire mortelle est sa première manifestation.

La *forme infectieuse* s'accompagne d'une température élevée, d'un état général grave, d'abcès de voisinage et d'endocardite.

4° Évolution, complications. — D'une veine fémorale, la phlébite peut passer à celle du côté opposé, si le caillot remonte jusqu'à l'abouchement des deux iliaques dans la veine cave inférieure. La phlébite disparaît graduellement dans les cas favorables : la douleur cède la première, l'œdème diminue, la motricité du membre revient peu à peu ; mais longtemps encore on perçoit au creux poplité ou dans l'aisselle le cordon dur formé par la veine oblitérée. D'autres fois elle laisse après elle un œdème chronique ; les veines sous-cutanées restent dilatées, la peau épaissie, ou même éléphantiasique. Des douleurs reviennent périodiquement, surtout au moment des règles ; la force musculaire est diminuée et l'atrophie est directement constatable.

Mais, bien avant la terminaison, peuvent survenir des *complications locales* (phlegmon périveineux, sphacèle ou gangrène, érysipèle, lymphangite, etc.), ou des *complications à distance* dont la plus redoutable est l'*embolie pulmonaire*. Voici quelle est la pathogénie de cet accident : le caillot s'étendant de proche en proche, en aval de l'oblitération, une de ses extrémités

finit par atteindre le point de réunion du vaisseau avec une
autre veine. Cette extrémité est alors incessamment battue par
le courant sanguin : détachée en totalité, elle constitue un
embolus volumineux qui, transporté par la veine cave au cœur
droit et de là à l'artère pulmonaire, provoquera une mort rapide
ou subite par oblitération en masse : au contraire, si elle
s'émiette petit à petit, elle déterminera des embolies multiples
dans les diverses branches de l'artère pulmonaire : d'où la production d'*infarctus* (p. 117).

5° Diagnostic. — Les *œdèmes* des cachectiques se reconnaissent à leur indolence, à leur bilatéralité et à l'absence de
cordon veineux induré.

La *phlébite variqueuse* superficielle reste limitée à quelques
veines de petit calibre, et l'œdème est peu marqué.

L'*oblitération artérielle* par embolie se reconnaît à son début
brusque, à l'absence de cordon veineux, à l'absence des pulsations artérielles, à l'abaissement très sensible de la température du membre au-dessous du point oblitéré, au faible degré ou
à l'absence de l'œdème.

6° Traitement. — Il se résume dans l'*immobilisation* du
membre ; toute friction sur le trajet de la veine doit être évitée
comme très dangereuse puisqu'elle peut produire une embolie
pulmonaire.

La fièvre et la douleur réclament leur traitement symptomatique (antipyrine, liniments calmants, tels que l'onguent bella-
doné, applications d'eau chaude, enveloppement ouaté). Au bout
de trente ou quarante jours seulement, il faut pratiquer le
massage du membre et permettre les mouvements pour prévenir
l'atrophie.

ARTICLE VII

TUMEURS DU MÉDIASTIN

Limité en arrière par la colonne vertébrale, en avant par le
sternum et latéralement par les poumons, le médiastin con-

tient le cœur, les gros vaisseaux artériels et veineux, la trachée, les bronches, l'œsophage, les nerfs pneumogastriques et grand sympathique ; aussi ses tumeurs, susceptibles de comprimer ces divers organes, ont-elles une extrême importance clinique.

1° Étiologie, anatomie pathologique. — Les tumeurs qui se développent dans le médiastin sont : 1° des hypertrophies ganglionnaires ou adénopathies ; 2° des tumeurs malignes nées sur place ou dans les organes voisins ; 3° quelques tumeurs bénignes. L'anévrysme de l'aorte thoracique, en raison de sa nature et de ses signes physiques spéciaux, est décrit avec les maladies des vaisseaux.

α. Les *ganglions lymphatiques* du médiastin se groupent sous la forme de chaînes qui côtoient la trachée et les bronches qu'elles accompagnent jusqu'au hile du poumon. BARÉTY distingue trois groupes de ganglions, un groupe prétrachéobronchique droit et gauche, un groupe sous-bronchique situé à la face inférieure des bronches, et enfin des ganglions interbronchiques occupant les divisions successives des bronches. Les maladies aiguës ou chroniques des bronches et du poumon (bronchite postrubéolique, coqueluche, bronchopneumonie ou pneumonie, mais avant tout la tuberculose pulmonaire) sont susceptibles, surtout chez les enfants, de déterminer l'engorgement de ces ganglions et tous les symptômes de l'*adénopathie trachéobronchique*. Les ganglions isolés ou agglomérés par la périadénite forment une masse caséeuse, adhérant aux organes voisins, susceptible de vider son contenu dans une bronche et de donner ainsi naissance à une caverne ganglionnaire. Ces ganglions peuvent aussi être envahis par la dégénérescence cancéreuse ou par la lymphadénie.

β. Le *cancer du thymus*, celui de l'*œsophage* ou du *hile du poumon* sont autant de tumeurs malignes du médiastin ; ces deux derniers s'accompagnent d'ailleurs d'un envahissement ganglionnaire considérable.

γ. L'*hypertrophie du thymus*, sa réviviscence dans l'acromégalie, des kystes dermoïdes, des lipomes, des lobules aberrants du *corps thyroïde* anormalement développés constituent les principales tumeurs bénignes du médiastin.

2° Symptômes. — Les symptômes fonctionnels sont les premiers en date ; les signes physiques sont plus tardivement perceptibles.

A. SYMPTÔMES FONCTIONNELS. — La *douleur rétrosternale* est un symptôme souvent très précoce et qui peut devancer tous les autres. Ceux que nous allons maintenant énumérer sont le résultat de la *compression* des principaux organes du médiastin : vaisseaux, nerfs, voies aériennes, etc.

α. La *compression de la veine cave supérieure* se traduit par la *cyanose* de la face et l'œdème de la partie supérieure du thorax (*œdème en pèlerine*) ; les paupières sont bouffies, les lèvres violacées, le malade se plaint de céphalalgie, d'éblouissements et de vertiges ; la peau du thorax et de l'abdomen se recouvre d'un *réseau veineux* dû au développement de la circulation collatérale complémentaire. La circulation se rétablit en effet entre la veine cave supérieure obstruée et la veine cave inférieure par l'intermédiaire de l'épigastrique, de la mammaire interne et des veines de la paroi abdominale.

β. La *compression des veines* pulmonaires produit l'hydrothorax, celle de la grande azygos un hydrothorax limité à la plèvre droite.

γ. La *compression de la trachée* se traduit par une dyspnée continue avec cornage inspiratoire, augmentée par les mouvements et les efforts.

δ. La *compression d'une bronche* se traduit par la diminution du murmure vésiculaire dans le poumon correspondant, et l'apparition d'un souffle au niveau du hile du poumon entre le bord spinal de l'omoplate et la colonne vertébrale (*souffle interscapulovertébral* de GUÉNEAU DE MUSSY).

ε. La *compression des nerfs* s'annonce par des symptômes variés ; celle du pneumogastrique par des accès de suffocation, de la tachycardie et une toux quinteuse, coqueluchoïde ; celle du récurrent par le spasme glottique ou la paralysie d'une corde vocale, reconnaissable à la raucité de la voix et à l'examen laryngoscopique ; celle du plexus cardiaque par l'angine de poitrine ; celle du phrénique par le hoquet ; celle du sympathique par le myosis ou l'inégalité pupillaire. La combinaison de diverses compressions nerveuses peut réaliser le tableau de la maladie de Basedow, surtout lorsque la compression est le fait d'un goitre en partie plongeant. Enfin des compressions nerveuses jointes aux compressions vasculaires réalisent quelquefois tous les symptômes d'une asystolie qu'il est difficile de rapporter à sa véritable cause.

ζ) La *compression de l'œsophage* produit la dysphagie.

B. Signes physiques. — La symptomatologie se borne souvent à ces symptômes de compression.

La *percussion* révèle en même temps une matité perceptible surtout en avant, au niveau du manche du sternum.

L'*auscultation* au moyen du stéthoscope placé au niveau du manubrium sternal fait entendre, dans l'adénopathie trachéobronchique, un souffle veineux si on a soin de renverser fortement en arrière la tête de l'enfant : le souffle disparaît à mesure qu'on ramène la tête dans sa position normale. Smirn donne ce signe comme très précoce. Il serait dû à la compression de la veine innominée gauche par les ganglions hypertrophiés que la trachée entraîne en haut avec elle dans l'hyperextension de la tête.

La *radioscopie* montre un élargissement de l'ombre projetée normalement par le médiastin sur l'écran fluorescent, comme dans le cas de dilatation de l'aorte, avec cette différence que « l'ombre ganglionnaire se reconnaît à la forme irrégulière, festonnée, polycyclique de son contour et qu'elle est remarquable par sa fixité, tandis que l'ombre aortique est reconnaissable surtout à ses mouvements rythmiques d'expansion » (Béclère).

Dans le cas de tumeur maligne on ne tarde pas à percevoir une voussure appréciable ; la première pièce du sternum est soulevée et comme disloquée ; en enfonçant le doigt au-dessus et en arrière de la fourchette sternale on sent les battements de l'aorte refoulée ou les bosselures de la tumeur qui tend à se faire jour vers l'ouverture supérieure du thorax.

La *mort* survient par asphyxie, quelquefois précédée de tous les symptômes de l'asystolie. Elle peut être consécutive à l'ulcération d'un gros vaisseau dans les cas de tumeurs malignes. La mort subite survient par syncope.

3º Diagnostic. — Tels sont les signes physiques et fonctionnels dont la constatation permet d'affirmer la présence d'une tumeur quelconque dans le médiastin. Pour préciser son *siège* on se guidera sur la prédominance de tel ou tel symptôme de compression : ainsi la dysphagie, les troubles pupillaires indiquent que le médiastin postérieur est en cause ; l'œdème de la face, le développement précoce d'une circulation veineuse collatérale sous la peau du thorax avec troubles respiratoires et nerveux consécutifs indiquent que le médiastin antérieur a été d'abord intéressé : c'est le cas habituel pour les tumeurs du thymus.

La *nature de la tumeur* est quelquefois difficile à déterminer :

L'*adénopathie trachéobronchique* survient chez les enfants, après une maladie infectieuse ou une affection de l'appareil respiratoire ; l'auscultation fait souvent reconnaître les signes de tuberculose pulmonaire.

La *lymphadénie* se reconnaît à la présence d'autres masses ganglionnaires au cou, aux aines, dans les aisselles, à la coexistence fréquente de leucocythémie et d'hypertrophie de la rate.

Le *cancer de l'œsophage* est une maladie de l'âge mûr ou de la vieillesse ; la dysphagie en est le *premier* symptôme et par le cathétérisme de l'œsophage on ramène sur le talon de la sonde du sang ou des débris de cancer reconnaissables à l'examen microscopique.

Le diagnostic de *kyste dermoïde* ou d'*hypertrophie du thymus* est très obscur et ne peut être fait que par exclusion : l'extrême lenteur d'évolution et la précocité des symptômes de compression vasculaire sont en faveur de ces affections.

Le soulèvement du sternum et la présence de ganglions indurés sus-claviculaires annoncent une *tumeur maligne*.

Les *abcès du médiastin* ont un développement plus rapide, souvent accompagné d'élévation de la température.

L'anévrysme de l'aorte thoracique se reconnaît aux battements, au souffle et à ses divers caractères stéthoscopiques.

La *péricardite* avec épanchement peut simuler d'assez loin les tumeurs du médiastin ; la matité triangulaire dans la région précordiale et l'assourdissement des bruits du cœur ne permettent guère la confusion.

Un *goitre plongeant* peut produire tous les symptômes d'une tumeur du médiastin : en pareil cas le diagnostic est souvent facilité par la constatation de l'hypertrophie du corps thyroïde.

4° Traitement. — Dans l'immense majorité des cas, il est purement symptomatique ; on peut quelquefois remédier à la dyspnée par la trachéotomie lorsque la compression ne siège pas trop bas ; en cas de dysphagie absolue, on doit recourir à la sonde œsophagienne. Un goitre plongeant, qui se comporte en somme comme une tumeur de la partie supérieure du médiastin, est justiciable de la thyroïdectomie ou de l'exothyropexie. L'adénopathie trachéobronchique nécessite un traitement spécial ; contre les accès dyspnéiques et la toux quinteuse : antipyrine, belladone, bromure de potassium, bromoforme, application d'une éponge chaude sur le cou ; contre la lésion ganglionnaire elle-même : révulsion, iodure de potassium, créosote.

LIVRE IV

MALADIES DU SANG
ET DES ORGANES HÉMATOPOIÉTIQUES

Après quelques généralités sur l'examen du sang, sur la classification des anémies et leurs symptômes, nous étudierons la chlorose, l'anémie pernicieuse, la lymphadénie et la leucocythémie, et les leucocytoses. Nous décrirons ensuite le purpura, le scorbut et les diverses splénomégalies.

ARTICLE PREMIER
EXAMEN DU SANG

L'examen microscopique du sang devrait être fait dans tous les cas d'anémie et complété par le dosage de l'hémoglobine. Il a de plus, en dehors des anémies, une valeur diagnostique dans beaucoup de maladies, notamment les maladies infectieuses.

1° Parasites et microbes. — L'examen microscopique du *sang frais*, c'est-à-dire simplement étalé sur une lame de verre, permet d'apercevoir les plus importants des parasites du sang : l'hématozoaire du paludisme, le spirille de la fièvre récurrente, les trypanosomes, les embryons de filaires. La bactéridie charbonneuse ne se voit guère que dans les heures qui précèdent la mort. La culture de quelques gouttes ou de quelques centimètres cubes de sang en bouillon peut montrer le streptocoque dans l'infection puerpérale, le bacille d'Eberth dans la fièvre typhoïde (J. COURMONT), le pneumocoque, etc.

2° Éléments figurés du sang. — L'examen du *sang frais*

donne un aperçu rapide de la proportion respective des éléments figurés ; pour être fixé, mieux vaut recourir à la *numération* des globules rouges, au moyen de l'appareil de HAYEM par exemple, et à celle des globules blancs, préalablement colorés par le sérum au violet de gentiane ; la même technique montre les hématoblastes.

Le nombre des hématies est de 5 000 000 environ par millimètre cube ; le nombre des globules blancs est de 6 à 8 000.

L'examen du sang *sec*, puis coloré par les réactifs, permet de faire un examen beaucoup plus précis. Pour cela, étaler une gouttelette de sang sur une lamelle de verre ; sécher ; fixer les éléments par la chaleur à 110° ou par l'immersion dans un mélange d'alcool et d'éther à parties égales, et colorer avec une solution aqueuse concentrée de bleu de méthylène qui montre en bleu les noyaux des *globules blancs* ; on peut faire alors le pourcentage de leurs variétés (lymphocytes, mononucléaires, polynucléaires, etc.), alors que la numération ne renseignait que sur leur nombre par millimètre cube. Si on désire faire une étude spéciale des *granulations* des leucocytes, colorer à l'éosine qui met en évidence les granulations éosinophiles, rougeâtres, ou au triacide d'Ehrlich, qui colore les granulations acidophiles et neutrophiles en rouge violet ; les basophiles sont colorées par le bleu de méthylène. La lecture des articles *Leucocytoses* et *Leucocythémie* montrera quelle est l'importance de cet examen. Les hématies nucléées apparaissent facilement dans les anémies des jeunes enfants ; chez l'adulte elles accompagnent seulement les anémies profondes, les hémorragies graves, le cancer, la variole hémorragique, et elles sont toujours en petit nombre.

3° Hémoglobine. Pigments. — L'examen direct du sang sec montre le *pigment ocre*, ferrugineux, et le pigment dit *mélanine* ; mais l'hémoglobine doit être dosée avec un appareil spécial, par la méthode coloriscopique (appareil de Malassez, par exemple) ; ce dosage est aussi important que la numération des globules dans les anémies.

4° Examen des organes. — L'examen d'un anémique ne

doit pas se borner à l'étude microscopique du sang et au dosage de l'hémoglobine. Il est de toute nécessité d'inspecter les *téguments* (teinte anémique ou ictérique), de se renseigner sur l'état des *organes hématopoïétiques* ou lymphatiques (palper les ganglions, inspecter les amygdales, voir si la rate est grosse, si la percussion des os est douloureuse), de rechercher par l'auscultation du *cœur* les souffles anémiques, d'examiner les *urines* au point de vue des pigments biliaires, de l'hématurie ou de l'hémoglobinurie, d'examiner les selles qui peuvent contenir du sang, des parasites ou leurs œufs, enfin de procéder à un examen général des organes, du tube digestif surtout, dont les cancers sont une cause fréquente d'anémie.

ARTICLE II

DES ANÉMIES EN GÉNÉRAL

Sous ce nom (α privatif, αἷμα, sang) on ne désigne pas une diminution de la masse du sang, mais une diminution du nombre des globules rouges, accompagnée ou non d'une diminution du chiffre de l'hémoglobine qu'ils contiennent.

1° Classification et causes. — On divise les anémies en deux grandes classes : anémies primitives et anémies symptomatiques.

a. *Anémies primitives.* — Les anémies primitives ou essentielles (chlorose, anémie dite pernicieuse progressive, leucocythémie) seront étudiées en autant de chapitres séparés.

b. *Anémies symptomatiques.* — Les anémies symptomatiques ont pour principales causes :

1° Les *hémorragies*, quelle que soit leur cause : traumatismes, opérations chirurgicales, accouchement, fibromes utérins, ankylostome duodénal, ulcère de l'estomac ou du duodénum, épistaxis, melœnas, etc.

La tension sanguine se rétablit rapidement, car le sang emprunte ses éléments liquides aux autres tissus, mais les globules rouges reviennent beaucoup plus lentement à leur chiffre normal.

Il y a lieu de distinguer l'hémorragie *unique* et abondante, des hémorragies faibles, mais fréquemment *répétées*; ces dernières sont les plus anémiantes. Par des saignées répétées HAYEM a pu produire chez les chiens une anémie qui avait tous les caractères hématologiques de la chlorose ;

2° Les *infections aiguës* : fièvre typhoïde, érysipèle, pneumonie, rhumatisme articulaire. A leur période d'état le nombre des globules rouges est normal, mais d'après HAYEM le nombre des hématoblastes est diminué, ce qui indique que l'hématopoïèse est entravée. Plus tard les globules rouges sont diminués de nombre à leur tour (anémie) et pauvres en hémoglobine, mais les hématoblastes sont nombreux : ce sont eux qui sont chargés de la rénovation sanguine. Cette anémie des maladies aiguës est imputable à l'inanition, à l'autophagie, et a la fièvre ; en effet, c'est *après* les infections, au moment où la température baisse, qu'on voit se produire la *crise hématoblastique*, destinée à la reproduction des globules ;

3° Les *infections chroniques* : syphilis, tuberculose, impaludisme. L'anémie des paludéens est due à l'action particulière de l'hématozoaire de Laveran qui s'accole directement au globule sanguin et produit le pigment noir. La destruction globulaire est quelquefois à ce point intense qu'on a pu dire que chaque accès de fièvre intermittente équivalait à une saignée ;

4° Le *cancer* : le cancer viscéral surtout (estomac, foie, intestin) entraine une anémie intense, souvent accompagnée de leucocytose ;

5° Les *maladies organiques diverses* : cardiopathies, cirrhoses, mal de Bright, affections du tube digestif ;

6° Les *parasites intestinaux* : bothriocéphale, ankylostome. Ils entrainent l'anémie et quelquefois même le syndrome anémie pernicieuse, l'un par l'inanition et l'intoxication qu'il détermine, l'autre par les hémorragies répétées : on a isolé de la tête du bothriocéphale une substance toxique qui produit chez les animaux de la destruction des globules rouges.

7° Les *intoxications* : l'oxyde de carbone s'attaque au globule rouge en produisant l'hémoglobine oxycarbonée, combinaison trop stable et par conséquent impropre à la respiration des tissus; le plomb s'attaque au sérum dont l'altération retentit secondairement sur les globules rouges. L'hydrogène sulfuré, le sulfure de carbone, la morphine, produisent aussi des altérations globulaires.

Les causes que nous venons d'énumérer agissent sur les éléments du sang de différentes façons : les unes déterminent l'inanition du sujet (parasites intestinaux), les autres opèrent directement une soustraction de la masse sanguine (hémorragies) ou troublent l'hématopoïèse (cancer, maladies aiguës). Certains agents pathogènes altèrent le globule sanguin (oxyde de carbone, hématozoaire du paludisme), d'autres attaquent d'abord le sérum : nous avons dit que c'était le cas pour le plomb. Cette notion éclaire peut-être la pathogénie de la chlorose, car des globules sains se dissolvent dans le sérum des chlorotiques.

2° Symptômes généraux. — Le sang n'est pas seulement un tissu qui a des aptitudes pathologiques sociales : il constitue encore le « milieu intérieur » dans lequel sont plongés tous les éléments ; ses altérations doivent donc retentir sur tous les organes.

L'anémie est caractérisée par les symptômes suivants :

a. *Pâleur de la peau et des muqueuses.*

b. *Troubles nerveux* : faiblesse générale, vertiges, lipothymies, éblouissements, caractère irritable, bourdonnements d'oreille, mouches volantes[1], céphalée, névralgies, hoquet, bâillements.

c. *Troubles digestifs* : appétit capricieux, anorexie, dilatation de l'estomac ou du côlon, hypochlorhydrie, constipation.

d. *Modifications de la respiration* : dyspnée, essoufflement facile.

e. *Modifications de la circulation* : pouls accéléré à 80 ou 100, bondissant et dépressible, traduisant une faible tension sanguine, intermittences du pouls par adipose du cœur, hémorragies, souffles cardiaques et vasculaires, ces souffles sont plus

---

[1] Une hémorragie abondante (saignée, hématémèse), déterminant une anémie aiguë, peut produire une amaurose quelquefois définitive.

rares dans les anémies symptomatiques que dans la chlorose, à cause de la diminution de la masse du sang.

f. *Modifications des urines :* elles sont pâles, assez abondantes, contiennent beaucoup d'urée, peu de phosphates, et par contre de l'urohématine, résultat de la destruction globulaire.

3° Examen du sang. — Le sang obtenu par la simple piqûre du bout du doigt est *pâle*.

Sa *densité* est diminuée ; au lieu de 1060, elle oscille entre 1035 et 1045 (LYONNET).

Les *globules rouges* sont diminués de nombre : à côté des globules normaux on trouve des globules nains de 4 à 5 μ (millièmes de millimètre) au lieu de 7 μ ; dans les anémies intenses on trouve aussi des globules géants de 11 μ, des globules déformés (poïkilocytes), des globules nucléés ; enfin des globules amincis, noueux, qu'on a pu confondre avec des parasites.

Les *hématoblastes* augmentés de nombre dans les anémies légères ou passagères sont diminués dans les autres (HAYEM).

Les modifications des *leucocytes* sont variables suivant l'anémie envisagée, quelquefois tout à fait secondaires (chlorose, anémie pernicieuse, etc.), d'autres fois considérables (par exemple leucocythémie).

Il n'y a pas à tenir compte seulement du nombre des globules rouges, mais encore de leur *teneur en hémoglobine* et du rapport de ces deux quantités.

Le sang normal de l'homme contient environ 13 à 14 p. 100 d'*hémoglobine*, qu'on peut doser par les méthodes coloriscopiques (appareils de MALASSEZ, de MISCHER, etc.) ; il contient par litre 65 centigrammes de *fer* (existant dans l'hémoglobine) qu'on peut doser cliniquement au moyen de l'appareil de JOLLES. Dans les anémies le chiffre de l'hémoglobine et celui du fer s'abaissent plus ou moins, mais, chose remarquable, leur abaissement ne reste pas rigoureusement parallèle, parce que la teneur de l'hémoglobine humaine en fer n'est pas toujours la même (BARD, MALLET).

HAYEM désigne par N le nombre des globules rouges contenus dans un millimètre cube de sang (5 millions à l'état normal), par R la richesse globulaire, c'est-à-dire la richesse du millimètre cube de sang en hémoglobine, par G la valeur globulaire, rapport de ces deux quantités, c'est-à-dire la quantité d'hémoglobine contenue dans chaque globule.

Le nombre des globules (N) s'obtient par leur numération directe ; la richesse globulaire (R), s'obtient par la comparaison de la teinte du sang, préalablement dilué, avec des étalons appropriés ou à l'aide de l'hémoglobinimètre.

La valeur globulaire s'obtient en divisant R par N $\left(G = \dfrac{R}{N}\right)$.

4° Degré de l'anémie. — HAYEM a d'après ces données proposé la classification suivante des anémies.

Anémie légère	N = 3 à 5 000 000	R = 3 à 4 000 000[1]	G = 0,65 à 1
Anémie moyenne	N = 3 à 4 000 000	R = 2 à 3 000 000	G = 0,70 à 0,50
Anémie intense	N = 1 à 3 000 000	R = 1 à 2 000 000	G = 0,40 à 1
Anémie extrême	N = 1 000 000 ou moins	R = 800 000 à 1 000 000	G = 1 ou plus.

ARTICLE II

CHLOROSE

La chlorose (de χλωρός, *vert*) débute surtout chez les jeunes filles à l'époque de la puberté : on l'observe cependant quelquefois chez les garçons.

1° Symptômes. — La chlorose est caractérisée par la pâleur *cireuse* de la face : elle présente même parfois des tons verdâtres qui ont valu son nom à la maladie.

Elle s'accompagne de tous les troubles fonctionnels des anémies : haleine courte, essoufflement, dyspnée au moindre effort. L'appétit est capricieux et les fonctions gastriques sont ordinairement troublées. Les règles sont à peu près nulles ou au contraire très abondantes. La fièvre est fréquente (H. MOLLIÈRE, LECLERC).

[1] C'est-à-dire que la richesse en hémoglobine du millimètre cube de ce sang correspond à celle que donnerait 1 millimètre cube de sang contenant 3 ou 4 millions de globules normaux.

a. *Examen du sang.* — Le sang retiré par la piqûre du bout du doigt est pâle. Le nombre des globules rouges est diminué : il tombe à 4 000 000, et bien au-dessous dans les chloroses graves. L'hémoglobine subit une diminution encore plus notable ; il en résulte une diminution de la richesse en hémoglobine de chaque globule en particulier ; c'est-à-dire une *diminution de la valeur globulaire.*

Les hématoblastes sont en proportion normale, mais il y a une grande quantité de globules jeunes et de globules nains, ce qui semble montrer qu'il s'agit d'une évolution défectueuse des globules sanguins. Le sérum des chlorotiques dissout les globules rouges normaux (MARAGLIANO et CASTELLINO).

b. *Examen du cœur.* — Dans la chlorose très prononcée, des souffles sont répartis sur toute la région précordiale ; dans les cas moins intenses, ils prédominent en certains points déterminés :

1° Au *foyer pulmonaire* on a un souffle doux, systolique ;

2° Au *foyer aortique,* même souffle, mais plus rarement. Ces souffles sont musicaux : ils ont un timbre harmonique particulier ;

3° A *la pointe,* ou plutôt un peu au-dessus d'elle, dans le quatrième espace intercostal gauche (zone susapexienne), on entend un souffle doux, qui n'est pas franchement systolique et que POTAIN considère comme un souffle cardio-pulmonaire.

c. *Examen des veines.* — Si on applique le pouce sur la région sus-claviculaire droite, on sent un thrill entre les deux chefs inférieurs du sterno-cléido-mastoïdien, au niveau de la jugulaire interne. Au stéthoscope en appuyant légèrement on entend un souffle ronflant, musical, comparé au bruit du rouet ou au *ronron* du chat. Ce souffle est continu et non intermittent comme celui des artères qui ne se produit que pendant la systole, mais il a un renforcement systolique. En auscultant la jugulaire externe sur le corps du sterno-cléido-mastoïdien on a un bruit plus musical encore, de timbre plus élevé, comparé au vol d'une mouche (*bruit de mouche*).

A quoi sont dus ces signes cardio-vasculaires de la chlorose ? On a essayé de les expliquer par deux hypothèses : les modifications du liquide sanguin, et les modifications des parois vasculaires. L'altération du sang ne peut tout expliquer, car ces souffles ne s'observent pas dans toutes les anémies. On a invoqué aussi le spasme des vaisseaux ou des orifices du cœur, et enfin l'éréthisme circulatoire. Cette susceptibilité du système vaso-moteur dans la chlorose est encore prouvée par la *dermographie*. Si on passe rapidement le doigt sur les téguments d'une chlorotique, au bout de quelques secondes apparaît une ligne rouge due à la dilatation des vaisseaux cutanés.

d. *Examen de l'appareil respiratoire.* — L'auscultation révèle quelquefois au sommet des poumons une obscurité respiratoire plus ou moins marquée.

e. *Examen de l'appareil digestif.* — Nous avons déja signalé les troubles de l'appétit. L'estomac est dilaté dans les deux tiers des cas. HAYEM a montré qu'il s'agissait tantôt d'hyperpepsie, c'est-à-dire d'augmentation de l'acide chlorhydrique libre et combiné, tantôt d'hypopepsie.

f. *Examen de la rate.* — CHVOSTEK, CLÉMENT ont signalé l'*hypertrophie de la rate.* — L'urée, les phosphates, les chlorures de l'urine sont diminués. Dans les cas graves HAYEM a vu apparaître l'urobiline et l'urohématine annonçant une destruction globulaire intense.

2ᵉ Anatomie pathologique et pathogénie. — Nous venons de voir quelles sont les lésions du sang : ce sont les plus importantes. Celles des organes le sont beaucoup moins.

ROKITANSKI, VIRCHOW ont signalé l'étroitesse, l'*aplasie* du système artériel. L'aorte est très rétrécie, se rapprochant des dimensions d'une fémorale normale ; elle est élastique, amincie ; les origines des intercostales sont irrégulières. BOUILLAUD a signalé la faible épaisseur des parois veineuses.

Les organes génitaux sont peu développés.

LANCEREAUX et BESANÇON ont décrit l'aplasie rénale artérielle.

En somme ce développement insuffisant portant surtout sur l'appareil circulatoire a fait considérer la chlorose comme due à une hypoplasie vasculaire. Malheureusement ces lésions organiques ne sont pas constantes, elles le sont beaucoup moins que les lésions sanguines. Nous avons vu que celles-ci paraissent correspondre, à l'inverse des autres anémies, à une évolution défectueuse du globule sanguin. Cette hypoplasie sanguine peut s'accompagner ou non d'hypoplasie vasculaire : on sait que le sang et les vaisseaux dérivent à l'origine d'un même tissu.

Mais les difficultés renaissent quand il s'agit de préciser les causes mêmes de cet hypoplasie. La tuberculose est souvent relevée dans les antécédents héréditaires des chlorotiques (Hanot et Gilbert). On peut se demander si elle n'agit pas directement sur les vaisseaux et sur le sang, comme elle agit sur le cœur pour produire le rétrécissement mitral pur, maladie de développement (voy. p. 317). La chlorose serait donc de ce chef une maladie infectieuse. La fréquence de la fièvre, les thromboses veineuses ont été citées à l'appui de cette théorie ; elles peuvent s'expliquer autrement.

3° Diagnostic. — On ne confondra pas la chlorose avec le teint pâle des cachectiques, avec l'anémie pernicieuse progressive qui s'accompagne d'une augmentation de la valeur globulaire, avec la leucocythémie. La confusion avec la tuberculose pulmonaire au début, ou l'ulcère de l'estomac, sera évitée par l'auscultation et la recherche des troubles gastriques ; elle est quelquefois difficile à éviter.

4° Traitement. — Il consiste dans les ferrugineux (0,60 à 0,80 de protoxalate de fer). Souvent il faut leur adjoindre l'acide chlorhydrique pour suppléer à l'insuffisance des fonctions gastriques (V gouttes dans un demi-verre d'eau).

ARTICLE IV

ANÉMIE PERNICIEUSE PROGRESSIVE

Les anémies graves étaient connues depuis le commencement du siècle ; c'est Biermer qui a reconnu, en 1868, les caractères de l'anémie pernicieuse progressive ou anémie essentielle.

1º Étiologie et pathogénie. — L'alimentation insuffisante, les excès de fatigue, la grossesse et la lactation sont les causes ordinaires de l'anémie pernicieuse progressive; ces deux dernières nous expliquent sa plus grande fréquence chez les femmes.

FRANKENHAUSER, PÉTRONE et d'autres auteurs ont mis en évidence dans le sang des bâtonnets qu'on a considérés comme des microbes pathogènes. Dans un certain nombre de cas, il ne s'agissait en réalité que de globules rouges déformés (*pseudoparasites* de HAYEM).

2º Symptômes. — L'anémie pernicieuse s'accompagne de

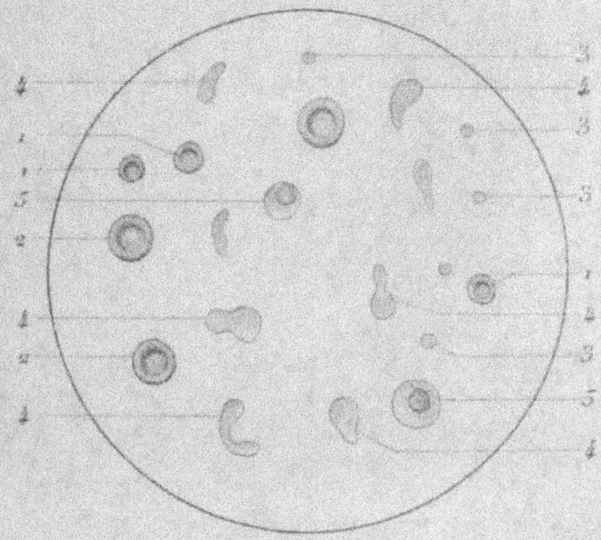

Fig. 62.
Globules sanguins dans l'anémie pernicieuse progressive.

1, globules rouges normaux. — 2, globules géants (macrocytes). — 3, globules nains (microcytes). — 4, globules déformés, étirés en marteau, en raquette, etc. (poïkilocytes). — 5, normoblaste ou globule rouge à noyau. — 5', mégaloblaste ou globule rouge nucléé de grande taille.

tous les symptômes des *anémies intenses*: pâleur extrême, perte des forces, lipothymies, troubles nerveux, anorexie, fièvre et palpitations.

Des hémorragies se produisent dans la plupart des organes : purpura, stomatorrhagies, épistaxis, hématémèses, hémorragies rétiniennes.

Le *sang* obtenu par la piqûre du bout du doigt est très pâle et le microscope y montre les modifications suivantes. Le nombre des globules rouges est très diminué ; l'hémoglobine l'est aussi, mais dans des proportions moins considérables, de telle sorte que le rapport de ces deux quantités devient supérieur ou tout au moins égal à l'unité. La valeur globulaire, c'est-à-dire la richesse de chaque globule rouge en hémoglobine, comparée à celle d'un globule normal, est de 1 ou de 1,2.

Les globules rouges ne sont pas seulement diminués de nombre ; ils présentent aussi des altérations remarquables : on trouve des globules géants, des globules nains, des globules déformés en bâtonnets, en raquette, en marteau (poïkilocytose). Enfin le nombre des hématoblastes est diminué.

Cette dernière constatation est importante au point de vue de la pathogénie de l'affection ; elle montre bien qu'il s'agit d'un trouble de l'hématopoïèse, c'est-à-dire d'un trouble de la production des globules et non d'un trouble de leur évolution ultérieure.

L'anémie pernicieuse progressive n'est pas fatalement mortelle, bien qu'elle le soit cependant dans la plupart des cas. La mort survient au bout de quelques mois ou d'une année, au milieu des symptômes d'une adynamie progressive, avec œdème des membres inférieurs et hémorragies multiples.

3° **Anatomie pathologique**. — Outre les modifications du sang décrites avec la symptomatologie, l'autopsie montre des altérations organiques nombreuses.

L'estomac et l'intestin sont atrophiés (FENWICK) ; leurs glandes sont très diminuées, leurs parois sont d'une minceur extrême ; on a signalé la disparition des plexus nerveux d'Auerbach et de Meissner. — Le foie et les autres viscères sont pâles et parsemés d'hémorragies. La moelle osseuse est rouge et paraît en pleine activité, peut-être parce qu'elle exerce un rôle de suppléance vis-à-vis des autres organes hématopoïétiques. — La moelle épinière présente des altérations dégénératives de la substance blanche, surtout au niveau des cordons postérieurs.

4° Diagnostic. — Lorsqu'on se trouve en présence d'une anémie grave, il convient d'en rechercher la cause avant de porter le diagnostic d'*anémie essentielle* ; un cancer de l'estomac ou de l'intestin, un ulcère de l'estomac avec hémorragies répétées et passant inaperçues, l'ankylostomasie duodénale peuvent produire autant d'anémies *symptomatiques* d'un degré parfois extrême. Ces affections se reconnaîtront à leurs signes propres : l'ankylostomasie à la présence des œufs des parasites dans les selles. Enfin l'examen du sang pourra rendre des services, puisque l'augmentation de la valeur globulaire est spéciale à l'anémie pernicieuse progressive[1].

5° Traitement. — Il se résume dans le repos, les toniques, de meilleures conditions hygiéniques, le fer et surtout l'arsenic.

ARTICLE V

LEUCOCYTOSES

On désigne sous ce nom une augmentation modérée du nombre des globules blancs ou leucocytes.

La leucocytose et la leucocythémie diffèrent déjà par le nombre des globules. On admet qu'il y a leucocytose lorsque le nombre de globules blancs s'élève de 10 à 30 000. Il faut qu'il atteigne 70 000 pour qu'on diagnostique une leucocythémie.

1° Leucocytes à l'état normal. — L'adulte bien portant a en moyenne un globule blanc pour 6 à 700 globules rouges, ce qui fait environ 6 à 8 000 leucocytes pour un millimètre cube de sang.

[1] Morisset, *Revue de médecine*, 1894. — Collet, *5e Congrès français de Médecine*, Lille, 1899.

a. *Différentes variétés de leucocytes.* — Il ne faut pas envisager seulement le nombre brut des globules blancs, mais la proportion de leurs diverses variétés. On distingue : 1° les *lymphocytes*, globules de petite taille (6 à 8 µ), dont le noyau vivement coloré par le bleu de méthylène est couvert d'un mince vernis protoplasmique ; 2° les leucocytes *mononucléaires*, éléments plus volumineux, mais de taille variable, à noyau unique, rond, ovalaire, ou un peu incurvé, entouré d'un protoplasma abondant ; 3° les leucocytes *polynucléaires* ou *à noyau polymorphe*, éléments volumineux dont le protoplasma renferme un noyau de forme

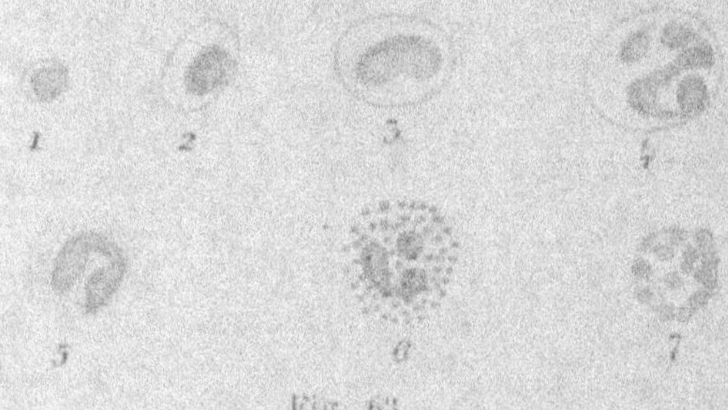

Fig. 63.

Diverses variétés de leucocytes du sang normal.

1, lymphocyte. — 2, 3, mononucléaires. — 4, polynucléaire ou leucocyte à noyau polymorphe. — 5, polynucléaire à granulations α ou neutrophiles. — 6, polynucléaire à granulations α éosinophiles. — 7, mastzelle ou leucocyte à granulations β basophiles.

bizarre, contourné en boudin, échancré en trèfle, etc., de façon à figurer des noyaux multiples, en réalité réunis le plus souvent par un mince filament.

b. *Granulations des leucocytes.* — Il y a encore à tenir compte des granulations qui parsèment le protoplasma de certains globules.

On les classe les granulations en :

1° *Granulations éosinophiles* (ou granulations α) ainsi nommées à cause de leur affinité pour l'éosine qui les teint en rouge vif : les granulations indulinophiles ou granulations β ne sont qu'une modification des précédentes : les unes et les autres sont encore appelées *acidophiles* ;

2° *Granulations basophiles* qui fixent les couleurs basiques telles

que le bleu de méthylène ; les unes (γ) grosses et peu nombreuses
déforment les contours de la cellule qui les contient et que les
auteurs allemands appellent *mastzelle* ; les autres (δ) sont beaucoup plus fines ;

3° *Granulations neutrophiles* ou granulations ε, colorées par le
réactif dit triacide d'Ehrlich. C'est ce que résume le tableau suivant :

$$
\text{Granulations}
\begin{cases}
\text{acidophiles}
\begin{cases}
\text{éosinophiles} \dots \dots \dots (\alpha)\\
\text{indulinophiles} \dots \dots (\beta)
\end{cases}\\
\text{basophiles}
\begin{cases}
\text{volumineuses} \dots \dots (\gamma)\\
\text{fines} \dots \dots \dots \dots (\delta)
\end{cases}\\
\text{neutrophiles} \dots \dots \dots \dots \dots (\varepsilon)
\end{cases}
$$

En pratique, *nous n'avons à nous occuper que des granulations
neutrophiles et éosinophiles.*

A l'état normal les polynucléaires sont les seuls dont le protoplasma renferme des granulations.

Il s'agit surtout de granulations neutrophiles : il n'y a guère
que 1 à 2 p. 100 de polynucléaires éosinophiles, mais dans certains cas pathologiques, dans les affections parasitaires ou
cutanées surtout, les éosinophiles augmentent dans des proportions considérables ; cet état constitue l'*éosinophilie.*

c. *Formule leucocytaire normale.* — La formule leucocytaire
ou proportion respective des variétés de leucocytes est la suivante à l'état normal. Sur 100 leucocytes on compte :

Mononucléaires et lymphocytes 33
Polynucléaires 65
Éosinophiles . . . . 1 à 2

Dans la leucocytose ces proportions peuvent être modifiées ;
le terme leucocytose englobe donc des variétés fort différentes :
il peut s'agir de *polynucléose* (ce qui est le cas le plus fréquent),
de *mononucléose*, de *lymphocytose*, ou enfin d'*éosinophilie.*

On n'est pas absolument fixé sur l'origine des divers leucocytes : toutefois Ehrlich pense que les lymphocytes proviennent
des ganglions et les polynucléaires de la moelle des os.

Les leucocytes se multiplient peu dans le courant sanguin,

mais plutôt dans certains organes, tels que la rate, les ganglions, le tissu lymphoïde, la moelle osseuse, ce qui explique la tuméfaction aiguë de la rate ou les adénites régionales qui accompagnent les leucocytoses.

2° Classification des leucocytoses. — Il convient d'envisager :

a. Une *leucocytose physiologique* chez les nouveau-nés, chez les femmes enceintes, pendant la lactation, pendant la digestion. Fait intéressant, cette leucocytose de la digestion ou leucocytose alimentaire qui consiste dans une augmentation des globules blancs de 20 à 40 p. 100 manque le plus souvent dans le cancer de l'estomac.

b. Des *leucocytoses artificielles* ou *toxiques* : comme celle qui succède à l'application d'un vésicatoire, à l'injection sous-cutanée d'essence de térébenthine. Parmi les substances toxiques ou médicamenteuses susceptibles d'augmenter le nombre des leucocytes, il faut citer le venin des serpents, la pilocarpine, les amers, les toniques, la peptone, enfin des substances aromatiques, telles que les huiles éthérées, le fenouil, l'anis, la menthe, le poivre, etc. Le camphre et l'iodure de potassium augmentent les éosinophiles.

c. Une leucocytose dans *certaines affections générales* : goutte, scorbut, cancers. La leucocytose cancéreuse, parfois très précoce, a été bien étudiée par HAYEM et ALEXANDRE et observée surtout dans la sarcomatose généralisée ; mais on la trouve aussi dans les cancers épithéliaux et notamment dans les cancers ulcérés. Je rappelle que la leucocytose digestive manque généralement dans le cancer de l'estomac, ce qui peut servir à son diagnostic.

d. Une leucocytose dans les *maladies infectieuses* ou *parasitaires,* qu'il nous reste à étudier en détail.

3° Leucocytoses dans les maladies infectieuses. — La leucocytose peut porter avec prédilection sur les polynucléaires ou les mononucléaires.

a. Polynucléoses. — Les leucocytoses avec prédominance des polynucléaires sont les plus nombreuses ; c'est le cas pour les abcès chauds, le phlegmon, les septicémies, la pneumonie, l'érysipèle, la diphtérie, le rhumatisme articulaire aigu, les angines, la scarlatine, la rage.

La leucocytose de la *pneumonie* se manifeste dès le frisson, et se maintient au-dessus de 20000 pendant toute la durée de la maladie. Elle présente des poussées, moins en rapport avec la température qu'avec l'extension des lésions pulmonaires. A la défervescence elle cesse brusquement, ou bien lentement si la chute de la température se fait en lysis. En même temps les éosinophiles qui avaient disparu reviennent dans le sang. Les polynucléaires entrent en moyenne pour 85 p. 100 dans cette leucocytose ; dans les cas d'hépatisation grise leur chiffre atteint jusqu'à 95 p. 100 ; par contre, dans les formes typhiques la leucocytose peut manquer.

La leucocytose de l'*érysipèle* offre des traits communs avec la précédente : même nombre moyen des leucocytes, même chute a la défervescence, même réascension en cas de rechute (et cela avant tout phénomène clinique), même signification fâcheuse d'un excès des polynucléaires lorsqu'ils dépassent par exemple 90 p. 100.

La leucocytose de la *diphtérie*, surtout marquée dans les diphtéries compliquées, peut cependant manquer totalement dans des diphtéries mortelles, ce qui paraît indiquer une absence de réaction de la part de l'organisme.

La leucocytose de la *rage* est une polynucléose à peu près exclusive (98 p. 100, d'après J. Courmont et Lesieur).

b. *Mononucléoses*. — Les leucocytoses avec prédominance des mononucléaires, sont celles de la coqueluche, des oreillons et de la variole. Toutefois il ne faut pas oublier que les mononucléaires sont beaucoup plus fréquentes chez l'enfant que chez l'adulte.

Dans les *oreillons* (Sacquépée) on constate une lymphocytose ; peu ou pas de participation des polynucléaires. Par contre l'apparition de l'orchite ourlienne laisse intacts les mononucléaires, mais provoque une augmentation considérable des polynucléaires[1].

---

[1] Sacquépée, *Archives de médecine expérimentale*, janvier 1902.

Dans la *variole* la leucocytose est de 10 à 20 000 ; elle augmente au début de la pustulation, pour atteindre alors 15 et même 40 000, et baisser progressivement ensuite ; elle remonte en cas de complications suppurées et ne baisse que lentement après la chute des croûtes. C'est une mononucléose (J. Courmont, Roger) ; les mononucléaires représentent en effet 60 p. 100 des leucocytes, et on constate des mononucléaires à granulations, ce qui n'existe jamais dans le sang normal ; ce sont des granulations neutrophiles surtout, accessoirement des mononucléaires à granulations éosinophiles et basophiles. Par contre, les polynucléaires neutrophiles qui sont de beaucoup les leucocytes les plus nombreux dans le sang normal, sont ici diminués. Cette mononucléose existe dès l'éruption et même dès le rash qui la précède quelquefois ; elle précède donc les pustules, d'ailleurs elle existe dans les formes anormales même quand les pustules et les vésicules font défaut.

Dans la *variole hémorragique* la formule leucocytaire est la même ; de plus il y a une augmentation considérable des mononucléaires granuleux, en particulier des neutrophiles, et une diminution considérable des polynucléaires qui tombent jusqu'à 20 p. 100.

Les complications de la période d'état n'influencent pas la leucocytose ; celles de la convalescence déterminent l'augmentation des polynucléaires.

c. *Signification et valeur pronostique.* — La leucocytose au cours d'une maladie infectieuse est un des témoins de la lutte de l'organisme contre l'infection : une leucocytose moyenne montre que l'organisme se défend et indique une forme morbide de gravité moyenne. De même, dans la diphtérie, dans la pneumonie, la diminution des polynucléaires est d'une signification fâcheuse : elle indique que l'organisme réagit mal. Mais d'autre part, une hyperleucocytose excessive, au cours de la pneumonie, de l'érysipèle, ou de la scarlatine est d'un pronostic fâcheux.

4° **Éosinophilie.** — Les polynucléaires à granulations éosinophiles sont surtout caractéristiques des affections cutanés, de

la lèpre, de l'asthme et des *affections parasitaires* : ainsi les
oxyures, les ascarides, les tænias, l'ankylostome duodénal, la
bilharzia, la ladrerie. Les éosinophiles ont pu atteindre 68 p. 100
du nombre total des leucocytes : dans certains cas de trichinose.
Dans la filariose il y a éosinophilie et parfois légère augmentation de l'ensemble des leucocytes : cette augmentation est
encore plus prononcée la nuit quand les filaires circulent dans
le sang. L'éosinophilie des kystes hydatiques (7 p. 100 en
moyenne) a, lorsqu'on la constate, une grande importance pour
le diagnostic, mais elle peut manquer ; on a pu la reproduire
par injection de liquide hydatique.

5° Valeur diagnostique. — La valeur diagnostique de l'étude
des leucocytes est considérable. Ainsi elle permet d'attribuer à
un néoplasme profond une cachexie inexpliquée, de dépister une
suppuration profonde, de distinguer le paludisme (où les leucocytes sont diminués) d'autres maladies fébriles qu'il peut
simuler.

Dans la fièvre typhoïde les variations leucocytaires sont peu
marquées ; les éosinophiles, d'abord absents, augmentent à la
défervescence.

La mononucléose servira dans les cas douteux à distinguer la
variole des autres fièvres éruptives ou des purpuras.

L'éosinophilie empêchera de confondre les kystes hydatiques
avec les autres tumeurs.

ARTICLE VI

LYMPHADÉNIE ET LEUCOCYTHÉMIE

La *lymphadénie* est l'hypergenèse des éléments lymphatiques
dans les organes lymphoïdes surtout (rate, ganglions, moelle
osseuse, etc.) La *leucocythémie* est une augmentation considérable des globules blancs du sang. La lymphadénie peut exister
avec ou sans leucocythémie ; dans le premier cas elle est dite
leucémique, dans le second aleucémique, ou encore pseudo-
leucémie.

1° Historique. — Hodgkin (1832) avait signalé l'existence de polyadénites généralisées coexistant avec une grosse rate. Des faits semblables étaient restés sans signification jusqu'au jour où Bennett, puis Virchow (1841), découvrirent l'altération du sang qu'ils appelèrent *leucocythémie* ou *leucémie* (λευκός, *blanc* ; αἷμα, *sang*), et que ce dernier auteur montra caractérisée par une multiplication exagérée des globules blancs. On reconnut bientôt que la leucémie n'est qu'un symptôme secondaire et que les lésions des organes lymphatiques, rate ou ganglions, sont la véritable cause de la maladie.

On ne tarda cependant pas à s'apercevoir qu'il existait des hypertrophies ganglionnaires sans altération du sang : ce sont ces cas que Trousseau (1856) rangea sous la domination d'anémie. Des cas d'hypertrophie splénique et ganglionnaire sans leucémie furent également observés (Billroth, Cohnheim, Wunderlich). Ce dernier auteur reconnaît que les cas de leucémie, et ceux d'adénie ou lymphadénie aleucémique, ne diffèrent que par un point accessoire et que l'adénie n'est peut-être qu'un premier degré de l'affection.

Nous savons aujourd'hui qu'il y a des adénies qui évoluent jusqu'à la fin sans leucémie. Cohnheim et Ranvier démontrèrent dans tous les cas l'identité de structure histologique. Enfin Jaccoud réunit tous ces faits sous le nom de diathèse lymphogène, qu'il y ait ou non leucocythémie et que la prolifération des éléments lymphatiques porte sur le foie, la moelle des os, les ganglions, etc. Bien plus, l'hypertrophie isolée de la rate peut exister sans leucocythémie, constituant alors l'affection décrite par Debove et Bruhl, sous le nom de *splénomégalie primitive*, affection qui, il est vrai, se complique le plus souvent, à la longue, de leucocythémie. Von Jacksch, Luzet ont décrit chez les nourrissons une lymphadénie splénique qui ne s'accompagne que d'une leucocytose modérée.

Il est, par contre, des cas de *leucémie aiguë* où on ne trouve ni hypertrophie de la rate, ni ganglions.

2° Étiologie. — Parmi les causes incriminées les unes sont assez banales : ce sont toutes les causes de débilitation, fatigues, émotions, surmenage, alcoolisme, etc. VERNEUIL croyait à l'influence combinée de la scrofule et de l'arthritisme. L'influence de la grossesse et de la puerpéralité est nettement démontrée par quelques observations.

Les maladies infectieuses générales sont incriminées d'une façon plus précise. On sait combien facilement elles retentissent sur le système lymphatique : rate et ganglions. Il n'est pas impossible qu'elles puissent dans certains cas laisser après elles une hypertrophie permanente qui continuera à évoluer pour son propre compte. La syphilis et la tuberculose sont quelquefois en cause.

Enfin l'infection locale joue un rôle plus net encore. L'adénie débute le plus souvent par un ganglion rétromaxillaire, dépendant lui-même de lésions cutanées, nasales, buccales, dentaires, amygdaliennes ou auriculaires. Puis tout d'un coup, l'adénite se généralise : il y a une *explosion de tumeurs* suivant la pittoresque expression de TROUSSEAU. Cette explosion peut être favorisée par un traumatisme local, par exemple par l'ablation des amygdales ou des ganglions, par l'avulsion d'une dent, etc.

3º Pathogénie. — La nature de la lymphadénie et de la leucocythémie est une question encore pleine d'obscurité.

Quelques-unes des considérations étiologiques citées plus haut font penser à une origine infectieuse, au moins dans bien des cas. Ainsi les lésions banales souvent observées au niveau des orifices du nez, des conduits auditifs, etc., éveillent l'idée d'une porte d'entrée.

On trouve d'autres arguments dans la marche et les symptômes de l'affection : la fièvre qui accompagne les poussées ganglionnaires, l'influence du traumatisme sur la généralisation, la régression possible de certaines tumeurs ganglionnaires, l'acuité de certaines formes et leur généralisation rapide, l'albuminurie souvent notée, la cachexie terminale caractérisée par des hémorragies abondantes (hématémèses et méloenas, purpura, hématurie), par une diarrhée incoercible, des sueurs profuses, etc., tout cela est en faveur de l'hypothèse d'une maladie infectieuse. Il est vrai que la plupart de ces arguments ont été à peu près uni-

quement fournis par l'étude des cas de lymphadénie ganglionnaire.

On ne s'est pas contenté de ces présomptions et on a cherché
des preuves directes.

On a trouvé dans les ganglions ou dans le sang des leucocy-
thémiques divers parasites, dont quelques-uns ont pu être isolés
et cultivés.

Cabbadelli a trouvé dans deux cas de lymphadénie splénique
un bacille analogue au bacille d'Eberth. Kelsch et Vaillard
ont décrit un microbe spécial dans le sang et les ganglions.
Pawlowski a trouvé dans sept cas de lymphadénie un microbe
qu'il considère comme spécifique.

Beaucoup plus souvent les microbes trouvés sont des agents
déjà connus et classés en bactériologie : le staphylocoque blanc
ou doré (Roux et Lannois), des streptocoques, le pneumocoque,
le bacille de Koch.

On a été moins heureux dans les tentatives de reproduction
expérimentale de la maladie par inoculation des bacilles constatés. Delbet est le seul qui soit arrivé à produire des hypertrophies ganglionnaires généralisées par l'inoculation au chien
d'un agent pathogène trouvé dans le sang d'une femme qui
succomba bientôt aux progrès d'une lymphadénie généralisée
à forme surtout splénique.

Que faut-il conclure de ces résultats ? — A la constatation des
agents vulgaires de la suppuration, on a objecté que ces agents
n'étaient pas producteurs de la maladie, mais ne constituaient
qu'une infection secondaire de l'organisme. Cette objection ne
saurait être généralisée à tous les cas, d'autant que les microbes
de la suppuration avaient ici perdu leurs caractères habituels
leur virulence était atténuée, leurs qualités modifiées.

Mais, de ce que la lymphadénie, avec ou sans leucémie, est
une affection souvent infectieuse, on ne saurait conclure que
c'est une affection spécifique, relevant toujours d'un même microbe. La multiplicité des agents pathogènes constatés va absolument à l'encontre de cette manière de voir.

Il serait, de même, téméraire de soutenir que tous les cas
de lymphadénie ont une origine identique, toujours infectieuse.

4° Anatomie pathologique. — La lymphadénie est anatomiquement caractérisée par une hypergenèse des éléments lymphatiques : 1° dans le sang ; 2° dans les organes lymphoïdes ; 3° en dehors d'eux.

a. Les altérations du sang, d'ailleurs complexes, puisqu'elles ne comprennent pas uniquement l'augmentation des globules blancs, seront étudiées avec les symptômes, car elles sont constatables pendant la vie.

b. La prolifération du tissu lymphatique dans les organes lymphoïdes peut être constatée dans la *rate* dont la charpente fibreuse, la pulpe, et les corpuscules de Malpighi participent à l'hypertrophie, dans les *ganglions*, dans la *moelle des os* qui peut se présenter sous deux aspects, la variété rouge et la variété *proïde*, dans les *amygdales*, enfin dans l'*intestin* : l'énorme développement de son tissu réticulé finit par aboutir à la production de tumeurs ulcérées (lymphadénie intestinale).

c. Le tissu lymphoïde se développe enfin dans les organes qui en sont normalement privés (*hétérotopie*), dans le foie, dans les reins, dans les méninges, dans la peau ; on désigne sous le nom de *mycosis fongoïde* les tumeurs ulcérées de la lymphadénie cutanée.

Histologiquement le tissu lymphoïde garde ici sa structure habituelle ; c'est un tissu réticulé, formé d'une charpente fibrillaire délicate dont les mailles sont occupées par des globules blancs qui peuvent en être chassés au pinceau.

Indépendamment de ces lésions pour ainsi dire spécifiques, les organes sont pâles, ils participent à l'anémie générale, et présentent souvent des hémorragies interstitielles ; elles sont formées surtout de leucocytes, d'où leur nom d'*infarctus blancs*.

5° Symptômes. — La maladie débute avec toutes les apparences de l'anémie ; d'autres fois ce sont les altérations ganglionnaires qui appellent l'attention. Il y a autant de formes cliniques que de localisations anatomiques ; la lymphadénie sera par exemple uniquement splénique, ou uniquement ganglionnaire, ou intestinale, ou cutanée, ou à la fois splénique et ganglionnaire. Une série d'intermédiaires peuvent s'observer.

Enfin, il y aura ou non, les modifications du sang qui constituent la leucocythémie. C'est elle que nous allons avoir spécialement en vue dans cette description.

A. Examen du sang. — Il a un aspect violacé ou encore lactescent, blanchâtre, qui l'a fait comparer à du pus. De plus si, dans un petit tube de verre, on ajoute une goutte de sang normal à vingt gouttes d'eau pure ou distillée, les hématies se dissolvent et le liquide devient rouge et *transparent*; il devient au contraire *opalescent*, s'il s'agit de sang leucémique (Sabrazès[1]), à cause des globules blancs restés en suspension.

a. *Globules blancs.* — A l'état normal on compte en moyenne 7 000 globules blancs par millimètre cube de sang; dans la leucocythémie ce chiffre s'élève jusqu'à 500 000 : les globules blancs paraissent même parfois plus nombreux que les rouges.

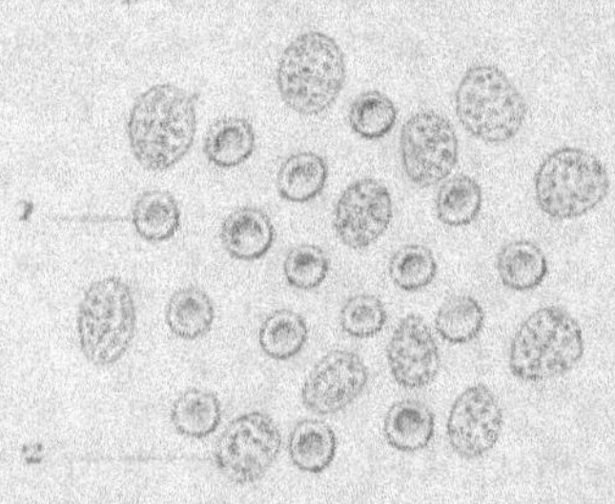

L'augmentation de nombre des globules blancs ne porte pas toujours sur la même variété de globules. Quand il n'y a que de l'hypertrophie ganglionnaire, sans hypertrophie splénique, avec ou sans gros foie, on ne trouve ordinairement dans le sang que

Fig. 64.

Sang dans la leucocythémie.

1, globules rouges. — 2, globules blancs.

des *lymphocytes*, c'est-à-dire de petits globules constitués presque uniquement par leur noyau recouvert d'une mince couche de protoplasma sans granulations (voy. fig. 63). Même constatation dans les cas de leucémie aiguë.

Les cellules médullaires ou *myélocytes*, qui n'existent pas dans le sang à l'état normal, se rencontrent en abondance dans la leucocythémie. Elles sont reconnaissables à leur grand noyau pauvre en chromatine, à leur protoplasma abondant, sans mouvements amiboïdes, à leurs granulations neutrophiles (fig. 66).

[1] Sabrazès. *Société de biologie*, 1901.

Par contre les polynucléaires, caractéristiques des leucocytoses,
sont peu augmentés. Il semble que la moelle déverse dans le
torrent circulatoire des globules imparfaits. Ces globules ont
leurs mouvements amiboïdes très diminués, ce qui vient à
l'appui de la théorie qui les considère comme ayant une faible
vitalité.

On a distingué deux types de leucocythémie : le type lympho-

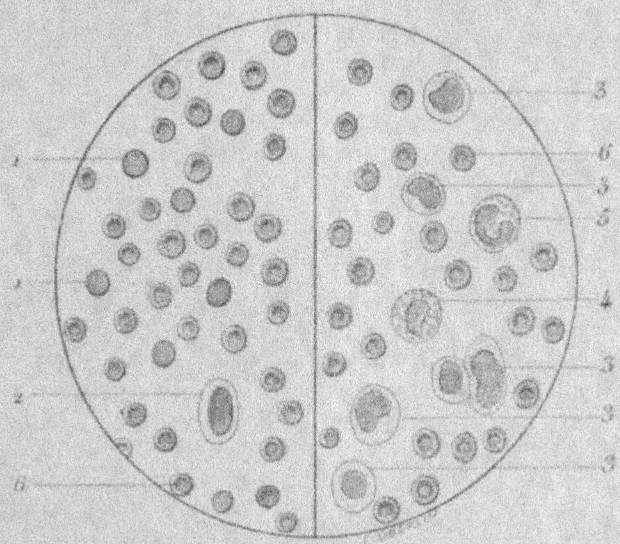

Fig. 65.

Sang leucocythémique.

A gauche, leucémie lymphocytaire ; à droite, leucémie myélogène.

1, 1, lymphocytes. — 2, grand mononucléaire pâle. — 3, 3, mononucléaires granuleux. — 4, mononucléaire à granulations éosinophiles. — 5, polynucléaire éosino-
phile. — 6, 6, globules rouges.

cytaire et le type myélogène. Dans le type *lymphocytaire*
l'augmentation porte sur les lymphocytes, dans le type *myélogène* on voit apparaître les myélocytes, c'est-à-dire les mononucléaires à granulations dont nous venons de parler (et de plus
des normoblastes ou globules rouges nucléés, fig. 66,3). Il est rare

que ces types existent à l'état de pureté. En réalité, la leucocythémie est presque toujours d'un type mixte, c'est-à-dire qu'il y
a augmentation des lymphocytes et apparition des myélocytes.

Enfin fréquemment il y a augmentation du nombre des leuco-

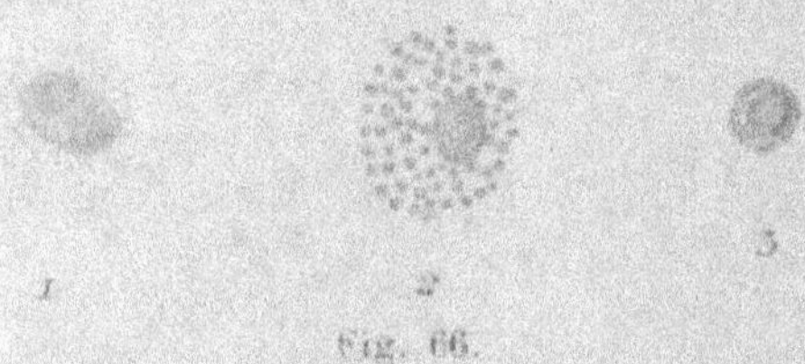

Fig. 66.

Éléments anormaux du sang leucémique.

1, mononucléaire à granulations neutrophiles. — 2, mononucléaire à granulations
éosinophiles. — 3, globule rouge nucléé.

cytes à granulations éosinophiles ; il s'agit de *mononucléaires à
granulations éosinophiles* (fig. 62,2).

Une affection aiguë, comme la grippe, peut passagèrement diminuer le nombre des globules blancs (MULLER, KOWACZ), diminution qui porterait seulement sur les globules à un seul noyau.

b. *Globules rouges.* — Leur nombre est toujours diminué. La
leucocythémie s'accompagne donc d'anémie. De plus les hématies sont souvent déformées, ou présentent des vacuoles.

On voit apparaître des *globules rouges à noyau*, mais seulement quand la moelle osseuse est intéressée, dans les formes
liénomédullaires.

La *valeur globulaire*, c'est-à-dire la richesse des globules en
hémoglobine, est généralement diminuée.

c. *Hématoblastes.* — Les plaquettes de BIZOZZERO (hématoblastes de HAYEM) sont augmentées de nombre.

On a encore mis en évidence dans le sang, des cristaux de
CHARCOT-LEYDEN (voy. p. 99), et des microbes auxquels on a fait
jouer un rôle pathogénique. Le sang est moins riche en albumine
que normalement ; son alcalinité est diminuée : il est presque
neutre, et devient rapidement acide après la mort.

B. ÉTAT DES ORGANES. — a. *L'hypertrophie de la rate* est facilement appréciable à la percussion et même à la simple palpation ; son extrémité inférieure descend souvent jusque dans la fosse iliaque pendant que son bord interne, tranchant, dont on sent les incisures, atteint ou dépasse l'ombilic ; elle forme ainsi une masse énorme qui occupe toute la moitié gauche de l'abdomen.

b. L'hypertrophie ganglionnaire est surtout marquée sur les parties latérales du cou, où elle forme à la longue des masses énormes, bosselées, qui, vues de face, donnent au malade un aspect difforme ; on la constate aussi dans les aines, dans les aisselles. Ces ganglions sont indolents et ne se fusionnent pas pour suppurer. L'hypertrophie des ganglions médiastinaux ou mésentériques peut amener de graves symptômes de compression de la trachée, des bronches, des récurrents et des vaisseaux de l'abdomen, se traduisant par la dyspnée et l'ascite.

c. L'hypertrophie du foie, plus rare, s'apprécie facilement à la percussion et à la palpation ; c'est une hypertrophie uniforme, atteignant également tous les lobes.

d. L'envahissement de la moelle des os s'accuse par des douleurs spontanées sur le trajet des os longs, et quelquefois par des douleurs à la percussion du sternum.

e. Les amygdales sont souvent hypertrophiées. La bouche, le pharynx sont le siège d'ulcérations hémorragiques, qui rendent la déglutition douloureuse (*pharyngite leucémique* de MOSLER).

C. HÉMORRAGIES. — Les hémorragies, observées dans la moitié des cas, sont souvent très graves. L'épistaxis, la pleurésie hémorragique, sont des causes puissantes d'anémie. On observe encore des hémorragies vésicales [1] (LÉPINE), des hémorragies rétiniennes ou labyrinthiques (POLITZER) qui entraînent l'amaurose ou la surdité. Ces hémorragies sont attribuées à l'obstruction des vaisseaux par les globules blancs, mais les altérations du sang et des parois vasculaires doivent jouer un grand rôle dans leur production.

D. ÉTAT GÉNÉRAL. — La leucémie s'accompagne de tous les

---

[1] Chez une malade de LÉPINE, des hémorragies vésicales dues à une très petite ulcération sur un fond leucémique finirent par entraîner la mort.

caractères d'une *anémie profonde* ; perte des forces, essoufflement au moindre effort, anorexie, souffles vasculaires, *pâleur*, amaigrissement progressif, etc.

La *fièvre* survient par périodes, mais sans obéir à un type défini : on ne sait s'il faut lui attribuer une origine toxique (poisons de la série xanthique) ou une origine infectieuse en rapport avec les constatations énumérées plus haut.

E. EXAMEN DES URINES. — Elles sont très acides, contenant parfois des quantités énormes d'*acide urique* (4 à 5 grammes en vingt-quatre heures, au lieu de 0,50 à 0,60, chiffre normal). En dehors de ces décharges d'acide urique, l'urine en contient 1 gramme à 1^{gr},50.

Il y a de même une uricémie notable.

Les *corps xanthiques* (xanthine, hypoxanthine) sont très augmentés. Au lieu de 0,02 par jour, chiffre normal, on en trouve de 3 à 10 fois plus.

Il n'y a pas toujours parallélisme entre l'augmentation de l'acide urique et celle des corps uroxanthiques, mais quelquefois au contraire une sorte de balancement. Ce qu'on peut dire, c'est que les corps uroxanthiques sont augmentés dans leur totalité. Or, ils dérivent de la nucléine, qui existe dans les noyaux des globules blancs (HORBACZEWSKY), et leur augmentation est en rapport avec sa destruction exagérée, comme le prouvent les cas où l'on voit l'augmentation de l'acide urique coïncider avec la diminution des globules blancs.

On n'est pas fixé sur le lieu de cette destruction ; en tout cas, le foie et la rate ne paraissent pas en être le théâtre, car ces organes ne sont pas plus riches en xanthine dans la leucocythémie qu'à l'état normal. L'*urée* est diminuée. La glycosurie ne s'observe pas.

F. FORMES CLINIQUES. — Aux deux formules leucocytaires mentionnées plus haut correspondraient deux tableaux cliniques différents.

La *leucémie myélogène* se caractériserait par la lenteur de son évolution qui dure plusieurs années, parfois entrecoupée de rémissions prolongées, par l'hypertrophie de la rate et les troubles digestifs qui en résultent, par l'hypertrophie du foie et des ganglions, par les douleurs osseuses, le tout accompagné d'une anémie et d'une faiblesse progressives.

La *leucémie lymphocytaire* aurait au contraire une évolution rapide. Cette *leucémie aiguë* débuterait brusquement par de la faiblesse générale, une pâleur extrême, des épitaxis, de la gingivite, une hypertrophie modérée des ganglions et de la rate, de la tuméfaction des amygdales. Les hémorragies constituent le symptôme prédominant : la peau se couvre de taches purpuriques, parfois très étendues, elle se nécrose par places, il y a des hémorragies gingivales ; on a même vu des hémorragies cérébrales entraîner la mort. L'évolution toujours fatale de la leucémie aiguë se fait en quelques semaines. — D'autre part il existe une *leucémie lymphocytaire chronique* dont les symptômes sont analogues, avec cette différence cependant que l'anémie et l'adynamie priment les accidents hémorragiques.

6° Évolution et pronostic. — L'augmentation de tous les symptômes de l'anémie, l'amaigrissement et la pâleur extrême, la diarrhée, les œdèmes, la fièvre, les hémorragies profuses et généralisées constituent la *cachexie leucémique*. Le malade succombe aux progrès de cette cachexie, dans l'épuisement et le marasme ; la terminaison peut être hâtée par la diarrhée ou les hémorragies multiples. Quelquefois la mort est beaucoup plus précoce (hémorragie foudroyante ou asphyxie).

La maladie dure de une à quelques années. Nous venons de voir qu'il existe aussi une leucémie aiguë.

7° Diagnostic. — La *leucocythémie* ou *leucémie* est caractérisée par la *coexistence d'une grande augmentation de nombre des leucocytes*, dont les proportions normales sont d'ailleurs modifiées, *avec des lésions des organes lymphatiques*. On ne la confondra donc pas avec la *leucocytose* où l'augmentation des globules blancs est moindre, et où généralement la formule leucocytaire (voy. p. 457) reste à peu près normale.

Ces altérations du sang empêcheront de la confondre avec les affections suivantes :

a. *Pseudo-leucémie*. — On appelle ainsi, depuis COHNHEIM, des états pathologiques caractérisés par l'hyperplasie des organes lymphatiques, mais *sans hyperleucocytose*. Ces états rentrent évidemment dans le cadre de la lymphadénie. On distingue deux sortes de pseudo-leucémie, la lymphoïde et la myélogène.

1° La *pseudoleucémie lymphoïde* est caractérisée par de l'hypertrophie des ganglions (elle réalise alors l'*adénie* de TROUSSEAU et BONFILS), ou par de l'hypertrophie de la rate, quelquefois par les tumeurs lymphoïdes de la peau dites *mycosis fongoïde*, mais le nombre des globules blancs n'est pas augmenté, par contre leurs proportions normales sont renversées, les mononucléaires étant deux ou trois fois plus nombreux que les polynucléaires, au lieu de l'être deux ou trois fois moins ; ces mononucléaires sont des lymphocytes ou de petits mononucléaires non granuleux ; il n'y a pas d'hématies nucléées, bien que l'anémie (diminution des globules rouges) soit très marquée.

2° La *pseudoleucémie myélogène* est caractérisée par une grosse rate, sans hypertrophie ganglionnaire ; l'examen du sang montre en quantité des mononucléaires granuleux ou myélocytes, indices d'une réaction de la moelle osseuse, mais ici encore il n'y a pas, au total, d'augmentation du nombre des globules blancs. Le sang renferme beaucoup d'hématies nucléées ; la diminution des globules rouges est variable.

Ajoutons qu'à la longue les pseudoleucémies se transforment quelquefois en leucémie vraie.

b. *Anémie pseudoleucémique infantile*. — Cette anémie dont VON JACKSCH et LUZET ont voulu faire une entité morbide n'est probablement qu'un syndrome ; elle survient chez des nourrissons atteints de syphilis héréditaire, de gastro-entérite, de tuberculose ou de rachitisme. Elle se caractérise par une diminution énorme des globules rouges, pouvant tomber jusqu'à un million, avec apparition d'*hématies nucléées*, et hémorragies buccales, nasales, intestinales et cutanées. L'hyperleucocytose est peu prononcée (20 à 50 000 par millimètre cube). La rate est grosse, le foie légèrement hypertrophié, les ganglions généralement normaux.

c. *Lymphosarcome*. — C'est un sarcome qui naît dans le tissu lymphoïde (ganglions, rate, amygdale, follicules clos), se généralise au système lymphatique, puis envahit les tissus voisins et s'ulcère. Il forme d'énormes masses qui peuvent rester isolées au début, mais dont la fusion ultérieure ne permet guère la confusion. Une formule leucocytaire variable suivant les cas, mais en somme peu modifiée, sépare le lymphosarcome de la leucémie et des pseudo-leucémies.

d. *Maladie de Banti.* — Cette splénomégalie n'est pas une entité morbide, puisqu'on retrouve à l'autopsie des lésions variables ; il n'est même pas prouvé que ce soit une maladie primitive de la rate, bien que les bons résultats obtenus par la splénectomie semblent plaider dans ce sens. Ses symptômes consistent dans l'hypertrophie de la rate, suivie d'une anémie progressive, puis dans l'apparition d'une ascite avec cirrhose hépatique. La mort survient dans la cachexie. La rate montre des lésions de périsplénite avec sclérose vasculaire et interstitielle, et avec atrophie de la pulpe et des corpuscules de Malpighi ; le foie présente de la sclérose interlobulaire. L'examen du sang fait constater de la diminution des globules rouges, et même de la diminution des globules blancs.

e. *Adénites et splénomégalies.* — C'est l'examen du sang, et particulièrement des globules blancs, qui empêchera de confondre la leucocythémie avec les diverses adénites chroniques (scrofule, tuberculose, etc.) et avec l'hypertrophie de la rate soit primitive, soit secondaire (souvent accompagnée d'anémie) alors même qu'on n'aurait pu remonter à la cause de cette hypertrophie (voy. article VII).

8° Traitement. — L'arsenic est ordinairement employé (liqueur de Fowler, X gouttes au moins). Le traitement opothérapique par le corps thyroïde, la moelle de bœuf ou l'extrait de rate a été essayé et aurait donné quelques succès relatifs.

La *radiothérapie*, consistant dans l'exposition de la rate et des extrémités osseuses à l'action des rayons de Rœntgen, a donné d'excellents résultats dans la leucémie myélogène, en ramenant la formule leucocytaire au voisinage de la normale ; mais ces résultats, pour ne pas être temporaires, semblent devoir nécessiter la continuation pour ainsi dire indéfinie du traitement.

ARTICLE VII

SPLÉNOMÉGALIE

La splénomégalie est l'augmentation de volume de la rate, quelle que soit sa cause.

1° Étiologie. — L'augmentation de volume de la rate s'observe dans des conditions très diverses.

a. *Maladies infectieuses*. — Parmi elles le paludisme et le typhus récurrent occupent la première place ; dans le paludisme chronique on observe souvent une rate énorme. L'hématozoaire de LAVERAN et le spirille d'OBERMEIER qui sont les parasites de ces deux affections ont pour habitat le parenchyme splénique d'où ils sortent pour passer dans le sang au moment des accès. La rate est encore grosse, mais à un moindre degré, dans la dothiénentérie, dans la granulie, dans le typhus exanthématique, dans la syphilis héréditaire dont elle constitue un bon signe. La splénomégalie a moins d'importance dans les fièvres éruptives, la diphtérie, le choléra, les septicémies, les endocardites, etc. Pour toutes ces maladies infectieuses, l'hypertrophie de la rate est sans doute en rapport avec le rôle qu'elle joue dans la défense de l'organisme en tant qu'organe hématopoïétique ; par l'abondante production de globules blancs elle concourt notamment à la phagocytose.

b. *Maladies du sang*. — La leucocythémie s'accompagne d'une hypertrophie le plus souvent énorme de la rate ; cette hypertrophie est moins prononcée dans la pseudoleucémie infantile, moins encore dans l'anémie pernicieuse. On l'a signalée dans la chlorose à un faible degré (CHVOSTEK).

La *splénomégalie primitive* de DEBOVE et BRUHL s'accompagne d'une forte diminution des hématies.

c. *Maladies du cœur et du foie*. — Toutes les cardiopathies aboutissant à une longue asystolie sont capables de produire l'hypertrophie de la rate, mais c'est surtout lorsqu'elles s'accompagnent de foie cardiaque. La splénomégalie est un des signes les plus constants de la cirrhose et de la pyléphlébite. Il est certain que la stase veineuse dans le système porte joue dans ces différents cas le plus grand rôle, mais on comprend aussi que l'intoxication qui agit sur le foie pour produire la cirrhose soit également susceptible d'agir directement sur le parenchyme splénique.

d. *Tumeurs et abcès de la rate*. — L'hypertrophie splénique peut enfin être indépendante de toute autre affection, c'est le cas pour l'épithélioma primitif de la rate (GAUCHER), pour les cancers, les kystes de cet organe. Les infarctus d'origine embolique et les abcès s'accompagnent d'une augmentation de volume modérée, mais généralement douloureuse. Dans la dégénérescence amyloïde l'hypertrophie n'est pas constante.

2° Symptômes et valeur diagnostique. — Dans les cas où elle est énorme la rate envahit toute la moitié gauche de l'abdomen qu'elle déforme, elle dépasse même l'ombilic et peut atteindre la crête iliaque; c'est ce qu'on observe souvent dans l'impaludisme ou la leucocythémie. Dans la plupart des cas il n'en est pas ainsi : la rate est simplement *accessible* à la palpation qui la fait sentir au-dessous du rebord costal gauche qu'elle dépasse plus ou moins. On sent son bord interne tranchant avec les échancrures caractéristiques. Enfin nombreux sont les cas où elle n'est perceptible qu'à la *percussion* ; il faut la chercher entre la 9° et la 11° côte au-dessous de la partie moyenne d'un triangle dont le sommet correspondrait à l'épine iliaque et dont la base serait formée par une ligne réunissant l'aisselle et le mamelon. L'*auscultation* de la rate hypertrophiée fait souvent entendre des frottements dus à la périsplénite et un souffle vasculaire. La rate hypertrophiée est souvent douloureuse à la pression, ou même spontanément, avec irradiation vers l'épaule gauche et le long du phrénique.

La mégalosplénie une fois constatée, il reste à déterminer sa cause :

1° Si la rate est *énorme* il faut penser immédiatement au paludisme (cachexie, accès de fièvre concomitants ou antérieurs, pigmentation), ou à la leucocythémie (examen des ganglions et surtout du sang). Ces deux affections exclues, il peut s'agir d'un épithélioma primitif, de la tuberculose de la rate[1], ou de la splénomégalie primitive de Denoye; dans ce dernier cas il y a diminution des hématies et de l'hémoglobine. On appelle *maladie de Banti* une hypertrophie de la rate accompagnée d'une anémie intense; au bout de plusieurs années elle se complique d'ascite et d'atrophie du foie. L'autopsie montre une rate sclérosée et une cirrhose semblable à la cirrhose atrophique de Laënnec.

2° Une hypertrophie *modérée* et *chronique* laisse le champ ouvert aux hypothèses précédentes, de plus il faut examiner le cœur et le foie, voir s'il y a de l'ascite. Lorsqu'en face d'un gros foie, on hésite entre un cancer et une cirrhose, l'hypertrophie de la rate impose ce dernier diagnostic. Enfin il faut toujours examiner le sang car la mégalosplénie peut être symptomatique d'une des anémies énumérées plus haut. Chez les enfants, rechercher les stigmates de la syphilis héréditaire.

3° Une hypertrophie au cours d'une *maladie aiguë* doit faire penser à un accès de fièvre paludéenne et, dans certains pays, au typhus récurrent. Ces deux affections exclues, songer de préférence à la dothiénentérie, à la tuberculose miliaire aiguë, aux endocardites infectieuses. La ponction de la rate dans des cas douteux peut montrer l'hématozoaire de Laveran ou le bacille d'Eberth; en la pratiquant pendant que le diaphragme est immobilisé en inspiration, on ne court pas le risque de déchirer le parenchyme splénique; le séro-diagnostic est d'ailleurs un moyen bien préférable. Constatée peu de temps après une attaque d'apoplexie, une grosse rate douloureuse impose, en dehors des pays à malaria, le diagnostic d'embolie cérébrale, surtout s'il y a en même temps de l'hématurie; il s'agit alors d'infarctus emboliques disséminés dans les divers organes.

[1] Collet et L. Gallavardin, *Tuberculose de la rate*, Archives de médecine expérimentale, 1901.

Il ne faut pas confondre l'hypertrophie de la rate avec son déplacement (rate mobile).

ARTICLE VIII

PURPURA

Le purpura est constitué par l'apparition de petites taches hémorragiques disséminées sur la peau, auxquelles s'adjoignent souvent des hémorragies des muqueuses.

Le purpura n'est donc pas une maladie, mais un syndrome qui se montre au cours d'états pathologiques très divers : intoxications, maladies nerveuses, asystolie, mal de Bright, maladies infectieuses, etc. Parfois cependant on ne peut le rattacher à aucune de ces causes : aussi admet-on, à côté des purpuras symptomatiques, un purpura essentiel désigné encore sous le nom de maladie de WERLHOF (1775) ; ce groupe qui comprend surtout des purpuras infectieux subit un démembrement progressif.

1° Symptomatologie générale. — Les *taches purpuriques* disséminées sur la peau sont d'abord rouges, vineuses, puis violettes et enfin vertes ; elles disparaissent au bout d'une semaine environ après avoir passé par ces teintes successives. Leur contour est arrondi ; elles forment au-dessus de la surface cutanée un relief à peine sensible, mais ne s'effacent pas par la pression contrairement aux taches rosées lenticulaires. Elles peuvent être quelquefois confluentes, formant ainsi par leur réunion de larges taches ecchymotiques.

L'hémorragie cutanée suffit à caractériser le purpura (*purpura simplex*) ; mais souvent elle ne reste pas isolée surtout dans les purpuras infectieux : il vient s'y adjoindre des hémorragies des muqueuses (épistaxis, stomatorragie, hématémèse, hémoptysie, melœna), des hémorragies viscérales et des hémorragies des séreuses. La pâleur de la face, l'anémie cérébrale, les vertiges, une faiblesse extrême, sont en partie la conséquence de ces hémorragies multiples (*purpura hemorragica*).

Quant aux altérations de l'état général, elles sont nécessairement variables avec l'affection dont le purpura n'est qu'une manifestation. C'est dans les purpuras infectieux qu'elles atteignent leur maximum d'intensité.

2° Anatomie pathologique. — Au niveau de la *tache* purpurique les vaisseaux offrent des lésions d'endo et de périartérite : des globules sanguins sont épanchés tout autour d'eux.

Le *sang* présente des altérations inconstantes : hypoalbuminose, hypoglobulie, macrocythémie, etc.

Les *viscères*, le foie, le rein, la rate, sont d'une pâleur extrême.

La rupture des vaisseaux capillaires splanchniques ou cutanés qui produit le purpura résulte donc d'altérations sanguines et vasculaires. La plupart des causes énumérées plus bas : troubles trophiques, infections, intoxications, cachexies agissent soit sur le sang, soit sur les vaisseaux : ils ne font que participer au trouble général de la nutrition, à la *dyscrasie*. La lésion vasculaire peut encore être consécutive à une obstruction par embolie microbienne.

3° Étiologie, diverses variétés de purpura. — Le purpura reconnaît les causes suivantes :

a. *Les affections du système nerveux* : tabes, myélites, compression de la moelle, hystérie. — On conçoit que les troubles trophiques et vaso-moteurs, si communs dans ces affections, puissent, par leur combinaison, donner naissance à ce purpura *myélopathique*.

b. *Les affections chroniques du cœur* et des vaisseaux, les compressions veineuses. — Elles produisent des taches purpuriques qu'on a trop facilement attribuées à la stase sanguine ; les altérations du sang et des vaisseaux jouent un grand rôle dans leur production.

c. *Les cachexies* et les maladies chroniques : mal de Bright, tuberculose, cirrhoses (*purpura cachectique*).

d. *Les maladies du sang* (anémie pernicieuse, leucocythémie). Elles agissent surtout par altération du sang et des vaisseaux. On fait toutefois jouer un grand rôle à l'obstruction des capillaires cutanés par les globules blancs dans la leucocythémie.

e. *Certaines intoxications* ou certains médicaments : phosphore, morphine, copahu, belladone.

f. *Les infections.* — Elles constituent une des principales causes du purpura. Cette classe des *purpuras infectieux* s'accroît constamment. Elle comprend en effet : 1° les fièvres éruptives hémorragiques, dont nous n'avons pas à nous occuper ici (voy. *Variole* et *Rougeole hémorragiques*, *Rash*, etc.) ; 2° le purpura rhumatismal ou péliose rhumatismale : l'apparition des taches est alors accompagnée d'œdème des membres inférieurs, de douleurs articulaires et musculaires : il ne s'agit pas de rhumatisme articulaire aigu, mais d'un pseudo-rhumatisme infectieux ; 3° la *maladie de Werlhof* : cette maladie a en effet des allures franchement infectieuses ; elle s'accompagne de courbature, de fièvre, d'albuminurie, et surtout d'hémorragies viscérales diverses, quelquefois mortelles par leur abondance ; ce sont, par ordre de fréquence, des hémorragies nasales, buccales, intestinales, rénales, gastriques et pulmonaires. Sur la peau se forment de vastes ecchymoses ou des bulles remplies d'un liquide sanglant. La face prend une pâleur cadavérique, cireuse, les malléoles s'œdématient, la faiblesse devient extrême. Cette maladie survient parfois sous forme épidémique ou dans la convalescence des maladies aiguës. C'est un cadre d'attente dont on a déjà distrait la *péliose rhumatismale* et les purpuras suivants dont le microbe est connu ; 4° les purpuras dont l'agent microbien a été isolé, ce sont des maladies infectieuses hémorragiques produites tantôt par un microbe particulier (*monas hemorragica* de KLEBS ; *bacillus purpuræ hemorragicæ* de LETZERICH ; divers autres microbes décrits par MARTIN DE GIMARD [1], TIZZONI, etc.) ; tantôt par un microbe déjà connu. Ainsi HLAVA, de Prague, a décrit un

---

[1] MARTIN DE GIMARD. *Des purpuras infectieux primitifs.* Thèse de Paris. 1888.

purpura à staphylocoques, succédant à des angines; Claisse[1], un purpura à pneumocoques avec endocardite et embolies microbiennes; Hanot et Luzet[2], un purpura à streptocoques chez une femme enceinte (le sang de la mère, le sang et les organes du fœtus contenaient le streptocoque; dans un cas semblable de Dohrn, l'enfant naquit avec des taches purpuriques); Lannois et Courmont[3], un purpura à streptocoques localisés dans les ganglions. Dans ces différents cas, il s'agit d'une infection pneumococcique, streptococcique ou staphylococcique qui s'est compliquée d'hémorragies et de purpura.

4° Pathogénie. — Les faits qui précèdent permettent de reconnaître aux purpuras une origine *trophique* (maladies nerveuses), *mécanique* (asystolie), *toxique* (médicaments, auto-intoxications, cachexies) et *infectieuse* ; les purpuras infectieux ne forment peut-être qu'une sous-classe des toxiques, si l'on admet que les microbes n'agissent, en pareil cas, que par leurs produits solubles. Comme les autres purpuras, ils ne sont qu'un symptôme, qu'une manifestation de la maladie générale qui leur donne naissance ; mais, lorsque cette infection est innommée ou mal classée et que les hémorragies viscérales ou cutanées prennent une place prépondérante dans le tableau clinique, le purpura quitte le rang de symptôme pour s'élever à celui de maladie.

5° Diagnostic. — Le diagnostic est en général facile. On évitera de confondre le purpura avec la *maladie de Barlow* (voy. p. 485) et avec l'*hémophilie* qui est une prédisposition *permanente*, généralement héréditaire, aux hémorragies et s'observe surtout chez de jeunes sujets, s'atténuant par la suite : la piqûre d'un doigt, l'avulsion d'une dent donnent lieu à des hémorragies inquiétantes; les hémorragies sous-cutanées ou même intra-articulaires ne sont pas rares à l'occasion du moindre traumatisme.

[1] Claisse, *Purpura à pneumocoques*, Arch. de méd. exp., 1894.

[2] Hanot et Luzet, *Purpura à streptocoques*, Arch. méd. exp., 1891.

[3] Lannois et Courmont, *Note sur un cas de purpura infectieux*, Arch. de méd. exp., 1891.

6° Évolution et pronostic. — Seuls les purpuras infectieux ont une gravité qui leur soit propre : l'intensité des hémorragies viscérales aggrave beaucoup le pronostic. Les malades succombent, dans un tiers des cas, au milieu de symptômes typhoïdes et dans une adynamie profonde. La mort est d'autres fois causée par les hémorragies : elle survient dans une syncope. La durée de la maladie est de une à cinq semaines, mais elle peut se prolonger pendant des mois avec des rémissions et des rechutes.

7° Traitement. — Chez les cardiaques, les brightiques, les anémiques, etc., il faut instituer d'abord le traitement de la maladie causale. Dans tous les cas on donnera des toniques et une alimentation reconstituante ; on combattra la fièvre et les douleurs ; on luttera contre les hémorragies par les divers astringents : l'eau de Rabel (3 gr.), la limonade citrique, le perchlorure de fer (V gouttes dans un demi-verre d'eau sucrée) ; par l'ergotine (1 gr.) ; enfin par le traitement propre à chaque hémorragie viscérale (tamponnement, glace, etc.).

ARTICLE IX

SCORBUT

Le scorbut (de l'esclavon *scorb*, maladie, selon les uns, ou du danois *scorbeck*, ulcère à la bouche, selon les autres) est une maladie chronique, cachectisante, non fébrile, liée à des altérations du sang.

1° Étiologie. — Le scorbut reconnaît pour causes les mauvaises conditions hygiéniques : c'est dans les longues traversées, dans les villes assiégées, dans les armées en campagne insuffisamment pourvues qu'il fait son apparition. On a incriminé surtout dans ces différents cas l'absence de légumes frais et l'abus des salaisons.

2° Symptômes. — Le scorbut *débute* par une anémie et une adynamie progressives : les malades perdent leurs forces en même temps que leur teint devient livide ou cireux. Cette période de dénutrition s'accompagne de douleurs vives dans les muscles et les articulations.

La *deuxième période* est marquée par une augmentation de la cachexie et par l'apparition des symptômes buccaux et des hémorragies. Les gencives se tuméfient, puis s'ulcèrent ; elles deviennent fongueuses et saignantes ; la muqueuse buccale est parsemée de vésicules sanguinolentes : la mastication devient impossible ou très douloureuse. En même temps ou peu après, la peau se couvre de taches purpuriques à la base des poils, et de larges ecchymoses. Aux membres inférieurs, où ces ecchymoses sont le plus abondantes, l'infiltration sanguine produit un œdème induré, de teinte livide ou noirâtre.

Il se fait dans les muscles des hémorragies interstitielles avec infiltration étendue et rupture des faisceaux musculaires ; sous la peau, l'épanchement sanguin amène la production de bosses sanguines violettes puis noirâtres qui finissent par s'ulcérer : ces *ulcères scorbutiques* fongueux donnent lieu à un suintement sanguin continuel, et parfois à d'abondantes hémorragies. Le sang s'écoule aussi par les gencives et par les muqueuses.

La *troisième période* est marquée par l'augmentation de tous ces symptômes : l'anémie et l'affaiblissement sont alors extrêmes, les hémorragies en nappe se répètent au moindre contact ; les dents, déchaussées, tombent ; les gencives disparaissent et la nécrose gagne le rebord alvéolaire des maxillaires. Les douleurs des muscles et des articulations deviennent très vives ; elles s'accompagnent de douleurs thoraciques et de dyspnée ; il y a même des disjonctions des épiphyses ou des cartilages costaux, se traduisant par des craquements à chaque mouvement un peu brusque. Le malade a des défaillances et des syncopes ; l'une d'elles finit par l'emporter, à moins qu'il ne succombe aux progrès de l'adynamie, avec de grands œdèmes et de la diarrhée sanguinolente, ou à quelque complication viscérale (pleurésie, péricardite ou hémorragie interne). Cette troisième période est devenue rare ; il suffit, le plus souvent, de mettre le malade dans de meilleures conditions hygiéniques et d'instituer un traitement approprié pour voir la guérison survenir lentement.

3° Diagnostic. — Les principaux symptômes du scorbut sont : les *ulcérations* et les *hémorragies gingivales*, les *infiltrations sanguines de la peau et des muscles*, les *ulcères scorbutiques*. Toutefois, dans certaines épidémies, les hémorragies font défaut ; dans d'autres, elles constituent toute la maladie, les altérations fongueuses des gencives n'existant pas. Ces symptômes surviennent dans des conditions étiologiques bien déterminées et sont précédés d'une période d'affaiblissement progressif.

On ne confondra pas le scorbut :

a. *Avec le purpura* : absence de la période prodromique et de l'étiologie spéciale au scorbut, début et marche rapides, fièvre assez fréquente, absence d'ulcères et de stomatite fongueuse ;

b. *Avec la lymphadénie* : tuméfaction de la rate et des ganglions, leucocythémie habituelle ;

c. *Avec la maladie de Barlow* : il s'agit d'une diathèse hémorragique observée en 1883 par BARLOW chez les *nourrissons* et caractérisée par des épanchements sanguins sous-périostés au niveau des régions juxta-épiphysaires, du genou principalement, qui provoquent une vive douleur à la pression et une impotence fonctionnelle absolue. En même temps il y a souvent des hémorragies cutanées ou gingivales, une anémie marquée et du rachitisme. Cette affection, qui paraît liée a une alimentation défectueuse, se place en somme entre le scorbut et le rachitisme ; l'allaitement au sein ou l'usage de lait frais résume son traitement.

4° Traitement. — Le traitement du scorbut se distingue en prophylactique et curatif :

Le *traitement prophylactique* consiste avant tout dans une alimentation convenable : eau de bonne qualité, viandes fraîches, fruits et végétaux frais.

Le *traitement curatif* consiste a remettre les malades dans les conditions hygiéniques indiquées ci-dessus. Contre la stomatite, employer localement le jus de citron, l'alcool, le chlorate de potasse (4/120) et faire des attouchements des gencives avec une solution peu étendue d'acide chlorhydrique. — Alimentation reconstituante. — Contre les hémorragies : eau de Rabel, perchlorure de fer (XX gouttes dans plusieurs verres d'eau sucrée) ; ergotine (1 gr. par jour).

LIVRE VII

MALADIES INFECTIEUSES ET PARASITAIRES

Sous le nom de maladies infectieuses on ne désigne pas seulement celles dont l'agent pathogène a été isolé, mais encore celles qui par leurs allures se rapprochent absolument des maladies microbiennes, bien que leur microbe soit encore à trouver. On réserve le nom de maladies parasitaires à celles qui sont produites soit par des parasites animaux, soit par des champignons.

Après quelques notions générales indispensables, nous décrirons dans un second chapitre les fièvres éruptives, parce qu'elles forment une famille morbide toute naturelle. Le troisième chapitre comprendra les autres maladies infectieuses propres à l'homme ; le quatrième les maladies infectieuses communes à l'homme et aux animaux ; le cinquième les maladies parasitaires.

CHAPITRE PREMIER

RÉSUMÉ DE PATHOLOGIE GÉNÉRALE INFECTIEUSE

Les quelques pages qu'on va lire contiennent quelques notions générales aussi simplifiées que possible destinées à faciliter la compréhension des chapitres suivants.

Envisageons successivement les agents pathogènes, les réactions de l'organisme vis-à-vis d'eux et les applications pratiques de ces données biologiques.

ARTICLE PREMIER

LES AGENTS PATHOGÈNES

Nombreuses sont les maladies infectieuses dont l'agent pathogène est encore à trouver ; c'est le cas pour la rage, pour le rhumatisme articulaire aigu et surtout pour les fièvres éruptives cependant si contagieuses. Rappelons que la découverte de l'agent pathogène de la syphilis date presque d'hier.

1° Principaux agents pathogènes. — Par contre, nous connaissons fort bien une quantité de *bactéries* ou algues inférieures comme causes d'affections déterminées : le spirille de la fièvre récurrente (Obermeier, 1873), la bactéridie charbonneuse (Davaine, 1863), le bacille typhique (Eberth, 1882), le bacille tuberculeux (Koch, 1882), le bacille diphtérique (Loeffler, 1882), le vibrion cholérique (Koch, 1883), le bacille du tétanos (Nicolaïer, 1885), le pneumocoque, le bacille de la peste (Yersin), etc.

On donne à ces agents infectieux, en raison de leur petitesse, le nom de microbes.

2° Morphologie. Coloration. — On peut apercevoir quelques-uns d'entre eux sans coloration et même vivants ; mais le plus souvent il faut les colorer par les couleurs d'aniline (Weigert, 1875) qui mettent leurs détails en évidence et permettent de les différencier.

Dans ces colorations deux points importants sont à retenir. 1° Certains microbes jouissent de la propriété, une fois colorés, de résister à l'action décolorante des acides, réaction excessivement précieuse ; ce sont le bacille tuberculeux, le bacille de la lèpre et les bacilles, non pathogènes pour la plupart, dits acidophiles ou acidorésistants. 2° Certains microbes, colorés par le violet aniliné d'Ehrlich, puis traités par la *solution de Lugol* (iodure de potassium 2 grammes, iode 1 gramme, eau 300 grammes) et soumis enfin à l'action décolorante de l'alcool (ou de l'alcool-acétone) restent colorés, tandis que d'autres se décolorent. Cette réaction, due à GRAM, est utilisée pour le diagnostic des espèces microbiennes. Les microbes qui restent colorés ou qui *prennent le Gram* sont le staphylocoque, le streptocoque, le pneumocoque, le bacille de Lœffler, le bacille tétanique, le bacille de Koch, le bacille anthracius, etc. Au contraire le gonocoque, le vibrion du choléra, le coli-bacille, le bacille typhique, le bacille de la morve, de la peste, etc. ne prennent pas le Gram.

On divise les microbes en aérobies et anaérobies, suivant que l'oxygène est utile ou nuisible à leur développement.

Les *principaux anaérobies* sont le bacille du tétanos, les agents des gangrènes gazeuses, à savoir le vibrion septique de Pasteur, le B. ramosus, le B. perfringens, le B. fragilis, le B. furcosus, etc.

Les *aérobies*, qui comprennent la plupart des microbes pathogènes connus, se divisent en :

a. *Cocci*, de forme arrondie ou ovale : exemples, le *streptocoque* de l'érysipèle et des suppurations, dont les éléments sont disposés en chaînettes, les *staphylocoques*, dont les éléments sont disposés en amas, le pneumocoque, agent de la pneumonie lobaire aiguë, le méningocoque de Weichselbaum, le gonocoque, etc.

b. *Bâtonnets ou bacilles*, que leur nom définit suffisamment : bacille d'Eberth (agent de la fièvre typhoïde), coli-bacille, bacilles de la peste, de la grippe, de la dysenterie, de la diphtérie, de la tuberculose, de la lèpre, de la morve, du charbon, de la diarrhée verte infantile, etc., etc. Quelques-uns sont encapsulés, comme le pneumo-bacille de Friedländer.

c. *Spirilles* ou filaments ondulés, dont le vibrion cholérique, ou bacille virgule, constitue le type.

3° Cultures. — Les microbes, placés dans des conditions biologiques favorables, sont susceptibles d'être cultivés sur divers milieux : milieux *solides* tels que le sérum, la gélatine, la pomme de terre, etc., milieux *liquides* dont le bouillon constitue le type. Mais chaque microbe a des conditions de végétabilité qui lui sont propres et qui, bien utilisées, permettent de ne laisser développer que lui seul, grâce à l'alcalinité du milieu, à la température de l'étuve, à l'addition au milieu de culture de telle ou telle substance, à l'absence ou la présence d'oxygène : on parvient ainsi à *l'isoler*. Le microbe une fois isolé, il ne reste plus qu'à l'inoculer, à l'état de pureté, à un animal pour faire la preuve de son action pathogène.

De plus les microbes modifient le milieu de culture ou bien y introduisent par leur activité des produits nouveaux, dont les uns grâce à des réactifs chimiques servent à les caractériser, dont les autres (produits toxiques) jouent un rôle pathogène important.

4° Vitalité, résistance. — Les microbes sont plus ou moins accessibles aux causes de destruction extérieures, le froid, la chaleur, la dessiccation, la lumière solaire ; certains d'entre eux résistent longtemps dans le sol et à l'humidité, mais leurs spores sont infiniment plus résistantes ; cette vitalité extraordinaire explique les cas de tétanos ou de charbon apparaissant sur le même point à de longs intervalles.

5° Virulence. — La virulence des microbes est excessivement variable. Tel microbe pathogène conserve sa vitalité, mais perd sa virulence, c'est-à-dire son action nocive pour l'organisme ; la plupart d'entre eux la perdent progressivement dans les cultures, mais on peut aussi *l'atténuer* par des moyens artificiels, ainsi par le chauffage, par la dessiccation, par l'exposition à la lumière solaire, par l'addition d'antiseptiques divers, par l'inoculation à certains animaux, alors que l'inoculation à d'autres animaux l'exagère au contraire. Cette *atténuation des virus* est une notion extrêmement importante, puisqu'elle constitue la base des vaccinations pastoriennes.

Beaucoup de microbes existent dans nos cavités naturelles, sous la forme *saprophytique*, c'est-à-dire dépourvus de virulence ; ainsi le pneumocoque existe souvent dans la salive des sujets sains, le staphylocoque s'y trouve également ; le bacille de

Lœffler lui-même se rencontre quelquefois dans la gorge en dehors de toute diphtérie : on le considère, il est vrai, comme un pseudo-bacille et cependant neuf fois sur dix on peut lui rendre sa virulence par des procédés spéciaux.

La virulence est assez souvent influencée par les associations microbiennes, qui l'exagèrent généralement, comme c'est le cas pour le tétanos (VAILLARD et VINCENT).

6° Toxines. — PANUM (1874) appela le premier l'attention sur les poisons des bactéries. PASTEUR en 1880 fit voir pour la première fois la fabrication de poisons par un microbe pathogène, le microbe du choléra des poules. BRIEGER étudia chimiquement les poisons bactériens ou ptomaïnes. En 1888, ROUX et YERSIN montrent que les toxines du bacille de Lœffler reproduisent tous les symptômes de la diphtérie comme les bacilles vivants : KNUD FABER (1890) voit le même fait pour le tétanos. Toutes ces toxines se forment dans les bactéries elles-mêmes, et non par action fermentative, et paraissent être de nature albuminoïde ; mais alors que les unes, comme le bacille du tétanos ou de la diphtérie, donnent des produits solubles qui vont diffuser dans tout l'organisme, l'infection restant localisée, d'autres, comme le bacille tuberculeux, contiennent leur poison dans leur substance même et le laissent sortir surtout à leur mort ; les staphylocoques ont à la fois des produits solubles et des toxines intra-protoplasmiques ; le streptocoque a des toxines intraprotoplasmiques, son action sur l'organisme ne devient générale que lorsque l'infection elle-même se généralise.

ARTICLE II

LES AGENTS PATHOGÉNES ET L'ORGANISME

Nous étudierons successivement le mode de pénétration des microbes dans l'organisme, les défenses de celui-ci et le mécanisme de l'action pathogène.

1° Prédisposition. — Tous les individus ne réagissent pas de la même façon devant un agent pathogène déterminé ; il est des espèces animales, ou des individus dans l'espèce humaine, qui sont *réfractaires*. Cette *immunité* est *naturelle* ou *acquise* : acquise elle est souvent le résultat d'une première atteinte ; mais il est cependant des maladies infectieuses, l'érysipèle par exemple, qui récidivent, tandis que pour d'autres telles que la fièvre typhoïde ou les fièvres éruptives la récidive est exceptionnelle. Il ne faut pas confondre avec la récidive la rechute qui n'est qu'un retour offensif des symptômes au cours d'une infection qui n'a pas encore épuisé sa virulence.

Par contre il est des *circonstances favorisantes* pour une infection donnée ; une maladie antérieure, l'affaiblissement qui en résulte, le surmenage, les excès ; on connaît enfin l'influence prépondérante de l'*hérédité* dans la prédisposition à la tuberculose.

2° Portes d'entrée, voies de pénétration. — Les agents pathogènes existent dans l'eau, dans le sol, parfois dans l'air ; ils pénètrent dans l'organisme par les voies respiratoires, par les voies digestives et à travers les téguments.

Par les voies respiratoires pénètrent les microbes en suspension dans l'air : ainsi s'opère la contagion des fièvres éruptives, de la méningite cérébro-spinale, de la grippe, etc. et, pour une part probablement, celle de la tuberculose. Par les voies digestives s'opèrent toutes les infections qui ont pour origine les aliments contaminés : la fièvre typhoïde, la dysenterie, la tuberculose, etc. Enfin dans de nombreux cas c'est à travers le tégument que se fait l'inoculation, à la faveur de la piqûre des *insectes* : fièvre jaune, peste, paludisme, trypanosomiase.

3° Incubation. — L'action pathogène ne se révèle pas par des symptômes immédiats : la lutte entre l'agent infectieux et l'organisme reste assez longtemps silencieuse : c'est la *période d'incubation*. Limitée à quelques heures dans la septicémie aiguë, elle peut atteindre des mois pour la rage, et dure quelques jours pour les fièvres éruptives. Il est enfin des affections, comme certaines angines diphtériques, qui ne se manifestent que pendant leur convalescence ou même bien après, en donnant alors des paralysies tardives qui seules permettent un diagnostic rétrospectif.

4° Action pathogène. — La fièvre, les troubles du côté du système nerveux central (délire, coma, etc.), l'excitation ou la paralysie du cœur et des vasomoteurs sont des symptômes généraux fréquents des maladies *infectieuses* ; il faut y ajouter les symptômes organiques spéciaux à chaque infection, du côté du système nerveux dans le tétanos, de la peau dans l'érysipèle, du système nerveux périphérique et cardiaque dans la diphtérie, etc., etc. Ces symptômes sont dus pour la plupart aux *toxines* dont quelques-unes ont une affinité spéciale pour certaines cellules ; ainsi le poison du tétanos a une affinité particulière pour la cellule nerveuse, le poison diphtérique pour le cœur, où il agit alors qu'on ne le trouve déjà plus ailleurs, etc. Bien plus, il est des microbes qui ne pénètrent pas dans l'organisme ; ils restent localisés, seules leurs toxines diffusent : c'est le cas pour le bacille de la diphtérie qui reste localisé dans le pharynx, pour le bacille tétanique qui se cantonne dans la plaie, mais dont les produits solubles vont impressionner le système nerveux, produisant la paralysie diphtérique ou les convulsions tétaniques.

5° Infections secondaires ; associations microbiennes. — On se tromperait gravement en attribuant à l'agent pathogène d'une maladie déterminée tous les symptômes de cette affection ; ainsi au cours d'une fièvre typhoïde, maladie causée par le bacille d'Eberth, surviendra une broncho-pneumonie, due au pneumocoque, ou bien se formeront des abcès à staphylocoques ; il s'agit de microbes surajoutés, apportés du dehors, ou d'hôtes normaux de nos cavités, saprophytes, qui ont pris sous l'influence de la maladie première une virulence inaccoutumée ; ils constituent les *infections secondaires*. Dans certaines fièvres éruptives, rougeole et même scarlatine, il semble bien que les infections secondaires soient le principal facteur de gravité.

D'autre part, dans une angine diphtérique, le bacille de Lœffler peut ne pas être seul en cause ; il sera associé à des staphylocoques, à des streptocoques qui viennent aggraver l'infection, constituant une *diphtérie associée* qui aura ses complications propres, par exemple une otite suppurée ou des ganglions suppurés à streptocoques, tandis que le bacille de Lœffler produira les fausses membranes du larynx ou amènera par ses toxines la paralysie du cœur : tel est le rôle des *associations microbiennes*.

6° Défenses naturelles de l'organisme. — Contre l'invasion microbienne l'organisme lutte par divers moyens : 1° par le tégument externe qui, non excorié, oppose la barrière épidermique, 2° par les épithéliums qui se défendent soit de la même manière, soit par leurs sécrétions qui entraînent les microbes, soit par leurs cils vibratiles, soit par la phagocytose en surface dont ils sont le siège. — Une fois dans l'organisme, les agents pathogènes ont à lutter contre le pouvoir antitoxique et bactéricide du sérum et des humeurs ; les cellules de l'organisme, notamment les leucocytes, sécrètent des *antitoxines* destinées à neutraliser leurs produits toxiques et des *agglutinines* qui amènent la précipitation et l'agglutination des microbes. Ils sont arrêtés par les *ganglions lymphatiques* qui obligent l'infection à une série d'étapes ; enfin dans le sang et les divers organes s'exerce la *phagocytose* ; on désigne sous ce nom le pouvoir qu'ont certaines cellules (globules blancs, cellules endothéliales du foie, cellules de la rate) d'englober les microbes et de les digérer en quelque sorte.

Parmi les globules blancs, seuls les polynucléaires, à l'exclusion des lymphocytes et probablement aussi des mononucléaires, sont doués de fonctions phagocytaires.

La valeur de la phagocytose a été contestée ; on l'a considérée comme un phénomène accessoire et seulement consécutif à l'action bactéricide des humeurs.

7° Élimination des microbes. — Les microbes sont rejetés au dehors avec les sécrétions nasales, par l'expectoration, par l'intestin ; mais leur porte de sortie la plus intéressante est le *rein*, que d'ailleurs ils lèsent souvent au passage, produisant une néphrite aiguë. On connaît les décharges bactériennes des maladies infectieuses. Cette bactériurie joue notamment un grand rôle dans la dissémination du bacille typhique.

ARTICLE III

APPLICATIONS PRATIQUES

Les données qui précèdent comportent des applications nombreuses au diagnostic, à la thérapeutique et à la prophylaxie.

1° Diagnostic bactériologique. — a. *Examen direct.* — L'examen direct d'un frottis (obtenu avec du sang, du pus, un exsudat, etc.) après coloration, permet souvent de reconnaître avec sûreté les bacilles pathogènes en s'aidant ou non de la méthode de Gram. Cet examen peut suffire dans bien des cas pour reconnaître le bacille de Koch, la bactéridie charbonneuse, le gonocoque, les staphylocoques ou streptocoques.

b. *Cultures.* — Mais le plus souvent il y a intérêt à isoler le microbe par des cultures. Un des exemples les plus intéressants est fourni par le bacille de la diphtérie : ensemencé sur sérum gélatiné avec tous les microbes et saprophytes de la cavité buccale, il donne, en seize à dix-huit heures, des cultures déjà reconnaissables : l'examen microscopique d'une parcelle de cette culture, avec les colorants appropriés, permet alors de le reconnaître facilement au milieu des cocci qui ont poussé en même temps que lui.

c. *Inoculation.* — L'inoculation aux animaux est un excellent moyen de reconnaître la nature d'une lésion déterminée et même d'en isoler l'agent pathogène, cela d'autant plus que certains animaux représentent véritablement le réactif d'un agent pathogène donné, qu'on peut d'ailleurs rechercher dans son sang ou dans les lésions expérimentales réalisées chez lui par ce procédé.

Ainsi l'inoculation du *charbon* au cobaye produit en douze à quinze heures un œdème local gélatineux et une septicémie qui entraîne la mort en vingt-quatre heures : le sang, dès la quinzième heure, fourmille de bacilles. L'inoculation de *lésions tubercu-*

leuses sous la peau du cobaye produit un chancre tuberculeux, avec engorgement ganglionnaire d'abord localisé puis généralisé ; l'inoculation de ce ganglion pratiquée de la même façon reproduit la tuberculose et on obtient ainsi indéfiniment des lésions dans lesquelles le bacille de Koch peut être mis en évidence. L'inoculation à la souris de produits contenant le *pneumocoque* détermine en douze à vingt-quatre heures une septicémie mortelle : le pneumocoque fourmille dans le sang et la rate hypertrophiée. L'inoculation de produits *pesteux* au rat ou au cobaye amène en quelques heures les ganglions ou bubons caractéristiques ; à l'autopsie la rate est parsemée de tubercules miliaires et on retrouve le bacille de Yersin dans le foie, le sang, la rate et les ganglions. On pourrait multiplier les exemples.

d. *Injection de toxines.* — L'injection à l'individu malade des produits toxiques obtenus avec les cultures microbiennes de l'agent pathogène en cause peut produire une réaction caractéristique, laquelle n'existe pas chez l'individu sain. Ainsi la *malléine* ne détermine d'hyperthermie que chez l'animal morveux ; la *tuberculine* ne détermine l'élévation de température que chez le tuberculeux ou le lupique. Ce sont les deux seuls exemples.

e. *Sérodiagnostic.* — Le sang de l'individu malade ou du convalescent jouit de la propriété d'*agglutiner* les cultures microbiennes correspondantes, c'est-à-dire de déterminer leur précipitation et la formation d'amas microbiens reconnaissables au microscope, ce que ne fait pas le sérum de l'individu sain. Telle est la base du sérodiagnostic utilisé pour la fièvre typhoïde et, avec moins de certitude, pour la tuberculose.

2° Vaccins. — La vaccination consiste à rendre un animal ou l'homme réfractaire à une infection déterminée en lui injectant un virus atténué. A certains points de vue l'*immunité* acquise ainsi obtenue rappelle l'immunité observée dans la plupart des maladies infectieuses, où une première atteinte met généralement, mais non toujours, à l'abri d'une suivante. L'atténuation du virus peut s'obtenir par le vieillissement des cultures, par le

chauffage, par la dessiccation (base du traitement antirabique), etc.

En pathologie vétérinaire ou expérimentale, les vaccins sont
très employés. En pathologie humaine on emploie surtout le
vaccin jennérien ou vaccine, qui n'est peut-être qu'une variole
atténuée et adaptée à l'espèce bovine, comme le soutiennent
nombre d'auteurs ; il a remplacé la variolisation ou inoculation de variole humaine atténuée qu'on utilisait en Orient
avant sa découverte. La vaccination antirabique consiste dans
l'injection de moelles de lapin inoculé dont la virulence a été
atténuée par la dessiccation. La vaccination antipesteuse de
HAFFKINE consiste dans l'injection de quelques centimètres cubes
de culture en bouillon atténuée par la chaleur ; les vaccinations
anticholérique et antityphique reposent sur un principe analogue.
— A rapprocher des vaccinations la tentative de KOCH qui espé-
rait enrayer la tuberculose en développant l'immunité par injection de toxines tuberculeuses ou tuberculine.

3° Sérothérapie. — L'inoculation à un animal de doses
progressives de cultures filtrées ou de cultures atténuées d'un
microbe donné développe chez lui l'*immunité*, c'est-à-dire que
cet animal devient capable de supporter sans inconvénient l'inoculation de cultures virulentes qui, sans cette préparation,
auraient déterminé chez lui les accidents habituels. Cette immunité est attribuée au développement dans l'organisme : 1° d'*antitoxines* ou produits de l'activité cellulaire capables de neutraliser les toxines microbiennes correspondantes; 2° d'*immunisines*
ou *agglutinines* douées d'un pouvoir bactéricide; on admet que
les cellules de l'organisme, et spécialement les globules blancs,
élaborent des substances (*anticorps, sensibilisatrices*, etc.) qui
rendent les microbes plus sensibles à l'action bactéricide des
alexines contenues normalement dans les globules blancs (théorie
d'EHRLICH). Ainsi se trouve réalisée l'*immunisation active*. Or,
toutes ces substances immunisantes passent dans le *sérum*, de
telle sorte qu'en injectant celui-ci à un autre animal on le rend
réfractaire à l'infection par le microbe correspondant (BEHRING et
KITASATO) ; mais cette *immunité passive* n'est que passagère :

pour l'entretenir il faut faire au bout de quelques jours une nouvelle injection de sérum d'animal immunisé, contenant des antitoxines, etc. Telle est la base de la *sérothérapie*. Le sérum ainsi obtenu est antitoxique; mais il est aussi *bactéricide*, c'est-à-dire qu'à la fois il neutralise les produits toxiques et s'oppose au développement du microbe dans l'organisme.

Les sérums thérapeutiques les plus employés sont : le sérum antidiphtérique, le sérum antitétanique, le sérum antipesteux ; on emploie moins couramment et avec des résultats moins brillants le sérum antityphique, divers sérums antistreptococciques, anticholériques, antituberculeux, etc.

Théoriquement la sérothérapie est à la fois préventive et curative; en réalité il n'en est pas toujours ainsi : le sérum antitétanique, injecté après un traumatisme, préserve du tétanos, mais échoue généralement contre les accidents de l'infection déclarée.

CHAPITRE II

FIÈVRES ÉRUPTIVES

Les fièvres éruptives sont des maladies infectieuses, dont le microbe nous est encore inconnu, et qui sont caractérisées, outre leurs symptômes généraux, par l'apparition d'un exanthème ou éruption cutanée. Ce sont la scarlatine, la rougeole, la rubéole, la variole et la varicelle. Nous ne parlerons de la rubéole qu'incidemment à propos du diagnostic de la rougeole. — Enfin, immédiatement après la variole nous étudierons la vaccine.

ARTICLE PREMIER

SCARLATINE

Confondue depuis l'antiquité avec les autres fièvres éruptives, la scarlatine a été décrite pour la première fois comme maladie isolée par Sennert (1631), et bien étudiée par Sydenham qui lui a donné son nom.

1° Étiologie. — Surtout fréquente dans la seconde enfance, de trois à huit ans, la scarlatine s'observe aussi chez l'adulte. Sa principale cause est la contagion qui peut se faire directement ou par l'intermédiaire d'objets contaminés. C'est pendant la période de desquamation que la scarlatine est le plus contagieuse, parce que les squames desséchées sont disséminées un peu partout, et peuvent pénétrer avec les poussières, dans les voies respiratoires de ceux qui approchent les scarlatineux. Mais elle est contagieuse dès son début et pendant toute sa durée, par les mucosités de la bouche et du pharynx.

On a cité un certain nombre de cas où la scarlatine avait succédé à une opération chirurgicale qui n'avait fait probablement qu'ouvrir une porte d'entrée au virus. Dans beaucoup de cas de ce genre, autrefois décrits sous le nom de *scarlatine chirurgicale*, il ne s'agissait en réalité que d'une infection par le streptocoque accompagnée d'un érythème scarlatiniforme relevant de cette infection ; de même certaines épidémies de septicémie puerpérale à streptocoques, avec érythème infectieux, ont été décrits à tort sous le nom de scarlatine puerpérale.

La récidive est exceptionnelle.

La fréquence et la gravité de la scarlatine en Angleterre sont des faits bien connus.

L'agent pathogène de la scarlatine est encore inconnu, bien qu'on ait quelquefois mis en évidence dans le sang diverses bactéries (KLEBS, KLEIN). Plus récemment on a incriminé le streptocoque, qu'on trouve dans le pharynx où il produit l'angine scarlatineuse et qu'on retrouve également dans le sang et les divers organes ; en réalité il ne réalise qu'une infection secondaire, et un certain nombre de complications seulement doivent lui être imputées.

2° Anatomie pathologique. — L'autopsie montre une congestion et une tuméfaction intense de tout le tissu lymphatique de l'économie ; la base de la langue et le pharynx, riches en tissu réticulé, la rate, les ganglions mésentériques, les plaques de Peyer, les ganglions cervicaux sont congestionnés et tuméfiés.

Le rein, presque toujours congestionné, présente assez souvent des lésions de néphrite aiguë, cause de la mort. C'est une néphrite mixte dans laquelle prédominent cependant les phénomènes de congestion, d'œdème et de diapédèse.

On trouve quelquefois des abcès disséminés, des épanchements purulents de la plèvre et du péricarde dont nous parlerons à propos des complications.

Les lésions cutanées consistent surtout dans une congestion intense.

3° Symptômes. — La période d'*incubation* de la scarlatine est très courte : elle varie de un à quatre jours et en tout cas ne dépasse qu'exceptionnellement une semaine.

a. *Période d'invasion*. — L'invasion s'annonce par des frissons, une élévation brusque de la température aux environs de 40°, de l'accélération du pouls, des nausées, des vomissements, de l'agitation, de la céphalalgie, et de la douleur à la déglutition ; dès cette période l'examen de la gorge montre une rougeur dif-

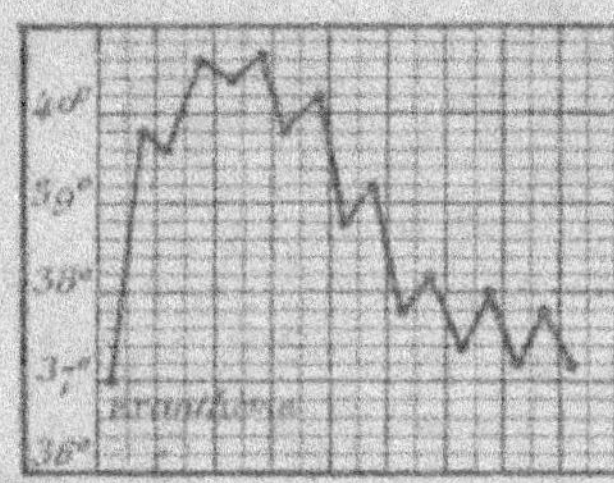

[Fig. 67.

Marche de la température dans une scarlatine sans complications.

fuse. La période d'invasion est très courte ; l'éruption se montre le lendemain ou le jour même.

b. *Période d'éruption*. — L'éruption débute sur le cou, le thorax et le ventre ; puis elle se généralise. Elle est formée de plaques rouge vif, non saillantes, souvent confluentes au point de former un érythème diffus sur lequel se détachent des points plus foncés, violacés ; c'est aux plis articulaires, à l'aine, au pli du coude, qu'elle est le plus marquée, aussi est-ce là qu'il faut la chercher lorsqu'elle est encore peu apparente. Sur la face il y a de larges bandes rouges comme la marque d'un soufflet. — En même temps la *langue* desquame et devient d'un *rouge vif*, l'appétit est nul, le malade est agité, la température se maintient élevée autour de 40° ou continue à augmenter légèrement, les urines sont souvent un peu albumineuses, la douleur à la déglutition est de plus en plus prononcée ; l'examen du *pharynx* montre, outre la rougeur diffuse de la gorge, un gonflement des amygdales dont les cryptes laissent sourdre des exsudats blanchâtres ; l'engorgement des *ganglions* de l'angle de la mâchoire est précoce, la sécrétion salivaire est augmentée. L'angine évolue en trois ou quatre jours et se termine habituellement par la résolution.

L'éruption, après s'être progressivement formée et avoir pris une teinte pourprée, s'atténue au bout de quatre ou cinq jours et disparaît rapidement en même temps que la température baisse.

c. Période de desquamation. — Elle suit la disparition de l'exanthème et offre la même marche que l'éruption : c'est par le tronc qu'elle commence. Elle se fait par petites squames, sauf au niveau des mains et des pieds où se détachent de vastes lambeaux d'épiderme, parfois en doigt de gant. Au-dessous apparaît le nouvel épiderme d'abord rosé, mais qui ne tarde pas à prendre la teinte normale des téguments. L'épithélium du pharynx et de la langue se renouvelle également. — La desquamation est rarement suivie ou interrompue par une rechute, c'est-à-dire une réapparition de l'exanthème.

4° Anomalies dans les symptômes. — L'*exanthème* perd quelquefois les caractères de l'éruption scarlatineuse pour prendre un aspect boutonneux, vésiculeux, pétéchial ou s'accompagner de démangeaisons. Dans quelques rares cas il paraît manquer complètement et on ne reconnaît la scarlatine qu'à sa desquamation ; celle-ci à son tour peut faire défaut.

L'*angine* manque aussi quelquefois; Sanné l'a vue remplacée par de la stomatite.

La *fièvre* peut être totalement absente, et cependant ces scarlatines frustes sont susceptibles de donner naissance par contagion à de véritables scarlatines. Dans d'autres cas la température atteint un degré élevé (*formes hyperthermiques*). Les cas où l'exanthème et la fièvre manquent simultanément constituent la forme latente de Graves et de Trousseau : on conçoit que la notion d'une épidémie ou l'apparition d'une complication en rendent seules le diagnostic facile.

Ces diverses scarlatines anormales peuvent mériter le nom de scarlatines frustes puisqu'il manque un ou plusieurs des principaux symptômes. Les complications que nous allons maintenant énumérer peuvent par leur intensité contribuer à égarer le diagnostic et constituer ainsi de véritables anomalies.

5° Scarlatines malignes. — On les divise en formes gastro-intestinales et formes nerveuses. Les premières se caractérisent par de la gastro-entérite, des vomissements, de la diarrhée ou de la dysenterie ; elles simulent assez bien, lorsque l'éruption est mal dessinée, un embarras gastrique grave. — Les secondes s'accompagnent de phénomènes nerveux intenses. La *forme foudroyante* débute brusquement, sans prodromes ; la température monte à 41, 42° et même au delà ; le délire, les convulsions, le coma, conduisent rapidement à la mort ; celle-ci peut survenir en quarante-huit heures, onze heures (TROUSSEAU), en quelques instants (BAGINSKY), avant que l'éruption se soit manifestée. De pareils faits, assez fréquents en Angleterre, s'observent exceptionnellement en France.

On observe encore la forme *algide* ou syncopale (WOOD et KENNEDY), la forme *ataxo-adynamique* caractérisée par la langue rôtie et fuligineuse, le délire, la prostration extrême, les irrégularités de la température, la dyspnée nerveuse d'origine bulbaire. Tantôt ces graves phénomènes nerveux emportent le malade avant l'éruption, tantôt ils ne se montrent qu'après elle (*formes tardives*).

La scarlatine est quelquefois *hémorragique* : au moment de l'éruption la peau se couvre de pétéchies ; en même temps se produisent des saignements de nez et de l'hématurie.

6° Complications. — Les principales sont : les angines graves, la néphrite, le rhumatisme, les inflammations des séreuses, les suppurations.

a. *Angine.* — L'angine est un symptôme habituel de la scarlatine la plus normale, mais dans certains cas elle revêt une gravité toute particulière : la déglutition est très douloureuse, la gorge est tapissée d'un épais enduit pultacé, ou même de fausses membranes rappelant celles de la diphtérie, mais plus grisâtres, sales, et comme enchâtonnées par un gonflement de la muqueuse tout autour d'elles ; les ganglions de l'angle de la mâchoire sont engorgés, l'haleine est fétide, mais il n'y a jamais ou presque *jamais de croup* consécutif, ce que TROUSSEAU exprimait en disant que la scarlatine n'aime pas le larynx. — Parfois cette angine revêt une forme maligne ou septique : la température atteint ou dépasse 40°; la fétidité de l'haleine devient extrême, les fausses membranes, enlevées au pinceau, laissent au-dessous d'elles une ulcération saignante ; il y a du jetage nasal, des épistaxis, de la conjonctivite.

Malgré la gravité de ces symptômes, cette angine *précoce*, qui survient dès les premiers jours de la scarlatine, n'est pas de la diphtérie (TROUSSEAU) ; dans les fausses membranes on met en évidence le streptocoque [1] associé ou non au colibacille, mais jamais le bacille de Löffler (BOURGES). — Il en est tout autrement de l'angine pseudo-membraneuse *tardive*, qui survient dans la convalescence de la scarlatine, après la desquamation et la chute de la température ; elle constitue bien une diphtérie greffée sur la scarlatine, ainsi que le montre l'examen bactériologique.

Une forme d'angine non moins grave peut encore se montrer dans la scarlatine : l'*angine gangréneuse*. Elle s'accompagne de fétidité de l'haleine, d'une adénopathie énorme (*bubon scarlatineux*), et d'un état général très alarmant ; elle est très souvent mortelle.

L'ulcération des gros vaisseaux du cou, l'œdème et l'infiltration purulente sus-glottique, une otite suppurée interminable sont la conséquence trop fréquente de ces angines. Il n'est même pas impossible que l'angine normale soit la cause d'une série de complications de la scarlatine, telles que le rhumatisme, les abcès, la péricardite purulente, etc., qu'on rattache à une infection secondaire.

b. *Néphrite*. — La néphrite ne doit pas être confondue avec l'albuminurie qui accompagne l'éruption et que GUBLER attribuait à la congestion du rein ; elle survient au contraire pendant la période de desquamation ou après elle.

C'est une complication très fréquente et d'un pronostic grave, soit immédiatement, soit au point de vue de ses conséquences

---

[1] On peut aussi le retirer par ponction de la profondeur de l'amygdale (LEMOINE).

éloignées. Le refroidissement paraît être sa cause occasionnelle la plus active. Des douleurs dans la région des reins avec élévation de la température, des urines sanglantes et albumineuses, la diminution de la quantité d'urine qui va parfois jusqu'à l'*anurie* complète, l'apparition brusque d'une anasarque généralisée, avec ascite et hydrothorax, sont ses principaux symptômes. Ses modalités cliniques sont d'ailleurs variables : tantôt elle s'installe insidieusement, ne se révélant que par une légère bouffissure des paupières le matin au réveil, ou un peu d'œdème des malléoles, tantôt elle s'annonce brusquement par l'anurie ou l'hématurie. En tous cas il faut examiner systématiquement de temps à autre l'urine des scarlatineux afin d'instituer un traitement aussi précece que possible. Cette néphrite peut emporter le malade en quelques jours au milieu d'accidents urémiques, ou entraîner la mort par œdème glottique ou pulmonaire ; dans les cas où elle paraît guérir elle devient fréquemment le point de départ d'un mal de Bright chronique. On l'attribue soit à la suppression des fonctions de la peau, consécutive à l'exanthème, soit à l'élimination de l'agent infectieux encore inconnu de la scarlatine.

L'anurie, l'hématurie ou l'anasarque, signes ordinaires de la néphrite, peuvent exister isolément dans quelques cas de scarlatine, en l'absence de tout autre symptôme de néphrite.

c. *Rhumatisme*. — Le rhumatisme scarlatin n'offre pas d'habitude l'intensité ni la généralisation du rhumatisme articulaire aigu, et sa durée ne dépasse guère dix ou quinze jours ; parfois cependant il passe à la suppuration. Pirra le considérait comme un réveil de la diathèse rhumatismale sous l'influence de la scarlatine ; d'autres pensent qu'il est bien un effet direct de celle-ci. Les cas où il passe à la suppuration, ce qui ne s'observe pas dans le rhumatisme articulaire aigu, viennent bien à l'appui de cette dernière opinion ; il s'agit probablement d'un pseudo-rhumatisme infectieux.

d. *Lésions des séreuses*. — Les séreuses viscérales sont intéressées beaucoup plus rarement que la scarlatine : l'endocardite, la pleurésie, la méningite, la péritonite, ont été observées ; la péricardite, plutôt purulente ou hémorragique que séreuse, comporte un pronostic à peu près fatal.

e. *Suppurations*. — Les suppurations les plus fréquentes sont : les bubons du cou, le phlegmon péripharyngien, les abcès sous-cutanés et surtout l'otite. Cette dernière est la plus tenace avec celles de la tuberculose et de la diphtérie ; elle aboutit souvent à la nécrose des osselets et du rocher et peut devenir à son tour une cause de méningite purulente. Les épanchements purulents des séreuses ont été signalés plus haut.

Des gangrènes diverses, de la stomatite et de la glossite, des paralysies, des embolies constituent des complications exceptionnelles.

7° Pronostic. — Le pronostic de la scarlatine doit toujours être réservé. En effet, indépendamment des formes malignes qui offrent une gravité immédiate, l'affection peut devenir mortelle, même tardivement, même pendant la convalescence, par suite d'une des complications qui viennent d'être énumérées. Nous avons signalé la possibilité d'une néphrite chronique succédant à la néphrite aiguë.

La gravité de l'affection est très variable suivant les épidémies et suivant les races ; ainsi les scarlatines malignes sont beaucoup plus fréquentes en Angleterre.

8° Diagnostic. — La scarlatine est caractérisée par son début brusque, par l'angine, par la rougeur vive de la langue, par la desquamation tardive des téguments. Elle ne sera donc pas confondue :

a. *Avec une angine* simple ou avec la diphtérie ; l'éruption tranchera le diagnostic ;

b. *Avec le rash* de la variole, qui s'accompagne de rachialgie intense et de vomissements et ne fait que précéder l'apparition des pustules.

c. *Avec le typhus exanthématique*.

d. *Avec les éruptions médicamenteuses* : on se rappellera à ce propos que l'intoxication par l'atropine est la seule à donner des manifestations pharyngées.

9° Traitement et prophylaxie. — Régime lacté. Éviter tout

refroidissement. Les formes malignes, avec hyperthermie, sont
justiciables des bains froids et des toniques généraux. Chaque
complication doit être traitée dès son apparition, la néphrite
notamment par les purgatifs drastiques et les ventouses sèches
ou scarifiées sur la région lombaire.

Il est bon de pratiquer l'antisepsie de la gorge, des fosses
nasales et du pharynx nasal au moyen de gargarismes antiseptiques (acide salicylique, 3 gr. ; saccharine, 0^{gr},50 ; eau
bouillie, 1 000 gr.) et de pulvérisations. — L'isolement est de
rigueur. Comme les squames sont très contagieuses, il est
indiqué, lorsque la desquamation est en pleine activité, de pratiquer des onctions de la peau avec de la vaseline boriquée, ou
tout au moins aseptique, et de donner ensuite un bain qui enlève
les squames en bloc. Des lavages soigneux de la peau et des cheveux avec une solution antiseptique (sublimé à 1 p. 1 000) rem-
pliront le même but. On considère la période dangereuse au
point de vue de la contagion comme durant quarante jours. Les
objets ayant servi au malade doivent être stérilisés.

ARTICLE II

ROUGEOLE

La rougeole est une maladie infectieuse, spécifique, épidémique et contagieuse, caractérisée cliniquement par une éruption spéciale occupant les muqueuses et la peau. — Confondue
depuis les médecins arabes avec la variole et la scarlatine, la
rougeole en a été nettement distinguée par SYDENHAM (1669) et
par BOUSTEAT.

1° Étiologie. — C'est certainement la plus commune des
fièvres éruptives, au moins dans nos régions ; peu de sujets y
échappent, et sa fréquence ne subit aucunement l'influence du sexe.

Rare dans dans les premiers mois de la vie, elle devient surtout
fréquente de 3 à 10 ans ; mais comme le remarque fort justement COMBY, si les adultes échappent souvent à ses atteintes,

cela tient moins à une immunité conférée par l'âge, qu'à celle acquise par une première atteinte dans l'enfance.

On a longtemps admis en effet, presque sans conteste, que la rougeole *ne récidivait pas*; des travaux plus récents ont démontré que c'est là une proposition générale, mais qui admettrait une moyenne de 7 exceptions pour 100 (TROJANOWSKI). Les récidives alors sont dues, soit au terrain, le malade étant plus apte à la réinfection, soit à une virulence particulière du milieu épidémique dans lequel il se trouve.

Le mécanisme de la contagion a été surtout précisé par les recherches de LOOKE, de WILLAN et de GRANCHER; elles ont démontré la virulence de la sécrétion catarrhale des muqueuses, par opposition à l'innocuité presque absolue des écailles furfuracées de la peau. L'atmosphère ne semble jouer qu'un rôle peu important dans la contagion de l'affection : presque toujours il s'agit de contagion directe ; elle se fait par le contact même du malade, ou à son voisinage, mais alors dans un rayon très restreint. Quelques mètres de distance, un écran suffisent pour l'empêcher. Quant à la contagion indirecte, elle ne s'exerce que par les objets ayant eu *depuis peu* contact avec le malade atteint : SÉVESTRE, BARD, GRANCHER croient au peu de persistance de vitalité du germe morbilleux hors du sujet infecté, et pensent que, pour que l'objet intermédiaire soit dangereux, il faut que son contact avec le rougeoleux ne remonte pas à plus de deux ou trois heures, d'où l'inutilité de la désinfection des objets et des locaux.

La rougeole est contagieuse avant l'éruption ; elle l'est surtout au moment où le catarrhe oculo-nasal est très accusé; ce catarrhe terminé, la contagion n'est plus à craindre et il est inutile d'isoler le malade pendant la desquamation.

2° **Bactériologie**. — Tout montre dans l'étude étiologique de la rougeole que l'on se trouve en présence d'une maladie nettement infectieuse : aussi a-t-on depuis longtemps recherché son agent microbien.

Les travaux de COZE et FELTZ, puis de CANON et PIELICKE ont montré, dans le sang des rougeoleux et dans leurs sécrétions muqueuses, un bacille que Barbier serait même parvenu à cultiver. Mais ces résultats devront être confirmés.

Mentionnons encore avec Boulloche l'abondance des staphylocoques et des streptocoques dans la bouche et au niveau de la conjonctive des rougeoleux, et l'importance de ces microbes dans les infections secondaires.

3° Anatomie pathologique. — La plupart des lésions de la rougeole simple étant très fugaces n'ont, pour ainsi dire, pas d'anatomie pathologique.

On sait cependant qu'histologiquement les éléments éruptifs

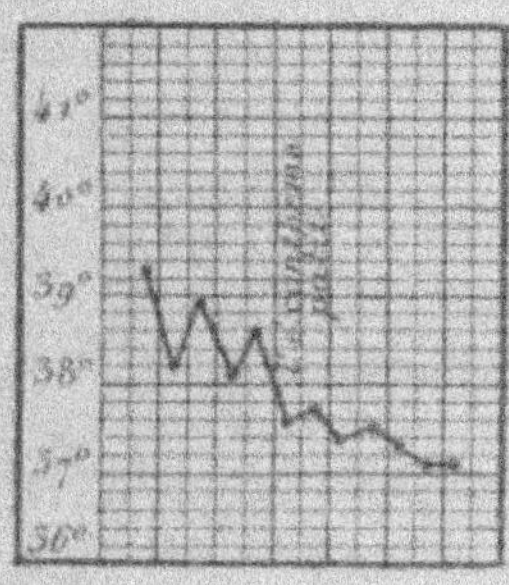

Fig. 68.

Marche de la température
dans la rougeole.

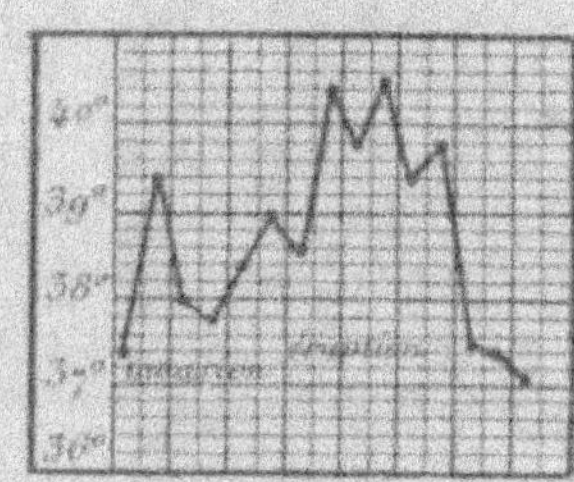

Fig. 69.

Rougeole arrivée à l'hôpital
en pleine éruption.

de la *peau* sont constitués par une hyperémie à laquelle s'ajoutent l'infiltration leucocytique et même quelques foyers de nécrose cellulaire par dégénérescence colloïde, ainsi que l'a démontré Catrin dans la rougeole boutonneuse.

Les lésions des *muqueuses* sont une simple inflammation catarrhale avec desquamation épithéliale, surtout bien étudiée par Coyne au niveau du larynx. On a noté encore une diminution des hématies pendant la période fébrile (Demme), et des altérations vasculaires dans les formes malignes. Quant aux lésions *viscérales*, ce sont toutes des manifestations secondaires, extra-morbilleuses, telles que la broncho-pneumonie que souvent l'on constate à l'autopsie de sujets morts par suite de la rougeole.

4° Symptômes. — On distingue dans l'évolution clinique de la rougeole, trois périodes principales : l'invasion, l'éruption et la desquamation.

Elle est précédée d'une période d'incubation dont la durée doit être estimée à neuf ou dix jours. Cette période d'incubation est en général absolument latente : les malaises qu'on peut y rencontrer n'ont aucune valeur diagnostique ; les quelques faits de rash qui ont été signalés sont forts rares. BOLOGNINI a cependant mentionné, à ce moment, avant la fièvre de l'invasion, un symptôme particulier qui aurait une grande importance : c'est un frottement péritonéal spécial, dû probablement à un énanthème morbilleux péritonéal fugace, mais qui serait le premier signe révélateur de la pyrexie.

a. *Période d'invasion.* — Deux symptômes essentiels marquent l'invasion de la rougeole : ce sont la *fièvre* et l'*inflammation des muqueuses* oculaire, nasale et laryngée (*énanthèmes*).

La durée de l'invasion est ici beaucoup plus longue que dans toutes les autres fièvres éruptives : elle est, en effet, en moyenne de trois à quatre jours ; elle peut cependant quelquefois manquer complètement.

La fièvre atteint ordinairement 39° ; elle baisse en général au second ou au troisième jour, pour reparaître intense au moment de l'éruption.

Le catarrhe des muqueuses est le symptôme le plus pathognomonique de la période d'invasion : il se manifeste du côté du nez par du coryza et de l'enchifrènement, du côté des yeux par du larmoiement et de la photophobie, du côté du larynx et des bronches par une toux férine et parfois des accès de laryngite striduleuse, du côté de la bouche par un érythème pointillé du palais et par une stomatite érythématopultacée assez fréquente d'après COMBY, du côté de l'oreille moyenne par un certain degré d'otite signalée par BEZOLD, du côté de l'intestin enfin par de la diarrhée (TROUSSEAU). L'érythème pointillé du palais serait précédé, d'après KOPLICK, de taches blanc bleuâtre, fugaces, sur la muqueuse des joues ; ce signe existerait dès le premier ou le second jour de la maladie.

b. *Période d'éruption.* — L'exanthème caractéristique de la rougeole qui suit rapidement la série des énanthèmes précédents, commence par la face où il est constitué par de petites macules très légèrement papuleuses, rosées, douces au toucher et comme veloutées. Cette éruption qui laisse généralement, entre ses éléments constitutifs, de grands intervalles de peau saine envahit de haut en bas tout le corps en quarante-huit heures environ ; elle peut être légèrement modifiée de type, devenant quelquefois boutonneuse, miliaire ou même ecchymotique. Sa durée est en général éphémère : elle pâlit rapidement, en 4 ou 5 jours, en même temps que la température, qui était restée élevée pendant toute sa durée, tombe assez brusquement.

c. *Période de desquamation*. — C'est le premier signe de la convalescence ; comme l'éruption, elle commence à la face et progresse de haut en bas. Elle est ici du type furfuracé, c'est-à-dire par fines écailles bien différentes des larges lambeaux de la scarlatine. L'état général s'amende rapidement, et du quinzième au vingtième jour de la maladie tout est terminé.

Tel est le type de la rougeole normale ; mais elle peut être modifiée, soit dans son allure générale (ce sont des anomalies) ; soit par des manifestations pathologiques surajoutées (ce sont les complications).

5° Anomalies. — La rougeole type peut être aggravée ou au contraire atténuée : nous avons donc à décrire des formes bénignes et des formes malignes.

Les *rougeoles bénignes* sont les cas abortifs où tous les symptômes disparaissent rapidement, et les cas frustes où un symptôme important fait défaut, comme par exemple l'éruption cutanée elle-même.

Les *rougeoles malignes* comprennent : 1° la forme hémorragique dont l'éruption devient rapidement purpurique au niveau et en dehors des papules morbilleuses : ce caractère la distingue de la rougeole ecchymotique dont les hémorragies cutanées se font simplement au niveau des taches morbilleuses et qui d'ailleurs ne s'accompagnent pas d'hémorragies des muqueuses ; 2° la forme hyperthermique et ataxo-adynamique, à allure de fièvre typhoïde, et avec dyspnée souvent extrême qui aboutit a la mort par asphyxie ; 3° certaines formes où l'éruption ne se fait pas ou se fait à peine.

Les rougeoles à éruption prolongée, durant une semaine et plus, n'offrent pas de gravité spéciale. Comme dernière anomalie, signalons les *rougeoles secondaires* qui se développent sur un terrain d'ailleurs malade ou affaibli, ce qui en aggrave singu-lièrement le pronostic.

6° Complications. — Les complications de la rougeole sont des plus importantes a connaître : car elles contribuent beaucoup à aggraver le pronostic d'une maladie le plus souvent bénigne.

Elles dépendent avant tout du terrain, du jeune âge et comme l'a démontré GRANCHER, du milieu, surtout de l'hospitalisation qui en somme est mauvaise pour les rougeoleux. Elles sont pour la plupart le résultat d'une infection secondaire ; ainsi la bron-cho-pneumonie est due au staphylocoque, au streptocoque, au pneumo-bacille de FRIEDLÄNDER, mais surtout au *pneumocoque*, qui est tantôt l'hôte habituel de notre cavité buccale (auto-infec-tion), tantôt apporté du dehors (hétéro-infection).

L'*appareil respiratoire* est surtout le siège de ces complica-tions ; on y voit apparaître la *laryngite* qui peut se manifester par de véritables accès striduleux, l'*adénopathie trachéo-bron-chique* et surtout la *broncho-pneumonie* qui est certainement la plus grave des complications de la rougeole. Le froid, le jeune âge, l'affaiblissement de l'organisme et surtout l'encombrement sont ses causes les plus habituelles. Elle se manifeste ici par ses symptômes ordinaires : élévation de la température, accéléra-tion extrême des mouvements respiratoires avec battements des ailes du nez, cyanose de la face, et à l'auscultation pluie de râles sibilants, crépitants et sous-crépitants fins. La mortalité atteint 30 ou 40 p. 100. La pâleur ou la disparition de l'éruption (TROUS-SEAU), une température de 40 à 41° persistant pendant deux ou trois jours (DESPINE et PICOT), une dyspnée intense, sont des signes de fâcheux augure.

Enfin, parfois la *pneumonie* franche, la *diphtérie*, et plus fré-quemment la tuberculose peuvent se greffer sur la rougeole. Cette tuberculose dite post-rubéolique était quelquefois antérieure à la rougeole, mais a subi du chef de cette infection un rapide développement.

L'*appareil digestif* offre surtout des *stomatites* ulcéro-membraneuses et quelques cas d'*entérites* avec diarrhée rebelle. Le *noma* est une complication des plus redoutables. Du côté des *organes des sens*, on a signalé la fréquence des *conjonctivites*, et celle des *otites* moyennes, parfois assez graves. Le *cœur* n'est presque jamais intéressé ; il en est de même du *système nerveux* où l'école anglaise a cependant mentionné plus d'une complication médullaire ou méningée. On a enfin signalé des *vulvites*, quelquefois avec gangrène, et de rares *néphrites*.

7° Diagnostic. — Reconnaître une rougeole bien typique est en général chose relativement facile en pleine période d'exanthème, quoiqu'il y ait cependant, comme nous le verrons, plus d'une éruption qui puisse la simuler. Mais ce qu'il faudrait au point de vue prophylactique, c'est dépister la rougeole *avant toute manifestation cutanée*, c'est-à-dire au moment où elle est surtout dangereuse. Or, c'est là un point très délicat, sinon même souvent impossible à élucider : l'inflammation oculo-nasale ressemble trop, en thèse générale, à celle d'un coryza banal pour qu'elle puisse permettre de se prononcer, sauf si l'on est en milieu essentiellement infecté ; aussi devra-t-on surtout, avec Sevestre et Comby, se baser sur l'examen attentif de la gorge de son petit malade, particulièrement sur cet érythème palatin dont la rougeur pointillée est parfois si pathognomonique. Si elle existe avec du catarrhe oculo-nasal, si elle s'accompagne de diarrhée et si enfin la température, après avoir atteint 39°5 ou 40°, montre une légère rémission au deuxième ou troisième jour, le diagnostic de rougeole s'impose presque. Et l'éruption va le lendemain ou le surlendemain venir lever tous les doutes.

Cette *éruption* elle-même est-elle cependant vraiment pathognomonique ? Non, assurément : toute une série d'*érythèmes morbiliformes* peuvent de près ou de loin la simuler.

L'absence de catarrhe et de fièvre caractérise les *roséoles sai-*

sonnières et la *roséole syphilitique* qui pourraient simuler la rougeole.

L'*antipyrine* et le *chloral* peuvent donner des éruptions médicamenteuses que l'on confondrait avec la rougeole si l'on ne savait que, dans le premier de ces cas, les éléments sont volumineux et toujours dépourvus de saillies, et que dans le second, ils respectent en général la face. Les anamnestiques suffiraient d'ailleurs à faire le diagnostic, de même que pour les érythèmes ayant apparu à la suite d'*injections sérothérapiques*.

Dans la *diphtérie*, la diazoréaction d'Ehrlich (voy. p. 586), généralement positive dans la rougeole, est un excellent moyen d'éviter la confusion en pareil cas (CLEMENS).

La *rubéole*, souvent confondue avec la rougeole est une fièvre éruptive, comme elle épidémique et contagieuse, frappant surtout les enfants, et qui se caractérise, après une quinzaine de jours d'incubation, par les particularités suivantes :

1° L'éruption présente à la face le type de la rougeole, alors que le tronc et la racine des membres offrent de larges placards rappelant la scarlatine, et elle est ordinairement prurigineuse ; 2° le catarrhe oculo-nasal accompagne l'éruption au lieu de la précéder ; 3° il y a de l'angine, comme dans la scarlatine, et de l'adénopathie cervicale ; 4° la fièvre est peu marquée et ne dure guère qu'un ou deux jours.

L'éruption se termine au bout de quelques jours par une desquamation furfuracée.

La *suette miliaire* ne se distingue de la rougeole que par l'abondance de la sudation et les vésicules qu'elle produit.

Quant à la *scarlatine*, on la reconnaîtra en général aisément par les caractères de son angine, et les caractères de son éruption débutant par le tronc, et laissant entre ses larges plaques peu d'intervalle de peau saine.

Enfin l'*urticaire* se diagnostiquera par son prurit et sa boursouflure, et le *rash morbilliforme* de la variole par son étendue limitée respectant souvent la face et par la présence simultanée d'autres éléments polymorphes.

8° Pronostic. — On regarde trop souvent à tort la rougeole comme une maladie essentiellement bénigne; son pronostic toutefois n'est vraiment grave que dans la première enfance, avant l'âge de deux ans, où la mortalité dans les statistiques hospitalières varie entre 30 et 60 p. 100. Plus tard elle devient au contraire bien plus bénigne. En tout cas, on peut presque dire, si l'on excepte les formes hémorragiques et ataxoadynamiques, qu'elle n'est jamais grave que par ses complications.

9° Prophylaxie et traitement. — Malgré son extrême importance, la *prophylaxie* de la rougeole est rarement efficace, vu la difficulté de faire le diagnostic avant que la contagion ait pu atteindre l'entourage. On devra isoler un enfant atteint de rougeole, et cet isolement devra être aussi absolu que possible jusqu'à la fin de la période d'éruption, qui est également la fin de la période de contagion.

A l'hôpital, à cause de la contagion des complications, il serait à désirer que l'on pût pratiquer l'isolement individuel des rougeoleux ; si c'est impossible, il leur faut au moins des salles où ils soient aussi peu nombreux que possible. En tout cas, les broncho-pneumonies devront toujours être placées à part.

La rougeole simple, évoluant spontanément vers la guérison, ne réclame aucun *traitement*. Cependant, certains auteurs ont montré que les bains chauds, deux fois par jour, avaient une influence très favorable sur la marche de la maladie et diminuaient la tendance aux complications. Il sera toujours utile d'en donner au moins quelques-uns. De plus on devra veiller au lavage soigné et répété, avec de l'eau boriquée, des orifices naturels touchés par l'énanthème, et de toutes les cavités accessibles : les chances d'infections secondaires seront ainsi atténuées.

L'alimentation devra être tonique, mais légère ; lait, thé, un peu de vin généreux.

Dans les cas d'hyperthermie, les bains froids à 20° ont rendu de grands services ; c'est également à eux que l'on pourrait avoir recours dans la broncho-pneumonie, quoique quelques bains tièdes soient en général mieux supportés ; mais le plus souvent alors toute thérapeutique est malheureusement impuissante.

ARTICLE III

VARIOLE

Bien que les épidémies de variole soient fort anciennes, cette maladie a été surtout bien décrite par Sydenham et par Morton.

1° Microbiologie. — Le microbe de la variole n'est pas encore connu d'une façon certaine. Guttmann, Atché, Le Dantec ont trouvé soit dans le sang, soit dans les pustules, des staphylocoques ou des streptocoques qui constituent certainement une infection secondaire, mais peuvent jouer un rôle dans la genèse des complications. Plus récemment Roger et Weill[1] ont décrit dans la pustule variolique des corpuscules spéciaux qu'ils ont cultivés en séries dans du sang non coagulé Dans le pus coloré par le bleu de Löffler, ces corpuscules se distinguent par leur coloration intense beaucoup plus foncée que celle des noyaux cellulaires. Arrondis ou ovalaires ils mesurent un peu moins de 2 μ (c'est-à-dire le quart du diamètre d'un globule rouge). La plupart d'entre eux sont libres ; quelques-uns sont contenus dans l'intérieur des grands leucocytes mononucléaires dont il sera question plus loin. Ces corpuscules se rencontrent dès le début de l'éruption : on peut les trouver dans les papules ; dans la pustule, ils existent à côté des microbes pyogènes vulgaires. On les trouve aussi dans le sang, mais plus nombreux dans les formes graves et surtout dans les formes hémorragiques ; dans celles-ci l'urine les renferme en cas d'hématurie, et l'autopsie les montre dans la rate et la moelle osseuse. L'inoculation au lapin de leurs cultures produit les mêmes accidents que l'inoculation du pus variolique, mais non la variole même, l'animal succombe en trois semaines ; il ne présente qu'exceptionnellement des papules croûteuses, mais sa

---

[1] Roger et Weill. *Presse médicale*, 1900 ; Roger, *Les maladies infectieuses*, Paris, 1902.

moelle osseuse est rouge et elle prolifère, ses leucocytes présentent les modifications que nous décrirons plus loin comme caractéristiques de la variole et son sang contient en abondance les corpuscules varioliques. Ces corpuscules, aperçus déjà par RENAUT, LOEFF, L. PFEIFFER et GUARNIERI, pourraient bien être le véritable parasite de la variole, à moins qu'ils ne représentent une transformation spéciale des noyaux leucocytaires sous l'influence d'un parasite inconnu.

2° Étiologie. — La variole peut survenir à tout âge, en toute saison et dans tous les climats ; elle est cependant plus fréquente chez les jeunes sujets. C'est une maladie contagieuse qui sévit souvent sous la forme épidémique. La propagation par l'air est douteuse et en tout cas limitée ; il s'agit en réalité le plus souvent d'une contagion soit immédiate (par un malade ou un cadavre), soit médiate, c'est-à-dire par l'intermédiaire des objets. La contagion s'opère par les voies respiratoires, elle a lieu pendant toute la durée de la maladie, mais surtout à la période de suppuration et de dessiccation, car le virus existe dans le liquide des vésicules, dans les pustules et dans les croûtes qui leur succèdent ; bien plus leurs détritus peuvent rester virulents pendant des années. D'après ROGER les varioleux sont dangereux pendant quarante jours au moins. Les formes ambulatoires sont particulièrement dangereuses au point de vue de la contagion.

Une première atteinte ne confère pas forcément l'immunité : la maladie récidive, dit-on, dans 1/50° des cas. La variole est inoculable et se communique de la mère au fœtus ; dans ce dernier cas, tantôt l'enfant naît couvert de pustules, tantôt elles ne se développent qu'au bout de quelques jours.

3° Symptômes. — On divise l'évolution de la variole en quatre périodes : d'invasion, d'éruption, de suppuration et de dessiccation. Elle est précédée d'une période d'incubation variant de quinze à vingt jours.

a. *Période d'invasion*. — La maladie s'annonce par de violents frissons, avec une élévation de température allant jusqu'à 40°;

par de la céphalalgie, une grande courbature, des douleurs lombaires atroces (*rachialgie*), des nausées, des vomissements.

Cette période d'invasion dure deux ou trois jours.

b. *Période d'éruption*. — L'éruption est quelquefois précédée d'un exanthème diffus, érythémateux, rappelant celui de la rougeole ou de la scarlatine, et prédominant au ventre et sur les cuisses, auquel on donne le nom de *rash* ; lorsqu'il est purpurique, il annonce en général une variole hémorragique.

L'éruption proprement dite débute par la face, surtout sur les

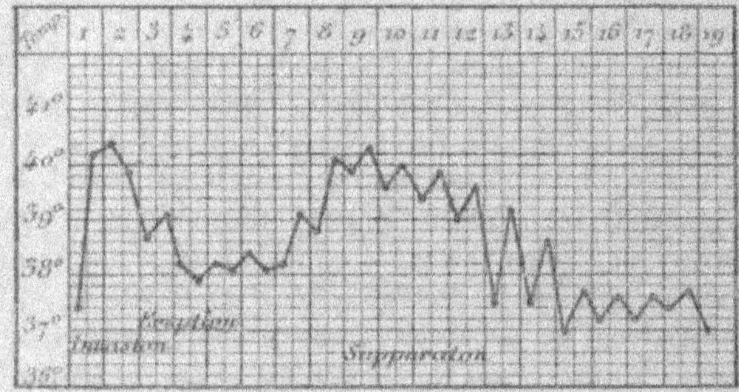

Fig. 70.
Marche de la température dans la variole.

lèvres et le menton, puis elle envahit successivement le tronc et les membres ; elle est constituée à cette période par des taches rouges avec une petite élevure centrale (*papules varioliques*) ; au bout de deux ou trois jours cette papule fait place à une petite vésicule remplie de liquide et déprimée en ombilic à son centre. En même temps la peau se tuméfie, surtout là où elle est doublée par un tissu cellulaire lâche : les paupières sont bouffies.

Tantôt les papules et les vésicules qui leur font suite sont disséminées (*variole discrète*) ; tantôt elles sont très rapprochées au point de se confondre par leurs bords et de devenir confluentes (*variole cohérente*) : toute la face est alors recouverte d'une pellicule blanchâtre.

Les muqueuses ne sont pas à l'abri de cette éruption, mais elle ne présente pas les mêmes caractères que sur la peau : une multitude de petites saillies dures et blanchâtres envahissent la bouche, le palais, le pharynx, le larynx ; leur présence se traduit par de la salivation, de la douleur à la déglutition, de la toux et de la raucité de la voix ; en même temps la température se maintient à 40°, pour ne subir une rémission que lorsque l'éruption est terminée ; il n'est pas rare d'observer du délire.

c. Période de suppuration. — Au début du second septénaire la maladie entre dans la troisième période ou de suppuration. Les vésicules se remplissent d'un liquide purulent (*pustules varioliques*), les papules de la gorge font place à de petites ulcérations souvent recouvertes d'un exsudat pseudo-membraneux, la tuméfaction de la peau augmente, notamment à la face ; la dysphagie, la salivation, les troubles de la voix persistent comme précédemment et la température, qui était tombée après l'éruption, remonte à 40° et au delà. Dans les cas graves, elle peut s'élever au-dessus de 41°. C'est à cette période que surviennent la plupart des complications viscérales.

d. Période de dessiccation. — Au bout d'une semaine environ, les pustules se vident de leur contenu ou bien elles s'affaissent, se rident, en provoquant de vives démangeaisons et ne laissent plus après elles qu'une croûte grisâtre qui finit par tomber spontanément dans le cours de la troisième semaine. La lésion du derme sous-jacent se traduit par de petites cicatrices déprimées punctiformes, qui persistent indéfiniment comme des stigmates de la maladie.

Les ulcérations de la gorge se cicatrisent sans laisser de traces.

4° Formes cliniques. — Ce sont toutes des varioles graves, à l'exception de la varioloïde.

A. VARIOLOÏDE. — Sous ce nom on désigne soit les formes légères de la variole (KAPOSI), soit une variole normale qui n'aboutit pas à la suppuration.

B. VARIOLE ANORMALE OU MALIGNE. — Dans ce cas l'invasion de la maladie est régulière et s'annonce par les symptômes habituels, mais l'éruption se fait mal, par poussées successives et tardivement. Elle est comme avortée, en même temps qu'apparaissent des symptômes généraux très graves : délire ou coma, dyspnée, anurie, qui emportent le malade au bout de quelques jours.

C. Variole confluente — Nous en avons déjà dit quelques mots à propos de la variole commune.

Son début est très bruyant : il s'annonce par une rachialgie intense, une fièvre élevée, du délire, de la dyspnée, des vomissements, de la diarrhée, un rash généralisé. L'éruption est d'*emblée confluente* : toutes les papules se touchent ; les téguments sont rouges, tuméfiés et douloureux, parsemés d'élevures rappelant la peau de chagrin, puis apparaissent les pustules également confluentes, la face se recouvre d'un masque grisâtre qu'on a comparé à du papier mouillé. La dessiccation et la cicatrisation sont plus lentes que dans les formes discrètes. Bien avant cette période la maladie peut être terminée par une complication : broncho-pneumonie, gangrène pulmonaire, myocardite, laryngite variolique, septicémie, pyohémie, abcès multiples. C'est là une des formes les plus graves de la variole.

D. Variole cohérente. — *Isolées au début* de l'éruption, les pustules se réunissent, surtout à la face, à la période de suppuration, et forment des îlots purulents. Cette forme est plus grave que la variole discrète et s'accompagne souvent d'abcès multiples qui retardent ou compromettent la guérison.

E. Variole hémorragique. — La variole hémorragique est intéressante à cause de sa haute gravité.

a. *Étiologie.* — Les cas de variole hémorragique peuvent se montrer au cours de n'importe quelle épidémie variolique, mais elle est particulièrement fréquente dans certaines épidémies. — Le surmenage, l'encombrement, la misère physiologique, l'alcoolisme, les affections du foie figurent parmi ses principales causes. Elle atteint de préférence les sujets non revaccinés et son maximum de fréquence est entre vingt et quarante ans. La grossesse n'est pas une cause de variole hémorragique, mais augmente la gravité de l'affection, car l'avortement est à peu près fatal. — La *pathogénie* de cette maladie est très obscure : on conçoit bien comment l'alcoolisme ou les affections hépatiques peuvent produire des altérations vasculaires, mais l'action des autres causes reste inexpliquée.

Quoi qu'il en soit la variole hémorragique annonce toujours une intoxication profonde de l'organisme.

b. *Symptômes*. — La variole peut être hémorragique d'emblée ou n'acquérir ce caractère qu'à la période d'éruption ou de suppuration :

1° La période d'incubation est abrégée : au lieu de dix-huit ou vingt jours, elle n'en dure que dix ou douze et parfois moins. L'invasion de la maladie est annoncée par une rachialgie intense avec douleur dans les membres inférieurs, puis apparaît le rash, tantôt hyperémique, tantôt hémorragique ; dans le premier cas, il ne présente pas la teinte rouge clair qu'il offre dans les varioles discrètes : il est de coloration vineuse foncée, surtout vers les plis articulaires, aux aines, aux aisselles : dans le second cas, il affecte la forme de fines taches purpuriques disséminées sur un fond congestionné : on les a comparées à des piqûres de puce. Exceptionnellement le rash est généralisé à la totalité des téguments. Cette *variole hémorragique d'emblée* est la plus grave : elle peut tuer le malade avant l'éruption : la fièvre s'élève au-dessus de 40°, les phénomènes nerveux, la dyspnée, l'anxiété sont intenses et il se produit des hémorragies viscérales abondantes (hématuries, métrorragies, épistaxis, etc.) ;

2° Dans d'autres cas, l'éruption a le temps de paraître, mais elle se montre dès son début avec des caractères particuliers : les vésico-pustules sont hémorragiques et ordinairement très nombreuses. La fièvre ne diminue pas au moment où l'éruption se produit, la mort survient vers le 10° jour, sans que l'éruption passe à la suppuration. Cette forme s'accompagne comme la précédente d'hémorragies viscérales multiples ; mais elle est moins fatalement mortelle ;

3° Enfin dans une troisième catégorie de cas, l'éruption se produit avec ses caractères normaux, mais elle devient secondairement hémorragique, au moment où les pustules devraient passer à la suppuration ou même à la dessiccation (*variole hémorragique tardive*). Les hémorragies viscérales sont alors exceptionnelles. Ainsi donc à toutes ses périodes la variole peut être, ou devenir hémorragique ; et son pronostic est d'autant plus grave que les caractères hémorragiques sont plus précoces.

La variole hémorragique s'accompagne, surtout lorsqu'elle est précoce, de phénomènes nerveux très graves, délire, angoisse et dyspnée, comme les formes ataxo-adynamiques des autres maladies infectieuses.

La petitesse et l'irrégularité du pouls, la douleur et l'angoisse précordiales, l'état syncopal, les symptômes d'angine de poitrine sont l'expression clinique de la myocardite et de l'aortite aiguës. Les *hémorragies* sont de siège très varié : épistaxis, ecchymose sous-conjonctivale ou palpébrale de signification très fâcheuse, hématurie, hémoptysie, hématémèse et melœna, hémorragie de la délivrance : la grossesse se termine toujours en effet par l'avortement.

c. *Pronostic.* — La variole hémorragique, d'un *pronostic* toujours très fâcheux puisqu'on ne compte en moyenne que 40 p. 100 de guérisons, est d'autant plus grave que les hémorragies sont plus précoces. La débilitation antérieure du malade et la grossesse aggravent encore le pronostic. La mort peut survenir par le fait des hémorragies viscérales, ou des complications cardiaques ; mais le plus souvent, surtout dans la variole hémorragique d'emblée, elle résulte de la profonde intoxication de l'organisme. L'anatomie pathologique montre, indépendamment des lésions viscérales, une infiltration des vésico-pustules par les globules rouges et une dilatation évidente des vaisseaux du derme.

d. *Diagnostic.* — Le diagnostic doit être fait avec toutes les maladies hémorragiques s'accompagnant de fièvre (purpura, scorbut).

5° Complications. — Outre ces cicatrices indélébiles, la variole laisse souvent après elle des opacités de la cornée, ou une perforation de la cornée avec hernie de l'iris et formation d'un staphylome opaque, une otite moyenne purulente, des abcès disséminés, etc. La variole constitue de plus une prédisposition importante à la tuberculose pulmonaire (JOFFROY et LANDOUZY).

Les *complications immédiates* sont, indépendamment des phénomènes nerveux ou des symptômes généraux graves qui caractérisent les varioles malignes : l'avortement presque toujours mortel et les hémorragies (hématurie, épistaxis, métrorragie, etc.). — La laryngite variolique dont l'intensité nécessite parfois la trachéotomie, la broncho-pneumonie, la néphrite l'aortite et la myocardite (Brouardel) [1], la myélite aiguë (Hobas) et diverses paralysies, les suppurations (abcès disséminés, péricardite, pleurésie, arthrites purulentes) sont au contraire des complications de la période de suppuration : on voit que ce sont les plus nombreuses.

6° Pronostic. — La variole est une maladie fort grave : la mort survient environ dans 1,8 des cas ; mais dans certaines épidémies le taux de la mortalité peut même doubler. La *confluence* de l'éruption, son *affaissement subit*, *l'augmentation* et la *persistance de la fièvre* après l'éruption, *l'avortement*, *l'hémorragie*, le *collapsus*, les *convulsions*, le *délire*, surtout précoce, sont des symptômes du plus fâcheux augure.

La maladie est également plus grave chez les vieillards, chez les débilités et chez les *femmes enceintes* : dans ce dernier cas elle entraîne très souvent l'avortement ou l'accouchement prématuré, et la mort en est la conséquence habituelle.

La *mort*, dans les premières périodes, est le fait de la profonde intoxication de l'organisme ; dans les dernières périodes de la maladie, elle est plutôt attribuable aux infections secondaires. Dans le premier cas, les malades succombent par hémorragie, par syncope, au milieu de symptômes ataxo-adynamiques ; dans le second, ils sont asphyxiés par la laryngite, emportés par une broncho-pneumonie ou une péricardite purulente, ou bien ils succombent à des suppurations étendues ou prolongées.

L'*avortement* est une puissante cause de mort surtout par les hémorragies qu'il détermine et par la septicémie puerpérale dont il peut être l'origine. Il se produit surtout après le 3° mois.

[1] Brouardel, *Arch. gén. de médecine*, 1874.

7° Diagnostic. — Les principaux symptômes de la variole sont : la *fièvre intense* dès le début, la *céphalalgie*, les *nausées*, les *douleurs lombaires intenses*, survenant chez un *sujet non vacciné*. L'apparition de l'éruption lève tous les doutes.

On ne confondra pas la variole :

1° Lorsqu'elle débute par un *rash*, avec la *scarlatine* reconnaissable à une angine habituelle ;

2° Avec la *rougeole boutonneuse* ; qui s'accompagne de coryza, de conjonctivite et de toux ;

3° Avec l'*acné* pustuleuse ou l'impétigo (absence d'ombilication et de symptômes généraux graves) ;

4° Avec la *varicelle* (voy. p. 530) ;

5° Avec une *méningite*, qui débute comme la variole par la fièvre, la céphalalgie et les vomissements : la confusion n'est possible qu'avant l'éruption.

La notion d'une épidémie de variole est d'un grand secours pour le diagnostic.

L'examen du sang peut rendre des services ; il montre dès le début une augmentation considérable des globules blancs mononucléés (J. COURMONT) ; voy. page 462. Cette constatation a une grande valeur diagnostique, car la leucocytose de la scarlatine est une polynucléose, et celle du début de la rougeole est faible ou nulle.

8° Anatomie pathologique. — Les lésions portent sur la peau et les viscères.

a. *Lésions cutanées*. — Dès le 4° jour, le derme devient par places le siège d'une congestion intense et ses vaisseaux se dilatent, puis leurs parois livrent passage à une grande quantité de globules blancs. Ces vaisseaux sont altérés : ce qui le prouve, c'est qu'ils ne tiennent pas l'injection.

En même temps que s'opère cette diapédèse active, les cellules dentelées du corps muqueux de Malpighi se tuméfient et se vident de leur contenu ; ainsi se forme une cavité remplie de sérosité, de débris cellulaires, de globules rouges et blancs, cloisonnée par des filaments qui ne sont autres que les restes des filaments unitifs des cellules du corps muqueux. L'ombilication proviendrait de ce que ce processus est moins actif au centre qu'à la périphérie.

Après cette période de *prepustulation* (RENAUT), la vésicule est envahie par les globules blancs venus des vaisseaux du derme par diapédèse ; l'infiltration par les cellules rondes envahit aussi le chorion où elle laisse des traces indélébiles. Ainsi se constitue un petit abcès dont la voûte est formée par l'épiderme qui résiste. Dans la variole hémorragique la vésicule n'est pas infiltrée par des globules blancs, mais par des hématies.

Cette pustule variolique finit par s'affaisser, la pellicule qui la recouvre se dessèche et disparaît ; la couche génératrice du corps muqueux de Malpighi redonne des cellules normales, à moins que le chorion n'ait été intéressé, auquel cas il se forme une cicatrice fibreuse, déprimée.

Les lésions des *muqueuses* se couvrent d'exsudats diphtéroïdes qui leur donnent une teinte blanchâtre.

b. *Lésions viscérales.* — Parmi les lésions viscérales, une des plus importantes est la myocardite : le muscle cardiaque, couleur feuille morte, a perdu sa consistance normale ; les fibres musculaires, quelquefois dissociées par des foyers hémorragiques, présentent toutes les lésions de la myocardite aiguë. La néphrite est fréquente. La myélite, les névrites périphériques (JOFFROY) s'observent rarement. Le foie et les reins présentent les altérations diffuses des maladies infectieuses. La moelle osseuse est rouge et montre un retour à l'état actif ou embryonnaire ; la rate présente des modifications analogues : l'examen du *sang* montre une hyperleucocytose constante portant toujours sur les *mononucléaires* et durant pendant toute la maladie. Dans les varioles graves, le sang est noirâtre, les globules rouges sont déformés, la quantité d'hémoglobine diminue. BROUARDEL a montré que la capacité respiratoire du sang était diminuée de moitié.

9° Traitement — Le traitement préventif consiste dans la vaccination. La revaccination s'impose à plus forte raison en temps d'épidémie, car l'immunité conférée par le vaccin n'est pas indéfinie (5 à 10 ans). Cette prophylaxie est complétée par l'isolement et la désinfection des malades après guérison (bains savonneux et au sublimé) et la désinfection des objets.

La variole une fois déclarée, il faut se borner à administrer des toxiques généraux (alcool, acétate d'ammoniaque) et à prescrire la diète lactée. Contre l'hyperthermie, on luttera par les grands bains tièdes, à 30 ou 32° (VINAY), et par les divers antithermiques (antipyrine 4 gr. ; quinine 1 gr. à 1gr. 50). On a préconisé aussi à l'intérieur l'acide phénique (0gr. 50 à 1 gr. par jour), le sirop d'éther, les opiacés (DU CASTEL). Pour atténuer, autant que possible, la suppuration des pustules, TALAMON emploie des pulvérisations de sublimé (en solution au 1/500 dans un mélange d'alcool et d'éther) et des bains tièdes au sublimé ; FINSEN a proposé de ne laisser pénétrer dans la chambre des varioleux que de la lumière rouge, parce qu'elle est privée de rayons chimiques, lesquels activent la diapédèse (*photothérapie*). On a essayé aussi un traitement sérothérapique consistant dans l'injection aux varioleux, soit de sérum de varioleux guéri, soit de sérum de génisse vaccinée.

Contre les hémorragies, on luttera par l'ergotine (1 à 2 gr. par jour), l'eau de Rabel, le perchlorure de fer, le tamponnement. Contre la conjonctivite, instillations d'une solution de bleu de méthylène (ROLLET). Contre les ulcérations de la gorge, gargarismes avec une solution d'acide salicylique à 1/1000.

ARTICLE IV

VACCINE

JENNER, en 1796, remarqua que ceux qui, en soignant les vaches, avaient été atteints du cow-pox, ne contractaient jamais la variole : il essaya alors d'inoculer le cow-pox ou vaccine dans le but de préserver de la variole. Telle est l'origine de la vaccination.

1° **Technique, description**. — On utilise trois sortes de vaccin : le *vaccin humain* ou *vaccin jennérien* ; b, le *vaccin ani-*

mal entretenu sur les veaux dans les instituts vaccinaux ; c. le *variolo-vaccin* : ce dernier résulte de l'inoculation de la variole humaine à des vaches ; après plusieurs générations le virus se transforme et devient un vaccin capable d'immuniser l'homme contre la variole. Cette pratique n'a pas prévalu en France.

Pour recueillir le vaccin, il suffit d'ouvrir la pustule vaccinale et de racler son contenu, composé de leucocytes et de lymphe vaccinale ; on l'inocule ensuite directement au sujet qu'on se propose de vacciner en le déposant sur la peau après grattage de l'épiderme, ponction ou scarification. La vaccination de bras à bras a l'inconvénient d'exposer à la transmission de la syphilis ou de la tuberculose, aussi l'usage du vaccin de génisse s'est-il rapidement généralisé. On peut inoculer immédiatement le contenu des pustules du veau, recueilli par raclage, ou le conserver aseptiquement dans des tubes fermés, en contact avec de la glycérine qui maintient son activité alors qu'elle détruit tout autre genre banal coexistant. Lorsqu'on veut s'en servir, il suffit de briser le tube, et, si le vaccin est sec, de le mélanger avec un peu de glycérine.

Au bout de trois jours, on voit se développer au point inoculé une tache rouge qui se surélève, devient successivement papule, vésicule, vésico-pustule, et constitue à la fin de la première semaine une vésico-pustule, ombiliquée, c'est-à-dire déprimée en son centre, et contenant un liquide purulent. Cette pustule est entourée d'une zone rougeâtre ; puis elle se dessèche ; la dessiccation est complète deux semaines après l'inoculation. L'évolution de la vaccine s'accompagne d'une fièvre modérée, d'un peu d'agitation, de malaise général et d'engorgement des ganglions axillaires.

La vaccination confère contre la variole une immunité de durée variable comprenant au moins une dizaine d'années. mais il est prudent, en temps d'épidémie, de pratiquer la revaccination sans préjudice pour celle qui est obligatoire à l'école et à l'armée.

2° Variétés. — Chez l'adulte, la vaccine ne produit qu'une réaction à peine appréciable ; surtout si le sujet a déjà été vacciné dans son enfance.

La *vaccine sans éruption*, ou vaccine latente, consiste dans l'apparition des phénomènes généraux (fièvre, agitation, insomnie), sans production de vésico-pustules : elles peuvent se produire après une seconde vaccination. Ces faits sont très rares chez l'homme ; mais Sydenham, Chauveau ont pu les observer sur la génisse après inoculation dans le tissu cellulaire sous-cutané : on obtient alors l'immunité contre le cow-pox avec un léger engorgement ganglionnaire, mais sans pustules.

La *vaccine généralisée* s'observe surtout chez les enfants qui, en suçant leurs pustules, s'infectent par le tube digestif ; elle s'accompagne d'une réaction ordinairement plus intense, mais l'inoculation ne laisse pas de traces en dehors des points *primitivement* inoculés, c'est-à-dire en dehors des pustules, résultat de la première inoculation.

La *vaccine migratrice*, très rare, est caractérisée par l'apparition de pustules loin du point inoculé.

La *fausse vaccine* consiste dans une papule ou vésicule recouverte d'une croûtelle sans cicatrice ou sans cicatrice persistante ; les vésicules ne sont *pas ombiliquées*.

3° Accidents. — Chez certains sujets, particulièrement chez les débilités, on peut voir se développer un rash ou des éruptions généralisées [roséole vaccinale, purpura, purpura hémorragique quelquefois mortel (Burluraux)]. Les précautions antiseptiques élémentaires permettent en général d'éviter l'impétigo, l'érysipèle ou les ulcérations chancriformes. Une septicémie mortelle peut résulter de l'oubli de ces précautions.

La *syphilis vaccinale* peut se présenter sous la forme de petites épidémies, lorsqu'une quantité d'individus sont inoculés avec le même vaccin suspect ; on ne l'observe guère depuis que l'usage du vaccin de génisse tend à se substituer à la vaccination de bras à bras. Lorsqu'on inocule ainsi du même coup syphilis et vaccine, ou bien la vaccine avorte et le chancre se développe seul, ou bien la vaccine avorte et le chancre se développe après elle, ou bien, enfin la croûte de la pustule vaccinale persiste et l'induration se développe par-dessous; les symptômes de la syphilis secondaire apparaissent au bout de quelques semaines, et le sujet reste exposé à tous les accidents de la syphilis constitutionnelle.

La *tuberculose vaccinale* (Toussaint, Besnier) est plus rare; Josserand[1] n'a jamais trouvé le bacille de Koch dans les pustules de l'inoculation mixte et n'a pu inoculer la tuberculose par ce procédé; il n'y a donc pas là un danger considérable. Besnier a cependant observé du *lupus vaccinal*.

4° Qu'est-ce que le vaccin ? — Chauveau a mis en évidence dans la lymphe vaccinale de très fins corpuscules brillants (granulations de la lymphe); Strauss, Mesnard (1880) ont montré que la lymphe filtrée ou stérilisée par la chaleur perd toutes ses propriétés; mais elle résiste bien au froid et à la dessiccation. D'autre part, Pfeiffer a isolé de la lymphe vaccinale et cultivé sur le sérum de veau un microcoque spécial dont l'inoculation rend les animaux réfractaires à la vaccine. Enfin on a attribué l'activité du vaccin à divers protozoaires (spores ou filaments) dont quelques-uns ont été considérés aussi comme les agents pathogènes de la variole, mais dont aucun n'a fait ses preuves.

Reste à définir les relations de la vaccine et de la variole. Pour les *unicistes* (Jenner, Celly et Voigt, Depaul, Fischer), il s'agit de deux maladies identiques; ils s'appuient notamment sur la coexistence des épidémies de cow-pox et de variole, sur l'analogie d'aspect et de structure de la pustule variolique et de la pustule vaccinale, et sur l'immunité conférée par la vaccine contre la variole. D'après Erendon et Haccius, la variole inoculée au veau se transformerait en vaccine au bout de quelques générations par son passage dans cet animal, et l'inoculation de la *variole* au veau constituerait la meilleure source du vaccin animal (*variolo-vaccin*).

Les *dualistes* (Chauveau, Commission lyonnaise de 1865, Rodet[2]) croient au contraire à la distinction de ces deux mala-

[1] Josserand, Th. de Lyon, 1884.
[2] Rodet, *Revue de Médecine*, 1889.

dies qu'ils considèrent seulement comme très voisines. Un virus peut, en effet, immuniser l'organisme contre un autre virus; de plus on a vu parfois vaccine et variole évoluer simultanément sur le même sujet.

ARTICLE V

VARICELLE

La varicelle (petite variole) présente quelques analogies cliniques avec la variole, mais elle en diffère par plusieurs caractères dont le plus important est sa bénignité.

1° Nature. — La spécificité de la varicelle a été contestée. On l'a considérée longtemps comme une forme atténuée de variole ou de vaccine, d'où son nom de petite vérole volante. Pour la plupart des auteurs, aujourd'hui, les deux maladies sont différentes; l'une d'entre elles ne confère pas l'immunité pour l'autre : la vaccine ne préserve pas de la varicelle, et, vice versa, une varicelle récente n'empêche pas la vaccination de réussir. Enfin, les épidémies des deux affections ne coïncident pas. D'ailleurs, la varicelle n'a pas de période d'invasion et se distingue par une éruption spéciale.

2° Symptômes. — Surtout fréquente pendant la première enfance, la varicelle reconnaît pour principale cause la contagion. Après une période d'incubation qui dure environ deux semaines, la maladie débute presque sans prodromes par une légère élévation de la température et par l'apparition sur la peau de petites taches rouges, arrondies, qui se transforment bientôt en vésicules et vésico-pustules de forme ovalaire, provoquant des démangeaisons : dès le troisième jour, elles se dessèchent, ne laissant à leur suite que de petites croûtes brunâtres, sans cicatrice persistante, mais généralement à ce moment survient une seconde poussée et quelquefois une troisième; il en résulte qu'on trouve des vésico-pustules desséchées à côté d'autrès en pleine évolution. L'éruption s'accompagne d'un mouvement fébrile surtout apparent le soir, d'anorexie, de malaise général et souvent d'une légère stomatite.

3° Complications — Les complications observées dans la varicelle sont : la gangrène des extrémités par artérite, des arthrites infectieuses, la laryngite qui peut quelquefois nécessiter la trachéotomie, la broncho-pneumonie, quelques accidents hémorragiques (purpura, épistaxis, hématurie (ou nerveux, paraplégies et monoplégies par névrite), la néphrite, souvent favorisée par un refroidissement auquel il importe de ne pas exposer l'enfant, et enfin l'ecthyma ou même des ulcérations profondes de la peau, consécutivement au grattage et à l'infection des vésicopustules. Toutes ces complications sont en somme rares, sauf toutefois la dernière.

4° Diagnostic. — Le diagnostic doit être fait surtout avec la variole : les macules le la varicelle laissent la peau souple ; les pustules sont plus régulières, ont une évolution plus courte ; elles sont très discrètes et procèdent par poussées successives, de telle sorte qu'on trouve sur le même sujet des vésicules claires, des vésico-pustules et des croûtes ; le derme n'est pas entamé ; elles ne laissent pas de cicatrice déprimée. Enfin, d'après WEILL (de Lyon), les leucocytes ne présentent pas les modifications caractéristiques de la variole.

5° Traitement. — Il se résume dans le repos au lit ou à l'abri du refroidissement. S'opposer au grattage ; traiter aseptiquement les excoriations cutanées infectées.

CHAPITRE IV

MALADIES INFECTIEUSES PROPRES A L'HOMME

Ces maladies sont, indépendamment des fièvres éruptives décrites dans le chapitre précédent : l'érysipèle, le rhumatisme articulaire aigu, la grippe, les oreillons, la fièvre typhoïde, le typhus exanthématique, la suette miliaire, le choléra, la fièvre jaune. Quelques-unes de ces maladies ont pu être inoculées aux animaux, mais ils ne les contractent pas spontanément.

ARTICLE PREMIER

ÉRYSIPÈLE

L'érysipèle (de ἐρύω, *s'étendre*, et πέλας, *de proche en proche*) est une dermite aiguë, causée par un microbe spécial : le streptocoque pyogène.

1° Bactériologie. — Le streptocoque est bien l'agent pathogène de l'érysipèle ; l'inoculation de ses cultures à l'homme, maintes fois essayée dans le but de guérir le cancer, a provoqué un érysipèle typique ; mais les notions bactériologiques qui suivent sont aussi applicables aux autres maladies à streptocoques, aux diverses formes de *streptococcie*.

a. *Morphologie, coloration.* — Le streptocoque se montre sous la forme de cocci groupés en chaînettes flexueuses. Ces cocci sont immobiles. Chacun d'eux a des dimensions inférieures à 1 μ, mais les chaînettes sont d'une longueur très variable : fort longues dans certains bouillons de culture, elles se réduisent dans le sang ou le pus à dix ou quinze cocci et quelquefois moins.

La disposition en chaînettes est due à ce que les cocci se reproduisent par bipartition suivant un axe unique au lieu de former des amas comme le font les staphylocoques. Le streptocoque est facilement *colorable* par les couleurs basiques d'aniline, notamment par le violet de gentiane : il reste coloré par le Gram.

b. *Cultures*. — Il se cultive facilement dans le bouillon, sans le troubler, en donnant des flocons nuageux qui restent quelque temps en suspension dans le liquide ; au bout de quelques jours un dépôt floconneux se forme au fond du ballon ; seules les chaînettes courtes donnent des grumeaux plus petits qui restent en suspension dans le bouillon et le troublent. Ensemencé par strie sur la gélatine, il ne la liquéfie pas ; il donne au bout de trente-six à quarante-huit heures, le long de la strie, une couche blanche un peu transparente, parfois finement denticulée sur ses bords. Cultivé dans ces différents milieux le streptocoque ne tarde pas à perdre sa virulence et à succomber ; le sérum de lapin (ROGER) et les *bouillons-sérums* de MARMOREK (mélanges en diverses proportions de bouillon de bœuf peptoné et de sérum sanguin ou de sérosités) constituent un milieu plus favorable. C'est entre 30° et 40°, surtout à 37°, que le streptocoque se développe avec le maximum de facilité. C'est un anaérobie facultatif, c'est-à-dire qu'il se développe aussi bien à l'abri de l'oxygène qu'à son contact.

On trouve le streptocoque dans l'air atmosphérique, dans les poussières, dans le sol ; on peut aussi le mettre en évidence dans la salive, la bouche et le pharynx d'individus sains.

c. *Toxines*. — Le streptocoque sécrète peu de produits toxiques solubles, mais l'injection en masse de ses cultures agit sur la circulation, spécialement sur le cœur (RODET et J. COURMONT).

d. *Virulence*. — La virulence du streptocoque est excessivement variable ; on peut d'ailleurs la faire varier artificiellement, l'atténuer par le vieillissement ou le chauffage des cultures, l'exalter au contraire par l'inoculation successive en série, à plusieurs lapins, et surtout, fait important en pathologie, en l'associant avec d'autres microbes (bacille de Löffler, bacille typhique, coli-bacille, etc.), ce qui éclaire d'un jour singulier la pathogénie des diverses maladies à streptocoques.

e. *Action pathogène : maladies à streptocoques.* — Inoculé à *l'oreille* du lapin le streptocoque détermine au bout de quarante-huit heures un érysipèle typique. Inoculé *dans les veines* du lapin, il entraîne rapidement la mort par septicémie; si elle se fait attendre, on constate des abcès disséminés dans tous

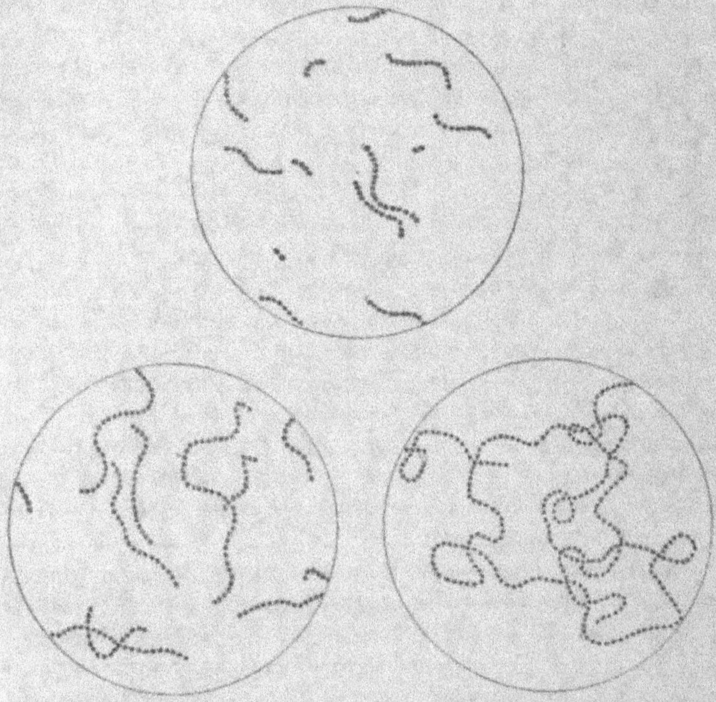

Fig. 71.
Différentes formes de streptocoque (d'après Widal).

les organes, de l'endocardite infectieuse, de l'ostéomyélite, des arthrites suppurées, etc.

Le streptocoque est en effet pyogène. Il n'est pas seulement l'agent pathogène de l'érysipèle : il est encore susceptible de produire une foule d'affections, la septicémie puerpérale, l'ostéomyélite, des endocardites, des phlébites, des suppurations viscérales, des phlegmons, des angines, des broncho-pneumonies, des pleurésies purulentes, des méningites; on lui a fait jouer un rôle dans la scarlatine; son *association* au bacille de Loeffler aggrave la diphtérie; associé au bacille de PFEIFFER ou au pneumocoque il aggrave la grippe ou la pneumonie, enfin bon nombre des complications observées au cours des diverses maladies infectieuses sont le résultat d'une *infection secondaire* par le streptocoque. D'une façon générale les affections à streptocoques sont d'un pronostic plus grave que les affections similaires causées par un autre microbe.

En somme le streptocoque pyogène se caractérise par sa forme en chaînettes, par ses cultures, par le résultat de son inoculation. On pensait au début que le streptocoque de la fièvre puerpérale découvert par DOLÉRIS (1880), le streptocoque de l'érysipèle découvert par FEHLEISEN (1883) et le streptocoque des suppurations étaient des microbes différents. On sait aujourd'hui, surtout grâce aux travaux de WIDAL, qu'il s'agit d'un même microbe : cet auteur a montré qu'en faisant varier la virulence du streptocoque on produit chez le lapin soit l'érysipèle, soit des abcès : le streptocoque est pyogène à son minimum de virulence; plus virulent il produit l'érysipèle; à son maximum de virulence il peut produire la septicémie puerpérale et diverses autres septicémies. Mais d'autre part, il existe des streptocoques différents des précédents en ce qu'ils ne reproduisent pas l'érysipèle, inoculés dans l'oreille du lapin, ou ne sont pas pathogènes pour l'homme, par exemple, le streptocoque de MARMOREK isolé d'une angine par cet auteur, ou encore certains streptocoques provoquant chez les animaux domestiques quelques affections spéciales.

2° Étiologie. — L'érysipèle spontané n'existe pas. Il y a toujours une porte d'entrée, une érosion, si minime soit-elle, par laquelle se fait l'infection du tégument. Cette infection est due au streptocoque, qui peut être apporté du dehors, mais qui est aussi un hôte habituel de la bouche et du pharynx, où il peut acquérir dans certaines conditions une virulence insolite.

L'érysipèle se montre surtout à la face, où il débute par l'angle de l'œil, l'oreille, ou au voisinage des narines; mais on le voit aussi siéger sur les membres qu'il envahit à la faveur d'une solution de continuité des téguments (ulcères variqueux, traumatisme, opération chirurgicale).

3° Symptômes. — L'érysipèle de la face a une *incubation* de trois à sept jours.

a. *Période d'invasion*. — La période d'invasion qui dure à peine quelques heures est marquée par un frisson, par une élévation rapide de la température aux environs de 40°, par des vomissements surtout fréquents dans les érysipèles étendus, comme l'érysipèle chirurgical. — Chomel a indiqué comme un bon signe précurseur l'engorgement et l'endolorissement précoces des ganglions lymphatiques tributaires de la surface cutanée où l'érysipèle va faire son apparition.

b. *Plaque érysipélateuse*. — La plaque érysipélateuse débute par une simple rougeur, douloureuse à la pression : la rougeur n'est pas toujours uniforme, mais parsemée de petits points à teinte violacée, ou encore de vésicules, de bulles ou d'ecchymoses.

La plaque est surélevée, saillante, et au lieu de se continuer insensiblement avec la peau saine, se termine brusquement sur tout son pourtour par un *bourrelet* bien visible et sensible au toucher. — Tous les départements de la face ne sont pas également atteints par l'érysipèle : le menton est ordinairement indemne ; par contre le nez, les paupières, l'angle de l'œil, sont facilement atteints et très œdématiés. L'érysipèle du cuir chevelu s'accompagne d'un œdème considérable au point d'amener souvent une déformation passagère de la tête.

La chute des cheveux et de la barbe n'est ordinairement que temporaire. — Au moment de sa disparition, la plaque laisse après elle des squames furfuracées.

c. *État général* — L'érysipèle s'accompagne toujours d'une brusque élévation de température, après quoi la fièvre peut évoluer suivant trois types différents : ou bien elle tombe dès le second jour progressivement, en lysis ; — ou bien la défervescence brusque ou graduelle est précédée d'une période d'état durant de six à onze jours pendant laquelle la température se

maintient à 39° ou 40° ; — ou bien enfin le thermomètre accuse
de grandes oscillations pendant six à dix jours. — C'est le

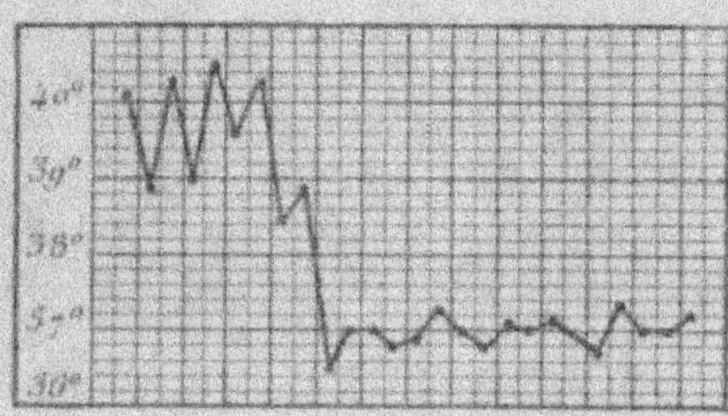

Fig. 72.
Érysipèle terminé par la guérison
(Femme de 20 ans.)

second de ces types qui serait le plus fréquent, mais il se
transforme dans le troisième par suite de l'emploi des antipyrétiques.

Les modifications du pouls sont ordinairement parallèles à

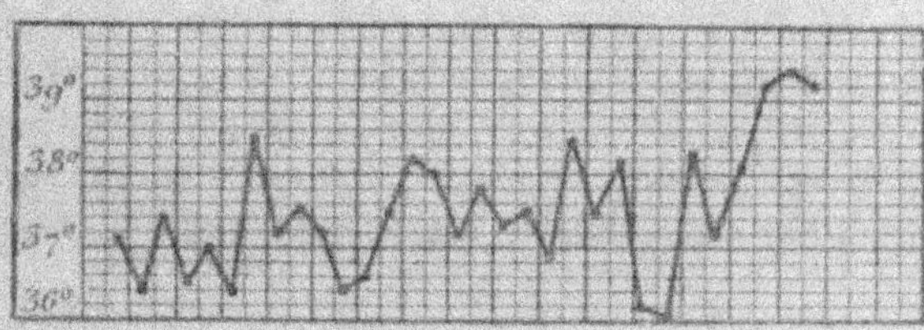

Fig. 73.
Érysipèle. — Mort par septicémie.
(Homme de 68 ans.)

celles de la température. Les phénomènes nerveux, l'agitation
vont parfois jusqu'au délire. On observe souvent une albuminurie transitoire qui ne survit guère à la période fébrile. Achalme
et Widal ont trouvé le streptocoque dans l'urine.

Les modifications du sang consistent dans l'augmentation des
globules blancs (*leucocytose*), particulièrement des polynucléaires.
Le degré de la leucocytose et surtout de la *polynucléose* serait,

d'après CHANTEMESSE, en rapport étroit avec la gravité de la maladie.

4° Variétés. — Les principales sont l'érysipèle à répétition et l'érysipèle interne ; on a décrit aussi un érysipèle serpigineux, un érysipèle ambulant, etc.

a. *Érysipèle à répétition*. — On connaît un érysipèle cataménial, lié aux périodes menstruelles par un rapport assez mal défini.

D'autres érysipèles à répétition se montrent surtout au pourtour des narines et vers l'angle interne de l'œil : dans tous ces cas, la réaction générale de l'organisme est d'autant plus effacée que les répétitions sont plus fréquentes. On les explique soit par une série de réinfections successives, soit par le réveil de la virulence des streptocoques siégeant dans le tissu adénoïde du pharynx nasal et sortant par les fosses nasales ou les points lacrymaux (LAVRAND).

b. *Érysipèle interne*. — Il peut envahir les fosses nasales, le pharynx, le larynx où il constitue une variété d'œdème de la glotte (MASSEI). L'érysipèle pulmonaire rappelle la pneumonie franche par ses allures cliniques (ROGER). GUBLER a décrit une angine érysipélateuse, en faisant remarquer que beaucoup d'érysipèles débutent par une angine. On a encore mentionné l'érysipèle gastro-intestinal à début bucco-pharyngé.

5° Complications. — Les complications de l'érysipèle se distinguent en locales et générales :

Les *complications locales* sont représentées par la suppuration et la gangrène.

Les principales *complications générales* sont la septicémie streptococcique où on retrouve le microbe dans le sang, la broncho-pneumonie, l'endocardite presque toujours accompagnée de lésions du myocarde (endomyocardite de JACCOUD) et l'ictère. Notons à ce propos la gravité de l'érysipèle chez les hépatiques. Les complications nerveuses sont représentées par un délire dans lequel l'hyperthermie, l'intoxication de l'organisme et l'alcoolisme jouent chacun leur rôle, et par des accidents méningés plus rares. — Ces accidents nerveux sont surtout fréquents dans l'érysipèle de la face et du cuir chevelu.

La *cécité* qui complique parfois l'érysipèle est le résultat d'une névrite optique, ordinairement consécutive à une inflammation du tissu cellulaire de l'orbite et alors très précoce ; dans d'autres cas la névrite survient en dehors de toute inflammation orbitaire, au bout d'une quinzaine de jours seulement. Cette redoutable complication est rare, mais pas cependant exceptionnelle puisque sur 220 cas de névrite optique, 14 fois celle-ci était consécutive à un érysipèle (UHTHOFF).

6° Évolution et pronostic. — La durée de l'érysipèle est de six à dix jours, mais il y a des érysipèles prolongés. Sa gravité est fort variable, en raison de son étendue, de l'intensité des phénomènes cérébraux, de l'état général antérieur du malade (érysipèle des vieillards, des débilités, des alcooliques, des surmenés). La formation d'abcès multiples est quelquefois d'un pronostic favorable.

Parfois, on a vu un érysipèle survenant chez un cancéreux amener une régression momentanée de la tumeur ou même sa guérison définitive ; ces constatations ont été le point de départ de quelques essais thérapeutiques : FEHLEISEN, LASSAR ont inoculé des cultures de streptocoques à des malades atteints de cancer inopérable ; sur 90 cas, cette méthode n'a donné que deux succès fort discutables.

7° Diagnostic. — L'érysipèle est caractérisé par son début bruyant, par l'intensité des symptômes généraux, par le *bourrelet* qui limite la plaque. Ces caractères empêchent de le confondre avec les lésions cutanées se traduisant par la rougeur et la tuméfaction, avec les érythèmes (le coup de soleil notamment), les furoncles, l'urticaire, le charbon et enfin l'eczéma reconnaissable à ses petites vésicules.

8° Anatomie pathologique [1]. — L'érysipèle est une dermite infectieuse qui débute par les papilles du derme pour

---

[1] RENAUT. *Anat. path. de l'érysipèle et des œdèmes de la peau.* Thèse de Paris, 1872.

s'étendre d'une part vers le corps muqueux de Malpighi, d'autre part vers les couches profondes de la peau. Il est caractérisé par la dilatation des vaisseaux sanguins et lymphatiques, par une abondante exsudation de sérosité, par une active *diapédèse* aboutissant à la formation de manchons de leucocytes autour des vaisseaux sanguins. Exsudation et diapédèse sont elles-mêmes le résultat de l'intense vasodilatation due à l'effet des toxines du streptocoque sur le système nerveux vasomoteur ; la diapédèse est aussi due au pouvoir chimiotaxique de la toxine qui attire les globules blancs dans les espaces du tissu conjonctif.

Le streptocoque ne se retrouve pas au centre de la plaque, mais surtout dans le bourrelet et en dehors de lui dans les points que l'érysipèle va envahir.

9° Traitement. — Le traitement local consiste en pulvérisations de sublimé à 1/1000, en applications de compresses imbibées d'une solution antiseptique. Les poudres inertes telles que le talc ou l'amidon ont l'inconvénient de favoriser la dissémination du streptocoque autour du malade, au moment de la desquamation. On lutte contre l'infection générale par les toniques, par l'alcool. Récemment Roger, Marmorek, ont institué une sérothérapie de l'érysipèle et des infections à streptocoques. On obtient le sérum antistreptococcique en immunisant progressivement le cheval par l'injection de cultures virulentes, précédée ou non de l'injection de produits solubles. Malheureusement, d'après J. Courmont, ce sérum ne paraît conférer l'immunité que contre l'échantillon du streptocoque qui a servi à le préparer, ce qui limiterait singulièrement son application et lui enlèverait toute valeur pratique.

ARTICLE II

RHUMATISME ARTICULAIRE AIGU

On désigne sous ce nom une inflammation aiguë spécifique des articulations, susceptible d'intéresser secondairement différents organes.

1° Étiologie et pathogénie. — Le rhumatisme articulaire aigu est plus fréquent chez les hommes que chez les femmes ; il frappe surtout les travailleurs exposés aux intempéries. Le traumatisme, le surmenage musculaire, le froid, surtout l'exposition prolongée au froid humide, favorisent son apparition. L'affection récidive fréquemment après une première atteinte. La plupart du temps le rhumatisme ne survient que chez des sujets prédisposés ; l'hérédité joue ici un très grand rôle et on voit la diathèse rhumatismale se transmettre à plusieurs membres d'une même famille.

Le rhumatisme articulaire aigu, bien que l'accord ne soit pas fait au sujet de son microbe pathogène, a toutes les allures d'une maladie infectieuse. La fièvre, l'angine, l'albuminurie assez fréquente, les éruptions, la leucocytose, les phlébites, les localisations sur les séreuses, l'efficacité du salicylate de soude, médicament antiseptique, viennent à l'appui de cette hypothèse.

2° Bactériologie. — En examinant l'épanchement du rhumatisme articulaire aigu recueilli sur le vivant, on le trouve ordinairement stérile. Le sang l'est également. Il n'est pas impossible que les phénomènes articulaires soient dus simplement à l'action des produits toxiques de bactéries existant en un point quelconque de l'organisme, par exemple dans la gorge. Cependant on signale un certain nombre de résultats positifs. Babes a vu de nombreux microcoques dans les cartilages articulaires du genou, Wilson (1886) a également trouvé des microcoques dans l'exsudat péricardique d'un rhumatisant. Petrone a retrouvé les monades vues par Klebs dans les végétations de l'endocarde. Mantle (1887) a vu soit dans le sang, soit dans les articulations, des microbes arrondis et des bacilles courts et trapus. Luccatello a trouvé un bacille spécial ; Achalme (1897), un bacille mobile ne prenant pas le Gram, bien coloré par le bleu de Lœffler, qui n'était pathogène ni pour le lapin, ni pour le cobaye ; Thiroloix a décrit tout récemment un bacille analogue.

Tels sont les bacilles spéciaux qu'on a décrits dans le rhumatisme. On a aussi mis en évidence des microbes déjà connus ;

le staphylocoque doré (GUTTMAN, 1886), le streptocoque (BIRSCH-Hirschfeld), le staphylocoque (TRIBOULET, BOUCHARD et CHARRIN, SALIN); ce dernier microbe a été trouvé par CARRIÈRE dans les centres nerveux dans un cas de rhumatisme cérébral.

En somme il n'y a jusqu'ici que des faits épars et des résultats disparates, touchant la bactériologie du rhumatisme articulaire aigu.

3° Anatomie pathologique. — Les *lésions articulaires* consistent dans une congestion diffuse de la synoviale et des tissus périarticulaires ; la synoviale est distendue par un liquide limpide, citrin, légèrement fibrineux. Les cellules cartilagineuses sont en voie de prolifération (CORNIL et RANVIER) ; on en trouve plusieurs dans la même capsule.

Les *altérations du sang* consistent dans l'augmentation de la fibrine et dans la diminution des globules rouges qui peut atteindre un haut degré dans les cas de rhumatisme prolongé.

Enfin un ou plusieurs *viscères* (cœur, plèvre, péricarde) peuvent présenter les lésions de l'endocardite, de la pleurésie, de la péricardite, etc. Le rhumatisme cérébral ne s'accompagne que de congestion diffuse de l'encéphale.

4° Symptômes. — Les manifestations sont surtout articulaires ; souvent aussi elles sont viscérales.

A. MANIFESTATIONS ARTICULAIRES. — Le rhumatisme articulaire aigu débute par la fièvre et les *douleurs articulaires* ; souvent il y a en même temps une angine érythémateuse.

Les chevilles et les genoux sont les premières articulations atteintes ; d'autres articulations se prennent à leur tour et cette extension coïncide souvent avec une diminution de la douleur dans les premières. Les articulations intéressées sont augmentées de volume; la synoviale est distendue et au genou il est facile d'obtenir le choc rotulien. A leur niveau la peau est marbrée de taches rouges ou présente même une rougeur diffuse sur le trajet des gaines tendineuses. L'articulation est le siège de douleurs spontanées, considérablement augmentées par une pression même légère et par le moindre mouvement. Lorsque le rhumatisme est généralisé et atteint les petites jointures des mains et des pieds, l'articulation temporo-maxillaire, ou la colonne vertébrale, tout mouvement devient impossible ou réveille

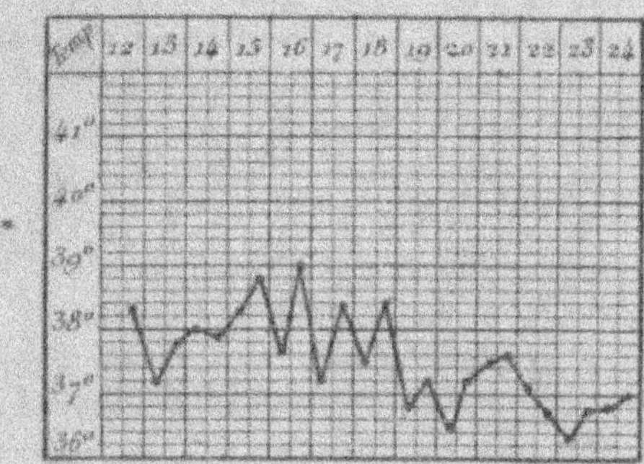

Fig. 74.
Rhumatisme articulaire subaigu.
(Femme de 46 ans.)

de vives souffrances. Les muscles eux-mêmes deviennent douloureux à la pression.

En même temps la *température* se maintient au voisinage de 39° avec de faibles oscillations, le pouls est accéléré, le malade est trempé de *sueurs abondantes*, les urines sont foncées et chargées en urate ; enfin si la maladie se prolonge, la face présente une pâleur anémique. L'*anémie* est en effet la règle dans un rhumatisme aigu tant soit peu prolongé et elle est habituellement très prononcée.

B. MANIFESTATIONS ABARTICULAIRES. — L'attaque de rhumatisme peut rester localisée aux articulations ; mais souvent, et c'est le cas surtout pour les rhumatismes graves, polyarticulaires, prolongés, elle se porte sur d'autres organes : le cœur, la plèvre les centres nerveux, etc. On voit même, exceptionnellement, la maladie débuter par ces localisations abarticulaires, et son diagnostic exact ne peut être confirmé que lorsque les jointures se prennent à leur tour. Quoi qu'il en soit, les manifestations viscérales diverses constituent des complications très fréquentes du rhumatisme articulaire ; la plupart d'entre elles sont d'ailleurs décrites avec les maladies de chaque organe.

a. *Rhumatisme du cœur.* — Le rhumatisme du cœur frappe surtout l'endocarde (BOUILLAUD). Cette complication s'observe de préférence dans les rhumatismes sévères, polyarticulaires, à évolution prolongée ; elle s'annonce par une reprise de la température, par de la douleur dans la région précordiale, de l'angoisse, des palpitations et de l'accélération du pouls. Mais son début est souvent insidieux, aussi est-il prudent d'ausculter chaque jour le cœur des rhumatisants. A l'auscultation l'endocardite aiguë, qui atteint avec prédilection la valvule mitrale, se traduit d'abord par un assourdissement du premier bruit, puis par un souffle au premier temps (voy. p. 277). Cette endocardite peut rétrocéder, mais souvent laisse après elle une endocardite chronique qui entraînera la mort au bout de plusieurs années ; le rhumatisme articulaire est en effet la principale cause des affections valvulaires du cœur. Elle peut aussi se compliquer *d'embolies artérielles*.

b. *Péricardite.* — La péricardite (voy. p. 356), avec ou sans endocardite concomitante, se traduit par des frottements (*péricardite sèche*), puis par l'assourdissement des bruits du cœur et l'augmentation de la matité précordiale (*péricardite avec épanchement*) ; la mort peut survenir à cette période ; d'autres fois l'affection laisse des adhérences péricardiques étendues (*symphyse cardiaque*).

c. *Artérite aiguë.* — L'artérite aiguë est une complication très rare, on l'a même niée. La douleur le long des artères intéressées, l'affaiblissement des pulsations, le refroidissement du membre correspondant en constituent les principaux symptômes ; il ne faut pas confondre cette artérite aiguë avec l'obstruction soudaine de l'artère par une embolie qui est une complication assez fréquente de l'endocardite rhumatismale.

d. *Pleurésies.* — La pleurésie rhumatismale a tous les symptômes d'une pleurésie aiguë quelconque : élévation de la température, point de côté, toux et dyspnée. L'auscultation ne fait d'abord entendre que des frottements, puis on a tous les signes physiques d'un épanchement pleurétique, qui se résorbe d'ailleurs spontanément dans la plupart des cas. Le liquide renferme des leucocytes polynucléaires en grande quantité[1]. Tantôt cette pleurésie est due à des lésions pulmonaires sous-jacentes, tantôt la plèvre est frappée au même titre que les séreuses articulaires ou cardiaques.

e. *Congestion pulmonaire*. — La congestion pulmonaire aiguë, encore désignée sous le nom de fluxion de poitrine ou de pneumonie rhumatismale, s'annonce aussi par un point de côté et de la toux et par une pluie de râles fins ; le souffle tubaire et les signes d'hépatisation sont exceptionnels.

f. *Angine*. — L'angine aiguë accompagne ou précède souvent le rhumatisme articulaire. Une albuminurie passagère, la congestion du foie, la diarrhée sont des manifestations moins fréquentes.

g. *Éruptions cutanées*. — Les œdèmes, l'érythème noueux ou polymorphe, le purpura (péliose rhumatismale) et les *Sudamina* sont les principales manifestations cutanées du rhumatisme.

h. *Rhumatisme cérébral*. — C'est une des complications les plus redoutables du rhumatisme. Son maximum de fréquence est du 5e au 20e jour (OLLIVIER et RANVIER) ; elle est surtout à redouter dans les rhumatismes *sévères*, *généralisés*, avec fièvre intense, accélération du pouls et transpirations abondantes. Le surmenage cérébral, l'alcoolisme et la prédisposition névropathique héréditaire en sont des facteurs étiologiques importants. La céphalalgie, l'agitation, le délire, l'abattement ou l'insomnie sont souvent des symptômes précurseurs. Le rhumatisme cérébral revêt plusieurs formes qu'on peut classer suivant leur intensité. La forme suraiguë aboutit à la mort en quelques heures, au milieu de symptômes cérébraux et avec une élévation progressive de la température ; elle affecte quelquefois des allures foudroyantes emportant alors le malade en un quart d'heure (TROUSSEAU) : on désigne ces cas sous le nom de forme apoplectique.

---

[1] DOPTER. Soc. de biologie, 11 janvier 1902

La forme aiguë, la plus commune, débute après quelques prodromes par une céphalalgie violente, une élévation considérable de la température, une agitation extrême. Le pouls, souvent irrégulier, bat à 120 ou 150 pulsations, le délire est bruyant ; il se produit parfois des phénomènes méningitiques (vomissements, dysphagie, contractures, raideur de la nuque, opisthotonos), des convulsions épileptiformes ou, s'il s'agit d'un enfant, des mouvements choréiques. A cette première phase d'excitation succède une période de dépression : le malade tombe peu à peu dans l'assoupissement et le coma. En même temps la température continue à s'élever ; elle dépasse 41°, et on l'a vue atteindre 42° et 43° Cette *hyperthermie* est la principale caractéristique du rhumatisme cérébral, au point qu'on la considère comme la cause des accidents ; en tout cas, c'est d'elle que dépend le pronostic. La mort survient dans le coma. L'autopsie ne montre qu'une congestion diffuse de l'encéphale et des méninges, avec quelques suffusions sanguines sous la pie-mère et une augmentation du liquide céphalo-rachidien qui prend une teinte louche. La substance cérébrale est seulement gris rosé ; on a noté cependant de l'œdème cérébral ou de l'hydrocéphalie aiguë. Lorsque les symptômes habituels se sont compliqués d'aphasie ou d'hémiplégie on trouve habituellement une embolie avec ramollissement cérébral consécutif, capable de l'expliquer.

Enfin on voit quelquefois apparaître au déclin de l'attaque de rhumatisme articulaire ou pendant sa convalescence des troubles cérébraux à évolution chronique : céphalalgie, abattement, idées tristes et dépression mélancolique susceptibles d'aboutir à l'aliénation mentale. Ces troubles mentaux surviennent ordinairement chez des sujets héréditairement prédisposés.

Le rhumatisme cérébral peut être confondu avec l'endocardite infectieuse, le delirium tremens, le délire d'une affection aiguë quelconque ; la constatation des lésions articulaires, ou la notion d'une poussée récente de rhumatisme aigu font en général le diagnostic qui ne peut rester en suspens que dans les cas exceptionnels où les manifestations articulaires ne sont qu'ébauchées ou encore absentes.

i. *Rhumatisme spinal* [1]. — Il se manifeste par une rachialgie intense avec élancements dans les membres inférieurs, par de la paraplégie et de la paralysie vésicale.

5° Évolution et pronostic. — Actuellement la thérapeutique permet de juguler le rhumatisme aigu dès son apparition, dans la plupart des cas ; mais, si on l'abandonne à lui-même, il est rare qu'il disparaisse spontanément au bout de quelques jours ; les fluxions articulaires s'éternisent et les complications viscérales surviennent dans le cours de la deuxième semaine.

Des craquements et des douleurs articulaires, de l'atrophie musculaire plus ou moins étendue au voisinage des jointures intéressées, un certain degré d'impotence fonctionnelle, une anémie intense en sont alors la conséquence.

La *mort* peut survenir par suite d'une péricardite, d'une embolie ou d'un accès de rhumatisme cérébral ; à longue échéance elle peut être causée par une ancienne localisation viscérale, notamment par une insuffisance valvulaire.

Après guérison le rhumatisant reste très exposé à des récidives.

A mesure que les poussées se répètent, leur résolution se fait de plus en plus mal ; des raideurs et déformations articulaires en sont la conséquence.

6° Diagnostic. — On ne confondra pas le rhumatisme aigu avec les arthrites infectieuses ou *pseudo-rhumatismes infectieux*. Diverses manifestations articulaires peuvent en effet simuler le rhumatisme articulaire aigu, elles se distinguent, soit par quelques-unes de leurs allures cliniques, soit par la notion de l'affection causale.

a. L'*arthrite blennorragique*, qui survient au cours d'une blennorragie ou à son déclin, n'est pas aussi généralisée que le rhumatisme articulaire aigu, et ne passe pas comme lui d'une articulation à l'autre. Très souvent elle est mono-articulaire, ne

[1] CHEVREAU. Thèse de Paris, 1887.

frappant que le genou, le coude ou le poignet ; elle affecte aussi une certaine prédilection pour les petites articulations de la main. Le mouvement fluxionnaire n'est pas aussi intense que dans le rhumatisme proprement dit, mais il est plus prolongé et souvent, cette arthrite aboutit à l'impotence, à l'atrophie musculaire localisée et à l'ankylose. Par contre les complications cardiaques et les complications viscérales en général, sont exceptionnelles : le terme d'arthrite blennorragique est donc plus rationnel que celui de rhumatisme blennorragique, qui semble indiquer une atteinte générale de tout l'organisme. L'examen bactériologique montre d'une façon tout à fait inconstante le gonocoque de Neisser dans l'épanchement articulaire.

b. La *diphtérie*, la *scarlatine*, l'*érysipèle*, la *pneumonie*, la *dysenterie* sont aussi susceptibles de s'accompagner d'arthrites multiples simulant le rhumatisme aigu. Des manifestations infectieuses telles que le *purpura*, l'*érythème*, *polymorphe* ou des septicémies mal connues se comportent quelquefois de même ; Sevestre et Gaston ont vu des arthrites à coli-bacille. Lorsque ces arthrites sont purulentes, il ne peut s'agir évidemment de rhumatisme articulaire aigu, et il est rationnel de les attribuer soit au microbe pathogène de l'infection causale, soit à ses produits solubles, soit encore à une infection secondaire, interprétations qui cadrent avec les constatations bactériologiques ; mais dans certains cas, notamment dans la scarlatine, leur symptomatologie rappelle tellement celle du rhumatisme aigu franc, qu'on s'est demandé si la maladie première ne produisait pas un simple *réveil* de la diathèse rhumatismale, hypothèse d'ailleurs soutenue autrefois par Peter. De même Chantemesse a montré que les arthrites de la pneumonie n'étaient pas toujours purulentes, qu'elles étaient quelquefois séreuses, sans microbes et tardives.

c. Le *rhumatisme tuberculeux articulaire* (A. Poncet[1]) est un pseudo-rhumatisme infectieux dû au bacille de Koch ou à ses

---

[1] A. Poncet, Académie de médecine, 23 juillet et 22 octobre 1901 ; 15 juillet 1902

toxines. Caractérisé par de l'arthralgie, par de la fluxion articulaire, par des exsudats ou par un épanchement, il consiste dans des lésions inflammatoires banales, et non dans des lésions tuberculeuses spécifiques telles que les cellules géantes ou les fongosités ; il représente donc une « tuberculose atténuée, relativement bénigne, exclusivement inflammatoire ». Pathogéniquement il est probablement à rapprocher des arthrites multiples qu'on a vues survenir après des injections de tuberculine. Assez souvent on le voit coexister avec des *manifestations abarticulaires* du côté des séreuses viscérales ou vasculaires.

7° Traitement. — Repos au lit ; enveloppement ouaté des articulations malades ; pas de vin, ni de boissons alcooliques ; diète lactée. Eau de Vichy ou bicarbonate de soude. Ausculter chaque jour les poumons et surtout le *cœur*.

Le médicament par excellence du rhumatisme articulaire est le *salicylate de soude* surtout dans les formes franchement fébriles et polyarticulaires ; dans les autres plus discrètes son succès est moins constant. Il faut le donner à la dose moyenne de 6 grammes, du moins pendant les premiers jours. Ce traitement doit être aussi précoce que possible afin de prévenir les localisations viscérales.

Parmi les autres composés salicylés l'*aspirine* (4 à 6 gr.) est particulièrement recommandable.

L'*antipyrine* (4 gr.) amène aussi la chute de la température et l'atténuation des douleurs ; de même le pyramidon, à dose trois fois moindre.

On se propose d'agir directement sur les jointures par les applications de pommade à la pilocarpine (0gr, 10 pour 30 grammes), d'essence de Wintergreen ou de salicylate de méthyle.

La plupart des complications du rhumatisme articulaire réclament aussi le traitement par le salicylate de soude. Cependant le rhumatisme cérébral est justiciable des bains froids ; l'endocardite ou la péricardite à leur début nécessitent la révulsion sur la région précordiale qu'on emploie concurremment avec le salicylate de soude. JACCOUD emploie en pareil cas les vomitifs (émétique ou ipéca) à dose nauséeuse.

ARTICLE III

GRIPPE

La grippe est une maladie infectieuse, à la fois épidémique et endémique. Elle fut appelée *influenza* en Italie pendant l'épidémie de 1722. Connue dès le XII° siècle, elle ne fut isolée qu'au XVIII°. La description de SYDENHAM (1676) est des plus remarquables. Dans la suite chaque invasion donne lieu à de nouvelles études : LAENNEC, STOLL, GRAVES publient des travaux importants. La grande épidémie de 1889-90 provoque les recherches de PROUST, KELSCH, TEISSIER et ROUX en France, de PFEIFFER et de LEYDEN à l'étranger.

1° Symptomatologie. — L'incubation très courte (1 à 2 jours) aboutit rapidement à des phénomènes prodromiques constitués surtout par des malaises généraux. Les courbatures, les frissons, la fièvre, les nausées, les vertiges, s'accompagnent bientôt de ces douleurs si particulières à la grippe : céphalalgie sus-orbitaire, souffrances musculaires dans la nuque, rachialgie, arthralgies, le tout avec cette sensation de brisure des membres qui donne aux malades l'impression d'avoir été roués de coups.

Le *catarrhe des muqueuses* indique l'apparition de la *période d'état* ; coryza, angine, larmoiement, laryngite et bronchite, embarras gastrique avec ou sans diarrhée, telles en sont les manifestations. Les douleurs et les phénomènes généraux s'accentuent. Le *facies* dénote un état de prostration profonde : il est plombé, les traits sont tirés. Son aspect est tellement caractéristique que SAUVAGE de Montpellier donna son nom à la maladie d'après ces symptômes : *facies grippé*.

La *température* est ordinairement assez élevée, mais elle est irrégulière. Elle s'élève rapidement, aboutit à 39 ou 40°, parfois 41°, puis présente un abaissement ; elle se relève vers le troisième

jour, donnant à cette première partie de la courbe la forme d'un
V (TEISSIER). Du quatrième au sixième jour la courbe s'abaisse.
Elle se maintient vers 38° pendant quelques jours encore. — Le
cœur est le plus souvent intact ; chez certains sujets, des palpitations, de l'arythmie, de l'embryocardie même avec lipothymies
et syncopes indiquent une lésion de cet organe. Le *pouls*, ordinairement assez rapide pendant la période fébrile, peut devenir
petit, intermittent si le myocarde est altéré, ou bien chez les
vieillards, ou chez les sujets ayant le cœur déjà malade.

Les *urines*, foncées, chargées en urates, contiennent rarement
de l'albumine.

On rencontre quelquefois des érythèmes cutanés pouvant, par
leur aspect scarlatiniforme ou morbiliforme, donner lieu à des
erreurs de diagnostic.

La *durée* habituelle de la maladie oscille entre deux jours et
une semaine. Mais une localisation profonde sur un organe, des
complications, des poussées nouvelles peuvent prolonger la période fébrile, ou donner lieu à une convalescence traînante dans
laquelle le retour complet à la santé n'a lieu qu'après quelques
semaines ou quelques mois. La mort qui survient rarement est
toujours la conséquence, soit d'un état pathologique antérieur
que la grippe aggrave, soit d'une complication.

2° **Formes cliniques et complications**. — Les épidémies et
les prédispositions individuelles font prédominer dans la grippe
certains symptômes qui peuvent donner lieu à trois formes principales : thoracique, gastro-intestinale et nerveuse.

A. FORME THORACIQUE. — C'est la plus fréquente ; elle correspond aux localisations de l'agent infectieux sur l'appareil pleuro-
pulmonaire. La laryngite se propage à l'arbre bronchique. Les
phénomènes généraux s'aggravent, la fièvre augmente, les douleurs sont plus intenses. La toux très pénible s'accompagne
rapidement d'un catarrhe purulent.

La *forme broncho-pneumonique*, beaucoup plus grave, est caractérisée par la présence de petits foyers disséminés, bilatéraux.
L'albuminurie, l'ictère, l'hypertrophie de la rate s'y rencontrent.

La mort survient assez souvent et le passage à la chronicité a été signalé.

La *pneumonie grippale* existerait d'après Netter dans un cas sur vingt. Pour Teissier il ne s'agit pas d'une pneumonie vraie, mais d'une broncho-pneumonie pseudo-lobaire bilatérale. La défervescence est lente et la mort fréquente.

La *congestion pulmonaire*, avec ou sans hémoptysies, survient

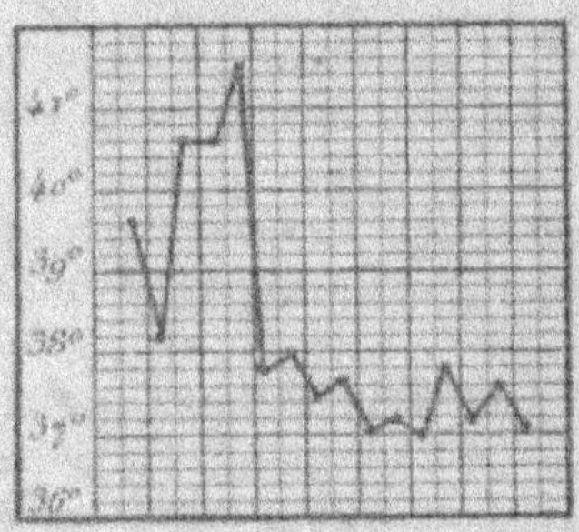

Fig. 75.
Pneumonie grippale.
(Homme de 19 ans.)

brusquement avec une dyspnée intense et peut avoir en quelques jours une issue fatale.

Les *formes pseudophymiques* [1] (Graves, Teissier) peuvent simuler la tuberculose pulmonaire. Il s'agit soit d'une broncho-pneumonie prédominante au sommet, soit d'une poussée congestive du sommet, soit d'une stimulation de la phtisie accrue par cette dernière lésion. La purulence précoce des crachats serait pour Teissier un bon élément de diagnostic. La tuberculose véritable succède assez fréquemment aux accidents pulmonaires de la grippe.

Les *formes pleurales* [1] peuvent donner des épanchements ou séreux, ou hémorragiques, ou purulents. Mais il s'agit souvent de pleurésies métapneumoniques.

[1] Collet et Chatin, *Lyon méd.*, 1894; Egger, Thèse de Lyon, 1894.

B. FORME GASTRO-INTESTINALE ET SES COMPLICATIONS. — Ces types cliniques sont assez rares et d'un diagnostic difficile, seul leur développement pendant une épidémie fait souvent songer à leur origine grippale.

Ou bien la grippe débute avec son mode habituel, les vomissements et la diarrhée devenant dans la suite le phénomène prédominant ; ou bien ce sont les accidents gastriques et intestinaux qui ouvrent la scène. Dans ce cas ils simulent ceux de la fièvre typhoïde ou du choléra.

Les *complications* qui leur succèdent atteignent parfois le péritoine, la forme suppurée étant rare et le péritonisme plus fréquent. D'autres fois les stomatites, la périostite alvéolo-dentaire se développent.

C. FORME NERVEUSE ET SES COMPLICATIONS. — L'intensité de la céphalalgie, les vertiges, la dépression physique et morale, le délire, les phénomènes comateux sont les accidents les moins graves que puisse présenter cette forme clinique. De véritables complications peuvent intéresser l'encéphale et ses enveloppes, la moelle, les nerfs périphériques.

a. *Encéphale.* — La *pseudo-méningite*, dont les phénomènes ont été groupés sous le nom de *méningisme*, débute brusquement avec frissons, céphalée intense, vomissements. Plus tard la constipation, le délire, les convulsions, le coma, les syncopes, les phénomènes vaso-moteurs, font poser le diagnostic de méningite vraie. Toutefois la guérison est la règle. Les formes atténuées incomplètes sont les plus fréquentes.

La *méningite cérébro-spinale suppurée* épidémique avec son évolution rapide, sa terminaison fatale constante, est toujours due à une infection secondaire.

b. *Moelle épinière.* — D'après TEISSIER, les toxines microbiennes agissant sur l'axe cérébro-spinal expliqueraient la rachialgie et quelques douleurs périphériques si accusées dans la grippe. Une atteinte plus grave peut donner lieu à une poliomyélite, à une paralysie ascendante (FERROL), tardivement à de la sclérose

---

[1] MANGENOT, Thèse de Lyon, 1893.

en plaques, et à des atrophies musculaires myélopathiques (TEISSIER).

c. *Névrites périphériques*. — Les polynévrites périphériques, signalées par TEISSIER, ont pour conséquence soit des troubles trophiques, soit des troubles sensitifs, sensoriels ou moteurs. Les *névrites sympathiques* expliqueraient certains accidents cardiaques ou pulmonaires.

D. AUTRES COMPLICATIONS. — Les plus fréquentes sont les otites suppurées ou non, souvent compliquées de mastoïdite ; puis viennent les kératites, les conjonctivites purulentes. L'herpès labial n'est pas rare.

3° **Étiologie et pathogénie**. — L'étude de la grippe endémique ne présente aucun intérêt ; nous insisterons spécialement sur l'épidémiologie de cette affection. Très contagieuse, elle atteint de préférence les débilités, les cachectiques, les sujets ayant une tare antérieure. Toutefois les vieillards et les enfants y sont peu sujets.

Le froid humide, les changements brusques de température constituent une cause prédisposante remarquable. Les grandes dépressions barométriques (MARSAC), la quantité anormale d'ozone, l'état hygrométrique de l'atmosphère semblent favoriser le développement des grandes épidémies.

Depuis 1730 les grandes invasions de grippe se font de l'est à l'ouest et du nord au sud. Elle est endémique dans les grandes villes de Russie. Elle débute par les agglomérations, grands magasins, casernes, etc.

Très contagieuse, elle est transmissible directement ou par le mode indirect. La facilité des communications qui existe à l'heure actuelle explique la rapidité de sa dissémination. La contagion a surtout lieu pendant la période d'état et pendant la convalescence.

4° **Bactériologie**. — Différents agents ont été rencontrés chez les malades atteints de grippe. VAILLARD et VINCENT rencontrent un streptocoque, BRAUX, PACINI, un coccus lancéolé. Les décou-

vertes véritablement importantes sont dues à Pfeiffer (1982),
et à Teissier et Roux (1891-1892).

Pfeiffer a décrit un bacille fin, court, ou cocco-bacille, trouvé
dans les produits d'expectoration. D'abord extra-cellulaire il se
rencontre ensuite dans les éléments. Il est colorable par la
fuchsine de Ziehl étendue, ne prend pas le Gram, et pousse en
vingt-quatre heures sur la gélose sanglante (tube de gélose additionnée d'une goutte de sang), l'hémoglobine paraissant nécessaire à son développement. Il est pathogène seulement chez le
singe. On ne le retrouverait pas en dehors de la grippe, alors que
d'autres auteurs le considèrent au contraire comme un microbe
vulgaire du poumon.

Teissier et Roux ont découvert dans le sang des malades un
diplocoque lancéolé, ayant une forme strepto-bacillaire dans
ce milieu et diplobacillaire dans l'urine. Il reproduit chez
l'animal une pyrexie avec courbe analogue à celle de la grippe
humaine. La spécificité de ces microbes est très contestée.

5° Anatomie pathologique. — Les inflammations des muqueuses et les poussées congestives et viscérales sont les seules
lésions que l'on rencontre dans la grippe simple. Comme cette
affection n'est mortelle que par ses complications, il faudrait
décrire une à une les lésions correspondant aux formes signalées plus haut. Nous ne le pouvons dans un cadre aussi restreint ;
du reste elles ne présentent pas de particularités qui les séparent
nettement des altérations que ces affections présentent en dehors
de la grippe.

6° Pronostic. — Il est très variable suivant la forme, suivant
la complication. L'état antérieur du sujet commande souvent
l'évolution de cette pyrexie ; ordinairement bénigne dans la
plupart des cas chez l'adulte jusque-là bien portant, la grippe
est souvent fatale aux vieillards, aux débilités, aux cardiaques.

7° Diagnostic. — Au début on peut confondre la grippe avec
toutes les fièvres éruptives. Le catarrhe peut faire songer à la
rougeole, la rachialgie à la variole, les éruptions à la scarlatine.

Bientôt les signes différentiels s'établissent. Les formes cliniques spéciales peuvent en imposer pour toutes les affections dont elles simulent l'évolution. La pneumonie, la broncho-pneumonie, la tuberculose sont difficiles à différencier des affections analogues chez un grippé.

L'épidémicité, les allures peu franches de ces complications, l'évolution plus bénigne sont des éléments de diagnostic.

La méningite véritable est simulée facilement par le méningisme grippal ; le choléra et la fièvre typhoïde peuvent l'être par les accidents intestinaux de cette maladie.

Par abus de langage, on donne souvent le nom de grippe à des rhumes ou catarrhes saisonniers qui ne méritent certainement pas ce nom.

8° Traitement. — Il est des plus simples. Les précautions prophylactiques destinées à empêcher la contagion s'adressent d'abord au sujet atteint, à ses effets, à ses appartements. Il faut isoler les grippés et désinfecter les objets ayant eu contact avec eux.

Dans les formes bénignes, l'antipyrine (2 gr.) surtout associée à la quinine (0,50 à 1 gr.), aura raison des phénomènes douloureux et généraux. Le thé, l'alcool, les tisanes sudorifiques, le repos au lit, sont à conseiller.

L'hydrothérapie et les toniques achèvent la convalescence.

Chaque complication comporte un traitement particulier.

ARTICLE IV

OREILLONS

On désigne sous ce nom une maladie générale infectieuse et contagieuse caractérisée surtout par le gonflement des *parotides*.

1° Étiologie. — La plus grande fréquence des oreillons est entre cinq et vingt ans ; ils se montrent souvent chez les *soldats* et le surmenage joue un rôle incontestable dans leur apparition.

La principale cause est la *contagion*; elle est surtout directe et s'opère pendant la longue période de l'incubation et les quarante-huit premières heures de la maladie. On a prétendu que les oreillons pouvaient exister à l'état endémique, par exemple dans les ports de mer, mais dans ces cas il s'agit plutôt d'une série d'importations nouvelles. La récidive s'observe dans 6 p. 100 des cas d'après CATRIN.

2° Symptomatologie. — L'*incubation* dure quinze jours à trois semaines en moyenne.

Les *prodromes* consistent chez les enfants, en céphalée, élévation de la température, convulsions, douleurs atroces dans l'oreille (COMBY). Ils font rapidement place à la tuméfaction douloureuse des parotides.

La *douleur*, localisée en arrière de l'angle de la mâchoire, s'irradie vers la région tempororo-maxillaire, la mastoïde, les oreilles, le cou. Elle est exagérée par les mouvements de la mâchoire, par la parole, par la déglutition.

La *tuméfaction* débute au niveau de la parotide, puis se propage en arrière et soulève le lobule de l'oreille. Unilatérale au début, elle ne tarde pas à envahir le côté opposé où elle est à son maximum alors que le côté primitivement atteint commence à diminuer de volume; il est, en effet, exceptionnel que les oreillons évoluent des deux côtés avec un parallélisme absolu. Cette tuméfaction bilatérale qui élargit le cou et soulève les oreilles donne à la tête, dans les cas prononcés, une forme en poire tout à fait caractéristique ; elle est douloureuse à la pression exercée en arrière de la branche montante du maxillaire, au-dessous du lobule de l'oreille ; elle ne s'accompagne pas de fluctuation, et disparaît d'ordinaire une semaine après le début, laissant souvent un peu d'induration.

La fluxion ne se borne pas toujours à la parotide, mais peut envahir aussi les glandes sous-maxillaires et sublinguales ; elle peut même débuter par les sous-maxillaires.

La *stomatite* qui accompagne quelquefois les oreillons se caractérise par la sécheresse et la rougeur de la muqueuse buccale qui va parfois jusqu'à la desquamation. La réaction de la salive devient acide. Le canal de Sténon est gonflé, dur, douloureux, et son orifice fait saillie derrière la grosse molaire supérieure. Parfois le pharynx participe à cette inflammation de la cavité buccale (*angine ourlienne*).

La *température* s'élève rapidement à 38°5, ou 39°,5. Les phénomènes généraux ordinairement bénins se bornent à quelques troubles nerveux ou gastro-intestinaux.

Chez les adolescents, chez les jeunes soldats, la fluxion ourlienne ne se borne pas aux parotides : les *testicules* sont pris à leur tour et avec une telle fréquence que cette localisation ne peut être considérée comme une complication ; bien plus dans certaines épidémies on a vu le gonflement du testicule exister chez certains sujets à l'exclusion du gonflement parotidien, et cela avec tous les phénomènes généraux caractéristiques des oreillons ; il est possible aussi que la fluxion parotidienne trop fugace ait passé inaperçue.

La fluxion gagne le testicule au moment où elle laisse la parotide, c'est-à-dire du septième au huitième jour. A ce moment la température s'élève de nouveau (*febris testicularis* de MORTON), le scrotum devient rouge ; la vaginale contient une petite quantité de liquide ; l'épididyme est peu atteint, le cordon est toujours intact ; seul le testicule est gros, gonflé en masse, douloureux à la pression ; cette douleur s'accompagne d'irradiations lombaires. Au bout de quatre à six jours, la température tombe de nouveau définitivement. Cette orchite ourlienne, heureusement unilatérale dans la plupart des cas, laisse souvent après elle de l'atrophie testiculaire totale ou partielle, avec perte du réflexe crémastérien (CATRIN) ; double, cette atrophie entraîne la stérilité.

D'autres épidémies sont remarquables par des localisations importantes sur la prostate ou l'urèthre (TÉDENAT).

La fluxion des glandes lacrymales, des mamelles ou du corps thyroïde est tout à fait exceptionnelle ; il existe une forme métrorrhagique.

3° Pronostic. Complications. — Les oreillons sont une

maladie généralement très bénigne. Dans bien des cas la fièvre est si peu élevée qu'elle n'est pas accusée par le malade, et le gonflement des parotides est tellement léger et fugace qu'il peut passer inaperçu : dans ces cas il faut le rechercher en essayant d'éveiller de la douleur par une pression localisée en arrière de la mâchoire, au-dessous du tragus.

Les complications, d'ailleurs exceptionnelles, sont locales ou générales.

a. *Complications locales.* — La suppuration et la gangrène de la parotide ou du testicule, l'engorgement ganglionnaire, sont probablement dus à des infections secondaires par des microbes venus de la bouche. L'œdème de la glotte a été observé.

b. *Complications générales.* — Le rhumatisme ourlien est un gonflement articulaire survenant après celui de la parotide : on trouve dans le liquide de l'hydarthrose les mêmes microbes que dans le sang. Les complications nerveuses, bien étudiées par LANNOIS et LEMOINE et par JOFFROY, consistent dans des symptômes de méningite, de la mydriase, des convulsions, du délire, des hallucinations ou du coma ; CHAUFFARD et BOIDIN les ont expliquées récemment par une réaction inflammatoire des méninges, et l'abondante lymphocytose du liquide céphalo-rachidien, révélée par la ponction lombaire, vient à l'appui de cette hypothèse[1]. L'aphasie, l'hémiplégie et l'hémianesthésie, la surdité peuvent en résulter. Il existe une monoplégie par névrite ourlienne qui évolue comme la névrite diphtérique. La paralysie du facial ou du voile du palais, des paralysies oculaires, de la névrite optique, ont été observées.

La néphrite, la pleurésie, l'endocardite ou la myocardite sont très rares.

4° Anatomie pathologique. — TROUSSEAU pensait que les lésions glandulaires se bornaient à la congestion. JACOB, dans un cas où la mort survint par œdème glottique, trouva la parotide infiltrée d'une sérosité verdâtre. Dans le testicule, l'inflammation est à la fois interstitielle et parenchymateuse (RECLUS

[1] DOPTER, *Gazette des Hôpitaux*, 2 août 1904.

et MALASSEZ). L'albumine et la fibrine du sang sont diminuées d'après QUINQUAUD. Les urines sont hypertoxiques.

5° Bactériologie. — CAPITAN et CHARRIN ont découvert dans la salive des cocci dont l'inoculation a été négative. BOUDAS a décrit un micro-organisme assez analogue. En 1883, BOUCHARD a mis en évidence des bâtonnets dans les urines albumineuses. LAVERAN et CATRIN ont retiré du sang et du testicule des cocci et des diplocoques récemment retrouvés par P. TEISSIER.

BEIX et MICHAELIS de Berlin (juin 1897) ont retiré du canal de Sténon par le cathétérisme un diplocoque intracellulaire assez semblable au gonocoque, mais beaucoup plus petit que lui, se cultivant bien en bouillon, et donnant sur l'agar de petites colonies transparentes : il prend en même temps la forme d'un streptocoque. Son inoculation aux animaux est restée négative.

En somme, les constatations bactériologiques ne manquent pas, mais l'inoculation aux animaux n'a jamais donné de résultat positif. Cliniquement TROUSSEAU et PETER comparaient les oreillons au rhumatisme, et G. de MUSSY à une fièvre éruptive. Il est probable que les agents infectieux remontent de la bouche où ils pullulent, dans la parotide par la voie du canal de Sténon ; on sait que c'est là le mécanisme de la plupart des infections glandulaires (CLAISSE et ALBARRAN).

6° Diagnostic. — La bilatéralité empêchera de confondre les oreillons avec les diverses parotidites et les adénophlegmons. Dans beaucoup de cas la fluxion testiculaire confirme le diagnostic, et souvent elle a permis de dépister des oreillons méconnus.

7° Traitement. — Il se borne dans les cas simples au repos et à l'antisepsie buccale (lavages avec une solution boriquée à 40/1000, salicylée à 5/1000 ou au chlorate de potasse à 4/120). On emploiera le salicylate de soude (4 grammes par jour) contre les douleurs articulaires, et la quinine contre la fièvre. En cas d'orchite, on appliquera sur le testicule une pommade à la pilo-

---

¹ DOPTER, *Gazette des Hôpitaux*, 2 août 1901.

carpine (0.05 centigr. pour 30 grammes) et le malade devra
porter un suspensoir. L'isolement des malades s'impose ; mais
la prophylaxie est rendue difficile par la longueur de la période
d'incubation et par le grand nombre de cas légers qui ne
viennent pas demander les soins du médecin.

ARTICLE V

FIÈVRE TYPHOÏDE

La fièvre typhoïde est une maladie aiguë caractérisée : *a*) cliniquement par une température élevée, un état général grave
avec prostration et stupeur (τῦφος, stupeur), divers symptômes
abdominaux et l'apparition de taches rosées lenticulaires sur la
peau du tronc ; *b*) anatomiquement par le gonflement et l'ulcération des follicules lymphatiques et des plaques de Peyer de
l'intestin grêle, par la tuméfaction des ganglions mésentériques
et de la rate.

D'abord confondue avec les autres fièvres graves, puis désignée sous le nom de fièvre putride ou fièvre muqueuse, elle fut
appelée *fièvre entéro-mésentérique* par SERRES et PETIT qui, en
1813, signalèrent pour la première fois ses lésions anatomiques.
Une étude plus approfondie des altérations intestinales fut
faite par LOUIS qui lui donna le nom de fièvre typhoïde et BRE-
TONNEAU qui lui donna celui de *dothiénentérie* (du grec δοθιήν,
bouton ; ἔντερον, *intestin*).

§ 1. — BACTÉRIOLOGIE

L'agent pathogène de la fièvre typhoïde est le bacille d'Eberth-
Gaffky découvert par EBERTH en 1880.

1° Morphologie, coloration. — Après coloration par le bleu
de Löffler, le bleu de Kühne ou la thionine, il se présente sous
la forme d'un bâtonnet long de 6 μ et environ trois fois moins

large, très légèrement renflé à ses extrémités et présentant en son milieu une surface décolorée. Il ne prend pas le Gram.

Le bacille d'Eberth, lorsqu'il est jeune, est homogène et court ; il s'allonge en vieillissant. Examiné au microscope dans une goutte suspendue, il se déplace incessamment ; cette *mobilité* est due à ses cils : ils sont au nombre de 10 ou 12, plus

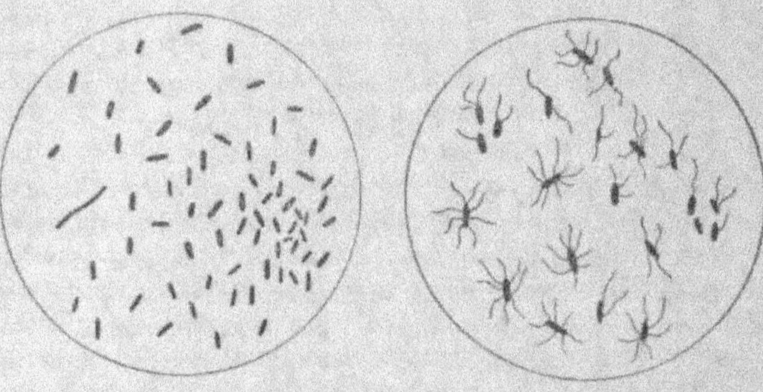

Fig. 76.
Bacille typhique.
Fig. 77.
Bacille typhique avec ses cils.

(Préparation et dessin de B. Lyonnet.)

touffus aux extrémités, et beaucoup plus nombreux que ceux du colibacille (voy. fig. 77).

2° Cultures, agglutination. — Ensemencé sur la *gélatine*, il donne des colonies formant de petites surélévations à bords dentelés et découpés, qu'on a comparées à des îlots de glace ; à la longue, leur aspect rappelle celui de la masse intestinale (CHANTEMESSE et WIDAL) ; elles sont volumineuses, transparentes, à reflets bleuâtres, poussent peu dans la profondeur et ne liquéfient pas la gélatine. Cultivé dans le *bouillon*, le bacille d'Eberth trouble ce liquide, et au bout de quarante-huit heures tombe au fond du vase où il forme un dépôt pulvérulent blanchâtre. Sur *pomme de terre* il donne à jour frisant un léger vernis qui doit être cherché avec soin, tandis que le colibacille y pousse rapidement en formant des colonies dont l'aspect rappelle celui de la

qui vivent dans le pharynx, dans la bouche, dans les bronches, dans l'intestin et à la surface de la peau, tels que les staphylocoques, les streptocoques, le coli-bacille, etc., acquièrent une virulence inaccoutumée : c'est l'origine des *infections secondaires*, cause des bronchopneumonies, des ulcérations pharyngées, des eschares fessières, des phlébites, des angiocholites, de certaines suppurations, etc. ; toutefois plusieurs de ces complications sont susceptibles d'être causées par le bacille d'Eberth.

§ 3. — SYMPTÔMES

Nous diviserons l'évolution clinique de la fièvre typhoïde en

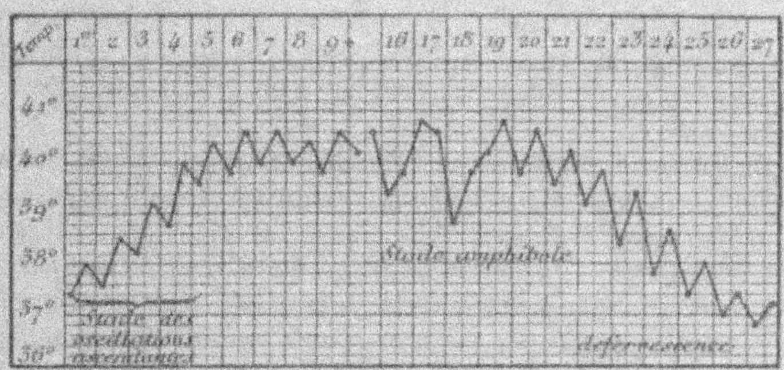

Fig. 78.

Marche de la température dans la fièvre typhoïde.

quatre périodes : le début, la période d'état, la période de déclin et la convalescence.

Le début est précédé d'une période d'*incubation* fort variable, pouvant atteindre quatre semaines, caractérisée par de l'inappétence, du malaise général, de la diminution des forces et une légère céphalalgie, mais sans fièvre.

1° Début. — La fièvre typhoïde a rarement un début brusque ; elle s'annonce presque toujours par de la lassitude, de l'anorexie, de la courbature, des vertiges, de la somnolence, des rêvasseries et des cauchemars, des *epistaxis*. La langue est sèche, recouverte d'un enduit blanchâtre (*langue saburrale*); mais elle reste rouge à la pointe et sur les bords. Au bout de quelques jours surviennent des frissons, de la diarrhée (quelquefois remplacée par une constipation passagère), une céphalalgie intense et une élévation *progressive* de la température : ce n'est guère qu'au bout d'*une semaine* qu'elle atteint son maximum; WUNDERLICH prétendait même qu'une pyrexie qui au bout de deux jours atteint 40° n'est pas une fièvre typhoïde. Cette loi comporte de nombreuses exceptions, et la dothiénentérie a parfois un début brusque; néanmoins dans la grande majorité des cas la température s'élève par oscillations ; elle s'abaisse le matin, mais, chaque soir, dépasse le chiffre auquel elle s'était arrêtée la veille. JACCOUD a nommé cette période : stade des oscillations ascendantes. Dès cette période l'adynamie est absolue, le malade est prostré, et cette stupeur donne son nom à la maladie (τῦφος).

2° Période d'état. — Elle commence avec le second septénaire et son début est généralement marqué par l'apparition des *taches rosées lenticulaires* ; ce sont de petites taches légèrement surélevées, du diamètre d'une lentille, s'effaçant par la pression du doigt pour reparaître immédiatement ; elles sont surtout abondantes sur l'abdomen et le thorax, mais fort discrètes et ne rappelant en rien l'exanthème des fièvres éruptives. Elles persistent souvent pendant toute la période d'état de la maladie, et possèdent une grande valeur diagnostique, car leur présence dans la granulie et l'endocardite infectieuse est tout à fait exceptionnelle.

On trouve encore sur la peau des *sudamina* et des *taches ombrées* qui ne sont nullement caractéristiques ; ces dernières sont dues à la piqûre du pou du pubis.

La langue est sèche, rouge, souvent ridée et rugueuse au toucher (*langue rôtie*). Parfois elle devient fuligineuse, c'est-à-dire que sa face dorsale se recouvre d'un enduit couleur de suie ; ces fuliginosités, caractéristiques des fièvres graves, adynamiques, peuvent se retrouver aussi sur les lèvres, les dents et les gencives.

On trouve fréquemment, dès le début de cette période, sur les *piliers antérieurs* du voile du palais, une ulcération ovalaire, superficielle, tantôt unilatérale, tantôt bilatérale, tantôt même symétrique. Cette ulcération légère est considérée par quelques auteurs comme permettant d'affirmer le diagnostic de dothiénentérie. Elle guérit progressivement en quelques jours ; il ne faut donc pas la confondre avec les graves ulcérations du

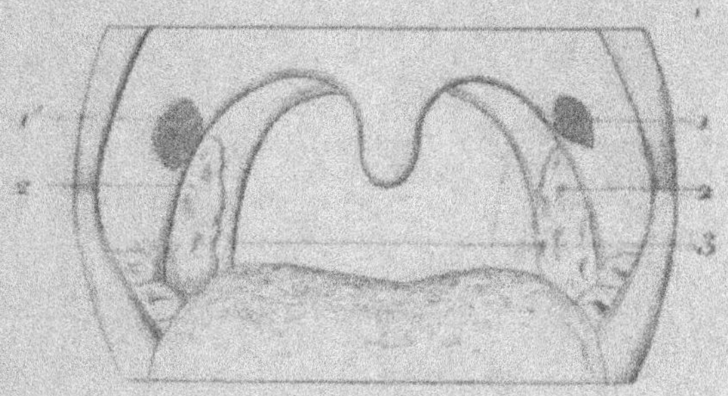

Fig. 79.

Ulcérations des piliers du voile du palais.

1, 1' ulcération sur le pilier antérieur. — 2, amygdale. — 3, pilier postérieur.

pharynx qui viennent compliquer ultérieurement certaines fièvres typhoïdes et s'accompagnent d'une dysphagie intense.

L'abdomen est légèrement *ballonné*. La *diarrhée* persiste, c'est une diarrhée séreuse, jaunâtre, « jus de melon » ; la *pression dans la fosse iliaque droite est douloureuse* et fait percevoir du *gargouillement*. La *rate* est volumineuse, facile à mettre en évidence par la percussion : il faut la rechercher au-dessus du rebord costal sur une ligne allant du mamelon à l'épine iliaque antéro-supérieure. Le pouls est *dicrote*, c'est-à-dire qu'il est mou, sans tension, et qu'à chaque pulsation du cœur le doigt qui palpe la radiale sent comme *deux chocs* ; ce pouls dicrote, exagération du dicrotisme normal, est attribué à la parésie de la tunique musculaire des artères et des artérioles et, de fait, la tension artérielle est abaissée chez les typhiques. Un autre caractère du pouls est sa faible accélération : il ne dépasse pas 100 pulsations dans les cas ordinaires, malgré une température de 40 à 41°; cette discordance entre le chiffre du pouls et celui de la température est un assez bon signe de dothiénentérie.

L'auscultation des poumons fait entendre des râles de bronchite disséminés.

En même temps les symptômes généraux atteignent et con-

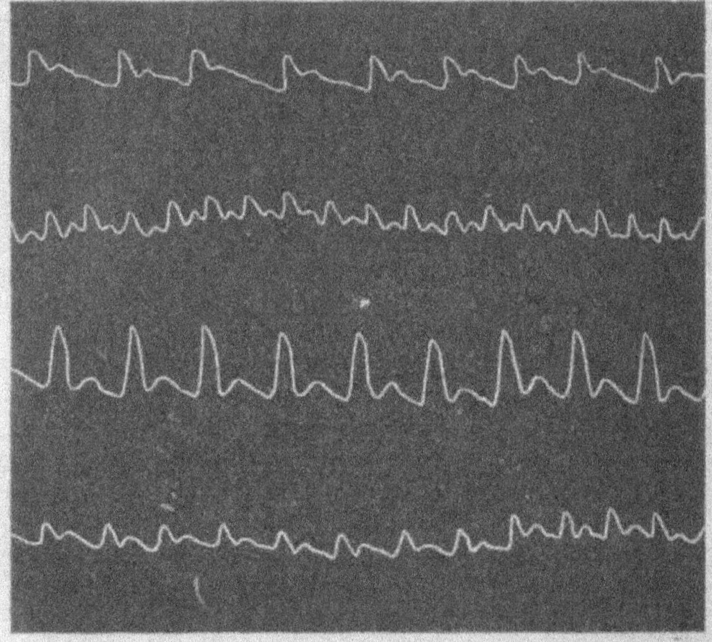

Fig. 80.
Pouls dicrote.
(Les 3 dernières lignes sont caractéristiques.)

servent leur maximum d'intensité : la fièvre oscille entre 40 et 41°, avec une faible rémission matinale, les urines sont rares et chargées, assez souvent albumineuses, les sueurs sont abondantes, la prostration et l'adynamie sont extrêmes ; la langue est rôtie et fuligineuse ; la céphalalgie, plus ou moins pénible, s'accompagne de bourdonnements d'oreille et de surdité par pharyngite et obstruction de la trompe d'Eustache. Parfois les troubles nerveux prennent une importance prépondérante constituant les formes ataxo-adynamiques.

3° Période de déclin. — Entre la troisième et la cinquième semaine tous ces symptômes s'amendent, le pouls diminue de fréquence, la quantité des urines augmente, en même temps que la température se met à décroître progressivement : stade des oscillations descendantes (JACCOUD). Mais cette défervescence progressive est souvent précédée pendant quelques jours par une température élevée et irrégulière : c'est le *stade amphibole*.

4° Convalescence. — La *convalescence* est assez souvent interrompue par de nouvelles élévations de température ; elle laisse après elle une grande faiblesse et une anémie persistante, qui rend l'organisme très accessible à l'invasion de la tuberculose.

Lorsque la température se relève pendant le stade des oscillations descendantes, on donne à ce phénomène le nom de *recrudescence* ; le nom de *rechute* est réservé à l'élévation thermique qui survient pendant la convalescence et s'accompagne du retour des principaux symptômes de la dothiénentérie (taches rosées, céphalalgie, ballonnement, diarrhée, etc.). Les rechutes s'observent surtout dans les formes bénignes et reconnaissent quelquefois pour cause une alimentation prématurée.

En général, elles sont de courte durée et moins graves que la première atteinte. La courbe thermique est l'image en raccourci de celle de la maladie primitive.

§ 4. — FORMES CLINIQUES

Nous nous bornerons à signaler les plus importantes.

1° Formes atténuées. — Le *typhus levissimus* ou typhus ambulatoire guérit en trois semaines environ ; il a la durée d'une dothiénentérie bénigne, mais de plus tous les symptômes sont très atténués, la température est peu élevée (38°,5 à 39°), l'état typhique n'existe pas. Les lésions intestinales n'en existent pas moins, et peuvent donner lieu à une perforation mortelle. La mort peut encore être causée par une congestion pulmonaire subaiguë (JACCOUD).

Le *typhus abortif* a un début brusque, brutal ; les taches rosées, l'hypertrophie de la rate, la stupeur, l'état typhique existent comme dans une dothiénentérie ordinaire, mais la maladie tourne court au bout de quelques jours. La constipation est assez fréquente dans cette forme.

Les *formes apyrétiques* (POTAIN) procèdent suivant deux modes différents : tantôt il y a apyrexie dès le début et la fièvre ne se montre pas ultérieurement, tantôt il y a une ascension thermique initiale faisant place au bout de quelques jours à la température normale ou à l'hypothermie.

2° Formes avec prédominance de certains symptômes. — On pourrait multiplier ces formes à l'infini et décrire la *forme cardiaque* ou syncopale caractérisée par l'affaiblissement du cœur et aboutissant souvent à la mort subite ;

La *forme pulmonaire* ;

La *forme rénale* (RENAUT, ROBIN) ;

La *forme bilieuse* (CHAUFFARD) ;

La *forme cérébro-spinale* dans laquelle les manifestations nerveuses simulent la méningite ;

La *forme articulaire*, qui doit son nom à des douleurs intenses et prolongées des articulations ;

La *forme sudorale* ou *diaphorétique*, surtout fréquente en Italie, mais observée à Paris par JACCOUD.

Dans d'autres cas l'intensité des manifestations intestinales, la douleur intense à la pression de la fosse iliaque droite, l'empâtement perceptible à la palpation, simuleront une appendicite ; ou bien toute l'attention sera attirée par les ulcérations de la gorge (pharyngotyphus et laryngotyphus).

Toutes ces diverses formes qu'on pourrait multiplier à l'infini sont décrites plus loin sous le titre de complications.

La fièvre typhoïde à *forme adynamique* est caractérisée par une rapide perte des forces, par l'anéantissement. Le malade est plongé dans une stupeur profonde et comme sidéré, il a un délire tranquille. Le pouls est petit et un peu accéléré, les bruits du cœur sont sourds, mal frappés, et il y a de la tendance à l'embryocardie ; l'haleine est fétide, la langue et les dents sont couvertes de fuliginosités, les gencives sont saignantes ; l'escarre sacrée se forme rapidement. Il est rare que la dothiénentérie se présente d'emblée sous cet aspect : l'adynamie ne survient d'ordinaire qu'à la deuxième ou à la troisième semaine du typhus de moyenne intensité.

La *forme ataxique* a une invasion brusque, et la température s'élève rapidement à 41° ; la rémission matinale est peu marquée (JACCOUD) ; c'est une forme hyperthermique. Le délire est violent, il s'accompagne de carphologie, de soubresauts tendineux, d'hallucinations, de convulsions généralisées. Les vomissements, la diarrhée profuse sont des complications fréquentes. La mort survient dans l'adynamie au bout de quelques jours. Les hémorragies, surtout fréquentes chez les individus surmenés ou alcooliques, viennent quelquefois compliquer ce tableau.

§ 5. — COMPLICATIONS

Nous décrirons des complications locales portant sur l'intestin et des complications portant sur l'état général ou les différents organes.

1° Complications intestinales. — Ce sont l'hémorragie, la perforation et une diarrhée très intense.

a. *Hémorragie intestinale*. — D'après LIEBERMEISTER elle s'observe dans 7 p. 100 des cas. Elle est plus rare chez les enfants. L'hémorragie peut être seulement interne, et on ne trouve le sang qu'à l'autopsie dans l'intestin ; ou bien s'accompagner du rejet du sang au dehors, sous forme de selles sanglantes ou de selles noirâtres ressemblant à de la suie ou du goudron. L'hémorragie est ordinairement lente : dans un cas exceptionnel de Trousseau la mort survint en moins d'une heure.

Si l'hémorragie est abondante elle s'accompagne de vertiges, de tintements d'oreilles ; le malade pâlit, le *pouls* devient rapide et *filiforme*, la *température tombe*.

Trousseau considérait ces hémorragies comme un phénomène souvent favorable, ayant presque la signification d'un phénomène critique : cette opinion est discutable et il ne faut pas oublier qu'elles entraînent la mort dans près de la moitié des cas.

Plusieurs explications ont été données pour expliquer les hémorragies : celles du début sont attribuées à une congestion active de l'intestin, celles de la période d'état à l'ulcération d'un vaisseau, enfin les plus tardives à la chute d'une escarre. On admet généralement qu'elles dérivent d'une rupture vasculaire, cependant il n'est pas toujours possible de retrouver la solution de continuité, même en injectant l'artère mésentérique supérieure, ce qui a fait supposer que le sang passait quelquefois par transsudation. Par l'examen microscopique de l'intestin, Raymond a trouvé des lésions constantes des vaisseaux ; une dégénérescence granulo-graisseuse favorise leur rupture.

b. *Perforation intestinale*. — Elle survient ordinairement du troisième au cinquième septénaire, mais quelquefois dans la convalescence et même plus tard. Elle n'est pas fatalement liée aux formes graves ; elle peut venir terminer brusquement par la mort une fièvre typhoïde légère, ou dont le diagnostic avait été méconnu en raison de sa bénignité. Elle est ordinairement localisée à la portion terminale de l'iléon. — La perforation s'annonce par une douleur abdominale *vive* et *subite*, le plus souvent localisée dans la fosse iliaque droite ; mais cette douleur peut manquer ou passer inaperçue chez un malade délirant ou plongé dans la stupeur. En même temps la température tombe, d'une façon inconstante et passagère il est vrai, le pouls file.

Bientôt surviennent les phénomènes péritonéaux : la face est pâle, les traits tirés, le front couvert d'une sueur froide et visqueuse, les yeux cernés, le nez pincé, les narines pulvérulentes (*facies grippé*). Des frissons suivis d'une fièvre modérée, le ballonnement du ventre, douloureux au moindre contact, les vomissements, d'abord alimentaires, puis bilieux, la respiration courte, la cyanose des extrémités, le hoquet ne laissent aucun doute sur la péritonite. Il y a le plus souvent suppression des selles et rétention d'urine. Le météorisme augmente et même l'épanchement des gaz dans le péritoine finit par masquer la matité hépatique. Le pouls est filiforme et fréquent, la mort survient dans le collapsus avec refroidissement.

D'autres fois les phénomènes de péritonite ne sont qu'ébauchés et la guérison survient, lorsque la formation d'adhérences a prévenu l'invasion de la grande cavité péritonéale et qu'il n'y a qu'une péritonite partielle.

Dans la perforation l'intestin est ordinairement ulcéré de dedans en dehors : exceptionnellement la perforation se fait de dehors en dedans par ulcération d'un ganglion mésentérique adhérent.

Il peut exister enfin des péritonites localisées sans perforation apparente, par simple propagation de la lésion intestinale, ou par appendicite (DIEULAFOY).

La péritonite par perforation se distingue de ces péritonites sans perforation par l'intensité de ses douleurs, leur début brusque avec collapsus et abaissement fréquent de la température, leur localisation le plus souvent dans la fosse iliaque droite : ce dernier caractère toutefois est commun aux péritonites d'origine appendiculaire. On ne confondra pas non plus la péritonite par perforation avec l'hémorragie intestinale qui peut provoquer du collapsus, mais non des phénomènes de péritonite. Ce diagnostic a de l'importance, car, fait d'une façon précoce, il peut être le point de départ d'une intervention chirurgicale rationnelle.

c. *Diarrhée*. — L'intensité de la diarrhée est, d'après LOUIS, en rapport direct avec la gravité de l'affection.

2° Complications cardiaques — L'endocardite est rare dans la fièvre typhoïde, mais la *myocardite* est très fréquente ; elle est due à l'hyperpyrexie prolongée pendant plusieurs semaines, à la toxine du bacille typhique et peut-être au bacille lui-même. Elle se traduit par la diminution de l'énergie des systoles : le pouls déjà mou et dicrote perd encore de sa tension ; la pression sanguine tombe à 13, 14, 12 centimètres de mercure (POTAIN) au sphygmomanomètre, le premier bruit du cœur est assourdi, et on entend parfois un galop mésosystique : il y a des intermittences cardiaques. Deux symptômes qui doivent fait craindre la myocardite sont la *tachycardie* et l'*embryocardie* : *a*) l'accélération du pouls n'est pas en effet parallèle à l'élévation de la température, dans la fièvre typhoïde : il est fréquent de constater moins de 100 pulsations avec une fièvre de 40° et plus ; or lorsque le pouls s'accélère et dépasse 120 pulsations, la myocardite est à redouter et le pronostic s'assombrit, *b*) l'embryocardie ou rythme fœtal est caractérisée par l'*assourdissement des bruits du cœur*, par l'*égalisation des deux silences*, par l'*identité du timbre des deux bruits* et par la *tachycardie* ; il est rare qu'elle existe sans tachycardie, auquel cas on lui donne le nom d'embryocardie dissociée. — Telle est la forme ordinaire de la myocardite typhique : il existe aussi une forme syncopale aboutissant à des lipothymies et à la mort subite (HAYEM). — La myocardite comporte donc un pronostic très grave ; d'ailleurs, même lorsqu'elle guérit en apparence ; ses séquelles peuvent devenir le point de départ d'une sclérose chronique du myocarde (LANDOUZY et SIREDEY). — L'autopsie montre le cœur dilaté, couleur feuille morte, s'affaissant comme un linge (LOUIS) ; on voit des suffusions sanguines sous le péricarde ; au microscope les lésions sont à la fois dégénératives portant sur la fibre myocardique, et interstitielles consistant en prolifération cellulaire et écartement des travées.

3° Troubles gastriques. — Ils sont rarement marqués au point de donner lieu à une *forme gastrique* de la fièvre typhoïde.

Une douleur épigastrique spontanée et augmentée par la pression, la douleur à la pression sur le trajet du pneumogastrique au cou, entre les deux chefs du sterno-cléido-mastoïdien, des nausées, des vomissements dont l'absence s'explique quelquefois par la lésion des tuniques musculaires ou l'adynamie générale, en constituent les principaux symptômes. — L'hématémèse ou la perforation sont exceptionnelles.

Plus fréquemment apparaît avec la convalescence une anorexie persistante, à laquelle l'abus des médicaments n'est peut-être pas étranger ; souvent aussi la dothiénentérie laisse à sa suite une dilatation de l'estomac. HANOT a vu dans un cas de ce genre les glandes gastriques réduites au tiers de leur hauteur normale.

Dans les cas aigus l'autopsie montre une hyperémie de la région pylorique, des hémorragies interstitielles, exceptionnellement des ulcérations ou une perforation de la muqueuse. Les ganglions de la petite courbure, hypertrophiés, gros comme des noisettes, présentent les mêmes altérations que les ganglions mésentériques. Dans les tuniques de l'estomac, CHAUFFARD a décrit une infiltration par les globules blancs, débutant dans les points lymphatiques de la muqueuse et suivant absolument la distribution des réseaux lymphatiques normaux de l'estomac ; elle s'insinue entre les glandes et amène, de concert avec les lésions artérielles, la dégénérescence et l'atrophie de leurs éléments.

4° Complications pleuro-pulmonaires. — Toute fièvre typhoïde s'accompagne d'un retentissement sur l'appareil respiratoire (bronchite simple, congestion des bases) au point qu'on hésite à prononcer le diagnostic de dothiénentérie en l'absence de toux ou de n'importe quels phénomènes d'auscultation. — Mais quelquefois ces symptômes deviennent à ce point prédominants qu'ils constituent les formes thoraciques de la fièvre typhoïde.

Quelques circonstances paraissent favoriser leur apparition : par exemple l'influence de certaines épidémies, le jeune âge des malades, la présence d'affections pulmonaires antérieures. On a trop systématiquement incriminé la balnéation froide.

La *bronchite* ne devient une complication que lorsqu'elle atteint les bronches de petit calibre : elle se manifeste alors par de la dyspnée, des râles fins, fixes, à petites bulles, véritable broncho-typhoïde (DIEULAFOY). — Par sa localisation au sommet, elle peut simuler la tuberculose (TEISSA), et sans le séro-diagnostic on pourrait songer à la granulie. Quant à la broncho-pneumonie elle est bien moins fréquente.

La *congestion pulmonaire* est d'ordinaire localisée aux bases ; elle s'y traduit par de la submatité et des râles fins.

Gerhardt, Lépine ont décrit sous le nom de *pneumo-typhoïde* ou *pneumo-typhus* une dothiénentérie à début pneumonique. — Elle présente d'abord tous les signes de la pneumonie franche, avec grand frisson, brusque ascension thermique, accidents cérébraux intenses. A l'examen du thorax, on trouve de la matité, du souffle et des râles crépitants ; puis, au bout de quelques jours, la température reste élevée et l'affection présente peu à peu les symptômes d'une fièvre typhoïde abdominale qui évolue normalement. Cette affection ressemble beaucoup à une pneumonie avec symptômes généraux graves. — Elle est relativement bénigne. Talamon, G. Sée ont décrit de même une *pleuro-typhoïde*.

Ce qu'on appelle *pneumonie hypostatique* est constitué par une congestion intense des bases, avec splénisation ; il n'y a pas de pneumonie, pas davantage de pneumocoques. — Cette complication est fréquente dans les formes adynamiques, chez les vieillards, les débilités ou lorsque le cœur faiblit.

La *gangrène*, ordinairement lobulaire, peut dériver d'une embolie partie de l'intestin, ou succéder à un noyau de broncho-pneumonie. Elle est presque latente et ne se traduit que par un peu de fétidité de l'haleine.

Un *infarctus pulmonaire* d'origine embolique, une pneumonie franche, peuvent encore survenir à cette période et entraîner la mort.

Les *pleurésies typhoïdiques* surviennent dans des conditions variées.

Remlinger en distingue trois sortes : 1° le *pleuro-typhus*, ou *pleuro-typhoïde*, d'ailleurs assez rare, qui survient comme *première manifestation* de la maladie, et parfois dans des fièvres typhoïdes assez peu prononcées, au point de simuler l'embarras gastrique : il s'agit d'épanchements séreux, à bacilles d'Eberth, généralement bénins ; 2° les pleurésies survenant *au cours* de la fièvre typhoïde, à son déclin ou même après la chute de la température. Ce sont des pleurésies insidieuses, séro-fibrineuses ou purulentes. D'après Widal et Prosper Merklen le liquide agglutine toujours, quelquefois avec autant d'intensité que le sérum sanguin, le plus souvent à un moindre degré ; il renferme le bacille d'Eberth à l'état de pureté, mais parfois de façon intermittente, et le liquide finit par devenir stérile. Leur pronostic est sérieux, toutefois la guérison peut souvent être obtenue sans pleurotomie, par simple thoracentèse ; 3° les pleurésies dues à une *infection secondaire*, par le staphylocoque surtout. Ce sont des pleurésies purulentes dont le pronostic est redoutable.

Enfin, il n'y a pas antagonisme, comme on l'a longtemps cru, entre la dothiénentérie et la *tuberculose* : cette dernière est fréquente surtout dans les hôpitaux.

En évitant toute promiscuité entre les typhiques et les malades atteints d'affections de l'appareil respiratoire, en s'opposant à la formation des escarres, des ulcérations de toute nature et en pratiquant l'antisepsie buccale, on préviendra dans une certaine mesure l'apparition de ces complications. — Une fois déclarées, elles ne constituent pas une contre-indication absolue à l'emploi des bains froids, qui ne doivent être supprimés qu'en cas de collapsus ou de vaste épanchement pleurétique faisant craindre une mort subite par syncope.

5° Complications nerveuses. — Presque tous les cas de fièvre typhoïde s'accompagnent de quelques phénomènes nerveux, prostration, insomnie, cauchemars, céphalalgie, vertiges, qui ont même au début de l'affection une certaine valeur diagnostique. Plus tard, la stupeur, l'abattement, constituent un des principaux caractères de l'état typhique. Enfin la terminaison de la maladie s'annonce souvent par des arthralgies ou des douleurs plantaires, celles-ci surtout fréquentes chez les malades traités par les bains froids. — Mais à côté de ces phénomènes nerveux qui sont très communs on observe quelquefois des manifestations qui constituent par leur intensité de véritables complications.

a. *Troubles intellectuels*. — Pendant la période d'état, un délire de parole et d'action constitue le principal caractère des formes ataxo-adynamiques (voy. p. 573) ; le malade ne reconnaît plus son entourage, il s'agite, se débat, tente de saisir dans l'air des objets imaginaires, marmotte des mots incompréhensibles.

Dans les formes adynamiques (voy. p. 573) la prostration augmente au point que « le malade devient comme un corps inerte » (Louis), ses traits expriment la stupeur (facies typhique) ; l'insomnie fait place à la somnolence.

Tout autre est le délire de la convalescence. Revêtant la forme de délire ambitieux, de lypémanie, de délire de persécution, il est tellement varié, tellement systématisé, que des convalescents de fièvre typhoïde ont pu être considérés comme aliénés, en raison de ces troubles vésaniques persistants.

Ces divers délires sont expliqués par un trouble de la nutrition de l'écorce cérébrale, ou par sa profonde intoxication, surtout chez des sujets héréditairement prédisposés.

Après une fièvre typhoïde, la perte de la mémoire est fréquente.

b. *Troubles moteurs.* — Les troubles moteurs sont *spasmodiques*, et alors constitués surtout par une contracture pharyngée très intense au point qu'on a dû nourrir les malades par le gavage, ou *paralytiques*, réalisant alors quelquefois des monoplégies ou des paraplégies, mais ayant cependant une prédilection marquée pour la sphère du nerf cubital. On a encore observé l'hémiplégie avec ou sans convulsions cloniques ; d'après un récent travail de BLÆR, cette hémiplégie serait imputable à une thrombose cérébrale.

c. *Troubles sensitifs.* — Les malades éprouvent des douleurs dans les articulations, quelquefois tellement prononcées que ROBIN et LEGROIX leur ont donné le nom d'*arthrotyphus* ; ou bien des douleurs rachidiennes, qui sont localisées à la nuque, contrairement à la rachialgie lombaire de la variole.

L'hyperesthésie généralisée a été observée. Les anesthésies limitées sont relativement fréquentes, surtout à la face interne du bras. L'anesthésie totale ou l'hémianesthésie sont plus rares.

Du côté des organes des sens on a signalé la diminution de la vision, l'inégalité pupillaire, la mydriase ou le myosis, des bourdonnements d'oreille et de la surdité.

d. *Anatomie pathologique et pathogénie.* — Il n'y a pas de lésion constante et unique capable d'expliquer ces divers symptômes. Le cerveau présente le plus souvent de la simple congestion, parfois de l'œdème, de la thrombose, des lésions méningées séreuses ou purulentes qui constituent alors la *méningite typhique*.

Tantôt ces méningites sont dues au bacille d'Eberth qu'on met en évidence à l'autopsie ou par la ponction lombaire, à l'exclusion de tout autre germe ; tantôt elles sont dues au bacille d'Eberth, associé à d'autres microbes (streptocoques, staphylocoques, pneumocoques), de telle sorte qu'on ne peut faire exactement la part de ce qui lui revient.

Il est enfin des cas où, malgré les symptômes de méningite, celle-ci fait totalement défaut : il s'agit de *méningisme*, c'est-à-dire de troubles fonctionnels du cerveau qui la simulent. VOISIN a récemment décrit des lésions médullaires ; sans doute la paraplégie reconnaît quelquefois cette origine. — Les lésions des nerfs sont plus fréquentes : PITRES et VAILLARD ont vu dans le cubital des lésions de *névrite* parenchymateuse qui expliquent bien les phénomènes moteurs et sensitifs décrits dans la sphère de ce nerf.

6° Complications rénales. — *L'albuminurie* est très fréquente au cours de la fièvre typhoïde : cette albumine est rétractile et s'accompagne de cylindres urinaires, ce qui fait songer à la néphrite, qui a été en effet anatomiquement constatée. Le rein est gros et congestionné, au moins au début. Les cellules des tubes contournés ont perdu leur striation, leurs noyaux ne se colorent plus : elles ont subi la dégénérescence granuleuse.

Cette néphrite est souvent latente ; les œdèmes y sont rares ; mais elle est redoutable par son insidiosité et peut entraîner une une mort rapide par urémie (RENAUT). Peut-être même, peut-elle devenir l'origine d'un mal de Bright.

Elle est sans doute due à l'élimination des microbes ou de leurs toxines ; on a trouvé le bacille d'Eberth ou le streptocoque dans l'urine, et beaucoup plus rarement dans le rein lui-même (FAULHABER, ENRIQUEZ).

7° Complications diverses. — Les ulcérations laryngées ou laryngotyphus, les gangrènes par artérite, les escarres, les abcès multiples constituent d'autres graves complications de la dothiénentérie.

Ces complications, les suppurations notamment, diffèrent par leur nature : tantôt elles sont dues au bacille d'Eberth, tantôt aux microbes pyogènes, constituant alors des infections secondaires.

§ 6. — PRONOSTIC

Il est toujours grave, et quelle que soit la bénignité des symptômes, il ne faut jamais assurer la guérison, parce qu'une perforation intestinale peut amener une issue fatale au moment où on s'y attend le moins et même au milieu de la convalescence.

Les *signes qui doivent faire craindre une terminaison fatale sont :* l'hyperthermie (41°,5), l'accélération extrême du pouls avec embryocardie, un météorisme très prononcé, les symptômes ataxo-adynamiques (délire précoce, coma prolongé, convulsions, soubresauts tendineux, raideur musculaire généralisée) et certaines complications parmi lesquelles l'hémorragie intestinale, la perforation, le laryngotyphus, la pneumonie, l'escarre sacrée occupent le premier rang.

C'est entre quinze et quarante ans que la maladie offre le plus de chances de guérison. Elle est particulièrement grave chez les débilités et après l'accouchement.

Le pronostic de la fièvre typhoïde doit donc toujours être réservé, néanmoins ce pronostic s'est beaucoup modifié ; la mortalité était de 18 à 20 p. 100 d'après Griesinger ; depuis qu'on emploie la balnéation froide, on a vu dans certaines séries cette mortalité s'abaisser à 2 ou 3 p. 100 pour les cas ainsi traités.

La *mort*, au début de la maladie, survient quelquefois avec une hyperthermie très prononcée, du délire, des accidents cérébraux ou une prostration extrême ; cet ensemble de symptômes caractérise les formes dites ataxo-adynamiques.

A une période plus avancée ou dans la convalescence, la mort est d'ordinaire causée par une localisation viscérale (*myocardite*, broncho-pneumonie, néphrite avec urémie), par des abcès multiples, par l'extension de l'escarre fessière qui ouvre la voie aux infections secondaires, par l'*hémorragie* intestinale ou par la perforation avec péritonite consécutive.

Il ne faut pas oublier enfin que les lésions cardiaques peuvent

devenir le point de départ d'une myocardite chronique, et que
les malades sont exposés à contracter la tuberculose pulmonaire
pendant leur convalescence.

La *mort subite* [1] survient surtout dans le troisième septénaire
ou la convalescence. Elle est quelquefois précédée d'une dyspnée
vive, de convulsions, de lipothymies, de troubles cardiaques ;
d'autres fois aucun symptôme ne la fait prévoir : le malade pâlit,
s'affaisse et meurt. Cette terminaison rapidement fatale est impossible à prévoir dans la majorité des cas : la fréquence et les
intermittences du pouls, l'embryocardie, sont des signes de myocardite, mais n'indiquent pas que cette complication aura une
issue mortelle : d'ailleurs les intermittences, à la fin de la dothiénentérie ne sont pas d'un fâcheux augure. La constatation d'accidents convulsifs, fugaces, limités ou généralisés est un indice
plus sérieux. La coexistence de ces divers phénomènes est encore
plus alarmante.

A quoi attribuer la mort subite ? On a incriminé la péricardite avec épanchement, la présence de gaz dans les vaisseaux
constatée par Zenker et Ollivier d'Angers, l'embolie ou la
thrombose des artères pulmonaires, la thrombose cardiaque
(Marvaud) ; mais nombre d'autopsies de typhiques morts subitement montrent que ces lésions sont inconstantes, et d'autre part
les deux dernières ont pu se produire sans entraîner une mort
subite. On a invoqué avec plus de vraisemblance l'ischémie cardiaque ou cérébrale, l'arrêt du cœur sous l'influence d'un réflexe
parti de l'intestin (Dieulafoy), et surtout les altérations du myocarde (voy. p. 575) : cette myocardite peut se traduire par tous
les symptômes des myocardites aiguës, mais elle peut aussi
rester latente jusqu'au jour où elle aboutit brusquement à la
mort subite.

§ 7. — Anatomie pathologique

Les lésions intéressent l'intestin, les ganglions mésentériques
et la rate. — Elles peuvent aussi intéresser les différents organes.

[1] Dewèvre, *Archives générales de médecine*, 1887.

1° Intestin. — En ouvrant l'intestin tout le long de son bord mésentérique, on constate des lésions caractéristiques *des plaques de Peyer et des follicules clos* ; c'est au niveau de l'iléon, près de la valvule iléo-cæcale, que ces lésions sont plus apparentes ; elles sont nulles ou peu prononcées sur le gros intestin.

Les lésions des plaques de Peyer passent par les quatre phases successives suivantes : état catarrhal, gonflement, ulcération et cicatrisation. La description de CORNIL et RANVIER nous servira de guide.

Dans la *première période* la muqueuse est congestionnée et les follicules isolés sont visibles sous la forme de « saillies perlées et semi-transparentes ».

Dans la *deuxième période*, leur hypertrophie augmente et les plaques présentent un aspect *gaufré* ; elles s'indurent ; LOUIS appelait *plaques molles* celles où quelques follicules seulement sont tuméfiés ; au contraire, celles qui sont tuméfiées en masse portent le nom de *plaques dures*. L'examen microscopique montre une infiltration du tissu adénoïde et du tissu conjonctif de la muqueuse par des cellules lymphatiques ; la couche musculeuse et la couche conjonctive sous-péritonéale sont infiltrées à un moindre degré. En même temps les villosités s'élargissent et s'aplatissent par suite de l'infiltration.

La *troisième période* est marquée par l'ulcération des plaques ; on appelle *plaques réticulées* (LOUIS) celles où les follicules s'ulcèrent séparément et non tous à la fois à une même époque. Le péritoine est alors parsemé de taches blanches et indurées correspondant aux plaques. Mais bientôt (dans le cours du troisième septénaire), les ulcérations se détergent, leur contenu s'élimine comme une escarre, leur fond bourgeonne ; il est formé d'un tissu embryonnaire avec vaisseaux très friables : c'est ce qui nous explique la fréquence des hémorragies à cette période.

Enfin *ce* tissu embryonnaire se transforme en un tissu conjonctival très pigmenté, qui opère lentement la *cicatrisation* ; dans les autopsies faites à cette époque on voit que les plaques de Peyer ont une teinte ardoisée et sont parsemées d'un piqueté noir qu'on a comparé à une barbe mal rasée. — Les cicatrices de la fièvre typhoïde n'occasionnent jamais de rétrécissement de l'intestin.

2° Ganglions mésentériques. — Les ganglions mésentériques sont augmentés de volume et rosés : à la coupe ils sont très congestionnés et le microscope les montre gorgés de cellules lymphatiques.

3° Rate. — La rate est hypertrophiée, molle, diffluente, laissant échapper à la coupe la boue splénique ; elle est très congestionnée et les corpuscules de Malpighi sont accrus.

4° Muscles et cœur. — Les muscles et le cœur sont décolorés ; celui-ci est fréquemment dilaté ; il a perdu sa fermeté normale et s'affaisse sur la table d'autopsie. Le cerveau et la moelle sont quelquefois congestionnés. Les reins peuvent présenter des lésions de néphrite aiguë.

§ 8. — DIAGNOSTIC

La fièvre typhoïde est une affection dont le diagnostic est facile dans la plupart des cas.

1° Difficultés du diagnostic. — Les difficultés qu'il peut cependant présenter dérivent de deux sortes d'anomalies :

1° Certains des symptômes cardinaux de l'affection peuvent manquer, par exemple la diarrhée, la température très élevée, les taches rosées. Ces dernières surtout, qu'on peut considérer comme caractéristiques à quelques rares exceptions près (endocardite infectieuse, tuberculose miliaire aiguë) qui sont presque négligeables en clinique, sont sujettes à faire défaut. L'exposition de l'abdomen au froid suffit notamment pour empêcher leur apparition, et d'ailleurs chacun sait qu'elles sont absentes pendant le premier septénaire, et ne peuvent par conséquent aider à un diagnostic précoce.

2° La deuxième cause d'erreur est représentée par certains symptômes habituels, mais ordinairement occupant le second plan, qui prennent dans quelques cas une importance considérable au point de dominer tout le tableau clinique. Les principaux d'entre eux sont :

a. Des phénomènes nerveux intenses qui rendent une erreur de diagnostic d'autant plus facile que chez les enfants la dothiénentérie s'accompagne assez souvent de constipation, comme la méningite.

b. Des phénomènes pulmonaires en imposant pour une pneumonie ou une tuberculose miliaire aiguë. Ce diagnostic est exposé page 179.

c. Des douleurs dans les membres simulant, chez les jeunes sujets, celles qui marquent le début de l'ostéomyélite.

d. Des douleurs articulaires généralisées comme dans le rhumatisme articulaire aigu.

e. Des symptômes cardiaques faisant songer à une endocardite infectieuse (ce diagnostic est exposé p. 287).

f. Des symptômes rénaux : les urines sont rares, contiennent de l'albumine et des cylindres. Il peut même y avoir une anurie complète.

En somme toute localisation prédominante ou exagérée de la fièvre typhoïde peut prêter à une erreur de diagnostic si on ne sait pas remonter à sa véritable cause.

L'*embarras gastrique fébrile*, fréquent pendant les épidémies de fièvre typhoïde, dont il n'est d'ailleurs quelquefois qu'une forme atténuée, est très difficile à distinguer de la dothiénentérie.

Le début plus bruyant, l'ascension plus rapide de la température, un état général meilleur, sont les caractères distinctifs du début : plus tard, on voit que la fièvre ne s'élève pas à 40° ou baisse rapidement, que les taches rosées ne se montrent pas ; mais on peut rester une semaine dans le doute. C'est à cause de l'incertitude des données cliniques dans ces différents cas, qu'on a eu recours à la chimie et à la bactériologie.

2° Diazoréaction. — Cette réaction découverte par Ehrlich en 1882 a été ainsi appelée parce que, suivant lui, elle consiste dans la fixation de sulfodiazobenzol sur une substance inconnue, contenue dans l'urine des typhiques.

Pour obtenir la réaction on verse dans un tube à essai 2 centimètres cubes et demi d'urine, auxquels on ajoute une égale quantité de la solution :

Acide chlorhydrique . . . . . .   50 centimètres cubes.
Eau   950   —
Acide sulfanilique . . . .   à saturation.

puis deux gouttes de celle-ci

Nitrite de soude. . . . .   0 gr. 50
Eau . . . .   100 grammes.

(Ces deux solutions doivent être renouvelées tous les huit jours.) Cela fait, on agite et on verse lentement dix gouttes d'ammoniaque. On voit alors se former un anneau rouge[1] au niveau du contact de l'ammoniaque avec le reste du liquide ; après mélange, le tout prend une coloration rouge ; enfin, par agitation, la mousse est colorée en rouge et reste adhérente aux parois.

La diazoréaction manque très rarement dans la fièvre typhoïde ; elle apparaît du 2e au 6e jour et son intensité affecte avec la courbe générale de la température un parallélisme marqué ; toutefois habituellement elle disparaît avant l'hyperthermie. Les rechutes la ramènent, tandis que les complications surajoutées restent le plus souvent sans influence.

La diazoréaction existe dans d'autres maladies infectieuses, typhus exanthématique, tuberculose, fièvres éruptives, érysipèle, etc., ce qui diminue beaucoup sa valeur diagnostique.

3e Diagnostic bactériologique. — Il consiste à découvrir dans l'organisme malade le corps du délit, le bacille d'Eberth ; sa recherche dans les selles ou dans les urines présente plus de difficultés. Il ne faut pas chercher à le mettre en évidence en piquant la pulpe du doigt : sa présence y est tout à fait exceptionnelle. On le trouve quelquefois en piquant les taches rosées

[1] SACQUÉPÉE, *De la diazoréaction dans la fièvre typhoïde*. Archives générales de médecine, août 1901.

lenticulaires, et en cultivant le sang qui s'en écoule. Mais c'est en somme un procédé très infidèle.

Pour trouver le bacille il faut ponctionner la rate avec une aiguille aspiratrice, et ensemencer le sang ainsi recueilli. Malgré son innocuité habituelle, cette ponction, même aseptiquement faite, expose à quelques dangers, notamment à la déchirure du parenchyme splénique, très peu résistant comme on sait, et à l'épanchement sanguin intra-abdominal qui peut en être la conséquence.

J. Courmont[1] a montré qu'on pouvait mettre en évidence le bacille d'Eberth dans le sang veineux *dès les premiers jours* de la maladie. Il suffit de retirer 3 centimètres cubes de sang par ponction d'une veine du pli du coude, avec une seringue stérilisée, et de les ensemencer dans 500 centimètres cubes de bouillon. On obtient en vingt-quatre heures une culture pure de bacilles d'Eberth. Le procédé de Conradi consiste à retirer quelques gouttes de sang d'une piqûre pratiquée au lobule de l'oreille et à les recueillir dans un tube contenant de la bile peptonée glycérinée (bile de bœuf stérilisée, 9 centimètres cubes, peptone, 10 grammes, glycérine, 10 centimètres cubes). Après vingt heures d'étuve à 37°, on prend cinq à six gouttes de ce liquide et on l'étale sur des plaques de gélose Drigalski-Conradi. Douze heures après, on obtient des colonies pures de bacille d'Eberth, où le bacille d'Eberth pousse avec facilité. Cette méthode est à conseiller pour faire le diagnostic *précoce* de la fièvre typhoïde toutes les fois que le séro-diagnostic, qu'il nous reste maintenant à exposer, est encore négatif.

4° Séro-diagnostic. — Voyons tout d'abord les origines de la méthode.

Pfeiffer vit que le sérum des convalescents de fièvre typhoïde, injecté dans le péritoine du cobaye en même temps qu'une culture du bacille d'Eberth, immobilise et agglutine ces bacilles, ce que ne fait pas au même degré le sérum normal.

[1] J. Courmont, *Journal de physiologie et de pathologie générale*, 15 janvier 1902.

Gruber et Durham montrèrent que le sérum des typhiques jouit des mêmes propriétés *in vitro*, c'est-à-dire en dehors de l'organisme. Leur découverte est confirmée par Pfeiffer qui voit qu'on n'a rien de pareil avec le coli-bacille.

En 1896, Widal montra quel parti on pouvait pratiquement tirer de ces constatations et les érigea en véritable méthode diagnostique.

On peut recueillir le sang en piquant avec une aiguille aspi-

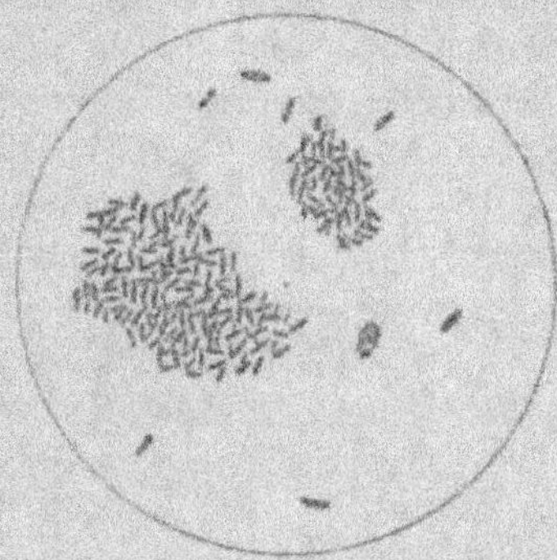

Fig. 81.
Bacilles typhiques ayant subi l'agglutination (B. Lyonnet).

ratrice la veine céphalique : 4 centimètres cubes sont largement suffisants. Il est bon de supprimer la ligature, placée à la base du membre comme pour la saignée, avant de retirer l'aiguille, afin d'éviter la formation d'un thrombus. Généralement on se contente du sang recueilli en piquant à la lancette le bout du doigt ; quelques gouttes suffisent. Cette petite quantité de sang une fois coagulée, on en recueille le sérum, prêt pour la réaction. Le procédé le plus simple consiste à verser une goutte du sérum à examiner dans un tube à essai contenant X gouttes d'une culture déjà *trouble* (c'est-à-dire en plein développement) de bacille d'Eberth. Le tube est examiné au bout de deux heures environ ; son contenu se montre alors *absolument limpide*. Le fond du tube est occupé par un culot qui fourmille de bacilles d'Eberth agglomérés. (Si on examinait le tube au bout de vingt-quatre heures, la réaction n'aurait plus aucune valeur diagnostique.)

Sous le microscope on voit les bacilles d'Eberth non plus mobiles et isolés, mais *immobiles* et groupés *en amas* caractéristiques : c'est ce qu'on appelle le phénomène de l'*agglutination*. De plus, dans les fortes réactions, ils sont raccourcis, granuleux et ne présentent plus de contours nets.

Si on veut mesurer le pouvoir agglutinant (WIDAL et SICARD), au lieu d'employer du sérum pur, on ajoute une goutte de sérum à X gouttes de bouillon ; on prélève une goutte de cette dilution à 1/10 qu'on met en contact avec une série de godets renfermant X, XX, XXX gouttes, etc., de culture de bacilles d'Eberth, on regarde au bout de trois heures quels sont les godets contenant des amas ; si le premier seul en contient, c'est que le sérum agglutine à 1/100 ; s'ils en contiennent tous, c'est que le sérum agglutine à 1/300, et ainsi de suite.

Si on n'a pas à sa disposition une culture déjà trouble de bacilles d'Eberth, on peut en quelque sorte la préparer extemporanément en projetant dans du bouillon une certaine quantité de culture sèche sur gélose.

Le sang pur qu'on emploie souvent à la place du sérum a l'inconvénient de masquer un peu la clarification par son opacité.

La sérosité d'un vésicatoire peut servir aussi bien que le sérum obtenu par coagulation. Le lait des typhiques donne la réaction. L'urine, les larmes, à condition toutefois que leur sécrétion ne soit pas exagérée, la donnent aussi, mais d'une manière inconstante (ACHARD et BENSAUDE). La salive, le sperme, le liquide céphalorachidien, la donnent quelquefois.

Dans un cas de fièvre typhoïde chez une femme enceinte, le sang du fœtus ne donnait pas la réaction, alors que celui de la mère la donnait. Le placenta agit donc ici comme un filtre. Même résultat négatif si l'on expérimente avec un sérum filtré à la bougie Chamberland, sans doute parce que cette filtration arrête au passage les albuminoïdes du sérum (globuline et substance fibrinogène) auxquels est liée la propriété agglutinante.

Par contre l'action de la lumière, celle de la chaleur jusqu'à 60° et au delà, d'après ACHARD et BENSAUDE, n'empêche pas la réaction. Le sérum sec peut même la donner, mais moins sûrement.

A quelle période de la fièvre typhoïde apparaît la réaction?
Elle serait surtout précieuse au début, alors que le diagnostic
est encore douteux et que les taches rosées, pendant le premier
septénaire, n'ont pas encore fait leur apparition. Or, la réaction
du sérum ne se montre pas avant le troisième jour. Elle persiste
longtemps après la maladie, bien au delà de la convalescence,
puisqu'on peut la trouver au bout d'une année et même quelquefois de plusieurs années. Il est bon d'être prévenu de ce
détail et de savoir par conséquent que le sérum d'un malade
atteint d'une pyrexie quelconque, mais ayant eu quelques mois
ou une année auparavant la dothiénentérie, peut donner une
réaction positive. Il faut donc interroger les malades au point
de vue de leurs antécédents récents.

D'ailleurs chez un malade atteint antérieurement de fièvre
typhoïde il y a un pouvoir agglutinant d'un degré *constant*,
tandis que dans une fièvre typhoïde en évolution ce pouvoir
agglutinant suit une courbe *irrégulière* légèrement ascendante,
puis subit une ascension brusque au moment de la défervescence.

Enfin le sérum dans les cas d'embarras gastrique fébrile peut
donner la réaction, mais d'une façon tout à fait inconstante, ce
qui semble indiquer que ce groupe morbide est absolument hété-
rogène et ne répond pas toujours à une dothiénentérie atténuée.

En somme la méthode de diagnostic que nous venons d'exposer peut se résumer ainsi : *le sérum d'un typhique mélangé dans
la proportion de 1/10 à une culture trouble de bacilles d'Eberth
la clarifie en déterminant l'immobilisation et la précipitation des
microbes.* Ce qui fait de cette constatation une méthode diagnostique c'est que seul le sérum des typhiques jouit de cette propriété vis-à-vis du bacille d'Eberth. Cette deuxième proposition
n'est pas toutefois absolue; ainsi P. Courmont a vu que le
sérum normal jouissait de cette propriété, mais à la condition
de l'employer en grande quantité. — Il a vu aussi que le sérum
des typhiques pouvait agglutiner d'autres microbes et notamment le côli-bacille, ce qui semblerait indiquer qu'il n'y a pas
une différence spécifique entre ce microbe et le bacille d'Eberth,
comme on l'a soutenu en se basant sur d'autres arguments.

Il n'en est pas moins vrai que, dans la pratique, le séro-diagnostic conserve sa valeur. On a même dit qu'il y avait un rapport entre la gravité de l'affection et l'intensité de la réaction agglutinante, fait qui pourrait servir de base à un *séro-pronostic* de la fièvre typhoïde. D'après P. Courmont [1], la formation de la substance agglutinante étant une réaction de défense de l'organisme et suivant une marche régulière (*courbe du pouvoir agglutinant*) avec maximum au moment où s'accuse la guérison, on peut tirer des éléments de pronostic de l'étude de cette séro-réaction et surtout de sa courbe, comparée à la courbe thermique. Pendant la période d'état l'ascension du pouvoir agglutinant est d'un bon pronostic ; son peu d'élévation et surtout son abaissement indiquent les formes graves.

§ 9. — Traitement et prophylaxie

Le meilleur traitement de la fièvre typhoïde est la balnéation froide, désignée sous le nom de méthode de Brandt. Elle fut apportée et vulgarisée en France par Franck Glénard. Tripier et Bouveret en ont précisé la pratique et les indications.

La température rectale est prise toutes les trois heures et, chaque fois qu'elle dépasse 39°, le malade est mis dans un bain dont la température varie de 18 à 25°. La durée du bain est de dix minutes à un quart d'heure. Le bain prolongé, à 18°, est réservé aux formes sévères qui présentent peu d'abaissement thermique ; pour éviter le shock, on peut mettre le malade dans un bain à 25° qu'on refroidit ensuite progressivement. Pendant toute la durée du bain on fait sur la tête des affusions froides et, dans l'intervalle de ces affusions, on laisse sur les cheveux un linge mouillé. Le malade est ensuite soigneusement séché et reporté dans son lit ; la température reprise une demi-heure après le bain fait constater dans la plupart des cas un notable abaissement thermique. Les effets des bains froids sont remarquables ; ils *activent la diurèse* et les fonctions de la peau,

[1] P. Courmont. *Signification de la réaction agglutinante, séro-pronostic de la fièvre typhoïde.* Th. de Lyon, 1897.

combattent l'adynamie ; les malades n'ont plus d'aspect typhique ni de prostration, les fuliginosités de la langue disparaissent.

Les contre-indications du bain froid sont bien peu nombreuses :
la grossesse, les lésions valvulaires bien compensées, les complications respiratoires ne sont pas des obstacles à l'emploi de
cette méthode. L'hémorragie et la perforation intestinales, les
affections cardiaques mal tolérées, la phtisie chronique, la péricardite et la pleurésie tardive sont les seules contre-indications
absolues (TRIPIER et BOUVERET).

Le bain froid n'est évidemment pas le seul traitement de la
fièvre typhoïde : les affusions et les lotions froides, les antithermiques analgésiques tels que l'antipyrine, les antiseptiques
intestinaux ont été aussi préconisés, mais sont loin de donner
les mêmes succès.

Les typhiques seront mis au régime lacté ; on leur donnera
de l'alcool surtout après les bains. L'alimentation ne devra être
reprise que 6 ou 8 jours après la chute complète de la fièvre et
encore avec une très grande prudence.

Chaque complication nécessite un traitement spécial. Aux complications cardiaques on oppose la caféine (1 gr. à 1^{gr},50), qui est
à la fois un tonique du cœur et un tonique du système nerveux.

L'hémorragie intestinale doit être traitée par le repos absolu,
la diète, la suppression des bains froids, les injections sous-cutanées d'ergotine (1 gr.) et de morphine (1 centigramme).

La perforation intestinale nécessite également le repos, la
diète, la suppression des bains et l'immobilisation de l'intestin
par la morphine. On appliquera sur l'abdomen une vessie de
glace. L'intervention chirurgicale n'a de chances sérieuses de
réussir que si elle est précoce.

On a essayé d'appliquer la sérothérapie au traitement de la
fièvre typhoïde ; se basant sur les propriétés agglutinantes et anti-
toxiques du sérum des chevaux immunisés au moyen de la toxine
typhique, CHANTEMESSE conseille d'en injecter 10 centimètres
cubes au début de la maladie, et autant au bout de huit jours si
cette médication n'a pas amené la chute de la température.

La *prophylaxie* individuelle de la fièvre typhoïde consiste à ne boire que de l'eau bouillie ou filtrée en temps d'épidémie, à stériliser par la chaleur ou l'ébullition dans le sublimé les linges souillés par les malades, à désinfecter les locaux occupés par eux, à rendre leurs matières fécales inoffensives par le contact d'une solution phéniquée à 5 p. 100. Un typhique sur quatre a de la bactériurie, un sur huit la conserve après sa convalescence (Lesieur).

Récemment, Wright, en Angleterre, Pfeiffer et Kolle en Allemagne ont vacciné l'homme contre la fièvre typhoïde en lui inoculant une petite quantité de cultures de bacilles d'Eberth tués par la chaleur ; les observations recueillies soit à l'armée des Indes, soit pendant la guerre du Transvaal semblent démontrer que ce *vaccin* diminue de moitié le nombre des fièvres typhoïdes et d'autre part qu'il réduit de moitié leur mortalité.

ARTICLE VI

TYPHUS EXANTHÉMATIQUE

Le typhus exanthématique est une maladie épidémique caractérisée par la stupeur et l'apparition d'un exanthème.

1° Étiologie. — Le typhus exanthématique est une affection épidémique et contagieuse, qui paraît surtout favorisée par le surmenage, l'encombrement et toutes les mauvaises conditions hygiéniques. On l'observe surtout dans les prisons et dans les armées en campagne. En Irlande, en Bohême, en Silésie, on observe assez souvent des cas de typhus, qui sont la source d'épidémies infectant les provinces voisines. Le typhus a fait plusieurs fois son apparition en France, notamment après la guerre de Crimée et, dernièrement, dans les départements du Nord en 1894 et dans l'île Tudy en 1891, où il a été observé par Thoinot.

Il est fort probable que le typhus se communique par les voies respiratoires, du moins si on en juge par l'intensité des lésions laryngées et pulmonaires.

2° Bactériologie. — Hlava, de Prague, a retiré du sang des

typhiques un streptobacille ; THOINOT n'a pas retrouvé ce microbe,
mais a vu dans le sang retiré de la rate des granules et des filaments, mobiles ou accolés aux hématies.

DUBIEF et BRÜHL ont trouvé dans les exsudats pharyngés et
dans les foyers pneumoniques un diplocoque, restant coloré par
le Gram, qui se développe bien au voisinage de 37°, liquéfie lentement la gélatine et donne sur la gélose une culture jaune doré
rappelant celle du staphylocoque. Ce microbe n'existe pas dans
le sang où il ne fait que passer pour provoquer des lésions dans
les différents organes ; aussi l'inoculation du sang aux animaux
est-elle toujours restée sans résultats. Sa virulence résiste à la
dessiccation. Son inoculation aux animaux reproduit des lésions
viscérales analogues à celles observées chez l'homme ; il n'est
pas pyogène, mais sécrète une toxine vaso-dilatatrice, cause de la
congestion et des hémorragies. Ces faits méritent confirmation.

3° Anatomie pathologique[1]. — L'*intestin est sain* : la rate
est hypertrophiée et présente quelquefois des infarctus.

Dans le *foie* on constate aussi des infarctus et des altérations
vacuolaires du protoplasma des cellules hépatiques. Mêmes
hémorragies dans le parenchyme rénal, qui présente en outre
la dégénérescence épithéliale banale observée dans les maladies
infectieuses.

Le myocarde est pâle et affaissé, comme dans les affections
graves.

Le *pharynx* et le *larynx* sont couverts d'un exsudat analogue
à « des crachats muqueux dans lesquels on aurait délayé de la
poussière ». Cet exsudat ne contient ni fibrine ni leucocytes. Les
plèvres sont saines.

Les *poumons* présentent, surtout à leur sommet, des foyers
brunâtres, rappelant par leur aspect les foyers apoplectiques,
mais dus en réalité à une pneumonie lobulaire ; projetés dans
l'eau ces nodules ne surnagent pas. Le microscope ne montre
pas de fibrine dans les alvéoles, les leucocytes sont rares dans
l'exsudat, formé surtout de cellules alvéolaires desquamées et de

---

[1] DUBIEF et BRÜHL, *Arch. de médecine expér.*, 1894.

nombreux globules sanguins. Ces cellules alvéolaires ont perdu leurs noyaux et présentent des vacuoles ; d'autres ne sont que des amas de granulations. Dans les parois des alvéoles on ne voit qu'une distension vasculaire énorme, sans infiltration interstitielle par les globules blancs ; l'épithélium de revêtement est desquamé. Le microbe étudié par Dubief et Bruhl, qui se présente sous la forme d'un diplocoque, ou de chaînettes formées de quatre à six éléments, ne se rencontre jamais dans les parois alvéolaires ; il est dans l'exsudat alvéolaire, libre entre les cellules, jamais dans leur intérieur.

Les *lésions cutanées* consistent d'abord dans une dilatation vasculaire, à laquelle font suite des hémorragies quand la tache devient pétéchiale. A la limite du derme et de l'hypoderme, la tache s'étale en nappe presque toujours au-dessous d'un poil et de ses glandes sébacées.

En résumé, les caractères anatomo-pathologiques les plus frappants du typhus exanthématique sont l'intégrité de l'intestin, l'intensité des lésions pulmonaires (deux constatations qui cadrent bien avec sa symptomatologie comparée à celle de la fièvre typhoïde), l'absence de pus et une tendance générale à l'hémorragie dans tous les organes. La constance et l'intensité des lésions des voies respiratoires font supposer qu'elles sont les premières contagionnées (Dubief et Bruhl).

4° Symptômes. — L'incubation du typhus dure une dizaine de jours ; elle est parfois suivie de quelques prodromes : céphalalgie, rachialgie, lassitude générale.

Plus souvent la maladie débute brusquement par des frissons, du vertige, des vomissements et du délire. Le malade se couche très abattu, puis il a de l'insomnie, il est agité ; le délire qui survient à cette période le pousse quelquefois au suicide (Jaccoud). En même temps, la température s'élève à 40° ; la face est injectée, il survient des épistaxis et du catarrhe bronchique. Il n'est pas rare que ce début brusque soit suivi d'une rémission, puis d'une aggravation nouvelle, qui se répètent même plusieurs fois (Jaccoud).

Au bout de quelques jours apparaît l'éruption, d'abord formée de macules rouges, arrondies, non saillantes, disparaissant lentement sous le doigt ; elles deviennent hémorragiques, c'est-à-dire pourprées et ne s'effaçant pas sous la pression du doigt, dans le typhus pétéchial. En même temps les symptômes précédents redoublent, l'abattement est extrême ; cette stupeur (τυφος) qui donne son nom à la maladie est à peu près le seul symptôme qu'elle ait de commun avec la dothiénentérie ; le ventre est souple, non douloureux, non météorisé ; il n'y a pas de diarrhée ; la langue est saburrale, la température reste élevée ; le pouls est très accéléré, la rate est grosse, le malade tousse et a quelques signes de catarrhe bronchique. La mort survient au milieu de symptômes ataxo-adynamiques et par parésie cardiaque. Lorsque la maladie doit guérir, elle se termine au bout d'une quinzaine de jours, soit par une défervescence brusque, véritable crise, soit en lysis.

Le *pronostic* du typhus est fort grave ; sa mortalité varie de 7 à 55 p. 100 ; elle est plus prononcée chez les hommes et croît en raison directe de l'âge. On a décrit des cas de *typhus levissimus*, remarquables par l'atténuation de tous les symptômes, et, par contre, dans les armées, des cas de *typhus sidérant*, emportant les malades deux ou trois jours après leur début. L'abondance de l'exanthème est un signe pronostique fâcheux.

5° Diagnostic. — Le typhus diffère :

α) De la *méningite cérébro-spinale* par l'absence de contractures et d'opisthotonos, par la stupeur extrême, par la présence de l'exanthème et du catarrhe bronchique.

β) De la *dothiénentérie* par son début brusque, par l'absence des symptômes abdominaux (diarrhée, douleur dans la fosse iliaque droite, météorisme), par l'absence de taches rosées lenticulaires, par la présence de l'exanthème, par l'accélération du pouls. Il n'y a en somme qu'un symptôme commun, c'est la stupeur ou état typhique, aussi le séro-diagnostic sera-t-il presque toujours superflu.

γ) De la *rougeole* : il s'en rapproche par son catarrhe et son exanthème et s'en distingue par l'intensité des symptômes généraux et nerveux, par son évolution progressive et par la marche de la température.

δ) Du *typhus récurrent* : maladie presque inconnue en France, très répandue dans l'Europe centrale et la Grande-Bretagne, causée par un parasite du sang (*Spirochæte Obermeieri*), voisin de l'hématozoaire du paludisme, et caractérisée par une fièvre avec état typhoïde qui dure une semaine, puis par une apyrexie d'une semaine, enfin par une rechute (typhus à rechute) après laquelle la guérison est définitive. Il y a souvent de l'ictère ; il n'y a pas d'éruption. Le typhus récurrent s'associe volontiers au typhus exanthématique.

Il semble que le typhus ne puisse revêtir sa forme classique que sur les organismes résistants : chez les débilités, chez les faméliques surtout, il se dissimule sous des formes atténuées sans exanthème, ni fièvre. Dans ces cas, qui sont évidemment plus dangereux pour la propagation d'une épidémie, le diagnostic n'est possible que par la contagiosité : on reconnaît les typhiques au typhus qu'ils communiquent à leur entourage.

6° **Traitement**. — Il se résume dans l'administration de l'alcool, des toniques et des grands bains froids.

Contre la parésie cardiaque on luttera par la digitale et par la caféine.

La prophylaxie du typhus est calquée sur celle des fièvres éruptives. Elle vise surtout les vagabonds, responsables des récentes expansions épidémiques du typhus dans le nord de la France. L'isolement et la désinfection s'imposent pour limiter l'épidémie.

ARTICLE VII

SUETTE MILIAIRE

La suette est une maladie épidémique, caractérisée par des transpirations abondantes, une éruption cutanée et des phénomènes nerveux.

1° Étiologie. — La suette sévit sous forme d'épidémies relativement rares qui ont envahi tour à tour toutes les contrées de l'Europe ; on l'a vue en France à plusieurs reprises. BROUARDEL et THOINOT ont observé une épidémie dans le Poitou, en 1887. Elle n'est pas endémique, car les épidémies ne sont ni précédées, ni suivies de cas sporadiques. Elle paraît être contagieuse (THOINOT).

2° Symptômes. — Après quelques prodromes inconstants, malaise général, anorexie, courbature généralisée et céphalalgie sus-orbitaire, la maladie débute brusquement par des frissons, une sensation de chaleur et une transpiration extraordinairement abondante qui n'amène aucun soulagement. Au contraire, les phénomènes nerveux redoublent, s'accompagnent de fourmillements et de crampes, et dès cette période la mort peut survenir par syncope ou au milieu de symptômes adynamiques. En même temps que les sueurs, apparaît une fièvre à exacerbations irrégulières ; les urines deviennent rares et foncées.

Au bout de quelques jours (rarement après la première semaine) le malade éprouve des démangeaisons intenses et on découvre une éruption miliaire, disséminée sur le thorax, l'abdomen, le dos, les épaules, mais épargnant la face. Cette éruption affecte deux formes distinctes : la *miliaire blanche* et la *miliaire rouge*. La première ne diffère en rien des *sudamina*, qu'on observe dans les maladies qui s'accompagnent d'une sudation abondante, la fièvre typhoïde par exemple ; elle est formée de petites vésicules acuminées, donnant au doigt promené à la surface de la peau une sensation toute particulière. La miliaire rouge présente les mêmes vésicules, mais reposant sur de petites taches rouges qui s'effacent par la pression du doigt. Cinq ou six jours après le début de l'éruption, les vésicules se vident et s'affaissent, puis la maladie se termine par desquamation. La guérison laisse après elle une adynamie intense. La mort est généralement due à des phénomènes nerveux (convulsions, délire, coma), à des phénomènes cardiaques (arythmie, syncope) ou à des hémorragies multiples.

L'autopsie ne montre que l'épaississement du sang et une congestion généralisée des viscères.

Dans chaque épidémie, on observe des cas de gravité tout à fait dissemblable.

3° Diagnostic. — La suette ne doit pas être confondue avec les éruptions sudorales des maladies fébriles.

Elle est confondue souvent avec la rougeole, chez les enfants, ce qui avait fait croire à une coïncidence fréquente des épidémies de rougeole et de suette. Thoinot a montré qu'il s'agissait en réalité d'une *suette rubéolique*, c'est-à-dire simulant la rougeole par son exanthème.

4° Traitement. — Le traitement de la suette consiste dans la quinine, les toniques, les stimulants et les affusions froides (Jaccoud).

ARTICLE VIII

CHOLÉRA

Le choléra indien est une maladie épidémique, caractérisée par des vomissements et une diarrhée abondante, l'adynamie et le refroidissement. Il est endémique dans certaines régions asiatiques. Il ne faut pas le confondre avec le *choléra nostras* qui existe en Europe pendant l'été, dont les symptômes sont assez analogues, mais dont l'agent pathogène est tout différent.

1° Bactériologie. — Le choléra indien est produit par un microbe (bacille virgule ou spirille) découvert en 1884 par Koch dans les selles des cholériques et retrouvé par lui dans un étang de l'Inde.

a. *Morphologie, coloration*. — C'est un petit bâtonnet de 1 μ 1/2 à 3 μ de longueur, légèrement incurvé. Il est très mobile vers 30° et doit cette mobilité à la présence d'un cil à l'une ou à chacune de ses extrémités. En se réunissant entre eux ces vibrions forment des ω ou des spirilles. Ils se colorent par les différentes couleurs basiques d'aniline (violet de gentiane), mais se décolorent par la méthode de Gram.

b. *Cultures, agglutination.* — Le vibrion cholérique se trouve en abondance dans les selles des cholériques et notamment dans les grains riziformes ; on le recueille facilement en ensemençant une parcelle de grain riziforme dans le liquide de METCHNIKOFF (solution légèrement alcalinisée de : peptone, 10 gr. ; gélatine, 20 gr. ; NaCl, 5 gr. ; eau 1000 gr.) qu'on place à l'étuve à 37°. Au bout de sept à huit heures se forme à la surface du liquide un léger voile, sorte de pellicule composée d'une innombrable quantité de spirilles : il suffit d'ensemencer sur agar un fragment de ce voile pour obtenir en quelques heures des « colonies transparentes, opalescentes, à reflets légèrement bleuâtres, jamais complètement opaques[1] », où le microscope fait voir les vibrions de Koch. La recherche du bacille cholérique dans les eaux suspectes repose sur un principe analogue.

Le vibrion cholérique liquéfie la gélatine au bout de trois ou quatre jours en exhalant une odeur de souris. Ses cultures donnent la réaction dite du *choléra-roth* (BUJWID), qui lui est à peu près spéciale : pour l'obtenir il suffit de verser sur une culture un centimètre cube d'acide chlorhydrique ou sulfurique : il se développe une coloration rouge.

c. *Toxines.* — Le vibrion cholérique sécrète des *toxines* dont l'action sur nos organes occasionne tous les troubles cliniques et anatomiques que nous décrivons plus loin.

Il jouit de la propriété de se laisser *agglutiner* par le sérum des animaux vaccinés (GRUBER et DURHAM) et par le sérum des cholériques. Si on délaie dans du sérum artificiel un fragment de culture sur gélose ensemencée depuis vingt-quatre heures, et si on la met en présence de X à XV gouttes de sérum de cholérique on voit se produire sous le microscope, au bout de cinq à vingt minutes, l'agglutination des vibrions. Sur ce phénomène repose le *sérodiagnostic* du choléra (ACHARD et BENSAUDE, 1897).

d. *Virulence, résistance.* — Le vibrion cholérique résiste pendant des mois à l'abri de la lumière et de la dessiccation ; dans

---

[1] LE DANTEC, *Précis de pathologie exotique*, p. 408.

l'eau il peut persister plus d'un an. La chaleur à 60° le tue en dix minutes.

e. *Action pathogène*. — Sur les *animaux* les cultures de vibrions cholériques produisent des troubles variés. Introduits dans le tube digestif, ils provoquent le choléra, notamment chez le cobaye et le jeune lapin ; mais la réussite de cette expérience nécessite souvent des précautions intéressantes : il faut introduire directement la culture dans le duodénum (Nicati et Rietsch), neutraliser le suc gastrique par des alcalins (Koch), ou ingérer, en même temps que le vibrion, d'autres microbes destinés à favoriser son développement (Metchnikoff). Une culture de vibrions cholériques, introduite dans le péritoine du cobaye, détermine une péritonite vibrionienne (Pfeiffer). Chez l'*homme* le bacille virgule est bien l'agent pathogène du choléra ; il reste dans l'intestin, seules ses toxines pénètrent dans tout l'organisme.

Tels sont les caractères du bacille virgule de Koch ; les vibrions trouvés au cours des diverses épidémies sont loin d'avoir toujours les mêmes caractères ; il est vraisemblable qu'il y a plusieurs races de vibrions, de même qu'il y a plusieurs foyers d'origine du choléra.

Enfin, dans diverses affections intestinales de l'homme ou des animaux, on a trouvé parfois des vibrions voisins du bacille virgule de Koch, dit vibrions paracholériques.

f. *Applications thérapeutiques*. — On a tenté d'appliquer les données précédentes à la prophylaxie et à la thérapeutique.

L'immunité a pu, dans certains cas, être obtenue soit par l'inoculation sous-cutanée de cultures atténuées, de cultures tuées par la chaleur ou de cultures vivantes, soit par l'injection de toxines solubles ; injecté, le sérum des animaux vaccinés jouit de propriétés préventives, de plus il est antitoxique, mais il n'est pas curateur (Roux, Metchnikoff).

2° **Étiologie**. — Rejeté en abondance dans les selles des malades, peu exigeant du reste pour sa subsistance pourvu qu'il soit à l'abri de la sécheresse, le bacille virgule suffit par ses migrations passives le long des cours d'eau et des grandes voies humaines, pour nous expliquer les pandémies qui ont ravagé le monde quand les épidémies indiennes ont débordé au delà de leur domaine naturel.

Le choléra existe en effet à l'état endémique dans le delta des grands fleuves de l'Inde et de l'Indo-Chine, d'où rayonnent des

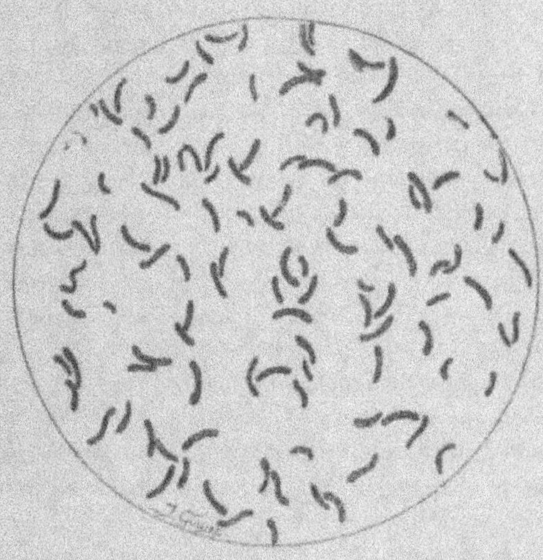

Fig. 82.
Vibrion cholérique (d'après J. COURMONT).
Gr. = 1 000 D.

épidémies qui ont plusieurs fois gagné l'Europe, soit par la Perse (voie de terre), soit par l'Egypte, par l'intermédiaire des pèlerins de la Mecque (voie de mer). Enfin quelques épidémies ont paru naître sur place, en Europe même (Silésie et Russie), mais il ne s'agissait que du réveil d'un foyer mal éteint.

La *contagion directe* frappe surtout les médecins, les infirmiers ; la *contagion indirecte*, par des linges ou des objets souillés, par les déjections, n'est pas contestable, surtout lorsque ces déjections se trouvent en contact avec certains aliments, les légumes par exemple ; mais la transmission par l'eau de boisson joue le plus grand rôle. On en a eu la preuve dans l'épidémie de

Hambourg : la ville d'Altona, située à côté de Hambourg qui utilisait comme elle les eaux de l'Elbe, a été beaucoup moins atteinte, parce que l'eau était préalablement filtrée. Ces épidémies d'*origine hydrique* se distingueraient, d'après NETTER, en ce qu'elles arrivent rapidement à leur maximum.

Mais au cours de ces pandémies des faits paradoxaux ont apparu qui ont un moment ébranlé le dogme de la spécificité du bacille de Koch. Avec le choléra-nostras, on avait connu un choléra sans bacille virgule, on apprit aussi qu'il y a des bacilles virgules sans choléra : en pleine épidémie, telle personne saine, entourée de cholériques avérés, reste indemne, telle ville (Lyon, Versailles) envahie par des fugitifs qui sèment partout le choléra sur leur passage, semble invulnérable. Bien plus, chez l'homme, si on néglige certaines précautions, on ne réussit pas à provoquer le choléra en faisant ingérer des cultures ou même les grains riziformes des selles cholériques ; enfin on a pu constater, après l'extinction des épidémies dernières, que le bacille cholérique était présent un peu partout dans les eaux de boisson, en l'absence de toute manifestation infectieuse. En sorte que beaucoup de gens portent en eux le germe du choléra sans avoir jamais le choléra. Ces immunités sont expliquées par les expériences de METCHNIKOFF. La virulence du bacille virgule est contingente : cette bactérie ne tire pas d'elle-même toute son activité : elle doit, pour devenir nuisible, s'associer à d'autres bactéries qui sont ses complices et à défaut desquelles elle redevient inoffensive. Son impuissance peut encore venir de son contact avec d'autres microbes (espèces empêchantes) dont la présence nuit à son développement ou à son activité. Ainsi l'étiologie du choléra ne dépend pas seulement de l'apport du germe spécifique, elle dépend encore de la flore bactérienne du milieu infecté. Est prédisposé au choléra qui possède en son tube digestif certains microbes ; est immunisé qui en possède d'autres. On peut répondre à présent à cette question longtemps en litige : y a-t-il un seul choléra ? Y en a-t-il deux, le nôtre et celui de l'Hindoustan ? Ce sont les unicistes (GUÉRIN, KELSCH, etc.) qui ont eu raison. Le choléra, depuis longtemps acclimaté en Europe, peut y être importé de nou-

réau, mais souvent il s'y réveille spontanément. Il n'y a qu'un choléra, le choléra de Koch, et des infections cholériformes (colibacille, etc.).

Ces données, si importantes en théorie, conduiront sans doute à des applications thérapeutiques remarquables. On ne peut que les espérer; le traitement pathogénique, bactériologique du choléra n'existe pas encore.

3° Symptomatologie. — Le choléra s'annonce souvent par des prodromes qui se résument en une diarrhée d'apparence vulgaire, dite *diarrhée prémonitoire* et en ses conséquences : soif, lassitude générale, etc. Cette diarrhée, au début surtout et à la fin des épidémies, suffit à constituer une forme bénigne de la maladie qui a reçu le nom de *cholérine*.

Quand le choléra est complet, la diarrhée prémonitoire est suivie des trois phases de phlegmorragie, d'algidité, de réaction.

a. *Phase de phlegmorragie.* — La gastro-entérite dont la diarrhée prémonitoire est la manifestation la plus atténuée s'aggrave progressivement. L'hypersécrétion intestinale multiplie de plus en plus les selles qui, d'abord bilieuses, deviennent séreuses, puis *riziformes*. C'est la desquamation épithéliale et l'accumulation des leucocytes qui font les amas riziformes.

Des *coliques* accompagnent la diarrhée. Simultanément, des *vomissements*, douloureux aussi, expulsent de l'estomac des matières alimentaires, de la bile, et quelquefois des détritus muqueux reflués de l'intestin.

La déperdition des liquides occasionne des troubles divers : soif, amaigrissement rapide, surtout de la face, sécheresse de la peau, etc. Des signes d'infection se manifestent aussi : lassitude, fièvre, et *crampes*, souvent très pénibles, plutôt localisées aux mollets.

b. *Phase d'algidité.* — L'algidité s'annonce dès ce moment par une « tendance à la cyanose de la face et des extrémités ». Puis elle se complète par l'abaissement simultané : *a*) de la température superficielle (aisselle) qui s'écarte de plus en plus de la température centrale (rectum), celle-ci du reste pouvant être à ce moment normale, élevée ou abaissée. L'hypothermie axillaire peut aller à 32°. Les pieds et les mains sont glacés; *b)* de la tension artérielle, le pouls étant affaibli, accéléré et la circulation périphérique bien ralentie ; *c)* du taux urinaire. Cette diminution de l'excrétion de l'urine aboutit même à la suppression. — Si l'on ajoute à ce tableau du collapsus algide l'aggravation des symptômes de la phase précédente, et les manifestations de plus en plus marquées d'une intoxication générale, anéantissement, dyspnée, etc., on aura les traits essentiels du faciès cholérique. Malgré la lassitude et le découragement, l'intelligence reste ordinairement saine. L'agitation et les hallucinations sont peu communes et appartiennent plutôt à la dernière période.

c. Phase de réaction. — La réaction n'est quelquefois qu'une crise heureuse qui marque le réveil des fonctions interrompues; l'amélioration est alors générale et très rapide, presque subite même dans certains cas. D'autres fois cette réaction paraît exagérée; la température au lieu de s'arrêter à la normale s'élève à la limite de la fièvre ; le système nerveux déprimé d'abord est maintenant trop excité, et l'agitation rapidement accrue devient de l'ataxo-adynamie. C'est le plus souvent qu'une *complication* s'est produite. Cette fièvre tardive est l'indice d'une infection secondaire manifeste (pneumonie, broncho-pneumonie, muguet, etc.) ou cachée (septicémie, infection intestinale).

Il faut encore citer parmi les complications les néphrites, les artérites, les névrites, etc., tout le cortège habituel des maladies infectieuses.

Malgré ces complications le choléra peut guérir ; mais elles sont souvent mortelles, et par lui-même le choléra est mortel à toutes ses phases dans une proportion qui peut atteindre 60 p. 100.

La mort survient dans les « choléras pernicieux » (GAILLARD), par épuisement de l'organisme dans les formes lentes, dans les formes aiguës par une sorte de sidération qui mène en quelques heures à l'algidité et au coma mortel (choléra foudroyant, «choléra sec »).

4° Anatomie pathologique. — A l'ouverture d'un cadavre de cholérique on trouve les anses intestinales souvent distendues par des gaz et légèrement agglutinées par un état poisseux du péritoine. La surface muqueuse de l'intestin grêle est plus ou moins congestionnée et couverte de petites granulations (*psorentérie*) formées par les follicules et tuméfiées. Cette altération n'est pas spécifique comme on l'avait cru. La muqueuse est souvent ulcérée par destruction de petits territoires ayant subi la nécrose de coagulation (KELSCH et VAILLARD). Les autres organes, le foie surtout, présentent les lésions habituelles dans les infections aiguës.

5° Diagnostic. — En cas de doute le diagnostic clinique du choléra, ordinairement facile, doit être complété par le diagnostic bactériologique, examen ou culture des selles, séro-diagnostic.

Le syndrome choléra est réalisé cliniquement par un certain nombre d'états morbides qu'il n'est pas toujours aisé de distinguer du choléra vrai. Cette apparence commune paraît répondre à une pathogénie commune : l'intoxication.

1° Des *poisons vulgaires* (arsenic, sublimé, antimoine) produisent ces troubles, et en temps d'épidémie, au dire des médecins légistes, on aurait essayé de dissimuler des crimes sous ce masque cholérique.

2° C'est à des *poisons bactériens* surtout que sont dus les aspects les plus typiques du choléra, et les bactéries qui les sécrètent habitent le plus souvent l'intestin. C'est à elles, au colibacille spécialement, que l'on attribue ces collapsus des péritonites aiguës, de l'étranglement herniaire, de l'occlusion intestinale qui, dans des cas mal caractérisés, ont été confondus avec le choléra. Sans cause occasionnelle de ce genre, le colibacille est capable de déterminer un état cholérique grave auquel on peut réserver le nom de *choléra nostras*. Entre le choléra nostras et le choléra proprement dit, choléra indien, infection spécifique, les analogies sont telles que la bactériologie seule — cultures, séro-diagnostic (ACHARD et BENSAUDE) — permet un diagnostic précis à défaut de circonstances étiologiques évidentes (voy. p. 601).

L'*accès pernicieux* algide cholériforme d'origine paludéenne se distingue par l'absence de selles riziformes ; le choléra de l'*étranglement herniaire* est caractérisé par les vomissements fécaloïdes et la suppression des selles ; enfin dans les *intoxications* par les champignons, l'arsenic, l'antimoine, etc., non seulement il n'y a pas de selles riziformes, mais les vomissements précèdent la diarrhée au lieu de la suivre : au besoin l'analyse chimique des vomissements et des selles rendrait des services.

6° Prophylaxie et Traitement. — A défaut de traitement spécifique on peut lutter contre le choléra par la prophylaxie et par la thérapeutique usuelle.

Ferran, puis Haffkine, ont essayé de vacciner contre le choléra par l'injection sous-cutanée de cultures de vibrions cholériques ; les résultats sont douteux. Metchnikoff et Roux ont conseillé à titre préventif l'injection de sérum anti-toxique.

La prophylaxie d'une maladie pandémique doit être internationale. Après diverses tentatives, l'entente s'est faite entre les divers pays de l'Europe pour l'application du système d'isolement et de surveillance qui remplace le système des quarantaines (Règlement de police sanitaire maritime du 4 janvier 1896). Mais c'est surtout sur les progrès de l'hygiène générale qu'il faut compter pour arrêter un fléau dont le germe, comme celui de la fièvre typhoïde, est aujourd'hui partout.

En temps d'épidémie la désinfection des selles des cholériques et des objets ayant été en contact avec eux s'impose absolument ; l'usage exclusif d'eau filtrée ou bouillie est à conseiller. On évitera tout écart de régime pouvant affaiblir la résistance du tube digestif.

Le traitement symptomatique, a pour indications principales : 1° de calmer les douleurs (opium) ; 2° de lutter contre le collapsus (chaleur, stimulants, éther, caféine, etc.) ; 3° d'arrêter les déperditions de liquide, en modérant le flux intestinal, en restituant au sang par des injections de sérum artificiel (500 à 600 grammes) une partie de ce qu'il a perdu. Cette dernière indication est en partie pathogénique puisqu'elle vise, on le sait à présent, surtout l'intoxication. L'antisepsie intestinale vantée

à plusieurs reprises n'a pas répondu aux promesses faites à son
sujet.

ARTICLE IX

FIÈVRE JAUNE

La fièvre jaune est encore appelée *typhus amaril*, *vomito
negro*.

1° Étiologie. — La fièvre jaune est une maladie exotique,
qui existe à l'état *endémique* dans le golfe du Mexique, aux Antilles, au Brésil, au Sénégal ; de là elle s'étend sous forme d'épidémies, de préférence dans les pays chauds, mais quelquefois
aussi en Europe comme l'ont prouvé dans la première moitié de
ce siècle les épidémies de Barcelone, de Lisbonne, de Livourne,
de Gilbraltar. Les ports de mer sont plus exposés à ces épidémies,
car ce sont les navires qui les apportent. D'ailleurs, même là où
elle siège à l'état endémique, la fièvre jaune affecte une prédilection marquée pour les ports, pour les rivages de la mer et pour
les embouchures des grands fleuves ; il est rare qu'elle pénètre
profondément dans l'intérieur des terres.

La race noire jouit à son égard d'une remarquable immunité.
Le séjour dans les pays où règne la fièvre jaune confère aussi
progressivement l'immunité, mais elle n'est pas définitivement
acquise et peut se perdre après un séjour de quelques années en
Europe. La maladie frappe de préférence les Européens les plus
récemment arrivés, et les expéditions coloniales lui ont toujours
payé de lourds tributs : telles l'expédition de Saint-Domingue
qui perdit les trois quarts de son effectif, celle des Espagnols
à Cuba, et les pertes énormes des Américains devant Santiago.
Les enfants ne sont jamais frappés, les vieillards le sont rarement : le typhus amaril frappe presque uniquement les adultes.
Une première atteinte confère généralement l'immunité.

On ignore les causes d'apparition de la fièvre jaune : on sait
seulement que sa diffusion est beaucoup favorisée pendant la

saison chaude. Elle se transmet facilement : les objets ayant servi aux malades, leur literie, peuvent quelquefois après des mois devenir une source de contagion. Ce sont les navires qui président à sa diffusion au loin.

2° Bactériologie. — SANARELLI, étudiant la fièvre jaune à Santos, en 1897, a isolé un bacille spécial, qu'il a trouvé surtout dans les vomissements et qu'il a nommé *bacille ictéroïde*.

C'est un bâtonnet long de 2 à 4 μ, prenant les couleurs d'aniline, ne prenant pas le Gram, porteur de 4 à 8 cils. La présence des moisissures favorise son développement, le protège en quelque sorte : ainsi s'expliquerait la fréquence de la fièvre jaune dans les pays tropicaux, chauds, humides, peu exposés aux vents, et sur les côtes. Les recherches ultérieures n'ont pas retrouvé le bacille ictéroïde de SANARELLI. D'autre part REED, CARROLL et AGRAMONTE, membres de la Commission américaine de Cuba, ont démontré que la fièvre jaune se propageait par l'intermédiaire d'un moustique de la famille des Culex, le *Stegomya fasciata* ; leurs assertions ont été confirmées [1]. Le virus inconnu de la fièvre jaune, capable de filtrer à travers les bougies de Chamberland, mais détruit par dix minutes de chauffage à 55°, existe dans le sang, d'après ces auteurs, seulement pendant les trois premiers jours de la maladie ; il disparaît ensuite. Le moustique l'absorbe, mais n'est pas immédiatement capable de communiquer la fièvre jaune par sa piqûre : celle-ci n'est infectante qu'après douze à dix-huit jours, pendant lesquels le virus subit évidemment des modifications dans l'organisme de l'insecte. Au bout de ce temps seulement la piqûre du moustique peut donner la fièvre jaune, qui éclate en moyenne quatre jours après la piqûre. Il semble bien jusqu'ici que le *Stegomya fasciata* soit l'agent indispensable de la transmission de la fièvre jaune.

3° Symptômes. — Après une période d'*incubation* variant

[1] MARCHOUX, SALIMBÉNI et SIMOND, Annales de l'Institut Pasteur, novembre 1903.

de quelques heures à quelques jours, mais ne dépassant pas neuf jours, la fièvre jaune débute brusquement.

Ce début est aussi brusque que celui d'une pneumonie : grand frisson, céphalalgie, *rachialgie* intense avec irradiations intolérables dans les membres inférieurs, à laquelle on donne le nom expressif de « coup de barre ». En même temps le malade a la figure rouge, les yeux injectés, les pupilles dilatées, sa température s'élève à 40°, son pouls et sa respiration sont accélérés ; cet ensemble de symptômes est le « masque amaril ». L'épigastre est douloureux, avec ou sans battements violents du tronc cœliaque, la soif est vive, la langue blanche au milieu, rouge sur les bords ; la constipation est opiniâtre, les vomissements fréquents et impérieux. La peau présente quelques taches rouges et la sueur exhale une odeur de paille pourrie.

Au bout de trois ou quatre jours ces symptômes disparaissent brusquement et font place à un mieux trompeur ; les douleurs cessent, la température tombe à 38° ou 38°,5 ; mais quelques heures plus tard apparaît une teinte subictérique des conjonctives ; c'est un ictère hémaphéique, c'est-à-dire dû à la résorption de pigments modifiés, sécrétés par un foie malade, le pigment rouge brun notamment. Les matières fécales ne sont pas décolorées.

Alors commence la troisième période : la température remonte et se maintient à 41° ou au-dessus : c'est une fièvre continue. Elle contraste avec la faible accélération du pouls ou son ralentissement à 60 ou 70 pulsations, dû sans doute à l'ictère. A ce moment apparaît le vomissement noir qui donne son nom à la maladie ; il se sépare par le repos en une couche supérieure liquide et une couche inférieure formée de grumeaux noirâtres ou d'un dépôt pulvérulent comme de la suie ; à mesure que la maladie progresse, cette couche inférieure, formée de globules sanguins altérés, gagne de plus en plus. Les hémorragies gastriques ne restent pas isolées ; on observe aussi du purpura, des hémorragies gingivales, buccales, utérines, intestinales ; en raison de la constipation, ces dernières ne se traduisent pas par du melæna, mais par l'encombrement de l'intestin. L'urine est ictérique, albumineuse, rare, et finit par se supprimer completement. Alors surviennent le hoquet, la carphologie, les soubresauts tendineux ; trente-six heures environ après la suppression des urines la mort survient au milieu de ces divers symptômes qui ne sont pas sans analogie avec ceux de l'ictère grave.

4° Formes cliniques. — Telle est la forme commune, moyenne de la fièvre jaune. On connaît une *forme foudroyante* qui évolue en deux ou trois jours, avec une très courte rémission ; une forme *latente* ou *ambulatoire* qui paraît débuter par le vomissement noir et emporte alors le malade en un jour ou deux, mais dont le début véritable remonte à quelques jours ; une *forme atténuée*, observée surtout aux Antilles, dans la population créole, où elle évolue en trois semaines et se termine favorablement ; sa nature a été longuement méconnue, aussi la désignait-on sous le nom de fièvre inflammatoire des Antilles. Enfin, suivant la prédominance de tel ou tel symptôme, on a décrit une forme nerveuse, hémorragique, urémique, etc.

La mortalité de la fièvre jaune est très élevée ; elle est d'environ 45 p. 100.

5° Anatomie pathologique. — Les principales altérations portent sur le foie, le rein et le tube digestif.

Le *foie* est exsangue, jaune chamois ; il doit cet aspect à la dégénérescence graisseuse. La cellule hépatique subit la dégénérescence graisseuse, avec une rapidité qui n'est égalée que dans l'intoxication phosphorée aiguë.

Les *reins* présentent des lésions de néphrite aiguë parenchymateuse et hémorragique.

L'*estomac* et l'*intestin* sont remplis d'une matière noire, formée par du sang modifié ; leur muqueuse, surtout celle de l'estomac, présente des altérations catarrhales intenses.

Le *myocarde* est affaissé et pâle. Les *méninges* rachidiennes offrent une congestion intense prédominant dans la région dorso-lombaire.

6° Diagnostic. — La rachialgie, l'ictère, le vomissement noir, la constipation, la fièvre intense, sont les principaux signes de la fièvre jaune.

On est exposé à la confondre.

1° Avec l'*ictère grave*, quelle que soit sa cause, infectieuse ou toxique : il s'en distingue par la précocité du symptôme ictère, par l'absence de « masque amaril », de rachialgie et de douleurs dans les jambes, par une fièvre moins élevée.

Son début est moins soudain que celui de la fièvre jaune. Les vomissements noirs font généralement défaut ; en tout cas ils ne constituent qu'un symptôme accessoire.

2° Avec la *fièvre bilieuse hémoglobinurique* : la précocité de l'ictère, les vomissements bilieux, les *urines noires*, la tuméfaction de la rate, l'absence de rachialgie, font le diagnostic. La maladie a été généralement précédée d'accès de fièvre intermittente.

3° Avec la *fièvre typhoïde bilieuse* qui se distingue par la lenteur de son ascension thermique.

4° Avec le *typhus récurrent* : cette erreur n'est guère possible, car le typhus récurrent a une distribution géographique différente : il règne dans la Russie méridionale et l'Asie centrale.

7° Prophylaxie et traitement. — La *prophylaxie* de la fièvre jaune se résume dans l'isolement, dans les quarantaines, dans la désinfection des locaux et dans l'inhumation rapide des cadavres. Pour les quarantaines, un délai de neuf jours au maximum est suffisant, l'incubation ne dépassant jamais ce laps de temps. Enfin avant tout, il faut s'adresser au *moustique* qui propage l'agent pathogène : pour cela supprimer autant que possible les eaux stagnantes où pullulent les larves, les détruire en répandant du pétrole à leur surface, détruire l'insecte adulte dans les habitations par les fumigations sulfureuses ou formiques et en faisant brûler de la poudre de pyrèthre, se préserver de sa piqûre par les grillages aux fenêtres et par les moustiquaires. On conseille de ne pas sortir après le coucher du soleil, et de ne visiter les malades que pendant le jour et de préférence au moment où le soleil est très ardent.

Le *traitement* de la fièvre jaune ne consiste plus comme autrefois dans les vomitifs et les émissions sanguines. Il faut combattre les vomissements par la glace et les boissons gazeuses, la constipation par des purgatifs (calomel, 1 gr., ou huile de ricin, ou citrate de magnésie), l'hyperthermie par les bains froids, la dépression par la caféine, par les injections d'éther et par le lavage du sang ou l'injection hypodermique de 5 à 600 grammes de sérum artificiel.

CHAPITRE III

MALADIES INFECTIEUSES COMMUNES A L'HOMME
ET AUX ANIMAUX

Je ne désigne pas sous ce titre les maladies qu'on a pu inoculer aux animaux, mais celles qu'ils prennent spontanément. Cela a une très grande importance, car la plupart d'entre elles sont susceptibles d'être transmises à l'homme, soit par la contagion, soit par l'alimentation, soit autrement. Les principales sont : le tétanos, le charbon, la rage, la morve, la tuberculose et la peste.

ARTICLE PREMIER

TÉTANOS

Le tétanos est une maladie infectieuse, aiguë ou subaiguë, caractérisée surtout par une raideur musculaire prédominant sur les extenseurs.

1° Bactériologie. — Le tétanos est dû à un bacille découvert en 1884 par Nicolaïer, de Gœttingue, puis cultivé et inoculé par Kitasato.

a. *Morphologie, coloration*. — Le *bacille* du tétanos se présente sous deux formes, celle d'un simple bâtonnet linéaire, et celle d'un clou, ou bâtonnet terminé à une de ses extrémités par un renflement qui n'est autre qu'une spore. Il prend bien les couleurs d'aniline et reste coloré par le Gram. Il possède des cils qui lui donnent une certaine mobilité.

b. *Cultures*. — Ce bacille est *anaérobie* ; il se cultive bien à l'abri de l'oxygène, ainsi dans des gaz inertes ou dans le vide à 38 ou 40°. C'est la température la plus favorable à son développement ; mais les *spores résistent* à des températures assez élevées ; un séjour de deux heures à une température de 90° est nécessaire pour les détruire. L'air et la lumière les altèrent plus rapidement. La *virulence* du bacille du tétanos est variable ; malheureusement ses spores dont la résistance est si considérable conservent également leur virulence pendant des années.

Les *colonies* sur gélatine ont la forme d'une tache blanche,

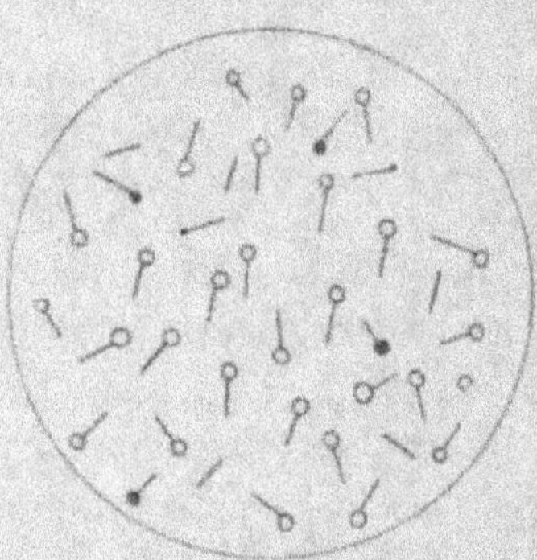

Fig. 83.
Bacille de Nicolaïer.

opaque à son centre, et présentant à sa périphérie des prolongements de plus en plus déliés (*aspect de nébuleuse*). Les cultures en bouillon se développent en quarante-huit heures : elles le troublent uniformément, puis produisent un dépôt pulvérulent ; elles dégagent une odeur fétide.

c. Inoculation. — L'inoculation donne des résultats variables suivant les espèces animales ; la souris, le rat, le cobaye y sont particulièrement sensibles. Elle reproduit un tétanos expérimental qui débute par les muscles voisins du point inoculé. L'examen microscopique du point d'inoculation ne montre ordinairement pas de bacilles ; son ensemencement n'en montre pas également ; la culture des divers organes de l'économie reste absolument négative : il s'agit donc d'un microbe qui, à l'instar du bacille de la diphtérie, ne se dissémine pas dans l'organisme, mais se limite au contraire au point inoculé, d'où il disparaît même assez rapidement.

d. *Toxine*. — Puisque le bacille de Nicolaïer ne pénètre pas dans le sang et dans les organes, il était naturel d'attribuer les divers symptômes de la maladie, non au microbe, mais à sa toxine. Cette *toxine* étudiée par Brieger, Kitasato, Vaillard, est excessivement active (1/100.000 de centimètre cube suffit pour amener la mort d'une souris). Elle ne dialyse pas ; elle est précipitable par l'alcool. En raison de ses caractères on la range dans le groupe des toxalbumines, comme le produit soluble du bacille de Löffler. La chaleur la détruit facilement. Inoculée, *cette toxine sans microbes produit le tétanos*. D'après Courmont et Doyon, il ne faut pas confondre la toxine avec le poison tétanique ; le poison est formé dans l'organisme sous l'influence de l'action fermentative de la toxine ; en effet, lorsqu'on injecte celle-ci à un animal, son action n'est pas immédiate ; avant la production des accidents il s'écoule un certain temps (période d'incubation), après lequel on trouve dans le sang de l'animal inoculé une substance à action *immédiate* que ne renferment pas les cultures.

e. *Applications à l'étiologie*. — Le bacille de Nicolaïer a été trouvé dans les poussières, dans les couches superficielles du sol, dans les eaux et la vase, dans les excréments des herbivores sains ; en effet les spores recueillies à la surface du sol ou dans les poussières qui recouvrent les herbes et le fourrage, passent dans leur intestin, y prolifèrent, passent à l'état de bacilles qui donnent à leur tour des spores ; les unes et les autres sont rejetées avec les excréments et se retrouvent dans les fumiers. Cette constatation explique comment on a pu avec raison faire jouer au cheval un certain rôle dans la production du tétanos (théorie de l'origine équine soutenue par Verneuil). Nocart et Trasbot ont montré que le cheval n'était pas plus tétanigène qu'un autre herbivore.

Nous avons dit plus haut que l'inoculation de la culture tétanique (c'est-à-dire du microbe et de la toxine) reproduisait au bout de peu de temps un tétanos expérimental, que la culture filtrée, c'est-à-dire la toxine sans microbe, amenait le même résultat, que le microbe n'agissait donc que par sa toxine.

De même si on injecte de la culture privée de sa toxine, le résultat n'est positif que si on arrête la phagocytose en produisant un traumatisme avec attrition de la région inoculée, ou si on inocule en même temps un autre microbe, tel que le *B. prodigiosus* qui fixe les leucocytes et permet ainsi aux spores tétaniques de se développer et de sécréter la toxine. Toutes ces constatations bactériologiques sont importantes parce qu'elles interprètent les faits cliniques, plus grande fréquence du tétanos à la suite de broiements, dans les plaies anfractueuses, souillées et infectées. Elles réduisent à néant l'hypothèse d'un tétanos spontané, mais on doit bien admettre qu'il est des cas où l'infection peut rester latente et où il s'écoule une longue période entre l'infection et l'apparition des accidents.

f. *Applications thérapeutiques.* — On trouvera, à la fin de l'article les applications de ces données théoriques à la prophylaxie et au traitement du tétanos (*sérothérapie*).

2° **Étiologie.** — Le plus souvent le tétanos est *traumatique* ou chirurgical : on n'en observe guère que des cas isolés, dans de grands traumatismes, dans des broiements, ou lorsque les plaies anfractueuses sont souillées de terre ; on le voit encore à la suite de petites plaies des doigts ou des pieds, consécutives à la piqûre de clous ou de vieux morceaux de bois couverts de poussière ; on l'a vu plus d'une fois succéder à une plaie contuse du genou ou de la main, souillée par la terre chez les cyclistes. Dans les guerres, et plus exceptionnellement dans les salles de chirurgie avant la période antiseptique, le tétanos a revêtu une forme *épidémique*. Le froid et le surmenage ont paru être, dans les armées, des causes prédisposantes de premier ordre.

Le tétanos des nouveau-nés et le tétanos puerpéral s'expliquent aussi facilement que le tétanos traumatique, par la contamination de la plaie ombilicale ou utérine.

Quant au tétanos *médical*, dit à tort spontané, il succède en réalité à une ulcération d'abord méconnue, du nez ou de la muqueuse buccale, qui constitue la porte d'entrée du bacille de Nicolaïer.

3° Symptômes. — Après une *incubation* variant de quatre à onze jours, et généralement d'autant plus courte que la blessure siège plus près des centres nerveux, le tétanos débute par de la difficulté dans le mouvement d'abaissement de la mâchoire inférieure, de la dysphagie, de la raideur de la nuque et des membres inférieurs.

A sa période d'état, le tétanos est caractérisé par une contracture permanente avec crampes et douleurs paroxystiques.

Les mâchoires sont serrées convulsivement ; le malade ne peut ouvrir la bouche ; si on veut l'ouvrir de force, on n'arrive à triompher de ce *trismus* qu'au prix d'une vive douleur. L'orbiculaire des lèvres est comme collé sur les arcades dentaires. Les muscles de la houppe du menton donnent une sensation de dureté anormale. Les mouvements de la tête sont gênés ; les mouvements alternatifs de flexion et d'extension deviennent rapidement impossibles.

Les membres inférieurs sont raides et durs, contracturés, immobilisés dans l'extension ; la cuisse ne peut être fléchie sur le bassin. Si on la soulève en prenant le talon, on soulève le tronc du même coup.

Même raideur des masses musculaires du dos ; le malade ne peut s'asseoir sur son lit, il est immobilisé dans le décubitus dorsal, tout le corps en extension forcée. Plus rarement le tronc est immobilisé en flexion (emprosthotonos) ou dévié latéralement (pleurothotonos).

Mais sous l'influence du froid, de la moindre excitation des muscles ou de la peau, la contracture s'exagère sous forme de paroxysmes effrayants ; les mâchoires et les membres se raidissent ; la tête se renverse en arrière, le cou et le tronc se mettent en hyperextension, au point que le malade ne touche le plan du lit que par la nuque et les talons (opisthotonos), les mouvements respiratoires deviennent difficiles par suite de la contracture du diaphragme. C'est ordinairement au milieu d'un accès de ce genre que le malade meurt asphyxié. Le moindre attouchement, quelquefois même un ébranlement imperceptible, une simple impression auditive peuvent provoquer ce redoublement des symptômes tétaniques.

Contrastant avec ces phénomènes intenses du côté du système moteur, on remarque une intégrité parfaite de la sensibilité et de l'intelligence. Le système nerveux moteur seul est intéressé.

La température est très élevée dans le tétanos aigu ou suraigu ; c'est là qu'on rencontre, ainsi que dans l'insolation, les températures les plus élevées (42 et même 44°). La température monte encore après la mort. Dans les formes subaiguës la température oscille entre 38 et 39°.

4° Formes cliniques. — Outre cette forme clinique on observe encore un tétanos puerpéral, un tétanos des nouveau-nés, un tétanos céphalique, etc.

Le *tétanos des nouveau-nés*, devenu très rare depuis la pratique de l'antisepsie, reconnaît pour cause l'infection de la plaie ombilicale. Il se montre dans les dix ou douze premiers jours de la vie ; il débute par le trismus et présente tous les caractères du tétanos commun. La mort survient par tétanisation des muscles respiratoires, trois ou quatre jours après son début.

Le *tétanos puerpéral* débute, après une incubation de huit à dix jours, par du trismus, de la dysphagie, des spasmes pharyngés. La contracture des muscles de la nuque et du dos est par contre très peu marquée et les membres sont indemnes. Le lendemain apparaissent des spasmes laryngés qui entraînent la suffocation et la cyanose ; le pouls s'accélère considérablement. La mort survient en quarante-huit heures, le plus souvent par syncope. Cette symptomatologie spéciale du tétanos puerpéral est sans doute en rapport avec son point de départ viscéral et avec une localisation sur le grand sympathique et non sur le système nerveux cérébro-spinal.

Le *tétanos céphalique* succède à une blessure de la tête, de la face ou de ses cavités. Quatre ou cinq jours après la blessure il débute à la fois par du trismus et une paralysie faciale. L'un et l'autre siègent ordinairement du côté blessé. Il s'agit d'une paralysie faciale complète, du type périphérique (voy. t. I, p. 329), c'est-à-dire avec participation du facial supérieur. On ne connaît pas la nature de cette paralysie, qu'on a d'ailleurs niée en la disant simulée par la contracture des muscles antagonistes. Au bout d'une semaine apparaît une dysphagie par spasmes du pharynx, parfois assez intenses pour rappeler ceux de l'hydrophobie. La raideur de la nuque et les contractures restent modérées. La mort ne survient qu'au bout de deux ou trois semaines après le début, par asphyxie.

5° **Évolution et pronostic.** — On distingue un tétanos *suraigu* ou *foudroyant*, un tétanos *aigu* évoluant bruyamment en quelques jours avec une température élevée, des contractures rapidement généralisées, des spasmes pharyngés et des redoublements convulsifs intenses à la moindre excitation, un tétanos *subaigu*, un tétanos *chronique* dont la durée égale un mois environ. Le tétanos puerpéral entraîne fatalement la mort en quarante-huit heures : même particularité pour les autres tétanos d'origine splanchnique (uréthrale, abdominale, etc.).

Le tétanos est une affection très souvent mortelle, dans 70 p. 100 des cas d'après Vaillard. La mort survient le plus souvent par asphyxie.

Ce sont les tétanos à marche subaiguë ou chronique qui ont le plus de chances de se terminer par la guérison. En outre, le nombre des blessures, la courte durée de l'incubation, l'intensité des contractures, la fréquence des redoublements convulsifs, une accélération cardiaque considérable, l'importance des spasmes pharyngés et laryngés sont de fâcheux indices. Le tétanos céphalique est généralement moins grave que les autres variétés.

6° **Diagnostic.** — Le tétanos ne doit pas être confondu :

a. *Avec le trismus* d'origine locale, causé par une amygdalite aiguë ou l'éruption d'une dent de sagesse.

b. *Avec une crise d'hystérie* simulant quelquefois les spasmes du tétanos, mais absolument passagère (chercher les stigmates).

c. *Avec une méningite* accompagnée d'opisthotonos ; la céphalalgie intense, les vomissements, le délire ou le coma permettront de la diagnostiquer. La méningite cérébro-spinale présente en outre le signe de KERNIG. Enfin dans le tétanos la ponction lombaire donnerait issue à un liquide céphalo-rachidien normal.

d. Avec la tétanie qui en diffère par sa localisation aux extrémités, par la coexistence assez fréquente de spasme glottique, enfin par son étiologie bien spéciale (nourrissons, femmes enceintes, affections gastriques).

e. Avec l'intoxication par la strychnine qui s'accompagne de délire, de dilatation pupillaire, et où le trismus débute tardivement au lieu de précéder les contractures.

7° Traitement. — Il consiste d'abord dans la suppression de la lésion locale, puisque c'est le foyer où le microbe habite et élabore les produits solubles qui vont intoxiquer toute l'économie ; ainsi la désinfection d'une blessure anfractueuse et souillée de terre, ou l'amputation, seront indiquées. Contre les symptômes du tétanos on lutte par le bromure de potassium (4 à 6 gr.), le chloral (8 à 10 gr. et plus[1]) et les opiacés. Le curare n'a pas donné grand succès. Le malade doit être laissé en repos, dans l'obscurité, loin de tout bruit, puisqu'une excitation sensitive ou sensorielle suffit à réveiller les spasmes.

Le traitement préventif consiste dans une antisepsie rigoureuse des plaies souillées. La *sérothérapie* consiste dans l'injection à un tétanique du sérum d'un cheval immunisé contre le tétanos par l'injection de doses progressives de toxines ou de cultures atténuées par addition de trichlorure d'iode ; elle échoue généralement lorsque la maladie est déjà déclarée ; elle ne paraît avoir qu'une action préventive, aussi est-elle à conseiller après les grands traumatismes, les broiements ou lorsque les plaies sont souillées de terre, sans négliger pour cela la désinfection de la plaie. On injecte 10 centimètres cubes de sérum sous la peau ; une nouvelle injection peut être faite dix jours après. Contre le tétanos déclaré on a essayé sans succès

[1] Il peut être employé en injection intraveineuse (MAYER.)

les injections intracérébrales de sérum antitétanique (Roux et
Borrel).

ARTICLE II

CHARBON

Le charbon est le résultat du développement dans l'organisme de la *bactéridie charbonneuse.*

1° Bactériologie. — La bactéridie charbonneuse a été découverte par DAVAINE en 1863 ; ses spores ont été découvertes par
KOCH.

a. *Morphologie, coloration.* — La bactéridie charbonneuse se
trouve dans le sang des animaux charbonneux, où elle affecte
la forme d'un bâtonnet allongé à extrémités coupées carrément ;
ces bâtonnets se soudent par groupe de deux ou trois, bout à
bout.

Dans le sang des animaux morts ou dans les cultures, les
bâtonnets s'allongent démesurément et forment des filaments,
composés de bâtonnets soudés bout à bout mais ne se ramifiant
pas. Dans les vieilles cultures ces filaments s'enchevêtrent au
point de rappeler l'aspect du mycélium des champignons.

La bactéridie se reproduit et pullule par le procédé suivant :
certains bâtonnets s'allongent démesurément de façon à former
autant de filaments flexueux ; on voit alors apparaître dans leur
intérieur d'innombrables corpuscules sphériques brillants et
réfringents qui sont bientôt mis en liberté : ce sont les *spores*
charbonneuses (KOCH, 1876), susceptibles de se transformer en
bactéries par allongement progressif : ainsi s'effectue avec une
extraordinaire rapidité la pullulation du *bacillus anthracis.* Ces
spores n'existent pas dans le sang circulant, mais dans le sang
ou les organes après la mort et persistent en dehors de l'organisme, dans le sol par exemple.

La bactéridie charbonneuse est *immobile*. Elle prend bien les
couleurs d'aniline et reste colorée par la méthode de GRAM.

b. *Cultures*. — Toutes les transformations de la bactéridie peuvent se suivre sur les milieux de culture (bouillon, sérum, etc.), où la bactéridie se développe à la température de 37°.

Elle liquéfie la gélatine et se développe en bouillon sous la forme de flocons qui gagnent le fond du ballon. Elle est *aérobie*;

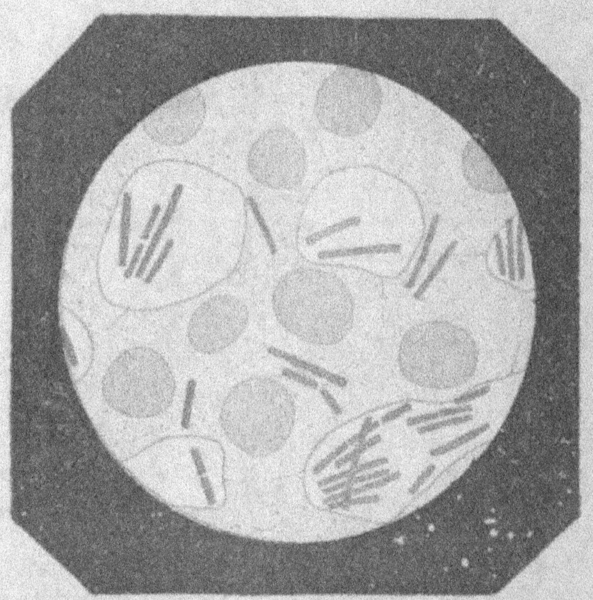

Fig. 84.
Bacillus anthracis (d'après J. COURMONT).
Coupe du foie d'un cobaye charbonneux. Gr. 1400 D.

l'oxygène de l'atmosphère est indispensable à son développement. On a pu isoler des toxines de ses cultures.

c. *Virulence, atténuation, résistance*. — La virulence des cultures est considérable, puisque quelques gouttes inoculées au cobaye suffisent pour déterminer chez lui la mort par *septicémie charbonneuse*; cette virulence s'atténue progressivement dans les cultures, mais peut se récupérer par l'inoculation de la culture au jeune cobaye.

En chauffant à 42° le *bacillus anthracis*, on obtient des cultures *indéfiniment atténuées* qui, injectées aux animaux, produisent une infection également atténuée, et rendent l'animal réfractaire à l'inoculation ultérieure d'une culture virulente : c'est le principe de la vaccination charbonneuse (PASTEUR).

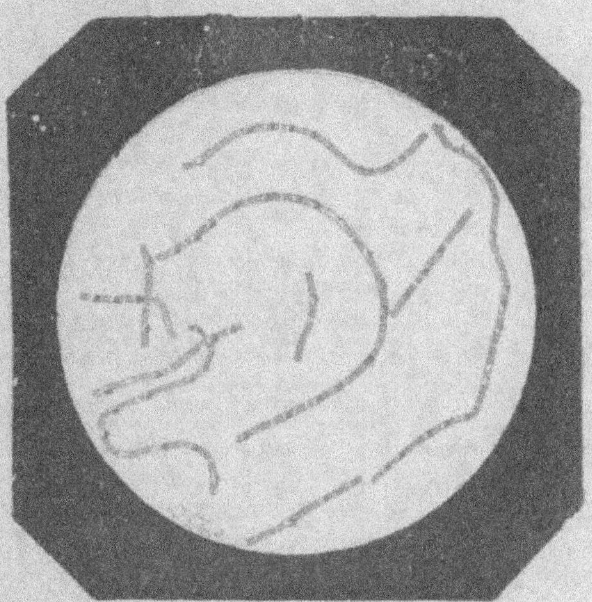

Fig. 85.

Bacillus anthracis (d'après Cornamont).
Préparation d'une vieille culture en bouillon, avec spores. Gr. 1 000 D.

Le chauffage, la lumière, le manque d'oxygène, la dessiccation tuent plus ou moins rapidement la bactéridie, par contre ses spores sont beaucoup plus *résistantes*; elles ne perdent que difficilement leur virulence sous l'influence de ces agents et résistent même au chauffage à 100°. Enfouies dans le sol ou transportées au loin, elles sont susceptibles de produire le charbon par inoculation.

d. *Inoculation*. — Lorsqu'on inocule le charbon à un animal, il se forme au point inoculé un œdème gélatiniforme, puis la bactéridie envahit successivement les ganglions correspondants et les vaisseaux sanguins ; elle se développe dans les capillaires de la rate, du foie et du rein où elle forme entre les globules sanguins des groupes innombrables.

Strauss et Chamberland ont montré qu'elle était capable de franchir le placenta et de passer dans la circulation du fœtus. Elle détermine dans le foie, la rate, les ganglions, l'estomac, l'intestin, une série de lésions caractéristiques étudiées plus loin.

2° **Étiologie**. — *Chez les animaux*, le charbon n'est pas spontané, comme on l'a supposé longtemps. Pasteur a démontré que lorsqu'on enfouissait dans la profondeur de la terre des animaux morts du charbon, les spores charbonneuses proliféraient autour de leurs cadavres et qu'elles finissaient par arriver à la surface du sol, apportées le plus souvent par les vers de terre ; elles souillent ainsi les prairies et peuvent être disséminées au loin par les eaux. Les animaux qui broutent dans les prairies contaminées (*champs maudits*) s'inoculent alors le charbon, soit par la muqueuse buccale (Pasteur) à la faveur des piqûres produites par le fourrage et qui constituent autant de portes d'entrée, soit par la muqueuse intestinale (Koch)[1].

Telle est l'origine tellurique du prétendu charbon spontané.

Chez l'homme, le charbon est souvent une maladie professionnelle ; il se communique à ceux qui sont en contact avec les animaux malades, à ceux qui manient les viandes charbonneuses (renfermant la bactéridie), ou qui travaillent les crins, les peaux, les fourrures des animaux charbonneux : les spores adhérentes aux poils conservent en effet très longtemps leur virulence. Ces faits expliquent la fréquence du charbon chez les bergers, les bouchers, les équarrisseurs, les tanneurs, les mégissiers, matelassiers, cardeurs de laine, fourreurs, fabricants de brosses, etc. Dans ces divers cas, l'infection de l'organisme

[1] Bollinger a expérimentalement démontré qu'on pouvait aussi contaminer des animaux par les voies respiratoires.

se fait soit par la peau à la faveur d'une excoriation (pustule maligne), soit par les voies digestives ou respiratoires.

Plus rarement la maladie est le résultat de la piqûre d'une mouche restée en contact avec le cadavre d'un animal charbonneux ou de l'ingestion de viande charbonneuse ; la viande mal cuite est particulièrement dangereuse, malgré l'action destructive exercée sur la bactéridie par le suc gastrique.

3° **Symptomatologie**. — Elle est variable suivant qu'on envisage le charbon externe ou pustule maligne et le charbon interne ou viscéral.

a. *Charbon externe*. — La pustule maligne [1] siège surtout à la face, au cou, à la main ou à l'avant-bras, c'est-à-dire sur les parties découvertes.

« Au point d'inoculation apparaît une tache rouge, comme une piqûre de puce, s'accompagnant de prurit ; à cette tache succède une petite vésicule aplatie, de couleur gris bleuâtre, contenant une gouttelette de liquide séreux ; la vésicule ne tarde pas à crever, soit spontanément, soit à la suite du grattage, et laisse à découvert un fond rouge, livide, qui bientôt se dessèche et s'escarifie... L'escarre est le caractère le plus distinct de la pustule maligne ; de couleur jaunâtre au début, elle ne tarde pas à passer au jaune brun, puis au noir le plus foncé (d'où le nom de *charbon*)... ; elle repose sur une base indurée et est enchâssée dans une zone d'empâtement œdémateux.

Bientôt, autour de l'escarre centrale, se développent des vésicules groupées en cercle plus ou moins régulier, et à mesure que l'escarre en s'étendant envahit celles qui formaient la partie interne du cercle, il en apparaît de nouvelles et de plus grosses à sa circonférence ; elles contiennent une sérosité jaune citron, ambrée ou brunâtre. Ceci se passe dans un laps de temps variant entre un à trois ou quatre jours [2]. »

---

[1] La pustule maligne est quelquefois précédée d'un œdème lisse pendant plusieurs jours, surtout quand elle doit siéger aux paupières (BOURGEOIS).

[2] STRAUS, *Leçons sur le charbon des animaux et de l'homme*, Paris, 1887.

À ce moment les téguments se tuméfient, s'empâtent, prennent « une teinte rouge livide » ; en même temps qu'apparaissent des traînées de lymphangite et de la phlébite des veines superficielles. Tout cela se développe sans douleur, et avec une fièvre modérée et tardive : au bout de quelques jours surviennent les phénomènes généraux, vomissements, diarrhée, météorisme, hoquet, sueurs froides, facies hippocratique, pouls filiforme et enfin syncope mortelle. Peu d'heures avant la mort la bactéridie apparaît dans le sang.

La pustule maligne est formée d'une substance fibrineuse qui infiltre le derme et dans laquelle pullulent les bactéridies charbonneuses ; « celles-ci siègent dans le tissu conjonctif, entre les faisceaux, dans les vaisseaux lymphatiques, à la périphérie des cellules adipeuses et sont accompagnées presque partout de cellules migratrices » (Cornil). Les ganglions lymphatiques correspondants sont engorgés, ramollis, farcis de bactéries. Les lésions secondaires de l'estomac et de l'intestin sont comparables à celles du charbon interne. La vessie est remplie d'une urine sanguinolente.

La pustule maligne est une lésion propre à l'homme ; chez les animaux on n'observe au point d'inoculation qu'une infiltration gélatiniforme.

b. *Charbon interne.* — Le charbon interne revêt la *forme gastro-intestinale* lorsqu'il succède à l'ingestion de viandes suspectes. Il débute alors par de la prostration et de la courbature bientôt suivies de nausées, de vomissements, de coliques, de météorisme et de diarrhée sanguinolente ; puis le pouls devient filiforme, la face se cyanose, les extrémités se refroidissent et le malade succombe dans le collapsus et l'algidité. Les formes atténuées, qui se terminent par la guérison, offrent les symptômes d'un simple embarras gastrique. A l'autopsie, les lésions de la muqueuse gastro-intestinale sont caractéristiques : elles se présentent sous la forme « de saillies furonculeuses ou pustuleuses, rouge brun, hémorragiques, à sommet ulcéré, jaunâtre, gangreneux », le microscope les montre farcies de bactéridies charbonneuses. Il y a en même temps « un œdème gélatineux et hémorragique du tissu rétro-péritonéal » (Straus). La rate est molle, *diffluente*, augmentée de volume, de même que les ganglions mésentériques.

La *forme pulmonaire* paraît spéciale aux chiffonniers, aux cardeurs, aux fabricants de brosses qui respirent des poussières tenant en suspension les spores virulentes. La maladie débute par une sensation de froid, des douleurs dans les membres et le thorax, de la dyspnée, de la cyanose et de l'insomnie. L'auscultation ne fait entendre que des râles d'œdème pulmonaire : la mort survient dans le collapsus en un ou deux jours. L'autopsie montre une infiltration gélatiniforme du tissu cellulaire du médiastin, et du tissu conjonctif sous-pleural, un épanchement pleural double, de l'œdème pulmonaire, de la tuméfaction des ganglions bronchiques et des ecchymoses de la muqueuse trachéo-bronchique (GREENFIELD).

4 Diagnostic. — Le diagnostic de la pustule maligne est relativement facile à cause de la couronne de vésicules qui l'entoure : leur sérosité contient du bacillus anthracis.

Le diagnostic du charbon gastro-intestinal et pulmonaire est beaucoup plus difficile, en l'absence de commémoratifs (ingestion de viande suspecte) ; le sang ne contient le bacillus anthracis que peu d'heures avant la mort. On peut l'ensemencer ou l'inoculer à la souris : un ou deux jours après, l'œdème gélatiniforme au point d'inoculation, le ramollissement de la rate et les hémorragies sont caractéristiques.

5 Traitement et prophylaxie — Le traitement de la pustule maligne consiste dans la cautérisation profonde et étendue, au fer rouge, dans les injections hypodermiques antiseptiques (teinture d'iode au $\frac{1}{100}$ eau, phéniquée au $\frac{1}{100}$) tout autour de la piqûre, dans l'administration d'acide phénique ou de sulfate de quinine à l'intérieur. Ces deux derniers médicaments doivent aussi être employés dans le cas de charbon intestinal ou pulmonaire, mais avec bien moins de chances de succès.

La prophylaxie du charbon ne peut être obtenue qu'en confisquant les viandes reconnues charbonneuses. Il serait logique, ans l'intérêt des ouvriers, de désinfecter les crins, laines, cornes, etc., dont l'origine est inconnue, et qui sont susceptibles de contenir des spores ; mais on se heurterait dans la pratique à de grandes difficultés.

ARTICLE III

RAGE

La rage ou *hydrophobie*, connue depuis Aristote, est une maladie communiquée à l'homme par la morsure des animaux enragés et caractérisée par des symptômes nerveux qui éclatent après une longue incubation et entraînent la mort en quelques jours.

1 Étiologie et pathogénie. — La rage n'est pas spontanée, elle est toujours consécutive à l'inoculation, c'est-à-dire à la morsure d'un animal enragé, le plus souvent d'un chien, mais quelquefois d'un loup, d'un chat, d'un cheval. Les morsures profondes et celles qui atteignent les parties découvertes, la face surtout, sont les plus dangereuses. Une effraction cutanée ou muqueuse paraît nécessaire pour que la contagion s'opère ; cependant des expériences de Remlinger[1] semblent démontrer que la pituitaire, du moins chez le lapin, absorbe le virus sans aucune solution de continuité dans plus de la moitié des cas.

On a pu la reproduire par inoculation expérimentale de la salive ou des *glandes salivaires* : la rage se développe presque toujours dans ces conditions chez l'animal inoculé ; il n'en va plus de même pour les muscles ou le mucus bronchique. L'inoculation de fragments de bulbe ou de moelle réussit à coup sûr. — De même c'est l'inoculation dans les centres nerveux, ou sous les méninges (Pasteur), qui réussit le mieux : l'injection dans le sang donne souvent des résultats négatifs, dans le tissu cellulaire des résultats inconstants. On en a conclu que le virus rabique atteignait les centres nerveux en se propageant par les nerfs, et, de fait, des sections nerveuses ont retardé le dévelop-

[1] Remlinger, *Soc. de biologie*, 9 janvier 1904.

pement de la rage dont l'incubation est d'autre part en raison directe de la longueur des nerfs du territoire mordu ; la rage est surtout à craindre après la morsure de régions riches en nerfs (face, nez, doigts) ; enfin les nerfs sont virulents.

2° Anatomie pathologique. — Les glandes salivaires sont injectées, la muqueuse trachéo-bronchique est vascularisée et recouverte d'un mucus abondant et spumeux ; on trouve souvent à la face inférieure de la langue, de chaque côté du frein, des pustules allongées, qu'on a crues spéciales à la rage et qu'on désigne sous le nom de *lysses*. — Chez les animaux l'estomac contient souvent des corps étrangers, non alimentaires (paille, terre, etc.).

Les *lésions nerveuses* consistent dans une congestion diffuse des centres nerveux, surtout prononcée au niveau de la *moelle* et du bulbe, avec formation dans les vaisseaux de thrombus hyalins. Les centres nerveux présentent des infiltrations péri-vasculaires et péri-cellulaires sous forme de foyers miliaires (PŒRRET) ; il s'agit vraisemblablement de leucocytes migrateurs, fait à rapprocher de l'augmentation du nombre des leucocytes polynucléaires dans le sang. Les fibres nerveuses sont augmentées de volume et offrent de la segmentation de la myéline. Les cellules nerveuses présente des lésions diverses : atrophie pigmentaire (SCHAFFER), chromolyse (MARINESCO), lésions nucléaires (GOLGI). BABES a montré l'importance diagnostique des foyers miliaires qu'il appelle *tubercules rabiques*. Le bulbe d'un chien enragé, durci vingt-quatre heures dans l'alcool formolisé, montre, sur les coupes colorées au moyen de la fuchsine phéniquée ou du bleu de méthylène, des nodules embryonnaires dans la substance grise, un état embryonnaire périvasculaire et de la chromatolyse des éléments nerveux. — VAN GEHUCHTEN et NELIS [1] ont décrit chez les animaux et chez l'homme, dans les ganglions spinaux et sympathiques, une lésion qu'ils considèrent comme constante et caractéristique, alors que celles des centres nerveux sont banales et

[1] VAN GEHUCHTEN et NELIS, Académie de médecine de Belgique, 27 janvier 1900, résumé in *Semaine médicale*, 31 janvier 1900.

inconstantes. Elle consiste dans « un tissu de néoformation constitué probablement par la prolifération des cellules endothéliales des capsules renfermant les cellules nerveuses, tissu qui envahit lentement ces capsules et amène la destruction des éléments nerveux ». Cette lésion se présente à son maximum d'intensité dans le ganglion plexiforme du pneumogastrique.

Le liquide céphalorachidien ne montre aucune modification cytologique (LESIEUR), par contre l'examen du sang permet de constater de la *polynucléose* : le nombre des leucocytes polynucléaires s'élève de 65 p. 100, chiffre normal, à 80 ou 90 p. 100 (J. COURMONT et LESIEUR). On a décrit plusieurs fois dans les centres nerveux divers bâtonnets ou cocci qu'on a successivement considérés comme des agents pathogènes.

En 1903, NÉGRI a mis en évidence dans les centres nerveux d'animaux morts de la rage, principalement dans la corne d'Ammon et le cervelet, des corpuscules endo-cellulaires qu'il considère comme des parasites spécifiques de la rage. Ces corpuscules, qu'il considère comme le protozoaire de la rage, sont formés d'une masse homogène, hyaline, non granuleuse, dans laquelle se détachent des espaces plus clairs. Ils existeraient constamment chez les animaux atteints de rage, et jamais chez les animaux sains.

3° Symptômes. — Après une période d'*incubation* variant de un à deux mois, mais exceptionnellement beaucoup plus longue, la rage, une fois déclarée, passe par les trois périodes suivantes : période prodromique, période d'excitation, période paralytique ou terminale.

a. *Période prodromique*. — La période prodromique est surtout marquée par des modifications du *caractère*; le sujet mordu devient triste, déprimé, mélancolique, ou au contraire agité, plus gai qu'à l'ordinaire ; on sent qu'il se passe chez lui quelque chose d'anormal. En même temps la cicatrice de la morsure devient quelquefois douloureuse. — La durée de cette période est très variable : elle peut même manquer.

b. *Période d'excitation*. — La période d'excitation est caractérisée par l'*hyperesthésie* sous toutes ses formes ; le malade est agacé, fatigué par le moindre bruit, par la lumière ; plus tard le moindre contact devient douloureux, détermine des contractures et des *accès tétaniques*. La déglutition est douloureuse et bientôt impossible parce que les aliments provoquent un spasme invincible du pharynx ; le malade ne peut boire, la simple vue de l'eau ou d'un liquide suffit même pour déterminer ce spasme pharyngien ; de là le mot d'*hydrophobie* (ὕδωρ, eau ; φόβος, crainte). La salive n'est pas déglutie et les lèvres laissent s'écouler une sérosité spumeuse. L'homme enragé ne cherche pas à mordre, tandis que ce besoin peut s'observer dans l'hystérie rabiforme. Le délire furieux, avec agitation extrême, satyriasis et hallucinations, se présente sous forme d'accès, pendant lesquels la température s'élève au-dessus de 40 degrés ; dès cette période, qui n'excède pas un ou deux jours, la mort peut survenir dans un accès par contracture des muscles inspirateurs.

c. *Période terminale*. — La période terminale ou asthénique, caractérisée par le coma, avec dilatation pupillaire, arythmie et faiblesse du cœur, emporte le malade en quelques heures. Dans la forme *paralytique* on voit se développer de l'hémiplégie, de la paraplégie ou une monoplégie. GAMALÉIA a décrit une forme cérébelleuse (vertige et titubation) consécutive à la morsure de l'oreille.

4º Pronostic. — Le pronostic de la rage est toujours fatal.

5º Diagnostic. — La rage ne doit pas être confondue avec la manie aiguë, les divers délires aigus, les états convulsifs et les affections qui s'accompagnent quelquefois d'une dysphagie spasmodique et douloureuse, par exemple l'hystérie, le tabes, certaines péricardites. Les commémoratifs (morsure quelques semaines auparavant par un chien suspect) sont d'un précieux secours. La morsure d'un chien peut déterminer chez une hystérique, par autosuggestion, des symptômes analogues à ceux de la rage (GRASSET). Cette *hystérie rabiforme* se distingue toujours par quelques-uns des stigmates de la névrose.

L'examen du sang par la polynucléose qu'il révèle pourra rendre service. L'expérimentation ne peut fournir que des renseignements tardifs, par l'inoculation d'un fragment de moelle ou

de bulbe de l'animal supposé enragé, dans la chambre antérieure
de l'œil du chien ou sous les méninges du lapin : la rage n'éclate
qu'au bout de quinze à vingt jours. Mieux vaut rechercher sur le
ganglion plexiforme la lésion décrite par Van Gehuchten et Nelis.
Cette méthode diagnostique sera employée utilement après une
morsure suspecte. En tout cas il faut isoler l'animal mordeur :
si, au bout d'une semaine, il est encore bien portant, il ne peut
s'agir de rage.

6° **Traitement**. — Le plus tôt possible après la morsure il
faut laver et cautériser profondément la plaie soit au fer rouge,
soit à la teinture d'iode après l'avoir élargie au besoin, puis
recourir à la *vaccination antirabique* découverte par Pasteur.
Elle repose, comme la vaccination charbonneuse, sur le principe
de l'atténuation des virus. Pasteur remarqua en effet (1884) que
la moelle des animaux morts de la rage perd progressivement
de sa virulence lorsqu'on la soumet à la dessiccation ; on peut
obtenir par ce procédé, suivant que la dessiccation est plus ou
moins avancée, une série de moelles de virulence décroissante ;
en commençant par inoculer les moelles les moins virulentes et
en arrivant progressivement aux plus virulentes, on peut rendre
un animal *réfractaire* à la rage, sans qu'il en ait jamais présenté
les symptômes ; mordu par un chien enragé il ne contractera
pas la maladie.

Cette méthode, qu'on peut appliquer à l'homme après morsure
(1885) à cause de la longue incubation de la maladie, confère
l'immunité dans le plus grand nombre des cas et a fait diminuer la mortalité dans des proportions considérables. Le traitement à l'Institut Pasteur dure une quinzaine de jours.

On commence par inoculer les moelles qui ont quatorze jours
de dessiccation, et on termine par celles qui ont trois ou quatre
jours seulement. Pendant les cinq premiers jours on fait deux
injections, pendant les dix derniers on se contente d'une injection par jour. Lorsque les morsures sont profondes, déjà anciennes, où siègent à la face, on emploie la *méthode intensive* ; elle
consiste à multiplier les injections (quatre par jour) de façon à
arriver rapidement aux moelles les plus virulentes ; arrivé aux

moelles de trois jours, on reprend une seconde série d'inoculations, en commençant par les moelles du sixième jour, une
troisième et parfois une quatrième série. Le traitement est donc
plus intense et plus prolongé.

Le traitement de la rage une fois déclarée, purement palliatif,
se résume dans le chloral, les bromures et la morphine à haute
dose.

ARTICLE VI

MORVE

Étudiée depuis longtemps chez le cheval, la morve n'est bien
connue chez l'homme que depuis RAYER (1839), TARDIEU et MON-
NERET.

1° Étiologie. — La morve est une affection assez fréquente
chez le cheval, l'âne et le mulet et susceptible de se transmettre
à l'homme. Elle frappe surtout les palefreniers, les cochers et
en général ceux qui approchent des chevaux ; ils sont contaminés par le *jetage*, c'est-à-dire par la sérosité qui s'écoule incessamment des fosses nasales des animaux morveux. Des peaux,
des cuirs, des objets infectés sont toutefois capables de transmettre la morve à distance, dans des cas exceptionnels.

La présence d'une plaie ou d'une écorchure paraît une con-
dition indispensable, en permettant l'inoculation du virus.
Mais l'inoculation est encore possible par les voies digestives
(NOCARD), par exemple si l'on porte ses doigts à la bouche.

2° Bactériologie. — L'agent pathogène de la morve, ou
Bacillus mallei, découvert en 1883 par BOUCHARD, CAPITAN et CHAR-
RIN en France et par LOEFFLER et SCHULTZE en Allemagne, est un
bacille long et grêle, ayant à peu près les dimensions du bacille
tuberculeux, avec condensations protoplasmiques aux deux extrémités ; il est difficile à colorer, ne se colore pas par la méthode
de ZIEHL et ne prend pas le Gram[1]. Ce microbe se développe
bien à la température normale du corps humain. Il est aérobie.

Sur la pomme de terre ses colonies forment un enduit visqueux de couleur ambrée, puis foncée, comparable à de la colle, entouré d'une zone verdâtre. Inoculé aux solipèdes, et surtout à l'âne, il reproduit en quelques jours une morve suraiguë. Il sécrète des produits toxiques : l'extrait glycériné du protoplasma des bacilles, connu sous le nom de *malléine*, injecté *à un animal*

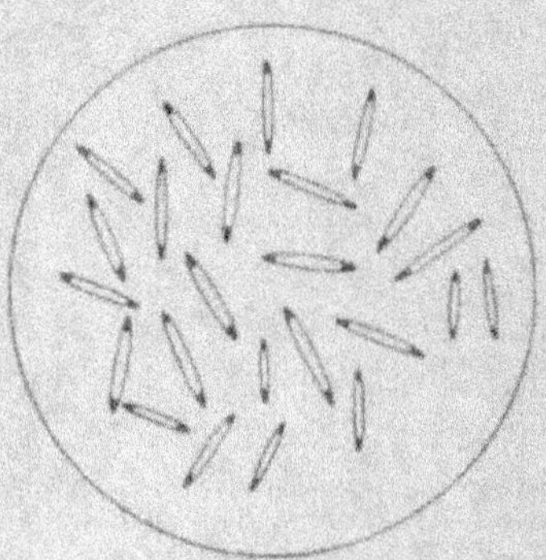

Fig. 86.
Bacille de la morve.

morveux, produit une tuméfaction inflammatoire avec lymphangite et hyperthermie ; cette réaction ne se produit pas chez un animal sain. Il se produit donc là un phénomène analogue à celui déterminé par l'injection de la tuberculine chez les tuberculeux.

Ses cultures sont agglutinées par le sérum des sujets morveux, ce qui rend possible le séro-diagnostic de la morve, bien que le sérum de cheval normal les agglutine aussi à un moindre degré. Elles perdent assez rapidement leur virulence ; les bacilles desséchés, également. Ce bacille existe dans toutes les lésions morveuses et farcineuses soit à l'état de pureté, soit associé aux microbes vulgaires de la suppuration ; dans les cas de morve généralisée on l'a trouvé aussi dans le sang de la circulation générale.

¹ COURMONT, *Précis de bactériologie pratique*, p. 410.

3° Symptômes. — La morve aiguë débute, comme la plupart des maladies infectieuses, par des frissons, de la fièvre, des vomissements, une courbature généralisée. En même temps la température s'élève, l'écorchure qui a servi de porte d'entrée au virus s'enflamme, les téguments rougissent à son pourtour, des traînées de lymphangite se dirigent vers les ganglions lymphatiques les plus voisins, qui sont engorgés et peuvent suppurer. Sur la face apparaît une éruption pustuleuse analogue à celle de la variole, les articulations deviennent douloureuses et tuméfiées, les fosses nasales dont la muqueuse est ulcérée laissent sourdre un liquide sanieux (c'est de cet écoulemennt nasal ou *jetage*, que la maladie tire son nom de *morve*), le malade tousse et expectore des crachats sanguinolents.

On donne le nom de *farcin* à une variété chronique de la morve caractérisée par l'*absence de jetage* et par une intensité toute particulière des accidents cutanés (lymphangite, abcès, ulcères, etc.); dans une observation unique on l'a vu atteindre primitivement les voies lacrymales[1].

Le farcin, plus que la morve, est susceptible de se présenter sous une forme chronique. Il entraîne la mort par hecticité et cachexie, tandis que la morve tue en quelques jours au milieu de symptômes ataxo-dynamiques analogues à ceux des fièvres éruptives malignes.

4° Anatomie pathologique. — Les voies respiratoires supérieures, la pituitaire surtout, présentent des ulcérations disséminées; le poumon est parsemé de foyers de broncho-pneumonie. On retrouve des collections purulentes sous la peau, dans les muscles (*boutons farcino-morveux*). Chez les animaux la lésion élémentaire consiste dans des nodules ou tubercules histologiquement semblables à ceux de la tuberculose.

5° Diagnostic. — Il repose sur le *jetage nasal*, la *profession* du malade et l'*examen bactériologique*. On peut inoculer les produits de sécrétion à l'âne et on voit se développer en quelques

---

[1] GOURFEIN et MARIGNAC, *Revue médicale de la Suisse romande*, 1897.

jours un ulcère morveux avec nombreux bacilles ; on peut encore les injecter dans le péritoine du cobaye (STRAUSS) et ils produisent en deux ou trois jours une double orchite caractéristique, qui ne tarde pas à s'abcéder et dont le pus renferme les bacilles morveux ; on peut les ensemencer sur pomme de terre : en tenant à l'étuve à 37° on obtient dès le second jour une culture qui présentera de plus en plus nets les caractères énumérés précédemment. On pourrait la confondre avec une culture de bacille pyocyanique, mais elle ne donne pas sous l'influence de l'ammoniaque la coloration bleue de la pyocyanine. On peut également ment recourir au *séro-diagnostic*.

6° Traitement et prophylaxie. — Le traitement se borne à la cautérisation de la lésion cutanée dès son début, à la cautérisation des lésions nasales, à l'administration des toniques généraux, de l'iode et des iodures à l'intérieur (TARDIEU, BOINET).

La prophylaxie consiste à abattre systématiquement tous les animaux reconnus morveux : l'injection de *malléine* permet de diagnostiquer les cas latents ou douteux. La malléine est l'extrait stérilisé des cultures du bacille de la morve ; injectée à l'animal morveux elle détermine une élévation de température et une réaction locale (gonflement, rougeur, lymphangite) autour de la lésion suspecte.

ARTICLE V

ANATOMIE PATHOLOGIQUE ET BACTÉRIOLOGIE

DE LA TUBERCULOSE

Il était indispensable de réunir ici les faits généraux concernant la tuberculose, maladie dont les déterminations organiques multiples se trouvent décrites dans les divers chapitres de cet ouvrage.

C'est d'elles que découle la notion de l'*unité des lésions tuberculeuses*, si longtemps discutée.

La tuberculose peut se définir : une maladie infectieuse, causée par le bacille de Koch, et le plus souvent caractérisée par la cellule géante au point de vue anatomique.

§ 1. — ANATOMIE PATHOLOGIQUE GÉNÉRALE

Les productions tuberculeuses, quel que soit leur aspect macroscopique, sont en général caractérisées histologiquement par la présence de la *granulation tuberculeuse élémentaire* ou *follicule de Köster*.

1° Follicule tuberculeux. — Ce follicule a la constitution suivante :

α) Au centre, une cellule volumineuse dont les dimensions varient entre 30 et 50 μ, à plusieurs noyaux, et dont le centre est souvent dégénéré ; c'est la *cellule géante*.

β) Autour d'elle une couronne de cellules allongées, volumineuses, et rappelant par leur aspect les cellules épithéliales : d'où leur nom de *cellules épithélioïdes*.

γ) En dehors des cellules épithélioïdes, plusieurs rangées de cellules rondes, petites, tassées les unes contre les autres : *cellules embryonnaires*. Elles se continuent insensiblement avec le tissu sain environnant.

Les éléments cellulaires qui constituent le follicule tuberculeux sont réunis par un stroma fibrillaire, analogue d'après CHAMPEIL au tissu réticulé ou adénoïde : les cellules occuperaient les mailles de ce réticulum.

Aux dépens de quels éléments se forme le follicule tuberculeux ?

Lorsque les bacilles sont apportés au sein d'un tissu par la circulation, les cellules fixes de ce tissu entrent en prolifération, leurs noyaux présentent des figures de karyokinèse (BAUMGARTEN) ; mais les éléments fixes des tissus ne sont pas seuls à prendre part à cette multiplication : les travaux de YERSIN sur la tuberculose du foie nous ont appris que les leucocytes y entrent pour une grande part. Les cellules épithélioïdes auraient donc une origine mixte.

Quant aux cellules géantes, on les a considérées comme dérivant des leucocytes dont les noyaux se multiplieraient sans division du protoplasma, ce qui aboutit à la formation d'une cellule à noyaux multiples (METCHNIKOFF); pour COHNEIM, elles résultent de la fusion de plusieurs leucocytes; MALASSEZ les considère comme des cellules vasoformatives. Dans quelques cas, elle

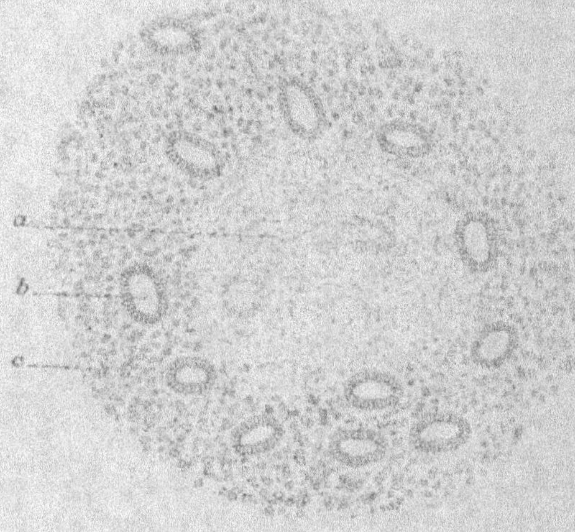

Fig. 87.

Schéma du tubercule.

a, son centre caséifié. — *b*, cellules géantes. — *c*, zone d'infiltration
par les cellules embryonnaires.

ont paru dériver des cellules endothéliales des voies lymphatiques ou des cellules épithéliales glandulaires par fusion de plusieurs éléments ou par prolifération.

En général, la cellule géante contient de nombreux bacilles disséminés : ceux qui occupent son centre sont souvent difficiles à colorer, METCHNIKOFF les considère comme des bacilles digérés ou altérés par la cellule; la cellule géante engloberait donc les bacilles : ce serait un phagocyte.

2° Groupement des follicules. — Tel est le follicule de Köster, étudié pour la première fois par cet auteur dans une synovite tuberculeuse ; mais ces follicules ou granulations *élémentaires* se groupent de diverses façons pour constituer des lésions tuberculeuses.

α) La *granulation miliaire*, ou granulation grise, est formée par le groupement de plusieurs follicules. Ces granulations, de la grosseur d'un grain de mil, disséminées dans les différents organes, constituent la lésion de la tuberculose aiguë généralisée ou *granulie*.

β) Le *tubercule* est une agglomération de follicules beaucoup plus considérable. Il forme une petite masse, dont le centre dégénéré et caséeux est entouré d'une couronne de cellules géantes (avec leurs cellules épithélioïdes) et dont la périphérie est composée de cellules embryonnaires (fig. 87). Le tubercule atteint au moins le volume d'une lentille : il y a de gros tubercules, dans le cerveau par exemple, du volume d'une noisette ou d'une noix.

γ) L'*infiltration tuberculeuse* consiste dans l'envahissement d'un tissu par des follicules tuberculeux réunis entre eux par des amas de cellules embryonnaires : c'est une infiltration en nappe continue, et non un semis de tubercules séparés par du tissu sain.

3° Évolution du tubercule. — Le tubercule tend à s'accroître par sa partie périphérique, tandis que sa partie centrale dégénérée subit la *caséification*. Les cellules géantes et épithélioïdes deviennent moins colorables par les réactifs ; elles prennent un aspect homogène transparent et vitreux (*dégénérescence vitreuse*), elles se fusionnent de façon à former une masse parsemée de craquelures irrégulières. Dans un second stade, cette masse vitreuse devient opaque ; les noyaux disparaissent, toute trace de corps cellulaire a disparu ; le centre du tubercule n'est plus qu'une substance molle, jaunâtre, analogue à du caséum (*dégénérescence caséeuse*). Enfin, cette masse caséeuse se ramollit et forme un magma susceptible de s'évacuer au dehors, par exemple à travers les bronchioles dans la tuberculose pulmonaire, laissant à sa place une cavernule. La caséification et le ramollissement gagnent de proche en proche.

Mais le tubercule est susceptible de subir une autre évolution (*métamorphose fibreuse*) ; pendant que son centre se caséifie, sa périphérie subit la transformation fibreuse : il se produit un travail d'enkystement ; le tubercule est réduit à un nodule dur et fibreux ; le caséum se résorbe ou devient une masse crétacée.

En somme, le tubercule est susceptible de subir deux évolutions bien différentes ; c'est cette idée que GRANCHER a exprimée en disant qu'il avait une double tendance : fibreuse et caséeuse. Lorsque la première l'emporte sur la seconde, on assiste à la guérison spontanée des lésions, à leur cicatrisation.

§ 2. — BACTÉRIOLOGIE DE LA TUBERCULOSE

Les notions qui suivent sont surtout exposées en vue du diagnostic et de la pathogénie de la tuberculose ; on trouvera à l'article Phtisie pulmonaire un résumé des applications thérapeutiques qui en découlent.

1° Le bacille de Koch — Les lésions tuberculeuses que nous venons d'énumérer sont dues à un microbe isolé par KOCH en 1882 : le *bacille de Koch*.

a. *Morphologie, coloration*. — Préalablement coloré, il se présente sous la forme de bâtonnets, droits ou légèrement infléchis, mesurant « en longueur la moitié environ du diamètre d'un globule rouge » (STRAUS). Le plus souvent le bâtonnet n'est pas homogène, mais semé de segments clairs, non colorés, ovoïdes, qu'il ne faut pas confondre avec des spores, car on ne lui en connaît pas. Dans les vieilles cultures, il s'allonge et peut même prendre des formes filamenteuses. On peut, sauf exception, le mettre facilement en évidence dans les crachats d'un tuberculeux avancé, grâce à la propriété qu'il présente, une fois coloré, de résister à l'action décolorante des acides étendus ; voici les deux procédés les plus recommandables.

Procédé de Ziehl. — On prélève dans un crachat un îlot purulent au moyen d'un crochet stérilisé, et on l'écrase entre deux lamelles. On sèche ensuite une de ces lamelles au-dessus de la

flamme d'un bec de Bunsen, puis on la plonge dans une capsule
contenant la solution suivante :

N° 1   Fuchsine . . . .   1 gramme.
          Acide phénique   5   —
          Alcool absolu   10   —
          Eau 100   —

et on chauffe jusqu'à dégagement de vapeurs ; on retire alors

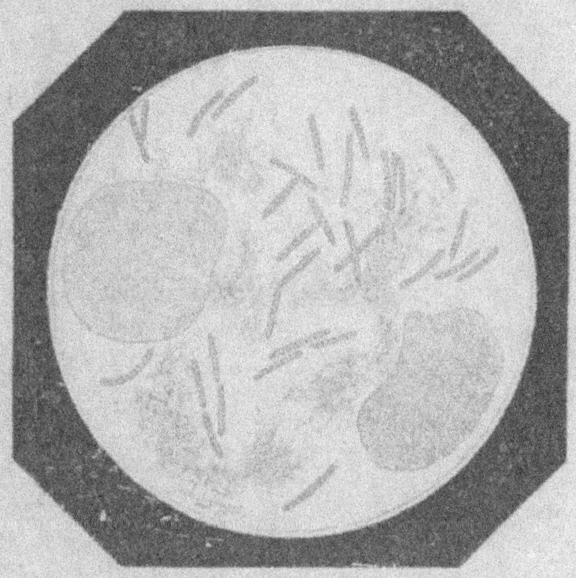

Fig. 88.

Préparation de crachats tuberculeux. Coloration par la méthode de
 ZIEHL. Les bacilles tuberculeux sont en rouge (d'après J. COURMONT).
Gr. 1 200 D.

la lamelle et on la trempe pendant quelques secondes dans le
bain suivant :

N° 2   Acide sulfurique . . . . 25 grammes.
          Eau 100   —

qui décolore tout sauf le bacille de Koch.

On lave ensuite la lamelle et on colore le fond de la préparation avec une solution aqueuse de bleu de méthylène.

Procédé de Gabbett. — On laisse la lamelle dans la solution n° 1, à froid, pendant quelques minutes (2 à 10), puis on la plonge dans un bain de :

Acide sulfurique	25 grammes.
Eau	100 —
Bleu de méthylène	1 à 2 —

qui laisse le bacille rouge, décolore le fond de la préparation et le recolore en bleu.

Ainsi traités, les crachats tuberculeux montrent les bacilles colorés en rouge et se détachant nettement sur le fond bleu de la préparation.

Il ne faut pas confondre le bacille de Koch avec les bacilles *acido-résistants* ou acidophiles, susceptibles de se colorer par les mêmes méthodes que lui et de résister à l'action des acides étendus ; une série de ces bacilles ont été rencontrés dans le lait et le beurre, dans le smegma préputial, dans le cérumen, etc. Le bacille de la lèpre est aussi un acido-résistant. Ces bacilles, que certains auteurs considèrent comme une forme saprophytique du bacille de Koch, se distinguent de lui par divers caractères, notamment par une virulence et une action pathogène toutes différentes.

b. *Cultures, agglutination.* — Le bacille de Koch se développe à la température de 37° sur le sérum coagulé, sous la forme de masses croûteuses, dures et sèches. Examinées au microscope, elles se montrent constituées par d'innombrables bacilles formant par leur agglomération d'élégantes arabesques (Straus).

Cultivé dans le bouillon glycériné à 5 ou 6 p. 100 il ne le trouble pas, mais se développe à sa surface qu'il recouvre d'une pellicule sèche. Par une agitation quotidienne, on peut arriver à le faire végéter dans la profondeur du bouillon qu'il trouble alors uniformément (S. Arloing) : ce sont ces *cultures homogènes* qu'on utilise pour étudier le phénomène de l'*agglutination* : en effet l'addition à ces cultures de sérum de tuberculeux ou d'animaux tuberculisés provoque l'agglomération et la précipitation des bacilles dans le fond, en même temps que le bouillon se clarifie. Telle est la base du séro-diagnostic de la tuberculose.

JOCHMANN a conseillé récemment, pour la culture du bacille, d'ajouter $\frac{1}{100}$ d'acide lactique au sérum de sang humain ou à l'agar de Heyden (sel marin, 3 grammes; glycérine, 3 grammes; agar, 20 grammes).

ε. *Caractères biologiques*. — Le bacille de Koch est un aérobie.

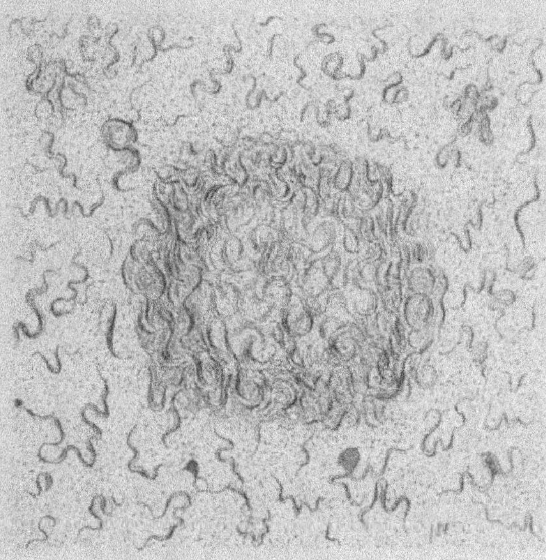

Fig. 81.
Culture de bacille de Koch vue à un grossissement moyen
(d'après Kocal).

c'est-à-dire que la présence de l'oxygène est nécessaire à son développement. Sa résistance aux divers agents de destruction est considérable et cette propriété joue certainement un grand rôle dans la dissémination de la tuberculose; il résiste pendant des heures à une température élevée et à l'action des antiseptiques, pendant des semaines et même des mois à la congélation, à la dessiccation et à l'enfouissement dans le sol; desséché et pulvérisé, il se disperse dans les poussières en suspension dans l'atmosphère : Straus l'a retrouvé dans les fosses nasales des personnes qui fréquentent les salles d'hôpital. La chaleur humide (vapeur sous pression, eau bouillante) et la lumière solaire s'opposent d'une façon plus efficace à son développement.

d. *Tuberculine.* — Le bacille de Koch sécrète et contient dans

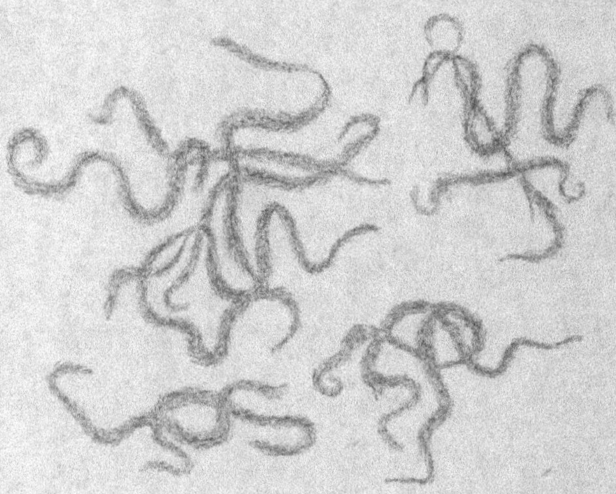

Fig. 90.
Culture de bacille de Koch vue à un fort grossissement
(d'après Koch).

son protoplasme des toxines qu'on peut isoler des cultures et dont l'action est très remarquable : les unes favorisent, les autres retardent le développement du bacille : l'une d'entre elles jouit d'un pouvoir convulsivant, l'autre d'un pouvoir vaso-dilatateur (*ectasine* de Bouchard), etc. Une partie des phénomènes généraux de la tuberculose (température, sueurs, diarrhée, etc.) leur est attribuable. L'ensemble de ces toxines est désigné sous le nom de tuberculine. La première tuberculine ou *lymphe de Koch* (1890) était un extrait glycériné des cultures du bacille tuberculeux ; l'espoir basé sur ses effets thérapeutique a été déçu. Depuis, Koch a préparé, par la trituration des bacilles desséchés, d'autres tuberculines, notamment la tuberculine T. R. ou résiduelle.

A faible dose, l'inoculation de tuberculine à un sujet sain ne produit aucun effet appréciable, tandis que chez un sujet tuberculeux elle détermine une réaction intense avec élévation de la température, utilisée pour le diagnostic. On peut extraire des cultures une substance soluble dans le chloroforme, capable de produire la sclérose pulmonaire, et une substance soluble dans l'éther, capable de déterminer la nécrose et la caséification.

e. *Action pathogène, inoculation.* — L'inoculation au cobaye du bacille de Koch ou des produits tuberculeux qui le contiennent détermine l'apparition d'une tuberculose généralisée et progressive, dont les diverses étapes ont été minutieusement fixées par ANTOINE. « Si l'inoculation a été pratiquée sous la peau de la face interne de la cuisse, il se produit localement un peu d'empâtement ; plus tard l'abcès s'ouvrira et donnera naissance à un ulcère à granulations tuberculeuses qui ne se fermera plus. Du douzième au quinzième jour les ganglions inguinaux et cruraux du côté inoculé s'empâtent, durcissent et roulent sous le doigt, ayant le volume d'un gros pois. Vers le vingtième jour, le ganglion lombaire du même côté se prend à son tour. Vers le vingt-cinquième jour le ganglion rétrohépatique s'indure et les tubercules commencent à apparaître dans la rate, puis dans le foie. A partir du début du deuxième mois le virus traverse le diaphragme : les deux poumons, et les ganglions bronchiques se prennent alors indistinctement. A la fin du deuxième mois, la tuberculose est généralisée et les ganglions inguinaux et lombaires du côté opposé peuvent même finir par s'indurer. La mort survient au bout de deux mois en général, rarement plus tard[1]. Les lésions tuberculeuses obtenues de cette façon, injectées à un animal neuf, provoquent chez lui la tuberculose : on peut pratiquer ainsi des *inoculations en série* (HIPPOLYTE MARTIN).

Chez le *lapin* l'inoculation sous-cutanée produit d'emblée la tuberculose pulmonaire, sans tuberculose préalable des ganglions lymphatiques ; mais il est des tuberculoses atténuées, la scrofule par exemple, qui tuberculisent le cobaye et ne tuberculisent pas le lapin.

---

[1] J. COURMONT, *Précis de bactériologie pratique*, p. 385.

Les autres espèces animales sont moins sensibles au bacille de Koch, et quelques-unes mêmes sont réfractaires.

Nous avons vu plus haut que la résistance du bacille de Koch aux agents de destruction est considérable, mais sa *virulence* est fort variable : non seulement elle s'atténue progressivement dans les cultures, mais encore elle est fort différente suivant l'organisme malade et suivant la nature de la lésion. C'est cette virulence, plus encore que le nombre des bacilles, qui fait la gravité d'une tuberculose. Enfin l'inoculation des bacilles morts peut déterminer des tubercules, mais ils ne sont pas réinoculables en série.

L'inoculation tuberculeuse expérimentale peut encore être provoquée par injection intraveineuse, et par ingestion alimentaire (CHAUVEAU) ; ce dernier mode réalise la tuberculisation spontanée de l'homme et du bœuf, au moins dans la plupart des cas.

f. *Existe-t-il plusieurs bacilles tuberculeux ?* — Une partie des résultats énoncés ci-dessus a été obtenue avec le bacille de la *tuberculose aviaire* que STRAUS considérait comme différent du bacille de la tuberculose humaine ; cependant COURMONT et A. GILLKAR ont reconnu l'identité de ces deux espèces.

Le bacille aviaire n'est qu'un bacille de Koch adapté à l'organisme des oiseaux : il peut quelquefois tuberculiser le cobaye de même que le bacille des mammifères peut arriver, par diverses manipulations, à tuberculiser la poule.

La distinction qu'a voulu établir KOCH entre la tuberculose humaine et la *tuberculose bovine* n'est pas plus justifiée, bien que les animaux soient plus sensibles à la tuberculose d'origine bovine qu'à la tuberculose d'origine humaine ; en effet, on a pu tuberculiser des veaux en leur faisant ingérer des produits tuberculeux humains et d'autre part on connaît de nombreux cas de tuberculose humaine où l'infection s'est opérée par le lait ou la viande de bovidés tuberculeux. Seul le *bacille des poissons* et de quelques animaux à sang froid paraît jusqu'ici différent du bacille des mammifères ; ils présentent en effet un bacille découvert par DUBARD chez la carpe et non pathogène pour les mammifères.

2° Unité des lésions tuberculeuses. — Nous avons vu plus haut que les lésions tuberculeuses pouvaient se présenter sous trois formes : 1° le tubercule cru ou ramolli ; 2° la granulation grise ; 3° les masses caséeuses ou infiltration tuberculeuse de LAENNEC. On a beaucoup discuté autrefois pour savoir si ces deux dernières lésions ne devaient pas être séparées de la tuberculose, constituant des altérations tout à fait indépendantes. Nous savons aujourd'hui qu'elles lui sont identiques. La preuve en a été faite surabondamment par la clinique, qui a montré leur étiologie commune, par l'anatomie pathologique qui a mis en évidence la cellule géante, par la bactériologie qui a décelé le bacille de Koch dans ces diverses formes anatomiques, par les inoculations qui reproduisent le tubercule sur les animaux.

Cette dernière preuve est la plus importante ; elle a été apportée dès 1865 par VILLEMIN, qui a démontré du même coup la contagiosité de la tuberculose. La découverte du bacille de Koch (en 1882) n'a fait que confirmer sa manière de voir.

Toutefois il existe une *tuberculose inflammatoire* (A. PONCET) sans cellules géantes et sans bacilles.

3° Diagnostic des lésions tuberculeuses. — Les notions qui précèdent sont très précieuses pour le diagnostic de la tuberculose. Dans les cas douteux il faut :

a. *Rechercher le bacille de Koch* dans les crachats, dans le pus, etc. (voy. p. 642) ;

b. Au besoin, *inoculer ces matières suspectes au cobaye* : on voit ainsi se développer dans la deuxième semaine, au point d'inoculation, un chancre tuberculeux avec adénopathie correspondante (voy. p. 647) ;

c. Essayer de *cultiver le bacille de Koch* (voy. p. 644) ;

d. L'*inoculation de tuberculine* qui provoque, chez le tuberculeux seulement, une réaction caractéristique, a été essayée également. On prend la température du malade huit fois en quarante-huit heures, et s'il n'a pas de fièvre, on lui injecte 1/10 à 1/4 de centimètre cube d'ancienne tuberculine (soit 1/10 ou 1/4 de milligramme). Douze à vingt-quatre heures après l'injection, la réaction se produit : la température s'élève à 38° ou 39°, puis retombe à la normale en vingt-quatre heures. Chez les sujets fébricitants les résultats sont évidemment bien moins nets. Bien qu'on affirme son innocuité, ce moyen n'est à employer que dans les cas exceptionnels, par exemple au cours d'une méningite dont on soupçonne la nature tuberculeuse.

e. Le *séro-diagnostic* de la tuberculose (ARLOING et P. COURMONT) constitue un procédé rapide et inoffensif. Il consiste à mettre en présence dans un tube une goutte du sérum à essayer et dix gouttes d'une culture de bacille tuberculeux dans le bouillon glycériné, âgée de dix jours. Le bacille est d'abord cultivé sur pomme de terre, puis en bouillon à 38° ou 39°. Au bout d'une dizaine de jours les cultures sont utilisables, mais il faut les agiter tous les jours. En les additionnant de formol on les arrête dans leur végétation au moment où elles présentent les caractères les plus favorables. On répartit ces cultures homogènes dans de petits tubes à essai, on les additionne du sérum sanguin du malade à examiner, on agite et on laisse reposer de trois à cinq heures. Peu à peu les couches supérieures se clarifient et des flocons se déposent à la partie inférieure du tube : examinés au microscope ils montrent les bacilles. — KOCH a proposé pour le même usage l'emploi de cultures desséchées et réduites en poudre, qu'elle dilue extemporanément. Le pouvoir agglutinant du sérum peut se mesurer comme celui des typhiques : on emploie trois tubes contenant l'un cinq gouttes de culture, l'autre dix gouttes, l'autre vingt et on note si le premier seul ou si tous sont agglutinés ; dans ce dernier cas la réaction est dite forte.

La recherche de la séro-réaction tuberculeuse est plus délicate que le séro-diagnostic de la fièvre typhoïde ; il est nécessaire d'avoir toujours à sa disposition un sérum dont on connaît le pouvoir agglutinant pour pouvoir faire la comparaison.

L'*agglutination* ne s'observe pas seulement avec le sérum, mais aussi avec certaines sérosités pathologiques des tuberculeux, le liquide pleurétique par exemple.

De leurs recherches les auteurs précités concluent que dans les cas de tuberculose pulmonaire peu avancée le pouvoir agglutinant du sérum est presque constant ; que dans les cas graves,

aigus, la séro-réaction manque fréquemment, ou est très faible.
« Le pouvoir agglutinant chez les tuberculeux serait donc le
plus souvent en raison inverse de la gravité de l'affection ou de
l'étendue des lésions. Par conséquent, en pratique, une séro-
réaction *positive* chez un sujet suspect est un signe de grande
valeur, une séro-réaction *négative* n'aura qu'une valeur moindre
puisque l'agglutination fait défaut chez certains tuberculeux ».

ARTICLE VI

PESTE

La peste est une maladie infectieuse, épidémique, caractérisée par des bubons, des pétéchies et un état général très
grave.

1° Bactériologie. — Le bacille de la peste a été découvert
par YERSIN en 1894.

a. *Morphologie, coloration*. — C'est un bacille court, trapu, à
bouts arrondis, se colorant facilement par les couleurs d'aniline,
mais ne prenant pas le Gram ; ses extrémités se colorent plus
fortement, alors que le centre reste clair.

b. *Cultures*. — Le bacille existe dans tous les organes, mais
principalement dans la pulpe des ganglions lymphatiques ; on
le trouve aussi dans les crachats, dans la forme pneumonique.
Il n'existe dans le sang que dans les cas mortels à brève échéance.
On le cultive facilement dans le bouillon, ou mieux dans une
solution alcaline de peptone à 2 p. 100 additionnée de gélatine
à 2 p. 100 ; sa culture y rappelle celle du streptocoque de l'érysipèle : liquide clair avec grumeaux déposés le long des parois et
au fond du tube ; l'examen microscopique montre alors que le
microbe a perdu son aspect habituel pour se grouper en chaînettes comme le streptocoque. Cultivé sur gélose, au contraire, il
garde sa forme de bâtonnet. Les cultures jouissent de la propriété de se laisser *agglutiner* par le sérum des pesteux : c'est la
base du séro-diagnostic de la peste.

c. *Virulence, résistance.* — Le bacille pesteux conserve sa virulence pendant des semaines dans les crachats desséchés, dans les cadavres et dans la terre ; les cultures perdent assez rapidement leur virulence. Les antiseptiques, la lumière solaire et le chauffage à 100° les détruisent rapidement.

d. *Action pathogène.* — Inoculé au rat et au cobaye le bacille de Yersin amène rapidement de l'œdème local, des bubons, et produit la mort en deux ou trois jours ; l'autopsie montre de la congestion des viscères et des abcès disséminés : on reproduit donc ainsi la peste bubonique, de même que l'injection intraveineuse reproduit la forme septicémique et l'inhalation la forme pneumonique de la maladie.

e. *Applications thérapeutiques.* — Le sérum antipesteux de Yersin et le vaccin de Haffkine sont étudiés plus loin à propos de la prophylaxie et du traitement.

2° Étiologie. — La peste existe à l'état endémique dans l'Inde, le sud de la Chine (Yun-Nan) et l'Asie occidentale. A plusieurs reprises elle est partie de ces foyers pour infester l'Europe, où elle débute par les grands ports de commerce. En 1899 a éclaté la peste d'Oporto qui, née au Yun-Nan, avait envahi successivement Hong-Kong, Bombay et l'Egypte avant d'apparaître en Europe.

Sa transmission se fait par la peau, par les voies respiratoires, ou par les voies digestives ; à ces divers modes de contagion répondent des formes cliniques différentes.

C'est la transmission par la peau qui est la plus importante : elle se fait vraisemblablement par l'intermédiaire des *puces* ayant sucé le sang d'hommes ou d'animaux pesteux (SIMOND) ; la piqûre inocule la peste, en déterminant quelquefois une petite phlyctène.

Le bacille pesteux a été trouvé dans le sol, dans les localités contaminées ; il est remarquable que la maladie frappe d'abord les animaux qui vivent dans la terre, les *rats* et les souris ; leurs parasites vont piquer soit d'autres animaux, soit l'homme et propagent ainsi la maladie.

3° Symptômes. — Nous prendrons pour type de notre description la *peste bubonique* : c'est celle qu'on observe dans la plupart des cas.

Ses principaux caractères[1] sont la fièvre, la prostration et la tuméfaction douloureuse des ganglions.

Après une période d'incubation de cinq jours au plus, la maladie débute brusquement par un grand frisson, de la fièvre, de la céphalalgie, de la photophobie, des vomissements, et des douleurs

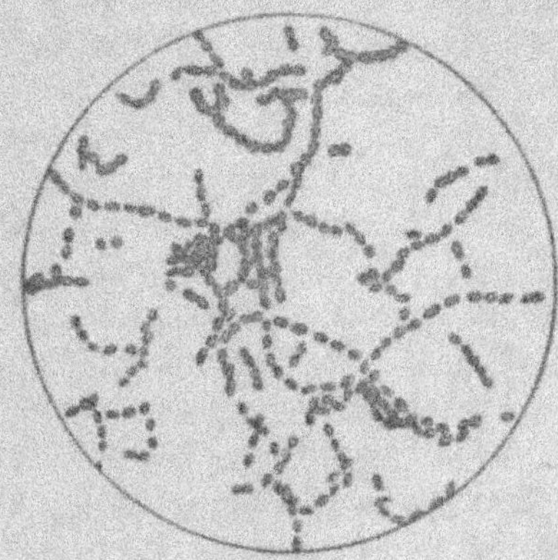

Fig. 91.
Bacille de la peste ; culture en bouillon (NETTER).

épigastriques. La face est pâle, mais les yeux sont injectés. La langue, un peu grosse, a le dos couvert d'un enduit blanchâtre, qui sèche et brunit par la suite. La constipation est habituelle au début, mais fait souvent place à une diarrhée bilieuse et fétide. Les vomissements peuvent persister.

La faiblesse est extrême, la sensibilité émoussée. Il y a de l'insomnie et souvent du délire nocturne, le reste du temps, de l'indifférence ou de la stupeur. Quelquefois le coma survient d'emblée et conduit à la mort au bout d'un ou deux jours.

Le pouls, d'abord énergique, puis mou et dicrote, devient enfin filiforme et incomptable; en même temps les bruits du cœur sont de plus en plus sourds.

[1] NETTER. *Presse médicale*, 30 août et 2 septembre 1900.

La respiration est accélérée ; l'auscultation fait constater des signes de congestion des bases, puis de pneumonie hypostatique.

Le sang se coagule lentement. La rate est volumineuse.

Les urines sont rares, très acides, chargées, et le plus souvent albumineuses.

La température s'élève rapidement à 40° pour atteindre ou dépasser 41° dès le second jour. Puis, après une rémission passagère et d'ailleurs inconstante, elle se maintient aux environs de 40°. La fièvre est continue, avec une rémission matinale peu marquée.

Les bubons s'observent dans les 3/4 des cas, et dès le premier ou le second jour. Cette adénopathie suppurée siège de préférence aux aines où elle frappe le groupe des ganglions verticaux. Elle s'annonce d'abord par une douleur lancinante, puis par une tuméfaction douloureuse. Les ganglions acquièrent le volume d'une noisette ou d'une noix.

Ils restent indurés dans les cas de mort rapide : si la maladie se prolonge ; ils se ramollissent et finissent par suppurer au bout de la première semaine ; la peau qui les entoure s'enflamme et se sphacèle ; un pus sanieux s'écoule, laissant un ulcère à bords déchiquetés, à fond nécrosé et aboutissant après des semaines à la formation d'épaisses cicatrices adhérentes.

La mort, observée dans un tiers des cas chez les Européens, dans deux tiers des cas chez les indigènes, survient le plus souvent dans le coma et le collapsus en même temps que le corps se couvre de pétéchies. Exceptionnellement elle est précédée d'hyperthermie, et le thermomètre peut continuer à monter après la mort jusqu'à 42°.

Dans les cas favorables, il y a, du cinquième au septième jour, une défervescence en lysis, beaucoup plus rarement une crise avec sueurs profuses.

Il y a enfin surtout chez les enfants, des cas bénins sans hyperthermie, sans phénomènes nerveux graves, sans suppuration des bubons douloureux ; ils guérissent en quatre ou cinq jours.

4° Formes cliniques et diagnostic. — Les autres formes cliniques sont la forme septicémique, la forme pneumonique et la forme intestinale.

a. *Forme septicémique.* — Cette forme a comme la précédente un début violent, avec hyperthermie, délire et prostration. Elle se caractérise en outre par de la diarrhée et des hémorragies. Le sang contient le bacille pesteux. La mort survient dans le coma en deux ou trois jours.

b. *Forme pneumonique.* — Cette forme, due à la pénétration des bacilles par les voies aériennes, débute par des frissons et de la fièvre. Le malade tousse et expectore des crachats spumeux et rosés qui contiennent en abondance les bacilles pesteux : ces crachats, desséchés, sont susceptibles de disséminer dans l'air les bacilles de la peste et de devenir ainsi une source active de contagion. L'autopsie montre de petits noyaux de broncho-pneumonie farcis de bacilles de la peste.

c. *Forme intestinale.* — Elle se caractérise (après le début habituel) par des douleurs abdominales et rénales, du météorisme, des vomissements, de la diarrhée, suivis ou non d'engorgement ganglionnaire.

En cas de peste bubonique, le diagnostic est généralement facile : le séro-diagnostic ou la recherche du bacille pesteux dans la pulpe d'un ganglion engorgé le confirmeront dans les cas douteux (examen d'un frottis, culture, inoculation au rat ou au cobaye). Dans les formes septicémique, pneumonique ou intestinale, le bacille doit être cherché dans le sang, dans les crachats ou dans les selles.

5° Anatomie pathologique. — Le *bubon* constitue la lésion caractéristique : c'est une adénite d'intensité variée, avec simple congestion, hémorragies ou suppurations du tissu ganglionnaire.

Les séreuses viscérales et les divers organes présentent aussi de larges suffusions sanguines indépendamment des lésions communes à toutes les maladies infectieuses : la rate est hypertrophiée. La pneumonie pesteuse est une broncho-pneumonie à noyaux confluents.

6° Prophylaxie — La prophylaxie consiste dans les quarantaines imposées aux navires provenant des régions pestiférées, dans la désinfection de leurs cales et la destruction des rats, dans l'isolement des malades, dans la désinfection des locaux et des objets contaminés, dans l'inoculation préventive du sérum antipesteux qui confère une immunité d'une quinzaine de jours seulement et doit être par conséquent renouvelée. Le vaccin de HAFFKINE est une culture en bouillon chauffée pendant une heure à 70°; on l'inocule à la dose de 2 à 3 centimètres cubes.

7° **Traitement**. — Le *traitement* consiste dans l'injection quotidienne de 20 à 80 centimètres cubes de sérum antipesteux (YERSIN); la première injection de 20 centimètres cubes doit être intra-veineuse, car il importe d'agir promptement. Le sérum antipesteux est recueilli sur des chevaux progressivement immunisés par l'injection intra-veineuse de cultures du bacille de la peste : on injecte au cheval d'abord des cultures tuées par la chaleur, puis des doses croissantes de cultures vivantes. Le sérum du cheval ainsi traité est antitoxique et bactéricide; injecté à l'homme ou aux animaux il est à la fois préventif et curatif.

CHAPITRE IV

MALADIES PARASITAIRES

Les maladies parasitaires sont dues à des végétaux (champignons) ou à des parasites animaux. Parmi les premières je me bornerai à étudier l'actinomycose. Parmi les secondes j'étudierai successivement les parasites de l'intestin et des voies biliaires, la trichinose, la ladrerie, puis les maladies dues à des parasites du sang (bilharziose, filariose, paludisme), la syphilis et enfin les trypanosomiases, questions d'actualité. Ces trois dernières maladies sont causées par des protozoaires, animaux formés d'une seule cellule. Les kystes hydatiques du foie, du poumon et des reins ont été décrits avec les maladies de ces divers organes ; les parasites cutanés ressortissent à la dermatologie.

ARTICLE PREMIER

ACTINOMYCOSE

L'actinomycose est une affection caractérisée par le développement dans l'économie d'un champignon spécial : l'actinomyces[1].

1° Étiologie. — L'actinomycose frappe presque exclusivement les rongeurs et les herbivores ; mais on l'observe aussi chez l'homme et depuis quelque temps les faits d'actinomycose humaine sont devenus assez nombreux. L'homme s'infecte soit par la promiscuité avec les animaux domestiques déjà malades, soit directement en respirant des poussières ou en avalant des graines qui contiennent le parasite.

[1] Poncet et Bérard, *Traité clinique de l'actinomycose*, 1898. — L. Bérard, De l'actinomycose humaine, *Gazette des hôpitaux*, 1896.

2° Parasitologie. — Les parasites de l'actinomycose se groupent sous forme de *grains jaunes* qui, examinés au microscope, se montrent composés de deux zones, l'une centrale formant une

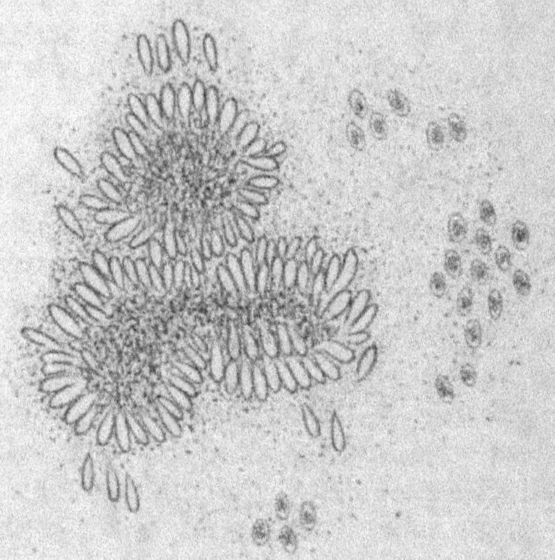

Fig. 92.
Parasites de l'actinomycose (d'après Poncet et Bérard).
Trois grains jaunes.

sorte de *feutrage* dense, l'autre périphérique, constituée par des éléments ovoïdes, allongés, ou *massues* actinomycotiques. Le feutrage central n'est autre que le mycélium du champignon ; il est formé de filaments excessivement serrés, qui donnent naissance à des spores et assurent ainsi la reproduction du parasite ; quant aux massues elles ne représentent qu'une sorte de dégénérescence des extrémités filamenteuses, provoquée par le contact des cellules de l'organisme envahi.

Le parasite se cultive facilement entre 37 et 40° sur les céréales légèrement humides : ceci nous explique bien les conditions étiologiques énumérées plus haut, dans lesquelles apparaît l'actinomycose.

3° Symptômes — Dans la plupart des cas l'actinomycose humaine affecte la forme cervico-faciale, dans laquelle les régions massétérine et temporale sont envahies avec prédilection (*actino-mycose temporo-maxillaire* de Poncet). Elle s'annonce par des douleurs violentes, du trismus ; on sent une induration pro-

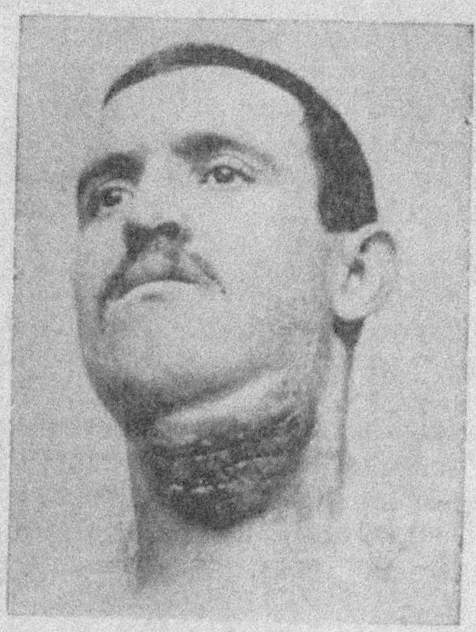

Fig. 93.
Actinomycose cervicale de forme courante
(d'après Poncet et Thévenot).

fonde des téguments qui finit par donner naissance à des fistules multiples. Mais l'actinomycose se présente sous d'autres formes cliniques intéressantes en pathologie interne.

La *forme pleuro-pulmonaire*, consécutive à l'inhalation de poussières végétales, ou survenant secondairement au cours de la précédente, débute comme la pneumonie par un point de côté intense, de l'oppression et des quintes de toux. L'auscultation fait percevoir d'abord les signes d'une induration pulmonaire, accompagnés ou non de ceux d'un épanchement pleurétique, puis des *signes cavitaires* avec expectoration infecte. La lésion gagne peu à peu la paroi thoracique où se montre un plastron induré, puis elle fait issue au dehors par une ou plusieurs fistules d'où s'écoule le pus chargé de grains jaunes.

La *forme abdominale* consiste dans une typhlite, ou une appendicite avec envahissement du rein ou des autres organes abdominaux. On sent un plastron abdominal induré.

On a encore décrit une actinomycose œsophagienne, une actinomycose cérébrale ou méningée, etc.

L'actinomycose est une maladie fort grave, ce sont les formes thoracique et abdominale qui comportent le pronostic le plus défavorable, puisque leur mortalité atteint 70 à 80 p. 100.

4º Diagnostic. — Le *diagnostic* doit être fait avec la syphilis, la tuberculose, plus rarement avec le cancer ou certaines inflammations chroniques. La recherche des grains jaunes et leur examen microscopique trancheront le diagnostic.

5º Traitement. — Les formes thoracique et abdominale sont justiciables du traitement par l'iodure de potassium qui a quelquefois une grande efficacité. Dans les formes superficielles la cautérisation ignée et même l'intervention chirurgicale sont plus souvent indiquées.

ARTICLE II

PARASITES DE L'INTESTIN ET DES VOIES BILIAIRES

Par suite de la facilité de son infection et par suite de la nature de son contenu, l'intestin est, beaucoup plus fréquemment que tout autre organe, l'habitat de parasites d'un ordre relativement élevé dans la série animale. Ce sont avant tout des helminthes et on les distingue zoologiquement et cliniquement en deux grands groupes : 1º les *tænias, vers plats ou cestodes* ; 2º les *vers ronds ou nématodes*. Enfin une place doit être réservée à un trématode, la douve hépatique, parasite des voies biliaires.

§ 1. — CESTODES

Trois espèces principales rentrent dans cette classe : le *tænia mediocanellata*, le *tænia solium* et le *bothriocephalus latus*.

1° Parasitologie. — Les cestodes appartiennent tous au genre bien connu dans le public sous le nom de ver solitaire, qui est loin cependant de mériter une telle dénomination, étant donnée sa multiplicité relativement fréquente dans l'intestin. Ce sont de longs rubans blanchâtres, plats, formés d'une série d'anneaux successifs qui atteignent de plus en plus, à mesure qu'on s'éloigne de la tête de l'animal, des caractères de sexualité, et qui finissent par se détacher d'eux-mêmes pour être rejetés dans les selles sous le nom de *cucurbitains* ; ceux-ci contenant les œufs fécondés servent ainsi à la propagation de l'espèce. Un caractère, commun en effet à toute la classe des cestodes, est de ne passer dans l'intestin humain qu'une partie de leur existence : la phase adulte. Leurs œufs, rejetés au dehors avec les excréments humains, arrivent par la voie digestive dans le corps des animaux domestiques ; l'embryon, mis en liberté dans l'intestin, en perfore les parois pour aller pénétrer dans les muscles où il devient *cysticerque*, et si la viande de l'animal contenant des cysticerques est absorbée par l'homme sans avoir été suffisamment cuite, au moins à 42° (PERRONCITO), le cysticerque devient tænia dans l'intestin humain.

Ce cycle biologique a été longuement discuté et n'est vraiment prouvé d'une manière absolument certaine que depuis les expériences de VOGT, KUCHENMEISTER et LEUCKART.

a. Tænia mediocanellata ou tænia inerme, ou tænia saginata. — C'est l'espèce la plus commune dans nos régions. Elle est caractérisée par une tête plus volumineuse que celle du tænia armé, munie de quatre ventouses, mais ne portant pas de crochets. Quant aux anneaux, on y observe que les pores génitaux sont deux ou trois de suite du même côté, puis un ou plusieurs du côté opposé, sans alternance régulière. Ces anneaux d'ailleurs sont éliminés beaucoup plus facilement que dans n'importe quelle autre espèce. Les malades en rejetant quelquefois dans l'intervalle des selles.

Avant d'arriver à l'état adulte dans l'intestin humain, le T. inerme a une phase embryonnaire dans les muscles du bœuf.

b. Tænia solium ou tænia armé. — Cette espèce est caractérisée par une tête ronde, très petite, portant à son centre une saillie ou rostre entourée de deux rangées de crochets, au nombre de 26 ou 30, et quatre ventouses.

Les anneaux émis ou cucurbitains, que l'on a souvent seuls à sa disposition pour trancher le diagnostic, offrent une alternance régulière des pores génitaux latéraux. En comprimant entre deux lames de verre un de ces anneaux, on constate de chaque côté de la ligne médiane l'existence de six à dix branches latérales irrégulières dendritiques alors que dans l'espèce précédente on a vingt à trente branches latérales bifurquées ou au plus trifurquées; ces branches sont l'utérus.

Le cycle habituel du tænia solium comprend une phase adulte dans l'intestin humain et une phase embryonnaire dans le tissu conjonctif des muscles ou des viscères du porc, où il détermine l'état particulier connu sous le nom de ladrerie ou de cysticercose. Mais, en qualité d'omnivore, l'homme a aussi le privilège d'héberger le tænia solium à

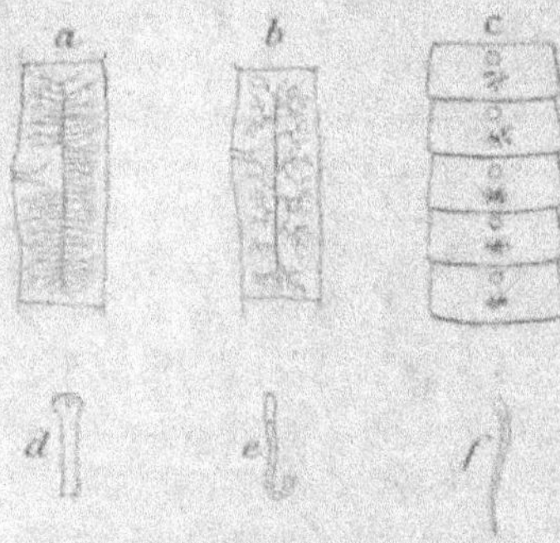

Fig. 94.

Principaux parasites de l'intestin humain (d'après DRUON).

a, anneau du tænia mediocanellata. — *b*, anneau du tænia solium. — *c*, anneaux du bothriocéphale. — *d*, tête ou scolex. — *e*, *f*, ankylostome duodénal mâle et femelle.

l'état larvaire; il peut être lui aussi atteint de ladrerie, dont les symptômes sont naturellement variables suivant le siège occupé par le cysticerque (p. 672).

c. *Bothriocephalus latus*. — Ce genre diffère du précédent en ce que les pores génitaux sont médians au lieu d'être latéraux. La tête est dépourvue de ventouses, de rostre et de crochets; elle est creusée à ses faces dorsale et ventrale de deux sillons longitudinaux ou bothridies à paroi peu ou point musculeuse.

La phase larvaire se passe dans les muscles des poissons des lacs, comme le ferrat du Léman; on les trouve surtout dans les masses charnues de la partie antérieure de l'animal.

2° Symptômes — Les accidents causés par les trois grands cestodes de l'homme sont assez analogues : *troubles digestifs*, appétit diminué ou exagéré, douleurs épigastriques parfois vives, diarrhée, prurit anal. Ajoutons a cela une série de *troubles réflexes* : diminution de la vue et de l'ouïe, mouches volantes, hypocondrie, vertiges et surtout convulsions épileptiformes. Enfin le bothriocéphale est susceptible de produire une anémie qui simule l'anémie pernicieuse et cesse avec l'expulsion du parasite.

3° Diagnostic. — On comprend aisément, d'après les symptômes précédents, qu'on ne puisse affirmer l'existence d'un plathelminthe qu'en le constatant *de visu* dans les selles. Cet examen a en outre l'avantage, si l'on se rappelle les caractères des anneaux précédemment décrits, de faire reconnaître à quelle espèce on a affaire.

Au point de vue du *pronostic*, cette connaissance a une certaine importance, vu la facilité que présente le tænia saginata de se rompre, ce qui fait que sa guérison complète est plus difficile a obtenir.

4° Traitement. — Le malade ayant été mis à la diète depuis la veille, on lui fait prendre comme tænifuge 4 a 6 grammes d'extrait éthéré de fougère mâle, ou 20 grammes de fleur de Kousso, 50 à 100 grammes de semence de courge, ou encore 400 grammes d'écorce fraîche de racines de grenadier en macération. On peut aussi employer la pellétiérine, alcaloïde retiré de cette racine, à la dose de 30 à 50 centigrammes. L'administration du tænifuge est suivie de celle d'un purgatif. Ce purgatif ne sera pas l'huile de ricin, susceptible de provoquer des accidents en dissolvant l'acide filicique, principe actif de la fougère mâle, mais le calomel ou un purgatif salin. On fait rendre au malade son ver sur un vase rempli d'eau tiède pour en éviter la rupture, et on s'assure que la tête est bien contenue dans les selles.

§ 2. — NÉMATODES

Nous devons décrire dans ce groupe trois espèces principales, savoir : l'*ascaride lombricoïde*, l'*oxyure vermiculaire* et l'*ankylostome duodénal*.

1° Ascarides lombrycoïde. — C'est un ver rond, cylindrique, grisâtre, long, le mâle de 20 centimètres, la femelle quelquefois de plus de 30. Le développement embryonnaire de cette espèce s'accomplit dans l'eau, et la vitalité de ses œufs y est souvent considérable.

Ces parasites atteignent les individus de tout âge, mais de préférence les enfants. Généralement peu nombreux, ils occupent l'intestin grêle.

Les symptômes qu'ils déterminent sont très variables : troubles digestifs, accidents infectieux simulant la fièvre typhoïde ou la dysenterie, vomissements, obstruction intestinale, obstruction du cholédoque, et même suffocation par obstruction de la glotte. On leur a attribué un grand nombre de symptômes réflexes, mais le seul vraiment fréquent, c'est l'éclampsie infantile.

On devra pour se débarrasser des ascarides, dont la présence aura été reconnue dans les selles par le ver lui-même ou ses œufs, avoir recours à la mousse de Corse (5 à 15 grammes) ou à la santonine (5 à 10 centigrammes), le vermifuge étant dans les deux cas suivi d'un purgatif léger.

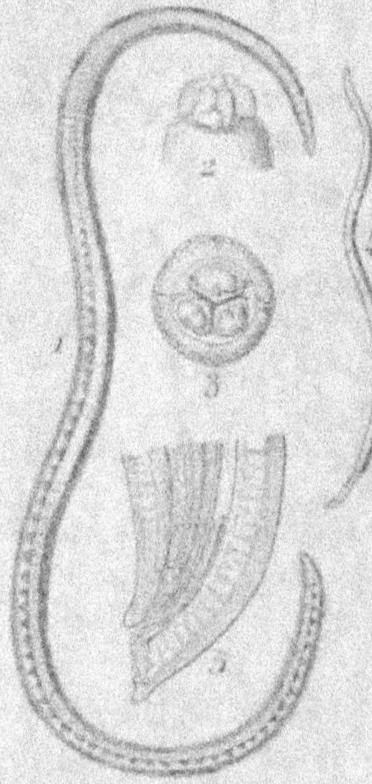

Fig. 93.

1, ascaride lombricoïde femelle. — 2, son extrémité antérieure grossie. — 3, la même, vue de face, avec la bouche au centre, entourée de trois mamelons. — 4, ascaride mâle, grandeur naturelle. — 5, son extrémité postérieure grossie (d'après Weal.).

2° Oxyure vermiculaire. — Ce petit ver blanchâtre de 5 à 15 millimètres occupe en grand nombre, surtout chez les enfants, la région inférieure du tube digestif et le voisinage de l'anus. Toutefois il passe également une partie importante de sa vie dans l'intestin grêle, où il se développe et où a lieu l'accouplement. Dans le rectum, il manifeste sa présence par un prurit bien connu atteignant son maximum au moment du

coucher. Il finit par amener de l'irritation de l'anus et de la
vulve, du ténesme, des douleurs et provoque fréquemment l'ona-
nisme. Les malades se grattent et les ongles se chargent d'œufs
du parasite, qui deviennent une source de nou-
velle infection, s'ils arrivent à être déglutis.

On se débarrasse des oxyures par des lavements d'eau salée, d'eau savonneuse, ou l'administration de calomel à petite dose, de fleur
de soufre ou de santonine.

Signalons encore, parmi les parasites intestinaux de nos régions, le *trichocephalus dispar*,

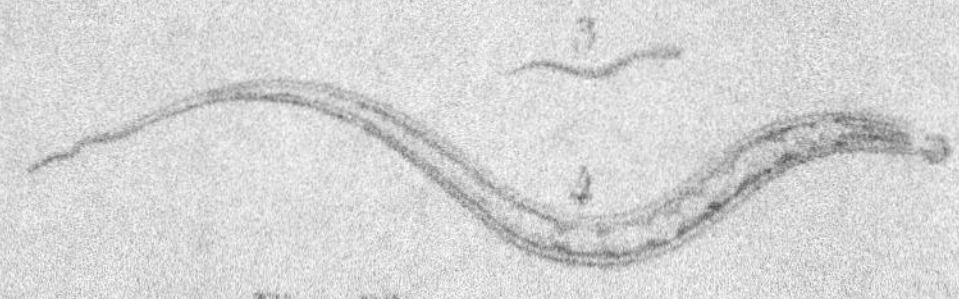

Fig. 96.

1, oxyure vermiculaire mâle, grandeur naturelle. — 2, le même grossi avec son extrémité caudale contournée en spirale. — 3, oxyure femelle, grandeur naturelle. —
4, la même grossie, avec son extrémité caudale rectiligne et effilée (d'après Wenl).

petit ver long de 30 à 50 millimètres et remarquable en ce que
son extrémité antérieure est très effilée, la postérieure étant notablement plus grosse. La notion de tous ces parasites n'est pas
indifférente, car ils peuvent, en traumatisant la muqueuse, favoriser l'infection coli-bacillaire, et même jouer un rôle dans la
pathogénie de l'appendicite (Metchnikoff) ou de la fièvre
typhoïde (Guiart).

3° Ankylostome duodénal. — L'ankylostomiase est la principale cause de l'anémie des mineurs, et on en a observé un
grand nombre de cas lors du percement du tunnel du Gothard ;
mais elle est répandue sur toutes les régions du globe.

a. *Parasitologie*. — L'ankylostome duodénal est un nématode
de couleur blanc grisâtre ; la femelle mesure environ 15 millimètres de long et 1 millimètre de large ; le mâle a des dimensions deux fois moindres. A partir de l'extrémité postérieure, qui
est la plus large, le corps va en diminuant de volume jusqu'à
l'extrémité antérieure qui se termine par un suçoir placé à angle

droit, pourvu de quatre crochets en forme de griffe et de deux
dents coniques destinées à déchirer les tissus. Ce suçoir, rendu
rigide par les lames chitineuses qui le constituent, communique
directement avec l'œsophage. Les parasites peuvent ainsi soustraire une grande quantité de sang qui ne fait que traverser leur
tube digestif ; de plus, il est probable que la minuscule plaie continue à saigner après que le parasite s'en est détaché ; Loeb et Smith[1] ont découvert dans la partie antérieure du corps de l'ankylostome une substance qui s'oppose à la coagulation du sang, comme cela existe dans la tête de la sangsue.

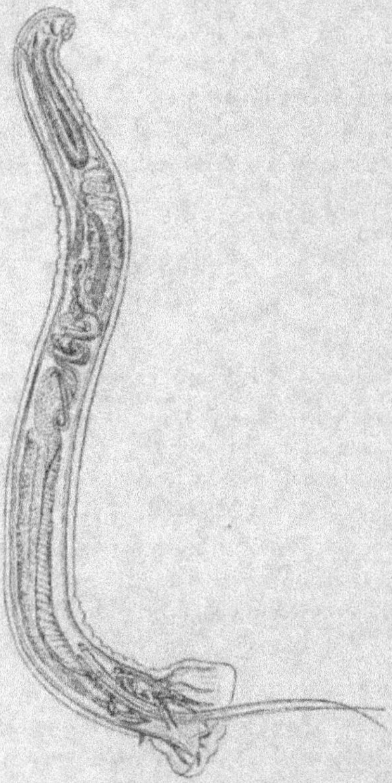

Les ankylostomes femelles pondent continuellement un nombre d'*œufs* considérable, qui passent dans les selles et suffisent à éclairer le diagnostic. Ces œufs, clairs et transparents (et non foncés comme ceux des ascarides), ont une forme ovale avec un grand diamètre d'environ 60μ. On peut apercevoir par transparence la substance centrale formée de deux à quatre blastomères. Vingt-quatre heures après l'expulsion des selles, l'œuf donne naissance à

Fig. 97.
Ankylostomum duodenale (mâle)
(d'après MANSON).

un *embryon* doué de mouvements très actifs qui se meut dans
la vase ou les matières fécales et double de volume en une

[1] Léo Loeb et A. J. Smith, Proceedings of the pathological Society
of Philadelphia, Juin 1904, vol. VII, n° 6.

semaine. Après deux mues, les embryons deviennent des *larves*
à peu près immobiles, qui ne tardent pas à mourir dans l'eau
pure, mais conservent longtemps leur vitalité dans le limon, la
terre humide ou les eaux saumâtres, jusqu'au moment où ingé-
rées par l'homme avec ses aliments, elles passent dans l'intestin

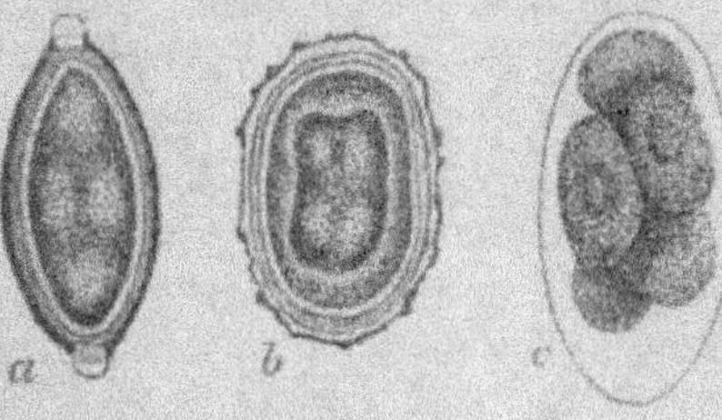

Fig. 98.

OEufs des principaux nématodes (d'après Sonsino, cité par Manson).

a, Œuf de *Trichocephalus dispar* (extrémités pointues et garnies d'une saillie
brillante ; couleur foncée ; contenu confus). — *b*, œuf d'*Ascaride lombricoïde*
(forme plus ronde qu'ovale ; enveloppe rugueuse ; couleur foncé ; contenu irrégulièrement sphérique et confus). — *c*, œuf d'*Ankylostome duodénal* (forme ovale
régulière ; coloration claire ; transparence ; embryon visible).

et y deviennent des ankylostomes adultes, mâles et femelles. On
n'admet pas généralement que le parasite puisse accomplir son
cycle complet et devenir adulte en dehors de l'intestin humain ;
de même la contamination par les animaux n'est pas admise,
car les parasites qu'ils hébergent diffèrent de l'ankylostome observée chez l'homme.

b. *Étiologie.* — Ce sont les ouvriers dont les aliments sont le
plus souvent souillés par la terre, les mineurs, les terrassiers,
les briquetiers, les tuiliers, qui sont le plus exposés à l'ankylostomiase. De même les agriculteurs et les jardiniers, et cela avec
d'autant plus de chance que les conditions hygiéniques sont plus
défectueuses et la propreté plus négligée.

Le parasite se communique aussi fréquemment à ceux qui font,
surtout dans les mines, usage d'une eau contaminée. Il est à remarquer enfin que les symptômes sont surtout marqués chez ceux
dont l'alimentation est défectueuse, trop grossière ou insuffisante.

c. *Symptômes.* — Les symptômes du début consistent uniquement dans des *troubles digestifs* : douleur épigastrique, anorexie

et plus souvent augmentation de l'appétit, coliques, diarrhée. A cette période le sang épanché dans l'intestin amène la production de selles liquides, de couleur brune ou brun rougeâtre.

Bientôt *l'anémie* fait son apparition avec tous ses symptômes : pâleur de plus en plus intense de la peau et des muqueuses, œdèmes, essoufflement, bourdonnements d'oreille et vertiges, tendance à la syncope. Il n'y a pas d'amaigrissement. Le sang recueilli par la piqûre du doigt est pâle ; l'hémoglobine et les globules rouges sont très diminués. Par contre les globules blancs sont augmentés ; ainsi leur nombre dépassera 15.000 par millimètre cube (au lieu de 6.000, chiffre normal) ; de plus, si on fait le pourcentage de ces leucocytes on constate que les polynucléaires éosinophiles qui, dans le sang normal, existent environ dans la proportion de 1 p. 100 atteignent ici un chiffre colossal, par exemple 61 p. 100 (SIMONIN). Nous avons déjà signalé la fréquence de cette *éosinophilie* dans les maladies parasitaires (p. 438).

L'anémie et les troubles digestifs vont en progressant, sans amaigrissement et avec une fièvre peu intense. La mort survient dans une syncope, plus rarement du fait d'une maladie intercurrente.

d. *Anatomie pathologique.* — La muqueuse du jéjunum et de la partie inférieure du duodénum est recouverte d'un mucus sanguinolent dans lequel baignent, au nombre de quelques douzaines à quelques centaines, les ankylostomes. Peu d'heures après la mort ils se détachent, en effet, de la muqueuse intestinale, qui présente un piqueté hémorragique et de minuscules plaies dues à la succion du parasite. — Tous les viscères sont excessivement pâles et présentent des traces de dégénérescence graisseuse, comme dans les anémies intenses.

e. *Traitement et prophylaxie.* — Le traitement consiste, après évacuation préalable de l'intestin par un purgatif, dans l'administration de trois doses de 0 gr. 50 à 1 gramme de thymol, en cachet ou en émulsion, à une heure d'intervalle. Cette médication pourra être suivie d'un purgatif tel que le calomel ou le sulfate de soude ; elle est assez pénible et s'accompagne d'une sensation de brûlure épigastrique, mais il n'y a pas d'intoxication parce que le thymol est insoluble dans l'eau ; par contre il ne faudra donner ni huile de ricin, ni alcool qui en le dissolvant pourraient provoquer des accidents mortels.

Manson conseille, chez les malades prostrés ou très anémiés, de remplacer le thymol par l'extrait éthéré de fougère mâle avec les mêmes précautions (voy. p. 663). — Le fer est indiqué pour aider à la réparation du sang. Il est bon de s'assurer au bout de quelque temps que les œufs de l'ankylostome ont disparu des selles.

Les meilleurs moyens prophylactiques consistent à n'utiliser qu'une eau bouillie ou filtrée, à ne pas souiller de terre les aliments et à traiter rapidement les malades susceptibles de disséminer les parasites.

§ 3. — Douve hépatique

Sous ce nom on décrit une série de parasites des voies biliaires appartenant à la classe des Trématodes. (Les trématodes sont des plathelminthes pourvus d'une bouche et d'un tube digestif bifurqué mais dépourvus d'anus.)

La moins rare des douves observées chez l'homme est le *Distoma hepaticum*, encore appelé *Fasciola hepatica*. C'est un trématode, en forme de lancette, long de 15 à 30 millimètres et qui porte deux ventouses, l'une antérieure au fond de laquelle est percée la bouche, l'autre postérieure à la base de l'extrémité céphalique. La douve est hermaphrodite. Elle pond des œufs pourvus d'un

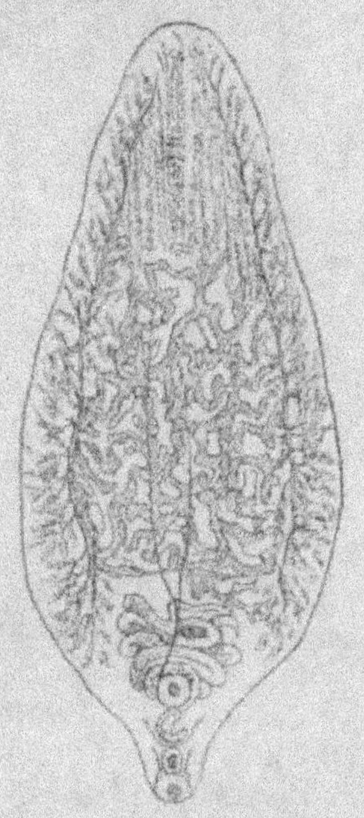

Fig. 99.
Distoma hepaticum
(d'après Leuckart).

opercule qui donnent naissance à un embryon. Cet embryon pénètre dans le corps d'un mollusque d'eau douce et passe à l'état larvaire, à moins qu'il ne se dépose simplement sur des plantes aquatiques. Dans un cas comme dans l'autre il peut être dégluti par l'homme : il perd alors sa queue et prend progressivement les caractères de la douve adulte, qui remonte le cholédoque et pénètre dans les voies biliaires où elle se fixe et suce le sang de leurs vaisseaux. Elle y provoque surtout des accidents d'obstruction (ictère et douleur hépatique) et des accidents réflexes : vomissements et convulsions. La douve peut aussi entraîner, en favorisant l'infection des voies biliaires, l'apparition d'une angiocholite et même d'abcès du foie, avec anasarque et cachexie. Le parasite peut être expulsé spontanément et tomber dans les selles ; mais il n'est pas rare qu'il amène la mort, surtout lorsqu'il est en nombre. C'est en s'enroulant sur elle-même que la douve arrive à pénétrer dans des canaux biliaire s relativement étroits.

On a encore décrit, comme susceptibles de provoquer les mêmes accidents, le *Distomum giganteum* et le *Distomum sinense*, etc. ; ces raretés ne nous arrêteront pas.

ARTICLE III

TRICHINOSE

La trichinose est une maladie parasitaire due à la pénétration des trichines dans l'organisme.

1° Étiologie, parasitologie. — La *trichina spiralis* est un nématode, long de $1^{mm},5$ à 3 millimètres, qu'on a trouvé chez divers animaux, mais principalement chez le porc ; aussi est-ce dans les pays où on consomme la viande de porc en abondance et quelquefois crue, que la trichinose est le plus fréquente : ses épidémies s'observent surtout en Allemagne et dans l'Amérique du Nord.

Les trichines habitent avec prédilection les muscles striés, à l'exception du cœur ; lorsque la chair musculaire d'un porc trichiné arrive dans l'intestin, les trichines sont mises en liberté, s'accouplent et chaque femelle pond des centaines de jeunes vers ; ceux-ci perforent les parois intestinales, cheminent dans le mésentère et gagnent les muscles soit par la voie du tissu conjonctif, soit peut-être par la voie sanguine. Ce sont les muscles du tronc, du cou, du larynx, le diaphragme qui sont les plus atteints ; les muscles des membres le sont discrètement ou pas du

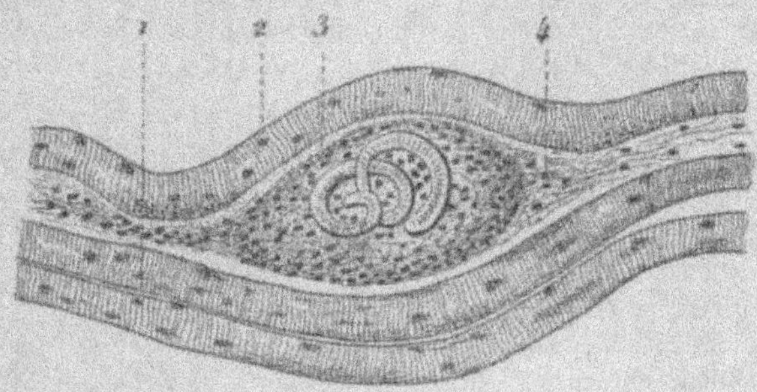

Fig. 100.
Trichine enkystée, d'après Brouardel.

tout. La jeune trichine perfore le sarcolemme et se loge en plein dans la fibre musculaire dont elle refoule la substance contractile ; elle s'enroule, s'enkyste, s'entoure d'une sorte de capsule chitineuse, qui finit par se calcifier à la longue, mais reste vivante pendant des mois et des années. Les muscles sont ainsi criblés de petits points jaunâtres, demi-transparents, qu'on peut voir à l'œil nu ou à un faible grossissement. Quant aux trichines mères elles sont rejetées de l'intestin avec les fèces au bout de quelques semaines ; mais l'organisme est déjà depuis longtemps infecté.

2° **Symptômes**. — Après une incubation de trois ou quatre jours en moyenne, la trichinose débute par des *troubles digestifs* qui correspondent à la *phase intestinale* du développement du parasite : anorexie, nausées, soif vive, vomissements, diarrhée, sensibilité de l'épigastre à la pression. Il s'y ajoute souvent de l'œdème des paupières.

Au bout d'une semaine l'*invasion des muscles* se traduit par des douleurs, rhumatismales en apparence : les muscles sont durs, sensibles à la pression, les mouvements pénibles. La respiration est difficile, la voix enrouée ou aphone, la tête immobile ; plus rarement les yeux sont fixes, les mâchoires serrées, les membres contracturés en flexion. En même temps la fièvre persiste, rappelant celle de la dothiénentérie, avec des sueurs profuses. L'angoisse précordiale, les palpitations, les accès de dyspnée, le délire, la stupeur ne sont pas rares. L'état typhique s'accentue et les membres inférieurs sont envahis par un œdème considérable : cette phase de cachexie manque dans les cas favorables. Les cas graves durent de six à huit semaines ; lorsqu'ils doivent se terminer par la mort, qui arrive dans 1/3 des cas, celle-ci survient de la quatrième à la sixième semaine.

3° Diagnostic. — Outre un état général grave, la trichinose est caractérisée par des symptômes gastro-intestinaux, des douleurs musculaires, de l'œdème des paupières, de l'aphonie, de la dyspnée, des sueurs profuses. La présence d'une épidémie facilite le diagnostic en dehors de cette notion. La confusion avec le choléra au début, plus tard avec la fièvre typhoïde ou le rhumatisme, est très fréquente : l'examen d'un fragment de muscle, en montrant des trichines enroulées, lèverait tous les doutes.

4° Prophylaxie et traitement. — La salaison soigneuse ou la cuisson de la viande de porc suffisent pour supprimer tout danger (Brouardel) ; celui-ci diminue à mesure que la viande est plus longtemps conservée avant d'être consommée. Dans les pays où la viande de porc est consommée à peu près crue, l'inspection des viandes dans les abattoirs s'impose évidemment ; mais quelques trichines peuvent passer inaperçues : la cuisson ou la salaison constituent donc la véritable prophylaxie.

La maladie une fois déclarée on ne peut que tenter l'expulsion des trichines intestinales par les purgatifs et la santonine (1 à 3 doses de 0,15 centigrammes) et soutenir les forces du malade.

ARTICLE IV

LADRERIE

La ladrerie ou cysticercose est l'envahissement de l'organisme par le cysticercus cellulosæ.

1° Parasitologie, étiologie. — Le *cysticercus cellulosæ* est le scolex ou cysticerque du tænia solium.

Nous avons exposé (voy. art. II) comment l'homme infecte son tube digestif en mangeant la viande de porc mal cuite qui contient les cysticerques : ceux-ci, arrivés dans le tube digestif, se dévaginent et le scolex devient tænia solium. — Les œufs de tænia, rendus par les selles, sont dé-glutis par le porc ; au contact du suc gastrique l'embryon est mis en liberté et se fixe dans le tissu cellulaire, dans les muscles ou d'autres organes sous forme de cysticerques : le porc est alors atteint de ladrerie. Le tænia solium de l'homme et le cysticerque du porc sont donc un seul et même parasite à deux phases différentes de son développement. Tel est le cycle complet.

Beaucoup plus rarement l'homme lui-même est atteint de ladrerie. Ces cas s'observent presque toujours chez des gens qui portent en même temps le tænia solium dans leur tube intestinal. On suppose qu'ils se sont infectés eux-même par la bouche, leurs doigts étant souillés par les œufs des parasites, ou bien que ceux-ci et leurs embryons ont remonté vers le duodénum et l'estomac ; dans l'une ou l'autre hypothèse, l'em-bryon a subi ses métamorphoses habi-tuelles ; seulement le cycle s'est effectué dans un même orga-nisme et non dans deux organismes différents. D'autres fois la ladrerie a été observée dans l'entourage immédiat de gens por-teurs du tænia solium.

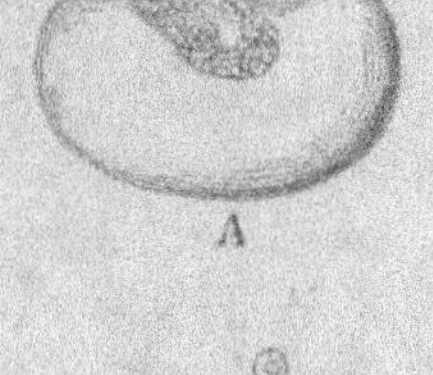

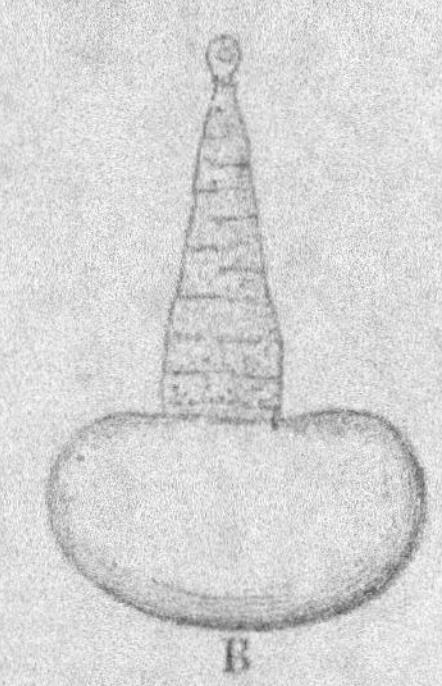

Fig. 101.

Cysticercus cellulosæ
(d'après LEUCKART).

A, avec tête non dévelop-pée. — B, avec tête dévelop-pée.

Comme le tænia solium, la ladrerie est surtout fréquente dans les pays où on consomme beaucoup de viande de porc mal cuite.

2° Anatomie pathologique. — Les lésions consistent dans

la présence, dans divers organes, de petites vésicules gris blanchâtre, plus ou moins transparentes, contenant un liquide limpide. Rondes ou ovalaires, elles sont formées de deux enveloppes, l'une *externe* ou adventice, due à la réaction du tissu conjonctif, l'autre *interne*, anhiste, qui est une dépendance du scolex replié dans l'intérieur de la vésicule. Elle présente un trou par où le scolex peut sortir et se dévaginer (fig. 101).

La grosseur des vésicules varie du volume d'une lentille à celui d'un pois. Leur nombre est très variable ; parfois solitaires elles peuvent être d'autres fois innombrables.

Les cysticerques peuvent siéger dans la plupart des organes, mais surtout dans le tissu conjonctif sous-cutané, dans les muscles, dans le cœur ; on en rencontre aussi dans l'œil, où le parasite est ordinairement solitaire, et dans le cerveau où il affecte une forme en grappe (cysticerque rameux).

3° Symptômes. — Les cysticerques forment sous la peau ou dans les muscles superficiels de petites tumeurs indolores habituellement, rarement nombreuses. Sous la langue les vésicules sont bien reconnaissables.

Le cysticerque de l'œil est visible directement ou à l'ophtalmoscope.

Les cysticerques du cerveau provoquent des symptômes de méningite ou de tumeurs cérébrales remarquables par leur variabilité et leur mobilité (t. I, p. 242), consistant surtout en crises épileptiformes localisées.

D'ailleurs l'évolution des cysticerques procède par poussées suivies de phases d'accalmie. Ils aboutissent parfois à la transformation purulente, plus souvent à la dégénérescence graisseuse et à la transformation calcaire ; cette dégénérescence constitue évidemment la guérison.

La maladie est particulièrement grave dans les cas de cysticerques du cerveau ou de cysticerques très nombreux.

4° Diagnostic. — Sans le secours du microscope le diagnostic des cysticerques d'avec les autres tumeurs n'est guère possible : on peut pratiquer cette biopsie en excisant l'une des tumeurs superficielles. Il est toutefois permis de penser à la ladrerie chez des sujets qu'on sait porteurs de tænia solium.

On ne saurait confondre les cysticerques avec les *échinocoques* qui constituent un processus analogue, mais proviennent d'une espèce différente, le tænia du chien ou *tænia nana* ; ils ont une prédilection spéciale pour le foie, le poumon, les organes abdominaux, où ils forment de volumineuses tumeurs connues sous le nom de kystes hydatiques (voy. t. I).

5° Prophylaxie et traitement. — La prophylaxie consiste à n'ingérer que de la viande de porc suffisamment cuite. L'affection une fois constituée, on donne sans succès les divers anthelminthiques, l'iodure de potassium ou les préparations mercurielles. La ponction des tumeurs, suivie d'une injection antiseptique, n'est évidemment possible que lorsque celles-ci sont superficielles.

ARTICLE V

PALUDISME

L'histoire du paludisme [1], longtemps mystérieuse, s'est éclairée depuis la conquête de l'Algérie. Son unité clinique et son traitement décidément fixés par MAILLOT, son anatomie pathologique décrite par KELSCH, sa cause découverte par LAVERAN (1880), il est si bien connu à présent que toute son histoire peut tenir en quatre mots : hématozoaire, mélanémie, fièvre, quinine.

§ 1. — ÉTIOLOGIE

Étudier l'étiologie du paludisme c'est rechercher les causes adjuvantes qui favorisent le développement du parasite.

1° Le parasite. — LAVERAN a découvert ce parasite (hémato-

---

[1] Cet article est presque entièrement dû à la plume de M. R. BERNARD, professeur agrégé au Val-de-Grâce.

zoaire du paludisme) en cherchant l'origine du pigment mélanique dans du sang examiné à l'état frais (1880). Sa valeur pathogénique ne fait plus aucun doute. L'hématozoaire existe, en effet,
chez tous les paludéens, et il fait défaut chez tout sujet exempt
de paludisme. Son organisation élevée n'en permet pas la culture, et il n'est pas transmissible par contagion ; mais des expé-

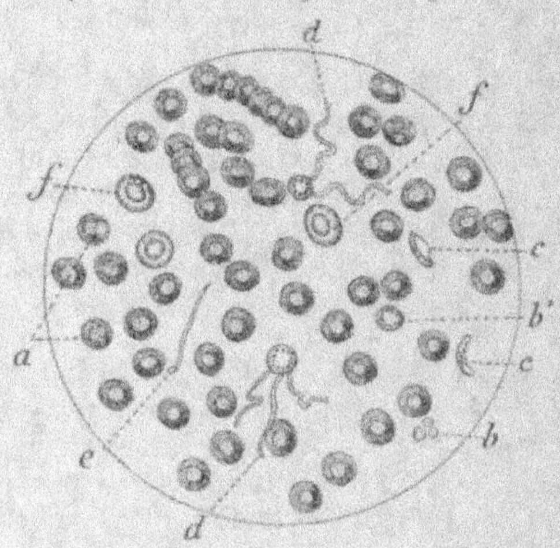

Fig. 102.

Hématozoaire du paludisme (d'après LAVERAN).

a, hématies avec corps sphériques de petit ou de moyen volume pigmentés. —
b, petits corps sphériques libres. — *b'*, corps sphérique complètement développé et
sans flagelles. — *c*, corps en croissant. — *d*, corps sphériques avec flagelles. —
e, flagellum libre. — *f*, leucocytes mélanifères.

riences d'inoculation à l'homme, seule espèce inoculable, ont été
positives (MARIOTTI et CIAROCCHI, MARCHIAFAVA et CELLI). On a
aussi un petit nombre de cas de cette sorte d'inoculation naturelle, qui est réalisée par le passage du microbe de la mère infectée à son fœtus.

La vie du parasite dans l'organisme est connue avec assez de
précision pour qu'on puisse en résumer les principales étapes.
A Dans un premier stade, le parasite, simple gouttelette de
substance amiboïde (*corps amiboïde*), est libre, puis fixé *sur* un globule rouge. — *B*. Cette amibe émet un pseudopode, par lequel

elle pénètre *dans* le globule (MANCHOUX). — *C*. L'amibe grossie
arrive à son stade de complet développement : c'est une gouttelette hyaline quelquefois sablée de grains pigmentaires ; elle ressemble à un leucocyte dépourvu de noyau (*corps sphérique*). A
partir de ce moment, diverses métamorphoses semblent possibles. — *D*. L'hématozoaire peut se segmenter (*corps en rosace*, en
marguerite) en un nombre variable de petits corps qui s'isolent

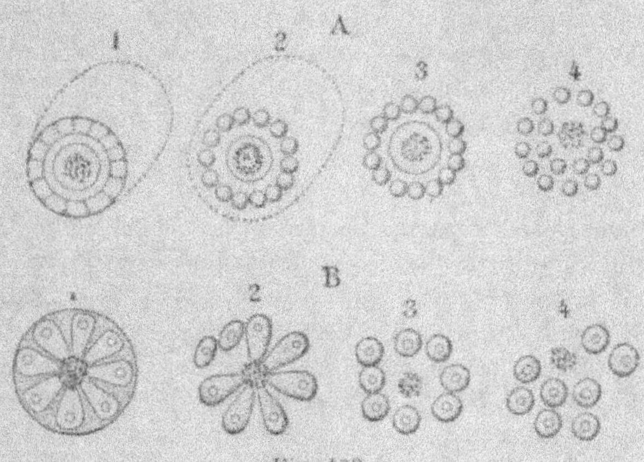

Fig. 103.
Corps en rosace et sa segmentation (d'après GOLGI).

A, fièvre tierce. — B, fièvre quarte.

et recommencent le cycle. — *D'*. De sphérique, il peut devenir
ovalaire, puis allongé et incurvé en croissant ; le *corps en croissant*
étant une forme de résistance, d'enkystement pendant les périodes de réaction de l'organisme attaqué. — *D"*. Il peut émettre
des prolongements très mobiles, sortes de pseudopodes (*corps à
flagelles*). Les flagelles détachés de l'hématozoaire recommence-
raient le cycle par la forme amiboïde. D'après MANSON, cette
dernière forme serait un stade extra-humain de la vie du parasite ; en effet cet auteur a remarqué que les corps sphériques
n'émettent de flagelles qu'une vingtaine de minutes après que le
sang a été retiré du vaisseau.

Les auteurs italiens prétendent que chaque forme de paludisme a son parasite spécial ; ainsi d'après GOLGI les corps en

rosace de la fièvre tierce ne se segmentent qu'à la périphérie, ceux de la fièvre quarte se segmentent jusqu'au centre (voy. fig. 97) Le même auteur admet que les corps en croissant constituent un parasite spécial, le *Plasmodium falciparum*, caractéristique des fièvres graves tropicales et des accès pernicieux. D'après Grassi et Feletti, les corps sphériques caractériseraient les fièvres régulières, les corps en croissant seraient caractéristiques des fièvres irrégulières. Laveran n'admet pas cette multiplicité des hématozoaires du paludisme ; se basant sur l'alternance de ses diverses manifestations, il pense qu'il n'y a qu'un hématozoaire unique, l'*hemamœba malariæ* ou *plasmodium malariæ*, duquel dérivent les autres variétés morphologiques.

2° Causes adjuvantes. — Il faut que le parasite trouve en dehors de l'organisme les conditions essentielles de toute vie : 1° de la *chaleur*, car il a pour les climats chauds et pour les saisons chaudes une prédilection non douteuse ; 2° de l'*humidité*, le terme même de paludisme rappelle l'importance qu'on a attachée à cet agent : les pays à marais, surtout ceux où il y a mélange d'eau douce et d'eau de mer, sont les vrais pays à fièvres, et dans les pays secs les pluies sont très favorables à leur éclosion ; 3° un support nutritif ou tout au moins habitable, représenté vraisemblement par le *sol* ou par l'*eau*. Les grands travaux de terrassement sont l'occasion de véritables épidémies de paludisme ; et d'autre part des explorateurs ont évité la fièvre en ne buvant que de l'eau bouillie.

L'*air* est considéré comme dangereux dans les pays d'endémie (*malaria*), et on a cru remarquer aussi que cet air tamisé par un rideau d'arbres, par des pâtés de maisons, devient inoffensif. L'air ne porte pas loin le miasme, puisque les navires ancrés devant une côte insalubre sont préservés de la fièvre. Peut-être y a-t-il dans l'air un intermédiaire vivant entre la résidence extérieure du miasme et notre sang. Conformément à une hypothèse de Laveran, Manson attribue ce rôle, comme pour la filariose, au *moustique* qui, ayant sucé le sang infecté, envahi à son tour par les hématozoaires, irait mourir en les semant à la surface des marais. Ross a donné la fièvre à des hommes en leur faisant boire de l'eau où il avait laissé mourir des moustiques nourris de sang paludéen.

Le moustique qui propage le paludisme est l'*Anophèles* (il y en a de plusieurs espèces : *claviger, maculipennis, bifurcatus*) ; il diffère du *culex* ou cousin vulgaire en ce qu'il se tient pour piquer, la tête en bas, perpendiculairement à la surface du tégument et non parallèlement à celle-ci. Son suçoir est placé en effet dans le prolongement de l'axe de son corps au lieu de faire un angle droit avec lui. On a pu mettre en évidence dans sa poche gastrique le parasite sous deux formes : 1° des grains noirs ou spores qui servent probablement à la reproduction de l'hématozoaire ; 2° des sortes de flagelles qui passent dans la sécrétion glandulaire du moustique et qu'il inocule dans les vaisseaux du tégument au moyen de la piqûre faite par son suçoir. On peut donc contracter le paludisme soit par la piqûre du moustique, soit par l'ingestion d'eau potable contenant les œufs et les larves de ces insectes infectés par l'hématozoaire.

L'*évolution du parasite* serait différente dans le sang de l'homme et dans l'organisme du moustique. Ainsi dans *le sang de l'homme* atteint de fièvre tierce, la fragmentation d'un corps en rosace ou schizonte donne naissance à une quantité de spores ou mérozoïtes, en même temps qu'apparaît le frisson ; ces spores s'accolent aux globules rouges, les pénètrent et s'accroissent, au point que chacune d'elles devient un corps sphérique, dont le centre se remplit de pigment et dont la périphérie va se segmenter pour donner un corps en rosace ; ce corps en rosace se fragmentera pour donner à nouveau les spores, pendant que les leucocytes, devenus *leucocytes mélanifères*, s'empareront de son pigment ; telle est l'*évolution asexuée* du parasite. Dans l'organisme du moustique au contraire, le cycle de sa reproduction est *sexué* : après qu'il a sucé du sang paludéen on peut voir dans son estomac des éléments mâles émettant des flagelles qui vont féconder les éléments femelles ; il en résulte, après l'enkystement de ceux-ci dans la paroi gastrique, des *oocystes* dont la rupture donne issue à des milliers de sporozoïtes qui se répandent dans l'estomac et les glandes salivaires, grâce auxquelles le moustique les inocule à l'homme par sa piqûre comme il a été dit plus haut ; dans le sang le parasite reprend sa vie *asexuée*.

Les *influences individuelles* ont peu de place dans l'étiologie du paludisme : nègres jaunes et blancs sont également touchés. Toutefois dans les contrées impaludées, les indigènes, chroniquement atteints, ont des accès discrets, alors que les nouveaux venus sont frappés par des formes aiguës et bruyantes.

Mais il n'y a pas d'immunisation : on ne s'acclimate jamais à la malaria.

§ 2. — ANATOMIE PATHOLOGIQUE

Elle comprend l'étude des altérations du sang et celle des lésions viscérales.

1° Destruction globulaire. — On admet que l'hématozoaire se nourrit d'hématies : c'est l'altération des hématies, en effet, qui est la lésion première et fondamentale du paludisme. Les globules rongés, vidés, disparaissent en masse : leur nombre peut tomber de quatre millions à un million, et même à un demi-million en quelques jours (KELSCH), malgré un travail de régénération que révèle parfois la présence de globules à noyaux. L'hémoglobine est dispersée et altérée et ce sont les transformations qu'elle subit qui nous expliquent la *mélanémie*.

2° Mélanémie. — Les choses se passent comme si le parasite faisait deux parts de l'hémoglobine qu'il détruit : l'une, inutilisée et abandonnée comme déchet, se dépose dans les parenchymes : c'est le *pigment ocre* ; l'autre, assimilée et élaborée, devient le *pigment mélanique*. Cette élaboration n'est pas exactement démontrée, mais c'est la plus logique des hypothèses. En effet : 1° on trouve ce pigment mélanique dans les hématozoaires déjà gros qui ont eu le temps d'altérer l'hémoglobine ; il manque aux formes jeunes. Les grains de pigment sont semés dans la masse transparente du corps sphérique ou égrenés en couronne, ou groupés en amas ; 2° les leucocytes qui ont détruit des parasites, se chargent de leur pigment : ils deviennent *mélanifères* ; 3° leucocytes mélanifères et parasites pigmentès sont si nombreux dans les cas graves, qu'ils peuvent obstruer les capillaires de divers organes : foie, écorce cérébrale, etc., par formation de thromboses hyalines et réfringentes tout à fait caractéristiques, surtout si le pigment mélanique les « sable de ses granules noirâtres ». L'aspect est quelquefois celui d'une injection bien réussie par un liquide tenant en suspension des grains noirs ; 4° enfin, le pigment se dépose dans les organes hématopoiétiques (rate, moelle osseuse).

Ce pigment mélanique est propre au paludisme : on ne le trouve pas ailleurs, il est spécifique (KELSCH). La valeur diagnostique de la mélanémie est donc considérable. Elle est liée à la fièvre, et son intensité est proportionnée à l'intensité de l'infection. Il est facile de la reconnaître au microscope, mais il est facile aussi d'apprécier les changements d'aspect qu'elle entraîne, soit dans les organes profonds (grosse rate en bouillie chocolat, foie ardoisé, cerveau hortensia des fièvres pernicieuses), soit dans la peau du paludéen vivant. La présence du pigment dans les vaisseaux du derme anémié fait ce teint terreux des malades, mélange de pâleur et de hâle, qui est vraiment un bon signe du paludisme, puisqu'il est le reflet des deux conséquences essentielles de la vie du parasite : anémie et mélanémie.

Ces deux pigments se différencient par une série de caractères résumés dans le parallèle suivant.

Pigment mélanique.	*Pigment ocre ou rubigine.*
Spécial au paludisme (surtout aigu).	Commun avec cirrhoses, diabète bronzé, etc.
Couleur noir rougeâtre.	Couleur ocre.
Disposition en grains.	Disposition en amas.
Réactions chimiques des sels de fer négatives.	Positives.
Siège extra-cellulaire, *intra-vasculaire*.	Siège intra cellulaire (cellules glandulaires).

Ces différences n'excluent pas une origine commune des deux pigments. Le pigment ocre donne les réactions des sels ferriques et le pigment mélanique ne les donne pas, mais le fer peut manquer ou être dissimulé sous une forme insensible à ses réactifs habituels dans des pigments provenant directement de l'hémoglobine (Cabrot). Le pigment mélanique, repris par les leucocytes, est sans doute détruit dans la rate. Le pigment ocre est rejeté par les émonctoires, surtout par le foie ; les poussées fébriles sont toujours accompagnées d'hypercholie pigmentaire.

3° Altérations viscérales. — Cela suffit dans les cas bénins. Mais, si l'attaque a été plus vive ou plus longue, la résorption du pigment mélanique et l'élimination du pigment ocre sont plus difficiles .Des amas de ces résidus restent dans les organes.

Si l'action du parasite n'est pas enrayée, les viscères souffriront davantage. Aux congestions fugaces produites par les premières fièvres succéderont les *hypérémies phlegmasiques* (Kelsch et Kiener), c'est-à-dire les congestions durables du foie, du rein, etc. Puis les dégénérations viscérales deviennent de plus en plus profondes et elles finissent par aboutir à des scléroses progressives qui menacent tous les organes. Bien plus, ces lésions viscérales, une fois créées par le parasite, évoluent pour leur propre compte après sa disparition, à la manière des lésions parasyphilitiques, et Catrin propose de les appeler *parapaludéennes*. Les scléroses du poumon, du rein présentent peu d'intérêt ; la sclérose de la rate est remarquable seulement par le volume énorme qu'elle donne quelquefois à cet organe, sans que cette hypertrophie soit utile à la défense de l'organisme (Laveran).

La plus remarquable des lésions du paludisme chronique est l'hépatite, décrite par Kelsch et Kiener : 1° hépatites parenchymateuses dans lesquelles, parmi d'autres faits, ces auteurs ont noté des hyperplasies que les tendances actuelles assimilent à des processus de régénération du tissu hépatique et qui vont parfois dans l'hépatite parenchymateuse nodulaire jusqu'à la formation d'adénomes ; 2° hépatites interstitielles diverses associées aux précédentes et ressortissant aux divers types de cirrhoses.

Le pigment mélanique est absent de ces lésions du paludisme invétéré, mais la surcharge ferrugineuse des organes (*siderosis*) atteste souvent l'incessante destruction globulaire et la dépendance de ces troubles profonds et tardifs vis-à-vis du paludisme.

§ 3. — SYMPTOMATOLOGIE

Le paludisme, pris en général, a des symptômes qui se superposent en quelque sorte à ses lésions. C'est d'abord l'*anémie* avec la pâleur terreuse qui l'accompagne ; c'est l'*hypersplénie*, sensible au malade par la gêne douloureuse qu'il éprouve dans l'hypocondre gauche, au médecin par la tumeur que la rate forme au rebord costal et quelquefois bien au-dessous jusque dans la fosse iliaque et l'hypogastre ; mais c'est surtout la *fièvre*.

La fièvre palustre est attribuée à une irritation cérébro-spinale directement provoquée par l'hématozoaire.

Elle est caractérisée comme les autres fièvres par du malaise, par des troubles de la nutrition, par l'accélération du pouls et surtout par de l'hyperthermie.

Le malaise précède souvent la fièvre et il l'accompagne. Ce sont des douleurs (céphalalgie, rachialgie), des troubles digestifs (intolérance gastrique, etc.), de l'excitation ou de la dépression nerveuses (agitation, insomnie, inaptitude au travail). Ce malaise, extrême dans les formes graves, peut être insignifiant ; certains fébricitants n'interrompent pas leurs occupations : il en est même qui ont une sensation de bien-être pendant la fièvre.

Les troubles de la nutrition se traduisent dans l'urine par diverses modifications à sa composition normale : augmentation des chlorures, des sulfates, du fer par destruction des hématies, polyurie légère après la fièvre, augmentation de la toxicité urinaire (Roque et Lemoine), augmentation de l'urée. Cette azoturie précède ordinairement l'élévation de la température dans les accès et peut exister seule aux lieu et place de l'accès complet. Cela montre que l'hyperthermie n'a qu'une importance très relative dans le syndrome.

Tel est le fond symptomatique commun du paludisme : ces éléments figurent dans toutes ses manifestations. La fièvre n'est pas le plus important, mais il est le *plus utile* à cause de la variété et de la clarté de ses indications séméiologiques. C'est bien d'après elle qu'on devait classer les variétés du paludisme.

Le type ordinaire du paludisme, celui que le praticien rencontre et combat dans les pays d'endémie, pourrait être schématisé ainsi : 1° une période d'incubation [1] dans laquelle le paludisme est plus ou moins latent ; 2° une période de fièvre rémittente ; 3° une période de fièvre intermittente ; 4° à défaut de guérison. une période de cachexie (ou de paludisme chronique) dans laquelle se confondent un peu au hasard tous les types fébriles du paludisme et surtout ses séquelles : les troubles de nutrition et les scléroses viscérales.

C'est se conformer à un usage commode que de décrire séparément :

1° Les fièvres intermittentes ;

2° Les fièvres rémittentes ;

3° La cachexie palustre.

Mais il faut bien se rappeler que cette distinction est tout artificielle et que le même malade peut être l'objet de toutes les manifestations du paludisme.

1° Fièvres intermittentes. — Cette forme bénigne du paludisme est presque la seule qu'on connaisse en dehors des pays à malaria : on dit volontiers « fièvres intermittentes » pour dire paludisme. Ces fièvres ne sont pas rares non plus dans les pays chauds, puisque les impaludés ont communément des accès isolés après les continus ; mais ce sont rarement des fièvres de première invasion. En Europe les fièvres sont intermittentes d'emblée.

Il y a à considérer dans les fièvres intermittentes : les accès et les intervalles. Ce qui caractérise l'*accès*, c'est la progression croissante et décroissante des symptômes fébriles. La courbe thermique en représente exactement la marche, à laquelle on est convenu de marquer les trois stades de frisson, de chaleur et de sueur. Le *frisson* répond à une sensation de froid : le malade tremble au point quelquefois d'ébranler son lit, il a la chair de

---

[1] D'après les expériences d'inoculation, LAVERAN assigne au paludisme une incubation minima de six jours. On n'a pas fixé de limite maxima à cette incubation : elle peut atteindre des semaines, quelquefois des mois; on a même dit des années (?).

poule, il claque des dents. Et cependant la température est au-dessus de la normale. L'ascension thermique est commencée quand le frisson arrive : il n'annonce donc pas la fièvre, il annonce qu'elle est venue. Avant lui, en guise de prodromes, ou tout au moins avec lui, paraissent aussi les malaises variés qui font pour ainsi dire corps avec la fièvre (maux de tête, courbature, etc.) Après le frisson, la température s'élève encore jusqu'à 40° et au-dessus. La fin de cette ascension et la période d'acmé font partie du stade de *chaleur* : chaleur sèche, incommodante, avec soif, céphalalgie, face vultueuse, etc. C'est le paroxysme. Un soulagement progressif se produit au stade de *sueur*. La sudation est abondante, au point quelquefois d'obliger le malade à un change incessant de son linge, mais elle manque souvent.

D'ailleurs le type classique est rarement réalisé dans son intégrité ; les rapports entre les trois stades sont très variables : l'un ou l'autre manque souvent. La durée totale de l'accès varie aussi : il y a des accès de quatre heures et il y en a de deux ou trois jours.

L'intervalle entre deux accès caractérise le *type fébrile*. Il y a des fièvres qui reviennent tous les jours (fièvre quotidienne) : c'est le type le plus ordinaire. D'autres tous les deux jours (type tierce) ou tous les trois jours (fièvre quarte), beaucoup aussi à des intervalles irréguliers. Dans les accès réguliers la fièvre est rarement « réglée » à la minute : elle avance un peu ou elle retarde (fièvre anticipante, retardante).

Les types sont sans importance au point de vue nosographique, puisqu'ils peuvent se suivre chez le même sujet dans l'espace de quelques jours. On a voulu trouver pour chaque type une espèce ou une variété spéciale d'hématozoaire (GOLGI, GRASSI et FELETTI, etc.) ; mais l'unicité du parasite est incontestable pour LAVERAN et METCHNIKOFF. Les types fébriles correspondraient seulement à des différences dans la vigueur de l'attaque parasitaire ou de la réaction organique.

La guérison de ces fièvres intermittentes bénignes est rapide : le malade se remet presque sans convalescence. Quelquefois pourtant la fièvre se prolonge et le malade garde dans les inter-

vallés un peu d'anémie, de dyspepsie, et la rate un peu grosse.
Alors le microbe du paludisme reste latent dans l'organisme :
retranché probablement dans la rate, il attend l'occasion de se
répandre encore dans le sang. La fatigue, le froid, un traumatisme sont les prétextes de ces rechutes.

Il arrive à des paludéens en voie de guérison, ou, au contraire,
en imminence de rechute, de ressentir en l'absence de toute élévation thermique quelques-unes des sensations désagréables qui
font cortège à leurs accès complets : c'est une grande lassitude,
de la migraine, de l'insomnie, de la diarrhée... Ce sont des
accès frustes qui remplacent des accès vrais.

Il arrive aussi que les symptômes qui représentent ainsi, à leur
jour, des accès disparus ou jamais apparus, ne sont pas des symptômes réguliers. Ils font partie de ces troubles divers qui s'ajoutent quelquefois au paludisme sans lui appartenir : névralgies,
migraines, oppressions, hémorragies, éruptions d'herpès, d'urticaire, d'érythème noueux. Le paludisme qui revêt ainsi un
aspect qui n'est pas le sien, est dit *larvé*. Le nombre des *fièvres
larvées* était autrefois excessif : on l'a beaucoup restreint à juste
raison, car le paludisme n'a pas le monopole de la périodicité,
et il est des névralgies quotidiennes qui n'ont rien à voir avec
lui, même si elles cèdent à la quinine. Mais on fait moins de
difficulté à reconnaître ces troubles (névralgies surtout faciales,
myalgies, torticolis, etc.) pour paludéens quand ils prennent le
type moins commun des accès tierces et quartes.

Il arrive enfin que ces fièvres intermittentes d'ordinaire bénignes se compliquent — surtout celles des types tierce et quotidien — d'accidents très graves qui leur ont fait donner le nom
de *fièvres pernicieuses*. Ces complications seront décrites à leur
place.

Un *accès* de fièvre intermittente peut être confondu avec la
synoque, la grippe, l'embarras gastrique, la fièvre hépatalgique.
L'erreur peut durer longtemps. Une *série d'accès* bien francs
n'est pas nécessairement paludéenne ; on voit des fièvres quotidiennes dans la tuberculose, tierces dans certaines septicémies
surtout d'origine biliaire (fièvre intermittente hépatique). L'hystérie même, la syphilis (SIDNEY PHILLIPS) auraient des accès inter-

mittents. C'est sur la constatation des signes positifs du paludisme qu'il faut fonder le diagnostic, et non sur les seuls écarts de la température dont l'insuffisance sémiologique apparaît ici.

2° Fièvres rémittentes. — Ces fièvres sont encore désignées sous le nom de *fièvre continue palustre*. En effet, la température reste pendant plusieurs jours au-dessus de la normale sans intervalles d'apyrexie vraie ; mais la courbe de cette fièvre continue est interrompue par de grandes coupes, d'où le nom de fièvres rémittentes. — En tout cas les rémittentes sont reliées aux intermittentes par une série ininterrompue d'intermédiaires.

La rémittente est le type normal du paludisme aigu. C'est la fièvre de *première invasion* dans les contrées et dans les saisons à fièvre. Cela ne veut pas dire qu'on ne la puisse observer dans le paludisme chronique et les climats tempérés.

Le tableau clinique rappelle celui d'une fièvre typhoïde bénigne. La rate est douloureuse, le foie tuméfié, l'estomac intolérant comme dans les accès intermittents. Il y a de la céphalalgie, mais l'intelligence est libre, et les symptômes ordinaires de la fièvre ne prennent pas de gravité.

Après une durée variable, cette fièvre non traitée s'aggrave souvent, elle guérit aussi soit par une défervescence critique, soit par une amélioration lente, et la convalescence s'établit avec ou sans une série d'accès intermittents. Convenablement traitée elle cède en trois ou quatre jours.

Cette description est une moyenne ; elle suppose des extrêmes : il y a en effet des formes très bénignes et des formes très graves.

Les rémittentes *bénignes* sont ces petites fièvres de quatre à cinq jours de durée, ces « insolations » légères ou ces embarras gastriques bien connus dans les pays chauds, mais trop aisément attribués à l'action de la chaleur sous le nom de fièvre climatique ou fièvre d'acclimatement. Ces petites pyrexies sont des formes atténuées du paludisme : elles sont pour lui ce que, dans les régions tempérées, l'embarras gastrique fébrile est pour la fièvre typhoïde (KELSCH et KIENER).

Les rémittentes *graves* sont la rémittente typhoïde et la rémittente adynamique.

La *fièvre rémittente typhoïde* ne diffère guère en apparence d'une fièvre typhoïde vulgaire et la confusion n'est que trop fréquente. Des troubles intellectuels, allant jusqu'au délire, quelquefois violent, souvent continu, parfois au contraire mêlé de stupeur, la sécheresse des muqueuses, l'hypostase pulmonaire, le ballonnement du ventre, les déjections involontaires, telles sont les particularités qui s'ajoutent à la fièvre, plus intense que d'ordinaire, et présentant néanmoins assez fréquemment les profondes rémissions caractéristiques.

Dans la *fièvre rémittente adynamique* la stupeur domine : la pâleur terreuse, le refroidissement, le collapsus imminent donnent plutôt l'impression d'un malade épuisé par un accès pernicieux.

Le pronostic de ces rémittentes graves est toujours dangereux. Elles sont souvent mortelles ou aboutissent à la cachexie.

C'est à une fièvre typhoïde que la rémittente palustre ressemble le mieux. La régularité de la courbe thermique dépourvue des grandes coupures de la rémittente (KELSCH), les taches rosées, la douleur abdominale à droite et non à gauche, ne garantissaient pas de l'erreur autant que peuvent le faire à présent la recherche de l'hématozoaire et le séro-diagnostic. Malgré ces progrès on restera encore embarrassé dans les cas où la fièvre typhoïde et le paludisme s'associent chez le même sujet (fièvre typho-malarienne). — La tuberculose, dans ses formes aiguës et méningées, tend, elle aussi, des pièges : sa fièvre vespérale, l'intégrité de la rate, l'auscultation aideront à les éviter. — D'autres infections plus ou moins définies ont donné le change : la fièvre récurrente, le typhus, la fièvre de Malte (rémittente de très longue durée sans hématozoaire) la filariose... Il ne faut pas compter beaucoup sur les effets de la quinine pour s'éclairer dans ces cas, car il est des rémittentes palustres qui ne cèdent que lentement à son action.

3° Fièvres rémittentes bilieuses. — Parmi les rémittentes bénignes, il en est qui ont mérité le nom de bilieuses à cause de l'ictère qui les accompagne. L'élimination des résidus de la destruction globulaire exige plus d'activité de la part des émonctoires : quelquefois ils sont momentanément débordés, et l'on conçoit que la bile formée en quantités énormes reflue dans la circulation.

1° Au premier degré, l'embarras gastrique se complète d'un peu d'ictère. Un peu de tuméfaction douloureuse de la rate et du foie, des vomissements bilieux plus fréquents et de l'intolérance gastrique, une fatigue générale plus marquée, parfois des hémorragies sans gravité, indiquent une infection plus sérieuse. La fièvre alors dure longtemps. C'est la rémittente bilieuse proprement dite.

2° La rémittente bilieuse peut être aussi grave que les rémittentes ordinaires : même aspect avec adjonction de l'ictère.

3° Mais le plus haut degré de gravité des rémittentes bilieuses est représenté par la *fièvre rémittente bilieuse hémoglobinurique*.

Cette fièvre, observée d'abord par les médecins de la marine, semblait spéciale à Madagascar ; depuis on l'a observée dans toute la zone tropicale et même en Grèce. Elle fait défaut dans des contrées où cependant le paludisme sévit avec vigueur (Algérie). Aussi a-t-on pensé qu'elle pouvait être autre chose qu'une forme grave du paludisme, peut-être une espèce nosologique. YERSIN a appuyé cette idée sur la découverte d'un coceo-bacille exclusif à cette forme ; mais on ne le trouve pas dans tous les cas. Sous cet aspect commun de bilieuse hémoglobinurique, il y a peut-être des faits distincts à classer : la question est à l'étude.

Dans les cas étudiés en France, les lésions n'ont pas paru différer de ce qu'on observe dans le paludisme habituel, c'est la destruction globulaire, mais ici la destruction *massive et brusque*, qui est l'origine de tous les désordres. Malgré des flots de bile, qui entraînent les déchets globulaires dans les vomissements et dans les selles, le foie est insuffisant et le rein est appelé en même temps que lui à éliminer cette hémoglobine libérée dans le sang : il y a hémoglobinhémie avant hémoglobinurie (CORRE,

Kelsch). Le plus souvent l'épithélium des tubes contournés rejette de fins granules pigmentaires qu'on retrouve dans le dépôt urinaire.

Ce pigment donne à l'urine, dès le début de l'accès, une couleur rouge, d'abord claire, puis de plus en plus foncée (bière brune, malaga, café noir), puis graduellement éclaircie après la fièvre. Le spectroscope atteste la présence de l'hémoglobine.

Pour le reste, la fièvre hémoglobinurique ressemble aux bilieuses communes ; les évacuations de bile sont plus abondantes, les hémorragies (purpura, etc.) plus fréquentes, l'état général plus grave.

Le pronostic est très menaçant, mais il y a des degrés et on a pu décrire à côté du type ordinaire qui laisse un espoir de guérison, une *forme sidérante* qui tue en trois ou quatre jours, une *forme urémique* dont l'issue est moins prompte, mais aussi fatale.

La fièvre bilieuse hémoglobinurique se présente aussi sous forme d'accès : ce sont des accès pernicieux, souvent sériés, du plus mauvais pronostic.

En présence des rémittentes bilieuses, la fièvre jaune dont la zone d'action est très localisée et bien connue, ne risque pas d'être oubliée. On y pense. Mais on ne pense pas toujours à nos ictères infectieux bénins ou graves : on les rencontre cependant dans les régions tropicales.

La fièvre hémoglobinurique se reconnaît facilement. L'hémoglobinurie quinique avec laquelle on l'a confondue est bien douteuse. Il faudrait s'arrêter davantage aux hématuries de la bilharziose[1], maladie causée par un parasite dont les embryons sont rejetés dans l'urine et qui est endémique dans beaucoup de contrées paludéennes (voy. p. 701).

Pour le traitement, on délaisse un peu la quinine par crainte d'aggraver le mal en le compliquant d'une hémoglobinurie quinique. On a préconisé le chloroforme. Le lavage du sang n'a pas été essayé.

[1] Lortet et Vialleton. *Annales de l'Université de Lyon*, 1894.

4° Cachexie palustre. — Elle est ordinairement la suite, la totalisation de tous les dégâts causés par les atteintes aiguës du paludisme ; mais elle peut en être indépendante, surtout chez les autochtones d'une région à endémie (cachexie d'emblée).

Quelle que soit son origine, la cachexie évolue sous deux formes distinctes (KELSCH et KIENER) : 1° *cachexie aiguë* ou hydroémique, remarquable par la fréquence des *hydropisies* et des hémorragies. C'est dans cette forme que s'observent avec le plus de fréquence les infections secondaires (gangrènes, suppurations) où elle trouve un de ses modes de terminaison ; 2° *cachexie chronique*, forme banale de la déchéance organique à laquelle seule l'anémie spéciale et l'hypersplénie donnent une marque distinctive.

Ces deux derniers signes servent à différencier la cachexie palustre des autres cachexies avec lesquelles on risque de la confondre. C'est avec la tuberculose que cette confusion serait le plus facile en raison des accès de fièvre fréquente chez les cachectiques ; cette fièvre est plus régulièrement vespérale chez le tuberculeux, sa rate reste petite, et ses lésions pulmonaires se trahissent à l'auscultation ; mais ceci même serait une nouvelle cause d'erreur pour de BAUX qui aurait constaté chez des cachectiques les signes, mêmes physiques, d'une tuberculose, absente des sommets. D'ailleurs les deux infections peuvent coexister.

§ 4. — COMPLICATIONS

Elles sont énumérées dans le tableau ci-après (p. 692).

J'appellerai seulement l'attention :

1° *Sur les diathèses* ou *propathies* dont « le réveil », sous l'influence du paludisme, étudié il y a quelques années par les élèves de VERNEUIL, est actuellement négligé.

2° *Sur les associations microbiennes*. On ne connaît bien que les plus fréquentes : la fièvre typho-malarienne et la pneumonie palustre.

La *fièvre typho-malarienne* est une sorte d'hybride. Le mélange de la fièvre typhoïde et du paludisme qui en sont les éléments

COMPLICATIONS DU PALUDISME

D'après leur siège.

Rate
- *Hypersplénie.*
  - Douleur. Volume excessif : rate 1.342 grammes (Laveran).
  - Compression des organes voisins.
  - Ectopie, rate mobile, torsion du pédicule de la rate (Laveran).
  - Ruptures de la rate (Collin).
- Périsplénite, péritonites partielles.
- Abcès de la rate (Fassina), gangrène de la rate. Rate amyloïde.

Foie. *Hépatites*, Cirrhoses (Kelsch et Kiener).

Rein
- *Néphrites* (Kelsch et Kiener).
- Hématurie, hémoglobinurie.

Organes génitaux
- Orchites (Girard, Charvot).
- Avortement. Paludisme congénital.

Appareil digestif
- *Dyspepsie.* Gastralgie.
- Vomissements.
- Gastrorragies.

Appareil respiratoire
- Hémorragies : épistaxis, hémoptysies.
- *Pneumonie* (Catteloup, Kelsch et Kiener).
- *Broncho-pneumonie.*
- Pleurésies de la base gauche (Raymond).

Appareil circulatoire
- Artérite, aortite (Lancereaux), gangrènes (Moty).
- Hypertrophie du cœur (Kelsch et Kiener).
- Endocardites (Duroziez, Lancereaux).

Système nerveux
- périphérique
  - *Névralgies* (faciale, occipitale, intercostale).
  - *Névrites* (Brault, Catrin), Maladie de Raynaud (M. Raynaud).
  - Gangrène (Verneuil), Tics douloureux, crampes. Tremblement.
- central
  - *Paralysies*
    - Hémiplégie, paraplégie, monoplégies.
    - Paralysies ou aphasies transitoires (Boisseau).
  - Neuro-rétinites, hémorragies de la rétine.

D'après leur mécanisme.

Action du parasite
- trop intense : perniciosité.
- trop prolongée
  - Cachexie.
  - Lésions parapaludéennes : scléroses viscérales.
  - et peut être aidée par
    - des intoxications : alcool.
    - des auto-intoxications.
- trop localisée (centres nerveux).

Associations microbiennes.
- Suppurations diverses, Gangrènes.
- Pneumonies, Broncho-pneumonies.
- Fièvre typho-malarienne. Paludisme et dysenterie. Paludisme et tuberculose.
- Fièvre hématurique (?).

Paludisme, agent provocateur des névroses et psychoses.

consécutifs est prouvé : anatomiquement, par la coexistence des lésions mélanémiques et des ulcérations intestinales (celles-ci très discrètes) ; bactériologiquement, par la présence simultanée de l'hématozoaire et du bacille typhique (VINCENT). Cliniquement la confusion est facile avec les rémittentes ou avec les typhoïdes vulgaires. On ne peut avoir de diagnostic certain que par l'examen microscopique du sang et par le séro-diagnostic.

La *pneumonie* et, plus souvent, la broncho-pneumonie palustre, sont très fréquentes chez les cachectiques, surtout en hiver. Ce n'est pas l'hématozoaire qui cause ces inflammations, mais les microbes qui habitent l'arbre broncho-pulmonaire, le pneumocoque en particulier. Ces pneumonies sont insidieuses dans leur marche, lentes à se résoudre et promptes à suppurer.

§ 5. — FIÈVRES PERNICIEUSES

Il n'y a pas de fièvres pernicieuses, il y a des fièvres compliquées d'accidents pernicieux. En effet, la perniciosité ne représente l'action ni d'un miasme spécial, ni d'une variété spéciale du parasite unique de la malaria. La perniciosité, c'est l'accroissement brusque de la virulence de ce parasite, — accroissement absolu, comme il faut le croire quand on voit plusieurs individus vigoureux en subir ensemble les effets : on voit de ces petites épidémies d'accès pernicieux au Sénégal — accroissement relatif si c'est l'organisme qui faiblit sous l'action des fatigues antérieures ou d'une circonstance actuellement déprimante : coup de froid, coup de chaleur.

1° Classification des symptômes. — Cette conception n'est pas celle des premiers auteurs qui ont décrit les fièvres pernicieuses. Ils avaient admis dans ce groupe bien des faits que leurs successeurs ont dû exclure : des lésions locales, comme l'hémorragie cérébrale, des maladies associées, comme la pneumonie, etc., mais le cadre dressé par MERCATUS, rempli par TORTI, peut encore servir. Après une révision soigneuse (KELSCH et KIENER) il peut être resserré dans le tableau suivant :

Fièvres pernicieuses.	1° Fièvres cérébrales. Accès pernicieux . . . . (Prédominance des troubles cérébraux.)	comateux. délirant. convulsif. paralytique.	généralement associés Formes mixtes.
	2° Fièvres algides. Accès pernicieux . . . . (Prédominance des troubles gastro-intestinaux.)	cardialgique ou gastralgique. chotériforme. dysentérique. diaphorétique.	aboutissant commun. l'algidité.
	3° Prédominance de la dissolution du sang. Fièvre bilieuse hémoglobinurique.		

a. Accès cérébraux. On a décrit des accès comateux, convulsifs, délirants, paralytiques, parce que chacun des troubles indiqués (coma, convulsions, délire, paralysies) peut ressortir sur les autres assez nettement pour devenir caractéristique d'un accès. « Mais, dans la majorité des cas, ces divers troubles sont si étroitement associés qu'ils semblent dépendre d'une même condition pathogénique et qu'il n'y a aucune utilité à les décrire séparément[1]. » A cet égard on pourrait comparer les accès pernicieux cérébraux aux formes cérébrales de l'urémie que l'on classe théoriquement en une série superposable à celle-ci, mais qui dans la pratique se combinent en formes mixtes beaucoup trop complexes pour rentrer dans les cases d'une division schématique.

Cependant *la forme comateuse domine.* Sa fréquence lui a valu d'être subdivisée en variétés : on distingue par ordre de gravité croissante des accès soporeux, comateux, apoplectiques. L'action directe du parasite sur la substance grise est assez forte dans ce dernier pour produire quelquefois une lésion destructive dont témoignent les paralysies durables qui ont valu à certains accès le nom de fièvres pernicieuses paralytiques. Les thromboses parasitaires, si elles sont résorbées à temps, produisent dans les mêmes circonstances des paralysies transitoires.

b. Accès algides. — Ils sont suffisamment décrits par leur dénomination *cholériforme diaphorétique,* etc. Leur groupement est justifié par cette circonstance qu'ils viennent tous, quel qu'ait été leur point de départ, converger vers l'algidité. Le

---

[1] KELSCH et KIENER, *Traité des maladies des pays chauds,* p. 486.

syndrome algidité comprend « la pâleur cyanique avec froid glacial de la surface du corps », la gêne respiratoire, l'affaiblissement du cœur avec tendance à la syncope : en somme c'est le *collapsus*. Le syndrome résulte, soit de troubles gastro-intestinaux, soit de l'affaiblissement du cœur, soit de l'hypothermie. — L'accès *syncopal* n'est qu'une variété de l'accès algide.

Dans cette symptomatologie complexe et mouvante on ne peut même pas séparer franchement les fièvres algides des fièvres cérébro-spinales. Le même malade peut les subir tour à tour.

Les accès pernicieux sont possibles à toutes les périodes du paludisme, mais ils n'ont pas pour toutes la même prédilection. Ordinairement ils sont tardifs, ils frappent des malades déjà affaiblis ou même cachectiques : ils ne font pas partie du début régulier du paludisme. Il arrive pourtant que le paludisme soit pernicieux d'emblée, c'est dans le cas d'*insolation*. L'insolation a un rôle important et bien connu des habitants des pays chauds, elle est l'occasion qui fait éclater la fièvre. L'influence de la chaleur est prouvée d'autre part par la grande fréquence des accès pernicieux dans les régions chaudes et dans les saisons chaudes, par l'action funeste des vents chauds (sirocco).

La forme du paludisme n'a pas d'influence notable sur les accidents pernicieux. Ils n'épargnent aucune catégorie de paludéens ; ils figurent parmi les complications des rémittentes graves aussi bien que des intermittentes les plus simples ou de la cachexie.

Certains sujets sont particulièrement exposés aux accidents pernicieux, ceux dont la résistance est amoindrie par quelque affection antérieure : surtout les surmenés et les ivrognes[1].

2° Diagnostic. — L'évolution si prompte d'un accès perni-

---

[1] Parmi les accès pernicieux délaissés par les classiques se trouvent les accès pleurétique et pneumonique. On voit pourtant quelquefois des paludéens pris pendant l'accès d'une dyspnée progressive, intense, suffocante, mourir en quelques heures avec tous les signes d'un œdème aigu du poumon. Mais le paludisme est-il seul en cause ?

cieux laisse peu de temps pour en méditer le diagnostic. Aussi les erreurs sont-elles communes. L'hystérie, l'épilepsie, certaines intoxications et surtout l'alcoolisme, des asphyxies, l'urémie, le diabète réalisent des états graves qui ressemblent beaucoup aux accès pernicieux, mais qui exigent un traitement tout différent. — Le coma apoplectique, par hémorragie ou ramollissement, est parfois tout aussi difficile à différencier. — L'insolation est une chose bien distincte du paludisme ; mais elle lui est associée dans certains accès pernicieux. — Comment faire la différence entre le choléra et un accès cholériforme ? — Dans ces difficiles problèmes les circonstances étiologiques mettent quelquefois un peu de lumière, mais elles ne font que les obscurcir si les maladies à caractériser évoluent simultanément dans la même région : elles peuvent se rencontrer chez le même malade. C'est seulement en examinant le sang qu'on évitera ces erreurs.

3° Pronostic. — Tous les accès pernicieux ne sont pas également graves : la fièvre comateuse est celle qui donne le plus de chances de survie, l'accès algide est le plus menaçant. Mais le danger ne résulte pas seulement des risques de mort immédiate, il est encore dans la probabilité d'une rechute : d'autres accès pernicieux viennent à la file si l'on n'agit pas vigoureusement à l'occasion du premier. La fièvre pernicieuse révèle en outre l'affaiblissement extrême d'un organisme incapable désormais de résister à l'infection palustre ; c'est une indication de rapatriement.

§ 6. — DIAGNOSTIC

1° Éléments du diagnostic. — La constatation du parasite[1] ou des leucocytes mélanifères ne laisse place à aucun doute.

[1] Il faut chercher les hématozoaires dans le sang prélevé pendant l'accès au doigt d'un malade non traité. On examine : ou le sang frais sous une lamelle bordée de paraffine, ou le sang desséché en mince couche, fixé à l'alcool-éther, coloré à l'éosine et au bleu de méthylène, ou à la thionine phéniquée.

A défaut de ces renseignements, dans un pays d'endémie, le syndrome constitué par la pâleur terreuse du malade, par la fièvre (tracé thermographique) et par l'hypersplénie est assez caractéristique : on s'en contente dans la pratique journalière.

2° Causes d'erreur. — Ce diagnostic usuel est répréhensible : souvent il a fait voir le paludisme où il n'était pas, c'est une erreur commune *dans les pays à malaria*. On oublie les infections de nos pays : la fièvre typhoïde, la tuberculose, etc.

En Europe, on risque plutôt de méconnaître le paludisme. D'ailleurs il se présente souvent sous ses formes larvées ou frustes; les cas à fièvre sont plutôt bénins et l'hématozoaire n'abonde pas dans le sang des malades : c'est surtout en suivant l'évolution pendant quelques jours qu'on fixera le diagnostic.

Le *diagnostic différentiel* comporte des problèmes très différents selon les formes cliniques : les principaux ont été indiqués à leur place.

§ 7. — PRONOSTIC

Le paludisme est une infection bénigne : il fait beaucoup de malades et peu de morts. Son pronostic dépend de quatre conditions (CATRIN).

1° La virulence du germe. — Cette virulence se traduit par la violence des attaques (par exemple dans les rémittentes graves et dans les accès pernicieux), et par leur répétition. Sur ces deux points l'examen du sang donne des indications utiles : le nombre des parasites est en rapport avec l'intensité de la fièvre. La présence des corps à flagelles indique une rechute prochaine (LAVERAN). La virulence du germe peut encore se mesurer à sa ténacité, à sa persistance dans l'organisme (corps en croissant) : mais la réceptivité de l'organisme est responsable en partie de cette chronicité de l'infection.

D'autres microbes que l'hématozoaire influent sur le pronostic : ce sont ceux des infections secondaires.

2° La résistance de l'individu. — Les alcooliques, les brightiques, les dyspeptiques sont plus exposés à la cachexie ; les surmenés, les ivrognes, à la perniciosité, etc.

3° Le milieu. — La résidence du malade plus ou moins malsaine, ses occupations, sa situation sociale plus ou moins indépendante l'exposent plus ou moins aux rechutes, aux fautes contre l'hygiène, à tout ce qui contrarie le traitement. A ce point de vue rien n'est caractéristique comme l'influence du rapatriement.

4° Le traitement. — Le traitement fondé sur l'emploi d'un spécifique tel que la quinine, est la partie essentielle du pronostic. Un paludéen qui prend sa quinine quand il faut et tant qu'il faut est sûr de guérir.

§ 8. — THÉRAPEUTIQUE

La quinine est le remède spécifique du paludisme. Son efficacité lui vient de ce qu'elle est un poison pour les protozoaires en général (VULPIAN, BOCHEFONTAINE) et en particulier pour l'hématozoaire qu'on peut voir sous le microscrope mourir au contact des solutions quiniques diluées (LAVERAN). Le nom de « fièvres à quinquina » montre que cette spécificité avait fait ses preuves longtemps avant les confirmations expérimentales. Ainsi pour traiter les fièvres, le médecin n'a pas le choix du médicament, mais il a le choix :

1° De la préparation. — De nombreux sels ont été proposés desquels il faut retenir seulement ceux qui sont riches en quinine, solubles, stables, inoffensifs. Le sulfate est très répandu, mais le chlorhydrate neutre réalise mieux les conditions exigées.

2° De la dose, que règlent l'intensité de l'infection et la tolérance du malade. Cette tolérance est plus grande que ne le

croient les médecins de France. Les intoxications graves sont
exceptionnelles. MAILLOT a donné 9 grammes (pro die), dose qui
peut être toxique, mais qui ne fut pas mortelle. L'ingestion de
2 grammes suffit habituellement pour les cas moyens ; il ne
faut guère descendre au-dessous de 1 gramme.

3° Du moment. — Dans les fièvres graves ou continues, on
donne la quinine dès qu'on le peut. Pour les cas moyens on
peut discuter. D'après les données de la bactériologie, il faudrait
viser le parasite dans ses formes jeunes, celles qui pullulent
pendant l'accès. Tel est le but, mais pour l'atteindre il faut
tenir compte de l'état des voies digestives, absorbantes et élimi-
nantes du malade. L'errement actuel est de donner la quinine
quelques heures avant l'accès à venir, six heures par exemple,
moyenne qui doit être modifiée à l'épreuve. Pour être précis il
faudrait adopter une voie plus directe que l'estomac.

4° De la voie d'introduction — L'estomac des paludéens
est souvent intolérant, et l'on sait que de son côté la quinine
est irritante pour l'estomac. On peut en doublant la dose la faire
passer par le rectum ; en la dédoublant on peut l'injecter sous
la peau. L'injection hypodermique est avantageuse parce qu'elle
est *sûre*, *rapide* (indication formelle dans les cas graves), *inoffensive* enfin, si l'on observe deux précautions : asepsie, introduction de l'aiguille à une profondeur suffisante pour éviter le
derme qui se nécrose facilement s'il est intéressé par l'injection.
Mais les malades aiment peu cette méthode, à cause de la
piqûre pourtant peu douloureuse, à cause aussi des nodules
fibreux parfois gênants qui persistent quelque temps au lieu
d'injection. Voici la formule que recommande KELSCH :

> Chlorhydrate neutre de quinine. . . . . . .   5 grammes.
> Eau distillée, quantité suffisante pour faire.   10 cent. cubes.
> 1 centimètre cube de la solution renferme 0 gr. 50 de chlorhydrate
> de quinine neutre.

On a imputé à la quinine « tous les accidents qu'elle était
précisément appelée à combattre » (CATRIN). A la vérité elle

donne des vertiges, des bourdonnements et une surdité passagère, une ivresse spéciale. SCHILLING a indiqué un bon moyen d'éviter ou de guérir ces accidents (association de la quinine et de l'ergotine à dose égale). Ce n'est certainement pas la quinine qui engorge les viscères ; mais il semble bien que dans certains cas, d'ailleurs rares, elle détermine de l'hémoglobinurie.

On a proposé des succédanés de la quinine : les autres alcaloïdes du quinquina et le quinquina lui-même ne la suppléent pas. L'arsenic mérite plus de considération. BOUDIN administrait une solution d'acide arsénieux au millième en profitant de la tolérance du début pour donner — en la fractionnant beaucoup — la dose la plus forte (50 gr. soit 5 centigr. d'arsenic) qu'on diminue ensuite graduellement. Une alimentation réparatrice complète ce traitement, plus efficace, il faut le dire, contre la cachexie que contre la fièvre.

La quinine suffit dans les cas bénins, ceux pour lesquels on se contente de traiter le *paludisme*. Souvent ce sont des *paludéens* que l'on a à soigner. — S'ils sont anémiques on lutte contre l'anémie par ses médicaments ordinaires, et surtout par l'hygiène alimentaire. L'hydrothérapie est tenue en suspicion, elle rallume quelquefois la fièvre. — S'ils sont cachectiques les mêmes médications trouvent leur emploi, mais c'est aux lésions viscérales qu'il faut s'adresser, en général par les révulsifs, et en particulier par les moyens appropriés à chacune d'elles (hépatiques, brightiques, dyspeptiques, neurasthéniques).

§ 9. — PROPHYLAXIE

Le paludisme recule devant la civilisation. C'est la civilisation qui fait la prophylaxie générale du paludisme en défrichant les terrains incultes (colonisation, plantations de bois, etc.), en asséchant les terrains humides (colmatage, drainage des marais), en un mot en assainissant le sol. On ne craint pas le paludisme au centre d'une ville bien pavée.

Loin des secours de l'hygiène sociale la prophylaxie individuelle s'impose. Il faut éviter : l'eau suspecte qu'on boira bouillie ; le mauvais air qu'on fuira (avec les moustiques qui l'habitent, leur rôle étant définitivement établi) en résidant le plus possible, surtout la nuit, sur les hauteurs ; le sol insalubre qu'on ne remuera qu'à la bonne saison. Il faut enfin éviter les occasions d'une première atteinte (insolation, refroidissement, fatigues, excès divers, surtout alcooliques) ou des récidives (les mêmes, plus les traumatismes). VERNEUIL a insisté sur ce fait que les opérations chirurgicales « réveillent la diathèse » paludéenne. L'administration de la quinine doit donc préparer les interventions.

Pour les voyageurs, les soldats, les terrassiers, etc., exposés à négliger les autres moyens prophylactiques, l'*emploi préventif de la quinine* a été conseillé et déconseillé par des observateurs également convaincus. Les arguments indécis de la statistique et les faits contradictoires invoqués laissent la question en suspens. Cependant d'heureux exemples, en particulier celui des Anglais dans la guerre des Ashantis, montrent que réellement la quinine peut préserver de la fièvre. Mais on n'est encore fixé ni sur la dose à employer, ni sur la durée de l'emploi.

Il semble plus logique d'administrer la quinine prophylactique, par doses moyennes deux ou trois fois par semaine (1 gramme) que par doses minimes quotidiennes.

Pour les cachectiques, il n'y a qu'une mesure de bonne prophylaxie, c'est le rapatriement.

ARTICLE VI

BILHARZIOSE

La bilharziose est une maladie très fréquente en Égypte causée par un parasite, le *distoma hæmatobium*, qui habite avec prédilection les veines de l'intestin et celles de la vessie. Découvert en 1851 par BILHARZ et GRIESINGER, ce parasite est encore appelé *Bilharzia hæmatobia*.

1° Parasitologie, étiologie. — La bilharzia est un trématode (du grec τρῆμα, trou, pertuis) ; c'est le seul trématode qui ait les sexes séparés. Le mâle qui mesure en moyenne 12 millimètres de longueur sur 1 millimètre d'épaisseur est plus court et plus large que la femelle ; celle-ci a 16 à 18 millimètres de longueur et seulement 1/8 de millimètre de largeur.

La partie antérieure du corps du mâle, aplatie, porte deux suçoirs ; le reste du corps forme, par le relèvement de ses bords, une gouttière qui reçoit le corps de la femelle : c'est le *canal gynécophore*. Le canal intestinal, rempli d'hématies, se termine en cæcum. Le corps de la femelle est presque cylindrique, filiforme.

Les *œufs*, assez gros, mesurant $0^{mm},12$ de longueur sur $0^{mm},04$ de largeur ; ils portent une pointe à l'une de leurs extrémités et n'ont pas d'opercule.

Le parasite adulte se trouve chez l'homme dans la *veine porte*, la *veine splénique*, la rate, les ganglions mésentériques, les *plexus veineux vésicaux et rectaux*. Les œufs se montrent comme de petits points blancs dans les divers organes, dans le foie, dans l'épaisseur de l'intestin ou des vésicules séminales, dans la vessie, etc. On les trouve parfois dans les vaisseaux sanguins, et il est même probable que c'est leur siège primitif ; de là ils passent dans les tissus par rupture vasculaire : l'œuf ainsi déposé dans les tissus, l'embryon s'y développe, perfore l'œuf et s'en dégage lentement. Nombre de ces embryons ciliés ou cercaires sortent probablement avec les déjections et vivent libres dans l'eau jusqu'à ce qu'ils trouvent un organisme récepteur.

La bilharziose s'observe surtout au bord des grands fleuves d'Afrique, au bord du Nil notamment ; là elle atteint, paraît-il, environ le quart de la population indigène. On l'observe aussi en Syrie et au Cap. L'infection se fait probablement par l'eau des fleuves que les indigènes boivent non filtrée ; on ne l'observe pas, en effet, en s'enfonçant dans l'intérieur des terres et les Européens qui usent de précautions hygiéniques la contractent rarement. Elle atteint surtout les enfants et les jeunes gens, et elle est infiniment plus fréquente chez l'homme que chez la femme.

2° Anatomie pathologique. — La muqueuse de la *vessie* et des *uretères* se montre parsemée de taches congestives avec fines et nombreuses ecchymoses : elle est couverte d'un mucus jaune ou hématique contenant, ainsi que les taches, des œufs en quantité. A la longue elle présente des épaississements circonscrits ou végétants dont l'aspect rappelle celui du condylome : c'est le tissu sous-muqueux qui forme ces excroissances : les parasites s'y trouvent souvent dans de petites cavités lisses qui sont des vaisseaux ou des diverticules communiquant avec les vaisseaux. Le mucus recueilli sur les excroissances renferme des œufs en grande quantité. Enfin on voit encore à la surface de la muqueuse des croûtes formées d'œufs, de mucus et d'incrustations calcaires ou oxaliques ; elles peuvent se péduculiser ou même se détacher complétement et devenir ainsi l'origine de calculs vésicaux.

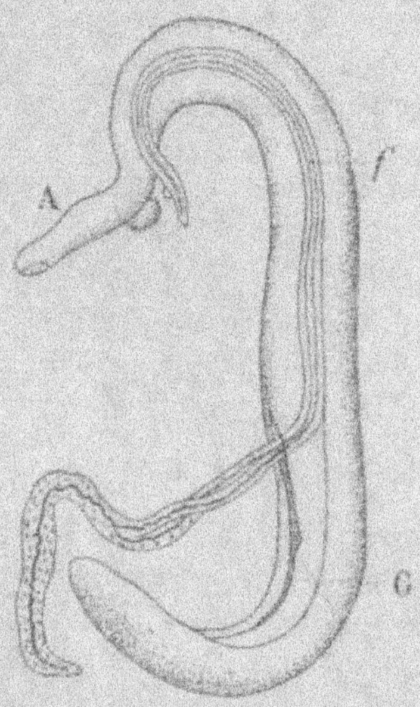

Fig. 104.
Bilharzia hæmatobia (d'après BILHARZ).
A, mâle. — G, canal gynécophore, f, femelle.

Le rétrécissement des uretères, la pyélite, la congestion des reins sont des lésions secondaires fréquentes.

La muqueuse rectale présente parfois les mêmes altérations que la muqueuse vésicale.

3° Symptomatologie. — Les symptômes de la bilharziose sont, après une période d'incubation dont la durée nous est inconnue, *ceux d'une affection vésicale* ; douleurs vésicales continues ou pendant la miction, pollakiurie, douleurs rénales, hématurie d'abord intermittente, provoquée ou augmentée par la fatigue, puis se produisant à chaque miction. De bonne heure, l'examen des urines montre de nombreux œufs caractéristiques soit libres, soit inclus dans le sang ou le mucus. Plus tard il y a émission de sable ou de graviers urinaires. Ces symptômes contrastent avec un état général qui se conserve bon pendant des années.

Dans les *cas légers*, chez des malades ayant quitté l'Égypte depuis longtemps, on peut assister à une atténuation et même à une disparition définitive des symptômes.

Les *formes graves* s'observent surtout en Égypte : pyélite, néphrite, hydronéphrose, anémie consécutive aux hématuries, œdèmes, calculs ; la mort peut aussi survenir dans la cachexie ou par urémie.

4° Diagnostic. — Dans tous les cas où existent des symptômes vésicaux, dans les pays suspects, il faut rechercher les œufs dans l'urine, surtout dans les coagulations de sang et de mucus. Cet examen empêchera de confondre la bilharziose avec d'autres hématuries, notamment celles de la filariose.

5° Prophylaxie et traitement — La prophylaxie consiste à ne boire que de l'eau préalablement filtrée. L'affection une fois contractée, on ne peut conseiller que les diurétiques, les balsamiques (copahu, térébenthine), les lavages de la vessie (MOSLER et PEIPER), le séjour dans une localité non contaminée.

ARTICLE VII

FILARIOSE

La filariose est l'infection de l'organisme par la *filaria sanguinis hominis*. On ne l'observe pas dans nos pays, si ce n'est chez des gens ayant séjourné dans l'une des contrées où elle existe à l'état endémique (Inde, Chine, Égypte, Afrique, Amérique du Sud).

1° Parasitologie. — Il y a plusieurs espèces de filaires, mais la plus connue est la *filaire nocturne*, dont l'embryon a été découvert par DEMARQUAY (1863) et la forme adulte par BANCROFT. On pense que c'est elle qui provoque les divers accidents que nous allons décrire plus loin.

Il est excessivement rare de rencontrer la filaire adulte, ver fin comme un cheveu et long d'une dizaine de centimètres, terminé en avant par un long cou effilé. Le corps est occupé dans presque toute sa longueur par un tube intestinal et deux ovaires remplis d'œufs et de filaires embryonnaires. Elle est cantonnée dans un coin du système circulatoire sanguin ou lymphatique et ses œufs, sortant d'une vulve placée près du cou, se répandent dans le sang de tous côtés.

Au contraire les filaires embryonnaires, anguillules microscopiques de 1/3 de millimètre de long, à tête pourvue d'une languette rétractile, revêtues d'une gaine qui les enveloppe presque complètement, existent en quantité dans le sang, mais avec cette particularité qu'elles n'apparaissent dans les capillaires de la périphérie que le soir et pendant la nuit ; leur nombre s'élève jusqu'à minuit, puis redescend progressivement de telle sorte qu'elles ont disparu complètement le matin. Cette particularité a valu au parasite son nom de *filaire nocturne*, bien que ces conditions d'apparition soient modifiées si l'on change les heures de sommeil.

Les moustiques, en suçant le sang des malades atteints de filariose, absorbent d'innombrables embryons qui, dans leur estomac, perdent leur gaine, se développent, s'allongent et sont enfin pourvus d'un tube digestif, ce qui leur permet de vivre dans le milieu extérieur ; aussi lorsque les femelles des moustiques, qui seules sucent le sang, vont mourir à la surface des marais, les jeunes filaires, mises en liberté, vivent indépendantes dans l'eau et sont aptes à être avalées avec l'eau de boisson. Des filaires peuvent ainsi traverser le tube digestif de l'homme, gagner son système lymphatique, s'y accoupler et produire à leur tour des quantités de filaires embryonnaires. Au bout d'un temps variable, qui dure le plus souvent des années, la filaire et ses embryons succombent, ce qui explique la guérison de la filariose.

2° **Anatomie pathologique**. — Les lésions de la filariose consistent surtout dans une dilatation des vaisseaux lymphatiques abdominaux, lombaires, iliaques, qui finit par gagner le canal thoracique lui-même. Cette dilatation est due à l'obstruction de ces canaux par le parasite, ses œufs ou ses embryons. Elle finit par aboutir à une rupture lymphatique, notamment dans les voies urinaires, ce qui se traduit par l'apparition d'urines laiteuses. Si la rupture n'a pas lieu, la stase lymphatique finit par amener des dilatations des vaisseaux du pli de l'aine et du creux poplité.

3° **Symptômes.** — La filariose peut donner naissance à une série d'accidents susceptibles de coexister chez le même malade. Les principaux sont : la lymphangite du scrotum, les urines lactescentes et les épanchements chyliformes des séreuses.

a. *Lymphangite scrotale.* — Cette lésion consiste dans un œdème chronique des bourses avec dilatation des lymphatiques du scrotum et du pli de l'aine. Ces régions sont le siège d'un œdème dur, éléphantiasique, sorte d'érysipèle chronique, puis s'accompagnent d'une tuméfaction énorme des ganglions inguinaux et même des ganglions poplités. La vaginale est distendue par un épanchement laiteux ; les testicules sont douloureux à la pression.

b. *Urines lactescentes.* — Les vaisseaux lymphatiques abdominaux, lombaires ou iliaques se dilatent de plus en plus, l'un d'eux finit par se rompre dans les voies urinaires ; l'urine est alors d'abord sanglante, puis chyleuse ; elle persiste avec ce dernier aspect pendant des semaines ou des mois, puis redevient normale, jusqu'à ce que survienne un nouvel accès.

Les urines lactescentes tiennent en suspension des corpuscules réfringents comparables à une fine poussière graisseuse ; leur total quotidien atteint parfois le chiffre de deux à trois litres. Elles sont albumineuses et laissent déposer sur le papier à filtrer de petits caillots sanguins contenant des amas de filaires embryonnaires.

c. *Épanchements chyleux des séreuses.* — L'ascite chyleuse (LANCEREAUX) est, après l'hydrocèle chyleuse, le plus commun de ces épanchements ; elle est étudiée tome I, p. 637.

L'état général n'est mauvais qu'à la période où les urines deviennent sanglantes et lactescentes ; la fièvre est rare. La maladie dure de longues années, mais le parasite finit par périr.

aussi la guérison est-elle habituelle, sauf lorsque les malades succombent à des complications phlegmasiques du côté de la peau et des ganglions.

4° Diagnostic. — Il faut songer à la filariose en présence, soit d'urines laiteuses, soit d'un éléphantiasis avec tuméfaction des ganglions inguinaux, soit d'un épanchement chyliforme dans une séreuse telle que le péritoine, la plèvre, la vaginale, lorsque ces accidents se présentent chez un individu ayant séjourné dans les régions où la filaire est endémique. C'est l'examen microscopique qui fait le diagnostic, en montrant les filaires embryonnaires, notamment dans le sang. Il faut les rechercher le soir ; on voit alors entre les globules sanguins une sorte d'anguillule d'un tiers de millimètre de long, agitée de mouvements très rapides, mais restant sur place ; ces anguillules sont assez nombreuses ; il y en a 20, 30, et jusqu'à 40 dans une goutte de sang.

Dans le cas où l'urine est sanglante ou lactescente, on peut aussi rechercher les parasites en faisant uriner les malades sur un filtre qui ne laisse passer que l'urine et la fine poussière graisseuse qu'elle tient en suspension. Cette investigation empêchera de confondre l'hématurie de la filariose avec celle de la bilharziose due à un parasite tout différent (voy. p. 701).

5° Traitement. — Le traitement se résume dans la compression du scrotum œdématié, l'administration de perchlorure de fer et de balsamiques tels que la térébenthine.

ARTICLE VIII

SYPHILIS

Les pages suivantes ne sont pas une description de la syphilis, qui demande un traité spécial, mais une définition destinée à faciliter à l'étudiant qui ouvre pour la première fois un livre de médecine, la compréhension des articles que j'ai consacrés à diverses manifestations viscérales de cette maladie.

1° Accident primitif. — La syphilis débute par un accident primitif ou *chancre*, sur le point du tégument où s'est produite l'inoculation. Le chancre syphilitique ne se montre qu'après une période d'*incubation* assez longue, variant de quinze jours à un mois.

Il siège le plus souvent aux organes génitaux, et, sauf les cas exceptionnels, il est unique : c'est une ulcération régulière, ronde ou ovalaire, à bords ni déchiquetés, ni décollés; mais elle est indurée, ce qu'on apprécie bien en la saisissant entre le pouce et l'index. Elle s'accompagne d'engorgement des voies lymphatiques voisines, qui forme dans l'aine une pléiade de ganglions indurés. La longueur de la période d'incubation, une ulcération unique et indurée, la présence de ganglions multiples non suppurés, tels sont les principaux caractères qui différencient le chancre syphilitique du chancre mou.

Le chancre peut aussi être *extra génital*, siégeant au sein, à la lèvre, sur l'amygdale (t. I, p. 464), au menton, sur un point quelconque du tégument, à la suite d'une morsure ou d'une autre solution de continuité. Lorsqu'on soupçonne une syphilis ancienne, il ne faut donc pas borner l'interrogatoire aux organes génitaux : la syphilis n'est pas toujours d'origine vénérienne, elle peut aussi résulter d'une inoculation accidentelle comme le chancre buccal des verriers, le chancre du sein des nourrices, le chancre du menton causé par un rasoir malpropre, le chancre du doigt dont les médecins ont présenté de nombreux exemples.

Le chancre disparaît au bout d'un certain nombre de semaines ; il laisse une légère cicatrice ou une différence dans la pigmentation du tégument à son niveau, trace qui peut être constatée après plusieurs années lorsqu'on la recherche avec attention et peut rendre des services dans le diagnostic rétrospectif de la syphilis.

2° Accidents secondaires. — Avant même la disparition du chancre, apparaissent les accidents secondaires, qui tranchent la difficulté dans les cas où le diagnostic restait indécis ; parfois cependant ils sont remarquablement atténués. Ces accidents sont d'abord la *roséole*, érythème maculeux du tégument (la teinte de ces taches a été comparée à celle de la fleur du pêcher); plus tard des papules de couleur cuivrée. La chute de cheveux est habituelle, mais partielle seulement, et souvent négligeable, d'ailleurs temporaire. Les manifestations du côté des muqueuses consistent en *érosions* ou *plaques muqueuses*, de teinte blanche, opaline, siégeant sur les lèvres, la langue, l'amygdale, le voile et ses piliers, les organes génitaux, l'anus : ces lésions humides jouent un rôle très actif dans la contagion de la syphilis.

En même temps que la gorge présente des plaques muqueuses elle est, ainsi que le larynx, le siège d'une inflammation catarrhale diffuse qui se traduit par une douleur prolongée à la déglutition et par de la raucité de la voix, surtout chez les fumeurs et les buveurs.

Dès son début, la syphilis retentit sur tout l'organisme, ainsi que l'attestent la céphalée et les douleurs osseuses ou articulaires nocturnes d'apparence rhumatoïde, l'anémie, une fièvre légère, l'engorgement disséminé des ganglions lymphatiques (notamment des ganglions rétro-cervicaux), l'hypertrophie appréciable des amygdales.

Dans bien des cas les accidents secondaires manquent presque totalement, ou se réduisent à quelques plaques muqueuses ; dans d'autres ils affectent une intensité inaccoutumée se prolongeant des années, et reparaissant après plus longtemps encore.

3° Accidents tertiaires. — Plus tardifs, et généralement absents dans les syphilis bien soignées, sont les accidents tertiaires qui, dans des cas exceptionnels cependant, surviennent avec une précocité inouïe, peu après le début de la période secondaire. En général leur apparition ne se fait qu'au bout de plusieurs années ; souvent même ils constituent de pénibles surprises, réveil d'une syphilis qu'on croyait depuis longtemps guérie. Du côté de la peau ce sont des *gommes* destinées à se ramollir, des ulcérations profondes à tendance destructive, ou rappelant simplement l'ecthyma, parfois des lésions superficielles telles que le psoriasis palmaire ou plantaire. Du côté des viscères et du système nerveux, il est peu d'affections que la syphilis ne puisse

produire ou simuler, soit qu'elle produise des gommes dans les
organes, ou de l'infiltration scléro-gommeuse, soit qu'elle les
atteigne par l'intermédiaire de l'artérite, soit qu'elle réalise ces
deux processus à la fois. La syphilis tertiaire a en effet une prédilection marquée pour le système vasculaire, elle amène sur les
parois des artères des lésions aboutissant à leur oblitération ;
ainsi se réalise par exemple, la thrombose cérébrale avec ses
conséquences : hémiplégie, monoplégie, aphasie. Le système
nerveux peut être touché d'une autre façon : tumeurs cérébrales
gommeuses, méningite syphilitique, atrophie du nerf optique,
paralysies des nerfs oculaires, etc. L'ensemble de ces lésions
constitue la *syphilis cérébrale*. On trouvera décrites à leur place,
la syphilis de la moelle, du foie, du rein, etc. La syphilis est une
cause fréquente d'aortite et d'angine de poitrine.

Une des caractéristiques des lésions tertiaires est leur tendance destructive ; ainsi elle se manifestera par la perforation
de la voûte palatine ou du voile du palais, par l'effondrement
des os du nez, par des ulcérations de la langue ou du pharynx
simulant le cancer ou la tuberculose.

4° Syphilis héréditaire. — Des avortements répétés, des
naissances avant terme sont souvent le fait de la syphilis, surtout récente ou mal soignée. Le nouveau-né syphilitique est
d'aspect chétif et vieillot. Chez lui les accidents ne se montrent
pas immédiatement, mais vers la quatrième semaine ; il est
rare qu'ils attendent le troisième ou quatrième mois pour se
manifester. Ces accidents consistent en éruptions érythéma-
teuses, en pemphigus, en plaques muqueuses confluentes, très
virulentes, de la bouche et des narines, avec coryza ; du côté des
viscères, on peut observer des lésions ayant débuté avant la
naissance : gros foie, grosse rate, sclérose cérébrale, etc. La
syphilis héréditaire épuise sa virulence pendant les premières
années de la vie mais laisse souvent des stigmates qui permettent de la retrouver : effondrement ou déformation du nez (en
selle ou en lorgnette), front olympien, cicatrices adhérentes,
lésions osseuses, érosions dentaires, surdité, kératite interstitielle, ces trois derniers termes constituant la *triade d'Hutchin-*

son. Nombre d'accidents nerveux, épilepsie, idiotie, hémiplégie infantile, lui sont parfois attribuables. Il existe une syphilis héréditaire tardive ne se manifestant que plusieurs années après la naissance, intéressante surtout par ses localisations nerveuses.

5° Pronostic. — Il existe des syphilis bénignes, qui se bornent, même sans traitement, à quelques accidents secondaires. Il faut bien savoir que cette bénignité du début n'implique nullement la bénignité ultérieure de la maladie.

La syphilis est ordinairement bénigne chez la femme ; elle est grave chez les vieillards, chez les alcooliques, chez les surmenés ; les chancres céphaliques (lèvre, amygdale, menton, etc.), paraissent généralement suivis de syphilis plus sérieuses. Il existe enfin, sans cause apparente, des syphilis malignes, remarquables par l'intensité de leurs accidents, surtout par la précocité de leurs accidents tertiaires et leur tendance au phagédénisme. Mais le plus souvent l'aggravation et la mort sont le fait des complications nerveuses ou viscérales. Le pronostic de la syphilis est particulièrement assombri par la notion, longtemps méconnue, des affections *parasyphilitiques* : ainsi l'anévrysme de l'aorte, l'ataxie, la paralysie générale surviennent uniquement, ou presque uniquement, chez d'anciens syphilitiques. Dans quelques cas la syphilis a paru provoquer la transformation d'une tumeur bénigne en tumeur maligne ; FOURNIER la considère comme prédisposant au cancer de la langue, par l'intermédiaire de la leucoplasie buccale qu'elle favorise.

6° Diagnostic rétrospectif, stigmates. — En face d'une affection viscérale ou nerveuse suspecte, le diagnostic rétrospectif de la syphilis est d'un grand intérêt. On peut demander au malade s'il se rappelle avoir eu aux organes génitaux ou ailleurs une ulcération diagnostiquée et traitée comme chancre ; dans le doute ou dans la négation on lui demandera s'il n'a pas eu à un moment donné des maux de gorge prolongés, avec enrouement, céphalée, légère alopécie, croûtes dans les cheveux, éruptions cutanées. Chez la femme la stérilité, des fausses couches répétées, sont des présomptions en faveur de la syphilis ; de même la mortalité des enfants en bas âge.

Assez souvent la syphilis a laissé des traces qui dispensent de tout interrogatoire. Les principaux de ces *stigmates* sont des cicatrices de gommes cutanées ou d'ulcérations pharyngiennes, la perforation du voile du palais, les déformations nasales, l'iritis, les exostoses du tibia, la langue ficelée. Comme, dans la plupart des cas, la syphilis n'a pas été assez grave pour produire ces complications, on en est réduit à chercher des stigmates souvent disparus : la cicatrice du chancre, la pigmentation du cou et l'engorgement des ganglions rétrocervicaux.

Il est toujours permis, pour s'éclairer, d'essayer l'action du traitement spécifique, avec les remarques suivantes : 1° il ne peut rien sur certaines lésions définitivement accomplies, cicatricielles en quelque sorte (atrophie du nerf optique, adhérences méningées, sclérose des centres nerveux, lésions vasculaires anciennes) ; 2° il doit être intensif et mixte (mercure en frictions ou en injections, iodure de potassium à 4 grammes par jour, pendant quinze jours ou trois semaines) : l'erreur consiste à oublier le mercure ou à ne donner qu'une dose insuffisante d'iodure, longtemps continuée ; 3° il ne doit pas être prolongé lorsqu'on hésite entre la syphilis et un cancer, surtout lorsqu'il s'agit d'une lésion buccale, parce qu'il aggrave le cancer.

7° Agent pathogène de la syphilis. — L'agent pathogène de la syphilis est un parasite du groupe des flagellés, découvert par SCHAUDINN et HOFFMANN en 1905, et désigné successivement sous le nom de *Spirochæta pallida*, puis de *Treponema pallidum*. Sa longueur est de 6 à 14 μ, son diamètre d'un quart de μ. Il présente six à douze tours de spire. Chacune de ses extrémités porte un ou deux cils ; dans quelques cas, l'une d'elles porte un renflement en forme de boucle ou de sphère. Sans coloration, le *Treponema pallidum* apparaît mobile. On le voit beaucoup mieux en le colorant dans les frottis par la méthode de GIEMSA ; on peut le colorer aussi par les sels d'argent (BERTARELLI).

La valeur pathogène du Treponema pallidum paraît bien établie par les faits suivants. En provoquant par frottement, un

suintement à la surface des plaques muqueuses ou du chancre,
on peut le mettre en évidence dans la sérosité ainsi obtenue.
Nattan-Larier et Bergeron l'ont vu dans le sang des syphilitiques secondaires. On l'a trouvé dans les papules de la syphilis
secondaire, dans la sérosité du vésicatoire (Levaditi), assez

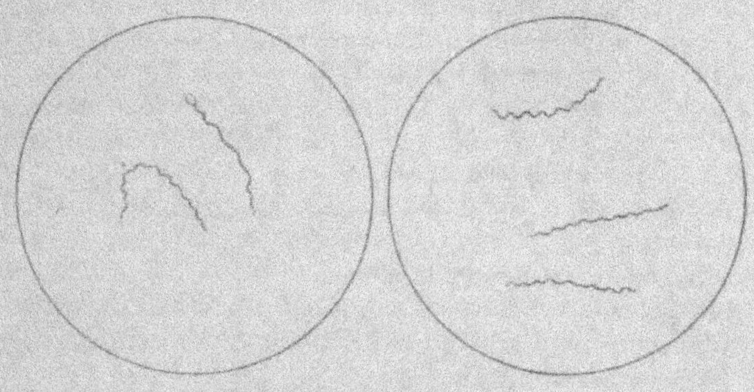

Fig. 105.
Treponema pallidum.

A, forme typique (frottis de condylome). — B, forme sporulée
(d'après Nicolas, Favre et André). Gr. = 1 000 diamètres.

souvent dans les gommes ou d'autres accidents tertiaires. Dans
la syphilis héréditaire il existe dans la pneumonie blanche, dans
les bulles de pemphigus (Levaditi et Nobécourt) et au niveau
du foie des fœtus macérés qui le renferme en quantité extraordinaire ; de même chez les nouveau-nés qui succombent quelques jours après la naissance. On l'a rencontré dans les villosités du placenta.

Le Treponema a été trouvé dans la syphilis expérimentale et
même dans les inoculations en série de singe à singe (Thibierge
et Ravaut).

Hoffmann dit l'avoir retrouvé à la surface de cancers ulcérés,
mais il s'agit probablement d'une forme voisine. La valeur
pathogène du Treponema ne fait guère de doute à l'heure
actuelle, bien qu'il manque encore, pour la confirmer complètement, la preuve par les cultures et par leur inoculation.

8° Traitement. — Presque toujours un traitement précoce transforme le pronostic de la syphilis. Pendant la période secondaire ce traitement se résume dans la médication mercurielle, sous forme de frictions et surtout de pilules (pilules de Ricord, de Dupuytren, de Sédillot) ; il est sage de la continuer de façon intermittente pendant plusieurs années, même en l'absence d'accidents. Contre la céphalée on prescrit l'iodure de potassium (1 ou 2 grammes). Les plaques muqueuses sont cautérisées au nitrate d'argent ou au nitrate acide de mercure. Pendant la période tertiaire on a recours généralement à l'iodure. Fournier conseille de suivre à nouveau le traitement pendant quelques semaines, au cours de la cinquième et de la huitième année, pour diminuer les chances d'accidents tardifs et de manifestations parasyphilitiques.

Le traitement de la syphilis nerveuse ou viscérale doit être un traitement intensif ; j'en ai indiqué à l'article *Syphilis cérébrale* les principaux éléments.

ARTICLE IX

TRYPANOSOMIASE

La trypanosomiase, qui vient de faire son apparition dans la pathologie humaine, est l'infection de l'organisme par les trypanosomes.

1° Parasitologie. — Les trypanosomes observés dans le sang de divers animaux sont passablement nombreux et ils jouent un rôle important en pathologie vétérinaire ; ils sont notamment la cause de la dourine et du nagana. Chez l'homme, on ne connaît jusqu'ici que le *Trypanosoma gambiense* ; c'est donc de lui seul que nous avons à nous occuper.

Les trypanosomes ou corps en tarières, ainsi appelés par Gruby, sont des infusoires flagellés ; ils constituent des organismes protoplasmiques munis d'un noyau ; la partie postérieure est effilée en flagellum ; la partie antérieure, renflée en fuseau, est pourvue d'une membrane contractile. Doués de mouvements actifs, ils passent en ondulant entre les globules rouges.

Le trypanosome paraît se communiquer à l'homme par la piqûre d'une glossine, la mouche *tsé-tsé* (*glossina morsitans, gl. palpalis*, etc.).

2° Pathologie. — Chez l'homme, sous les tropiques, les trypanosomes peuvent donner naissance à deux maladies : une affection fébrile et la maladie du sommeil.

a. *Fièvre à trypanosomes*. — Cette affection se caractérise par des accès fébriles, des œdèmes, un érythème polymorphe, de l'hypertrophie du foie et de la rate. On trouve dans le sang, le *T. gambiense*. Au bout d'un temps plus ou moins long, l'affection peut aboutir à la maladie du sommeil (MANSON).

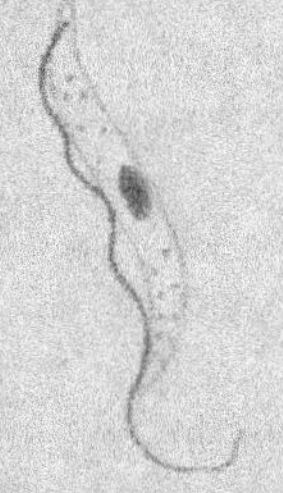

Fig. 106.
Trypanosome.

b. *Maladie du sommeil*. — La maladie du sommeil, ou *sleeping-sickness*, s'observe à peu près uniquement dans l'Afrique Occidentale, autour du Sénégal, du Niger et du Congo ; toutefois elle peut éclater ailleurs, chez des individus venant de ces régions. On la croyait spéciale aux nègres, mais MANSON vient de l'observer chez une Européenne.

La maladie consiste dans une léthargie progressive qui débute insidieusement par de l'apathie, de la céphalée, des accès de vertige, de la chute des paupières. Peu à peu, la lassitude augmente, les forces diminuent nettement, le malade s'endort à tout propos ; dans les intervalles de ce sommeil, il est indifférent à tout et seulement à demi éveillé. Plus tard, le sommeil est presque continuel, les yeux entr'ouverts, la lèvre inférieure pendante, la mâchoire abaissée. A part une fièvre irrégulière et l'engorgement des ganglions du cou et de la nuque, l'état général n'est pas modifié au début ; mais plus tard le malade maigrit, puis dépérit, des escharres se forment ; la mort survient dans le coma, parfois accompagné ou précédé de convulsions. La maladie dure en moyenne trois mois, mais peut cependant se prolonger deux ou trois ans, entrecoupée de rémissions.

Les lésions cérébrales constatées sont une méningo-encéphalite étendue et une infiltration cellulaire prononcée des espaces périvasculaires du cerveau.

L'examen du *sang* pratiqué pendant la vie après centrifugation montre, outre une éosinophilie notable, quelques trypanosomes, doués de mouvements. Ils sont infiniment plus nombreux, et également mobiles, dans le liquide céphalo-rachidien retiré par la ponction lombaire (CASTELLANI), et dans les ganglions engorgés (KOCH).

Il s'agit, sinon du *T. gambiense*, au moins d'une espèce très voisine. Ce liquide, inoculé au singe, lui donne la maladie du sommeil, et on retrouve alors le trypanosome dans son sang.

Il n'y a pas encore de traitement efficace de la trypanosomiase. On a recommandé l'arsenic en injections sous-cutanées, le trypanroth et l'atoxyl. La meilleure prophylaxie consiste à se préserver de la mouche tsé-tsé et à la détruire.

LIVRE VIII

MALADIES DE LA NUTRITION

Ces maladies comprennent :

1° Les *diabètes* et la *goutte*, dystrophies générales ;

2° L'*ostéomalacie*, le *rachitisme*, le *rhumatisme chronique déformant*, dystrophies portant surtout sur le tissu osseux. Je réserve une place à part au *myxœdème* et à l'*acromégalie*.

ARTICLE PREMIER

DIABÈTE SUCRÉ

On divise les diabètes en diabètes insipides (voy. p. 734) et diabète sucré ; il ne faut pas confondre celui-ci avec la glycosurie, c'est-à-dire le simple passage du sucre dans les urines ; la glycosurie n'est qu'un des symptômes du diabète, maladie générale de la nutrition, et peut d'ailleurs exister indépendamment de tout diabète.

§ 1. — ÉTIOLOGIE

Le diabète se montre surtout dans la seconde moitié de la vie et atteint plutôt les hommes que les femmes. Les chagrins constituent une cause prépondérante que l'on retrouve fréquemment. La contagion du diabète est encore discutée ; on a observé des cas de diabète conjugal, mais il n'est pas impossible qu'ils tiennent au même régime alimentaire.

L'*hérédité* est un des principaux facteurs, qu'il s'agisse d'hérédité arthritique ou d'hérédité névropathique. En effet, les maladies de la nutrition, telles que l'arthritisme, la goutte ou l'obésité, se retrouvent souvent dans les antécédents des diabétiques : l'alcoolisme, l'impaludisme, la syphilis qui provoquent des désordres profonds de la nutrition y figurent aussi, quoique moins fréquemment. Enfin les lésions pancréatiques (LANCEREAUX) et les maladies du système nerveux (tumeurs cérébrales, lésions bulbo-protubérantielles) peuvent s'accompagner d'un diabète à évolution rapide. Il existe un diabète traumatique (BROUARDEL et RICHARDIÈRE) : il succède aux traumatismes crâniens, surtout aux fractures de la voûte ou de la base ; il est exceptionnel dans la simple commotion cérébrale.

§ 2. — Symptomatologie

Le diabète *débute* souvent d'une façon fort insidieuse : il peut même rester absolument latent jusqu'au jour où une série d'anthrax, une balanite, une amblyopie prononcée avec rétinite appellent l'attention du côté des urines. Dans un certain nombre de cas il est même découvert comme par hasard. Dans la majorité des cas cependant l'amaigrissement, l'impuissance génitale, la soif continuelle, la polyurie, les éruptions cutanées, le prurit précèdent dès longtemps l'apparition de véritables accidents du diabète. A la période d'état, ses symptômes se divisent en deux catégories : *a*) les symptômes cardinaux : polyurie, polyphagie, polydipsie, glycosurie; *b*) les symptômes accessoires, quelquefois assez graves pour mériter le nom d'accidents ou de complications (gangrènes, etc.), mais qui, en raison de leur fréquence, font partie de la symptomatologie de la maladie.

1° Glycosurie. — La glycosurie, conséquence de l'hyperglycémie est le passage du sucre dans les urines. — A l'état normal le sucre existe dans le sang dans la proportion de $1^{gr},40$ p. 1000 en moyenne. Chez le diabétique cette proportion s'élève notablement : dès qu'elle dépasse 3 grammes (CL. BERNARD), une partie du sucre passe dans les urines. Il y a donc un certain rapport entre la glycosurie et l'excès de sucre dans le sang ou hyperglycémie; mais ce rapport n'est pas constant : le passage du sucre à travers le filtre rénal peut être, dans une certaine mesure, entravé par les lésions étendues de cet organe; il y a rétention relative du sucre du sang et l'hyperglycémie peut dépasser de beaucoup 5 grammes p. 1000. Il y a donc un *élément* rénale du diabète (LÉPINE).

La glycosurie est très variable quant à son degré : dans les cas moyens, elle oscille entre 50 et 100 grammes, mais on l'a vue dépasser 100 grammes par litre d'urine. Au début, elle peut être minime ou intermittente. Les féculents, les aliments sucrés l'augmentent : le régime carné exclusif peut l'atténuer beaucoup ou même la supprimer pendant un certain temps.

Pour la mettre en évidence il suffit de chauffer dans un tube à essai l'urine suspecte additionnée de liqueur de Fehling (liqueur cupro-potassique) ; en présence du sucre il se forme un précipité rougeâtre, pulvérulent, d'oxyde de cuivre.

2° Polyurie. — La quantité des urines rendues en vingt-quatre heures est augmentée. Cette polyurie est moindre que celle des diabètes insipides : limitée ordinairement à 4 ou 5 litres, elle peut atteindre 10 litres et davantage.

3° Polydipsie. — Les diabétiques se plaignent de sécheresse de la bouche et d'une soif continuelle, que l'ingestion de grandes quantités de boisson ne parvient pas à satisfaire. Elle est en rapport avec la polyurie et la diminution constante de la pression sanguine qui en résulte.

4° Polyphagie. — L'appétit est très augmenté chez les diabétiques, surtout dans le diabète maigre, et cela s'explique par les pertes énormes que subit l'organisme en matières sucrées et azotées, par le fait de la glycosurie, de l'albuminurie, de l'azoturie.

Malgré cette voracité, la dénutrition fait des progrès : l'*amaigrissement* est souvent considérable ; on observe une diminution rapidement progressive du poids du corps; il se produit une sorte d'autophagie.

§ 3. — Accidents

1° Accidents cutanés. — La peau est le siège d'éruptions tenaces le plus souvent prurigineuses. Le prurit vulvaire l'œdème du prépuce et la balanite sont attribués au contact de l'urine sucrée. On voit se développer chez les diabétiques une série de furoncles ou un anthrax qui est quelquefois le premier symptôme important de la maladie. La *gangrène* apparaît sous la forme de plaques superficielles atteignant surtout les jambes et les orteils; il est plus rare qu'elle gagne en profondeur; mais dans les deux cas elle comporte une signification pronostique très grave. Il est fort probable que les névrites périphériques jouent un grand rôle dans sa production, de même que pour le mal perforant plantaire. — Enfin les abcès sous-cutanés ou le phlegmon diffus ne sont pas absolument rares ; rappelons ici que les suppurations, les traumatismes, les interventions chirurgicales revêtent une gravité particulière chez les diabétiques.

2° Appareil respiratoire. — Les complications les plus importantes sont :

a. La *pneumonie* : elle affecte chez les diabétiques une gravité toute particulière et peut enlever le malade en deux ou trois jours ; dans les cas moins foudroyants, elle se termine fréquemment par l'hépatisation grise.

b. La *gangrène pulmonaire.*

c. La *pleurésie* : on sait que les épanchements séreux en général renferment le plus souvent environ 1 gramme de sucre par litre. Chez les diabétiques l'épanchement pleural peut en contenir 3 grammes (DIEULAFOY et RAMON).

d. La *tuberculose pulmonaire* : elle constitue une des complications et même un des *modes de terminaison* les plus ordinaires du diabète. Elle est rarement précoce. L'hémoptysie est rare et la fièvre modérée ; c'est la « phtisie froide et sans réaction » de

fibreux, dont l'existence chez les diabétiques s'explique naturellement par la déperdition du glucose. Il faut donc surveiller attentivement les poumons des diabétiques, dès qu'ils se mettent à tousser, pour pouvoir prescrire à temps un traitement approprié.

e. La *pharyngo-laryngite* : caractérisée par la sécheresse du pharynx et du larynx, et par une fatigue vocale rapide, elle peut précéder les autres symptômes du diabète, à l'exception cependant de la glycosurie (LICHTENSTEIN).

3° Appareil digestif. — Fréquemment les diabétiques ont la bouche sèche, la langue rouge et rugueuse au toucher, *pileuse* par prolifération épithéliale ; leurs gencives sont saignantes et fongueuses, leurs dents tombent par suite de la carie, ou, même saines, par suite de la gingivite expulsive ; la face interne des joues est tuméfiée et porte l'empreinte des arcades dentaires.

Ces complications sont dues à l'altération de la salive, qui devient acide, subit diverses fermentations et constitue un milieu favorable à la pullulation des microbes de la cavité buccale.

4° Foie et reins. — Le foie est parfois hypertrophié induré et sensible à la pression. Dans bien des cas il paraît être de volume normal. Une albuminurie le plus souvent très légère s'observe environ dans les deux tiers des cas ; enfin l'azoturie, c'est-à-dire l'augmentation du taux de l'urée excrétée dans les vingt-quatre heures, accompagne assez souvent la glycosurie ; elle n'est d'un pronostic grave que lorsqu'elle est très prononcée.

5° Système nerveux. — La motricité, la sensibilité, l'intelligence peuvent être intéressées.

a. Troubles moteurs. — Ils dépendent de lésions centrales ou périphériques.

1° Parmi les premiers figurent l'affaiblissement musculaire généralisé, attribué aussi à la déshydratation des muscles, et l'hémiplégie, précédée ou non d'ictus apoplectique. Celle-ci ne s'accompagne pas toujours de lésions cérébrales grossières,

visibles macroscopiquement ; mais le microscope peut montrer
des lésions corticales[1] ; d'autres fois, elle est causée par une
hémorragie ou un ramollissement dû à l'artérite.

2° Les névrites périphériques jouent un rôle beaucoup plus
important ; indépendamment des troubles sensitifs que nous
décrirons plus loin, il faut leur attribuer les paralysies fugaces
limitées ou incomplètes; elles portent sur un membre ou sur un
petit groupe de muscles, par exemple monoplégie, paralysie
des extenseurs du pied, paralysies oculaires, etc. Elles forment
des associations singulières (BERNARD et FÉRÉ) : ainsi une
monoplégie brachiale droite se compliquera ultérieurement
d'une monoplégie brachiale gauche, d'une paralysie faciale,
de strabisme, etc. On peut encore observer de la paraplégie
ou de la paralysie des deux membres supérieurs. Bien qu'on
attribue généralement ces diverses paralysies à des névrites
périphériques causées par l'hyperglycémie, il est difficile
d'exclure absolument le cerveau ou la moelle de leur pathogénie.

b. *Troubles sensitifs.* — Ils se distinguent en subjectifs et
objectifs. — Les *troubles subjectifs* consistent en engourdissements et fourmillements dans les membres, névralgies diverses
(névralgie du trijumeau, névralgie intercostale avec zona, sciatique double), crises d'angine de poitrine, crises gastriques, etc.

Les *troubles objectifs* de la sensibilité consistent en anesthésie
ou hyperesthésie limitée, en dysesthésie. Ces divers troubles
paraissent relever de névrites périphériques.

c. *Troubles sensoriels.* — Les troubles de la vision sont dus à
des altérations diverses, notamment à la névrite ou à l'atrophie
du nerf optique et à la rétinite diabétique; celle-ci s'observe le
plus souvent chez les diabétiques albuminuriques, mais peut
exister à l'état isolé : elle se caractérise par la présence de
taches hémorragiques disséminées autour de la papille et de
plaques blanchâtres correspondant à des foyers de dégénérescence (DE WECKER).

La névrite optique débute par une amblyopie légère portant

[1] LÉPINE et BLANC. *Revue de médecine,* 1886.

d'abord sur la perception des couleurs et faisant progressivement place à un scotome central [*], relatif, puis absolu. Elle peut être le premier signe d'un diabète encore latent.

Les diabétiques peuvent présenter aussi de l'amblyopie sans lésion ophtalmoscopique appréciable.

A ces altérations de l'appareil nerveux de la vision il faut ajouter la cataracte diabétique, cataracte molle, pouvant se développer chez les jeunes sujets et qui suivrait parfois les mêmes oscillations que la glycosurie, enfin la diplopie par parésie des muscles oculaires et la paralysie de l'accommodation.

Du côté des autres organes des sens, nous mentionnerons seulement l'*anosmie*, la parosmie et des *otites* suppurées avec carie du rocher, mastoïdite, phlegmon de voisinage, qui doivent leur excessive gravité au terrain diabétique sur lequel elles se développent.

d. *Pseudo-tabes diabétique.* — Le *réflexe rotulien* est aboli, surtout dans les diabètes graves (BOUCHARD).

Si on ajoute à ce phénomène les douleurs en ceinture, les troubles de la vision et les troubles objectifs de la sensibilité cutanée signalés plus haut, l'impuissance génitale, les crises gastriques quelquefois observées, un certain degré d'incoordination des mouvements et d'incertitude de la démarche, surtout dans l'obscurité, on aura réalisé un tableau clinique assez analogue à celui de l'ataxie locomotrice progressive : c'est le pseudo-tabes diabétique (CHARCOT). Il se distingue du tabes vrai, indépendamment de son étiologie spéciale, sur laquelle les autres signes du diabète attirent l'attention, par l'absence du signe d'ARGYLL-ROBERTSON, par la rareté des manifestations viscérales (crises vésicales, miction entrecoupée, etc.), par l'étude attentive de la démarche qui rappelle moins l'incoordination tabétique que le steppage par parésie des extenseurs (voy. t. I, 308, *Paralysie alcoolique*).

---

[*] On appelle *scotome* une lacune dans le champ visuel. Le scotome central, ou perte de la vision centrale, alors que la fonction des parties périphériques de la rétine est bien conservée, s'observe fréquemment dans les intoxications, notamment dans l'alcoolisme (*amblyopies toxiques*).

Il ne faut pas le confondre non plus avec un tabes vrai, qui par suite de son extension vers le bulbe et le plancher du quatrième ventricule se compliquerait de glycosurie. — La maladie de Basedow peut également se compliquer de glycosurie, d'origine bulbaire. Dans ces différents cas, les symptômes du tabes ou du goître exophtalmique sont au complet, et les symptômes du diabète autres que la glycosurie font défaut. Dans le cas contraire, ce sont les symptômes du diabète qui sont au complet (polyurie, polydipsie, amaigrissement, etc.), tandis que l'affection nerveuse n'est qu'ébauchée et réduite a un ou deux de ses principaux signes.

e. *Troubles intellectuels*. — Ils se résument dans l'affaiblissement de l'attention, l'apathie, la perte de la mémoire, la somnolence, quelquefois la démence. BALLET, LANDOUZY ont observé des *accès de sommeil* en plein jour.

§ 4. — ÉVOLUTION ET PRONOSTIC

Le diabète des enfants, le diabète maigre, le diabète traumatique affectent une marche rapide qui emporte souvent le malade au bout d'une année. Au contraire, le diabète gras comporte une survie très longue et il est même susceptible de guérir.

Il n'est pas rare de voir tous les symptômes du diabète s'amender sous l'influence d'un premier traitement pour reparaître ensuite, et la maladie présenter plusieurs alternatives de ce genre.

Un amaigrissement extrême avec azoturie abondante, l'abolition des réflexes rotuliens, la gangrène, sont des signes pronostiques fâcheux.

Le diabète, lorsqu'il ne guérit pas, se termine de deux façons : par la tuberculose pulmonaire ulcéreuse a marché rapide, ou par le coma.

La première terminaison est la plus fréquente a l'hôpital, la deuxième s'observe surtout chez les diabétiques qui abusent du régime carné, mais cela n'a rien d'absolu. La mort

peut encore être causée par les complications et accidents énumérés plus haut.

§ 5. — COMA DIABÉTIQUE

Parmi les accidents nerveux, le coma diabétique mérite une
place à part en raison de son importance. Il constitue fréquemment la terminaison du diabète. Il ne faut pas le confondre avec
les phénomènes de collapsus cardiaque signalés par Fazaeus
chez les diabétiques.

1° Étiologie — Le coma survient dans les diabètes graves,
à une période avancée de la maladie ; il constitue quelquefois
cependant un accident précoce. La fatigue, la diarrhée, le régime
carné trop exclusif, les opiacés, sont susceptibles de provoquer
son apparition.

2° Symptômes. — Le coma diabétique est la conséquence
d'une intoxication dite acétonémique, dont la durée est généralement assez longue, et qui se manifeste tout d'abord par la
coloration rouge foncé de l'urine, lorsque celle-ci est additionnée
de quelques gouttes de perchlorure de fer. Cette réaction, connue sous le nom de réaction de GERHARDT, indique la présence
d'acide diacétique qui se dédouble en acétone. A un degré plus
avancé l'urine et l'haleine du malade exhalent l'odeur aigre-
lette de l'acétone, rappelant celle du chloroforme ou de la
pomme reinette. — Le coma ne survient qu'après quelques
troubles prémonitoires :

Le premier est généralement la *perte de l'appétit*, symptôme
qui nécessairement frappe l'attention, tant il est insolite chez
un diabétique. La perte de l'appétit peut durer plusieurs jours.

Le second est une *dyspnée* caractérisée par une augmentation
de l'amplitude des mouvements respiratoires, avec une pause
inspiratoire et expiratoire (KÜSSMAUL). C'est une dyspnée purement nerveuse, sans orthopnée.

Le troisième est l'augmentation des signes d'acétonémie :
l'odeur d'acétone exhalée par le malade est très accusée ; l'urine

renferme souvent une grande quantité d'acide β-oxybutyrique et presque toujours de petits cylindres hyalins, courts, qui indiquent un trouble rénal.

Le *coma* s'établit au bout d'un temps variable. Il s'accompagne d'*hypothermie* progressive ; la température tombe à 35° et au-dessous. Il n'y a pas de convulsions. Les pupilles sont dilatées, mais réagissent à la lumière. La mort survient au bout d'un ou deux jours en moyenne.

3° Formes cliniques. — À côté de cette forme classique on a décrit une *forme vertigineuse* caractérisée par une céphalalgie avec vertiges, aboutissant sans dyspnée au coma terminal, et une *forme atténuée* (Lecorché) dans laquelle les accidents bornés à la dyspnée, à l'odeur d'acétone, à la somnolence, au ballonnement du ventre, se montrent et disparaissent alternativement avant d'aboutir au coma.

4° Pathogénie. — Les théories proposées pour expliquer le coma diabétique peuvent se partager en deux groupes : théories anatomiques et théories chimiques.

a. *Théories anatomiques*. — Les lésions banales du système nerveux central (congestion, œdème, hémorragie et thrombose) n'ont rien à voir avec le coma diabétique. La dégénérescence graisseuse du cœur (Frerichs) explique le collapsus cardiaque dont meurent quelques diabétiques, mais non le coma. Les lésions rénales diabétiques décrites par Ebstein, Ehrlich, Armanni, sur lesquelles nous reviendrons plus loin, sont également insuffisantes à expliquer le coma, mais on doit attacher de l'importance à la dégénérescence granulo-graisseuse de l'épithélium des tubes contournés décrite pour la première fois par Fichtner.

On a encore invoqué la déshydratation des centres nerveux par suite de l'hyperglycémie.

b. *Théorie de l'intoxication*. — C'est actuellement la plus satisfaisante : le coma diabétique paraît dû à une *intoxication par des acides organiques*. En effet, l'urine dans ce cas est toujours acide, malgré des doses élevées de bicarbonate de soude ; mais ces acides n'agissent pas seulement en tant qu'acides, diminuant l'alcalinité du sang ; ils ont aussi une toxicité propre, car le sérum d'un malade atteint de coma diabétique, quoique neutralisé par du bicarbonate de soude, tue encore le lapin auquel on l'injecte, à dose moitié moindre que du sérum normal (DEVIC, ROQUE et HUGOUNENQ). On sait d'ailleurs que l'acide lactique, que les acides gras en général, produisent de la somnolence.

KUSSMAUL incriminait l'acétone ; les expériences d'ALBERTONI ont montré qu'elle n'avait qu'un *faible* pouvoir toxique. GERHARDT, VON JACKSOCH ont attribué l'intoxication à l'acide diacétique, STADELMANN à l'acide crotonique. D'après MINKOWSKY, cet acide crotonique serait dû au dédoublement de l'acide β-oxybutyrique, directement constaté dans le sang par HUGOUNENQ. D'autres auteurs ont trouvé des acides gras (de l'acide formique, butyrique ou propionique), en distillant l'urine avec l'acide sulfurique.

En somme, on trouve toujours de l'acide diacétique et de l'acétone ; quelquefois de l'acide β-oxybutyrique ou des acides gras. Ces constatations sont intéressantes car l'acétone et l'acide diacétique sont des produits de dédoublement de l'acide β-oxybutyrique ; elles expliquent la présence de l'acétone dans l'haleine et dans l'urine et sa coexistence avec l'acide diacétique ou l'acide β-oxybutyrique. Mais d'où vient cette acide β-oxybutyrique ?

Des travaux tout récents tendent à faire admettre qu'il provient soit des graisses (GEELMUYDEN), soit des albuminoïdes de l'organisme (STERNBERG) : la molécule d'albumine donnerait naissance à du nitrite amidobutyrique qui, par hydratation, se décompose en ammoniaque et acide β-amydobutyrique, excessivement toxique. Celui-ci s'hydratant à son tour, se dédouble d'après STERNBERG en ammoniaque et acide β-oxybutyrique. La grande quantité d'ammoniaque que contiennent les urines dans le coma diabétique s'explique du même coup, cependant elle ne suffit pas à neutraliser tous les acides : il y a toujours *intoxication acide*.

5° Traitement. — C'est de cette donnée que s'inspire le traitement. Il consiste dans l'administration des alcalins à haute dose (STADELMANN, LÉPINE) ; une solution de bicarbonate de soude à 10 p. 1000 peut être injectée sans danger pour les globules sanguins ; 20 à 40 grammes de bicarbonate de soude peuvent être administrés par cette voie, et autant par la bouche dès que le malade reprend connaissance. Jusqu'ici on n'a pu encore qu'atténuer les phénomènes comateux, ce qui s'explique par les données pathogéniques exposées plus haut : le coma diabétique ne résulte pas seulement de l'hyperacidité, mais d'une intoxication spéciale.

Les stimulants, les révulsifs, l'oxygène peuvent être employés concurremment.

On fera le traitement préventif en évitant au diabétique toute fatigue et surtout en ne prescrivant pas un régime carné absolu.

§ 6. — PATHOGÉNIE

La glycosurie, le plus caractéristique des symptômes du diabète, reconnaît pour cause l'hyperglycémie, c'est-à-dire un excès de sucre dans le sang. Ce liquide contient en effet une certaine proportion de sucre, environ 1 p. 1000 ; vient-elle à augmenter, cet excès de sucre, à travers le rein, passe dans les urines. Il nous faut donc, avant tout, rechercher les causes de l'hyperglycémie.

Étudions d'abord la glycémie normale de l'évolution du sucre dans l'organisme. — Le sucre du sang tire son origine des aliments. Les aliments sucrés et les féculents sont transformés en glucose, les premiers sous l'influence du ferment inversif, les seconds sous l'influence des ferments salivaires (ptyaline) et pancréatique : ainsi transformés en glucose, ils sont apportés au foie par la veine porte. Là ce glucose se déshydrate, il perd une molécule d'eau et s'emmagasine à l'état de glycogène dans la cellule hépatique ; il y constitue une sorte de réserve.

Mais le foie ne fabrique pas du glycogène aux dépens des seuls éléments hydrocarbonés, il en fait aussi au moyen des albuminoïdes. Au fur et à mesure des besoins de l'organisme, ce glycogène ainsi emmagasiné dans le foie est transformé à son tour en glucose, sous l'influence du ferment glycogénique ; telle est l'origine d'une partie du sucre du sang. Une autre partie du sucre du sang provient *directement* de certaines matières protéiques, sans passer par l'état de glycogène. — Provenant de ces deux sources, le sucre est apporté par le sang aux divers organes pour y être brûlé.

C'est sur ces données que reposent les différentes théories émises pour expliquer la pathogénie du diabète sucré : excès de la transformation des féculents en sucre, suractivité fonctionnelle du foie, ou au contraire insuffisance de la combustion du sucre dans l'organisme, finissant par aboutir à son excès dans le sang et à la glycosurie, nutrition retardée, désassimilation exagérée, etc.

La clinique et la pathologie expérimentale semblent du premier abord témoigner en faveur de l'idée qu'il existerait plusieurs espèces bien différentes de diabète, par exemple un diabète hépatique (Cl. Bernard), un diabète nerveux (Cl. Bernard) un diabète pancréatique (Lancereaux, Mering et Minkowsky) produit par le défaut de la sécrétion interne du pancréas qui, d'après Chauveau et Kaufmann, modère la glycogénie. Mais ces différents diabètes ont, d'après Lépine, quelques éléments pathogéniques communs. Parmi ces éléments on peut citer :

1° L'asoamylie ou trouble fonctionnel de la cellule hépatique qui ne peut retenir qu'insuffisamment le glycogène ou le transforme trop facilement en sucre ; les constatations anatomiques (voy. p. 730) qui montrent le glycogène peu abondant, ou irrégulièrement distribué, dans le parenchyme hépatique des diabétiques viennent à l'appui de cette manière de voir.

2° La diminution du ferment glycolytique, ferment particulier capable de dédoubler, ce que ne font pas les oxydases, la molécule de glucose et de contribuer à la combustion du sucre dans l'organisme, d'où son nom de ferment glycolytique. On conçoit que, si ce ferment fait défaut, le sucre non détruit, s'accumulera et qu'il y aura hyperglycémie.

3° La présence dans l'économie de leucomaïnes entravant la glycolyse (Lépine et Boulud [1]).

---

[1] Lépine et Boulud, *C. R. de l'Acad. des Sciences*, 1902.

Chacun de ces éléments intervient plus ou moins dans la pathogénie des différentes formes de diabète.

§ 7. — Anatomie pathologique

Les lésions du diabète, très variables, peuvent atteindre le sang, le système nerveux et les divers organes.

1° Système nerveux. — Les lésions du système nerveux sont avec celles du pancréas les seuls auxquelles on ait attribué un rôle pathogénique.

Dans le cerveau et la moëlle on trouve des lésions banales (hémorragies, ramollissement, congestion) ; des lésions bulbaires atteignant le plancher du quatrième ventricule existent assez souvent, mais, dans la plupart des cas, il s'agit de maladies nerveuses compliquées de glycosurie (tabes, sclérose en plaques) et non de diabète.

On a encore signalé des lésions du pneumogastrique (HARLEY, HENROT, FRERICHS), du sympathique, notamment du plexus cardiaque (KLEBS, MUNK) : nombre de ces altérations sont vraisemblablement secondaires comme les autres névrites diabétiques[1].

2° Pancréas — On sait que MERING et MINKOWSKI, HÉDON, etc., ont provoqué chez divers animaux un diabète en extirpant le pancréas. Chez l'homme diabétique les lésions pancréatiques sont fréquentes et LANCEREAUX a établi un rapport de cause à effet entre ces altérations et le diabète maigre. Elles consistent en calculs, plus rarement en kystes, plus souvent en un état cirrhotique. Dans ces derniers temps on a supposé que l'atrophie des îlots de Langerhans est particulièrement une lésion diabétogène.

3° Foie. — Le *foie*[2] présente assez souvent des lésions chez

---

[1] Voy. t. I, p. 301, à l'article *Névrites périphériques.*

[2] CALMETTES, *Histologie pathologique du foie chez les diabétiques,* Th. de Paris, 1886.

les diabétiques; parfois de la dégénérescence graisseuse des cellules, une hépatite interstitielle ou cirrhose.

Le *diabète bronzé* consiste dans une cirrhose hypertrophique avec pigmentation (4, 702).

FRERICHS et EHRLICH ont vu, en retirant sur le vivant un peu de substance hépatique chez deux diabétiques au moyen d'un petit trocart, que le glycogène était ou *très peu abondant* ou *très irrégulièrement distribué* dans les cellules hépatiques.

4° Reins. — Indépendamment des lésions diffuses de néphrite interstitielle et de la dégénérescence graisseuse des épithéliums, lésions assez fréquentes, le rein des diabétiques présente deux altérations intéressantes :

a. Une sorte de nécrose des cellules des *tubes contournés* (EBSTEIN), dont les noyaux ne se colorent plus par les réactifs, et dont le protoplasma se transforme en une masse granuleuse.

b. Une lésion spéciale portant sur les *tubes droits* (FERRARI) et sur l'*anse de Henle*; le noyau facilement colorable par les réactifs est refoulé en un point de la cellule, tout le revêtement épithélial a une apparence claire : c'est une transformation *vitreuse et hyaline* (ARMANNI). Mais si on traite ces épithéliums par la gomme iodo-iodurée, on précipite dans l'intérieur des cellules des nuages de glycogène ; il s'agit donc d'une

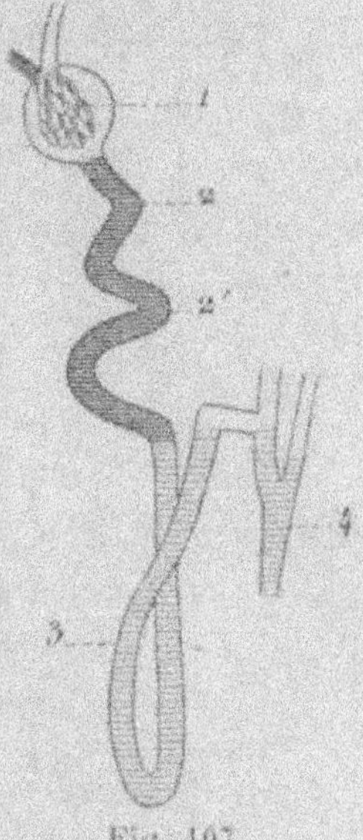

Fig. 107.

Lésion d'EBSTEIN occupant les *tubes contournés* (elle est figurée par des traits rapprochés). — Lésion d'ARMANNI-EHRLICH occupant les *tubes droits* de la pyramide et l'*anse de Henle* (elle est figurée par des traits espacés).

1, glomérule rénal. — 2, tubes contournés. — 3, anse de Henle. — 4, tubes droits.

infiltration glycogénique (EHRLICH) ; aussi donne-t-on à cette lésion, d'aspect variable suivant les réactifs employés, le nom de *lésion* d'ARMANNI-EHRLICH.

5° Cœur et poumons. — La dégénérescence du myocarde est fréquente ; elle explique les phénomènes de collapsus cardiaque.

Les lésions pulmonaires sont la règle : œdème, congestion, gangrène, broncho-pneumonie et surtout tuberculose.

6° Rate. — Dans la rate on a quelquefois trouvé du glycogène et de la dégénérescence hyaline des parois vasculaires.

7° Sang. — Le sang des diabétiques présente des altérations remarquables ; les globules rouges sont diminués de nombre, et leur hémoglobine l'est également. Son alcalinité est diminuée chez les malades en imminence de coma. L'examen avec le bleu de méthylène montre que les globules rouges se colorent en vert ; mais cette réaction (*réaction de* BREMER) n'est pas spéciale au diabète ; LÉPINE et LYONNET l'ont mise en évidence dans un cas de leucocythémie.

§ 8. — DIAGNOSTIC

Les symptômes du diabète sont d'une part la glycosurie avec polyurie et polydipsie, d'autre part les troubles généraux de la nutrition et les troubles nerveux : amaigrissement, polyphagie, gangrène, impuissance, etc. On ne pourra par conséquent le confondre :

1° *Avec la glycosurie*, ou présence du sucre dans l'urine, qui ne s'accompagne d'aucune altération de l'état général ;

2° *Avec la polyurie essentielle* ou la polyurie du mal de Bright (absence de glycosurie, présence d'albumine, galop) ;

3° *Avec les diabètes insipides* (azoturie, phosphaturie, oxalurie, etc.) qui s'accompagnent d'une grave altération de l'état général, de polyurie, de polyphagie, etc., mais sans glycosurie.

4° *Avec les cachexies* et toutes les maladies caractérisées par la dénutrition et l'amaigrissement (absence de glycosurie).

§ 9. — TRAITEMENT

Il consiste surtout dans le *régime alimentaire*[1]. Les ali-

---

[1] Consulter LÉPINE. *Le diabète non compliqué et son traitement.* Actualités médicales. Paris, 1905.

ments féculents ou contenant du sucre doivent être interdits.

Le pain doit être autant que possible supprimé, à la rigueur
réduit à 50 grammes ; il peut être remplacé par du pain de
gluten et quelquefois par la pomme de terre (Mossé) qui
réussit bien chez certains sujets. Interdiction du riz et des pâtes
alimentaires. Les légumes frais (carottes, courges, choux, choux-
fleurs, épinards, artichauts, asperges) sont permis parce qu'ils
contiennent beaucoup d'eau et sont très pauvres en hydrates de
carbone ; les fruits en quantité modérée sont autorisés pour les
mêmes raisons (orange, pêche, abricot). Le poisson frais est
permis. La viande sera prise avec modération, d'abord parce
qu'elle concourt à la formation du glucose et peut, prise en
excès, augmenter la glycosurie, ensuite parce que son abus
favorise l'acétonémie. Le fromage à cause de sa caséine est
parfois nuisible. Les œufs sont autorisés quoi qu'on ait prétendu. La graisse peut être largement employée (crème, beurre,
graisses animales, cacao) sauf chez les acétonuriques et les
dyspeptiques. Le champagne, la bière, le cidre, certains vins
blancs, les vins mousseux sont interdits ; le vin rouge est permis à la condition d'être étendu d'eau ou coupé avec de l'eau
de Vichy ou de Vals ; une saison annuelle à Vichy est également
indiquée. Le sucre sera remplacé par de la saccharine. Le lait
n'est indiqué que dans le cas de lésions rénales ; il doit alors
remplacer une partie de la ration journalière. Dans le régime
alimentaire du diabète il faut étudier chaque malade et tenir
compte des idiosyncrasies.

L'antipyrine ou le pyramidon, qui *mettent obstacle à la glycogénie*, sont à conseiller ; l'opium diminue la glycosurie et la
polyurie, mais n'est pas curatif, de même les bromures.

On *excitera la glycolyse* par l'exercice musculaire qui doit être
prudemment dosé, et complètement défendu aux malades avec
tendance marquée à la dénutrition.

Dans le but d'*augmenter les oxydations* on donne le bioxyde
manganèse (en cachets) ; les alcalins et notamment le bicarbonate de soude sont fréquemment utilisés.

D'une façon générale les détails du régime et le choix du

médicament optimum sont affaire de tâtonnements, tant est grande l'influence des idiosyncrasies.

Il faut éviter le surmenage, les travaux intellectuels exagérés et les soucis.

Lorsqu'il y a menace de coma, il faut recourir à de hautes doses de bicarbonate de soude, et si le coma est déjà déclaré à l'injection intraveineuse d'une solution de bicarbonate de soude.

ARTICLE II

DIABÈTES INSIPIDES

On appelle diabète insipide une *polyurie* considérable qui ne s'accompagne pas de la présence de sucre dans les urines. Tantôt celles-ci ne contiennent aucun élément anormal (*polyurie essentielle*), tantôt elles contiennent de l'albumine, de l'inosite, un excès d'urée, de phosphates ou d'oxalates, d'où les variétés désignées sous le nom de diabète *azoturique, phosphatique, albuminurique, inosurique, oxalurique* : autant de diabètes insipides.

Quelquefois ces diabètes sont dus à un ralentissement de la nutrition, notamment l'oxalurie. Le plus souvent, au contraire, il s'agit d'une désassimilation exagérée, qui tantôt brûle ses étapes, ainsi que le prouve la grande quantité d'urée, tantôt s'arrête à des étapes intermédiaires.

Ces diabètes s'accompagnent de *dénutrition* et de symptômes généraux analogues à ceux du diabète sucré, à l'exception toutefois du diabète dit essentiel qui n'a d'autres symptômes que la polyurie et la polydipsie.

1° **Diabète azoturique**. — Il survient dans des *conditions étiologiques* très variées, frappe le plus souvent des hommes de vingt à quarante ans, mais s'observe aussi chez les enfants et les femmes. Les chagrins, les émotions, les douleurs physiques, les traumatismes et les lésions du cerveau ou du bulbe (tumeurs, syphilis, etc.), les excès de tout genre, surtout les excès alcooliques, le surmenage physique, les grossesses répétées sont ses principales causes. On l'a vu compliquer l'helminthiase intestinale.

Ce diabète débute tantôt brusquement par de la polyurie, par une soif ou une faim intenses, tantôt insidieusement par une cachexie que rien n'explique, puis au bout de peu de temps on constate tous les symptômes du diabète ; mais les urines, contrairement à ce qu'on attendait ne contiennent pas de sucre. Elles sont abondantes, dépassant quatre litres par jour, limpides, acides, de saveur amère et non sucrée ; abandonnées à elles-mêmes elles subissent facilement la fermentation ammoniacale. La quantité d'*urée* est très élevée (50 à 100 grammes par jour au lieu de 20, chiffre normal). Souvent il y a un excès d'acide urique, de matières extractives azotées, de chlorures ou de phosphates.

Les symptômes généraux et fonctionnels se rapprochent beaucoup de ceux du diabète sucré : sensation de faim intense conduisant à la polyurie, polyphagie, faiblesse, *amaigrissement*. La peau est pâle, le pouls petit, la respiration ralentie et quelquefois même la température abaissée dans les cas graves. On observe les mêmes troubles nerveux : névralgies, hyperesthésie, prurit, photophobie, amblyopie, rétinite avec ou sans hémorragies rétiniennes, perte du goût et de l'odorat, impuissance, vertiges, diminution de la mémoire et de l'intelligence, etc. Tous ces troubles peuvent se rencontrer ; un seul d'entre eux suffit dans certains cas à mettre sur la voie du diagnostic.

Après une durée de plusieurs années, ce diabète aboutit à un amaigrissement de plus en plus prononcé ; la guérison est rare. La mort survient dans la cachexie et le marasme, le plus souvent par tuberculose pulmonaire, plus rarement du fait d'hémorragies, d'une gangrène ou d'accidents nerveux. A la période ultime on voit parfois l'azoturie diminuer ou disparaître, alors que les autres signes, et notamment la polyurie, persistent.

2° Diabète phosphaturique. — Nous venons de voir que dans le diabète azoturique il y avait augmentation notable des phosphates. Dans quelques cas cette augmentation devient le fait le plus saillant ou bien existe indépendamment de toute azoturie : on dit alors qu'il y a diabète phosphatique. — Ce diabète peut venir compliquer :

a. Les *traumatismes* ou les affections du système nerveux ;

b. La *tuberculose* osseuse, ganglionnaire ou pulmonaire (TEIS-SIER) ; il y a chez les phtisiques une « déminéralisation » du parenchyme pulmonaire ;

c. La *glycosurie* : on a prétendu que le sucre se transformait en acide lactique, qui irait rendre solubles les phosphates des os ;

d. La *diathèse urique.*

Les symptômes généraux sont les mêmes que ceux du diabète azoturique ; mais les urines, très riches en phosphates, contiennent des paillettes brillantes ou de gros cristaux de phosphate ammoniaco-magnésien.

3° Diabète oxalurique. — Les acides de l'organisme sont pour la plupart le résultat de l'évolution des matières azotées ; ils sont quelquefois produits en quantité surabondante ; c'est le cas pour l'acide oxalique, dont l'urine ne contient normalement que des traces. Ce diabète oxalurique auquel on ne reconnaît d'autre cause que l'hérédité s'accompagne des symptômes généraux du diabète, doublés de ceux des dyscrasies acides : sueurs acides et fétides, faiblesse généralisée, somnolence, accès de palpitations nocturnes, état neurasthénique.

4° Diabète albuminurique. — La polyurie avec albuminurie est un des principaux symptômes de la néphrite interstitielle, mais elle devient dans quelques cas tellement abondante qu'elle mérite le nom de diabète albuminurique.

5° Diabète inosurique. — C'est une polyurie avec présence dans les urines de l'inosite ou sucre musculaire ; on avait même cru que la polyurie essentielle qu'il nous reste à décrire s'accompagnait toujours d'inosurie et la reconnaissait pour cause, fait démontré inexact.

6° Diabète essentiel ou polyurie simple. — Cette polyurie permanente ne doit pas être confondue avec celle qui se montre passagèrement après un refroidissement ou une émotion. — Ses causes sont l'hérédité, les traumatismes, les lésions intéressant le plancher du quatrième ventricule. Ses symptômes ne sont pas comparables à ceux des diabètes précédents : il n'y a ni polyphagie, ni amaigrissement, ni consomption, ni troubles nerveux, ni impuissance, mais simplement *polyurie* et *polydipsie* : la quantité des matériaux solides éliminés dans l'urine en vingt-quatre heures n'est pas *augmentée* ; aussi, vu l'abondance de celle-ci, sa densité est-elle diminuée ; les urines sont limpides, très pâles. Ce diabète n'aboutit pas à la tuberculose ; il dure de longues années, accompagné seulement de constipation et de quelques troubles digestifs.

7° Traitement. — Il se résume dans le repos, dans une alimentation reconstituante et dans les médicaments nervins antipyrine, bromure de sodium, valériane et surtout les opiacés.

ARTICLE III

GOUTTE

Les manifestations goutteuses sont très variées ; la plus fréquente et la plus caractéristique est l'accès de goutte articulaire ; mais la maladie s'accompagne aussi de divers accidents viscéraux et finit par aboutir à des lésions articulaires chroniques, aussi étudierons-nous séparément : a) la goutte articulaire aiguë ; b) la goutte articulaire chronique ; c) la goutte viscérale.

§ I. — GOUTTE ARTICULAIRE AIGUË

1° Prodromes. — L'accès de goutte est parfois précédé de quelques symptômes, surtout de troubles nerveux : bourdonnements d'oreille, anxiété précordiale, fourmillements, sensation de chaleur, abattement, pesanteur de tête, somnolence, ou au contraire sommeil agité et entrecoupé, changement de caractère, inaptitude au travail, diminution de l'appétit, digestions péni-

bles, pyrosis ou vomissements, etc. Souvent les urines sont chargées, rares, riches en acide urique, déterminant des mictions
fréquentes, et il y a un léger gonflement douloureux des articulations du pied, surtout de celle du gros orteil.

2° Description de l'accès. — Le malade s'endort, soit au
milieu de la plus parfaite santé, soit averti par ces divers prodromes : il est réveillé, vers 2 ou 3 heures du matin, par une
douleur intense au niveau de l'articulation métatarso-phalangienne du gros orteil. Cette douleur est extrêmement vive et
les goutteux emploient pour la définir les comparaisons les plus
diverses : eau ou huile bouillante, charbons ardents, tenailles,
sensation de dislocation, de déchirement des ligaments ou de
compression violente, morsure d'un chien, etc.

La douleur augmente progressivement, empêchant tout sommeil, exagérée par le moindre mouvement et par le simple poids
des couvertures. Elle dure toute la journée, persiste la nuit suivante et ne cède que vers 2 ou 3 heures du matin, au chant
du coq. Le malade s'endort ; a son réveil la douleur est bien
moindre, mais si l'attaque de goutte est sévère, les douleurs
reviennent le soir pour disparaître au matin.

Au début, on ne constate qu'une dilatation des veines sous-
cutanées autour de la jointure douloureuse, puis l'articulation
goutteuse se tuméfie, la peau est sèche, rouge, luisante, vernissée,
« pelure d'oignon » ; après la disparition de l'accès de goutte
surviennent des démangeaisons et une desquamation épidermique localisée. GARROD, LECORCHÉ ont même observé la chute
des ongles de plusieurs orteils.

L'accès de goutte est accompagné de quelques frissons et d'une
fièvre légère dépassant rarement 38°,5. La langue est chargée,
la bouche amère, l'appétit nul. Les urines sont rougeâtres, chargées d'urates qui se déposent par le refroidissement ; si on applique un vésicatoire, sa sérosité contient de l'acide urique, *à moins
toutefois qu'on ne l'ait appliqué sur l'articulation malade.*

Après l'accès de goutte survient une détente ; il inaugure une
période de bien-être qui se poursuivra jusqu'à ce que l'acide
urique s'accumule à nouveau dans l'organisme et nécessite

une nouvelle décharge articulaire, c'est-à-dire un accès de goutte.

3° Variétés cliniques. — Tel est l'accès de goutte classique, mais il ne se présente pas toujours ainsi.

LECORCHÉ distingue six variétés cliniques : 1° l'accès de goutte peut être atténué ou avorté ; il se borne à une douleur supportable, confondue quelquefois avec une entorse ou une engelure ; 2° il peut se localiser au début dans une jointure autre que celle du gros orteil (pouce médius, cheville, genou) et même 3° l'épargner complètement dans la suite ; 4° s'étendre à d'autres jointures au fur et à mesure des poussées nouvelles ; 5° se généraliser comme le rhumatisme articulaire aigu ; 6° se localiser sur les tendons (tendon d'Achille, extenseurs du pied).

Les accès de goutte vont d'ordinaire en se rapprochant ; leur tableau clinique se modifie à la longue, ils tendent à devenir moins douloureux, à se prolonger et à envahir un plus grand nombre d'articulations.

§ 2. — GOUTTE ARTICULAIRE CHRONIQUE

Elle survient d'emblée ou succède à des attaques répétées de goutte aiguë. Les poussées sont beaucoup moins douloureuses que celles de la goutte aiguë, la rougeur est moins vive, mais elles se prolongent davantage et dans leur intervalle l'articulation ne devient jamais absolument indolore.

A la longue, les articulations malades présentent des déformations ; déviations, subluxations, ankyloses, simulant à s'y méprendre celles du rhumatisme chronique.

Ces déformations sont dues à l'infiltration de l'articulation et des parties extra-articulaires (tendons et gaines tendineuses, tissu conjonctif) par l'urate de soude. La rétraction de certains muscles, l'attitude que prennent instinctivement les malades pour éviter la douleur, y contribuent certainement [1].

L'infiltration uratique n'intéresse pas seulement les articula-

---

[1] LECORCHÉ. *Traité théorique et pratique de la goutte*, Paris, 1884.

tions et leur voisinage ; des dépôts uratiques localisés ou *tophus* se forment dans le tissu conjonctif sous-cutané, dans les bourses séreuses olécranienne et prérotulienne, dans le derme lui-même, notamment au pavillon de l'oreille ; ceux des paupières et de l'aile du nez sont très rares. Par les déformations qu'ils produisent, les tophus sont d'excellents signes de la goutte.

Le tophus sous-cutané n'est formé à son début que d'une bouillie blanchâtre et crémeuse que le microscope montre surtout composée de cristaux d'urate de soude fournis par le sang et déposés dans les tissus. La résorption de la partie liquide donne naissance à une masse calcaire, autour de laquelle les tissus se congestionnent et s'enflamment à chaque nouvelle poussée goutteuse. Le tophus peut se résorber spontanément, surtout après un accès de goutte ; mais souvent aussi la peau qui le recouvre rougit, s'amincit et s'ulcère ; un mélange de pus et d'urate de soude s'évacue au dehors et il persiste une *fistule goutteuse* qui ne se cicatrise que fort lentement et se rouvre à chaque accès de goutte.

§ 3. — Goutte viscérale

La goutte dite viscérale peut intéresser à peu près tous les organes :

1° Appareil urinaire. — Parmi les complications rénales de la goutte, la plus fréquente est la *gravelle urique*. Tous les goutteux ont des urines chargées d'acide urique et rendent de temps à autre du sable urinaire ou des calculs. Souvent une colique néphrétique est la première manifestation de la diathèse goutteuse, précédant de plusieurs mois ou de plusieurs années la goutte articulaire, ou n'importe quelle localisation viscérale. D'autres fois, la colique néphrétique succède aux manifestations articulaires ou alterne avec elles.

La pyélite consécutive à la lithiase rénale, la *néphrite interstitielle*, la cystite avec ou sans concrétions phosphatiques, l'uréthrite chronique, sont des localisations fréquentes de la diathèse goutteuse.

2° Appareil circulatoire. — Les goutteux souffrent fréquemment d'intermittences cardiaques, de palpitations, de dyspnée, de pesanteur dans la région précordiale. Ils peuvent présenter tous les symptômes de l'*angine de poitrine* (FOTHERGIL) : on a vu ce syndrome disparaître sous l'influence d'un accès de goutte articulaire (LECORCHÉ), ou survenir chez des sujets manifestement goutteux ; il existe donc bien une angine de poitrine goutteuse, et elle peut se terminer par la mort. — C'est probablement ainsi qu'il faut interpréter les cas de *goutte remontée au cœur* : les accidents mortels reconnaissent pour substratum anatomique un rétrécissement des artères coronaires ou une dégénérescence graisseuse du cœur, fréquente chez les goutteux (LECORCHÉ).

L'*hypertension artérielle* dérive de la néphrite interstitielle goutteuse.

La *phlébite goutteuse* siège habituellement sur les veines superficielles du mollet. Elle débute brusquement par une douleur vive ; la veine devient sensible à la pression et donne la sensation d'un cordon dur. Cette phlébite a pour principal caractère de procéder par poussées successives, de récidiver, et de s'étendre ainsi de proche en proche. Quand l'oblitération est étendue, le développement du réseau veineux sous-cutané et l'œdème de l'extrémité du membre traduisent la gêne de la circulation : si cette oblitération persiste, au lieu de se terminer par résolution, elle aboutit à l'œdème chronique du membre avec impotence relative.

3° Appareil respiratoire. — Des accès de goutte articulaire survenant régulièrement peuvent être remplacés à plusieurs reprises par une pneumonie (BAISSAUD), par une poussée de congestion pulmonaire. Le catarrhe chronique des bronches, les *accès d'asthme* s'observent fréquemment : l'asthme peut même, dès la jeunesse, être la première manifestation de la goutte, puis disparaître complètement dès les premières localisations articulaires, ou bien persister à côté d'elles.

4° Appareil digestif — La congestion du pharynx, la présence de *granulations* et d'arborisations vasculaires sur sa paroi postérieure avec production d'un mucus visqueux sont habituelles chez les goutteux, mais n'ont rien de caractéristique ; les albuminuriques, les diabétiques peuvent présenter les mêmes lésions.

Par contre on doit admettre qu'il s'agit bien de *goutte aiguë du pharynx* dans les cas beaucoup plus rares où se produit brusquement une violente pharyngite douloureuse, précédant les accès de goutte typiques[1] ou alternant avec eux. Cette angine aiguë sans suppuration, ni trismus, ni ganglions, ni exsudat, caractérisée par une couleur rouge sombre et un aspect œdémateux des piliers du voile et de la paroi pharyngienne, s'accompagne de fièvre et d'une douleur locale excessivement intense, disproportionnée aux lésions apparentes de la gorge. Elle est rapidement soulagée par les préparations de colchique et guérit par le traitement habituel de la goutte.

Indépendamment de la dyspepsie chronique avec sensation de pesanteur ou de barrement à l'épigastre, digestions difficiles et flatulences, on observe quelquefois de graves accidents, débutant brusquement par des crampes épigastriques, une angoisse et une oppression extrêmes, avec pouls filiforme et tendance à la syncope, des nausées, des vomissements parfois mêlés de sang, du ballonnement du ventre, des sueurs froides, du refroidissement des extrémités.

Ces accidents de *goutte remontée à l'estomac* sont attribués soit à une élimination brusque d'acide urique à travers les parois de l'estomac (G. Sée), soit à des phénomènes spasmodiques du côté de ce viscère ; ils ne sont pas mortels, sauf dans les cas où il s'agit d'urémie gastro-intestinale.

La *goutte intestinale* se manifeste par des coliques, des flatulences, des alternatives de diarrhée et de constipation, des hémorroïdes. Celles-ci, ainsi que la plupart des troubles digestifs, doivent résulter pour une part importante de l'état du foie, congestionné et volumineux chez les goutteux, surtout peu avant l'accès de goutte.

---

[1] Lermoyez et Gasne, *Goutte aiguë du pharynx*, Soc. médicale des hôpitaux, 1903.

5° Système nerveux. — La céphalalgie, la *migraine*, les vertiges, les bourdonnements d'oreilles, diverses névralgies, surtout la sciatique, sont des symptômes communs de la goutte.

Sous le nom de *goutte remontée au cerveau* on décrit des accidents d'une haute gravité : attaques épileptiformes, apoplexie ou coma. Dans nombre de cas, il est fort probable qu'ils relèvent d'une hémorragie cérébrale ou d'une intoxication urémique en rapport avec la néphrite interstitielle concomitante ; cependant ils peuvent être aussi causés directement par l'uricémie, par exemple lorsqu'ils éclatent à la suite d'applications froides sur les articulations goutteuses. Ces accidents ont un début brusque, quelquefois même foudroyant ; mais la goutte cérébrale peut aussi revêtir une forme délirante et une forme semi-comateuse qui s'installe progressivement, se caractérise par la torpeur intellectuelle, la parésie généralisée et le gâtisme, ou persiste pendant plusieurs semaines et aboutit graduellement au coma complet (Leclarché).

Il est fort douteux qu'il existe une *goutte médullaire* et les autopsies où on a trouvé des dépôts uratiques sur les méninges spinales sont extrêmement rares, mais l'envahissement des articulations des vertèbres cervicales ou lombaires est plus ordinaire et se traduit par une douleur localisée, réveillée par la pression ou les mouvements.

6° Organes des sens. — En dehors des tophus du pavillon de l'oreille, si caractéristiques de la goutte, on est peu renseigné sur ses localisations auriculaires ; on a signalé des otites suppurées et la surdité progressive par otite sèche.

L'eczéma des paupières, la conjonctivite qui accompagne les accès de goutte (Morgagni), sont des complications fréquentes. La sclérite, l'iritis, la cataracte peuvent aussi reconnaître une origine goutteuse.

Enfin les goutteux présentent diverses éruptions cutanées, remarquables par leur alternance avec les accès de goutte articulaire ou viscérale. Ce sont, d'après Lecorché, par ordre de fréquence : l'eczéma, le psoriasis, l'urticaire et le prurigo.

§ 4. — GOUTTE SATURNINE

La goutte saturnine[1] se différencie de la goutte diathésique par les caractères suivants :

L'influence de l'hérédité est peu ou pas appréciable ; le malade n'a pas souffert plusieurs années avant sa goutte des incommodités qui sont le partage du goutteux (migraine, sciatique, etc.) ; par contre, on retrouve toujours l'influence des professions exposées au saturnisme et celle de l'alcoolisme. — L'accès débute souvent après une colique de plomb, ce début n'est pas toujours nocturne. La prédilection pour le gros orteil n'est pas aussi invariable que dans la goutte diathésique : l'articulation tibio-tarsienne, les articulations du pouce, du poignet, etc., peuvent être atteintes les premières, avec ou sans participation du gros orteil. Pendant les attaques suivantes, la goutte a une grande tendance à l'envahissement successif des autres articulations c'est au point qu'on peut la voir intéresser une nouvelle articulation à chaque accès. — A mesure que les attaques se succèdent, elles deviennent plus longues ; au lieu de se borner à quatre ou cinq jours, elles durent plusieurs semaines ; enfin elles ne sont plus séparées par des intervalles de santé absolue, mais par de simples rémissions, entrecoupées d'accès moins intenses. — L'évolution torpide, l'absence de réaction fébrile, la tendance à la chronicité, la précocité des *tophus*, l'importance des déformations articulaires et péri-articulaires sont des caractères habituels.

L'action du plomb sur les globules sanguins, les reins et les divers organes se manifeste encore par l'anémie, l'albuminurie et l'ensemble des signes de la cachexie saturnine. La mort survient du fait de l'insuffisance rénale (urémie) ou plus rarement par encéphalopathie saturnine.

[1] Consulter l'excellente monographie de GALLARD. Thèse de Paris, 1893.

La pathogénie de la goutte saturnine n'est pas élucidée, il s'agit évidemment d'un trouble nutritif dû à l'action du plomb.

§ 5. — Évolution et pronostic

À mesure que la goutte est plus ancienne, ses poussées tendent à se répéter plus fréquemment et à se prolonger ; leur résolution est moins franche et le malade arrive insensiblement à la goutte articulaire chronique.

En lui-même l'accès de goutte n'a pas de gravité, mais il en acquiert si l'on songe qu'il ne constitue en somme qu'un épisode aigu dans une maladie chronique. Les accès prolongés et répétés finissent en s'étendant à plusieurs articulations par laisser après eux des déformations et une certaine impotence. Les malades restent exposés aux terribles accidents de la *goutte remontée* et, d'autre part, les altérations viscérales, telles que la néphrite interstitielle, qui accompagnent la goutte peuvent amener la mort par urémie ou par hémorragie cérébrale.

§ 6. — Anatomie pathologique

Sur une coupe les *cartilages articulaires* paraissent comme infiltrés d'une poudre blanchâtre. Au microscope, cette poudre se montre constituée par des masses cristallines comparables à des pommes épineuses ; ce sont des cristaux d'urates que l'acide acétique transforme en acide urique. Par l'action prolongée de l'acide acétique on voit que chacun de ces dépôts cristallins a pour centre une cellule cartilagineuse infiltrée elle-même d'acide urique ou d'urate amorphe (Cornil et Charcot).

Les *tophus* ont une constitution identique : ils représentent des dépôts d'urates ou d'acide urique dans les autres tissus (tissu conjonctif, derme, etc.).

À la longue, il se produit une atrophie et une résorption du cartilage aboutissant aux déformations de l'arthrite sèche.

Les *reins* présentent les lésions de la néphrite interstitielle et l'aspect du *petit rein rouge* contracté (voy. t. I, 795). De plus on voit dans la *substance médullaire* des stries blanchâtres parallèles aux tubes urinifères : ce sont des cristaux en aiguilles d'urate de soude (GARROD) déposés tout autour du tube qui leur sert de centre de cristallisation et susceptibles de disparaître par l'action de l'acide acétique.

Au contraire, les cristaux d'acide urique occupent les *tubuli contorti*; ils apparaissent comme des grains jaunes ou rougeâtres disséminés dans la *substance corticale*.

L'hypertrophie du cœur est fréquente ; l'athérome artériel à peu près constant. Le foie est souvent congestionné ou stéatosé. Il existe une cirrhose goutteuse (voy. t. I).

§ 7. — ÉTIOLOGIE

Le premier accès de goutte survient d'ordinaire après trente ans. Les principales causes de la goutte sont les excès de table, l'abus des vins généreux ou des bières alcooliques, un genre de vie sédentaire. Cette maladie est beaucoup plus fréquente chez les hommes que chez les femmes et elle se rencontre à peu près exclusivement dans la classe riche. La goutte saturnine qu'on observe surtout en Angleterre frappe cependant des ouvriers. Les traumatismes articulaires sont souvent l'occasion d'un accès de goutte.

Toutes ces causes sont secondaires et dominées par la notion de l'hérédité : le goutteux, le plus souvent, est issu de parents goutteux ou arthritiques, et on voit généralement alterner dans la même famille ou chez un même individu des accès de goutte, des eczémas, des accès d'asthme, de la gravelle, des hémorroïdes et de la migraine. C'est sur un terrain ainsi préparé par l'hérédité qu'agissent les causes que nous venons d'énumérer. BOUCHARD classe la goutte, comme le diabète ou l'obésité, parmi les maladies par ralentissement de la nutrition.

§ 8. — PHYSIOLOGIE PATHOLOGIQUE

La goutte est caractérisée par le dépôt d'acide urique et d'urates dans les articulations et divers tissus.

1° Origine de l'acide urique. — L'acide urique a dans l'organisme deux provenances : il provient de nos tissus (acide urique endogène) et de l'alimentation (acide urique exogène).

L'acide urique *endogène* dérive presque uniquement des *noyaux des leucocytes*, et, pour une part insignifiante des cellules de l'épithélium intestinal. Ce rapport entre les leucocytes et la production de l'acide urique est démontré par une série de faits : ainsi dans la leucocythémie la quantité d'acide urique s'élève à plusieurs grammes (au lieu de 0gr,60 par jour, chiffre normal), le travail digestif s'accompagne de leucocytose et d'hypersécrétion uratique ; dans la fièvre il en est de même à un degré plus élevé ; les injections de cultures ou de toxines microbiennes qui produisent de la leucocytose amènent aussi l'élimination d'un excès d'acide urique ; de même les abcès de fixation.

L'acide urique *exogène* provient des *aliments riches en nucléines* : ainsi le thymus, le pancréas, le foie, la rate renferment celles-ci en quantité ; le muscle en contient moins ; les œufs, le lait, les légumes n'en renferment pas. La teneur des urines en acide urique n'est donc pas influencée par la quantité des albumines alimentaires, mais par leur teneur en nucléines ; celles qui ne contiennent pas de nucléines ne donnent pas d'acide urique.

La quantité d'acide urique éliminée quotidiennement par l'urine est d'environ 0gr,60 à 0gr,70.

On peut établir les proportions respectives de l'acide urique endogène et exogène en se soumettant à une alimentation rigoureusement privée de nucléines (par exemple, lait beurre, œufs, pain) ; l'acide urique quotidien tombe alors à 0gr,285 : l'acide urique exogène est donc en moyenne de 0gr,40 par jour avec une alimentation ordinaire.

L'acide urique provient des nucléoalbumines contenues dans les noyaux cellulaires (noyaux des globules blancs, noyaux des cellules de certains tissus introduits dans l'organisme par l'alimentation), par la série de transformations suivantes : les nucléoalbumines se dédoublent en albumine et nucléines, les nucléines en albumine et acide nucléinique ; l'acide nucléinique donne de l'acide phosphorique, certains sucres et les corps alloxuriques (xanthine, hypoxanthine, guanine, adénine, etc.) ; ceux-ci à leur tour se transforment partiellement en acide urique. Cette transformation a été réalisée expérimentalement par HORBACZEWSKI en mettant à l'étuve de la bouillie splénique putréfiée : il se forme dans ces conditions de la xanthine, corps alloxurique, et, sous l'influence d'un courant d'oxygène, de l'acide urique. De même BURIAN, SCHITTENHELM ont montré que les corps alloxuriques, dérivés des nucléines, mis à l'étuve à 37° en présence de fragments de foie et de rate et dans un courant d'oxygène, donnaient de l'acide urique. Cette transformation, qui ne s'obtient pas en présence du sang, est due à l'action de diastases contenues dans ces deux organes (guanase, adénase, etc.).

2° Élimination de l'acide urique. — L'élimination de l'acide urique par l'urine suit, à l'état normal, une courbe régulière qui présente entre trois et dix heures du matin une ascension dont le sommet est entre huit et neuf heures. Cette ascension matutinale ne se produit pas chez le goutteux. De plus, si un sujet normal absorbe à un moment donné 300 grammes de viande, on observe pendant les trois ou quatre heures suivantes une augmentation de l'excrétion d'acide urique qui peut aller du simple au double[1]. Chez le goutteux, en état de crise surtout, cette exagération de la sécrétion ne se produit pas, ou elle est très irrégulière, alors même qu'on ferait ingérer un aliment très riche en nucléines, par exemple du thymus; chez lui il n'y a donc plus de régularité dans l'élimination de l'acide urique, et il semble même qu'il y ait une rétention relative.

3° L'acide urique dans l'organisme du goutteux. — Le *sang* contient toujours un excès d'acide urique surtout pendant les accès. C'est ce que démontre le *procédé du fil* de GARROD : si on recueille dans un verre de montre quelques grammes du sérum d'un goutteux ou de la sérosité d'un vésicatoire[2], qu'on ajoute V ou VI gouttes d'acide acétique et qu'on y laisse plonger quelques brins de fil, on voit au bout d'un ou deux jours,

---

[1] SÖTBEER et PFEIL, *Zeitschrift für physiologische Chemie*, 1904.

[2] Il faut que ce vésicatoire soit appliqué loin de l'articulation goutteuse : recueillie dans son voisinage immédiat, la sérosité ne donnerait pas d'acide urique.

lorsque l'évaporation est complète, ces fils recouverts de cristaux d'acide urique, ce qui ne se produit pas sur un sujet sain ; mais il est difficile d'apprécier exactement cet excès d'acide urique dans le sang, car, en présence des acides thymique ou nucléinique, l'acide urique ne se précipite pas et ne peut par conséquent se doser par les procédés habituels.

Les *urines* contiennent également de l'acide urique en excès, surtout à la fin des accès, qui constituent de véritables décharges. De plus elles sont acides : il y a toujours un excédent d'acide dans l'urine du goutteux.

Ces constatations tendent à faire considérer la goutte comme due à un excès d'acide urique dans le sang et les organes, à l'*uricémie* (GARROD), mais l'acide urique n'est pas seul en cause. Les acides nucléiniques jouent probablement un rôle ; à l'état normal ils aident à la dissolution de l'acide urique, ils empêchent sa précipitation ; il est donc possible que leur diminution, de même que la présence d'un excès d'acide urique, amène la précipitation de celui-ci et l'accès de goutte. On avait supposé que ce n'était pas seulement la quantité d'acide urique qui était en cause, mais aussi sa *qualité*. Si on dépose 0,50 d'acide urique sur un filtre et qu'on verse par-dessus de l'urine d'un sujet sain âgé de moins de quarante ans, elle se charge d'acide urique pendant la filtration ; dans les mêmes conditions, une urine goutteuse se dépouille d'une partie de son acide urique qu'elle laisse sur le filtre (expérience de PFEIFFER) : pour que l'acide urique se dépose, il ne suffit donc pas qu'il existe en excès : il est peut-être nécessaire qu'il soit faiblement combiné, mais trop de facteurs interviennent dans cette expérience, notamment la teneur en urée et le degré d'acidité de l'urine, car l'acide urique, soluble en milieu alcalin, est insoluble en milieu acide.

D'après HAIG[1], de Londres, les accidents de la goutte sont divisibles en deux catégories : 1° ceux qui sont dus à la précipitation, au dépôt localisé de l'acide urique dans les tissus (goutte articulaire, dermatoses, rétractions tendineuses, gastrite, enté-

---

[1] HAIG, *Uric acid as a factor in the causation of disease*, London, 1903.

rite, etc.) ; 2° ceux qui sont dus à l'excès d'acide urique dans le sang et à ses effets sur la circulation et la pression sanguine (migraine, troubles cérébraux, insomnie, vertiges, asthme, angine de poitrine, hémorroïdes, etc.). Cet acide urique en excès dans le sang ne resterait pas en solution, mais formerait un précipité *colloïdal*, combinaison d'urate acide de soude et d'acide urique (quadri-urate de W. ROBERTS). HAIG pensé que sous cette forme colloïdale l'acide urique obstrue les capillaires, produit consécutivement l'hypertension artérielle avec ralentissement du pouls et difficulté dans les échanges organiques : il donne à cet état et aux troubles qui en résultent le nom de *collémie*.

§ 9. — DIAGNOSTIC

L'accès de goutte se distingue du *rhumatisme articulaire aigu* par son début brusque et nocturne et par la localisation à l'articulation métatarso-phalangienne du gros orteil.

La goutte articulaire chronique, à déformations généralisées, ne sera pas confondue avec le rhumatisme noueux, qui envahit surtout les mains et ne présente pas de tophi.

Les manifestations viscérales de la goutte risquent d'être confondues avec une angine de poitrine, une congestion pulmonaire, une phlébite, etc., de cause quelconque. L'évolution de la maladie, les antécédents arthritiques du malade, les tophi, la tuméfaction de la base du gros orteil permettront de reconnaître leur véritable cause.

§ 10. — THÉRAPEUTIQUE

L'*accès de goutte aigue* ne nécessite guère d'autre traitement que l'application de cataplasmes laudanisés sur les articulations douloureuses ; on donnera en même temps de légers purgatifs s'il y a de la constipation, et le malade boira de l'eau d'Évian. C'est seulement dans les formes traînantes, prolongées, qu'on a généralement recours au colchique (XXX gouttes de teinture, puis XV les jours suivants), au salicylate de soude (6 à 8 gr.) ; ce dernier agit comme analgésique, de plus il résout les engorgements articulaires et provoque une abondante élimination d'acide urique.

Dans l'intervalle des accès, le régime devra être très surveillé : on évitera tout excès ; le travail intellectuel exagéré, la vie sédentaire, la bonne chère sont les ennemis du goutteux. On prescrira le plus possible les exercices corporels, une alimentation mixte et surtout végétale. L'eau d'Évian ou de Vichy devra être bue à tous les repas. Le bicarbonate de soude et tous les alcalins sont formellement indiqués pour combattre la diathèse urique ; la pipérazine (4 gr. par jour) qui exerce sur l'acide urique une action dissolvante et la glycérine n'ont pas donné tous les résultats qu'on en attendait. L'acide benzoïque agit en se fixant sur le glycocolle et en formant ainsi de l'acide hippurique qui diminue d'autant l'acide urique. L'acide quinique base de divers médicaments récemment introduits, à savoir le sidonal, l'urosine, l'urotropine, donne dans l'organisme de l'acide benzoïque à l'état naissant qui se combine de la même façon avec le glycocolle et diminue l'acide urique.

La lithine sera prescrite sous la forme d'iodure ou mieux de carbonate (0^{gr},25), le second contenant trois fois plus de lithine que le premier. Elle paraît agir dans la goutte chronique en dissolvant les dépôts d'urate de soude, en déterminant la formation d'urate de lithine, assez soluble dans l'eau, et en favorisant ainsi l'élimination de l'acide urique. Les eaux d'Ems, de Carlsbad, de Vichy sont à conseiller. Contre les raideurs articulaires prescrire le traitement thermal d'Aix-les-Bains (sudation, douches, massages).

Les eaux ferrugineuses sont indiquées quand la cachexie goutteuse avancée s'accompagne d'une anémie notable.

ARTICLE IV

OSTÉOMALACIE

On désigne sous ce nom (du grec ὀστέον, os, et μαλακός, mou) un ramollissement du tissu osseux dû à la résorption des sels calcaires et à la dissolution des travées osseuses.

1º Étiologie. — Cette affection, qui survient à l'âge moyen de la vie, est beaucoup plus fréquente chez les femmes que chez les hommes ; les grossesses répétées et la lactation sont ses deux principales causes ; on a décrit une forme cataméniale liée à l'exagération des règles. La misère physiologique, le surmenage, l'épuisement sont aussi des facteurs dont on retrouve fréquemment l'influence ; c'est dans les régions les plus pauvres de la Bavière et de la Forêt-Noire qu'on l'a le mieux observée. L'hérédité est quelquefois en cause. — Il existe une ostéomalacie sénile.

2º Symptômes. — L'ostéomalacie puerpérale que nous prendrons pour type, débute par les tubérosités ischiatiques ; les *douleurs* que la malade éprouve dans cette région l'empêchent de rester assise et l'obligent à garder le décubitus dorsal ou latéral. D'abord vagues, sourdes, et disparaissant par les changements de position, les douleurs finissent par se localiser dans les os, le bassin, le fémur et les côtes. Elles constituent un symptôme très important et très précoce. Elles revêtent quelquefois au début le type névralgique et simulent la sciatique.

Après cette première période, douloureuse, survient celle des *déformations* : l'abduction des cuisses est impossible, le bassin s'aplatit transversalement et les malades ont alors une démarche caractéristique, due au rapprochement des têtes fémorales qui les oblige à faire tourner alternativement l'un autour de l'autre leurs membres inférieurs ; d'après KOPPEN, cette démarche tient en partie à la parésie du psoas iliaque, qui rend impossible ou difficile la flexion de la cuisse sur le bassin. Les os ramollis se tassent, leurs courbures naturelles s'exagèrent, et il en résulte une diminution de la taille qui peut atteindre un degré extraordinaire, quelquefois surprenant. La colonne vertébrale, le thorax, le crâne même, participent au ramollissement : les déformations du thorax entraînent de la dyspnée, des bronchites tenaces par suite de la stase pulmonaire, de l'œdème des membres inférieurs ; la déformation angulaire de la colonne vertébrale et le tassement des trous de conjugaison produisent de la paralysie des membres inférieurs.

Des modifications remarquables du côté du système nerveux et musculaire marchent de pair avec ces déformations osseuses : tremblements généralisés, contractures atteignant même les muscles de la face, *secousses fibrillaires* sur les muscles des cuisses, *exagération des reflexes* rotuliens, modifications de l'excitabilité électrique, *hyperesthésie* généralisée. Le nerf sciatique est douloureux à la pression, les masses musculaires deviennent flasques. Ces troubles nerveux sont pour la plupart attribuables à la compression de la moelle ou à celle des nerfs rachidiens dans leur passage à travers les trous de conjugaison réduits par le tassement des vertèbres ; mais il n'est pas impossible qu'une altération primitive du système nerveux ou des muscles soit en cause et joue aussi son rôle (KOPPEN).

L'état général s'altère à son tour ; les malades s'anémient, deviennent chagrines et irritables ; leur menstruation est irrégulière ; la diarrhée, les vomissements, les sueurs profuses, la fièvre et la démence avec gâtisme sont des complications qui annoncent une fin prochaine. Les urines des ostéomalaciques sont troubles ; elles contiennent un excès de phosphates et de carbonates. L'albuminurie et la peptonurie ont été observées par LANGENDORFF et par MOMMSEN. L'alcalinité du sang et sa richesse en hémoglobine sont diminuées (JACKSH, WINCKEL).

L'ostéomalacie de l'enfant est intéressante à connaître à cause de sa confusion possible avec le rachitisme. Elle se manifeste par l'irritabilité de l'enfant pendant la marche, par le ramollissement et la flexibilité des os, par des fractures spontanées, par une tuméfaction légère des épiphyses, par une anémie et une émaciation progressives, avec hypertrophie de la rate (VINCENT). Le rachitisme s'en distingue par une augmentation de volume considérable des épiphyses.

L'ostéomalacie non puerpérale débute par la colonne vertébrale et le thorax ; le bassin peut rester indemne, mais le plus souvent il est pris à son tour, quoique tardivement.

3° **Anatomie pathologique**. — L'os ostéomalacique est fragile ; il se casse facilement ; de plus ; il est mou au point qu'on peut le couper au scalpel, et quelquefois parsemé de nombreuses cavités (*ostéomalacie kystique* d'ALBERTIN) ; sa surface est criblée d'orifices, comme vermoulue ; le périoste est vascularisé et épaissi.

Les déformations portent surtout sur les membres inférieurs, à cause du poids du corps dans la station verticale, et sur le bassin dont les cavités cotyloïdes sont comme projetées en haut et en dedans à cause de la pression des têtes fémorales ; en même temps les branches du pubis et les ischions se rapprochent de façon à rétrécir le bassin transversalement ; la colonne et le promontoire sacro-lombaire, projetés en avant, complètent ce rétrécissement et donnent au bassin la forme d'un tricorne ou d'un trèfle.

La colonne vertébrale est raccourcie et ses courbures exagérées. Les fractures spontanées des membres sont assez fréquentes ; leur consolidation est toujours défectueuse ; elle se fait par un cal fibreux d'origine périostique.

L'examen microscopique montre les trabécules composées de deux zones : l'une périphérique, molle et décalcifiée ; l'autre centrale, encore pourvue de sels calcaires ; les ostéoplastes perdent leurs prolongements et prennent une forme arrondie.

Les muscles sont souvent atrophiés, flasques, graisseux, et la substance contractile est diminuée ; ces lésions musculaires sont plus prononcées aux extrémités inférieures et assez parallèles aux lésions osseuses du membre correspondant.

La congestion ou la dégénérescence kystique des ovaires ont été observées ; on trouve assez souvent des calculs dans les reins ou la vessie, et des concrétions calcaires dans les ganglions lymphatiques.

Cette décalcification qui est la caractéristique de l'ostéomalacie, a été diversement interprétée. On a généralement incriminé un acide qui irait dissoudre les sels de chaux : acide lactique (HEITZMANN), acide carbonique formé en très grande abondance à cause de l'hypérémie du tissu osseux (RINDFLEISCH, RANVIER), acide acétique et autres acides provenant des fermentations anormales dans l'estomac dilaté (BOUCHARD, COMBY). Enfin, pour certains auteurs il n'y a pas décalcification pure et simple de l'os ancien, mais substitution d'un os nouveau pauvre en sels calcaires. — On a aussi considéré l'ostéomalacie comme un trouble trophique en se basant sur des faits où elle est venue compliquer le tabes, l'idiotie, la paralysie générale ou la maladie de Parkinson.

4° Évolution. — La durée de l'ostéomalacie est de deux années en moyenne; mais son évolution peut être beaucoup plus lente surtout chez les vieillards. Ses principales complications sont les paralysies, les bronchites tenaces, la broncho-pneumonie, la néphrite interstitielle. L'urémie par néphrite ou par compression des uretères, les affections de l'appareil respiratoire, la cachexie progressive, les difficultés de l'accouchement sont les principales causes de mort.

L'ostéomalacie est susceptible de guérir ; on observe alors une très forte calcification de la substance ostéoïde formée (KEHRER).

5° Diagnostic. — L'ostéomalacie doit être distinguée du *rachitisme*, du *mal de Pott* et du *cancer des os*. La diffusion des déformations et l'évolution de la maladie empêcheront de confondre une ostéomalacie compliquée de paraplégie avec une *myélite* compliquée d'ostéo-arthropathies; il faudrait, en cas de doute, chercher les signes du tabes, de la syringomyélie ou des autres affections nerveuses donnant des troubles trophiques.

6° Traitement. — Il consiste dans une alimentation reconstituante, dans l'administration du phosphate de chaux, du fer, de l'huile de foie de morue, du phosphure de zinc (4 milligrammes), du phosphore (1 milligramme). Dans l'ostéomalacie puerpérale il faut éviter de nouvelles grossesses qui hâtent l'évolution de la maladie et peuvent se terminer par un accouchement très laborieux ou mortel.

Le *traitement chirurgical* consiste dans l'amputation utéro-ovarienne ou l'ablation des annexes (FEHLING, FOCHIER). Cette castration, qui agit, d'après FEHLING, par la suppression des

fonctions sexuelles, d'après SCHATTA, par la suppression des
règles, est indiquée dans l'ostéomalacie puerpérale.

ARTICLE V

RACHITISME

Le rachitisme (du grec ῥάχις, *épine dorsale*) est un gonflement
avec ramollissement du tissu osseux, spécial à l'enfance.

1° Étiologie et pathogénie. — Le rachitisme survient ordinairement à la fin de la période de lactation ; mais il existe
aussi un rachitisme tardif.

a. On a considéré le rachitisme comme une conséquence de
la scrofule (rapport nié par TROUSSEAU) ou de la *syphilis* (PARROT).
On constate souvent en effet chez les rachitiques des érosions
dentaires ou des stigmates cutanés de la syphilis héréditaire.
Mais ces accidents peuvent se montrer en dehors de la syphilis ;
de plus, on a vu des rachitiques ou leurs parents contracter la
syphilis ; enfin la médication spécifique reste sans action sur le
rachitisme et on a pu le faire apparaître chez les animaux, qui
sont réfractaires à la syphilis. Les lésions osseuses rachitiques
ne doivent donc pas être confondues avec les lésions spécifiques
mais considérées plutôt dans certains cas comme une conséquence banale de l'influence dyscrasique de la vérole sur tout
l'organisme, et notamment sur le tissu osseux.

b. On a accusé plus justement l'*alimentation défectueuse*, le
sevrage précoce ; ces causes agiraient en déterminant de la dilatation de l'estomac et des troubles digestifs ; le rachitisme serait
ainsi, comme la tétanie, le résultat d'une intoxication d'origine gastro-intestinale (COMBY). Pour d'autres auteurs, c'est l'insuffisance de la chaux dans les aliments qui est la cause du
rachitisme. A. POLLOSSON incrimine la pomme de terre.

c. On a aussi supposé qu'à la faveur d'une *exagération de
l'acidité du sang* (acide lactique), la chaux était tenue en dissolution et ne pouvait se déposer dans les os. Cette théorie a contre

elle l'extrême difficulté qu'on éprouve à reproduire expérimentalement le rachitisme chez les animaux par l'administration
ou l'injection d'acides (L. Tripier).

d. Enfin Kassowitz considère le rachitisme comme le résultat d'une *infla-
mation du tissu osseux.*

2° Symptomatologie. — Le rachitisme débute à la fin de la première
année par de la fièvre, des troubles
gastro-intestinaux, une diarrhée acide,
des sueurs profuses surtout prononcées
à la tête et au ventre. — Les urines
sont chargées en phosphates. En même
temps apparaissent des douleurs dans
tout le système osseux : les petits malades ne peuvent plus se tenir debout
les tentatives de marche leur arrachent
des pleurs. Pendant ce temps les déformations se constituent. Ce début est
quelquefois insidieux, aussi a-t-on pu
considérer l'invasion du rachitisme
comme latente.

A. Déformations. — Elles portent
sur le crâne, le rachis, le bassin et les
membres :

1° Au *crâne*, on constate une saillie
exagérée des bosses frontales et la
persistance des fontanelles. En certains points, la voûte crânienne est

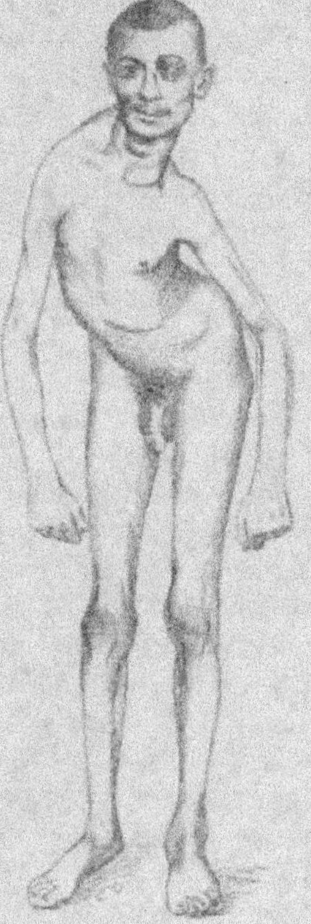

Fig. 108.
Scoliose rachitique.
(Hospice du Perron).

très amincie (*craniotabes*). La voûte palatine est ogivale, le
bord alvéolaire du maxillaire supérieur déjeté en dehors; les
dents présentent des stries verticales et leur bord libre est
échancré en V.

2° La *colonne vertébrale* a ses courbures exagérées et présente
quelquefois de la scoliose. — Le *thorax* étranglé en son milieu

s'évase largement en bas : la respiration costale est gênée, le sternum est saillant (*thorax en carène*); des nodures existent à l'union des côtes et des cartilages costaux (*chapelet rachitique*).

3° Le *bassin* est généralement rétréci ; mais aplati dans le sens antéro-postérieur.

4° Les *os des membres* présentent des *renflements* au voisinage des extrémités articulaires et des *courbures* anormales dans leur longueur. Ces déformations sont surtout marquées aux membres inférieurs, qui supportent tout le poids du corps : le fémur décrit une courbe à concavité interne ; il forme avec le tibia un angle ouvert en dehors (*genu valgum*) ou en dedans *genu varum*).

B. TROUBLES FONCTIONNELS. — Ils varient avec le siège et l'étendue des déformations.

1° On a considéré le rachitisme du crâne, le craniotabes, comme capable d'agir sur l'écorce cérébrale sous-jacente et de provoquer des accidents convulsifs : cette hypothèse a même été le point de départ d'une théorie mécanique de la tétanie et du spasme de la glotte (ELSÆSSER).

2° Le rétrécissement de la partie supérieure du thorax produit une gêne considérable de la respiration costale. La respiration devient alors diaphragmatique : le foie et les autres organes abdominaux sont ainsi refoulés et le ventre devient saillant (*ventre de batracien*). Malgré cela, la respiration est imparfaite; aussi le rachitisme prédispose-t-il aux affections du poumon et du cœur droit.

3° Les déformations du bassin entraîneront plus tard des difficultés considérables pour l'accouchement ; elles seront une cause de dystocie (bassin rétréci), et par là une cause de mort.

4° Les courbures anormales des membres entraînent des troubles de la démarche, (claudication, démarche de canard, etc.). Les fractures ne sont pas rares.

3° Évolution et pronostic. — Le plus souvent le rachitisme apparaît et évolue lentement ; mais il existe un *rachitisme aigu*, surtout consécutif aux gastro-entérites ou aux maladies infectieuses, qui aboutit en quelques mois à des déformations extrêmes. Le pronostic du rachitisme, en dehors des déformations osseuses, est grave par ses complications nerveuses et respiratoires (convulsions, spasme glottique, etc.).

4° Anatomie pathologique. — Les déformations osseuses ont déjà été étudiées à propos de la symptomatologie ; nous avons vu qu'elles consistent surtout en courbures anormales et gonflement des épiphyses. Sur une coupe on constate une exubérance considérable des cartilages de conjugaison : on donne à cette épaisse couche cartilagineuse le nom de tissu chondroïde. Au contact de cette couche se trouve un tissu d'aspect spongieux, nommé tissu spongoïde, qui ne peut aboutir à la formation d'un os parfait et contribue dans une large part à la tuméfaction de l'épiphyse.

5° Diagnostic. — On évitera de confondre le rachitisme avec l'*hydrocéphalie*, le *mal de Pott*, la *syphilis osseuse* et la *maladie de Barlow* ou scorbut infantile (voy. p. 485), longtemps considérée comme un rachitisme aigu.

De plus il ne faudra pas confondre le nanisme rachitique avec les nanismes d'une autre origine à savoir : le nanisme par *achondroplasie*, le nanisme *athyroïdien* et le nanisme familial ou *ethnique*, c'est-à-dire particulier à certaines races, les Lapons par exemple.

6° Traitement. — Il consiste dans le lait, les phosphates de chaux, l'huile de foie de morue, une alimentation reconstituante. KASSOWITZ conseille le phosphore à la dose de 1 milligramme par jour.

ARTICLE VI

RHUMATISME DÉFORMANT

(RHUMATISME NOUEUX, POLYARTHRITE DÉFORMANTE)

Le rhumatisme chronique est une sorte de *caput mortuum* dans lequel on a entassé les déformations des articulations qu'on ne peut pas rapporter à une cause précise, par exemple à la goutte, à une affection de la moelle épinière, etc. En attendant des recherches nouvelles, il est impossible de l'envisager autrement que comme un syndrome dont on ne pourra que progressivement dissocier les éléments constituants.

1° Étiologie et pathogénie. — Le rhumatisme déformant se développe souvent à partir de quarante ou cinquante ans, et avec une prédominance marquée pour le sexe féminin. Des attaques antérieures de rhumatisme articulaire aigu, la misère, l'épuisement, les chagrins, l'hérédité goutteuse, etc., constituent une prédisposition. Les traumatismes, l'action du froid, surtout du froid humide, figure parmi ses causes immédiates.

Quant à sa pathogénie elle est loin d'être univoque.

Il comprend d'abord des cas dont l'origine est nettement infectieuse. Il faut placer en première ligne ceux où il succède à une série de poussées de *rhumatisme articulaire aigu*. A chaque atteinte la guérison est moins complète et les déformations deviennent de plus en plus accusées. Parfois la *blennorragie*, surtout la blennorragie récidivante, réalise une polyarthrite déformante progressive qui finit par constituer une infirmité incurable; il se développe d'abord un rhumatisme monoarticulaire, puis, à une seconde poussée, de l'arthrite des grandes jointures; les poussées ultérieures la généralisent aux petites articulations; à la longue surviennent les atrophies musculaires et les troubles trophiques. La *scarlatine* s'accompagne aussi quelquefois d'un rhumatisme tardif avec rapide fonte musculaire, augmentation de volume des extrémités osseuses, impotence fonctionnelle, puis ankylose. La maladie évolue par une succession de poussées subaiguës. La *tuberculose* est une cause fréquente et longtemps méconnue de rhumatisme déformant (A. PONCET). Il s'agit de malades porteurs de tuberculose pulmonaire atténuée et souvent fibreuse. Les arthrites multiples se manifestent chez eux sous la forme d'un gonflement des articulations malades avec déformation progressive des extrémités, articulaires et craquements à l'occasion des mouvements. Il n'y a ni abcès, ni fongosités, mais une atrophie des extrémités osseuses. D'autres malades sont indemnes de toute lésion pulmonaire, mais leurs antécédents ou l'évolution ultérieure montrent bien que la tuberculose était en cause.

Dans une autre catégorie de cas, souvent remarquables par leur évolution chronique d'emblée et auxquels on devrait réserver l'appellation de polyarthrite déformante, la pathogénie est beaucoup plus obscure, car la notion des maladies infectieuses antécédentes fait totalement défaut. Trois théories sont en présence pour les expliquer, et peut-être chacune d'elles est-elle applicable à un certain nombre de faits.

1° L'hypothèse d'un *trouble de la nutrition générale* a pour elle l'influence de l'hérédité similaire ou de l'hérédité goutteuse, la présence de manifestations arthritiques dans les antécédents des malades ; le rhumatisme noueux serait l'expression d'une *diathèse* (diathèse rhumatismale ou diathèse arthritique).

2° La symétrie des lésions, leur évolution très lente, qui n'est pas sans analogie avec celle des arthropathies des maladies nerveuses, la présence des troubles trophiques du côté des muscles, des ongles, de la peau, plaident en faveur de l'*origine nerveuse* de l'affection. Foidi y a rencontré de l'atrophie des grandes cellules des cornes antérieures de la moelle. Pitres et Vaillard des lésions de névrite périphérique. D'autres auteurs croient à un simple trouble dynamique, sans lésion organique, en rapport avec la neurasthénie, ou avec des troubles des organes génitaux chez la femme (Ord).

3° La *théorie infectieuse*, s'appuie sur les constatations bactériologiques de Schüller (1892), qui a trouvé et cultivé dans le liquide articulaire un très petit bacille. Inoculé dans le genou des lapins, il produit une arthrite semblable à celle du rhumatisme chronique. Blaxall a retrouvé dans le sang un bacille analogue.

En somme, bien des incertitudes règnent encore sur la pathogénie du rhumatisme chronique déformant.

2° Anatomie pathologique. — Schüller distingue deux formes :

a. Une *forme hyperplasique*, où l'ouverture de l'articulation montre de l'épaississement de la capsule, des végétations synoviales parfois géantes, de l'atrophie du cartilage de revêtement et de l'hypertrophie des extrémités osseuses.

b. Une *forme atrophique*, caractérisée par l'*ankylose fibreuse* avec ratatinement de la synoviale.

Jaccoud a décrit un rhumatisme fibreux où les lésions prédominent sur les parties molles *périarticulaires*, notamment sur les gaines tendineuses.

3° Symptomatologie. — Le rhumatisme déformant a une évolution essentiellement chronique, un début insidieux, parfois subaigu. La lésion se produit sans réaction générale de l'organisme : la fièvre est nulle ou ne dépasse pas 38°. Les cas avancés présentent seulement de la pâleur, de l'amaigrissement, de la cachexie.

L'examen objectif montre que les extrémités osseuses articulaires sont augmentées de volume. Les mouvements passifs qu'on imprime aux articulations s'accompagnent de *craquements*. Plus tard elles se raidissent, se rétractent, s'immobilisent dans des positions vicieuses, subissent des luxations ou des subluxations : c'est la période des *déformations*. Toutes les articulations ne sont pas également atteintes ; celles des doigts et des orteils, les genoux, le sont de préférence ; l'arthrite coxofémorale existe d'ordinaire isolément, constituant une forme mono-articulaire.

A la main, les déformations affectent deux types (Charcot). Dans le type de flexion, les phalangettes sont fléchies sur les phalangines, les phalanges sur le métacarpe, la main sur l'avantbras ; seule la phalangine est en extension sur la phalange. — Dans le type d'extension, la main, vue de profil, affecte une forme en Z, due à l'hyperextension du carpe et des phalanges, contrastant avec la flexion des phalangines. Les doigts sont rejetés en masse vers le bord cubital de la main (déformation *en coup de vent*), l'extrémité inférieure du cubitus est hypertrophiée.

Au pied le gros orteil est rejeté en dehors, chevauchant sur les autres orteils, et sa base fait une forte saillie sur le bord interne du pied.

Ces inflexions ne s'observent pas dans le type décrit par Juhel-Renoy sous le nom de rhumatisme à *type rectiligne*.

Les muscles, surtout ceux voisins des articulations intéressées, sont atrophiés ; la peau est lisse, amincie, privée de poils,

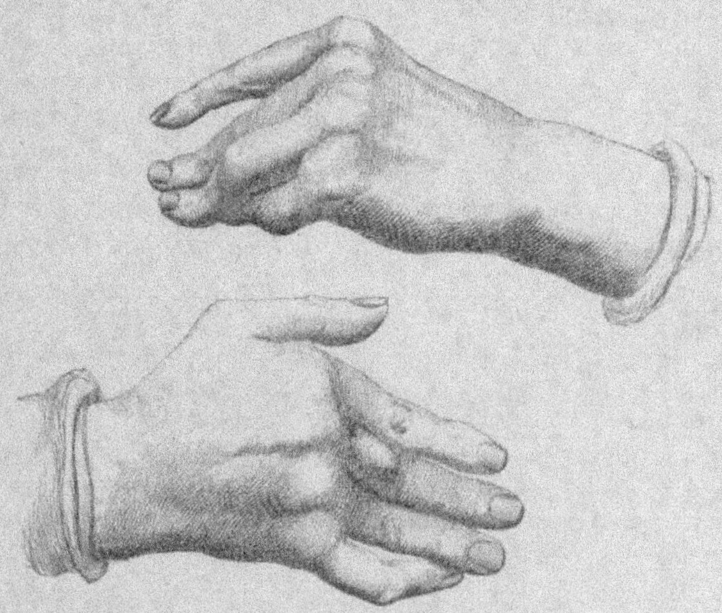

Fig. 169.

Rhumatisme déformant (Hospice du Perron).

pigmentée vers la sertissure des ongles qui sont cassants et présentent des cannelures ou des sillons transversaux.

A une période avancée de l'affection, les extrémités deviennent absolument difformes ; le malade est un infirme, immobilisé au lit et incapable de se livrer à n'importe quelle occupation.

Cette atteinte profonde de tout l'appareil articulaire et musculaire contraste avec l'absence des complications viscérales qu'on est habitué à rencontrer dans le rhumatisme articulaire aigu ou subaigu ; il n'y a généralement ni péricardite, ni endocardite, ni pleurésie, mais toutes les fonctions organiques languissent à la

dernière période et les malades finissent par succomber à la
cachexie.

**4ᵉ Variétés cliniques, rhumatisme vertébral, spondy-
lose rhizomélique**. — Lorsque les lésions atteignent la
colonne vertébrale, la tête est abaissée, le menton sur la poitrine ;
la rotation est impossible et la gêne des mouvements augmente
encore. Dans certains cas la rigidité de la colonne s'accompagne

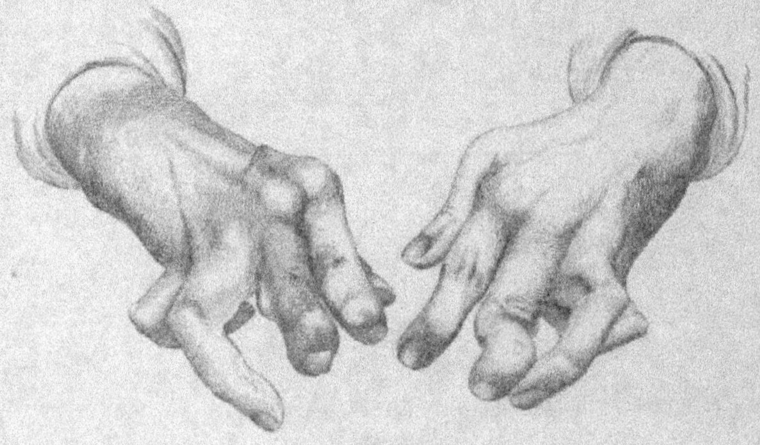

Fig. 110.
Rhumatisme déformant (Hospice du Perron).

d'arthrites ankylosantes des articulations des épaules et des
hanches (STRÜMPELL). C'est à ces cas que MARIE a donné le nom
de *spondylose rhizomélique* (σπονδυλος, vertèbre ; ρίζα, racine ;
μέλος, membre), parce qu'il y a atteinte de la colonne et de la
racine des membres. Dans un certain nombre de cas les articulations temporomaxillaires sont intéressées.

Au même titre que les autres localisations du rhumatisme
chronique, la spondylose rhizomélique est susceptible d'être
démembrée. La blennorragie est assez souvent en cause ; souvent
aussi la tuberculose ainsi que l'a démontré POXCET : les antécédents héréditaires ou personnels des malades, leur réaction a

la tuberculine, la présence des lésions tuberculeuses évidentes dans d'autres organes, ne laissent aucun doute à cet égard, il s'agit bien alors d'une localisation du rhumatisme tuberculeux.

Parmi les autres manifestations du rhumatisme chronique nous devons encore signaler l'arthrite sèche de la hanche ou *morbus coxæ senilis*, et les *nodosités d'Heberden*. Celles-ci sont de petites

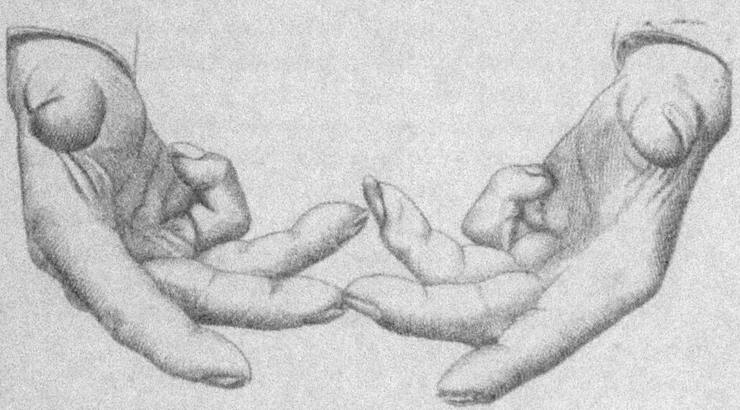

Fig. 111.
Rétraction de l'aponévrose palmaire.

saillies dures, et immobiles, du volume d'un pois, au niveau des articulations des phalangines, avec les phalangettes ; elles déforment ainsi les doigts et gênent un peu leurs mouvements. Elles existent isolément ou coexistent avec d'autres déformations. Il ne faut pas les confondre avec les *tophi* de la goutte, car elles ne sont pas, comme eux perméables aux rayons X.

Je signalerai en terminant la *rétraction de l'aponévrose palmaire*, qui s'observe chez des arthritiques ou chez des rhumatisants chroniques (fig. 111), mais peut-être aussi une manifestation de la tuberculose (A. Poncet).

5° Diagnostic. — Les déformations du rhumatisme noueux ne doivent pas être confondues : 1° avec celles que laisse la goutte articulaire (reconnaissable à ses *tophi*), et notamment la goutte saturnine ; 2° avec les arthropathies des maladies organiques du système nerveux (tabes, syringomyélie, hémiplégie, etc.)

La radiographie permet de suivre les lésions osseuses et peut même contribuer au diagnostic : on constate la disparition de l'interligne articulaire, parce que le cartilage diarthrodial, transparent aux rayons X, est disparu : c'est la première lésion. De plus il y a un boursouflement des têtes osseuses, avec raréfaction du tissu osseux, se manifestant par une teinte plus claire ; leur hypertrophie n'est donc qu'apparente. Plus tard les surfaces articulaires sont subluxées ou soudées. Les nodosités d'Heberden apparaissent comme des formations osseuses (DESTOT et BARJON).

Toute différente est la radiographie d'une main goutteuse, dont les déformations s'effacent aux rayons X, parce qu'elles sont dues aux tophus qui sont transparents. Différente encore est la radiographie des arthropathies nerveuses qui peut se résumer ainsi : raréfaction osseuse des extrémités articulaires, production d'ostéophytes, ossification de la capsule et des tendons à distance.

6° Traitement. — Le traitement par le salicylate de soude est ici d'une inefficacité désespérante, nouveau caractère distinctif d'avec le rhumatisme articulaire aigu ou subaigu. On s'adressera aux eaux thermales (Aix-en-Savoie) aux bains de boue, aux bains de vapeur et au massage, surtout s'il y a de l'amyotrophie. L'emploi de l'iodure de potassium à l'intérieur, à la dose de 1 à 2 grammes par jour, doit être longtemps continué.

LIVRE IX

SYNDROMES ATTRIBUÉS A DES TROUBLES DES SÉCRÉTIONS INTERNES

Les sécrétions internes du pancréas, du foie, du corps thyroïde, du corps pituitaire, des capsules surrénales, du testicule, de l'ovaire, du rein, etc., jouent un rôle considérable en physiologie. Leur rôle en pathologie n'est pas complètement élucidé ; on sait cependant que les troubles de la sécrétion interne du pancréas jouent un rôle dans le diabète, ceux de la sécrétion thyroïdienne un rôle dans le goitre exophtalmique, ceux de la sécrétion ovarienne un rôle probable dans la chlorose, etc. Décrire ces maladies comme des syndromes dépendant de la viciation des sécrétions internes, serait excessif ; il n'en est plus de même pour l'acromégalie, le myxœdème et la maladie d'Addison, où l'influence de cette cause est mieux démontrée.

ARTICLE PREMIER

ACROMÉGALIE

Comme son nom l'indique, l'acromégalie (de ἄκρος, *extrémité*, et μέγας, *grand*) est surtout caractérisée par une augmentation de volume des extrémités. Cette entité morbide a été isolée par Pierre Marie en 1885.

1° **Étiologie**. — Ce qu'il y a de plus certain est relatif à l'âge des malades ; l'acromégalie se développe ordinairement au voisinage de la puberté. On a pu la voir apparaître dans quelques cas beaucoup plus tôt ; en tout cas elle n'est jamais congénitale. On a invoqué l'influence des chagrins, de l'hérédité nerveuse, etc.

Dans un cas unique d'UNVERRICHT elle s'était développée à la suite d'un traumatisme. On a vu la syringomyélie se compliquer de quelques symptômes acromégaliques.

2° Symptômes. — Les *déformations des mains* ont été décrites par MARIE sous deux types, suivant qu'elles prédominent en travers ou en long ; mais dans un cas comme dans l'autre il y a une hypertrophie généralisée des tissus de la main, portant sur le squelettte aussi bien que sur les parties molles ; le développement du tissu sous-muqueux rend la main comme capitonnée, les doigts sont arrondis « en saucisson » (MARIE). Les *pieds* subissent une hypertrophie analogue. Cette hypertrophie s'atténue progressivement au niveau de la jambe et de l'avant bras.

Le *maxillaire inférieur* est saillant, très proéminent, la lèvre inférieure un peu pendante ; l'hypertrophie du nez et des pommettes est moins prononcée. Assez souvent il y a de l'épaississement de la langue (*macroglossie*) et des déformations thoraciques. DUCHESNEAU a signalé l'amyotrophie [1].

La céphalalgie, la lassitude, les troubles du caractère, l'irrégularité de la menstruation sont des symptômes assez fréquents. Parmi les troubles visuels, le plus remarquable est l'hémianopsie temporale bilatérale due à la compression de la partie interne des bandelettes optiques par le corps pituitaire hypertrophié.

3° Anatomie pathologique. — Les *lésions osseuses* consistent surtout dans un accroissement exagéré de l'os médullaire aux dépens de l'os périostique qui finit par se réduire à une couche très mince (DUCHESNEAU). La selle turcique et les sinus de la face sont élargis.

Le *corps pituitaire* est hypertrophié ; il peut atteindre le volume d'un œuf de poule (HANNOT) et comprime les bandelettes

---

[1] DUCHESNEAU, *Contribution à l'étude anatomique et clinique de l'acromégalie et en particulier d'une forme amyotrophique de cette maladie*, Thèse de Lyon, 1894.

optiques, le microscope y montre des tractus de sclérose, de grandes cellules polynucléées rappelant les cellules géantes et des éléments à gros noyau décrits par CLAUS et VAN DER STRICHT sous le nom de *mégacaryocytes*.

Dans le *corps thyroïde* les cellules des vésicules prolifèrent ou subissent la dégénérescence colloïde.

Le thymus, qui disparaît chez l'adulte, reparaît chez les acromégaliques, peut-être pour suppléer à l'insuffisance du corps pituitaire. MARIE a donné à ce phénomène le nom de *reviviscence du thymus*.

Les ganglions et les cordons nerveux du grand sympathique sont hypertrophiés. Les tuniques artérielles le sont également.

4° Pathogénie. — La pathogénie de l'acromégalie est très obscure. — La plupart des auteurs, en se basant sur l'anatomie pathologique, font jouer le plus grand rôle à l'augmentation de volume de l'hypophyse ou corps pituitaire, quelle que soit la nature de cette hypertrophie. Quelques auteurs considèrent cependant cette augmentation de volume du corps pituitaire comme secondaire, au même titre que l'hypertrophie de la langue, du voile du palais, de la muqueuse du pharynx. On sait en effet que la partie antérieure de l'hypophyse se développe en même temps que le pharynx dont elle est une émanation, et reconnaît les mêmes origines embryologiques ; or, c'est précisément cette partie antérieure qui est la plus atteinte dans l'acromégalie. — En raison toutefois de la constance des altérations hypophysaires, on s'accorde à peu près pour les considérer comme primordiales. Mais d'autres problèmes restent encore sans solution : 1° cette augmentation de volume du corps pituitaire est-elle une sorte d'hypertrophie compensatrice, consécutive à une lésion du corps thyroïde ; ou bien la lésion des deux glandes est-elle simultanée ? 2° quel rapport causal existe-t-il entre la lésion du corps pituitaire et les lésions osseuses ? Faut-il admettre que cette glande, par sa *sécrétion interne*, neutralise à l'état normal certains produits toxiques qui vont, lorsque sa fonction devient défectueuse, se localiser de préférence aux extrémités ?

Une autre question à l'étude est celle des rapports du *gigantisme* et de l'acromégalie. Certains auteurs, se basant surtout sur la taille en général élevée des acromégaliques, admettent une analogie complète entre ces deux états : le même processus, d'après Brissaud, donne naissance au gigantisme lorsqu'il frappe un organisme encore en voie de croissance, à l'acromégalie lorsque la croissance est terminée. Pour d'autres auteurs, l'identité n'est pas aussi absolue, bien que cependant nombre de géants soient des acromégaliques.

5° Traitement. — En dehors d'un traitement purement symptomatique, le traitement pathogénique est celui qui consiste à rendre à l'organisme la sécrétion interne qui lui manque en faisant ingérer du corps thyroïde ou du corps pituitaire. Cette méthode, cependant rationnelle, n'a donné dans quelques cas que des succès passagers et partiels.

ARTICLE II

MYXŒDÈME

Le myxœdème est un trouble général de l'économie lié à l'atrophie, à l'absence du développement ou à l'ablation du corps thyroïde.

Cette affection fut décrite pour la première fois en 1873 par Gull, qui l'observa chez des femmes ; Ord, en 1876, lui donna le nom de *myxœdème* (œdème muqueux) en se basant sur les constatations anatomo-pathologiques. Charcot l'appela *cachexie pachydermique.*

En 1880, Bourneville décrivit l'*idiotie myxœdémateuse.*

En 1882, J. et A. Reverdin (de Genève) découvrirent le *myxœdème opératoire*, c'est-à-dire consécutif à l'ablation du corps thyroïde ; Kocher désigna des faits semblables sous le nom de *cachexie strumiprive.*

Il y a donc trois phases dans l'historique du myxœdème, correspondant à chacune de ses trois variétés étiologiques et cliniques.

Étudions-les maintenant séparément.

1° Myxœdème spontané des adultes. — Il se développe beaucoup plus souvent chez la femme que chez l'homme. Trois ordres de symptômes le caractérisent : l'œdème, les modifications du corps thyroïde, les troubles nerveux et généraux.

a. *Œdème*. — Il y a une *infiltration* diffuse, une sorte d'*empâtement de tous les téguments* ; les paupières, les ailes du nez, la lèvre inférieure sont œdématiées, les joues sont *soufflées*, comme tremblotantes, la face a « un aspect de pleine lune » ; les doigts sont arrondis en boudins, comme capitonnés. Cette tuméfaction est résistante, élastique ; elle ne garde pas l'empreinte du doigt, ce en quoi elle se distingue de la plupart des œdèmes. La peau est glabre, les poils sont rares. Ces modifications ne se bornent pas au tégument externe ; la muqueuse de la langue et celle des cordes vocales sont épaissies ; la dysphagie et la raucité de la voix en sont la conséquence.

b. *Modifications du corps thyroïde*. — Le *corps thyroïde* est ordinairement atrophié, impossible à sentir par la palpation du cou, ou bien il y a au contraire un véritable goitre.

c. *État général*. — Apathiques, irritables, ces malades sont des « ralentis », tant au point de vue de la nutrition qu'au point de vue de la pensée et des mouvements. Ils éprouvent une sensation de froid continuelle. Leurs gestes sont lents et maladroits ; les battements du cœur sont diminués de nombre, la température descend à 36° et au-dessous, l'urine est pauvre en urée et en phosphates. Cette torpeur générale aboutit après des années à la cachexie et à la mort, qui survient souvent par suite de la phtisie pulmonaire.

L'autopsie montre une sclérose diffuse du corps thyroïde, et l'infiltration du tissu cellulaire par une substance gélatineuse, analogue à la mucine. Le corps pituitaire est hypertrophié ; le thymus l'est également ; on désigne cet état sous le nom de *reviviscence du thymus*.

2° Idiotie myxœdémateuse (Bourneville). — Cette forme de myxœdème apparaît au moment du sevrage ; ses symptômes sont les mêmes que ceux de la forme précédente, mais on observe de plus un arrêt de développement de l'intelligence (idiotie), un arrêt de développement des organes génitaux et enfin une absence complète du corps thyroïde. Ces différences tiennent à ce que l'organisme a été frappé *au début de son développement*, et non à l'état adulte.

3° Myxœdème post-opératoire. — J. et A. Reverdin ont vu se développer, quelques mois après une thyroïdectomie totale, un *syndrome clinique tout à fait analogue au myxœdème spontané des adultes*, décrit par Ord, constatation qui a la valeur d'une expérience de laboratoire, et éclaire considérablement la pathogénie du myxœdème spontané. On a remarqué de plus que, si l'ablation de la glande thyroïde n'est pas *totale*, si le chirurgien en laisse un fragment, ou si un lobule aberrant de la thyroïde s'hypertrophie par compensation, le myxœdème ne se développe pas. Schiff et Colasanti Horsley, ont expérimentalement démontré qu'on prévenait le myxœdème chez un animal thyroïdectomisé en lui greffant sous la peau un fragment de glande thyroïde.

On ne peut expliquer ces faits qu'en attribuant à la glande thyroïde une sécrétion interne, comparable à celle du testicule ou du pancréas, sécrétion utile à l'organisme probablement parce qu'elle détruit une substance toxique élaborée dans l'économie. Rossi et Gley ont vu en effet que le sang des animaux thyroïdectomisés était très toxique.

Brissaud est disposé à rattacher au myxœdème des troubles de la nutrition qu'il est difficile de classer comme maladies, par exemple certains arrêts de développement (infantilisme) ou certains types de constitution appartenant à ce qu'on appelait naguère le tempérament lymphatique. — Si l'on ajoute que dans certains cas l'obésité et même l'adipose douloureuse de Dercum (1298) ont été nettement influencées par le traitement thyroïdien, que de récents travaux font soupçonner en outre des rapports encore mal déterminés entre les lésions du corps thyroïde et la sclérodermie, on comprend qu'il faut s'attendre à un nouvel agrandissement du cadre déjà si élargi de la pathologie thyroïdienne.

4° Traitement. — Il faut éviter d'opérer le goitre par la thyroïdectomie *totale*, et la remplacer soit par l'énucléation des masses kystiques, soit par l'exothyropexie. Le myxœdème une fois constitué, après opération ou spontanément, il faut rendre à l'organisme la sécrétion thyroïdienne qui lui manque. On arrive à ce but par la greffe d'un fragment de corps thyroïde, par des injections d'extrait thyroïdien ou plus simplement par l'ingestion de corps thyroïde de mouton (Howitz), ou de thyroïdine. On institue une dose journalière déterminée qu'on diminue ou qu'on suspend temporairement quand surviennent les phénomènes d'intolérance : tachycardie et diarrhée. En effet il est digne de remarque que cette médication, appliquée sans mesure, dépasse le but et produit des phénomènes d'excitation rappelant de très près les symptômes du goitre exophtalmique (agitation, tachycardie, tremblement, éclat des yeux, élévation de la température, etc.), c'est-à-dire d'une affection considérée comme le résultat d'une activité pathologiquement exagérée du corps thyroïde. On est ainsi conduit à penser que le myxœdème résulte d'un défaut de la sécrétion thyroïdienne, et la maladie de Basedow d'un excès de cette sécrétion.

ARTICLE III

MALADIE BRONZÉE D'ADDISON

Cette maladie découverte par ADDISON en 1855 consiste surtout dans une coloration bronzée des téguments, attribuée à des altérations des capsules surrénales ou du plexus solaire.

1° Symptomatologie. — L'affection est caractérisée dans ses formes typiques par la réunion de phénomènes nerveux variés et d'une pigmentation de la peau et des muqueuses.

a. *Phénomènes nerveux*. — Les phénomènes nerveux sont les premiers en date. La maladie débute très insidieusement par une asthénie, une apathie que rien n'explique et qui contraste avec l'absence de tout signe de cachexie. Les malades restent constamment affaissés, appréhendent le moindre effort et son exécution les laisse complètement anéantis. Cette *asthénie* est la véritable caractéristique de la maladie d'Addison. C'est un signe qui ne fait presque jamais défaut, mais qui en raison même de sa banalité, et joint à l'amaigrissement, fait plutôt songer à une anémie quelconque. La perte des forces peut être poussée à des limites extrêmes, sans qu'il y ait cependant suppression complète des mouvements. Il y a asthénie et non paralysie.

En même temps le malade accuse des douleurs vagues, surtout lombaires, mais quelquefois aussi localisées dans l'hypocondre, à l'épigastre ou au sommet de la tête. Puis s'installent des troubles digestifs, du hoquet, des nausées, des vomissements, de la constipation.

b. *Pigmentation*. — Lorsque l'asthénie et tous les autres troubles nerveux ont fait des progrès, apparaît progressivement la pigmentation.

Ce n'est qu'à un stade avancé qu'elle se généralise : au début elle affecte certains lieux d'élection. Elle s'accentue d'abord sur la face, le cou, le devant de la poitrine, sur la face dorsale des mains, sur le pénis et le scrotum, à la face interne des cuisses. On remarquera que ce début se fait précisément par les régions du tégument découvertes ou par celles qui sont normalement les plus pigmentées. La pigmentation de la peau chez le nègre, subit d'ailleurs, ainsi que le fait remarquer GUERMONPREZ, une marche sensiblement analogue.

A mesure que la maladie progresse et que la pigmentation se généralise et s'accentue au point de rappeler la teinte du mulâtre, les parties primitivement affectées se foncent plus que les autres. La coloration anormale envahit fréquemment les poils, plus rarement les ongles et même les dents (GAOMIEN). Sur la teinte uniformément foncée du tégument se détachent des points d'un granité plus accentué, des macules presque noires, d'autres fois au contraire des points moins pigmentés et rappelant le vitiligo.

Les *muqueuses* sont intéressées, comme la peau; on observe sur la voûte palatine, sur les lèvres, à la face interne des joues des taches noires caractéristiques.

Les conjonctives sont habituellement respectées.

Au bout d'un an à trois ans, à mesure que la pigmentation fait des progrès et que les douleurs augmentent, survient une *cachexie* caractérisée par des troubles gastro-intestinaux et par une faiblesse extrême qui se termine souvent par le coma. Les cas de guérison sont exceptionnels et d'ailleurs douteux.

2° Diagnostic. — La maladie d'Addison présente en somme, deux ordres de symptômes : 1° les phénomènes nerveux, qui ouvrent la scène ; 2° la pigmentation qui est toujours consécutive et dont quelques observations montrent d'ailleurs la contingence. Réunis, ces deux ordres de symptômes imposent le diagnostic. Il n'en est plus de même lorsqu'ils existent isolément.

Les maladies qui s'accompagnent de pigmentation anormale : la pellagre, le diabète bronzé (cirrhose hypertrophique pigmentaire des diabétiques), l'impaludisme, certaines cachexies cancéreuses se reconnaissent à leurs signes propres, et à cette particularité que les muqueuses sont ordinairement indemnes. Même remarque en ce qui concerne la mélanodermie phtiriasique ou maladie des vagabonds et celle qui succède à l'emploi prolongé du nitrate d'argent.

Les affections qui s'accompagnent d'un épuisement considérable peuvent aussi donner le change.

3° Anatomie pathologique. — Les lésions le plus souvent constatées portent sur les *capsules surrénales* et dans la grande majorité des cas il s'agit de *tuberculose* à ses différents stades (caséification, suppuration, sclérose, infiltration calcaire, etc.), et par conséquent sous des aspects très variés. Chez des sujets qui ont succombé à une tuberculose déjà ancienne et avec des suppurations multiples on rencontre aussi la dégénérescence amyloïde. Le cancer est exceptionnel. Ces lésions capsulaires sont fréquemment associées à des *lésions nerveuses* du voisinage portant sur les ganglions semi-lunaires, les filets nerveux voisins, le plexus solaire, etc. Ganglions et capsules peuvent être soudés au point de ne former qu'une seule masse caséeuse.

Beaucoup plus rarement les lésions nerveuses existent seules ou associées à des lésions diverses telles que carie vertébrale, adénopathies cancéreuses, etc., avec intégrité complète des capsules surrénales. Ajoutons enfin que nombreux sont les cas où on trouve à l'autopsie une tuberculose capsulaire avancée, sans qu'elle se soit manifestée pendant la vie par le tableau symptomatologique de la maladie bronzée.

4° **Pathogénie**. — Ce résumé anatomo-pathologique fait déjà prévoir qu'il existe deux théories en présence, susceptibles d'expliquer la maladie d'Addison : la théorie capsulaire et la théorie nerveuse.

a. *Théorie capsulaire*. — La théorie capsulaire a pour elle les expériences déjà anciennes de Brown-Séquard et celles plus récentes d'Abelous et Langlois qui montrent que l'ablation des capsules surrénales est incompatible avec la vie, que les animaux acapsulés meurent avec des phénomènes convulsifs ou paralytiques, que peut conjurer pour un certain temps l'injection d'extrait de capsules surrénales, et que la greffe d'un fragment de capsule peut prévenir. Les capsules surrénales agiraient probablement par neutralisation d'un principe toxique élaboré dans l'organisme et résultant du travail musculaire. Elles agiraient donc comme le pancréas ou le corps thyroïde par leur sécrétion interne, et la maladie d'Addison reconnaîtrait une pathogénie identique à celle du diabète ou du myxœdème. Cette théorie séduisante a pour elle, avec les résultats de l'expérimentation, les lésions si fréquentes des capsules surrénales dans la maladie d'Addison ; mais elle a contre elle de nombreuses observations de maladie bronzée sans lésion capsulaire ou avec une lésion capsulaire unilatérale, et d'autres où les symptômes caractéristiques ont manqué malgré la tuberculose avancée des capsules ou même malgré leur absence congénitale.

D'ailleurs par l'ablation expérimentale des capsules on n'a pu reproduire la pigmentation.

b. *Théorie nerveuse* (JACCOUD). — Cette théorie a contre elle l'inconstance des lésions nerveuses. Cette objection perd toutefois de sa valeur si l'on admet avec ALEZAIS et ARNAUD que la tuberculose capsulaire, arrivée à la périphérie de la glande, intéresse les ganglions nerveux sympathiques situés dans son enveloppe fibreuse ou à sa face externe. Il y aurait donc fatalement lésion nerveuse et cette particularité explique encore pourquoi la tuberculose capsulaire reste sans symptômes tant qu'elle est limitée aux parties centrales.

Par la théorie nerveuse et sympathique s'expliquent tous les symptômes et notamment la pigmentation. On sait que le pigment n'est pas formé dans la peau, mais apporté aux cellules épithéliales par les leucocytes (RENAUT) et par des éléments spéciaux, cellules étoilées de LANGERHANS dont les prolongements pénètrent dans le corps muqueux de Malpighi. Ces corps pigmentaires sont probablement l'analogue des chromoblastes qui, chez certains animaux, produisent alternativement la pâleur ou la pigmentation du tégument par leur rétraction ou leur étalement et sont régis par des nerfs qui suivent le trajet des vasomoteurs [1].

5° Traitement. — L'asthénie, l'amaigrissement, la cachexie terminale invitent le médecin à s'efforcer de relever l'état général par les toxiques. Parmi eux GREENHOW accordait la première place à l'huile de foie de morue. Les préparations de fer sont également susceptibles de rendre des services. L'arsenic, à haute dose et longtemps continué, paraît améliorer notablement l'état général de certains malades (BOUVERET). Il faut combattre par les moyens ordinaires les vomissements qui précipitent l'apparition de la cachexie.

On a fondé, ces dernières années, de grandes espérances sur les injections d'extrait de capsules surrénales. Ce sont les expé-

[1] RAYMOND. *Arch. de physiologie*, 1892.

riences physiologiques d'ABELOUS et LANGLOIS qui ont motivé l'emploi de cet agent. Les résultats n'ont pas été très satisfaisants : l'extrait jouit d'un pouvoir vaso-constricteur énergique, il est par conséquent susceptible de provoquer une syncope par anémie cérébrale.

LIVRE X

INTOXICATIONS

Dans un précis de ce genre nous ne pouvons passer en revue toutes les intoxications, car elles relèvent plutôt de la médecine légale, de la toxicologie ou de la thérapeutique. Nous étudierons seulement les plus importantes par leur fréquence : l'alcoolisme, le saturnisme, l'arsénicisme, l'hydrargyrisme, le morphinisme et les intoxications alimentaires.

ARTICLE PREMIER

ALCOOLISME

Dans ce chapitre nous n'aurons pas seulement en vue l'intoxication par l'acool, mais encore celle par les essences (absinthe, arquebuse, etc.) ; souvent en effet elles sont cliniquement inséparables ; il s'agit d'une intoxication combinée. On admet notamment que les essences jouent un grand rôle dans la production des phénomènes convulsifs.

L'alcoolisme chronique chez les buveurs de vin est également fort complexe : à côté de l'influence nocive de l'alcool il faut faire intervenir celle du plâtrage (Lancereaux), des sels, et de divers éthers.

§ 1. — Alcoolisme aigu

Ingéré à dose massive l'alcool produit l'ivresse, c'est-à-dire une excitation passagère du système nerveux, caractérisée par de l'agitation, de la loquacité, de l'incohérence, suivie ordinairement d'un sommeil profond. A très hautes doses l'alcool ou les essences peuvent produire le coma d'emblée, avec une perturbation profonde des fonctions organiques et une hypothermie qui peut aller jusqu'à 26° et au-dessous si l'alcoolique est exposé au froid. Le coma se termine quelquefois par la mort. L'intoxication aiguë par les essences et surtout par l'absinthe produit parfois des phénomènes convulsifs ou, ainsi que je l'ai observé, une sorte de strychnisme avec tremblement et exagération des réflexes.

Dans les cas mortels on ne trouve qu'une congestion généralisée des méninges, du cerveau et de la plupart des viscères.

Le *traitement* du coma alcoolique, que l'odeur exhalée par le malade empêchera de confondre avec les autres comas (urémique, diabétique, apoplectique, etc.), consiste dans l'administration des stimulants (injections sous-cutanées d'éther, acétate d'ammoniaque, café) précédée autant que possible de l'évacuation de l'alcool encore contenu dans l'estomac.

§ 2. — ALCOOLISME CHRONIQUE

Tous les appareils de l'organisme sont plus ou moins intéressés par l'alcoolisme chronique, mais à des degrés divers ; c'est affaire de prédisposition individuelle.

1° Symptômes. — Les *troubles digestifs* sont les plus fréquents ; ils sont caractérisés par la diminution de l'appétit, la lenteur des digestions, et surtout les nausées et les vomissements aqueux qui se produisent le matin à jeun (*pituite*). Il y a habituellement diminution notable de l'acide chlorhydrique. Cette gastrite chronique ou catarrhe de l'estomac est caractérisée anatomiquement par des lésions interstitielles de la muqueuse stomacale, avec atrophie progressive des éléments glandulaires.

Le pharynx est uniformément rouge et souvent parsemé de granulations.

Il y a parfois une diarrhée tenace due à l'entérite chronique, et des poussées de congestion du foie avec douleur à l'hypocondre droit et teinte subictérique des conjonctives. — Les ar-

teres sont saillantes et athéromateuses : la face et le nez sont parsemés de fines varicosités. — La voix est éraillée ou rauque.

Les *troubles nerveux* consistent dans des vertiges, des fourmillements des extrémités, de l'hyperesthésie cutanée et musculaire,
de l'affaiblissement de la vue, de la diminution de la mémoire.
Les plus caractéristiques sont le tremblement et les hallucinations.

Le *tremblement* est à peu près limité aux extrémités ; lorsque
le malade tient la main étendue et les doigts écartés, on voit
que ceux-ci sont animés de petites oscillations transversales de
faible amplitude. C'est le matin à jeun que le tremblement est
le plus marqué ; il s'atténue lorsque le malade a ingéré une petite
dose d'alcool, c'est-à-dire l'excitant auquel ses centres nerveux
sont habitués.

Le sommeil de l'alcoolique est souvent troublé par l'insomnie
et par des rêves pénibles ou terrifiants ; il est réveillé en sursaut
et éprouve des *hallucinations* de la vue ; il voit courir devant lui
des animaux (rats, serpents, etc.). Cette forme d'hallucinations,
spéciale à l'alcoolisme, a une grande valeur diagnostique. On la
désigne sous le nom de *zoopsie*.

Les troubles digestifs et la pituite, la coloration de la face et
surtout du nez, le tremblement, les hallucinations de la vue, tels
sont donc les stigmates habituels de l'alcoolisme chronique. La
prédominance de l'intoxication sur tel ou tel organe peut donner lieu à de véritables complications que nous allons rapidement énumérer.

2° Complications. — La cirrhose atrophique (cirrhose de
LAENNEC), certaines cirrhoses hypertrophiques, l'ictère catarrhal
témoignent de l'action du toxique sur le foie.

Les complications nerveuses sont des plus importantes ; les
troubles mentaux sont quelquefois tels qu'ils simulent à s'y méprendre la paralysie générale (pseudo-paralysie générale alcoolique) ; l'alcoolisme est aussi une cause puissante d'épilepsie.

Les *paralysies alcooliques* portent principalement sur les extenseurs du pied ; sa pointe râcle le sol au lieu de se relever pendant la marche ; pour ne pas trébucher le malade est obligé de

s'avancer en relevant fortement les jambes à chaque pas, à
la façon des chevaux qui steppent : Charcot a donné à cette démarche spéciale le nom de *steppage*. Elle simule fort grossièrement celle des ataxiques ; jointe à divers troubles de la sensibilité et à l'abolition des réflexes rotuliens, elle forme l'élément le
plus important de ce qu'on a nommé le *pseudo-tabes alcoolique*,
à cause de ses analogies lointaines avec le tabes dont il se distingue par l'absence de période préataxique et de véritable incoordination, et par la rareté des symptômes céphaliques.

Ces paralysies sont ordinairement dues à des névrites périphériques ; il existe toutefois des paralysies alcooliques généralisées
à marche rapidement mortelle, qui dérivent d'une lésion médullaire (Achard et Soupault).

Le *delirium tremens* est un violent délire de parole et d'action,
accompagné d'hallucinations, qu'on observe au cours de l'alcoolisme chronique. Il est souvent provoqué par une maladie aiguë
(pneumonie, érysipèle), par un traumatisme ou une opération
chirurgicale.

A ces complications, il faut encore ajouter la *gangrène* des
extrémités par artérite, le *ramollissement cérébral* par thrombose
et l'atrophie des nerfs optiques qui peut aboutir à la cécité complète, mais se caractérise à son début par l'*amblyopie pour le vert*,
puis par un scotome central.

Les diverses maladies infectieuses, syphilis, pneumonie, érysipèle, suppurations, revêtent chez l'alcoolique une gravité toute
particulière. La marche de la tuberculose est considérablement
accélérée.

L'épilepsie et l'idiotie sont assez fréquentes dans la descendance des alcooliques.

3° Anatomie pathologique. — La gastrique chronique, la
cirrhose hépatique, la dégénérescence athéromateuse de l'aorte
et des artères, des foyers de ramollissement cérébral, la pachy-
méningite, la surcharge graisseuse du cœur, sont les principales
lésions qu'on trouve à l'autopsie d'un alcoolique.

4° Traitement. — Le traitement consiste dans la suppression des habitudes alcooliques et le régime lacté mitigé. On traite les paralysies par la strychnine (0,005 à 0,01 centigr.). En cas de delirium tremens, il faut recourir à l'alcool et aux opiacés (0,05 à 0,10 d'extrait thébaïque).

ARTICLE II

SATURNISME

On désigne sous le nom de saturnisme l'intoxication par le plomb ou par ses sels.

1° Étiologie. — Cette intoxication est presque toujours d'origine professionnelle ; on l'observe surtout chez les peintres, les typographes, les ouvriers qui travaillent dans les mines de plomb ou les fabriques de céruse.

2° Anatomie pathologique. — On retrouve le plomb dans le foie, le rein et le cerveau. Les lésions les plus caractéristiques sont celles des reins qui présentent une néphrite interstitielle typique, celles des vaisseaux souvent athéromateux, et celles du cœur dont l'hypertrophie porte sur le ventricule gauche. — Les paralysies saturnines s'accompagnent de lésions atrophiques des muscles et d'une névrite parenchymateuse bien étudiée par GOMBAULT. — Le nombre des globules sanguins est diminué.

3° Symptômes et accidents. — Le plomb, en imprégnant les divers organes, détermine une déchéance générale de l'économie, qui aboutira progressivement à la cachexie saturnine.

Les *téguments* sont décolorés, pâles, jaunâtres ; cette teinte spéciale tient au spasme de la circulation périphérique, car le plomb détermine une réaction vasculaire, et surtout aux altérations du sang. Le *pouls* est dur, tendu, polycrote, quelquefois même à plateau ascendant.

L'*anémie* saturnine est caractérisée par une diminution considérable des globules et de l'hémoglobine.

La *cirrhose du foie* dans le saturnisme paraît établie par quelques observations de Potain.

Les particules métalliques en se déposant sur les gencives, produisent sur leur bord libre un liséré gris bleuâtre (*liséré de Burton* ou liséré saturnin). Elles sont habituellement fongueuses. Cette gingivite et la stomatite qui l'accompagne donnent à l'haleine une odeur fétide.

De tous les accidents susceptibles de venir compliquer l'intoxication, la colique est le plus fréquent. Elle est précédée de quelques troubles digestifs (anorexie, constipation), ou bien éclate brusquement sans prodromes. La douleur est surtout violente

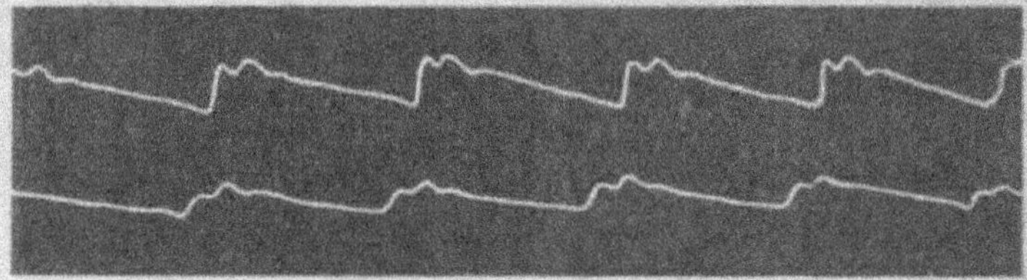

Fig. 112.
Pouls saturnin.

au-dessus de l'ombilic dans la moitié supérieure de l'abdomen ; mais elle se généralise et s'irradie même vers les lombes ou les testicules. Elle s'accompagne d'hyperesthésie cutanée et de rétraction de l'abdomen, au point que quelques auteurs la considéraient comme due au spasme des muscles abdominaux. Un attouchement superficiel augmente les douleurs, qu'une pression profonde calme au contraire.

La douleur est vive, à peu près continue, mais entrecoupée de tranchées pénibles ; elle peut s'accompagner de nausées et de vomissements. La face est très pâle et les traits expriment l'angoisse. La dureté du pouls augmente. Il est tendu et présente de multiples oscillations (pouls polycrote, fig. 102).

Cette violente colique évolue sans fièvre et s'accompagne de *constipation*. — D'après Potain, on observerait dans plus de la moitié des cas une *diminution de volume du foie*, dont la matité

verticale peut être réduite à 6 ou 8 centimètres. Cette diminution de volume, qui disparaît après l'accès ou à la suite de l'administration d'un purgatif, n'est pas due alors à une sclérose atrophique de l'organe, mais à une simple rétraction vasculaire.

L'*albuminurie*, très fréquente, reconnaît pour cause une néphrite
interstitielle typique avec atrophie granuleuse (GOMBAULT).

La *goutte saturnine* est remarquable par son peu de prédilection pour l'articulation du gros orteil (voy. p. 744).

4° Troubles nerveux. — Les troubles *nerveux* que nous décrivons à part, vu leur importance, comprennent : 1° des troubles
moteurs (paralysies et tremblement) ; 2° des troubles de la sensibilité ; 3° des manifestations hystériques ; enfin 4° l'ensemble
des accidents connus sous le nom d'encéphalopathie saturnine.

A. PARALYSIES. — Les paralysies saturnines ne résultent pas,
comme on le croyait, de l'action toute locale du plomb sur les
muscles sous-jacents aux téguments imprégnés du métal ; le
toxique est apporté par la circulation, mais ce sont les muscles
les plus surmenés qui se paralysent le plus facilement ; ainsi
les deltoïdes chez les tisseurs qui se servent du métier à la Jac-
quard qui les oblige à lever les bras, les petits muscles des mains
chez les tailleurs de limes, etc.

a. *Anatomie pathologique*. — Bien que les paralysies saturnines
soient symétriques et en imposent quelquefois pour une lésion
de cause centrale ou radiculaire, elles sont cependant causées par
une névrite périphérique. Cette névrite que GOMBAULT a décrite
et reproduite expérimentalement, a été dénommée par lui névrite
parenchymateuse segmentaire périaxile, c'est-à-dire que les
lésions portent d'emblée sur la fibre nerveuse et que la proliffé-
ration du tissu conjonctif interstitiel n'est que secondaire ;
qu'elles n'envahissent qu'un certain nombre de segments inter-
annulaires isolés ou par petits groupes au lieu d'intéresser tout
le nerf dans sa continuité ; enfin qu'elles respectent le cylindraxe (voy. t. I, p. 305). Cependant, à mesure qu'on se rapproche
des extrémités nerveuses, on voit aussi des solutions de continuité du cylindraxe et de la vraie dégénérescence wallérienne. —

Les muscles sont pâles et diminués de volume. Le microscope montre l'atrophie simple de la fibre musculaire.

b. *Distribution des paralysies saturnines*. — Les paralysies saturnines, envisagées au point de vue de leur distribution, se distinguent en généralisées et localisées :

α) Les *formes généralisées* peuvent survenir d'emblée, envahissant en peu de jours les muscles des membres, du tronc, du larynx, frappant le malade d'impotence ou d'aphonie et le menaçant même d'asphyxie par paralysie du diaphragme, laissant quelquefois à leur suite des paralysies étendues. — Renaut a vu leur évolution s'accompagner d'élévation de la température (*forme fébrile*). — Plus souvent ces formes généralisées ont une allure plus lente et surviennent chez un vieux saturnin présentant déjà depuis longtemps de la paralysie des extenseurs ; la paralysie gagne alors les muscles des avant-bras et des jambes, plus rarement les bras et les cuisses, exceptionnellement le tronc.

β) Les *formes localisées* sont les plus fréquentes. Elles comprennent :

1° Le *type antibrachial* : c'est le type classique caractérisé par la paralysie des extenseurs des doigts et du poignet. A son début les faisceaux extenseurs du médius et de l'annulaire sont seuls pris ; l'index et l'auriculaire peuvent se relever, les deux doigts du milieu restent fléchis ; aussi dit-on que le malade « fait les cornes ». Plus tard les autres extenseurs se prennent à leur tour, puis les radiaux. La main reste alors passivement fléchie, pendante, en pronation et inclinée sur son bord cubital ; les gaines tendineuses de la face dorsale du poignet sont tuméfiées (*tumeur dorsale* de Guéra), les doigts sont à demi fléchis dans la main. — Les mouvements actifs d'extension et d'abduction sont totalement impossibles ; la flexion elle-même paraît manquer de force, mais ce n'est là qu'une apparence résultant de la flexion du poignet qui rend les fléchisseurs trop longs : il suffit de les tendre en relevant passivement le poignet du malade pour voir la flexion des doigts s'opérer normalement. La conservation de la contractilité du long supinateur contraste avec la paralysie des autres muscles innervés par le radial. Dans la flexion de l'avant-bras sur le bras on voit son relief se dessiner nettement (caractère distinctif de la paralysie radiale et de la paralysie saturnine) ; mais cette intégrité n'est pas absolument constante.

2° Le *type supérieur* ou *brachial*, dans lequel les muscles du groupe Duchenne-Erb sont paralysés : faisceau sternal du grand pectoral, deltoïde, biceps, brachial antérieur et long supinateur ; les mouvements d'élévation du bras et les mouvements de flexion de l'avant-bras sur le bras sont donc abolis. La rotation du bras et la supination sont également rendues impossibles par la paralysie du sus et sous-épineux et par celle du court supinateur.

3° Le *type* Aran-Duchenne qui rappelle l'atrophie musculaire progressive.

4° Le *type inférieur*, qui n'existe guère isolément et se caractérise par la paralysie des muscles du groupe antéro-externe de la jambe, à l'exception du jambier antérieur ; — elle s'accompagne de troubles de la marche et notamment de steppage.

5° Des *paralysies laryngées*, à évolution lente rappelant celles des chevaux employés dans les fabriques de céruse et qu'on est obligé de trachéotomiser.

A ces paralysies organiques du saturnisme il faut encore ajouter les paralysies s'accompagnant d'hémianesthésie ou de divers stigmates hystériques, débutant fréquemment à la suite d'un ictus apoplectique ou coïncidant avec des phénomènes convulsifs. Ce sont ordinairement des hémiplégies ou des monoplégies. L'autopsie ne montre pas de lésion capable de les expliquer : on les considère comme des paralysies hystériques.

c. Caractères généraux des paralysies saturnines organiques. — La paralysie saturnine est un type de névrite motrice : les troubles de la sensibilité (douleurs fourmillements, anesthésie), si marquées dans les paralysies alcooliques, sont ici très atténués. Par contre, l'atrophie musculaire, les altérations de la contractilité électrique existent au maximum, surtout dans la première et la quatrième forme ; les muscles paralysés réagissent mal au courant faradique ; leur excitabilité galvanique peut être augmentée, mais leur contraction est lente, comme vermiculaire (caractères de la réaction de dégénérescence) ; les réflexes sont abolis ; la circulation des téguments est paresseuse ; ils sont froids et bleus.

B. Tremblement. — Le tremblement est ordinairement limité aux mains. A l'inverse du tremblement alcoolique, qui existe surtout le matin, il apparaît ou s'exagère à la fin de la journée.

C. Troubles de la sensibilité. — Les troubles de la sensibilité sont très variés (anesthésie, analgésie, hyperesthésie cutanée ou musculaire, amblyopie) : on observe parfois de l'hémianesthésie, mais la plupart des auteurs la considèrent comme relevant de l'hystérie.

D. Manifestations hystériques. — Les manifestations hystériques (attaques hystériformes, hémianesthésie) ne sont en effet pas rares dans le saturnisme. Debove et Achard considèrent l'intoxication comme produisant un réveil de la névrose, ou ne faisant que préparer le terrain pour son apparition.

E. Encéphalopathie saturnine. — L'encéphalopathie saturnine pour revêtir les trois formes délirante, convulsive ou comateuse, cette dernière succédant ordinairement aux deux premières que leur nom seul définit suffisamment. Ces accidents débutent brusquement, durent quelques jours et peuvent se terminer par la mort. Ils surviennent moins chez les peintres, sujets à une intoxication chronique, que chez les ouvriers soumis à une absorption massive des poussières (dans les fabriques de céruse par exemple) ; l'absorption d'acides ou de fruits, pouvant mettre en liberté le plomb contenu dans le tube digestif, favorise leur apparition.

5° Traitement. — Il faut soustraire le malade à son intoxication et favoriser l'élimination du plomb par l'administration de l'iodure de potassium.

Chaque accident réclame un traitement approprié. La colique saturnine doit être traitée par une injection de chlorhydrate de morphine (1 ou 2 centigrammes) qui calme les douleurs, par des applications laudanisées, et par l'administration à l'intérieur d'extrait de belladone (6 à 8 centigrammes). On emploiera ensuite des purgatifs répétés.

Les paralysies saturnines sont justiciables de l'électrisation et du massage.

ARTICLE III

ARSENICISME

L'arsenicisme est, comme son nom l'indique, l'empoisonnement par l'arsenic [1].

1° Étiologie. — Il peut se présenter sous trois formes : arsenicisme aigu, subaigu ou chronique.

α) *L'arsenicisme aigu* est ordinairement accidentel ou criminel.

β) *L'arsenicisme subaigu* est plutôt d'origine alimentaire ou médi-

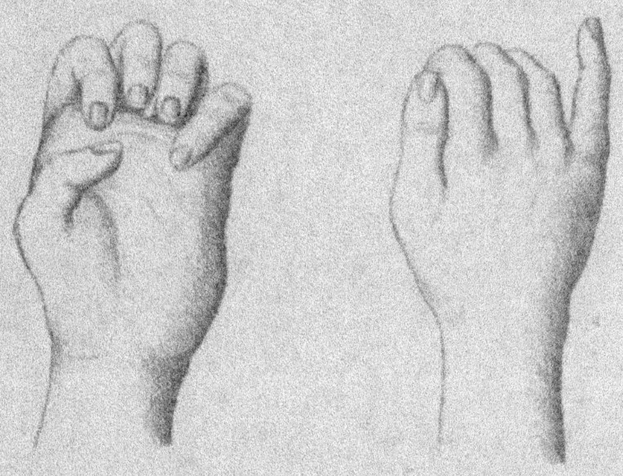

Fig. 113.
Paralysies arsenicales (d'après RAYMOND).

camenteuse ; à ce dernier point de vue l'intoxication a été surtout signalée dans le traitement du cancer (PARSONS, de Dublin), de la chorée, de la lymphadénie, du psoriasis, de l'eczéma, etc.

[1] G. BROUARDEL, *Étude sur l'arsenicisme*, Thèse de Paris, 1897.

γ) L'*arsenicisme chronique* peut reconnaître la même origine médicamenteuse, ou bien il s'opère par l'intermédiaire de tapisserie au vert de Scheele, de vin additionné d'acide arsénieux, etc. Dans certaines régions de l'Autriche, et surtout en Styrie, on absorbe par la voie buccale de grandes quantités d'arsenic.

2° Symptômes. — L'arsenicisme aigu débute par des nausées, des vomissements, des douleurs épigastriques et abdominales

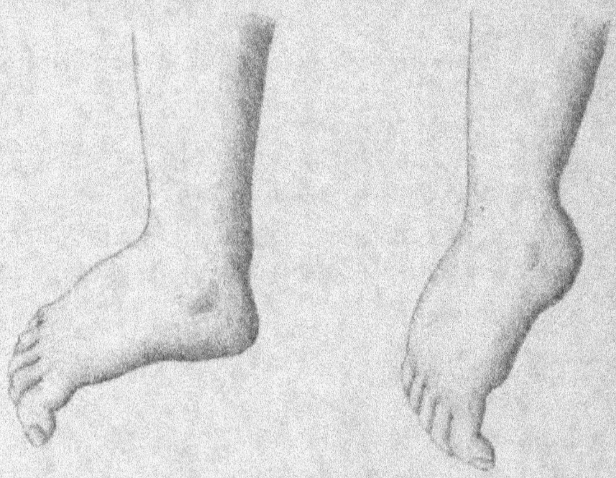

Fig. 111.
Paralysies arsenicales (d'après RAYMOND).

intenses des selles diarrhéiques et sanguinolentes ; il provoque en somme une violente gastro-entérite qu'on a pu quelquefois confondre avec le choléra. Après cette période aiguë, les accidents s'amendent et l'intoxication se manifeste seulement par des rougeurs de la peau qui est desquamée et luisante, de l'œdème des paupières et du scrotum, du catarrhe laryngo-bronchique, de l'œdème des malléoles, de la sudation exagérée. Elle s'accompagne de troubles nerveux variés, délire, amnésie, céphalalgie, douleurs des membres, engourdissements, fourmillements, anesthésies, etc. La paralysie intéresse de préférence les extrémités : elle se localise surtout aux petits muscles des *mains* et des *pieds* (paralysie *chiropodale*) ; elle est suivie d'atrophie musculaire et de réactions tendineuses. Cette paralysie peut se généraliser ; la mort est quelquefois due à la paralysie du cœur et survient au milieu de symptômes rappelant l'endocardite infectieuse (BROCARDEL et POUCHET).

Dans l'arsenicisme subaigu et chronique, les troubles gastro-intestinaux du début sont moins violents, la paralysie moins généralisée et l'atrophie musculaire moins prononcée. L'ataxie, le tremblement, l'épilepsie avec troubles intellectuels (IMBERT, GOURBEYRE) ont été observés.

3° Traitement. — Si l'arsenic est encore dans l'estomac, on doit s'efforcer de l'extraire par le lavage, par les vomitifs ; s'il a pénétré dans l'intestin on cherche à le neutraliser en administrant *larga manu* de la magnésie hydratée, de l'hydrate de sesqui-oxyde de fer ou des liquides mucilagineux.

ARTICLE IV

HYDRARGYRISME

On désigne sous le nom d'hydrargyrisme (du grec ὕδωρ, liquide et ἄργυρος, argent) l'intoxication par le mercure ou par ses sels.

1° Étiologie. — L'intoxication mercurielle est souvent d'*origine professionnelle* (mineurs, chapeliers, doreurs, miroitiers), mais souvent aussi d'*origine médicamenteuse* ; elle est alors consécutive soit à des frictions mercurielles, soit à l'administration du calomel, du protoiodure ou du bichlorure de mercure (pilules de Dupuytren). Cette intoxication, autrefois recherchée, doit être évitée par le médecin, car elle n'est nullement nécessaire à la réussite du traitement. Enfin dans un certain nombre de cas l'intoxication mercurielle est accidentelle, par exemple celle qui succède à l'ingestion du sublimé corrosif.

2° Symptômes. — Les *principaux signes* de cette intoxication sont la stomatite mercurielle avec chute spontanée des dents (voy. t. I, p. 419), la fièvre, l'agitation, le tremblement mercuriel qui simule de très près celui de la sclérose en plaques, des contractures et enfin des paralysies par névrite (voy. t. I, p. 309). Prolongée, cette intoxication aboutit à la cachexie mercurielle.

Il faut faire une place à part à l'intoxication mercurielle aiguë consécutive à l'ingestion d'une dose élevée de sublimé : elle se caractérise surtout par une violente gastro-entérite avec diarrhée et selles sanglantes, aboutissant souvent à la mort.

3° Traitement. — Le traitement est surtout prophylactique. Il consiste dans l'aération des ateliers, dans l'emploi modéré des préparations mercurielles, dans la propreté de la bouche et des dents. On combattra la stomatite par les lavages antiseptiques de la bouche et par le chlorate de potasse (4 gr. par jour), et l'intoxication chronique par l'iodure de potassium.

ARTICLE V

MORPHINISME

Le morphinisme est l'intoxication chronique par les sels de morphine, presque uniquement par son chlorhydrate. Cette intoxication est quelquefois associée au cocaïnisme chronique.

1° Étiologie. — L'habitude de s'injecter du chlorhydrate de morphine sous la peau reconnaît pour causes principales, soit des affections douloureuses ayant nécessité pendant plus ou moins longtemps des piqûres de morphine (tabes, névralgies, coliques hépatiques), soit des chagrins qu'on s'efforce d'oublier ainsi, soit simplement le besoin de sensations nouvelles et agréables. On entre dans la morphinomanie, disait BALL, par trois portes : celle de la douleur, celle du chagrin ou celle de la volupté. Ces diverses causes trouvent un terrain tout préparé chez les névropathes et les déséquilibrés, qui sont ainsi plus spécialement voués au morphinisme.

2º Symptômes. — Le chlorhydrate de morphine injecté sous la peau à dose minime, un centigramme par exemple, produit une sensation de bien-être, d'euphorie, avec une légère excitation intellectuelle, très agréable, une facilité plus grande pour le travail et la pensée, une suppression rapide des douleurs physiques et morales. Malheureusement, à cause de l'accoutumance rapide de l'organisme à la morphine, on est obligé d'en augmenter progressivement les doses pour obtenir les mêmes effets, et la morphine finit par devenir *indispensable* sous peine de voir survenir les phénomènes pénibles dont nous parlerons plus loin : la *morphinomanie* est alors constituée. Certains morphinomanes arrivent à des doses quotidiennes de plusieurs grammes.

a. *Symptômes du morphinisme.* — La plupart de ces symptômes portent sur le *système nerveux :* à l'ivresse morphinique, à l'expansion, à l'optimisme des premières semaines, succèdent bientôt l'affaiblissement des facultés intellectuelles, une diminution progressive de la mémoire, l'aboulie ou perte de la volonté, l'altération du caractère qui devient grognon et irascible, l'irrégularité du sommeil. Les téguments sont hyperesthésiques, par contre les organes des sens émoussés. Les morphinomanes ont souvent des hallucinations nocturnes de la vue et de l'ouïe ; leur sommeil est, comme celui des alcooliques, troublé de rêves angoissants. La plupart de ces troubles, au début de l'intoxication, s'atténuent beaucoup ou disparaissent après une piqûre de morphine qui pour quelques heures, dissipe la nervosité et restitue l'énergie, mais ce n'est qu'un calme passager.

Les *fonctions de nutrition* sont plus tardivement atteintes ; leurs troubles les plus communs sont l'anorexie, la constipation opiniâtre, un ralentissement habituel du pouls et des mouvements respiratoires, chez l'homme l'impuissance, chez la femme la suppression des règles. A une période plus avancée la maigreur, la pâleur de la face qui exprime une sénilité précoce, sont les témoins de la *cachexie* morphinique ; elle finit par entraîner la mort soit par elle-même, soit en favorisant l'action nocive de toutes les affections intercurrentes, de la tuberculose notamment.

b. *Symptômes de l'abstinence morphinique. Etat de besoin.* — Dès les premières semaines de l'intoxication (au bout d'un mois environ) la suppression de la morphine produit des symptômes excessivement graves au point qu'on ne peut se passer de ce toxique. Une sensation indéfinissable, de loin comparable à celle de la faim, appelle à heure fixe la piqûre et traduit ainsi l'habitude de l'organisme. Cet *état de besoin* s'annonce par des bâillements, par de la somnolence, par une asthénie extrême. Les yeux sont éteints ; tout travail intellectuel est impossible. A ces prodromes succède une excitation très pénible, puis, chez les gens habitués à des doses élevées, un ensemble de symptômes alarmants : tremblement, diarrhée profuse, accompagnée parfois de vomissements, douleurs abdominales, hypothermie, ralentissement de la respiration et du pouls qui devient filiforme, sueurs froides, enfin le tableau complet du *collapsus* algide avec refroidissement du nez et cyanose des extrémités. Avec ces symptômes de dépression alternent des phénomènes d'excitation, hallucinations terrifiantes, impulsion au vol ou au suicide, hyperesthésie génitale, parfois delirium tremens. Tous ces troubles caractéristiques de l'*abstinence morphinique* cessent comme par enchantement sous l'influence d'une piqûre de morphine.

3° Traitement. — Le traitement consiste dans la suppression de la morphine.

La suppression lente (en plusieurs mois) ne réussit presque jamais car les malades se lassent ; la suppression brusque expose aux accidents parfois mortels de l'abstinence signalés plus haut et doit être réservée pour les doses quotidiennes de quelques centigrammes.

La méthode de choix est la méthode rapide, mais non brusque, qui consiste à supprimer la morphine progressivement, en une semaine lorsque sa dose quotidienne atteignait 0,50 environ ; les cas où elle atteint un gramme ou davantage demandent quelques jours de plus. Ce traitement nécessite l'isolement absolu, pour éviter les supercheries des malades : on atténue les symptômes d'abstinence par l'adjonction des bromures, par l'emploi de bains tièdes ou de douches tièdes, et *surtout en soutenant le cœur* par des injections de 0,02 centigrammes de spartéine (Jexxixos) ; en cas de symptômes tout à fait alarmants on ferait une piqûre de 0,02 centigrammes de morphine. Ce qu'il faut éviter sur toute chose c'est de vouloir supprimer la morphine en lui substituant un autre toxique, par exemple la cocaïne ; on ne fait ainsi que combiner deux intoxications, dont la seconde est infiniment plus grave.

ARTICLE VI

INTOXICATIONS ALIMENTAIRES

Les intoxications alimentaires ressortissent surtout à l'hygiène, à la toxicologie et à la médecine légale ; mais deux d'entre elles doivent être connues du médecin à cause de leur symptomatologie très bruyante et des affections qu'elles peuvent simuler. Ce sont *l'intoxication par les champignons et les intoxications par les aliments avariés.*

1° Intoxication par les champignons. — Parmi les champignons, deux surtout sont susceptibles de déterminer des empoisonnements : l'amanite fausse-oronge et l'amanite bulbeuse.

La première produit des accidents rapides, dont l'incubation ne dépasse guère deux heures, à début bruyant, consistant en vomissements et diarrhée, ralentissement du cœur, myosis, délire, anurie ; ils se terminent presque toujours par la *guérison*

en un ou deux jours ; ils sont dus à un poison chimiquement
défini, la *muscarine*, dont l'action physiologique n'est pas sans
analogie avec celle de la pilocarpine.

La seconde produit des accidents plus tardifs, n'éclatant
qu'une douzaine d'heures après le repas, quelquefois même plus
tard encore, et de façon plutôt insidieuse ; ils consistent dans
des symptômes gastro-intestinaux, avec dépression nerveuse
extrême, stupeur, ataxo-adynamie, mais intelligence intacte ;
il y a des hémorragies, de la tuméfaction du foie, des urines
rares ; la mort en deux ou trois jours est leur terminaison habituelle (GILLOT). KOBERT attribue ces accidents à une toxalbu-
mine spéciale qu'il a nommée *phalline*.

Le traitement de l'empoisonnement par les champignons consiste avant tout dans le lavage de l'estomac ; en tout cas favoriser les vomissements du début et non les arrêter. Puis donner
des lavements et des purgatifs doux pour éliminer le poison de
l'intestin. De plus, dans l'empoisonnement par la fausse-oronge,
calmer l'excitation par le chloral et l'opium, relever le cœur par
la caféine ; l'atropine, antagoniste physiologique de la muscarine, est dangereuse d'après GILLOT. Dans l'empoisonnement par
l'amanite bulbeuse, caféine ou lavements de café, saignée suivie
d'injection intraveineuse de sérum artificiel, injections sous-
cutanées d'éther.

2° Intoxication par les aliments avariés. — Dans certaines
conditions les moules, les huîtres, les viandes sont susceptibles
de causer des empoisonnements ; les viandes des animaux forcés
à la course, les viandes des animaux malades, enfin les viandes
conservées (charcuterie) et la gelée sont particulièrement dangereuses. Le gel des huîtres, par les grands froids, favorise leur
altération. On donne le nom de botulisme (de *botulus*, boudin)
à l'intoxication par la charcuterie. On a observé aussi quelques
empoisonnements par des gâteaux à la crème, dans lesquels
entrait une crème avariée.

a. *Symptômes*. — Les symptômes sont très variables. Le plus
souvent il s'agit d'une *gastro-entérite aiguë* avec vomissements
et diarrhée, parfois accompagnée de symptômes nerveux, de

collapsus et d'une adynamie prononcée qui persistera pendant la convalescence. Il est des cas où la gastro-entérite est si intense qu'elle aboutit à des *symptômes cholériformes* (algidité, crampes, oligurie) et laisse à sa suite du subictère et de la xanthopsie (SERGENT).

Dans d'autres cas s'est développée une affection assez semblable à la *dothiénentérie* : fièvre continue, tuméfaction de la rate, diarrhée et vomissements, taches rosées ; elle se distinguait généralement de la fièvre typhoïde par une évolution plus rapide ; mais on a observé des typhoïdes typiques.

Enfin dans des cas plus rares l'intoxication alimentaire provoque des accidents cutanés, surtout de l'*urticaire* avec larges plaques et vives démangeaisons.

b. *Pathogénie.* — Jusqu'ici ces accidents ont été attribués aux *ptomaïnes* et considérés comme des intoxications ; mais il faut faire aussi une place à certains microbes spéciaux : à côté des intoxications carnées il y a les *infections carnées*[1].

Récemment dans des cas d'intoxication d'origine carnée NETTER a pu isoler dans les selles des *bacilles paratyphiques*, organismes participant à la fois des caractères du coli-bacille et du bacille typhique ; leur intervention paraît établie pour la plupart des intoxications d'origine carnée, d'autant plus que le tableau clinique simule souvent la fièvre typhoïde. Les microbes généralement observés se rapprochent du paratyphique B ; on les trouve dans les selles et les urines et ils sont fortement agglutinés par le sang des malades. Cette pathogénie microbienne éclaire bien le rôle de la gelée de charcutier, analogue à un bloc de gélose, excellent milieu de culture. Pour les intoxications par les gâteaux à la crème, NETTER incrimine les mêmes bacilles ; il pense que les agents pathogènes sont introduits avec le lait ou la crème : il se base sur le tableau clinique (température, taches rosées) et sur le fait que le sang des malades ou des convalescents agglutine les cultures du bacille paratyphique.

[1] E. SERGENT, *Le rôle de l'infection dans les empoisonnements alimentaires d'origine carnée.* Tribune médicale, 3 novembre 1906.

c. *Traitement*. — Il se résume dans la médication évacuante et l'antisepsie intestinale : purgatifs doux répétés, régime lacté, benzonaphtol. Au début s'il y a du collapsus, stimulants diffusibles, caféine.

c. *Traitement*. — Il se résume dans la médication évacuante et l'antisepsie intestinale : purgatifs doux répétés, régime lacté, benzonaphtol. Au début s'il y a du collapsus, stimulants diffusibles, caféine.

TABLE DES MATIÈRES

LIVRE IV

MALADIES DE L'APPAREIL RESPIRATOIRE

LIVRE V

MALADIES DE L'APPAREIL CIRCULATOIRE

45.

LIVRE VIII

MALADIES GÉNÉRALES DE LA NUTRITION

LIVRE IX

SYNDROMES ATTRIBUÉS A DES TROUBLES DES SÉCRÉTIONS INTERNES

LIVRE X

INTOXICATIONS

INDEX ALPHABÉTIQUE

Les chiffres romains indiquent le tome II.